Fisioterapia Dermatofuncional

FUNDAMENTOS
RECURSOS
TRATAMENTOS

Durante o processo de edição desta obra, foram tomados todos os cuidados para assegurar a publicação de informações técnicas, precisas e atualizadas conforme lei, normas e regras de órgãos de classe aplicáveis à matéria, incluindo códigos de ética, bem como sobre práticas geralmente aceitas pela comunidade acadêmica e/ou técnica, segundo a experiência do autor da obra, pesquisa científica e dados existentes até a data da publicação. As linhas de pesquisa ou de argumentação do autor, assim como suas opiniões, não são necessariamente as da Editora, de modo que esta não pode ser responsabilizada por quaisquer erros ou omissões desta obra que sirvam de apoio à prática profissional do leitor.

Do mesmo modo, foram empregados todos os esforços para garantir a proteção dos direitos de autor envolvidos na obra, inclusive quanto às obras de terceiros e imagens e ilustrações aqui reproduzidas. Caso algum autor se sinta prejudicado, favor entrar em contato com a Editora.

Finalmente, cabe orientar o leitor que a citação de passagens da obra com o objetivo de debate ou exemplificação ou ainda a reprodução de pequenos trechos da obra para uso privado, sem intuito comercial e desde que não prejudique a normal exploração da obra, são, por um lado, permitidas pela Lei de Direitos Autorais, art. 46, incisos II e III. Por outro, a mesma Lei de Direitos Autorais, no art. 29, incisos I, VI e VII, proíbe a reprodução parcial ou integral desta obra, sem prévia autorização, para uso coletivo, bem como o compartilhamento indiscriminado de cópias não autorizadas, inclusive em grupos de grande audiência em redes sociais e aplicativos de mensagens instantâneas. Essa prática prejudica a normal exploração da obra pelo seu autor, ameaçando a edição técnica e universitária de livros científicos e didáticos e a produção de novas obras de qualquer autor.

Elaine Caldeira O. Guirro
Professora Associada da Faculdade de Medicina de Ribeirão Preto da
Universidade de São Paulo (FMRP-USP)

Rinaldo R. J. Guirro
Professor Associado da Faculdade de Medicina de Ribeirão Preto da
Universidade de São Paulo (FMRP-USP)

Fisioterapia Dermatofuncional

FUNDAMENTOS
RECURSOS
TRATAMENTOS

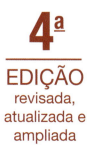

4ª EDIÇÃO
revisada, atualizada e ampliada

Copyright © Editora Manole Ltda., 2023, por meio de contrato com os autores.

Editora: Eliane Usui
Projeto gráfico: Departamento de Arte da Editora Manole
Capa: Ricardo Yoshiaki Nitta Rodrigues
Diagramação: HiDesign Estúdio
Ilustrações: Rinaldo R. J. Guirro, Medical Art, HiDesign Estúdio e Luargraf Serviços Gráficos
Fotos: Marcelo Yamashita
Modelo das fotos: Laura Moreira Scuracchio

CIP-BRASIL. CATALOGAÇÃO NA PUBLICAÇÃO
SINDICATO NACIONAL DOS EDITORES DE LIVROS, RJ

G982f
4. ed.

    Guirro, Elaine Caldeira O.
        Fisioterapia dermatofuncional : fundamentos, recursos e tratamentos / Elaine Caldeira O. Guirro, Rinaldo R. J. Guirro. - 4. ed. - Santana de Parnaíba [SP] : Manole, 2023.

        Inclui bibliografia e índice
        ISBN 9786555763874

        1. Dermatologia. 2. Pele - Doenças - Tratamento. 3. Fisioterapia. 4. Cuidados com a beleza. I. Guirro, Rinaldo R. J. II. Título.

23-83352   CDD: 616.506
              CDU: 616.5:615.8

Meri Gleice Rodrigues de Souza - Bibliotecária - CRB-7/6439

Todos os direitos reservados.
Nenhuma parte deste livro poderá ser reproduzida, por qualquer processo, sem a permissão expressa dos editores. É proibida a reprodução por xerox.

1ª edição – 1992
2ª edição – 1996
3ª edição – 2002
4ª edição – 2023

Direitos adquiridos pela:
Editora Manole Ltda.
Alameda América, 876 – Tamboré
Santana de Parnaíba – SP
06543-315 – Brasil
Tel.: (11) 4196-6000
www.manole.com.br | https://atendimento.manole.com.br

Impresso no Brasil | *Printed in Brazil*

Dedicatórias

Aos nossos Pais

A vocês, que abriram as portas do nosso futuro, iluminando o nosso caminho com a luz mais intensa que encontraram: o estudo.

Às nossas Filhas

A vocês, Amanda e Bárbara, nosso maior incentivo.

Sumário

Prefácio à quarta edição IX
Prefácio da terceira edição X
Prefácio da segunda edição XI
Prefácio da primeira edição XII
Agradecimentos XIII
Conteúdo complementar – plataforma digital XIV

Parte 1 Fundamentos

1. Noções de Citologia e Histologia 2
2. Revisão parcial do sistema endócrino 32
3. Fontes de energia 49

Parte 2 Recursos

4. Mobilização tecidual 62
5. Termoterapia 86
6. Eletroterapia 98
7. Ultrassom terapêutico 180
8. Fotobiomodulação 235
9. Actinoterapia 257
10. Atividade física 271

Parte 3 Tratamentos

11. Envelhecimento 284
12. Obesidade 310
13. Fibroedema geloide – FEG (celulite) 333
14. Estrias atróficas cutâneas 360
15. Cicatriz hipertrófica e queloide 379
16. Cosmetologia 400
17. Cirurgia plástica 410
18. Oncologia 448
19. Queimaduras 485
20. Disfunções vasculares periféricas e lesões cutâneas 515
21. Termografia infravermelha 546

Índice remissivo 557

Prefácio à quarta edição

Após anos de intenso trabalho, tivemos a satisfação de ter nossa missão de revisar e atualizar nossa obra completada. A necessidade de abordar novos assuntos culminou com a produção de novos capítulos.

A obra também passou por uma revisão estrutural, com referências identificadas por capítulo, além de incorporar teoria científica atualizada apresentando temas em evidência do que tem sido publicado desde a última edição.

Neste longo intervalo entre edições, ocorreram diversas mudanças em nossas vidas e na especialidade, desde a perda do hífen da terminologia da área, até a adoção do termo designativo e reconhecimento da área por países europeus, além de incremento da produção de artigos científicos de qualidade relacionados. Também foi criada a Classificação Brasileira de Diagnósticos Fisioterapêuticos (CBDF), lista de termos e códigos identificadores dos diagnósticos fisioterapêuticos, que visa padronizar as designações de condições e/ou deficiências cinético-funcionais no Brasil.

A CBDF é uma classificação dos estados de saúde relacionados às deficiências cinético-funcionais, definidas como alterações nas funções e/ou nas estruturas do corpo inerentes às funções cinéticas de diferentes sistemas orgânicos: tegumentar, nervoso periférico, nervoso central, musculoesquelético, respiratório, cardiovascular, urinário, genital, digestório e metabólico. Substitui descrições terminológicas por códigos alfanuméricos.

A área de Fisioterapia Dermatofuncional na CBDF, embora possa se beneficiar de forma complementar da avaliação de vários sistemas envolvidos nas disfunções específicas, contempla caracterizadores da ação do sistema tegumentar, identificados por achados semiológicos com foco na funcionalidade, no que se refere às deficiências que afetam diretamente ou indiretamente esse sistema e suas consequências para a atividade humana. Para maiores informações sobre o tema, consulte o site do Conselho Federal de Fisioterapia e Terapia Ocupacional, COFFITO (https://www.coffito.gov.br/nsite/).

Importante salientar que o profissional que tem por opção atuar na área de Fisioterapia Dermatofuncional não deve se afastar de sua formação e conhecimento, nem do código de ética da classe, o qual aponta seus direitos e deveres.

Enfim, esta nova edição apresenta uma importante inserção nos cursos de graduação em Fisioterapia, visto que seu conteúdo é atualmente parte integrante de várias disciplinas curriculares, bem como na pós-graduação, uma vez que instiga o raciocínio científico.

Elaine Caldeira O. Guirro
Rinaldo R. J. Guirro

Prefácio da terceira edição

"O primeiro passo para chegar a qualquer lugar é decidir que não vais permanecer onde estás."
J. Morgan

Ontem, éramos poucos batalhadores, discriminados até pela própria classe. Hoje somos muitos, felizmente vencedores, porém unidos na luta pelo crescimento desta. Para se atingir esse propósito são necessários cientificidade e reconhecimento, e para alcançar nosso intento houve necessidade de mudanças profundas e urgentes, a começar pela denominação da área.

A nova denominação, Fisioterapia "Dermatofuncional", veio então ampliar esta área de atuação, que antes com a denominação "Estética" apresentava uma conotação de melhorar ou restaurar a aparência. Com a nova denominação a área ficou mais ampla e não apenas inclui a estética, mas vai além, pois se ocupa em restaurar e melhorar também a função.

Temos a convicção de que, para que novas áreas de atuação sejam reconhecidas, devem passar por períodos de gestação e maturação. Acreditamos também que a nossa união permitirá desenvolver protocolos terapêuticos cada vez mais avançados.

É bom lembrar que renovar ou inovar não são produtos que podemos entender como acabados, mas sim processos, e, assim, devem ser pautados pela constância, pelo equilíbrio, pela autocrítica e pelo conhecimento. O sucesso da luta pela criação de uma área de conhecimento depende então de suas características, por exemplo, do potencial de integração e de coesão, e não da pulverização dos elementos de informação por ela gerada.

É necessária a estruturação da área para que se possa criar um núcleo de informação próprio, sedimentado e estruturado, que sirva de base para o desenvolvimento e a propagação do conhecimento novo. Este fato é muito importante, dado que a atuação na especialidade apresentava-se com uma conotação empírica ou pouco científica. Pois bem, a área Dermatofuncional apresenta um enorme campo de pesquisa e de aprofundamento científico. À medida que encaramos a procura de hipóteses com verdade, seriedade e, principalmente, independentemente de interesses pessoais ou de grupos, mas visando a saúde da população, podemos entender, aprimorar e aplicar nossos achados.

Sabemos que mudar significa incomodar, provocar e colocar em confronto argumentos que geralmente evidenciam propostas que são às vezes muito divergentes.

Não podemos mais continuar dizendo que a Fisioterapia Dermatofuncional não possui esta ou aquela característica pelo fato de ser uma área nova, por estar engatinhando, ou mesmo por apresentar uma produção incipiente. Ela já faz parte da realidade da nossa profissão, estando do ponto de vista social devidamente estabelecida e, consequentemente, tem responsabilidades importantes a cumprir no âmbito da saúde brasileira.

Em síntese, para que sejam superados os tecnicismos, os modismos ou os rituais, o que há muito tempo é nosso objetivo, é fundamental entendermos os profissionais da saúde como responsáveis por todos os níveis de atuação, quer seja no indivíduo ou em uma população. Mais do que isso, é crucial darmos subsídios para a formação dos futuros profissionais, bem como mantê-los atualizados enquanto membros de uma área da ciência.

A reestruturação da Fisioterapia Dermatofuncional não é uma euforia transitória gerada por mudanças de ocasião, mas sim um repensar profundo dos caminhos a serem trilhados.

*"Se não der frutos, valeu a beleza das flores.
Se não der flores, valeu a sombra das folhas.
Se não der folhas, valeu a intenção da semente."*
Henfil

Elaine Caldeira O. Guirro
Rinaldo R. J. Guirro

Prefácio da segunda edição

Como na primeira edição, o nosso objetivo continua sendo o de integrar os conceitos básicos e a informação científica relevante, de forma a interligar a fisioterapia e a estética. Além do caráter informativo, esperamos que esta obra venha a estimular o interesse à pesquisa científica na área da estética. É com grande alegria que podemos hoje tomar contato com trabalhos sérios de pesquisa que tiveram como ponto de partida a primeira edição desta obra. Podemos citar o trabalho de Schollmeier* (1994) em que a autora relata: "A fisioterapia tem como característica um aspecto multissetorial, quanto às áreas a serem manipuladas, e pluriprocessual, quanto às técnicas de que se utiliza. É assim que se entende hoje a fisioterapia na estética; como sendo a bela combinação entre a arte e a técnica, onde são procuradas a função e a estética em benefício da saúde do paciente no seu mais amplo sentido".

Mais uma vez os assuntos são abordados com racionalidade, sustentados em explicações fisiológicas, com os reais efeitos dos procedimentos utilizados nos tratamentos das patologias estéticas. O livro aponta ainda o uso correto dos mesmos, bem como as precauções a serem tomadas.

As patologias também são abordadas de forma atualizada, bem como os novos recursos utilizados nos tratamentos.

Além da revisão dos nove capítulos existentes na primeira edição, acrescentamos o décimo, intitulado Cosmetologia. Este capítulo visa fornecer informações sucintas, porém essenciais, para que os profissionais da área possam discutir quanto à associação destes com os recursos fisioterápicos, tornando-os aptos a responder questões sobre o assunto quando questionados pelos pacientes.

A aceitação do livro *Fisioterapia em Estética* nos dá a certeza de que estamos conseguindo conscientizar os profissionais fisioterapeutas quanto à necessidade de estudos mais apurados na área da estética, o que, em contrapartida, nos obriga a manter esta obra sempre atualizada.

Elaine Caldeira O. Guirro
Rinaldo R. J. Guirro

---

* Schollmeier M. Utilização da corrente galvânica na regeneração de estrias atróficas. Trabalho de Graduação. Porto Alegre: Instituto Porto Alegre da Igreja Metodista; 1994. 120 p.

Prefácio da primeira edição

Esta obra, a qual tive a honra de ser convidado a prefaciar, nasceu da preocupação de profissionais altamente especializados e preocupados com os eventuais desmandos da aplicação de tecnologias fisioterápicas em correções estéticas. Essa preocupação é a grande finalidade deste livro, que procura de maneira sucinta e clara expor as vantagens e limitações das diferentes técnicas empregadas nas correções estéticas. Os autores vão além, alertando que muitas das disfunções orgânicas ou de tecidos podem eventualmente apresentar manifestações que se traduzem como desvios estéticos. São manifestações de ordem estética cujas causas primárias são ora hormonais, ora nutricionais. Por tal razão, alertam quanto a estes desvios, que são tratados sem a remoção ou a atenuação de suas causas mais íntimas, redundando muitas vezes em insucessos ou mesmo agravando os problemas estéticos. Os autores consideram ainda o tratamento estético como multidisciplinar. Dentro desta linha de preocupações procuram alertar para fatores de ordem ética (preocupação rara hoje em dia), e incluem até sinopses atualizadas sobre citologia-histologia e sistema endócrino. Procuram caracterizar certos períodos como a puberdade e a menopausa e suas eventuais implicações nas manifestações de desvios estéticos.

Discutem com propriedade os diferentes recursos fisioterápicos, suas vantagens e desvantagens. No que concerne à eletroterapia destacam a importância e as limitações deste tipo de recurso terapêutico usado amiúde em correções estéticas.

Outros temas abordados com propriedade são envelhecimento, obesidade, celulite, estrias, cicatrizes hipertróficas e eventuais condutas terapêuticas. Considero este livro de grande utilidade para quem pretende enveredar na árdua tarefa de promover correções estéticas. É uma obra de enfoque original, não existindo talvez, entre nós, nada que se assemelhe no gênero. A preocupação dos autores permite considerá-los como Estetas – pessoas que apreciam a beleza, a arte e que fazem dos sentimentos uma concepção elevada.

Prof. Dr. Affonso Luiz Ferreira (in memoriam)
Prof. Titular de Morfologia da USP
Prof. Titular de Anatomia da UFSCar

Agradecimentos

Ao Professor e amigo

Prof. Dr. Affonso Luiz Ferreira (*in memoriam*)

"A imortalidade de que se reveste a natureza humana faz o homem sempre presente: presente pelo conhecimento que transmitiu, pela amizade que conquistou e pelo exemplo que legou."

Conteúdo complementar – plataforma digital

Esta obra possui conteúdo complementar disponibilizado em uma plataforma digital exclusiva.

Para ingressar no ambiente virtual, utilize o QR code abaixo, faça seu cadastro e digite o voucher:

dermatofuncional

O prazo para acesso a esse material limita-se à vigência desta edição.

Parte 1 Fundamentos

O sucesso do tratamento de qualquer patologia depende essencialmente do seu pleno conhecimento. Os distúrbios abordados pela Fisioterapia Dermatofuncional produzem alterações fisiológicas importantes tanto em nível celular quanto tecidual. Para a melhor compreensão dos mecanismos envolvidos no nível da etiopatogenia e do tratamento, há necessidade de uma breve revisão dos conceitos de citologia-histologia, do sistema endócrino e das fontes energéticas.

Esta seção foi elaborada para promover uma fundamentação básica, e seu alcance abrange os tecidos envolvidos nas disfunções relacionadas à área.

O profissional deverá então aprimorar os seus fundamentos básicos e progredir em sua especialização na medida que sedimenta melhor seus conhecimentos.

Conteúdo

Capítulo 1
Noções de Citologia e Histologia

Capítulo 2
Revisão parcial do sistema endócrino

Capítulo 3
Fontes de energia

CAPÍTULO 1

Noções de Citologia e Histologia

> **Pontos-chave**
>
> - O colágeno é a proteína mais abundante do corpo humano, representando 30% do total das proteínas dele e aproximadamente 70% do peso da pele seca.
> - Quimicamente, a substância fundamental intercelular é formada especialmente por glicosaminoglicanos (GAGs), também denominados mucopolissacarídeos.
> - A viscosidade da substância fundamental pode ser controlada de acordo com o tipo e a quantidade de polimerização dos glicosaminoglicanos.
> - A linfa difere do sangue principalmente pela ausência de células sanguíneas.

Células agrupadas similares quanto à estrutura, função e origem embrionária, unidas por quantidade variada de material intercelular, são definidas como tecidos. Apesar da complexidade do organismo humano, há apenas quatro tipos básicos de tecidos: o epitelial, o conjuntivo, o muscular e o nervoso.[1]

Os epitélios são, por definição, camadas de células que recobrem as superfícies e revestem as cavidades do corpo. Em geral, recobrem a maioria das superfícies livres do corpo, interna e externamente. São constituídos por células geralmente poliédricas, justapostas, entre as quais encontra-se pouca substância intercelular. A capacidade de coesão entre as suas células é uma das propriedades características dos tecidos epiteliais, que formam camadas celulares contínuas. São responsáveis pela importante interface de conexão com o meio externo, bem como pelo reparo tecidual.

As células epiteliais estão sempre acompanhadas de tecido conjuntivo subjacente, com o qual ficam ligadas por uma delgada camada, denominada membrana basal.

Devido à especificidade dos assuntos abordados neste livro, faz-se necessário que determinados temas tenham um melhor enfoque, em detrimento de outros. Por essa razão, o tecido muscular e o tecido nervoso não serão abordados neste capítulo.

TECIDO EPITELIAL

O epitélio pode ser classificado em duas categorias: membranas de cobertura ou revestimento e o glandular.

Os tecidos epiteliais são formados por células intimamente unidas, com uma quantidade mínima de material intercelular. Eles formam uma barreira que recobre as superfícies do corpo e o revestimento dos tubos e ductos que se comunicam com a superfície. Também revestem as cavidades naturais como, por exemplo, a boca, as fossas nasais e o conduto auditivo.

Composição

As membranas epiteliais são compostas unicamente por células. Para que as células epiteliais formem uma membrana contínua, suas bordas são unidas pelas junções celulares. Essas membranas possuem espessura variável, sendo que algumas têm a espessura de apenas uma célula.

Funções

Os tecidos epiteliais têm como funções principais:
- Revestimento das superfícies.
- Absorção.
- Secreção.
- Sensorial.

A larga distribuição dos epitélios no organismo, em órgãos com as mais diversas funções, explica o porquê da variada morfologia e fisiologia dos tecidos epiteliais.

Nutrição e inervação

Com raras exceções, os vasos sanguíneos não penetram nos epitélios, de modo que não há contato direto das suas células com a parede dos vasos. A nutrição dos epitélios geralmente é feita por difusão dos nutrientes através da membrana basal, que é a conexão ao tecido conjuntivo. Portanto, para que o oxigênio e os nutrientes possam chegar a suas células, eles devem se difundir pela substância intercelular do tecido conjuntivo subjacente, a partir dos capilares dele. No caso dos epitélios pluriestratificados, os nutrientes devem passar por um número variável de camadas para atingir as células mais superficiais.

Os epitélios são inervados, recebendo terminações nervosas livres que, às vezes, formam uma rica rede intraepitelial.

Classificação

O epitélio de revestimento é geralmente classificado de acordo com a forma das células da superfície livre do tecido, com a porção de células epiteliais que formam a superfície do corpo ou revestem as cavidades e a luz dos vários tubos, e com o número e arranjo das camadas celulares do tecido.

Geralmente a forma do núcleo acompanha a forma da célula. O eixo maior dos núcleos acompanha sempre o eixo maior das células. Como frequentemente não se observam limites nítidos entre as células epiteliais, a forma dos seus núcleos é de grande importância, pois nos dá, indiretamente, uma ideia da forma das células, e indica se elas estão dispostas em uma ou em várias camadas.

Quanto ao número de camadas
- **Epitélio simples (escamoso):** quando a membrana epitelial é formada por uma única camada de células. A totalidade das células está em contato com a lâmina basal.
- **Epitélio estratificado (pavimentoso ou cilíndrico):** quando a espessura é dada por duas ou mais camadas de células.
- **Epitélio pseudoestratificado:** quando algumas células da membrana basal se estendem da parte mais inferior até a superfície, e outras não, simulando mais de uma camada, já que os cortes perpendiculares à superfície mostram núcleos em dois níveis. Todas as células tocam a lâmina basal.

Quanto à forma das células
- **Epitélio pavimentoso:** consiste em células achatadas que se assemelham aos ladrilhos de pavimentos. Pode ser simples ou estratificado.
- **Epitélio cúbico:** consiste em células semelhantes a cubos. Pode apresentar-se de forma simples ou estratificada.
- **Epitélio cilíndrico:** consiste em células que se assemelham a colunas verticais. Pode ser simples, estratificado, pseudoestratificado ou especializado.

Renovação

Os epitélios são tecidos cujas células têm vida limitada, e são catalogados como tecidos lábeis, ocorrendo contínua renovação de suas células, graças a uma atividade mitótica contínua. Nos epitélios estratificados, em geral, as mitoses ocorrem nas células situadas junto à lâmina basal. As células neoformadas são empurradas em direção à superfície, onde substituem as células mais antigas, que continuamente são descamadas.

TECIDO CONJUNTIVO

Os tecidos conjuntivos são abundantes e desempenham várias funções corporais, caracterizam-se pela interface entre tecidos e grande quantidade de matriz extracelular, e são compostos de quantidades variáveis de células (fibroblastos, fibrócitos, plasmócitos, mastócitos, macrófagos, leucócitos e células adiposas), fibras (colágenas, elásticas e reticulares) e a substância fundamental amorfa, além de vasos sanguíneos e nervos, dependendo do tipo de tecido.

O tecido conjuntivo é um dos mais abundantes do corpo, pois se encontra associado a todos os demais tecidos, devido às suas características e funções, e por essa característica também é chamado na literatura de tecido conectivo.

O espaço extracelular, fundamental para a função dos tecidos, é composto pela matriz extracelular, constituída em proporções variáveis de moléculas proteicas alongadas que se unem formando estruturas fibrilares, como o colágeno, elastina, fibronectina, lamininas, proteoglicanos, glicosaminoglicanos e elementos celulares, que se organizam formando uma rede macromolecular tridimensional não celular e dinâmica, em parte responsável pela grande diversidade morfológica e funcional, sendo que a desregulação da composição e estrutura é associada ao desenvolvimento e à progressão de várias doenças.[2,3] É capaz de influenciar o comportamento celular e é depósito de citocinas e fatores de crescimento.

Eventos de sinalização específicos atuam como mediadores de respostas da matriz extracelular, que além de regular a organização e a mobilidade citoesquelética da adesão celular, também fornece pistas de sobrevivência e proliferação. Podem ocorrer alterações na constituição da matriz nas populações celulares e seus perfis de receptores em tumores, e a importância reguladora é reconhecida no desenvolvimento do câncer de mama, relacionada a inúmeras alterações na composição e organização quando comparada à glândula mamária sob homeostase, e desempenha um papel funcional importante na progressão e metástase do câncer de mama.

Os múltiplos componentes da matriz dividem-se em dois tipos de estruturas, as não fibrilares que podem ter dois subtipos (glicoproteínas alongadas como a fibronectina e a laminina), e os glicosaminoglicanos e proteoglicanos. O colágeno e a elastina são responsáveis pelo arcabouço estrutural e elástico. Já os glicosaminoglicanos e os proteoglicanos formam gel hidrófilo, semifluido que permite a circulação de nutrientes, hormônios e outros mensageiros químicos.[4,5]

Os glicosaminoglicanos (GAGs), componentes do tecido conjuntivo conectivo, eram anteriormente denominados mucopolissacarídeos, pelo aspecto viscoso. São estruturas polissacarídeas, formadas por unidades de estrutura básica, alternadas e unidas por ligações glicosídicas, compostas de hexosamina e açúcar não nitrogenado, apresentando diferenças estruturais em diferentes organismos ou tecidos de origem.[6] São glicídios de peso molecular elevado, extremamente hidrófilos (hidro = água / filia = afinidade por), por possuírem radicais sulfatados, de modo que cada molécula se liga a um grande número de moléculas de água. São considerados carboidratos, fazem parte do espaço extracelular e apresentam grande densidade de cargas negativas, o que confere caráter hidrofílico, graças à atração de cátions como o Na^+, osmoticamente ativos, incorporando grande quantidade de água na matriz.[4,6]

O suporte mecânico aos tecidos, bem como a difusão rápida de moléculas hidrossolúveis, além da migração celular, também possui envolvimento dos GAGs. O ácido hialurônico é o mais simples e abundante deles, não sulfatado, cuja função é atuar na resistência às forças compressoras nos tecidos e articulações.[7,8] Dentre os GAGs sulfatados, o mais abundante são os sulfatos de condroitina.[9]

Todos os GAGs, exceto o ácido hialurônico, estão ligados covalentemente a um esqueleto proteico, formando os proteoglicanos, e estão envolvidos com a estrutura e as propriedades de permeabilidade do tecido conjuntivo, além de diversas funções biológicas como adesão, migração e proliferação celular, secreção de proteínas e expressão gênica.[10-12]

Os proteoglicanos, constituintes da matriz extracelular, têm como função controlar o fluxo de água e nutrientes celulares, sendo a viscosidade relacionada à hidrofilia.[13]

Os principais GAGs apresentam diferenças relacionadas ao tipo de hexosamina e açúcar não aminado, bem como o grau e posição de sulfatação, tipo de ligação glicosídica inter e intradissacarídica. São eles o condroitim 4 e 6 sulfato, dermatam sulfato, heparan sulfato, heparina, queratam sulfato e ácido hialurônico.[14]

A importância dos glicosaminoglicanos não se restringe à sustentação e ao transporte molecular, eles atuam também na produção do colágeno pelos fibroblastos, bem como no seu arranjo tridimensional.[15] Além disso, são capazes de incrementar o depósito de colágeno e reconstituir a matriz extracelular.[16]

Embora contenha pequena quantidade de proteínas plasmáticas de baixo peso molecular, o conjuntivo, por sua extensão, armazena quantidades relativamente grandes dessas proteínas. Calcula-se que um terço das proteínas plasmáticas do organismo esteja nos espaços intercelulares do tecido conjuntivo.

Diversos hormônios influem no metabolismo do tecido conjuntivo, como cortisol ou hidrocortisona, que inibem a síntese das fibras do conjuntivo.

O tecido conjuntivo apresenta uma grande capacidade de regeneração e varia consideravelmente tanto na forma como na função. Alguns servem como arcabouço sobre o qual as células epiteliais se dispõem para formar órgãos; outros agrupam vários tecidos e órgãos, sustentando-os nos próprios locais; outros contêm o meio (líquido intersticial) através do qual nutrientes e resíduos transitam entre o sangue e as células do corpo; outros servem como locais de estoque para materiais alimentares em excesso, sob a forma de gordura; e ainda outros formam o rígido arcabouço esquelético do organismo. Em resumo, os tecidos desse grupo desempenham as funções de sustentação, preenchimento, defesa, nutrição, transporte e reparação.

Substância fundamental amorfa

Quimicamente, a substância fundamental intercelular é formada especialmente por glicosaminoglicanos (GAGs), também denominados mucopolissacarídeos.

A substância fundamental amorfa (SFA), formada principalmente por proteoglicanos, ácido hialurônico e glicoproteínas, se caracteriza por preencher os espaços entre as células e as fibras do conjuntivo, ou seja, compõe o meio extracelular do tecido conjuntivo. É incolor, transparente e opticamente homogênea e, sendo viscosa, representa, até certo ponto, uma barreira à penetração de partículas estranhas no interior dos tecidos.

A consistência da SFA varia desde um gel fluido até um gel semissólido, pelo fato de ser rica em proteoglicanos, que possuem capacidade físico-química de fixar líquido para dentro de sua estrutura. Estes elevam a pressão osmótica, afetam o transporte e a retenção de íons na matriz extracelular. Portanto, a difusão da matriz é afetada em diversas circunstâncias, sendo que mudanças no seu estado e composição química influenciariam profundamente tanto as células quanto o tecido como um todo. Constitui o elemento não fibroso da matriz, no qual as células e outros componentes estão mergulhados.[17,18]

A água na substância fundamental acha-se em sua quase totalidade na camada de solvatação dos glicosaminoglicanos (GAGs) e serve de veículo para a passagem, por difusão, de substâncias hidrossolúveis, as quais se difundem pelo conjuntivo sem que haja movimento de líquidos. A presença de grupos carregados negativamente em muitos desses polímeros determina seu poder de fixar íons, de modo que eles podem agir como barreira seletiva à passagem de íons inorgânicos e moléculas carregadas. O sódio, no tecido conjuntivo, é a substância mais comumente encontrada ligada aos GAGs.

No conjuntivo, ao lado da substância fundamental, o líquido intersticial contém pequenas quantidades de proteínas plasmáticas de pequeno peso molecular, que atravessam a parede dos capilares devido à pressão hidrostática do sangue. A água presente na substância intercelular do conjuntivo origina-se do sangue, passando através da parede dos capilares para os espaços intercelulares do tecido. A parede dos capilares é impermeável às macromoléculas, porém deixa passar água, íons e moléculas pequenas, inclusive algumas proteínas de baixo peso molecular. Em condições normais, a quantidade de líquido intersticial é insignificante.

Vários fatores podem modificar os GAGs e proteoglicanos na matriz: a idade (contudo menor na fase senil), gravidez (aumento), diabetes (diminuição na concentração), hormônios (estrógeno – aumento, ACTH – diminuição, cortisol – diminuição), enzimas (a hialuronidase hidrolisa o ácido hialurônico, mas não os glicosaminoglicanos que são ácidos sulfatados), radicais livres (despolimerizam o ácido hialurônico), vitaminas A e C (regulam a síntese e secreção), entre outros.[18-20]

A viscosidade da substância fundamental pode ser controlada de acordo com o tipo e a quantidade de polimerização dos glicosaminoglicanos. Além de atuarem como preenchedores de espaços, os GAGs atuam de diversas outras formas: regulando o crescimento celular; mudando o índice mitótico de replicação celular; proporcionando qualidade adesiva às células; mediante a comunicação intercelular; protegendo receptores de superfície.

Classificação

Tecido conjuntivo propriamente dito

- **Tecido conjuntivo frouxo**: o tecido conjuntivo propriamente dito é aquele onde não há predominância acentuada de nenhum dos elementos constituintes e as suas fibras não apresentam um arranjo organizado. Devido às lacunas existentes entre os seus elementos é também denominado tecido areolar. Apoia e nutre as células epiteliais, sendo encontrado na pele, nas mucosas e nas glândulas. Por sua riqueza em glicosaminoglicanos armazena água e eletrólitos, entre os quais predomina o sódio. Se houver acúmulo excessivo de líquido nesse tecido, a área afetada torna-se edemaciada. As células mais comuns são os fibroblastos e os macrófagos. É um tecido de consistência delicada, flexível e pouco resistente às trações. Um exemplo de tecido conjuntivo frouxo é o tecido subcutâneo.
- **Tecido conjuntivo denso**: há predominância acentuada de fibras colágenas, sendo que as células mais numerosas são os fibroblastos. No tecido conjuntivo denso irregular os feixes colágenos formam uma trama tridimensional, o que confere ao tecido certa resistência às trações em qualquer direção, como por exemplo na derme. Já no tecido conjuntivo denso regular os feixes colágenos são orientados seguindo uma organização fixa, em resposta a trações exercidas em um determinado sentido, como, por exemplo, nos tendões musculares.

Tecido conjuntivo de propriedades especiais

Neste contexto enquadram-se os tecidos: adiposo, elástico, reticular e mucoso, os quais serão abordados juntamente com os seus respectivos componentes principais.

Ainda como classificação do tecido conjuntivo temos o tecido cartilaginoso e o tecido ósseo, os quais não serão abordados neste capítulo.

Fibras colágenas

As fibras colágenas são as mais frequentes do tecido conjuntivo, sendo constituídas por uma escleroproteína denominada colágeno, termo derivado das palavras gregas *kolla* (cola) e *genno* (produção). Proporciona o arcabouço extracelular para todos os organismos pluricelulares.[21] Sem o colágeno, o homem ficaria reduzido a um amontoado de células.

O colágeno é a proteína mais abundante do corpo humano, representando 30% do total das proteínas dele, e aproximadamente 70% do peso da pele seca. Foram isolados e caracterizados cinco tipos de colágeno. São descritos diferentes tipos, estruturalmente categorizados e organizados em diferentes famílias, sendo que aproximadamente 90% são formadores de fibrilas. Os mais conhecidos são os colágenos intersticiais tipos I, II e III. O tipo I é o mais abundante, encontrado na maioria dos tecidos intersticiais, responsável pela resistência à tração dos tecidos, principal constituinte da pele, tendões, ligamentos, ossos e paredes dos vasos; é sintetizado pelos fibroblastos, células do músculo liso e osteoblastos.[22,23] Enquanto os osteoblastos sintetizam somente o colágeno do tipo I, as células do músculo liso também produzem colágeno do tipo III. O tipo II, constituinte da cartilagem hialina, é produzido pelos condrócitos.

Os colágenos (proteína fibrosas) são considerados as principais proteínas da matriz extracelular e são secretados por células do tecido conjuntivo, além de outros tipos de células. Constituem 25% da massa proteica dos mamíferos, sendo, portanto, as proteínas mais abundantes deles e o principal componente da pele e dos ossos, e ao contrário dos GAGs, resistem a forças tensoras e não compressoras.[24]

Há uma homeostasia nos tecidos conjuntivos, isto é, a quantidade e a qualidade de colágeno nos diferentes órgãos ou tecidos são ativamente reguladas em nível local. Tal regulação é demonstrada pela manutenção de uma relação constante de parênquima e colágeno em diferentes condições fisiológicas ou patológicas, que, em certas circunstâncias, requer deposição e em outras, a reabsorção de proteína extracelular.

A elasticidade dos tecidos é conferida pela elastina, que é o componente das fibras elásticas, que fazem com que diversos tecidos de vertebrados como pele, vasos sanguíneos e pulmões sejam dotados de certa distensibilidade.[25]

O colágeno tem como função fornecer resistência e integridade estrutural de diversos tecidos e órgãos, sendo que para se romper uma fibra de colágeno de 1 mm de diâmetro, exige-se uma carga de 10 a 40 kg.[26]

A unidade proteica que se polimeriza para formar as microfibrilas é o tropocolágeno, sendo que a polimerização do colágeno é particularmente dependente do equilíbrio eletrolítico da substância fundamental. Cada molécula de tropocolágeno pode ser posteriormente subdividida em três cadeias polipeptídicas arranjadas em tríplice hélice. Essas cadeias estão unidas por ligações covalentes em várias posições ao longo de sua extensão. É o arranjo regular de moléculas paralelas unidas transversalmente que dá ao colágeno sua grande resistência mecânica.[27]

As fibras do colágeno são muito rígidas no estado nativo, e resistentes à digestão. Entretanto, as colagenases que estão presentes em muitos tipos celulares (fibroblastos, macrófagos, algumas células epiteliais etc.) pode cindir o colágeno em condições fisiológicas, e são então suscetíveis de digestão por outras proteases neutras existentes no espaço extracelular. As colagenases são enzimas capazes de produzir degradação do colágeno nativo em forma de fibrila, sob condições fisiológicas.

As fibras colágenas, em última análise, proporcionam a força tênsil dos ferimentos na fase de cicatrização. O seu metabolismo, nos tecidos normais, consiste em um equilíbrio entre biossíntese e degradação. São reabsorvidas durante o crescimento, remodelação, involução, inflamação e reparo dos tecidos. A reabsorção é iniciada por colagenases específicas que podem digerir as moléculas de tropocolágeno da fibra. A direção de formação da fibra, por outro lado, parece dependente da tensão que age no tecido. A relação entre a tensão de um lado, o ritmo e a direção da formação da fibra, de outro, é incerta, mas pode envolver movimento de fibroblastos ao longo das linhas determinadas pelas correntes piezoelétricas consequentes à deformação de fibras colágenas pré-formadas.

A contração da ferida também se deve em parte ao encurtamento do colágeno, sendo o colágeno tipos I e III dominante no tecido de granulação, predominando o tipo III até a remodelação. O colágeno tipo I é dominante em cicatrizes maduras.[28,29]

As fibras colágenas são birrefringentes, pois são constituídas por moléculas alongadas e paralelas. Desse modo, quando examinadas ao microscópio de polarização, entre dois prismas de Nicol cruzados, aparecem brilhantes, contra um fundo escuro.

Quando a fibra colágena é aquecida até sua temperatura de encurtamento, em pH ácido ou alcalino, além da retração, ela se solubiliza como gelatina, sendo que as comerciais são preparadas de tecidos conjuntivos (osso, por exemplo), por fervura em água, sob condições acidógenas ou alcalinas.[30]

A síntese do colágeno é alterada por diversos fatores, como no caso da administração de altas doses de cortisona, por longos períodos, que produz uma diminuição no teor de colágeno nos tecidos.[31,32]

Fibras elásticas

São delgadas, sem estriações longitudinais, ramificando-se de forma semelhante a uma rede de malhas irregular. De cor amarelada, têm como componente principal a elastina, uma escleroproteína muito mais resistente do que o colágeno e a microfibrila elástica, formada por uma glicoproteína especializada. Essas fibras cedem facilmente a trações mínimas, porém retornam facilmente à sua forma original, tão logo cessem as forças deformantes. Suportam grandes trações.

A elastina é a proteína mais resistente do organismo, sendo encontrada em pequena quantidade na pele. É um dos componentes do tecido conjuntivo e apresenta uma forma ondulada, sendo fortemente refratária ao microscópio. É responsável pela elasticidade das fibras do tecido elástico, constituindo aproximadamente 4% do peso seco da pele e sua distensibilidade é de 100 a 140%.[33]

Quando observadas à luz da microscopia ótica, as fibras elásticas originam-se da derme média e profunda, formando uma malha, e alcançam fibras ditas elaunínicas, que são constituídas de microfibrilas e pouco material amorfo, situadas na junção derme-epiderme. Outras fibras denominadas oxitalânicas são consideradas pré-elásticas ou imaturas, ou modificadas por não apresentarem elastina, e estão presentes em zonas submetidas a altas tensões, tais ligamentos e tendões.[34,35]

Os fibroblastos sintetizam glicoproteínas microfibrilares carregadas negativamente, formando as fibras oxitalânicas e a tropoelastina carregada positivamente. A tropoelastina é a precursora solúvel da elastina, e é atraída por forças eletrostáticas negativas através de microfibrilas, para formar fibras elaunínicas.[34]

A elastina no organismo adulto se apresenta em contínuo catabolismo fisiológico, que é induzido pelas elastases e acelerado pela deposição de lipídios e cálcio no tecido elástico. É sintetizada pelas células musculares lisas, células endoteliais, fibroblastos e condroblastos fibrocartilaginosos.[33]

As alterações degenerativas das fibras elásticas relacionadas ao envelhecimento se iniciam por volta dos trinta anos, ficando mais acentuadas aos setenta; há um progressivo desaparecimento das fibras elásticas da derme superficial, com consequente aumento dos lipídios. O seu envelhecimento é caracterizado por cistos e lacunas, que resultam na separação de uma fibra das outras. Anormalidades de fibras elásticas são também encontradas na pele de jovens diabéticos[36] ou de portadores de estrias atróficas (Figura 1).

A associação de uma determinada alteração morfológica a um defeito bioquímico específico é difícil, quando não há defeito molecular óbvio. Parece que a matriz do tecido conjuntivo da derme elabora uma resposta coordenada para uma alteração genética, influenciando não apenas aquela proteína, mas também a estrutura de outras, bem como as propriedades mecânicas e arquiestruturais do tecido, mantendo relação entre os achados clínicos e os defeitos bioquímicos.[37]

As alterações das fibras elásticas adquiridas com o envelhecimento diferem das encontradas na principal alteração do envelhecimento da pele, a elastose actínica, que é uma perda progressiva da elasticidade da pele.[38]

Muitas patologias dermatológicas promovem alterações morfológicas do sistema elástico perfeitamente conhecidas, e alterações bioquímicas não completamente elucidadas.

As fibras elásticas são os maiores elementos da derme a serem eliminados transepitelialmente em estados patológicos, em uma situação caracterizada como reação de corpo estranho, envolvendo linfócitos e histiócitos.[39]

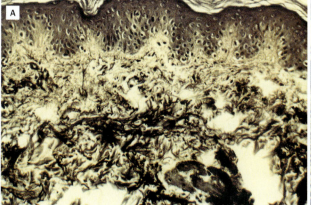 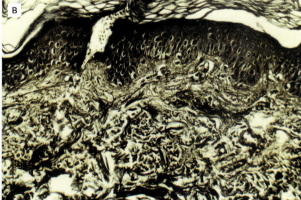

FIGURA 1 Fotomicrografia da pele humana de indivíduo adulto jovem. (A) Ocorrência de fibras da derme lesadas, caracterizando a estria atrófica. (B) Regeneração do tecido após estimulação com corrente elétrica contínua.

Há algumas situações adquiridas de destruição das fibras elásticas, como a atrofia macular, caracterizada histologicamente por uma deficiência adquirida do tecido conjuntivo da derme, particularmente do tecido elástico. As estrias são atrofias lineares adquiridas, em que as fibras elásticas são escassas, e a pele, atrófica.[40]

Fibras reticulares

São fibras anastomosadas umas às outras, que se dispõem formando uma estrutura semelhante a uma rede. Essas fibras com frequência formam o arcabouço interno (estroma) das glândulas, através do qual as células epiteliais que formam o corpo da glândula permanecem unidas. As fibras reticulares são curtas, finas e inelásticas, constituídas principalmente por um tipo de colágeno denominado reticulina. São particularmente abundantes. Os fibroblastos são responsáveis pela sua produção na maioria dos tecidos conjuntivos.

As células do tecido conjuntivo, com suas características e funções próprias, é que determinam o aparecimento de vários tipos de tecidos. São elas: fibroblastos, macrófagos, células mesenquimatosas indiferenciadas, mastócitos, plasmócitos, leucócitos e célula adiposa.

Fibroblasto

Fibroblastos são células constituintes do tecido conjuntivo, de origem mesenquimal, e desempenham papel central no suporte e reparo de tecidos e órgãos.

São o tipo de célula mais comum do tecido, responsável pela formação das fibras e do material intercelular amorfo. Responsável pela síntese de fibras colágenas e elásticas, bem como glicosaminoglicanos, metaloproteinases e prostaglandinas, portanto sintetizam e reorganizam a matriz extracelular por meio de um processo de degradação e enzimas de reticulação, ativadas e reguladas por citocinas pró-inflamatórias e fatores de crescimento da transcrição alfa e beta (TGF-A e TGF-B), fator de crescimento derivado de plaquetas (PDGF), fator estimulador de colônias de granulócitos e macrófagos (GM-CSF), fator de crescimento epidérmico (EGF) e fator de necrose tumoral (TNF). Normalmente permanecem inativos até serem estimulados, e secretam e respondem a sinais autócrinos e parácrinos. Já a denominação utilizada para a forma inativa da célula é fibrócito, que é menor, fusiforme e com ínfimos prolongamentos. Nesta forma, o núcleo apresenta-se menor, alongado e escuro. Mediante um estímulo adequado, como ocorre nos processos de cicatrização, o fibrócito pode voltar a sintetizar fibras, reassumindo o aspecto de fibroblasto.[28,41,42]

Metodologias para examinar a migração celular são muito úteis para avaliar o efeito de uma ampla gama de intervenções terapêuticas, como os recursos terapêuticos para tratamento de feridas cutâneas. O ensaio de cicatrização de feridas *in vitro Scratch Assay*, também conhecido como "ensaio de ranhura" ou ensaio de migração horizontal, é comumente usado para estudar a migração celular e a cicatrização de feridas. O ensaio envolve a produção de uma ranhura na superfície de uma monocamada celular confluente com objetivo de criar um afastamento celular mimetizando uma ferida. Em seguida, é monitorada a migração de células adjacentes para o espaço criado até que seja preenchido.

A taxa de fechamento da ranhura e a migração celular podem ser quantificadas por microscópio especial acoplado a uma câmera que fotografa em vários intervalos de tempo.

CONTEÚDO COMPLEMENTAR
Utilize o QR code ao lado para acessar o vídeo sobre ensaio de cicatrização.
voucher: dermatofuncional

Os fibroblastos proliferam no local da lesão, sintetizando a estrutura-base de substituição do tecido lesado, mediada por uma grande quantidade de citocinas e fatores de crescimento. É durante o estágio proliferativo que ocorre a formação de tecido de granulação e a ativação de fibroblastos. O TGF-B, decorrente de plaquetas, glóbulos brancos, células parenquimatosas e epiteliais ou do próprio fibroblasto, é um dos mediadores de citocinas que funciona como agente quimiotático, ativador de enzimas, regulador da deposição de colágeno ou gatilho para a proliferação e apoptose.[43]

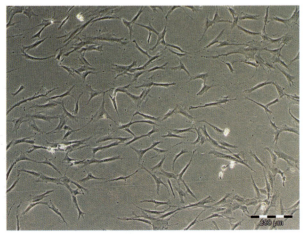

FIGURA 2 Fibroblastos, células de aspecto alongado ou "estrelado" devido a prolongamentos. Fonte: acervo pessoal.

Os fibroblastos são particularmente ativos durante o processo de reparação. A atividade fibroblástica é influenciada por vários fatores, como regimes dietéticos e níveis de hormônio esteroide. Na deficiência de vitamina C existe uma dificuldade na formação de colágeno.[5]

No tecido conjuntivo adulto, os fibroblastos não se dividem com frequência; apenas entram em mitose quando ocorre uma solicitação, como, por exemplo, nas lesões do tecido conjuntivo.

Dentre os diferentes tipos de células diferenciadas de um dado tecido, as que melhor crescem em culturas são os fibroblastos, cuja velocidade corresponde à das células do tecido conjuntivo. Esse fato é importante, uma vez que é possível obter respostas biológicas *in vitro* utilizando células animais em cultura. A utilização dos fibroblastos em cultura, como sistema modelo para o desenvolvimento de estudos biológicos, é decorrente da rapidez e reprodutibilidade na obtenção de respostas biológicas e maior praticidade de trabalho. Esses sistemas são utilizados eficientemente para estudos biológicos em nível molecular e celular, como:[44]

- Alterações de macromoléculas biologicamente importantes, como as proteínas e o DNA.
- Estudo dos mecanismos e alterações de processos fundamentais para a vida celular como a replicação e o reparo do DNA e a biossíntese de proteínas.
- Alterações funcionais de organelas subcelulares.
- Modificações funcionais das próprias células, como a mutagênese e a transformação neoplásica.
- Diferenciação celular.
- Letalidade celular.
- Estudos de radio e fotoproteção.
- Isolamento e clonagem de genes.

Miofibroblasto

O cientista italiano Giulio Gabbiani foi o responsável por caracterizar o miofibroblasto, importante célula, inicialmente descrita como derivada do fibroblasto, responsável pela sintetização da matriz extracelular. Entretanto, observou-se que se trata de fibroblastos especializados, que expressam a proteína actina do músculo alfa-liso, fundamentais na contração da ferida durante o processo de cicatrização normal, acrescentando-se o prefixo mio, do grego *mýein*, que significa "contrair", e exprime relação com músculo.[45,46]

A morfologia do miofibroblasto é idêntica à dos fibroblastos, porém exibe no interior do seu citoplasma miofilamentos de alfa-actina de músculo liso, responsáveis pela sua capacidade de contração, portanto, também são células de origem mesenquimal, e estão presentes em condições fisiológicas e patológicas, e quando presentes no estroma tumoral, contribuem para a deposição de grandes quantidades de fibras colágenas. O encurtamento do tecido é estabilizado pela síntese da matriz extracelular, particularmente dessas fibras. A actina do músculo nos miofibroblastos se organiza em feixes filamentosos, denominados "fibras de estresse", que permitem o movimento retrátil, produzindo contração da ferida. Durante a cicatrização hipertrófica, as deformações cutâneas dependem da ação inadequada dessas fibras de estresse que, por razões desconhecidas, persistem mesmo após a epitelização da ferida.[47]

Parece que os miofibroblastos são detectados no leito dos ferimentos pelo processo fisiológico de modulação e também em contextos patológicos, sendo possível que outras células se diferenciem nessas células. A tensão desenvolvida na ferida desencadeia alterações adaptativas na MEC e a diferenciação celular para miofibroblasto, visando a contração e o fechamento da ferida. Além do estresse mecânico, suficiente para induzir parcialmente "fibras de estresse" do fibroblasto, fatores adicionais promovem a transição completa do fenótipo. O gene da ectodisplasina A (variante de emenda do RNA da fibronectina) permite que o TGF-B estimule a produção de actina-alfa de músculo liso (α *smooth muscle actin* – α-SMA), isoforma da actina, que desempenha importante papel na fibrogênese, e seu aumento desencadeia a transição para miofibroblastos, bem como a presença de metaloproteinase-2. Após serem ativados, os miofibroblastos depositam elementos de ECM, formando tecido de granulação.[48-51]

Após o fechamento da ferida, os miofibroblastos desaparecem por meio de apoptose ou se revertem para fibroblastos inativos, sendo que os mecanismos de apoptose no reparo fisiológico de feridas ainda não estão fundamentados. Infere-se que a reticulação de matriz extracelular parece "proteger" os miofibroblastos do estresse biomecânico, e a perda de tensão mecânica pode induzir apoptose. O atraso inadequado desta e, portanto, o aumento da sobrevida dos miofibroblastos ativados durante o processo de cicatrização, parece estar relacionado com a cicatrização excessiva observada em cicatrizes hipertróficas, queloides ou fibrose. Por outro lado, nos processos de cicatrização considerados normais, o ciclo de cicatrização termina com a renovação da estrutura e função características do tecido. O processo de apoptose pode resultar prematuramente na dificuldade de cicatrização ou cicatrização retardada. A inflamação prolongada atrasa a apoptose e continua a formação da matriz extracelular, portanto, o número aumentado de miofibroblastos no tecido cicatricial cicatrizado é considerado um sinal patológico.[28,42,52]

Macrófagos

Distinguem-se pela grande capacidade de pinocitose e fagocitose, podendo ser fixos ou móveis. Atuam como elementos de defesa fagocitando restos de células, bactérias e partículas inertes que penetram no organismo. Todos os macrófagos são dotados de motilidade quando estimulados adequadamente. Quando agrupados em torno de um grande corpo estranho, os macrófagos podem também se fundir para formar células sinciciais gigantes.

Os macrófagos desempenham papel importante na remoção de restos de células e de elementos intercelulares que se formam nos processos involutivos fisiológicos. Por exemplo, durante a gravidez o útero aumenta de tamanho e a sua parede se torna mais espessa; imediatamente após o parto, esse órgão sofre uma involução, havendo destruição de partes dos seus tecidos, processo do qual participam os macrófagos.

Célula mesenquimatosa indiferenciada

Denominação das células com capacidade de originar qualquer outra célula do conjuntivo. Células-tronco mesenquimais (CTMs) são células indiferenciadas com grande capacidade de autorrenovação, proliferação e diferenciação em diversos tipos de células especializadas e, portanto, com potencial importante para aplicações em terapia celular. Podem ser isoladas de vários tecidos como cordão umbilical, medula óssea, polpa dentária e ligamento periodontal, bem como tecido adiposo (Figura 3).

Mastócitos

Os mastócitos ocorrem particularmente no tecido conjuntivo frouxo. Eles estão caracteristicamente situados em torno dos vasos sanguíneos. Os mastócitos contêm três substâncias ativas em seus grânulos: a heparina – substância anticoagulante – e a histamina e serotonina – substâncias com ações no processo inflamatório.

Plasmócitos

Sintetizam os anticorpos circulantes encontrados no sangue e são pouco numerosos no tecido conjuntivo normal, aparecendo em grande quantidade nas áreas onde existe inflamação crônica.

Leucócitos

São células frequentemente encontradas no conjuntivo, vindas do sangue, por migração através das paredes dos capilares e vênulas, aumentando essa migração nos processos inflamatórios.

Célula adiposa

As células adiposas, ou adipócitos, ocorrem isoladamente ou em grupos nas malhas de muitos tecidos conjuntivos, sendo especialmente numerosas no tecido adiposo, e apesar do papel essencial no metabolismo energético e nas doenças, os processos que governam sua formação e função especificamente ainda não estão totalmente fundamentados. Apresentam grande plasticidade, seu tamanho é extremamente dinâmico e participam da homeostase energética via endócrino, parácrino e sinais autócrinos.[53,54]

À medida que a gordura se acumula, as células aumentam de tamanho e se tornam globosas. A gordura aparece primeiramente como pequenas gotas que, posteriormente, se juntam para formar uma só gota. A mobilização da gordura está sob o controle nervoso e hormonal que leva à liberação de ácidos graxos e glicerol, os quais passam para o sangue. A noradrenalina liberada no nível das terminações pós-ganglionares dos nervos simpáticos do tecido adiposo é particularmente importante a este respeito, quando o organismo está sujeito a atividades físicas intensas, jejum prolongado ou frio, sendo que a gordura é uma forma de energia mais importante que o glicogênio (outro combustível para o metabolismo oxidativo), e um adulto médio pode armazenar glicogênio suficiente para apenas um dia de atividades normais, já a gordura pode garantir a sobrevivência de um indivíduo por pelo menos 30 dias.[55]

Acredita-se que os adipócitos evoluam do fibroblasto, tanto no desenvolvimento normal quanto em várias circunstâncias patológicas, como no caso da distrofia mus-

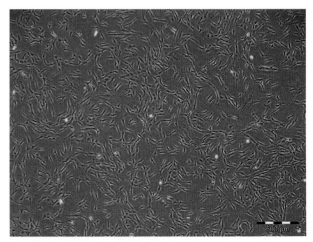

FIGURA 3 Cultura primária de células mesenquimais do tecido adiposo. Fonte: acervo pessoal.

cular, em que ocorre a destruição de células musculares e substituição por tecido conjuntivo adiposo.

São especializadas no armazenamento de gorduras neutras e estão em contato com a porção profunda da derme, sendo que o seu conjunto constitui a hipoderme, e são encontradas sobre a rede de colágeno. São agrupadas em forma de «cachos de uva», os lóbulos adiposos, separados por paredes de conjuntivo, os *septa* lobulares. A troca gasosa entre as células adiposas e a corrente sanguínea é intensa, para isso contribuindo a rica vascularização do tecido conjuntivo. Pelas paredes interlobulares conjuntivas passam os vasos sanguíneos e as terminações nervosas.

O acúmulo lipídico ectópico ocorre no envelhecimento normal, bem como em várias condições patológicas. Pode ser armazenado em muitos tecidos não adiposos, como hepatócitos, cardiomiócitos, músculo esquelético, pâncreas, células adrenocorticais, timo, enterócitos e macrófagos. Pode promover o desenvolvimento de resistência à insulina, sobrecarga lipídica (dislipidemia) e hipertensão, função cardiovascular prejudicada e "lipotoxicidade".[56,57]

SISTEMA TEGUMENTAR

O sistema tegumentar é constituído pela pele e tela subcutânea, juntamente com os anexos cutâneos (Figura 4).

O tegumento recobre toda a superfície do corpo e é constituído por uma porção epitelial, a epiderme, e uma porção conjuntiva, a derme. Abaixo e em continuidade com a derme está a hipoderme, tela subcutânea, que embora tenha a mesma origem e morfologia da derme não faz parte da pele, a qual é formada apenas por duas camadas. A hipoderme serve de suporte e união da derme com os órgãos subjacentes, além de permitir à pele uma considerável amplitude de movimento.

As funções realizadas pelo sistema tegumentar são: proteção, regulação da temperatura do organismo, excreção, sensibilidade tátil e produção de vitamina D.

Pele

A pele é um órgão complexo cujas funções são fortemente relacionadas à sua estrutura histológica, que pode variar de acordo com a localização da área anatômica em que é encontrado.[58] Representa 15% do peso seco total do corpo, com peso de aproximadamente 4,5 quilos, é de longe o maior sistema de órgãos expostos ao meio ambiente. Um pedaço de pele com aproximadamente 3 cm de diâmetro contém: mais de 3 milhões de células, entre 100 e 340 glândulas sudoríparas, 50 terminações nervosas e 90 cm de vasos sanguíneos.

Estima-se ainda que existam em torno de 50 receptores por 100 milímetros quadrados, em um total de 640.000 receptores sensoriais. O número de fibras sensoriais oriundas da pele que entram na medula espinhal por via de raízes posteriores é superior a meio milhão. O sistema somatossensorial decodifica uma ampla gama de estímulos táteis e promove uma notável capacidade de reconhecimento de objetos, discriminação de texturas, *feedback* sensório-motor e intercâmbio social. Ocorre acentuado declínio no número dessas estruturas ao longo da vida.[59,60] O primeiro passo que leva à percepção do toque inócuo é a ativação dos neurônios sensoriais denominados mecanorreceptores de baixo limiar.[60]

A pele é composta de duas camadas principais: 1) a epiderme (do grego *epi* = sobre, camada superficial composta de células epiteliais intimamente unidas e 2) a derme (do grego *derma* = pele), camada mais profunda composta de tecido conjuntivo denso irregular. Apresenta múltiplas funções, entre as quais a proteção contra agentes físicos, químicos e biológicos do ambiente, e ser relativamente impermeável, graças à camada de queratina (córnea) que recobre a epiderme. O limite entre a epiderme e a derme não é regular, mas caracteriza-se pela presença de saliências e reentrâncias das duas camadas que se embricam e se ajustam entre si, formando as papilas dérmicas.

Abaixo e em continuidade com a derme há uma camada de tecido conjuntivo frouxo, o tecido subcutâneo, rico em fibras, e em células que armazenam gordura (células adiposas ou adipócitos). A essa camada subcutânea é atribuída a denominação hipoderme (*hypo* = inferior,

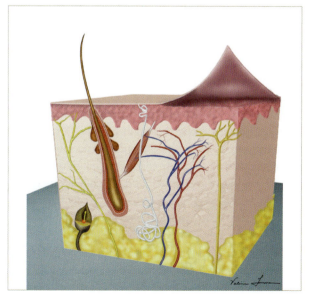

FIGURA 4 Arquitetura típica do tegumento. Observam-se na derme: folículo piloso, glândula sebácea, glândula sudorípara, terminações nervosas livres, corpúsculo sensitivo de Paccini, corpúsculo sensitivo de Krause e músculo eretor do pelo.

derma = pele) e a função de reserva energética, proteção e suporte (papel cosmético), regulação da temperatura e termoisolamento, bem como depósito nutricional.

A superfície da pele está coberta por uma delgada película líquida que tende para a acidez. Oferece uma grande superfície de dispersão calórica e de evaporação e, por isso, desempenha importante papel na termorregulação por meio de seus vasos e glândulas. O fluxo sanguíneo pode ter uma grande variação. Sob condições normais, o fluxo sanguíneo cutâneo é de aproximadamente 400 mililitros (mL) por minuto. Entretanto, em condições extremas, mais de 2.500 mL de sangue podem circular pelos vasos da pele por minuto. Funciona também como um vasto emunctório e fábrica de vitamina D e melanina, que tem função protetora contra os raios ultravioletas.

A cor da pele é determinada pela presença de alguns pigmentos, dos quais o mais importante é a melanina, pigmento escuro produzido pelos melanócitos, que migram na epiderme e transferem o pigmento às células da camada germinativa. O outro pigmento, o caroteno ou provitamina A, é encontrado em grande quantidade na cenoura. Não há grande diferença no número de melanócitos encontrados na pele das várias raças humanas.

As diferenças da cor da pele são devidas principalmente à quantidade de melanina produzida pelas células e sua distribuição. Os indivíduos de pele escura têm apreciável quantidade de melanina em todas as camadas da epiderme. O acúmulo de melanina escurece a pele, filtrando os raios ultravioletas. O escurecimento da pele por exposição à luz solar ocorre inicialmente devido a um fenômeno biofísico que leva a um escurecimento rápido de parte da melanina preexistente, e em uma segunda etapa, pela aceleração dos processos de biossíntese da melanina. Hormônios do córtex adrenal agem sobre os melanócitos e certas patologias dessa glândula promovem uma mudança na cor da pele. É possível mudar artificialmente a cor da pele.

Substâncias semelhantes ao mercúrio amoniacal, a hidroquinona e derivados, atuam inibindo a síntese de melanina, com consequente despigmentação. Outras substâncias semelhantes à diidroxiacetona, quando aplicadas na pele, reagem com as proteínas da camada de queratina, tornando-a escura. Além da concentração de melanina, a coloração da pele depende também da sua espessura e do grau de irrigação sanguínea.

A aparência da pele depende de uma série de fatores: idade, sexo, clima, alimentação e do estado de saúde do indivíduo. A classificação em pele seca, gordurosa, mista e outras faz-se de acordo com o tipo e a quantidade das secreções encontradas em sua superfície. Dá-se o nome de *endérmica* à pele cuja superfície se apresenta fina, lisa, flexível, lubrificada e suficientemente umedecida, devido ao equilíbrio de suas secreções. É encontrada principalmente nas crianças. Já a pele com predomínio de secreção gordurosa apresenta um aspecto de untuosidade e brilho característicos, a chamada pele *gordurosa*.

A pele seca existe quando há acentuada insuficiência de secreção sebácea. Às vezes, a pele torna-se seca em virtude de mudanças qualitativas da secreção gordurosa, com concentração alterada de lipídios hidrófilos. Ao invés de ser lisa e lustrosa, a pele torna-se opaca, áspera e com fina descamação, comum em ruivos e indivíduos nórdicos. Pele desidratada é outro tipo de pele seca. Caso a secreção sebácea seja adequada, a secura da pele se deve a um grau de embebimento aquoso inferior ao normal. Quando há um aumento relativo dele, tem-se a pele hidratada. Em situações patológicas como o hipertireoidismo, o hiperfuncionamento das suprarrenais, ocorrem, geralmente, estados de hidratação excessiva da pele. A coexistência de seborreia na parte central do rosto (testa, nariz e queixo) e de secura nas partes laterais dá origem à chamada pele mista.

A pele constitui o mais extenso órgão sensorial do corpo, para recepção de estímulos táteis, térmicos e dolorosos. O seu teor de água é de cerca de 70% do peso da pele livre de tecido adiposo, contendo perto de 20% do conteúdo total de água do organismo. Sua espessura situa-se entre 0,5 e 4 milímetros. É, portanto, é o mais sensível de nossos órgãos, nosso primeiro meio de comunicação e nosso mais eficiente protetor, sendo aí localizada nossa primeira e última linha de defesa. Portanto, são muitas as funções da pele:

- Base dos receptores sensoriais, localização do sentido do tato.
- Fonte organizadora e processadora de informações.
- Mediadora de sensações.
- Barreira entre o organismo e o meio ambiente.
- Fonte imunológica de hormônios para diferenciação de células protetoras.
- Proteção contra os efeitos da radiação, traumas mecânicos e elétricos.
- Barreira contra materiais tóxicos e organismos estranhos.
- Regulação da pressão e do fluxo sanguíneo e linfático.
- Regulação da temperatura.
- Metabolismo e armazenamento de gordura.
- Reservatório de alimento e água.
- Importante na respiração.
- Sintetiza compostos importantes como a vitamina D.
- Barreira contra microrganismos.

O músculo liso ou involuntário da pele ocorre sob a forma dos eretores dos pelos, da túnica de Dartos da genitália externa, e na aréola dos mamilos. As fibras musculares dos eretores dos pelos originam-se no tecido conjuntivo da derme superior e estão inseridas no folículo piloso abaixo das glândulas sebáceas. Quando as fibras musculares se contraem, elas tracionam o folículo piloso para uma posição vertical. Já o músculo estriado ou voluntário é encontrado na pele do pescoço (platisma) e na pele da face (músculos da expressão). Os feixes de músculo estriado originam-se de um periósteo ou de uma fáscia, ou formam um anel fechado, como no orbicular dos lábios.

A estrutura da pele humana depende diretamente de sua localização e das forças mecânicas às quais está sujeita, sendo que existem diferenças importantes epiteliais, dérmicas e da membrana basal da pele com ou sem sulcos.

Estudo[61] avaliou diferenças e semelhanças entre os dois tipos de pele e, para tanto, analisou amostras de pele humana de cadáveres do dorso da mão, região palmar, dorso do pé e região plantar. Os resultados mostram que a camada epitelial da pele com sulcos apresentou maior número e tamanho de células do que a pele sem sulcos, para a maioria dos estratos. As células de melanócitos e Langerhans são mais abundantes na pele sem sulcos, enquanto as células de Merkel são encontradas preferencialmente na pele estriada. O colágeno é mais abundante na derme da pele do pé do que na pele da mão e na pele com sulcos em comparação com a pele sem sulcos. As fibras elásticas são mais abundantes no dorso da mão, e a laminina da membrana basal foi encontrada preferencialmente na pele dos pés. Não foram encontradas diferenças para vasos sanguíneos e linfáticos.

As diferenças na estrutura da pele podem explicar as discrepâncias relacionadas à sensibilidade cutânea, resistência mecânica e térmica. Lesões na região palmoplantar são consideradas de grande importância clínica, predispondo a perdas funcionais, e representam um grande desafio de tratamento, como as ulcerações e queimaduras.[62,63]

Epiderme

É constituída essencialmente por um epitélio estratificado pavimentoso queratinizado. A porção mais profunda da epiderme é constituída de células epiteliais que se proliferam continuamente para que seja mantido o seu número. Tipicamente em todos os epitélios, não há vasos sanguíneos na epiderme, embora a derme subjacente seja bem vascularizada. Como resultado, o único meio pelo qual as células da epiderme podem obter alimento é através da difusão dos leitos capilares da derme. Esse método é suficiente para as células mais próximas da derme, mas à medida que as células se dividem e são empurradas para a superfície, ficam longe da fonte de nutrição (derme) e morrem. Seu citoplasma é gradualmente substituído por queratina, formando assim a estrutura típica das camadas mais externas da epiderme. A espessura da epiderme geralmente é muito delgada, menos de 0,12 milímetro, na maior parte do corpo, mas particularmente espessa e altamente diferenciada na palma das mãos e planta dos pés, áreas sujeitas a constante pressão e fricção. A pressão contínua em um dado local causa o espessamento da epiderme, com a formação das chamadas calosidades.

A epiderme é em geral descrita como constituída de quatro ou cinco camadas ou estratos, devido ao fato de a camada lúcida estar ou não incluída, só sendo observada em determinadas amostras de pele espessa. Pode-se observar, da derme para a superfície, as seguintes camadas celulares:

Estrato germinativo ou camada basal

É a camada mais profunda e assim denominada porque gera novas células, já que é constituída por células matrizes (*steam cells*) e proliferativas, que são células germinativas, e apresenta intensa atividade mitótica. É responsável pela constante renovação da epiderme, fornecendo células para substituir aquelas que são perdidas na camada córnea. Neste processo as células partem da camada germinativa e vão sendo deslocadas para a periferia até a camada córnea, em um período de 21 a 28 dias. A superfície das células desse estrato que se apoiam na membrana basal é irregular.

Na camada basal também são encontradas células com diferentes funções: os melanócitos, células de Langerhans e células de Merkel.

As células do estrato germinativo contêm os chamados melanossomos, que abrigam a melanina e são produzidos pelos melanócitos.

Os melanócitos têm como função produzir melanina, que é o pigmento responsável pelas diferentes tonalidades da pele, podendo variar as tonalidades (amarelo, marrom ou preto), dependendo da disposição dos melanossomos.[64]

Quando ocorre a exposição à radiação ultravioleta há um incremento na atividade dos melanócitos, aumentando a quantidade de melanina, com consequente escurecimento da pele. Entretanto, os melanócitos não estão limitados às áreas de exposição ao sol, podendo ser encontrados na pele que recobre os órgãos sexuais e região perianal. Podem ser encontradas células repletas de melanina no epitélio pigmentar da retina, em algumas células do ouvido e mucos, e em alguns neurônios do cérebro, entre outros.

Não há dúvida de que a melanina possui a capacidade de absorver a radiação ultravioleta ou neutralizar sua ação, por meio de um sistema enzimático, que reverte a oxidação produzida pela luz no fotopigmento, ou seja, uma função semelhante a um lisossomo. Contudo, o papel fotoprotetor desempenhado pelos melanócitos na epiderme não envolve o dano produzido no nível do DNA, mas atua na preservação da integridade geral da epiderme, protegendo as células basais contra necrose e apoptose, mas há dúvida quanto à proteção contra os tumores malignos da pele.[65-67]

As células de Langerhans são derivadas da medula óssea e processadoras de antígenos, conferindo a resposta imune cutânea. Foram descritas em 1868 por Paul Langerhans e representam um estágio de diferenciação das células dendríticas, com processos citoplasmáticos finos, alongados e, por vezes, interdigitantes. Encontram-se distribuídas entre os ceratinócitos basais e suprabasais do epitélio escamoso da epiderme e da mucosa, sendo que apresentam baixo potencial de proliferação celular no interior do epitélio,[68-70] exibindo aspectos ultraestruturais peculiares.

As células dendríticas originam-se de precursores mieloides e linfoides; encontram-se distribuídas no sangue, na linfa, em todos os órgãos linfoides e na maioria dos tecidos não linfoides, incluindo o epitélio da epiderme e da mucosa, onde recebem a denominação de células de Langerhans, bem como a derme, a lâmina própria e o interstício de órgãos vascularizados.

São propriedades funcionais das células dendríticas, como as células de Langerhans: captação, processamento e apresentação antigênica, migração celular, expressão de moléculas coestimulatórias, interação com linfócitos T, secreção de citocinas e ativação da resposta imune específica.[71,72]

O movimento das células de Langerhans, dentre outras, pelos vasos linfáticos, bem como a sua ancoragem e diapedese nos linfonodos regionais são determinados pela expressão de moléculas de adesão ao longo do endotélio linfático que permitem a passagem dessas células para o interior do parênquima linfoide, uma vez nos tecidos linfáticos, essas células interagem com os linfócitos T *helper*, através de moléculas de adesão e sinais coestimulatórios, realizando a apresentação antigênica e a consequente ativação da resposta imune celular e/ou humoral T dependentes.[73,74]

A radiação ultravioleta e os agentes carcinogênicos podem produzir redução acentuada do número de células de Langerhans,[75] fato que parece influenciar o desenvolvimento de tumores de pele.

As células de Merckel situam-se geralmente logo acima da camada basal e encontram-se vastamente dispersas na epiderme, sendo que apresentam função sensorial de mecanorreceptores e estão associadas a terminações nervosas intraepidérmicas, estando mais concentradas nos lábios, palmas das mãos, dorso dos pés, ponta dos dedos e proximidade do nariz.

Estrato espinhoso

As células desse estrato possuem um aspecto espinhoso (poligonais), responsável pela denominação dessa camada. Suas células têm importante função na manutenção da coesão das células da epiderme e, consequentemente, na resistência ao atrito.

Estrato granuloso

O citoplasma das células desta camada caracteriza-se por conter grânulos de querato-hialina que parecem estar associados com o fenômeno de queratinização dos epitélios, e à medida que os grânulos aumentam de tamanho, o núcleo se desintegra, daí resultando a morte das células mais externas da camada granulosa. Assim, a camada granulosa é formada por células que já estão em franca degeneração, cujos sinais são os grânulos de queratina ou de melanina que estão no seu citoplasma. O núcleo das células já apresenta sinais de atrofia e os filamentos que as uniam à camada espinhosa quase desaparecem.

Estrato lúcido

É constituído por várias camadas de células, achatadas e intimamente ligadas, das quais a maioria apresenta limites indistintos e perderam todas as suas inclusões citoplasmáticas, exceto as fibrilas de queratina e algumas gotículas de eleidina. Esta é transformada em queratina assim que as células desta camada se tornam parte da camada córnea. A camada lúcida é mais proeminente em áreas de pele espessa e pode estar ausente em outros locais. Não é observada com facilidade. Quando visível, tem o aspecto de uma linha clara, brilhante e homogênea, daí sua denominação.

Estrato córneo

É a estrato mais superficial da epiderme e consiste em vários planos de células mortas e intimamente ligadas. Desde que seu citoplasma tenha sido substituído por uma proteína fibrosa denominada queratina, estas células mortas são referidas como corneificadas. Elas formam uma cobertura ao redor de toda a superfície do corpo e não só protegem o organismo contra a invasão de vários tipos de microrganismos do meio externo, como atuam como principal barreira na permeação de substâncias e também ajudam a restringir a perda de água do organismo.[76,77] Embora a camada córnea seja de pequena espessura (cerca de 20 micrômetros), a sua capacidade de retenção hídrica conserva a superfície da pele macia.

As ceramidas, principais componentes lipídicos intercelulares do estrato córneo, são fatores importantes em sua função de barreira. Também desempenham um papel fundamental na capacidade retentora de água, impedindo que a água passe facilmente através dele.[78] Pequenos metabólitos hidrossolúveis e componentes estruturais proteicos constituem os principais responsáveis pela retenção de água no estrato córneo.[79]

As células mais superficiais são continuamente eliminadas como resultado da abrasão, como, por exemplo, pelo atrito com a roupa (Figura 5). As pequenas escamas que se soltam, no entanto, não dão uma aparência descamativa ou áspera à pele, pois elas se misturam à secreção das glândulas sudoríparas e sebáceas. Por outro lado, as células perdidas são constantemente substituídas por células provenientes das camadas mais profundas da epiderme. A renovação do estrato córneo ocorre em aproximadamente 14 dias.

Em uma situação de equilíbrio, a formação e a liberação de corneócitos ocorrem de maneira regulada, sem que esse processo possa ser observado a olho nu. Entretanto, perturbações neste processo podem levar a uma produção de corneócitos aumentada, causando um acúmulo de células parcialmente desconectadas na superfície, com ou sem concomitante espessamento do estrato córneo, que é liberado em placas visíveis em vários graus de severidade, e nesta situação a pele passa a ser referida como "seca" ou "xerótica".[80]

O estrato córneo dos idosos, comparado ao de outros grupos etários, é mais seco. Afirma-se que a pele de indivíduos idosos seja seca, o que é particularmente evidente após os 60 anos, devido ao fato de que seu estrato córneo, sendo funcionalmente deficiente, não pode reter água com eficiência. A redução do conteúdo de umidade é mais evidente nas áreas expostas, onde a agressão actínica é o fator predominante de acentuação do envelhecimento.[81]

Derme

É uma espessa camada de tecido conjuntivo, sobre a qual se apoia a epiderme, e que a comunica com a hipoderme. A derme está conectada com a fáscia dos músculos subjacentes por uma camada de tecido conjuntivo frouxo, a hipoderme. Na derme situam-se algumas fibras elásticas e reticulares, bem como muitas fibras colágenas, e é suprida por vasos sanguíneos, vasos linfáticos e nervos. Também contém glândulas especializadas e órgãos do sentido. A derme apresenta uma variação considerável de espessura nas diferentes partes do corpo, sendo que a sua espessura média é de cerca de 2 milímetros. Sua superfície externa é extremamente irregular, observando-se as papilas dérmicas.

A arquitetura dérmica varia na pele normal de região para região, não existindo uma média de variação entre indivíduos da mesma idade ou diferentes faixas etárias.[82]

Observa-se na derme a camada papilar, a mais superficial, e a reticular, a mais profunda.

Derme papilar

É delgada, constituída por tecido conjuntivo frouxo, e assim denominada porque as papilas dérmicas constituem sua parte mais importante (saliências que acompanham as reentrâncias correspondentes da epiderme). Admitem alguns que a função das papilas é aumentar a zona de contato derme-epiderme, trazendo maior resistência à pele. Essa camada estende-se pouco abaixo das bases da papila, onde se une à camada reticular. Muitas papilas contêm alas capilares; outras contêm receptores sensoriais especializados que reagem a estímulos externos, como mudanças de temperatura e pressão.

Derme reticular

É a mais espessa, constituída por tecido conjuntivo denso, e é assim denominada devido ao fato de que os feixes de fibras colágenas que a compõem entrelaçam-se em um arranjo semelhante a uma rede.

Ambas as camadas contêm muitas fibras elásticas, responsáveis, em parte, pelas características de elasticidade da pele. Uma grande diferença entre as duas camadas diz respeito ao seu conteúdo de capilares.

A camada papilar apresenta um suprimento sanguíneo bastante rico, onde um grupo de capilares se estende em alças para dentro do tecido conjuntivo (cristas), que se projeta para dentro da epiderme, fornecendo a sua nutrição e atuando na regulação térmica. Um outro grupo, que mais se assemelha a vênulas, forma uma camada plana sob as bases da papila.

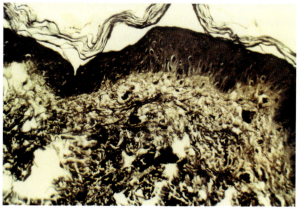

FIGURA 5 Fotomicrografia de pele humana de indivíduo adulto jovem. Observar a constante descamação da camada córnea.

Na camada reticular os capilares são raros, sendo numerosos apenas em relação aos anexos da epiderme que se projetam em direção à camada reticular.

Existem três tipos de lesões dérmicas importantes que apresentam diferentes alterações nas fibras elásticas e colágenas, na substância fundamental amorfa e nos fibroblastos. As lesões, estria atrófica, senilidade e cicatriz, estão resumidas na Tabela 1, analisadas ao microscópio eletrônico.

TABELA 1 Sumário de três diferentes lesões dérmicas: estria atrófica, lesão senil e cicatriz

	F. colágena	F. elástica	SFA	Fibroblasto
Estria atrófica	Fino Diâmetro < Volume <	Esparsas	Abundante	Globular Secreção 0 Quiescente
Lesão senil papilar	Deslocado	Esparsas	Abundante	Estrelado Secreção + Quiescente
Lesão senil reticular	Normal	Esparsas	Abundante	Estrelado Secreção + Quiescente
Cicatriz	Grosso Largo Compacto	Esparsas	Pouca	Estrelado Secreção ++ Ativo

SFA: substância fundamental amorfa.
Dados modificados de Pieraggi M, et al.[83]

Elasticidade da pele

Através de sua elasticidade a pele permite os movimentos do corpo; ela está distendida além do seu ponto de equilíbrio elástico, tanto que se retrai quando há solução de continuidade.

A tensão da elasticidade varia de direção conforme a região do corpo e isso se deve à variação da direção geral das fibras colágenas e elásticas da derme.

A elasticidade da pele pode ser determinada pela orientação das linhas de fenda, ou linhas de Langer.

Karl Langer (1819-1887), professor de Anatomia do Joseph's Academy em Viena, demonstrou que até no cadáver a pele é sujeita a tensões direcionadas de acordo com as linhas, fato que promove distorções da morfologia de lesões, dificultando a interpretação de achados em medicina legal.[16] A perfuração da pele com instrumento cilíndrico de face cortante promove a formação de uma lesão de aspecto diferente do esperado aspecto circular, mas de uma elipse, cuja direção corresponde à orientação dos feixes conjuntivos elásticos dos músculos subjacentes e indicam, portanto, a direção de menor distensibilidade, ou seja, de resistência da pele à tração[84] (Figura 6).

Parece que Langer não foi o primeiro estudioso a notar o fenômeno da pele. Baron Guillaume Dupuytren, anatomista francês e cirurgião militar, em 1831 descreveu a contratura que leva seu nome. Ele relatou o mesmo comportamento da pele quando encontrou um paciente de tentativa de autoextermínio, que desferiu várias lesões no peito com uma ferramenta que, teoricamente, promoveria lesões circulares, e foi observado o mesmo padrão de formato de elipses. Entretanto, Langer fez a primeira publicação anatômica em alemão das "linhas de fenda" ou "linhas de clivagem", e levou mais de um século para que seu estudo fosse reconhecido pela comunidade cirúrgica plástica de língua inglesa. Gibson, em 1978, publicou o estudo de Langer em inglês, omitindo, no entanto, uma considerável parte da descrição anatômica. O termo foi traduzido para o inglês como "clivabilidade", surgindo o termo empregado e publicado.[85,86]

A junção das inúmeras fendas forma as linhas, por isso chamadas linhas de fenda ou clivagem, das quais é possível esquematizar verdadeiros mapas. Na direção perpendicular à orientação das linhas de fenda a pele apresenta máxima distensibilidade. Em geral, no indivíduo adulto, as

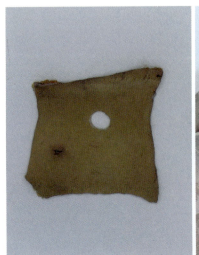
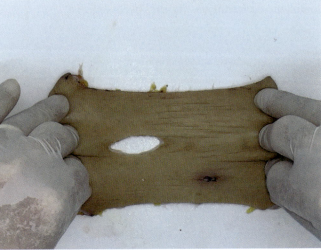

FIGURA 6 Demonstração em um pedaço de pele de como seria o aspecto de uma lesão produzida por instrumento cortante com formato circular, com a ação das linhas de tensão existentes na pele. Fonte: acervo pessoal.

linhas de fenda são transversais no tronco e longitudinais nos membros, com modificações nas regiões articulares.

Observa-se que lesões de pele paralelas às linhas de clivagem reparam-se com cicatrizes mínimas, entretanto o contrário se sucede caso a lesão seja transversal a elas. A direção das linhas de Langer no indivíduo vivo coincide com as solicitações da pele no repouso. Esse fato pode ser elucidado no caso da face flexora do cotovelo: no repouso são transversas, porém na hiperextensão da articulação tornam-se longitudinais. Portanto, o repouso é importante na reparação de lesões, evitando-se assim uma cicatrização inadequada.[87]

Vários autores contestaram a teoria envolvida nas "linhas de clivagem", apontando o envolvimento do colágeno, relação entre folículos capilares, influência de forças de tensão e compressão, dentre outros, na criação da alteração observada na pele lesada, e não necessariamente a questão da menor extensibilidade apontada. Também foi apontada a relação da biodinâmica envolvida em linhas incisionais e excisionais.[88-91]

O conhecimento da direção das linhas de clivagem, de maneira geral, é de grande interesse cirúrgico, pois auxilia o cirurgião a realizar incisões esteticamente aceitas.

Teoricamente, a incisão da pele efetuada ao longo ou entre as linhas de fenda pode promover mínima dilaceração do colágeno da derme, sem retração, e a reparação é feita com pequena quantidade de tecido cicatricial. No entanto, uma incisão efetuada perpendicularmente às linhas de fenda poderia promover a retração, a dilaceração e o desarranjo das fibras colágenas, resultando em uma cicatriz não estética, devido à produção exagerada de colágeno.

Vários métodos foram criados ao longo de mais de um século para determinar a eleição apropriada de linhas de incisão cirúrgica eletiva. Kraissl (1951) utilizou como base o desenho em uma foto de um homem idoso após a contração forçada da musculatura facial. Borges[84] descreveu um método simples para determinar as linhas de tensão da pele relaxada por meio de pinçamento da pele e observação dos sulcos formados. Justifica que esses sulcos formados por contração muscular e mobilização articular podem fornecer linhas falsas, dependendo do grau e direção da mobilização e da contração muscular.

Existem muitas controvérsias relacionadas às linhas de Langer, às vezes descritas inadequadamente na literatura, sendo apontado inclusive que foram "falsamente" redesenhadas em vários livros, e o estudo clássico de Langer em alemão foi inadequadamente traduzido para o inglês. Outro dilema relacionado é que o intuito da descrição não era ser um guia para incisões cirúrgicas, visto

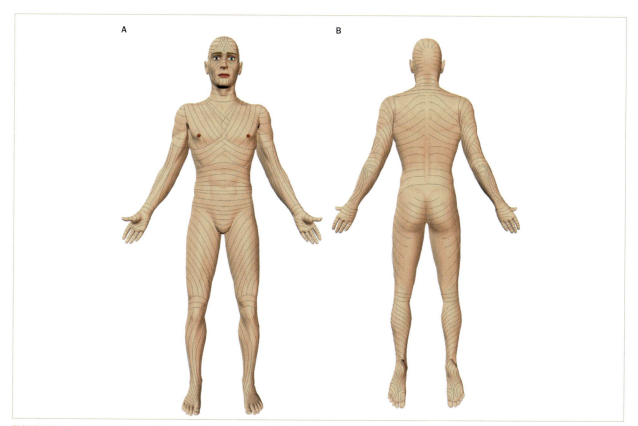

FIGURA 7 Representação das linhas de fenda da pele. (A) Face anterior e (B) face posterior.

que não pode ser chamada de "linha relaxada" porque o tecido que ele usou era cadavérico em *rigor mortis*, que nunca é relaxado.

Anexos da pele

Na pele são observadas várias estruturas anexas: pelos, unhas e glândulas.

Os pelos se originam de uma invaginação da epiderme, o folículo piloso. Visíveis, externamente, apenas pela sua haste, estão distribuídos por quase todo o corpo. Em certas regiões apresentam desenvolvimento diferente e desempenham um importante papel de proteção, especialmente quando anexados às aberturas naturais do corpo. Quando secos, dificultam a dispersão de calor por imobilizarem a camada de ar em contato com a pele, fato este de pequena importância no homem, no qual os pelos do corpo estão dispostos geralmente de maneira esparsa.

Embora haja consideráveis variações na cor dos pelos, somente três pigmentos estão presentes: melanina (preto), o castanho e o amarelo. Combinações variadas desses três pigmentos produzem diferentes cores. Com o envelhecimento os pelos tendem gradualmente a clarear. Esse processo é devido ao decréscimo na quantidade de pigmento presente, possivelmente como resultado de uma queda no nível da enzima específica que é necessária para a produção de melanina. Na falta completa dos pigmentos, os pelos tornam-se brancos.[36]

Os folículos pilosos exibem atividade cíclica, apresentando períodos de atividade alternando com períodos de inatividade. Em diferentes partes do corpo seguem padrões diversos de atividade cíclica, por exemplo, no couro cabeludo os folículos podem permanecer ativos e causar o alongamento contínuo dos pelos por muitos anos antes de se tornarem inativos por um período de meses. O corte ou o barbear não afetam a atividade cíclica dos folículos, e por isso não têm efeito no crescimento do pelo. O que deve ser destacado é que estão geralmente dispostos em ângulo oblíquo em relação à superfície da pele, bem como aos próprios pelos.

As glândulas sebáceas são, com raras exceções, encontradas em todas as regiões do corpo. Em geral estão anexas aos pelos, mantendo com estes um desenvolvimento inversamente proporcional, sendo mais numerosas, mas de menor volume, nas regiões onde os pelos são abundantes. Situam-se na derme e sua secreção é uma mistura complexa de lipídios, cuja função é a lubrificação da pele, além de ligeira ação bactericida.

As glândulas sudoríparas encontram-se em quase todo o corpo. O seu número varia em cada região e diminuem com o avanço da idade. São mais numerosas nos indivíduos de raça negra. A estimulação dos nervos simpáticos que se dirigem a essas glândulas as força a secretar uma solução aquosa de cloreto de sódio, com traços de ureia, sulfatos e fosfatos. A quantidade de suor secretado depende de fatores como a temperatura e a umidade do meio, da quantidade de atividade muscular, além de várias condições que causam fadiga.

Dois folhetos epidérmicos mais externos, a camada córnea e a camada lúcida, são intensamente corneificados, formando as unhas. As unhas são lâminas córneas ligeiramente convexas no sentido longitudinal e fortemente no sentido transversal. Na sua extremidade proximal uma estreita prega da epiderme se estende sobre a superfície livre, formando o epolníquio (cutícula). As unhas geralmente apresentam uma coloração rosada devido à rede capilar que existe abaixo dela e que se torna visível através das células corneificadas. A unha cresce a partir de uma matriz de células situada junto à sua raiz, na proporção de um milímetro por semana.

Vasos e nervos

Há dois plexos arteriais que suprem a pele: um que se situa no limite entre a derme e a hipoderme e outro entre as camadas papilar e reticular. Deste último plexo partem finos ramos para as papilas dérmicas.

Distinguem-se três plexos venosos na pele, dois na posição descrita para as artérias e um na região da derme. O sistema de vasos linfáticos inicia-se nas papilas dérmicas e converge para um plexo entre as camadas papilar e reticular, daí partem ramos para um outro plexo localizado no limite da derme com a hipoderme.

As sensações cutâneas como tato, dor, calor e frio são captadas por vários receptores especializados. Os receptores para a dor são as terminações nervosas livres que se distribuem por baixo das células da camada profunda da epiderme. As sensações táteis estão a cargo dos corpúsculos de Paccini, de Meissner e da rede de fibras nervosas que circundam os folículos pilosos; na sensação de frio intervêm os corpúsculos de Krause e, na de calor, os de Ruffini.[92,93]

A inervação da pele possui um repertório variado de sinalização local com o tecido cutâneo e células imunes, excedendo o papel sensorial, de grande importância para a etiopatologia de doenças dermatológicas.[31]

As células de Langerhans expressam na pele desnervada um marcador que antes se considerava específico de células nervosas (PGP9.5 – *protein gene product 9.5*), desaparecendo após a regeneração da pele. Esse fato parece influenciar a capacidade de regeneração e cicatrização da pele, bem como a capacidade de responder a agressões

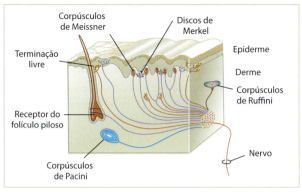

FIGURA 8 Mecanorreceptores da pele.

externas, a exemplo da maior dificuldade de se tratar úlceras em pacientes com déficits sensoriais como na lesão medular, hanseníase e neuropatia diabética.[40,78]

Hipoderme (tela subcutânea)

Tecido sobre o qual a pele repousa, formada por tecido conjuntivo que varia do tipo frouxo ou adiposo ao denso nas várias localizações e nos diferentes indivíduos. A hipoderme conecta frouxamente à pele a fáscia dos músculos subjacentes, o que permite aos músculos contraírem-se sem repuxar a pele. A hipoderme (hipo = abaixo de) não faz parte da pele, mas é importante porque ela fixa a pele às estruturas subjacentes, e é também conhecida como tela subcutânea, tecido subcutâneo ou fáscia superficial. Dependendo da região em estudo e do grau de nutrição do organismo, a hipoderme pode ter uma camada variável de tecido adiposo, sendo que nele se deposita a maior parte dos lipídios nas pessoas obesas. Como os mamíferos consomem energia de modo contínuo, mas se alimentam com intermitência, entende-se a importância de um reservatório de energia, representado pelo tecido adiposo.

O tecido adiposo é considerado um tecido conjuntivo funcional, ou seja, não possui função apenas de armazenamento, mas também de produção. Reconhecido como órgão complexo com funções endócrinas e metabólicas, é o principal local de armazenamento de lipídios em uma célula especializada exclusiva, o adipócito. Entretanto, não é o único tipo de célula que pode acumular lipídios; pode ocorrer acúmulo ectópico de lipídios em tecidos não adiposos, como no fígado, músculo esquelético, ossos, pâncreas e coração.[94,95]

O tamanho do tecido adiposo é dinâmico, ou seja, apresenta grande plasticidade, e também participa da homeostase energética via endócrino, parácrino e sinais autócrinos, e apesar do seu papel essencial no metabolismo energético e relacionado a doenças, os processos que governam sua formação e função ainda não estão totalmente fundamentados. O excesso de massa gorda, como ocorre nos estados de sobrepeso e obesidade, altera a regulação do tecido adiposo, contribuindo para o desenvolvimento de distúrbios relacionados à obesidade. Nesse sentido, estudos epidemiológicos apontam uma associação entre obesidade e numerosos tipos de neoplasias, compreendendo aqueles ligados ao sistema endócrino (mama, endometrial, ovário, tireoide, câncer de próstata). Vários fatores podem contribuir para esse fenômeno, como hiperinsulinemia, dislipidemia, estresse oxidativo, inflamação, secreção anormal de adipocinas e metabolismo.[96]

A distribuição da gordura não é uniforme em todas as regiões do corpo. Nos indivíduos normais, algumas regiões nunca acumulam gordura, como a pálpebra, a cicatriz umbilical, a região esternal, o pênis e no nível das dobras articulares. Em outras regiões, pelo contrário, há maior acúmulo de tecido adiposo: a porção proximal dos membros, a parede abdominal, especialmente as porções laterais. As mulheres tendem a acumular maior quantidade de gordura na região glútea, enquanto os homens acumulam maior quantidade de gordura na região abdominal.[97]

Além da função de reservatório energético, o tecido adiposo apresenta outras funções: 1) isolamento térmico do organismo, por ser um mau condutor de calor; 2) modela a superfície corporal, e dependendo do gênero localiza-se em diferentes regiões; 3) os coxins adiposos servem para a absorção de choques; 4) tecido de preenchimento e auxiliar na fixação dos órgãos; os rins podem sofrer ptoses nos indivíduos magros ou naqueles que diminuem de peso muito rapidamente, pela falta de gordura perirrenal.[27]

Atua, portanto, como órgão endócrino que se comunica com o sistema nervoso central, liberando várias substâncias com ação endócrina ou parácrina, produzindo vários hormônios e peptídeos ativos, como leptina, adiponectina, adipsina, inibidor do ativador de plasminogênio 1 (PAI-1), proteína estimulante de acilação (ASP), angiotensinogênio e fator de necrose tumoral-α (TNF-α), e essa lista vem sendo constantemente ampliada com a descoberta de novas substâncias biologicamente ativas.

O metabolismo do tecido adiposo é complexo e está sob controle de uma ampla gama de hormônios, alguns com atividade predominantemente catabólica (catecolaminas) e outros com atividade predominantemente anabólica (como a insulina), nele intervindo também o hormônio de crescimento, os glicocorticoides, o hormônio tireoidiano e outros que são apontados por desempenharem ações importantes sobre este tecido, como é o caso do TNF-α e da melatonina, a que tem-se atribuído um aumento da sensibilidade à insulina.[98]

Existem nos mamíferos dois tipos de tecido adiposo: o branco, que corresponde a até 85% do tecido, sendo o restante composto por água e proteínas, e o tecido marrom, encontrado em fetos e recém-nascidos, responsável pela produção de calor (termogênese), e que está praticamente ausente no adulto.[16,99]

A tela subcutânea compõe-se em geral de duas camadas, das quais a mais superficial é chamada de areolar, composta por adipócitos globulares e volumosos, em disposição vertical, onde os vasos sanguíneos são numerosos e delicados.[100]

Abaixo da camada areolar existe uma lâmina fibrosa, de desenvolvimento variável conforme a região, que é a fáscia *superficialis* ou subcutânea. Essa fáscia separa a camada areolar da camada mais profunda, a camada lamelar, sendo que nesta ocorre aumento de espessura no ganho de peso, com aumento do volume dos adipócitos, que chegam a invadir a fáscia *superficialis*. Na camada lamelar ocorre a maior mobilização de gorduras quando o indivíduo obeso inicia um programa de redução ponderal.

A proporção dessas camadas varia de acordo com diversos fatores: espessura da pele (na pele espessa a camada areolar é preponderante sobre a lamelar, na pele fina ocorre o inverso), a região e o segmento corporal, gênero (a mulher tem a camada areolar mais espessa), idade (a camada areolar é mais espessa que no adulto).

As mulheres em qualquer faixa etária possuem em média maior quantidade de gordura corporal total que os homens. Como a gordura flutua, a mulher ganha, portanto, uma maior elevação hidrodinâmica, fazendo com que possam nadar por uma determinada distância com custo energético 30% mais baixo que os homens. Esses benefícios são particularmente notados na natação com distâncias mais longas.[101]

A mobilização dos lipídios acontece com velocidades diferentes nas regiões femoral e abdominal. Eles são mobilizados mais lentamente na região femoral, pois os adipócitos dessa região são maiores e sofrem a influência dos hormônios sexuais femininos. Eles se caracterizam por serem metabolicamente mais estáveis e resistentes à lipólise. A concentração de tecido adiposo nas regiões gluteofemorais caracteriza a obesidade ginoide ou do tipo feminino.[102]

Diversos fatores influenciam a lipólise ou lipogênese, como a insulina, que estimula a lipogênese e tem sua afinidade aumentada pelo estrógeno e prolactina, sendo diminuída pelas catecolaminas, hormônio do crescimento e testosterona (no homem). Uma dieta rica em carboidratos e hipercalórica estimula a lipogênese por aumentar a ação da enzima lipase lipoproteica (LPL), que é o mais importante regulador para a deposição de glicerídeos, assim como a progesterona. O exercício físico diminui a concentração plasmática de insulina.

Portanto, a insulina e os glicocorticoides fisiologicamente estimulam a atividade da LPL, sendo que sua associação representa um importante papel na regulação da topografia da gordura corporal, como no caso do desenvolvimento da obesidade visceral.[103]

SISTEMA LINFÁTICO

Morfologia

O sistema linfático assemelha-se ao sistema sanguíneo, que está intimamente relacionado anatômica (são sistemas paralelos) e funcionalmente ao sistema linfático. Porém, existem diferenças entre os dois sistemas, como a ausência de um órgão central bombeador no sistema linfático, além deste ser histoângico, isto é, microvasculotissular.[104,105]

O sistema sanguíneo é responsável pelo suprimento de oxigênio e nutrientes dos tecidos e esse processo envolve extravasamento de fluidos para fora do nível capilar, e uma das principais funções do sistema linfático é coletá-los e devolvê-los ao sistema sanguíneo, para manter o equilíbrio geral de fluidos. A dinâmica do bombeamento linfático tem sido investigada experimentalmente e matematicamente, revelando comportamentos complexos, indicando que o desempenho do sistema é robusto contra pequenas perturbações na pressão e no fluxo.[106] Portanto, esse importante sistema é uma via acessória da circulação sanguínea, e possui várias funções importantes além do retorno do líquido intersticial para corrente sanguínea, destruição de microrganismos e partículas estranhas, assim como respostas imunes específicas, como a produção de anticorpos.

O sistema linfático consiste em: 1) sistema vascular, constituído por um conjunto particular de capilares linfáticos, vasos coletores e troncos linfáticos; 2) linfonodos, que servem como filtros do líquido coletado pelos vasos; e 3) órgãos linfoides, que incluem tonsilas, baço e o timo, encarregados de recolher, na intimidade dos tecidos, o líquido intersticial e reconduzi-lo ao sistema vascular sanguíneo (Figura 9).

Quando o líquido intersticial passa para dentro dos capilares linfáticos recebe a denominação de linfa. A linfa apresenta uma composição semelhante à do plasma sanguíneo; ela consiste principalmente de água, eletrólitos e de quantidades variáveis de proteínas plasmáticas que escaparam do sangue através dos capilares sanguíneos. A linfa difere do sangue principalmente pela ausência de células sanguíneas.

O sistema vascular linfático funciona como canais de transporte para fluidos e proteína provenientes do interstício e como sistema imunológico vigilante de antígenos periféricos e leucócitos circulantes, e possui vasos superficiais e profundos.[105]

Os vasos coletores linfáticos subfasciais são menos numerosos do que os superficiais e mais numerosos, porém, do que os vasos sanguíneos que eles geralmente acompanham.[107] Os vasos profundos geralmente seguem as veias profundas, que via de regra caminham com as artérias. Os vasos superficiais passam através da fáscia superficial e os linfonodos relacionados são usualmente encontrados onde as grandes veias superficiais se anastomosam com as profundas.

Os vasos linfáticos possuem uma grande capacidade de reparação e de formação de novos vasos após danos. Os novos vasos são formados inicialmente como sólidos brotos celulares produzidos por divisão mitótica das células endoteliais dos vasos que permanecem, tornando-se os brotos posteriormente canalizados.

Capilares linfáticos

Ottaviani[108] questiona o temo "capilar linfático", sugerindo que deveria ser exclusivo do sistema vascular sanguíneo. Os autores preconizam a nômina "linfáticos iniciais" como sendo a mais adequada. A controvérsia em torno da denominação correta fica esclarecida quando se observa a *Terminologia Anatômica*,[109] que apresenta o termo "capilar linfático" como correto.

Os linfáticos iniciais são vasos de "fundo cego", entre 20 e 70 μm de diâmetro, estão localizados imediatamente abaixo da epiderme, recebem líquido intersticial e formam um coletor convergente transportando linfa para os coletores linfáticos. Possuem válvulas unidirecionais internas ocasionais e paredes não musculares finas,[110,111] que consistem em uma monocamada de células endoteliais, carecem de membrana basal contínua e formam uma barreira firme, mas ainda permeável, pelo fato de conectarem-se frouxamente em um padrão sobreposto, como telhas.[112-117]

Existe um sistema de "ancoragem" dos linfáticos iniciais na matriz de tecido extracelular circundante. Este é formado por filamentos constituídos principalmente pela proteína fibrilina, sendo que a tensão imposta por esses filamentos impede o colapso deles na presença de pressão no tecido. Quando ocorre um incremento de volume no líquido intersticial, os filamentos de ancoragem puxam as células endoteliais para fora, de modo que as junções entre as células se abrem para capturar o fluido intersticial extra no lúmen.[118,119]

A pressão do líquido intersticial fora dos linfáticos iniciais empurra as margens das células endoteliais para dentro, permitindo que o líquido penetre nos capilares. Uma vez no interior dos capilares esse líquido não pode voltar aos espaços intercelulares por causa da pressão no

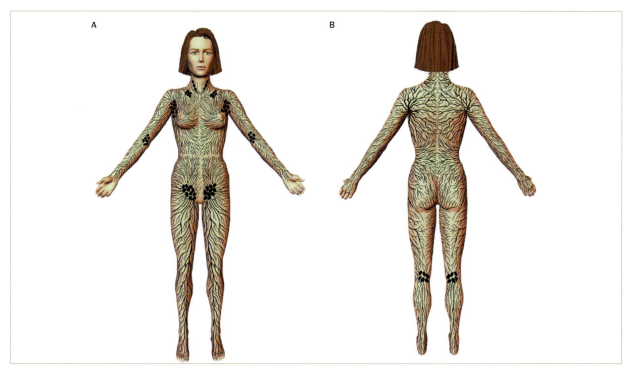

FIGURA 9 O sistema vascular linfático superficial. (A) Vista anterior e (B) vista posterior.

interior dos capilares, que força as bordas das células endoteliais a se juntarem, fechando a válvula (Figura 10).

A combinação de mecanismos inerentes aos linfáticos iniciais (ausência de membrana basal, junções descontínuas, filamentos de ancoragem) permite a entrada de líquido intersticial, mas impede que o líquido interno retorne ao tecido. As lacunas entre as células podem atingir vários μm, fato que permite a entrada livre de proteínas, água, detritos e células. Desta forma, não existe diferença osmótica significativa entre o líquido intersticial e essa linfa inicial, nem uma diferença significativa de pressão constante. A entrada de fluidos ocorre devido à intermitência de compressão (quando as válvulas se fecham) e subsequente reexpansão (quando abrem) dos linfáticos iniciais, com vantagem dos mesmos processos envolvidos no bombeamento extrínseco pela coleta de linfáticos, como ocorre na contração muscular.[114,120-123]

No músculo esquelético submetido a alongamento passivo e contração ativa, ocorre alteração do volume dos vasos sanguíneos, tanto pela própria contração ativa quanto pelo estiramento passivo, bem como contribui para o preenchimento e esvaziamento dos linfáticos iniciais.[124]

Existem alguns linfáticos iniciais especiais denominados vasos "lácteos", localizados nas vilosidades intestinais, que auxiliam a absorção de gordura no trato digestivo. Uma refeição rica em gorduras tem como efeito a produção de uma suspensão gordurosa, o *quilo*, que é transportada para a corrente circulatória.

Os linfáticos iniciais se conectam na camada mais profunda da derme aos denominados pré-coletores, estruturas com 70 a 150 μm de diâmetro, dotadas de estrutura valvar que regula a direção do fluxo linfático unidirecionalmente das camadas superficiais para as profundas. Convergem dentro da derme para formar um vaso maior e sair por baixo da mesma e percorrem verticalmente através do tecido subcutâneo (pré-coletores eferentes). Conectam-se aos vasos coletores de linfa, ou simplesmente coletores, na camada de gordura subcutânea. Os coletores de diâmetro com 150 a 500 μm também são valvulados, localizam-se horizontalmente no tecido subcutâneo e possuem uma parede de três camadas de células endoteliais, musculares lisas e fibras de colágeno que se contraem

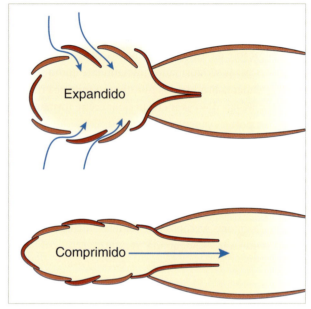

FIGURA 10

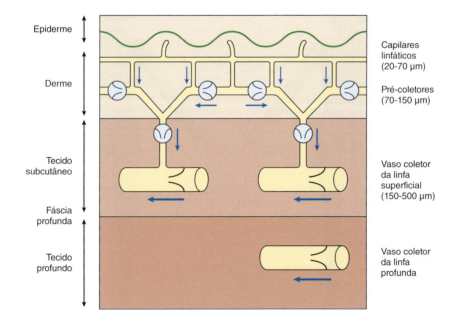

FIGURA 11

ritmicamente para impulsionar o fluxo linfático. Os vasos coletores linfáticos são subcategorizados em superficiais e profundos, de acordo com sua relação anatômica com a fáscia profunda, sendo os superficiais mais numerosos.[125]

A compressão e a expansão de linfáticos iniciais e coletores linfáticos podem ocorrer por movimentos periódicos como pulsações arteriais, contrações musculares, peristaltismo visceral, movimentos respiratórios e massagem na pele, entre outros.[105]

As válvulas, presentes nos pré-coletores e coletores, geralmente apresentam duas cúspides que servem para auxiliar o fluxo da linfa em direção ao coração. Como o calibre do vaso é menor no nível da localização das válvulas, ele apresenta-se irregular e lembra as "contas de um rosário".

Os vasos pré-coletores, além de apresentarem a estrutura dos capilares, são envolvidos internamente por tecido conjuntivo, elementos elásticos e musculares. Esses segmentos valvulados possibilitam a contratilidade e a distensão, exibindo atividade vasomotora, porém não detectável. Já os coletores linfáticos apresentam uma estrutura semelhante à das veias de grande calibre, sendo o seu revestimento composto de três camadas:

- **Túnica íntima:** é a camada mais interna, onde há fibras elásticas dispostas longitudinalmente.
- **Túnica média:** compõe a maior parte da parede do coletor, formada por musculatura lisa arranjada em forma de espiral, seguindo a contratilidade do vaso.
- **Túnica adventícia:** é a mais externa e espessa de todas, formada por fibras colágenas dispostas longitudinalmente, entre as quais existem fibras elásticas e feixes de musculatura longitudinal.

O coletor linfático é subdividido em segmentos curtos, delimitados por válvulas unidirecionais espaçadas regularmente, com paredes musculares capazes de montar contrações mais ou menos periódicas, denominadas por Mislin em 1961 "linfangions" (*lymphangion*), com intuito de salientar sua função contrátil autônoma e rítmica.[126,127] Possem contratilidade própria e configuram a unidade motriz do sistema linfático (Figura 12). A contração destes, combinada com a ação da válvula, transporta a linfa por um mecanismo (bombeamento intrínseco) análogo ao que ocorre nas câmaras do coração.

Um segundo mecanismo de transporte (bombeamento extrínseco) resulta de compressão intermitente pelo movimento relativo ou pressão e alterações nos tecidos circundantes, através do uso de músculos esqueléticos, respiração, pulsação de vasos sanguíneos induzida por coração,[124] peristaltismo intestinal, compressão do corpo externo etc.

A circulação linfática pode ser impulsionada por:
- Contração da musculatura lisa da parede dos vasos: essas contrações impulsionam o fluido através dos vasos 6 a 7 vezes por minuto, sendo que a contração es-

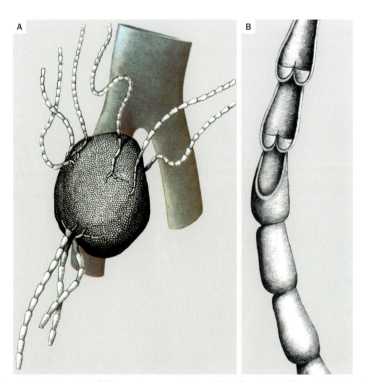

FIGURA 12 Esquema estrutural do linfonodo linfático e do vaso coletor. (A) Linfonodo linfático situado junto a uma bifurcação venosa, com os vasos linfáticos aferentes e eferentes. (B) Vaso linfático com delimitação dos linfangions e detalhe interno das válvulas.

pontânea dos vasos é desencadeada pelo esvaziamento do conteúdo proveniente dos linfáticos iniciais. As válvulas localizadas dentro dos coletores permitem que a linfa caminhe em uma única direção.
- Estiramento reflexo dos vasos. Quando há enchimento de um vaso, ele causa uma distensão que impulsiona a linfa através da válvula para o próximo segmento.

Ao lado do sistema linfático, outras ações podem interferir na motilidade dos linfangions:
- Bombeamento do sistema arterial.
- Bombeamento dos músculos (Figura 13A).
- Movimentos respiratórios, que através da inspiração e expiração diafragmática causam mudanças na pressão da cavidade torácica, estimulando o ducto torácico.
- Peristaltismo intestinal.
- Massagem de drenagem linfática.
- Pressão externa promovida por enfaixamentos e contensão elástica (Figura 13B).

Como todas essas ações supracitadas afetam o fluxo dos vasos linfáticos, algumas intervenções fisioterapêuticas podem atuar de modo eficiente no tratamento do linfedema, as quais serão discutidas de forma mais detalhada no Capítulo 4 e no Capítulo 18.

Linfonodos

Os linfonodos são também conhecidos como gânglios ou nodos linfáticos. Segundo a *Terminologia Anatômica*,[109] o termo "gânglio" é restrito ao sistema nervoso. Portanto, atualmente não se deve utilizar o referido termo para caracterizar a estrutura do sistema linfático.

Os linfonodos são formações que se dispõem ao longo dos vasos do sistema linfático e são 600 a 700 ao todo. Eles apresentam variações na forma (esféricos ou elipsoides, na forma de um feijão), tamanho e coloração, ocorrendo geralmente em grupos, embora possam apresentar-se isolados. Estão geralmente situados na face anterior das articulações (Figura 14). Desempenham em geral o papel de reguladores da corrente linfática, cuja função é de filtrar impurezas da linfa e produzir linfócitos, células de defesa especializadas.

Esses importantes órgãos filtradores estão envoltos por uma cápsula fibrosa e apresentam em seu interior septos conjuntivos que os dividem em lobos. A parte interna do linfonodo, o parênquima, é formada por dois tipos de estruturas: a cortical que se localiza perifericamente, e mais internamente localiza-se a medula. No interior do córtex ficam os centros germinativos, que são as fontes de linfócitos. O tecido linfoide é um tipo de tecido conjuntivo frouxo modificado e apresenta uma rede de fibras reticulares, entre as quais situam-se muitos linfócitos e macrófagos. Os chamados "cordões medulares" são assim denominados porque as células medulares estão dispostas desta forma, em cordões.

Os vasos que chegam ao linfonodo (linfáticos aferentes) são mais numerosos e mais finos do que os que saem (linfáticos eferentes), e é por esse motivo que o fluxo nessa região é lento. A linfa que chega ao órgão percorre numerosas cavidades, os seios linfáticos, onde as impurezas são retidas e passam para a linfa os linfócitos recém-produzidos.

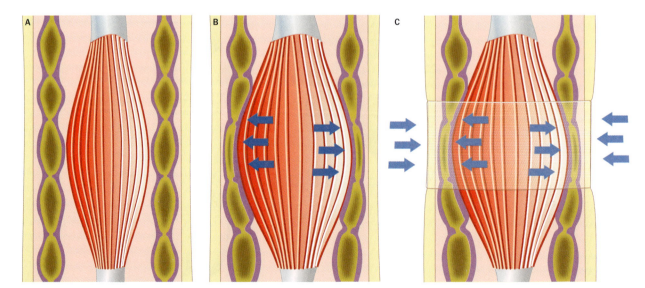

FIGURA 13 Esquema representativo da compressão dos vasos linfáticos com o auxílio em (B) da contração dos músculos esqueléticos e (C) da contração dos músculos esqueléticos associada à bandagem compressiva.

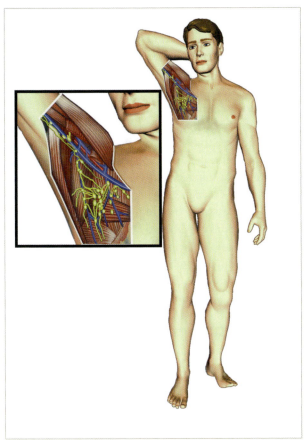

FIGURA 14 Linfonodos axilares, destacando a sua localização na região anterolateral, bem como a relação com o sistema vascular sanguíneo.

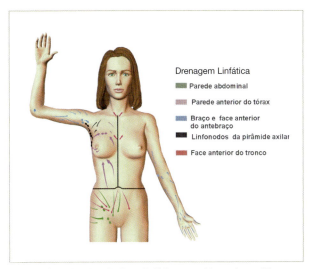

FIGURA 15 Sentido do fluxo linfático, considerando os diferentes segmentos.

Em condições patológicas os linfonodos podem constituir um obstáculo à corrente linfática, provocando uma circulação colateral ou mesmo retrógrada. São formados por uma cápsula de tecido fibroso, seios linfáticos, tecido linfoide e vasos sanguíneos. As células que compõem o linfonodo são dos tipos linfoides e reticulares.

Há grupos de linfonodos para onde confluem vasos linfáticos de determinadas regiões, então denominados linfonodos regionais, como os axilares (membros superiores), inguinais (membros inferiores), cervicais (cabeça e pescoço) e viscerais, entre outros. Técnicas que visem incrementar o fluxo da linfa devem considerar o sentido natural da drenagem nos diferentes segmentos (Figura 15).

Quando ocorre uma infecção na pele, por exemplo, de um membro, os nodos linfáticos dão importante contribuição para impedir que o processo infeccioso se dissemine ou provoque perturbações em outros pontos do organismo. Microrganismos e detritos de células mortas, provenientes da área em que ocorre a infecção, são retidos nos nodos e destruídos por células especializadas em fagocitose.

Em tal processo, a intensidade da infecção poderá determinar uma proliferação mais acentuada das células dos nodos, pois a sobrecarga de trabalho exigirá um número maior de unidades de socorro. Paralelamente, a filtragem da linfa se torna mais restrita, com determinado represamento do fluxo, que é retardado.

Há edema característico de nodos linfáticos próximo ao ponto de invasão que fica inflamado, fato popularmente conhecido como "íngua".

Outras importantes funções de defesa do linfonodo são a detecção de células tumorais e a tentativa de frear o processo de metástase (disseminação de células cancerosas). As células cancerosas caracterizam-se por alta capacidade de reprodução, portanto, caso tivessem trânsito livre pelo organismo, a disseminação da doença seria muito mais rápida. São os linfonodos que interferem de forma a retardar o processo de disseminação.

É por esse motivo que se atribui grande importância ao estudo do sistema linfático durante o tratamento cirúrgico e radioterápico do câncer.[107]

Circulação linfática

Os capilares linfáticos são dotados de alta permeabilidade, permitindo a passagem de proteínas, cristaloides e água.

O fluxo da linfa é relativamente lento; aproximadamente três litros de linfa penetram no sistema cardiovascular em 24 horas. Esse fluxo é lento porque, ao contrário do sistema cardiovascular, o sistema linfático para fluir depende de forças externas e internas ao organismo, como: a gravidade, os movimentos passivos, a massagem ou a contração muscular, a pulsação das artérias próximas aos vasos, o peristaltismo visceral e os movimentos respiratórios.

A linfa absorvida nos capilares linfáticos é transportada para os vasos pré-coletores e coletores, passando através de vários linfonodos, sendo aí filtrada e recolocada na circulação até atingir os vasos sanguíneos. No membro superior tanto os vasos linfáticos superficiais como os profundos atingem os linfonodos axilares. No membro inferior, os vasos superficiais e profundos fluem para os linfonodos inguinais superficiais.

Toda a linfa do organismo retorna ao sistema vascular sanguíneo por meio de dois grandes troncos: o ducto torácico e o ducto linfático direito (Figura 16). O ducto torácico recebe a linfa proveniente dos membros inferiores, do hemitronco esquerdo, do pescoço e da cabeça, além do membro superior esquerdo. Ele se origina na cisterna do quilo, uma dilatação situada anteriormente à segunda vértebra lombar, e onde desembocam os vasos que recolhem o quilo intestinal. Um segundo vaso, menor que o ducto torácico, é o ducto linfático direito, que recolhe a linfa proveniente do membro superior direito, do hemotórax direito, do pescoço e da cabeça. Esse ducto é formado pela união dos troncos subclávio, jugular e broncomediastinal direito. Resumindo, os dois ductos recolhem a linfa coletada e filtrada pelo sistema linfático, lançando-a na corrente sanguínea, onde ela recomeçará o seu circuito como plasma sanguíneo.

A descoberta recente de moléculas que controlam especificamente o desenvolvimento e crescimento de vasos linfáticos (linfangiogênese), além da descoberta de marcadores endoteliais linfáticos específicos, auxiliaram no desenvolvimento de estudos de vasos linfáticos, além de mecanismos moleculares que controlam a função e o desenvolvimento linfático. Esses fatores beneficiam a identificação das alterações decorrentes de doenças genéticas associadas à hipoplasia e disfunção linfática, além de evidenciar o fato de que tumores malignos podem ser ativados pela linfangiogênese e metástases linfáticas.[10,26,128,129]

Os diferentes gradientes de pressão dos capilares sanguíneos

A pressão capilar é variável e depende de vários fatores, sendo o principal o estado contrátil do vaso pré-capilar (arteríola), o qual é responsável pela regulação do fluxo, principalmente por contração e relaxamento das suas paredes, caracterizando-se em vasos de resistência. A modificação da resistência pré-capilar é o fator determinante que influencia o movimento dos líquidos através da parede do capilar. No estado normal, a pressão arterial, a pressão venosa, a resistência pós-capilar, as pressões hidrostática e oncótica do líquido intersticial e a pressão oncótica do plasma são relativamente constantes.

O fluxo linfático pode apresentar valores próximos de zero a partir do repouso dos músculos esqueléticos, aumentando durante o exercício, proporcionalmente ao grau de atividade muscular, podendo expandir o seu fluxo em até 30 vezes. É amplificado por qualquer mecanismo que intensifique o ritmo de filtração através dos capilares: pressão ou permeabilidade capilar aumentada, ou pressão oncótica do plasma reduzida. Quando o volume de líquido intersticial excede a capacidade de drenagem dos linfáticos, ou se esses vasos forem bloqueados, como pode ocorrer em certas condições patológicas, o líquido intersticial se acumula, principalmente nos tecidos mais complacentes, como por exemplo o tecido subcutâneo, dando origem ao edema.

A pressão hidrostática capilar na pele humana, no nível do coração, é de aproximadamente 32 mmHg na extremidade arterial e de 15 mmHg na extremidade venosa. Quando um indivíduo fica em pé, a pressão hidrostática aumenta nos membros inferiores e diminui na cabeça.

A pressão do líquido intersticial, também denominada pressão tecidual, é próxima de zero em condições normais. A pressão de filtração é calculada pela diferença entre a pressão hidrostática capilar e a pressão do líquido intersticial.

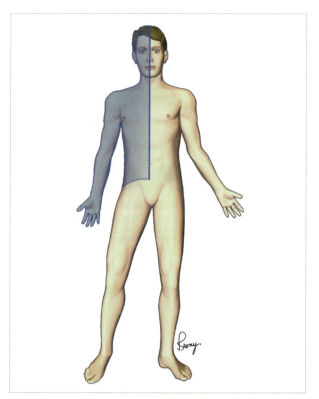

FIGURA 16 Ductos principais de drenagem linfática. A área hachurada é drenada pelo ducto linfático direito e a área não hachurada pelo ducto torácico.

A pressão do líquido intersticial livre, no tecido subcutâneo frouxo normal, atinge em média cerca de 3 a 6 mmHg.

Com o objetivo de oposição à pressão de filtração, a pressão coloidosmótica ou pressão oncótica é gerada pela presença das proteínas plasmáticas, principalmente da albumina. A razão para esse comportamento da albumina é sua carga negativa quando o pH do sangue é normal. A albumina fixa pequeno número de íons cloreto, o que eleva sua carga negativa e, consequentemente, sua capacidade de reter mais íons sódio dentro dos capilares. A pressão oncótica do plasma é de aproximadamente 25 mmHg.

A quantidade de líquidos, íons e moléculas pequenas que passam pelas paredes dos capilares é enorme. Afirma-se que, a cada minuto, a quantidade igual ao volume plasmático total passa dos capilares aos tecidos, e a mesma quantidade penetra nos capilares e vasos linfáticos.

As substâncias passam através das junções entre as células endoteliais, e algumas podem também atravessar as células por transporte vesicular ou, no caso de substâncias lipossolúveis, por difusão. O sistema linfático da pele transporta substâncias que penetram na derme, incluindo solventes de cosméticos, vacinas ou drogas e pigmentos de tatuagem, bem como produtos de reações inflamatórias.

A velocidade de filtração em qualquer ponto de um capilar depende do equilíbrio de forças por vezes denominadas forças de Starling.[130] Uma dessas forças é a pressão de filtração (pressão hidrostática nos capilares menos a pressão hidrostática do líquido intersticial) no ponto em questão. A outra força é o gradiente de pressão osmótica através da parede capilar (pressão coloidosmótica do plasma menos a pressão coloidosmótica do líquido intersticial). Essa é uma força de entrada, e como essa pressão do líquido intersticial é geralmente desprezível, o gradiente equivale à pressão oncótica (Figura 17).

A maior parte do líquido dos tecidos na extremidade arterial do leito capilar retorna à circulação sanguínea através das extremidades venosas dos capilares e das vênulas pós-capilares. Aproximadamente 10 a 20%, entretanto, são conduzidos por um sistema de finos capilares linfáticos, atravessando um ou mais grupos de linfonodos e finalmente vasos linfáticos maiores antes de retornarem ao sistema venoso.

O líquido passa para o espaço intersticial na extremidade arteriolar do capilar, onde a pressão de filtração através de suas paredes ultrapassa a pressão oncótica e passa para o interior dos capilares na extremidade venular, onde a pressão oncótica é maior que a pressão de filtração.

Em resumo, na metade arterial dos capilares o líquido flui em direção ao interstício e, na metade venosa, o líquido flui do interstício para os capilares. No entanto, há provas de que é menor a quantidade de líquido que volta aos capilares sanguíneos do que a que saiu deles. O líquido que resta no interstício retorna ao sangue por intermédio do sistema linfático.

A quantidade de líquido nos espaços intersticiais depende da pressão capilar, da pressão do líquido intersticial, da pressão oncótica, da permeabilidade dos capilares, do número de capilares ativos, do fluxo linfático e do volume total de líquido extracelular. A relação entre as resistências pré-capilar e pós-capilar venular também é importante. Altera-

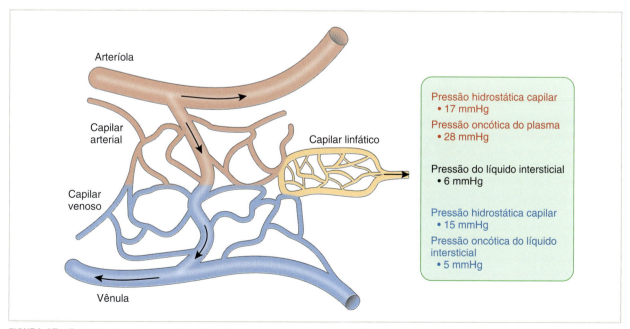

FIGURA 17 Representação esquemática dos diferentes gradientes de pressão dos capilares sanguíneos.

ções em algum desses parâmetros levam a variações no volume do líquido intersticial. O excesso de líquido no interstício é fator determinante do que classificamos como edema.

O termo "edema" refere-se ao acúmulo de quantidades anormais de líquido nos espaços intercelulares ou nas cavidades do organismo.[131] É consequência de um aumento nas forças que tendem a mover os fluidos do compartimento intravascular ao intersticial. Algumas causas básicas de formação de edema são: aumento da pressão hidrostática, diminuição da pressão osmótica, obstrução da drenagem linfática e aumento da permeabilidade vascular (Figura 18). Microscopicamente o edema se caracteriza por uma maior separação entre os elementos figurados do conjuntivo e, macroscopicamente, apresenta-se como um aumento de volume do segmento em questão.

RESUMO

A nutrição dos epitélios geralmente é feita por difusão dos nutrientes através da membrana basal, que é a conexão ao tecido conjuntivo. A água extracelular presente no conjuntivo está na camada de solvatação dos glicosaminoglicanos. Calcula-se que um terço das proteínas plasmáticas do organismo esteja nos espaços intercelulares do tecido conjuntivo.

O colágeno é a proteína mais abundante do corpo humano, representando 30% do total das proteínas dele. Essa proteína representa aproximadamente 70% do peso da pele seca. O fibroblasto é a célula mais comum do tecido, responsável pela formação das fibras e do material intercelular amorfo. Além da concentração de melanina, a coloração da pele depende também da sua espessura e do grau de irrigação sanguínea.

A tensão da elasticidade varia de direção conforme a região do corpo e isso se deve à variação da direção geral das fibras colágenas e elásticas da derme.

A linfa difere do sangue principalmente pela ausência de células sanguíneas. A pressão do líquido intersticial fora dos capilares linfáticos empurra as margens das células endoteliais para dentro, permitindo que o líquido penetre nos capilares. A contração da musculatura lisa da parede dos vasos impulsiona a linfa a uma frequência de 6 a 7 vezes por minuto. A modificação da resistência pré-capilar é o fator determinante que influencia o movimento dos líquidos através da parede do capilar.

A quantidade de líquido nos espaços intersticiais depende da pressão capilar, da pressão do líquido intersticial, da pressão oncótica, da permeabilidade dos capilares, do

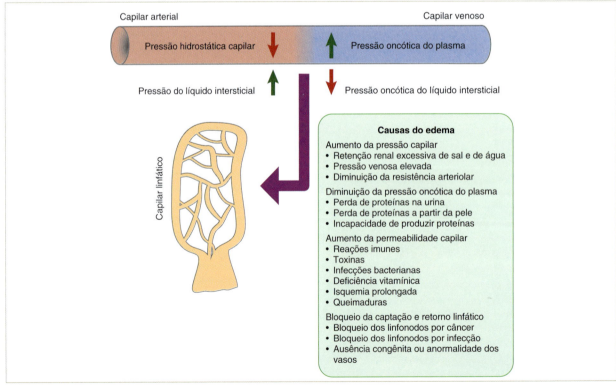

FIGURA 18 Sentido das diferentes pressões no sistema vascular, bem como as possíveis causas do edema linfático.

número de capilares ativos, do fluxo linfático e do volume total de líquido extracelular.

REFERÊNCIAS BIBLIOGRÁFICAS

1. Khan YS, Farhana A. Histology, cell. In: StatPearls [Internet]. Treasure Island (FL): StatPearls Publishing; 2022. Disponível em: https://www.ncbi.nlm.nih.gov/books/NBK554382/.
2. Theocharis AD, Skandalis SS, Gialeli C, Karamanos NK. Extracellular matrix structure. Adv Drug Deliv Rev. 2016;97:4-27.
3. Insua-Rodríguez J, Oskarsson T. The extracellular matrix in breast cancer. Adv Drug Deliv Rev. 2016;97:41-55.
4. Iozzo RV. Matrix proteoglycans: from molecular design to cellular function. Annu Rev Biochem. 1998;67:609-52.
5. Eckes B, Zigrino P, Kessler D, Holtkotter O, Shephard P, Mauch C, et al. Fibroblast-matrix interactions in wound healing and fibrosis. Matrix Biol. 2000;19:325-32.
6. Zhang L. Glycosaminoglycan (GAG) biosynthesis and GAG-binding proteins. Prog Mol Biol Transl Sci. 2010;93:1-17.
7. Jackson RL, Busch, SJ, Cardin, AD. Glycosaminoglicans: molecular proprieties, protein interations and role in physiological processes. Physiol Rev. 1991;71:481-539.
8. Prehm P. Hyaluronate is synthesized at plasma membranes. Biochem J. 1984;220:597-600.
9. Hardingham TE, Muir H. Binding of hialuronic acid to proteoglycans. Biochem J. 1974;139-565.
10. Hardinghan TE, Fosang AJ. Proteoglycans: many forms and many functions. FASEB J. 1992;6:861-70.
11. Olsson U, Ostergren-Lundén G, Moses J. Glycosaminoglycan-lipoprotein interaction. Glycocon. J. 2001;18:789-97.
12. Miguez PA, Terajima M, Nagaoka H, Mochida Y, Yamauchi M. Role of glycosaminoglycans of biglycanin BMP-2 signaling. Biochem Biophys Res Commun. 2011;405:262-6.
13. Prydz K, Dalen KT. Synthesis and sorting of proteoglycans. J Cell Sci. 2000;113:193-205.
14. Byers S, Rozaklis T, Brumfield LK, Ranieri E, Hopwood JJ. Glycosaminoglycan accumulation and excretion in the mucopolysaccharidoses: characterization and basis of a diagnostic test for MPS. Mo. Genet Metab. 1998;5:282-90.
15. Ruggieri A, Benazzo F. Collagen – proteoglycan interaction: ultrastructure of the connective tissue matrix. Boston: Martins Nijaolf; 1984.
16. Bartold PM, Page R. Isolation and characterization of proteoglicans synthetized by adult human gingival fibroblasts in vitro. Arch Biochem Biophys. 1987;253:399-412.
17. Winand R. Biosyntesis, organization and degradation of mucopolysaccharides. Arch Belg Derm Syph. 1972;28:35-40.
18. Bartold PM, et al. Glycosaminoglycans of human gingival epithelium and connective tissue. Connect Tiss Res. 1981;9(2):99-106.
19. Johnson WC, Helwig EB. Histochemistry of the acid mucopolissaccharides of the skin in normal and in certain pathologic conditions. Am J Clin Pathol. 1963;40:123-31.
20. Tomanczyk W, Pankiewicz Z. The effect of certain factors on the changes of glucosaminoglucuronoglycans in the organism with reference to the hard tissues of the teeth. Czaz Somat. 1972;25:121-6.
21. Bailey AJ, Peach CM, Fowler LJ. Chemistry of the collagen cross-links, isolation and characterization of two intermediate intermolecular cross-links in collagen. Biochem J. 1970;117:819.
22. Kadler KE, Baldock C, Bella J, Boot-Handford RP. Collagens at a glance. J Cell Sci. 2007;120:1955-8.
23. Kadler KE, Hill A, Canty-Laird EG. Collagen fibrillogenesis: fibronectin, integrins, and minor collagens as organizers and nucleators. Curr Opin Cell Biol. 2008;20(5):495-501.
24. Burgeson RE. New collagens, new concepts. Annu Rev Cell Bil. 1988;4:551-77.
25. Cleary EG, Gibson MA. Elastin-associated microfibrils and microfibrillar proteins. Int Rev Conect Tissue Res. 1983;10:97-209.
26. Craver JM, Madden JW, Peacock Jr EE. Biologic control of physical proprieties of tendon adhesions: effect of beta-aminopropionitrile in chickens. Ann Surg. 1968;167:697.
27. Bellamy G, Borntein P. Evidence for procollagen, a biosynthesis precursor of collagen. Proc Nat Acad Sci USA. 1971;68:1138.
28. Darby IA, Hewitson TD. Fibroblast differentiation in wound healing and fibrosis. Int Rev Cytol. 2007;257:143-79.
29. Xue M, Jackson CJ. Extracellular matrix reorganization during wound healing and its impact on abnormal scarring. Adv Wound Care (New Rochelle). 2015;4(3):119-36.
30. Wall MS, Xiang-Hua Deng XH, Torzilli PA, et al. Thermal modification of collagen. Journal of Shoulder and Elbow Surgery. 1999;8(4):339-44.
31. Eastell R, Reid DM, Compston J. A UK consensus group on management of glucocorticid-induced osteoporosis: an update. J Int Med. 1998;244:271-92.
32. Siuko H, Savela J, Kulonen E. Effect of hydrocortisone on the formation of collagen in guinea pig skin. Acta Endocrinol. 1959;31:113.
33. Dawson JF, et al. Elastic fibers: histological, correlation with orcein and a new monoclonal antibody, HB8. Br J Dermatol. 1980;110:539-46.
34. Dood S, et al. Blood lactate disapperance at various intensities of recovery exercise. Journal of Applied Physiology. 1984;41:1462-5.
35. Montagna W, Carlisle K. Structural changes aging human skin. J Invest Dermatol. 1979;73:47-53.
36. Braverman IM, Fonferko E. Studies in cutaneous aging I. The elastic fiber network. J Inves. Dermatol. 1982;78:434-43.
37. Holbrook K, Byeres P. Structural abnormalities in the dermal collagen and elastic matrix from the skin of patients with inherited connective tissue disorders. J Invest Dermatol. 1982;79:7-16.
38. O'Brien JD. Actinic granuloma. Arch Dermatol. 1975;111:460-6.
39. Mihara M. Transepithelial elimination of elastic fibers in the regenerate human epidermis. Br J Dermatol. 1984;110:547-54.
40. Frances C, Robert L. Elastin and elastic fibers in normal and pathologic skin. Intern J. Dermatol. 1984;23:166-79.
41. Rinn JL, Bondre C, Gladstone HB, Brown PO, Chang HY. Anatomic demarcation by positional variation in fibroblast gene expression programs. PLoS Genet. 2006;2(7):e119.
42. desJardins-Park HE, Foster DS, Longaker MT. Fibroblasts and wound healing: an update. Regen Med. 2018;13(5):491-5.
43. Tracy LE, Minasian RA, Caterson EJ. Extracellular matrix and dermal fibroblast function in the healing wound. Adv Wound Care (New Rochelle). 2016 Mar 01;5(3):119-36.
44. Hoffmann ME. Fibroblastos em cultura como modelo de estudo dos efeitos biológicos de agentes físicos e químicos. Aer & Cosm. 1986;43:4-8.
45. Gabbiani G, Ryan GB, Majno G. Presence of modified fibroblasts in granulation tissue and their possible role in wound contraction. Experientia. 1971;27:549-50.
46. Ribatti D, Tamma R. Giulio Gabbiani and the discovery of myofibroblasts. Inflamm Res. 2019;68(3):241-5.
47. Gabbiani G. Cytoplasmic filaments and gap junctions in epithelial cells and myofibroblasts during wound healing. J Cell Biol. 1978;76:561-8.
48. Tomasek JJ, Gabbiani G, Hinz B, Chaponnier C, Brown RA. Myofibroblasts and mechano-regulation of connective tissue remodelling. Nat Rev Mol Cell Biol. 2002 May;3(5):349-63.
49. Chen W, et al. Differential expression of matrix metalloproteinases and tissue-derived inhibitors of metalloproteinase in fetal and adult skins. Int J Biochem Cell Biol Exeter. 2007;39(5):997-1005.
50. Cherng S, Young J, Ma H. Alpha-smooth muscle actin (α-SMA). The Journal of American Science. 2008;4(4):7-9.

51. Matsuzaki S, Hiratsuka T, Taniguchi M, et al. Physiological ER stress mediates the differentiation of fibroblasts. PLoS ONE. 2015;10(4):e0123578.
52. Desmoulière A. Factors influencing myofibroblast differentiation during wound healing and fibrosis. Cell Biol Int. 1995;19(5):471-6.
53. Shaw HB. A contribution to the study of the morphology of adipose tissue. J Anat Physiol. 1901;36:1-13.
54. Cinti S. The adipose organ. Prostaglandins Leukot Essent Fatty Acids. 2005;73:9-15.
55. Geedes R. Glycogen: a metabolic viewpoint. Biosci Rep. 1986;6:415-28.
56. Unger RH. Lipotoxic diseases. Annu Rev Med. 2002;53:319-36.
57. Hill MJ, Metcalfe D, McTernan PG. Obesity and diabetes: lipids, 'nowhere to run to'. Clin Sci (Lond). 2009;116:113-23.
58. Khavkin J, Ellis DA. Aging skin: histology, physiology, and pathology. Facial Plast Surg Clin N Am. 2011;19:229-34.
59. Kanitakis J. Anatomy, histology and immunohistochemistry of normal human skin. European Journal of Dermatology. 2002;12(4):390-401.
60. Abraira VE, Ginty DD. The sensory neurons of touch. Neuron. 2013;79(4):1-40.
61. VelaRomera A, Carriel V, MartinPiedra MA, et al. Characterization of the human ridged and non-ridged skin: a comprehensive histological, histochemical and immunohistochemical analysis. Histochemistry and Cell Biology. 2019;151:57-73.
62. Banis JC. Glabrous skin grafts for plantar defects. Foot Ankle Clin. 2001;6:827-37.
63. Uroskie T, Colen L. Soft tissue reconstruction for the heel and plantar foot. Foot Ankle Clin. 2001;6:801-26.
64. Scott G, et al. Protease-activated receptor-2, a receptor involved in melanosome transfer, is upregulated in human skin by UV irradiation. J Invest Dermatol. 2001;117:1412-9.
65. Olson RL, Nordquist J, Everett MA. The role of epidermallysosomes in melanin physiology. Br J Dermatol. 1970;83:189-99.
66. Cario-Andre M, Pain C, Gall Y, Ginestar J, et al. Studies on epidermis reconstructed with and without melanocytes: melanocytes prevent sunburn cell formation but not appearance of DNA damaged cells in fair-skinned caucasians. J Invest Dermatol. 2000;115:193-9.
67. Maddodi N, Setaluri V. Role of UV in cutaneous melanoma. Photch Photbiol. 2008;84:528-36.
68. DiFranco CF, Toto PD, Rowden G, Gargiulo AW, Keene JJ Jr, Connelly E. Identification of Langerhans cells in human gingival epithelium. J Periodontol. 1985;56(1):48-54.
69. Misery L, Dezutter-Dambuyant C. Precursors of Langerhans cells. J Europ Acad Dermatol Venereol. 1995;5:124-31.
70. Nadal SR, Calore EE, Arantes SH, et al. Comparação da contagem das células de Langerhans de tecidos contendo carcinoma anal em doentes com e sem infecção pelo HIV. Rev Bras Coloproct. 2006;26:269:274.
71. Sousa CR, Sher A, Kaye P. The role of dendritic cells in the induction and regulation of immunity to microbial infection. Curr Opin Immunol. 1999;11:392-9.
72. Katou F, Ohtani H, Saaristo A, Nagura H, Motegi K. Immunological activation of dermal Langerhans cells in contact with lymphocytes in a model of human inflamed skin. Amer J Pathol. 2000;156:519-27.
73. Spörri B, von Overbeck J, Brand CU, Schmidli J, Sanchez ML, Grunow R, et al. Reduced number of Langerhans cells in oral mucosal washings from HIV-1 seropositives. J Oral Pathol Med. 1994;23(9):399-402.
74. Mclellan AD, Kämpgen E. Functions of myeloid and lymphoid dendritic cells. Immunol Let. 2000;72:101-5.
75. Simon JC, Tigelaar RE, Bergstrasser PR, Edelbaum D, Cruz Jr PD. Ultraviolet B radiation converts Langerhans cells from immunogenic to tolerogenic antigen-presenting cells. J Immunol. 1991;146(2):485-91.
76. Scheuplein RJ, Blank, IH. Permeability of the skin. Physiol Rev. 1971;51:702-47.
77. Barry BW. Novel mechanisms and devices to enable successful transdermal drug delivery. Eur J Pharm Sci. 2001;14:101-14.
78. Imokawa G, Hattori M. A possible function of structural lipids in water-holding proprieties of the stratum corneum. J Invest Dermatol. 1985;84:282-4.
79. Middleton J. The mechanism of water binding in stratum corneum. Br J Dermatol. 1989;80:437-50.
80. Berry N. A clinical, biometrological and ultrastructural study of xerotic skin. Int J Cosm Sci. 1999;241-52.
81. Jackson SM, Williams ML, Feingold KR, Elias PM. Pathobiology of the stratum corneum. West J Med. 1993;158:279.
82. Neerken S, Lucassen GW, Bisschop MA, Lenderink E, and Nuijs TAM. Characterization of age related effects in human skin: a comparative study that applies confocal laser scanning microscopy and optical coherence tomography. J Biomed Opt. 2004;9:274.
83. Pieraggi MTh, et al. Striae: Morphological aspects of connective tissue. Pathol Anat. 1982;396:279-89.
84. Borges AF. Relaxed skin tension lines. Dermatol Clin. 1989;7:169-77.
85. Langer K. Zur Anatomie und physiologie der haut. Über die spaltbarkeit der cutis. Sitzungsbericht der Mathematischnaturwissenschaftlichen Classe der Wiener Kaiserlichen Academie der Wissenschaften 1861, Abt 44.
86. Langer K. On the anatomy and physiology of the skin I. The cleavability of the cutis. Br J Plast Surg. 1978;31:3e8.
87. Gibson T. Karl Langer (1819-1887) and his lines. Br J Plast Surg. 1978;31(1):1-2.
88. Faga A. A new method to visualize Langer's lines. J Dermato Sur Oncol. 1981;7(1):53-5.
89. Bush JA, Ferguson MWJ, Mason T, McGrouther DA. Skin tension or skin compression? Small circular wounds are likely to shrink, not gape. Journal of Plastic, Reconstructive & Aesthetic Surgery. 2008;61:529e534.
90. Wollenberg A, Eames T. Skin diseases following a Christmas tree pattern. Clin Dermatol. 2011;29:189e94.
91. Paul SP. Biodynamic Excisional Skin Tension (BEST) lines: Revisiting Langer's lines, skin biomechanics, current concepts in cutaneous surgery, and the (lack of) science behind skin lines used for surgical excisions. J of Dermatological Res. 2017;2(1):77-87.
92. Adrian ED. The messages in sensory nerve fibers and their interpretation. Proceedings of the Royal Society. 1931;109:1-18.
93. Adriaensen H, Gybels J, Handwerker HO, Van Hees J. Response properties of thin myelinated (Adelta) fibers in human skin nerves. J Neurop. 1983;49:111-22.
94. Church CD, Horowitz MC, Rodeheffer MS. WAT is a functional adipocyte? Adipocyte. 2012;1:1,38-45.
95. Scherer PE. The multifaceted roles of adipose tissue-therapeutic targets for diabetes and beyond: The 2015 Banting Lecture. Diabetes. 2016;65:1452-61.
96. Booth A, Magnuson A, Fouts J, Foster M. Adipose tissue, obesity and adipokines: Role in cancer promotion. Hormone Mol Biol Clin Invest. 2015;21:57-74.
97. Björntörp P, Sjöström, L. Number and size of adipose tissue fat cells in relation to metabolism in human obesity. Metabolism. 1971;20:703-13.
98. Gemmill CL. The fuel for muscle exercise. Physiol Rev. 1942.
99. Hood D, Terjung R. Amino acid metabolism during exercise and following endurance training. Sports Medicine. 1990;9:23-35.
100. Anderson CF, et al. Nutricional therapy for adults with renal disease. JAMA. 1973;223:68.
101. Gaesser G, Brooks, G. Metabolic bases of excess post exercise oxygen consumption: a review. Medicine and Science in Sport and Exercise. 1984;16:29-43.
102. Berlan M, Galitzky J, Lafontan M. Hétéroigénéité fonctionnelle du tissu adipeux: récepteurs adrénergiques et lipomobilisation. Méd Esth Chir Derm. 1992;73:7-15.
103. Ahiborg G, et al. Substrate turnover during prolonged exercise in man. J Clin Invest. 1974;53:1080.

104. Brooks G, Mercier, J. Balance of carbohydrate and lipid utilization during exercise: the "crossover" concept. Journal of Applied Physiology. 1994;76:2253-61.
105. Costill DL, et al. Glucose ingestion at rest and during exercise. J Appl Physiol. 1973;34:764.
106. Moore Jr. JE, Bertram CD. Lymphatic system flows. Annu Rev Fluid Mech. 2018;50:459-82.
107. Giuliano A. Sentinel lymph node biopsy for breast cancer: not yet standard of care. New England J Med. 1998;339:990-5.
108. Ottaviani G. Le système lymphatique en biologie et en clinique. Forum Medici. 1970;12:5-8.
109. Sociedade Brasileira de Anatomia. Terminologia Anatômica. São Paulo: Manole; 2001.
110. Kampmeier OF. The genetic history of the valves in the lymphatic system of man. American Journal of Anatomy. 1928;40:413-57.
111. Murfee WL, Rappleye JW, Ceballos M, Schmid-Schönbein GW. Discontinuous expression of endothelial cell adhesion molecules along initial lymphatic vessels in mesentery: the primary valve structure. Lymphatic Research and Biology. 2007;5:81-9.
112. Leak LV. Electron microscopic observations on lymphatic capillaries and the structural components of the connective tissue lymph interface. Microvasc Res. 1970;2(04):361-91.
113. Leak LV. Studies on the permeability of lymphatic capillaries. Journal of Cell Biology. 1971;50:300-23.
114. Baluk P, Fuxe J, Hashizume H, Romano T, Lashnits E, et al. Functionally specialized junctions between endothelial cells of lymphatic vessels. Journal of Experimental Medicine. 2007;204:2340-62.
115. Pflicke H, Sixt M. Preformed portals facilitate dendritic cell entry into afferent lymphatic vessels. Journal of Experimental Medicine. 2009;206:2925-35.
116. Bazigou E, Makinen T. Flow control in our vessels: vascular valves make sure there is no way back. Cellular and Molecular Life Sciences. 2013;70:1055-66.
117. Bazigou E, Wilson JT, Moore JE Jr. Primary and secondary lymphatic valve development: molecular, functional and mechanical insights. Microvascular Research. 2014;96:38-45.
118. Leak V, Burke JF. Ultrastructural studies on the lymphatic anchoring filaments. The Journal of Cell Biology. 1968;36:129-49.
119. Reddy NP. Lymph circulation: physiology, pharmacology, and biomechanics. Crit Rev Biomed Eng. 1986;14(1):45-91.
120. Aukland K, Reed RK. Interstitial-lymphatic mechanisms in the control of extracellular fluid volume. Physiological Reviews. 1993;73:1-78.
121. Ikomi F, Hunt J, Hanna G, Schmid-Schönbein GW. Interstitial fluid, plasma protein, colloid, and leukocyte uptake into initial lymphatics. Journal of Applied Physiology. 1996;81:2060-7.
122. Trzewik J, Mallipattu SK, Artmann GM, Delano FA, Schmid-Schönbein GW. Evidence for a second valve system in lymphatics: endothelial microvalves. FASEB Journal. 2001;15:1711-7.
123. Schmid-Schönbein GW. The second valve system in lymphatics. Lymphatic Research and Biology. 2003;1:25-9. Discussion 29–31.
124. Causey L, Cowin SC, Weinbaum S. Quantitative model for predicting lymph formation and muscle compressibility in skeletal muscle during contraction and stretch. PNAS Early Edition. 2012:1-6.
125. Suami H, Scaglioni MF. Anatomy of the lymphatic system and the lymphosome concept with reference to lymphedema. Semin Plast Surg. 2018;32(1):5-11.
126. Mislin H. Experimental detection of autochthonous automatism of lymph vassels. Experientia. 1961;17:29-30.
127. Mislin H. Active contractility of the lymphangion and coordination of lymphangion chains. Experientia. 1976;820-2.
128. Eyre DR. Collagen: molecular diversity in the body's protein scaffold. Science. 1980;207:1315.
129. Kuhn K, Glanville RN. Molecular structure and higher organization of different collagen types. In: Viidik A, Vuust J. Biology of collagen. London: Acad Press; 1980. p.15-38.
130. Starling EH. Physiologic forces involved in the causation of dropsy. Lancet. 1896;1:1267-70.
131. Scallan J, Huxley V, Korthuis R. Pathophysiology of edema formation. In: Capillary fluid exchange: Regulation, functions, and pathology. 2010. p.58-9.

CAPÍTULO 2

Revisão parcial do sistema endócrino

Pontos-chave

- A transferência de informações entre diferentes órgãos e tecidos é efetuada por meio de hormônios transportados através do sangue.
- Vários fatores podem interferir no processo de reparação, a idade, nutrição e medicamentos, bem como doenças associadas.
- Além de aumentar o risco de câncer de mama, a obesidade também aumenta o risco de recorrência e morte associada à doença.

SISTEMA ENDÓCRINO

O sistema endócrino (Figura 1) envolve uma rede de glândulas e órgãos localizados em todo o corpo, desempenha papel vital no controle e regulação de diversas funções do corpo, e de forma análoga ao sistema nervoso, que usa impulsos nervosos e neurotransmissores para controle de diferentes atividades, utiliza hormônios para regulação de diferentes funções corporais e, portanto, pode influenciar o comportamento e desempenho corporal. Entretanto, não atua exatamente como um "sistema", pois embora envolva uma miríade de funções, não opera necessariamente como uma unidade coordenada.[1,2]

A transferência de informações entre diferentes órgãos e tecidos é efetuada por meio de mensageiros químicos (hormônios), transportados através do sangue. Além de órgãos difusos, tecidos endócrinos, incluem como componentes do sistema endócrino o transporte de proteínas, receptores e mecanismos de transdução de sinal.[3]

Respostas correlacionadas a diferentes aspectos do comportamento e desempenho do organismo, como habilidades motoras, podem ocorrer, visto que exerce influência em qualquer célula dotada de receptores. O comportamento se coaduna com outros aspectos do fenótipo de diversas formas, que podem ser investigadas com diferentes abordagens.[4-6]

A regulação da secreção hormonal é multifatorial e ocorre por entradas neurais, concentrações de seus ligantes e outros hormônios, ou estímulos fisiológicos específicos, muitas vezes envolve ciclos de *feedback* negativo, e seus níveis podem flutuar ao longo de ciclos circadianos e ultradianos.[7-9]

RITMO CIRCADIANO

Ritmo, ciclo ou relógio circadiano refere-se ao comportamento e às mudanças fisiológicas e moleculares com duração do ciclo de aproximadamente 24 horas (Figura 2). O termo "circadiano" é derivado de duas palavras do latim (*circa* = cerca de + *diem* = dia). Pode ser dividido em duas partes: central, residindo no núcleo supraquiasmático (SCN) do hipotálamo, que recebe sinais de luz, e os relógios periféricos residindo em vários tecidos por todo o corpo. Os ritmos periféricos desempenham um papel integral e único em cada um de seus respectivos tecidos, conduzindo a expressão circadiana de genes específicos envolvidos em uma variedade de funções fisiológicas.[10,11]

O sistema de temporização circadiano desempenha um papel crucial em muitos processos biológicos, como o ciclo vigília-sono, secreção hormonal, desempenho cardiovascular, homeostase da glicose, além da regulação da temperatura corporal. Também desempenha importante papel em processos metabólicos, sendo o desequilíbrio energético associado a doenças cardiovasculares, obesidade, diabetes, distúrbios psiquiátricos e metástases.[12]

A compreensão do ritmo circadiano pode nortear diretrizes de estudos e tratamentos, promovendo maior chance de sucesso.

HORMÔNIOS ADRENOCORTICAIS

A denominação "glândulas suprarrenais" (acima dos rins) se aplica ao homem e a animais que se apresentam em posição bipedal, entretanto, na maioria dos animais o termo mais indicado é "adrenais". São órgãos pares, retroperitoneais, que se localizam dentro da gordura perinéfrica na face anterossuperior e medial dos rins.[13]

Na adrenal existem dois órgãos endócrinos dispostos de tal maneira que um envolve o outro. A porção medular, interna, secreta as catecolaminas, adrenalina e noradrenalina, e a porção cortical, externa, secreta os hormônios esteroides, gerados a partir do colesterol, divididos em mineralocorticoides, glicocorticosteroides (cortisol), sob a regulação do eixo hipotálamo-hipófise-adrenal, que é um dos principais fatores de estresse dos sistemas de resposta mantendo a homeostase e adaptação durante os desafios,[14] e androgênios (17-cetosteroides), de acordo com a região do córtex da adrenal onde são produzidos. Os glicocorticoides ou "corticosteroides", denominação atribuída por seu efeito no metabolismo dos carboidratos, regulam diversas funções celulares, incluindo desenvolvimento, homeostase, metabolismo, cognição e inflamação.[15,16]

A regulação principal da secreção adrenocortical é exercida pela hipófise anterior por intermédio do hormônio adrenocorticotrópico (ACTH), que atua via adenilato-ciclase e proteína-cinase, aumentando a quantidade de colesterol livre que entra nas mitocôndrias e é convertido em pregnenolona, principal precursor da corticosterona e da aldosterona.

Na circulação, o cortisol está ligado à globulina, chamada globulina ligante de corticosteroide (GLC). Existe também pequena ligação com a albumina. A corticosterona é ligada de maneira semelhante, porém em menor grau.[17]

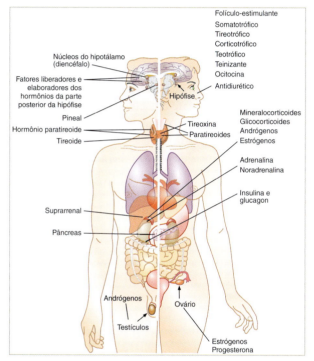

FIGURA 1 Representação esquemática do sistema endócrino.

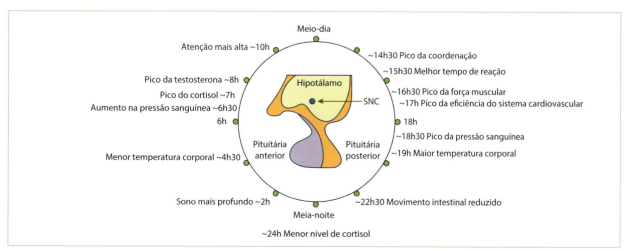

FIGURA 2 Representação de eventos relacionados ao ritmo circadiano. Adaptada de: Hayes LD, Bickerstaff GF, Baker JS. Interactions of cortisol, testosterone, and resistance training: influence of circadian rhythms. Chronobiology International. 2010;27(4):675-705.

A globulina ligante de corticosteroide é sintetizada no fígado, e os estrógenos aumentam sua produção; os níveis dela elevam-se durante a gravidez e caem na cirrose, nefrose e mieloma múltiplo.

Quando se elevam os níveis de globulina ligante de corticosteroides, mais cortisol é ligado, com inicial queda do cortisol livre, que estimula a secreção de ACTH, estabelecendo-se novo equilíbrio no qual o nível de cortisol livre retorna ao normal. O nível de cortisol ligado permanece elevado, mas a secreção de ACTH volta ao normal. Quando cai o nível da globulina ligante de corticosteroide, ocorre alteração em sentido oposto. Isso explica por que as mulheres grávidas têm elevação dos níveis de 17-hidroxicorticoides totais no plasma, sem sintomas de excesso de glicocorticoides.

Perante estressores internos ou externos, a preservação da homeostasia requer adaptações contínuas autonômicas, endócrinas e comportamentais. Respostas comportamentais incluem alterações cognitivas e sensoriais, aumento do alerta, intensificação da memória seletiva, supressão de comportamentos de fome e de reprodução, além de analgesia induzida pelo estresse.[18,19]

A reação de estresse é caracterizada por aumento da capacidade orgânica em responder ao agente agressor, por meio da ativação do eixo hipotálamo-hipófise-adrenal (Figura 3), bem como do sistema nervoso simpático, resultando em aumento na secreção de glicocorticoides e catecolaminas (norepinefrina e epinefrina). Diante da manutenção do estímulo, a capacidade de reação é reduzida e o organismo desenvolve mecanismos adaptativos. Quando essa adaptação não ocorre, desenvolve-se a fase de exaustão, na qual o organismo torna-se suscetível a distúrbios renais, cardiovasculares, gastrointestinais e/ou imunológicos.[20,21]

O sistema límbico, ao ser estimulado por um estressor, ativa o hipotálamo, o qual recebe e integra as informações neurais e humorais e estimula a atividade simpática e a secreção dos neuro-hormônios liberadores de corticotrofina, *corticotrophin releasing hormone* (CRH), e da vasopressina. Estes são transportados para a hipófise anterior, onde estimulam a liberação do hormônio adrenocorticotrófico, *adrenocorticotrophic hormone* (ACTH), que promove maior secreção de glicocorticoides.[22]

A síntese dos glicocorticoides é estimulada pelo ACTH hipofisário, que se encontra regulado pelo CRH hipotalâmico, estando relacionados por retroalimentação negativa com glicocorticoides. A duração de horas-luz, o ciclo de alimentação, as horas de sono e o estresse determinam o ritmo circadiano que envolve a liberação do CRH. Em geral, a produção de glicocorticoides é maior pela manhã e menor à tarde e à noite, elevando-se novamente durante o sono. Ocorre a ativação dos centros hipotalâmicos por estresse inespecífico, como temperatura ambiente extrema, febre, hipoglicemia, inflamação, jejum, dor, trauma e medo, levando a um aumento da liberação de ACTH e consequente atividade adrenocortical.

Durante a gravidez ou durante tratamento com estrogênios, a GLC, o cortisol plasmático total e o cortisol livre ficam elevados. O significado fisiológico desse fato ainda não foi explorado, mas a concentração plasmática elevada de cortisol livre pode, ao menos, contribuir para a concentração plasmática elevada de aminoácidos e para a tendência à redução da tolerância à glicose, caraterísticas da gestação e dos pacientes em tratamento com estrogênios.[23,24]

O cortisol é metabolizado no fígado, local de principal catabolismo dos glicocorticoides. Os múltiplos efeitos destes são devidos à ação sobre o mecanismo genético que regula a síntese proteica. Os hormônios agem estimulando a síntese de um tipo de ácido ribonucleico-mensageiro (RNAm), dependente do ácido desoxirribonucleico (DNA), nos núcleos das células-alvo.

Pequenas quantidades de glicocorticoides são necessárias para ocorrência de certo número de reações metabólicas, embora eles, em si, não produzam as reações, denominadas "ação permissiva dos glicocorticoides". Assim, por exemplo, os glicocorticoides devem estar presentes para que o glicogênio e as catecolaminas exerçam seus efeitos calorigênicos, bem como suplementam e conservam a energia derivada da glicose circulante. Em resposta, a utilização da glicose nos tecidos periféricos é inibida, são

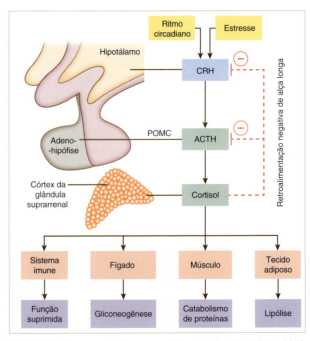

FIGURA 3 Representação esquemática do eixo hipotálamo-hipófise-adrenal.

mobilizados os ácidos graxos do tecido adiposo, e a fonte de energia metabólica para o tecido muscular muda de glicose para ácidos graxos.

Os glicocorticoides, em grandes doses, inibem a resposta inflamatória dos tecidos lesados e também suprimem as manifestações das moléstias alérgicas consequentes à liberação de histamina. Os corticoides aumentam a secreção de suco gástrico. Esse fenômeno é em parte explicado pela inibição das prostaglandinas, as quais por sua vez são inibidoras da secreção gástrica. Inibindo-as, os esteroides liberam a secreção gástrica, podendo ocorrer gastrite aguda. Os corticoides possuem um efeito ulcerogênico. Nenhum desses efeitos é produzido em doses fisiológicas, e esses efeitos não podem ser produzidos sem provocar outras manifestações. Grandes doses de glicocorticoide exógeno inibem a secreção de ACTH a ponto de instalar-se insuficiência adrenal grave, além de inibir o crescimento e diminuir a secreção dos hormônios de crescimento e do estimulante da tireoide.

A síndrome de Cushing (SC), ou hipercortisolismo, descrita pela primeira vez em 1932 por Harvey Cushing, é definida pelo conjunto de sinais e sintomas clínicos (Figura 4) resultantes da exposição crônica ao excesso de cortisol, podendo ser exógeno ou endógeno, como consequência fisiológica da interrupção do eixo hipotálamo-hipófise-adrenal, tendo como resultado o aumento dos níveis circulantes de cortisol sérico e urinário. A causa exógena é consequência da administração de glicocorticoides, sendo a causa endógena subdividida em dependente ou independente do hormônio adrenocorticotrópico (ACTH). A dependência é geralmente causada por um adenoma corticotrófico (hipofisário) secretor do hormônio, e na independente, a causa provável é um adenoma benigno que secreta autonomamente cortisol, suprime a liberação de CRH e ACTH por meio de *feedback* negativo e promove atrofia das células adrenocorticais sintetizadoras de cortisol.[25-27]

A doença de Cushing tem como causa um tumor hipofisário, geralmente benigno, que secreta adrenocorticotropina (ACTH) de forma autônoma e leva ao hipercortisolismo, sendo a principal responsável pela SC. A doença apresenta sintomas como ganho de peso em obesidade central, fadiga com miopatia proximal, afinamento da pele com estrias púrpuras ou arroxeadas, hematomas difusos, hipertensão, distribuição anormal de gordura, pele fina sensível a hematomas, fraqueza muscular, osteoporose, hirsutismo e disfunção gonadal. Também pode apresentar sintomas psiquiátricos como depressão, instabilidade emocional, deficiências cognitivas, apatia, ansiedade e psicose.[28,29]

Com frequência, os efeitos dos glicocorticoides sobre o catabolismo proteico são profundos na síndrome de Cushing, causando uma redução acentuada das proteínas teciduais em quase todas as partes do organismo, com exceção das proteínas hepáticas e plasmáticas.[30]

Em consequência do excesso de catabolismo proteico, os pacientes com a síndrome de Cushing têm depleção proteica e, por isso, a pele e o tecido subcutâneo são delgados e os músculos estão mal desenvolvidos. Muitos pacientes com a doença apresentam certo aumento de pelos faciais e acne, mas isso é causado pela secreção aumentada de andrógenos adrenais que, comumente, acompanham o aumento de secreção de glicocorticoides.[31]

Cerca de 80% dos pacientes apresentam hipertensão, presumivelmente devido aos ligeiros efeitos mineralocorticoides do cortisol.

HORMÔNIOS TIREOIDIANOS

A glândula tireoide se encontra-se localizada no pescoço, abaixo da cartilagem cricoide (termo grego que significa "em forma de anel"), nivelada entre o segundo e terceiro anel traqueal, abaixo da laringe. É responsável pela produção de hormônios fundamentais para o metabolismo energético, bem como o crescimento e desenvol-

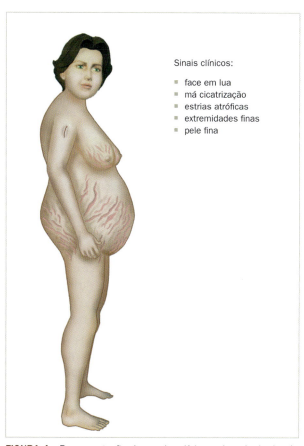

FIGURA 4 Representação do quadro clínico e dos sinais da síndrome de Cushing.

vimento do organismo. É mais volumosa na mulher do que no homem, e na mulher seu volume aumenta durante a menstruação e a gravidez. Produz dois hormônios de extrema importância para o metabolismo do organismo, a tiroxina (T4) e a triiodotironina (T3).

A regulação dos hormônios tireoidianos ocorre por *feedback* negativo, ou seja, a redução na concentração sérica de T3 ou T4 leva a aumento na síntese e secreção de TSH, pois tanto o T3 sérico quanto o formado na hipófise ou hipotálamo pela conversão de T4 a T3 inibem a síntese e secreção de TSH ou TRH, e existe uma relação linear entre as concentrações séricas de T4 e o logaritmo das concentrações séricas de TSH. Portanto, as concentrações séricas de TSH podem ser utilizadas como um bom índice do estado tireoidiano nos seres humanos. A glândula tireoide também é responsável pela produção de calcitonina, hormônio relacionado ao metabolismo do cálcio, contudo, são necessários a plenitude funcional e estrutural do eixo hipotálamo-hipófise-tireoide, controle do mecanismo de biossíntese, contribuição nutricional normalizada de iodo, que é o principal constituinte dos hormônios, e controlador funcional.[32-36]

O hormônio tireoidiano (HT) secretado pela glândula tireoide é regulado pelo eixo hipotálamo-hipófise (Figura 5). O hormônio tireotrófico (TRH), secretado pelo hipotálamo, atua sobre a glândula hipófise, ligando-se aos receptores deste, acoplados à proteína G, resultando em liberação de tireotropina (TSH). A sinalização hormonal com efeitos modulatórios na secreção de TSH inclui dopamina, somatostatina e leptina, que funcionam como um ponto de regulação central da liberação do hormônio da tireoide. A secreção de TSH e sua sensibilidade à estimulação de TRH são afetadas por insuficiência renal, fome, privação de sono, depressão e hormônios, incluindo cortisol, hormônio do crescimento e esteroides sexuais.[37-43]

Na tireoide humana normal a distribuição média de compostos iodados é de 23% de monoiodotirosina, 33% de diiodotirosina, 35% de tetraiodotrionina (T4) e 7% de triiodotrionina (T3).

A secreção de TSH é pulsátil e circadiana, caracterizada por flutuações no intervalo que varia entre 1 e 2 horas. Entretanto, as concentrações séricas variam muito pouco, devido à baixa amplitude dessas secreções, bem como pelo fato de possuir meia-vida relativamente longa, além de ocorrer uma secreção tônica contribuindo para a sua concentração sérica. A magnitude dessa flutuação está reduzida em diferentes casos, como jejum, doenças ou cirurgias. A variação circadiana é caracterizada por um pico noturno que precede o início do sono e parece ser dependente do ritmo do cortisol e das flutuações dos hormônios tireoidianos, sendo que se o início do sono for retardado, o pico de TSH torna-se maior e mais prolongado, com efeito oposto quando se dorme mais cedo.[44,45]

Os hormônios tireoidianos penetram nas células e ligam-se aos receptores nos núcleos. Possivelmente, esses hormônios exercem todos os seus efeitos, ou a maioria deles, por ação sobre o ácido desoxirribonucleico (DNA) que aumenta a síntese do ácido ribonucleico-mensageiro (RNAm) e do ácido ribonucleico-ribossômico (RNAr).

Normalmente, 99,98% do T4 plasmático encontra-se unidos às proteínas. A sua meia-vida biológica é longa, cerca de seis a sete dias, e o seu volume de distribuição é menor que o volume do líquido extracelular. Essas propriedades são características de substâncias unidas fortemente às proteínas.

Já o T3 não é extensamente ligado às proteínas, e a menor ligação, quando comparado com o T4, relaciona-se

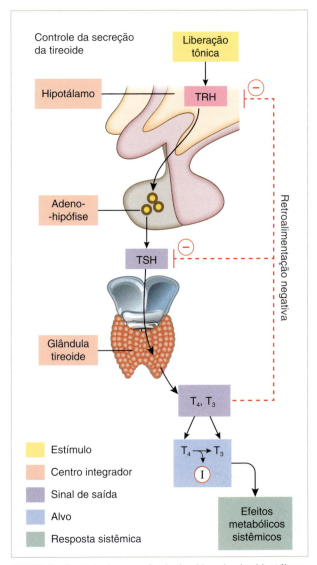

FIGURA 5 Controle da secreção da tireoide pelo eixo hipotálamo-hipófise.

ao fato que o T3 tem meia-vida muito mais curta e suas ações nos tecidos são muito mais rápidas.

Como o T3 age mais rapidamente e é mais potente do que o T4, foi sugerido que o T4 está metabolicamente inativo até que seja desiodado a T3. No entanto, a ação mais rápida do T3 poderia depender do fato de que ele está menos avidamente ligado às proteínas na circulação e, consequentemente, mais disponível.

O *status* do hormônio da tireoide se correlaciona com peso corporal e gasto de energia.[46-48] O excesso de hormônio da tireoide, hipertireoidismo, promove hipermetabolização, estado caracterizado por aumento da energia de repouso gasta, perda de peso, redução dos níveis de colesterol, aumento lipólise e gliconeogênese.[49-51] O hipotireoidismo envolve níveis reduzidos de hormônios da tireoide e é associado ao hipometabolismo caracterizado por redução de gasto de energia em repouso, ganho de peso, aumento do colesterol, redução da lipólise e redução da gliconeogênese.

Indivíduos com disfunção de hormônios tireoidianos (HT) frequentemente apresentam sintomas de desregulação metabólica, incluindo fadiga e alterações de peso. O excesso patológico desses hormônios aumenta o metabolismo basal, enquanto a deficiência é acompanhada de redução da taxa metabólica. Os níveis de TSH e TRH também são determinantes críticos do metabolismo energético de todo o corpo e integram os sinais do estado nutricional e do quadro adrenérgico. O amplo espectro de efeitos dos HT no metabolismo corporal é exercido principalmente por estimular reações catabólicas e anabólicas, regulando o *turnover* de gorduras, carboidratos e proteínas. A aceleração das taxas de reações anabólicas e catabólicas é uma característica peculiar dependente de HT, que pode aumentar a mobilização de gordura, promovendo aumento nas concentrações de ácidos graxos no plasma.[52-55]

A maior parte das ações amplas dos hormônios tireoidianos no organismo é secundária à ação estimulante que esses hormônios exercem sobre o consumo de oxigênio, ação calorigênica. Contudo, também interferem no crescimento, acelerando-o; contribuem para o aumento do metabolismo dos lipídios, através da maior mobilização do tecido adiposo, causando assim um aumento na concentração de ácidos graxos livres no plasma, com consequente aumento na sua oxidação pelas células; aumentam a absorção intestinal de carboidratos e aumentam tanto as taxas de anabolismo quanto de catabolismo, por aumentarem as atividades enzimáticas das células.[56,57]

Os hormônios tireoidianos elevam o consumo de oxigênio de quase todos os tecidos metabolicamente ativos. Trabalhos mostram que uma única dose de T3 aumenta a taxa metabólica após um período de latência de seis a doze horas, com a atividade celular máxima ocorrendo dentro de dois a três dias, e perdurando por seis dias ou mais.

A magnitude da ação calorigênica depende do nível de secreção de catecolaminas e também da taxa metabólica antes da dose exógena. Assim, se a taxa inicial é baixa, o aumento é grande; porém, se ela é alta, o aumento será baixo. Não se sabe por que o efeito é menor quando as taxas metabólicas são elevadas.

Quando a taxa metabólica é aumentada nos adultos pela ação do T3 ou T4, as reservas endógenas de carboidratos e de gorduras são catabolizadas com consequente perda de peso, e quando esses "economizadores de proteínas" são depletados, as proteínas devem ser utilizadas como fonte de energia, e segue-se então um balanço de nitrogênio negativo. Em crianças, grandes doses também estimulam o catabolismo proteico e causam o fechamento prematuro das epífises ósseas. Também possuem um efeito específico sobre os tecidos, mobilizando as proteínas e assim liberando aminoácidos para os líquidos extracelulares, além de tornar esses aminoácidos disponíveis para o propósito de produção de energia; este efeito também aumenta a taxa de gliconeogênese. Nos músculos esqueléticos, a ação catabólica é algumas vezes tão acentuada que a miastenia (fraqueza muscular) se torna sintoma importante. A mobilização da proteína óssea produz hipercalcemia e hipercalciúria, com certo grau de osteoporose.[58]

Grandes doses de hormônios tireoidianos produzem discreta elevação da temperatura corporal, que por sua vez ativa os mecanismos dissipadores de calor. A resistência periférica diminui em virtude da vasodilatação cutânea, sudorese intensa, porém o débito cardíaco aumenta pela ação combinada dos hormônios tireoidianos e das catecolaminas sobre o coração. Deste modo, elevam-se a pressão arterial e a frequência cardíaca e o tempo de circulação diminui.

Quando aumenta a taxa metabólica há maior necessidade de todas as vitaminas, podendo mesmo surgir síndromes de deficiências vitamínicas.

Os hormônios tireoidianos, em grandes doses, elevam a atividade mental, produzem irritabilidade e inquietação, reduzem os reflexos miotáticos e causam insônia.

Embora numerosos hormônios de atividade sobre os vasos, tais como a vasopressina e a adrenalina, possam afetar a secreção tireoidiana por ação direta sobre a glândula, a regulação primária da secreção tireoidiana é feita por oscilações do nível circulante do hormônio estimulante da tireoide (TSH) da hipófise. A secreção de TSH é inibida pela elevação dos hormônios tireoidianos livres e estimulada pela queda dos mesmos.

HORMÔNIOS GONADOTRÓFICOS

A adeno-hipófise secreta dois hormônios que são reconhecidamente essenciais ao funcionamento adequado dos ovários, o hormônio folículo-estimulante (FSH) e o hormônio luteinizante (LH). Também denominados gonadotróficos, são os principais reguladores do desenvolvimento folicular e da síntese dos hormônios esteroides no ovário. São sintetizados e secretados pela glândula pituitária, sob estimulação da secreção do hormônio liberador de gonadotrofina do hipotálamo, e coordenam a foliculogênese antral e a ovulação. Atuam sobre o ovário estimulando-o a produzir estrógeno, para o desenvolvimento do folículo, e progesterona, para a manutenção do corpo lúteo (Figura 5).[59-61]

O FSH e o LH exercem um *feedback* negativo sobre o hipotálamo, inibindo a secreção do fator liberador de FSH e do fator liberador de LH.[62]

Aproximadamente a cada 28 dias, os hormônios gonadotróficos desencadeiam o início do crescimento de novos folículos nos ovários, um dos quais, finalmente, ovula no décimo-quarto dia do ciclo. Durante o crescimento dos folículos é secretado estrógeno.

Os folículos ovarianos são fonte tanto de gametas como dos hormônios ovarianos, constituindo a unidade funcional do ovário. No período reprodutivo da mulher normal, apenas cerca de 400 folículos ovulam, enquanto os remanescentes degeneram.

Após a ovulação, as células secretoras do folículo desenvolvem-se em um corpo lúteo, que passa a secretar grandes quantidades de estrógeno e progesterona. Após duas semanas o corpo lúteo degenera, período em que a concentração plasmática dos hormônios ovarianos está baixa, e com isso inicia-se a menstruação.

A menstruação envolve descamação cíclica e ordenada do revestimento uterino, em resposta às interações hormonais. A biologia básica do ciclo menstrual é uma sequência complexa e coordenada de eventos envolvendo o hipotálamo, a pituitária anterior, o ovário e o endométrio. Pode ser dividido em duas fases, folicular ou proliferativa e lútea ou secretora. A duração média de um ciclo menstrual é de 28 dias, com frequência média entre 25 e 30 dias, e a fase lútea do ciclo é relativamente constante em todas as mulheres, com uma duração de 14 dias. Ciclos menstruais que ocorrem em intervalos menores que 21 dias são denominados polimenorreicos, enquanto pacientes que apresentam ciclos menstruais prolongados, maiores que 35 dias, são denominados oligomenorreicos. É geralmente mais irregular nos extremos da vida reprodutiva (menarca e menopausa), devido à anovulação e ao desenvolvimento folicular inadequado. O ciclo menstrual com as suas complexidades pode ser facilmente perturbado por fatores ambientais como o estresse, exercícios extremos, distúrbios alimentares e obesidade.[63-66]

HORMÔNIOS OVARIANOS

O estrógeno

Os estrogênios, incluindo estrona, estriol, bem como e o metabólito biologicamente ativo 17β-estradiol, são considerados importantes reguladores das funções da reprodução feminina, densidade óssea, função cerebral, cardiovascular, mobilização de colesterol e balanço eletrolítico. São produzidos principalmente nos ovários, mas também nos tecidos extragonadais, como as células mesenquimais, tecido adiposo da mama, osteoblastos, condrócitos, músculo liso da aorta, células, endotélio vascular e várias partes do o cérebro.[67]

As ações dos estrogênios nos núcleos hipotalâmicos controlam diferencialmente a ingestão de alimentos, o gasto de energia e a distribuição do tecido adiposo branco. As ações no músculo esquelético, fígado, tecido adiposo e células imunológicas estão envolvidas na sensibilidade à insulina, bem como na prevenção do acúmulo de lipídios e inflamação. As ações nas células β das ilhotas pancreáticas também regulam a secreção de insulina, a homeos-

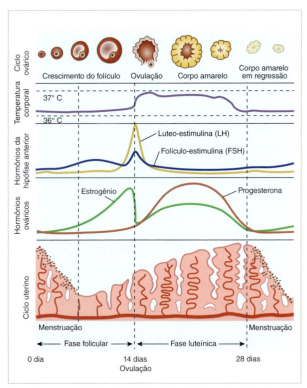

FIGURA 6 Regulação hormonal do ciclo menstrual. Adaptada de www.bio4life.com.br.

tase de nutrientes e a sobrevivência. A deficiência de estrogênio promove disfunção metabólica predispondo à obesidade, à síndrome metabólica e ao diabetes tipo 2.[68,69]

Também é atribuído aos estrogênios um leve aumento da taxa metabólica, quando comparado com a testosterona. Entretanto, é responsável pela deposição de grandes quantidades de gordura no tecido subcutâneo, a gordura sexo-específica, que faz com que a mulher tenha uma densidade corpórea menor que a do homem.

A maciez da pele e as curvaturas características do corpo feminino resultam de um efeito estrogênico sobre os depósitos de gordura. Em altas doses ocorre retenção de sódio e água, possivelmente por ação direta nos túbulos renais, sendo responsável pela retenção hídrica pré-menstrual.[70]

As ações metabólicas dos estrogênios têm sido estudadas, bem como sua influência nos processos imunológicos, no entanto, a conexão entre essas ações é pouco reconhecida, pela possível ação deles na modulação do metabolismo por meio de suas propriedades anti-inflamatórias.[71]

A obesidade é um fator de risco para câncer de mama com receptor de estrogênio positivo (ER+) após a menopausa. Além de aumentar o risco de câncer de mama, a obesidade também aumenta o risco de recorrência e morte associada ao câncer, e os efeitos pró-proliferativos dos estrogênios apresentam importante papel na tumorigênese. A aromatase, enzima que limita a taxa de biossíntese de estrogênio e sua expressão nas células adiposas do estroma da mama, é apontada como responsável pelo crescimento de tumores de mama, além de conferir resistência à terapia endócrina em mulheres pós-menopáusicas obesas.[72]

Em mulheres na pré-menopausa, os estrogênios são produzidos predominantemente pelo ovário. O hipotálamo libera o hormônio liberador de gonadotrofina (GnRH), que estimula a secreção do hormônio folículo-estimulante (FSH) e do hormônio luteinizante (LH). O FSH estimula a biossíntese de estrogênios nos folículos ovarianos em crescimento, que incitam hipotálamo a produção de LH. O aumento agudo de LH desencadeia a ovulação e o desenvolvimento do corpo lúteo. Após a menopausa, os ovários produzem níveis insignificantes de estrogênios. A importância da esteroidogênese gonadal no desenvolvimento normal da mama e na origem do câncer de mama é enfatizada pelo fato de que tanto a menarca precoce como a menopausa tardia estão associadas a um maior risco de câncer de mama, assim como a menarca tardia e a menopausa precoce (antes dos 40 anos) resultam em uma redução significativa no risco de desenvolver câncer de mama. Entretanto, é um paradoxo que a maioria dos tumores malignos da mama ocorram após a menopausa, quando os níveis de estrogênio circulante estão baixos.[73-75]

Em doses elevadas, os estrogênios possuem comprovada ação cancerígena, pois a administração prolongada e contínua de doses elevadas em camundongos, ratas e cobaias determina o aparecimento de tumores de mama, útero, testículos e do tecido linfoide. Na mulher observam-se tumores de mama, trompas, útero e vagina, os quais são estrógeno-dependentes.

A progesterona

A progesterona é um hormônio esteroide importante para a função reprodutiva, envolvida com o ciclo menstrual feminino, gravidez e embriogênese. É produzida pelo corpo lúteo ovariano após a ovulação, pela placenta durante a gestação, pelas adrenais e pelo sistema nervoso. Promove alteração da temperatura corporal basal, definida como a temperatura corporal natural mais baixa não patológica registrada após um período de repouso, ferramenta simples utilizada principalmente antes do advento da pílula anticoncepcional para prevenir a concepção, por meio da detecção da ovulação. É usada em várias aplicações clínicas, na forma natural ou sintética, sendo que essa forma mimetiza o efeito da progesterona, e é chamada de progestina.[76-79]

A progesterona é o "hormônio da gravidez", sendo que a sua função mais importante é promover alterações secretoras no endométrio, assim preparando o útero para a implantação do ovo.

Embora os efeitos da progesterona possam somente ser iniciados em um útero previamente influenciado pelo estrógeno, quantidades excessivas de estrógeno podem antagonizar os efeitos da progesterona sobre o endométrio e bloquear as mudanças secretoras.

A progesterona diminui a frequência e a amplitude das contrações espontâneas do miométrio, previamente estimulado pelo estrógeno, ajudando desse modo a impedir a expulsão do ovo implantado. Exerce também um leve efeito catabólico sobre as proteínas, semelhante ao dos glicocorticoides. Embora no ciclo sexual normal esse efeito provavelmente não seja significativo, passa a sê-lo durante a gestação, quando as proteínas precisam ser mobilizadas para o desenvolvimento do concepto.

Estudos clínicos extensivos foram conduzidos para examinar os efeitos subjetivos e fisiológicos da administração de progesterona exógena e para avaliar seus efeitos colaterais. A estrutura química da progesterona natural é bastante diferente da sintética, e resulta em diferentes ações no nível da célula, sendo atribuídos efeitos adversos mais leves para progesteronas naturais, dependendo do método de administração, sendo o contínuo associado a um risco aumentado de câncer de mama.[80,81] A prescrição da progesterona natural é defendida em estudo,[82] que refuta o conceito do uso como desencadeador do câncer de mama, e aponta inclusive uma ação protetora e preventiva da doença. Diante dos aspectos antagônicos apontados em estudos, a decisão sobre o uso dessas substâncias deve ser devidamente avaliada.

PUBERDADE

A puberdade, que não é um evento único, é caracterizada pelo gradual aparecimento e desenvolvimento de características sexuais secundárias, determinada pela reativação do eixo hipotálamo-hipófise-gônada, desencadeando a maturação sexual e habilidade reprodutiva completa, e tem início fisiológico entre as idades de 8 e 13 anos nas meninas e 9 e 14 anos nos meninos.[83,84] Entretanto, estudos[85,86] apontam um certo adiantamento de aproximadamente 12-18 meses.

Diversos fatores podem influenciar a puberdade, como a hereditariedade familiar ou genética, fatores neuroendócrinos, saúde geral, exercícios físicos e nutrição, além de produtos químicos.[87,88]

A avaliação do desenvolvimento e maturação sexual, que se completa em cerca de 3 a 4 anos, é fundamental para a avaliação da progressão do desenvolvimento puberal em crianças e adolescentes, e pode ser efetuada por critérios de Tanner, que considera avaliação das mamas em meninas, genitália externa nos meninos, bem como pelos pubianos em ambos, que varia de 1, pré-púbere, a 5, adulto, com intervalo médio entre dois estágios de 1 ano, e considerado anormal quando inferior a 6 meses. O método foi revisto, por apresentar discrepâncias em estágios intermediários.[89-91]

As principais críticas relacionadas ao método simples e objetivo proposto por Tanner apontam como responsáveis pela variabilidade dos resultados diferenças raciais, socioculturais e mesmo a presença de condições clínicas diversas potencialmente indutoras de discrepâncias, como obesidade, e doenças crônicas que afetam o desenvolvimento normal e a autoimagem, fibrose cística, anorexia nervosa, ou ainda retardo puberal.[92-97]

O controle metabólico é outro fator importante que influencia o início da puberdade, principalmente em meninas. Durante o período peripúbere ocorre alteração na composição corporal e sensibilidade à insulina, sendo que uma maior quantidade de gordura corporal leva a uma maturação puberal precoce, e por sua vez o início precoce da puberdade está associado a um maior risco de obesidade na vida adulta.[98,99]

A puberdade também está ligada a uma diminuição na sensibilidade à insulina, bem como a adiposidade central.[100,101]

Análises laboratoriais de urina revelam a existência de pequenas proporções de andrógenos em quantidades iguais em amostras recolhidas de crianças entre nove e dez anos de idade, de ambos os sexos. A diferenciação e o desequilíbrio nas proporções desses hormônios, que acabarão por caracterizar e diferenciar morfologicamente os sexos, completam-se na puberdade. Nas meninas, ainda cerca de dezoito meses antes do aparecimento da menarca, começa a ocorrer uma produção hormonal periódica, obedecendo a ciclos.

Até a puberdade os ovários produzem quantidade insignificante de estrógeno. Com o aumento do estrógeno e também de outros hormônios, como os andrógenos produzidos pelas suprarrenais, começam a aparecer as primeiras modificações: desenvolvimento dos pelos pubianos e axilares, crescimento dos ossos longos e distribuição da gordura sexo-específica. Concomitantemente inicia-se o desenvolvimento das mamas, onde participam o estrógeno, hormônio tireoidiano, hormônios corticoides e mais tardiamente a progesterona.

É preciso reconhecer que os eventos de amadurecimento da puberdade usualmente ocorrem em uma sequência ordenada, mas as idades em que ocorrem podem variar segundo os indivíduos.

A puberdade se deve à modificação primária do hipotálamo e da hipófise anterior, que aumentam a descarga de somatotropina, corticotropina e especialmente de gonadotropinas. Estas últimas, por sua vez, determinam o aumento da secreção de estrógenos.

A aceleração do ritmo de crescimento, na época da puberdade, é devida em grande parte à ação anabólica proteica dos andrógenos. Embora os ovários secretem pequenas quantidades de andrógenos, o crescimento feminino na adolescência deve ser ocasionado primordialmente pelos andrógenos secretados pelo córtex adrenal. Na época da puberdade, a excreção dos 17-cetosteroides aumenta, tanto no sexo feminino como no masculino, embora neste último o aumento seja maior porque se inicia a secreção de testosterona no testículo.

MENOPAUSA

A menopausa é a cessação permanente da menstruação ciclos após a perda da atividade folicular ovariana, que pode ocorrer de forma natural ou iatrogênica, como na remoção de ambos os ovários, bem como por insuficiência ovariana resultante de quimioterapia e/ou radioterapia.[102]

Os termos "menopausa" e "climatério" são utilizados indistintamente para nomear eventos clínicos esperados relacionados ao declínio da função ovariana. Entretanto, climatério, que significa "passos" em grego, é mais adequado em relação aos sintomas e doenças crônicas associados à redução gradual da função ovariana, e o termo "menopausa" mais adequado para o evento de cessação da menstruação.[103]

A idade média da ocorrência da menopausa natural pode variar em diferentes regiões geográficas, sendo de 48-52 anos em países desenvolvidos; na África, América Latina e Oriente Médio, a média de idade é de 47,2-48,4 anos, e na Europa e Austrália, de 50,5-51,2 anos. Estudo[104] que avaliou 35 países apontou a média geral de 48,8 anos (IC 95% 48,3-49,2).

A menopausa é causada pela inativação e atrofia dos ovários. Durante toda a vida sexual da mulher, os folículos primordiais amadurecem, formando os folículos vesiculares em cada ciclo menstrual, ou degeneram-se. Portanto, por volta dos 45 anos de idade são poucos os folículos primordiais restantes, que podem ser estimulados pelo FSH e pelo LH; com isso, a produção de estrógeno diminui à medida que os folículos primordiais chegam a zero. Quando a produção de estrógeno cai abaixo de seu valor crítico, a produção de FSH e de LH não pode ser mais inibida, ocorrendo assim ciclos oscilatórios. Consequentemente, o FSH e o LH são produzidos em grandes e contínuas quantidades. Após algum tempo da menopausa, a taxa de estrógeno cai quase a zero. Essa hipofunção ovariana, com consequente queda na taxa de estrógeno, origina os distúrbios neurovegetativos.

Os sintomas descritos são tratados com a administração de estrógeno, em doses que não estimulem o endométrio ou causem sangramento menopáusico.

A queda do estrogênio na menopausa resulta em mudanças em todo o corpo, incluindo perda óssea, uma tendência ao aumento da gordura abdominal e mais perfil de risco cardiovascular adverso.

Os distúrbios da menopausa relacionados à deficiência de estrogênio abrangem o espectro de sintomas de curto prazo como afrontamentos (ondas de calor ou "fogachos"), suores noturnos, palpitações, irritabilidade e ansiedade. Também ocorrem sintomas de longo prazo ou crônicos que incluem fraturas osteoporóticas, doenças cardiovasculares, câncer de cólon e demência. Os sintomas apontados ocorrem em cerca de 80 a 90% de mulheres na menopausa.[105]

Apesar de controversa, a terapia de reposição de estrogênio é considerada interessante no tratamento de sintomas vasomotores da menopausa, com melhorias consideráveis na frequência e gravidade dos sintomas.[106] O alívio dos sintomas pode ocorrer com baixas doses de estrogênio, terapia combinada de estrogênio e progesterona, bem como preparações para aplicações transdérmicas. O uso da terapia de reposição hormonal a curto prazo parece mais adequado quanto a possíveis efeitos adversos relacionados, sendo o câncer de mama a principal preocupação.[107-109]

A decisão sobre o uso de terapia de reposição hormonal deve ser tomada após análise cuidadosa envolvendo características da mulher, fatores de risco conhecidos, sendo muitos ainda contraditórios, além de estimar a forma de administração da terapia e o tempo de uso.

INFLAMAÇÃO E REPARO

A inflamação é uma reação defensiva local, em geral restrita à área sujeita à agressão de agentes lesivos. Qualquer que seja a natureza do agente agressor, física, química ou biológica, desperta uma resposta uniforme, quase estereotipada, já que é presidida pela liberação dos mesmos mediadores químicos. A intensidade e a duração da reação são determinadas tanto pela gravidade do agente lesivo como pela capacidade reacional do organismo lesado. É um processo biológico dinâmico e complexo, conhecido desde os primórdios da história, citado tanto nos papiros egípcios como nos antigos textos da medicina hipocrática.[110]

Após uma lesão tecidual, é desencadeada uma sequência ordenada de eventos que ocorrem na microcirculação, centro anatômico da reação inflamatória, participando dela os elementos figurados do sangue e o tecido conjuntivo. Essa reação que o organismo vivo oferece a qualquer agente nocivo, protegendo ou minimizando os ataques, visa desde a identificação do agressor, sua neutralização e/ou eliminação, até a restauração do tecido lesado.

A agressão tecidual rompe a homeostasia mantida entre o líquido extracelular e a microcirculação. A reação imediata é a vasodilatação, que aumenta a permeabilidade vascular.

O reparo é o processo de cura de lesões teciduais que pode ocorrer por regeneração ou cicatrização. A regeneração envolve a substituição de tecido morto por outro morfofuncionalmente idêntico, por processo de proliferação celular e posterior diferenciação por meio de células preexistentes no tecido e/ou células-tronco. A cicatrização ou reparação é a substituição do tecido lesado por um tecido neoformado de preenchimento (deposição de colágeno), originado do estroma (conjuntivo ou glia).

Células-tronco epidérmicas da pele parecem ocupar três diferentes nichos, a protuberância do folículo piloso, base da glândula sebácea, e a camada basal da epiderme. Células progenitoras de adipócitos locais, assim como de melanócitos, também contribuem para o processo de reparo de feridas.[111-113]

Tecnologias de célula única possibilitaram a descoberta da heterogeneidade fenotípica e funcional de vários tipos de células-tronco. Parece que existem subconjuntos raros dessas células dentro da pele, cujas funções são importantes para a compreensão dos mecanismos de fechamento de feridas. São consideradas unipotentes normalmente, mas multipotentes após uma lesão na pele. Alterações no microambiente, incluindo alterações nas forças mecânicas, níveis de oxigênio, quimiocinas, matriz extracelular e síntese de fator de crescimento impactam diretamente no recrutamento e na ativação celular, levando a estados prejudicados de cicatrização de feridas.[114]

A história de processos envolvendo cura de lesões está relacionada diretamente à história da humanidade, e alguns princípios básicos do reparo de lesões são conhecidos desde 2000 a.C.[115]

Julius Cohnhein apontou uma das principais descrições microscópicas do processo inflamatório, defendendo que as alterações no foco inflamatório ocorrem no nível dos vasos, e as alterações moleculares das paredes deles somam-se a uma falta de tônus na parede vascular, sendo que o aumento da aderência e fricção entre o sangue e os vasos traria, como consequência, um aumento da permeabilidade vascular. Notando a vasodilatação inicial e alterações no fluxo sanguíneo, edema subsequente ao aumento da permeabilidade vascular e a característica emigração leucocitária, descreveu um detalhado protocolo que dificilmente poderia ser sobrepujado.[116]

Finalmente, Thomas Lewis em 1927 estabeleceu o conceito de que substâncias químicas induzidas localmente pela lesão medeiam as alterações vasculares da inflamação. Esse conceito serviu de base para importantes descobertas dos mediadores químicos da inflamação. O autor descreveu, portanto, a clássica «resposta tríplice», reação fisiológica na pele em resposta à pressão firme exercida por um instrumento pontiagudo, desencadeando três alterações nítidas, que podem ser observadas. Inicialmente, uma linha hiperêmica se desenvolve no local estimulado. Posteriormente, ocorre uma erupção eritematosa da área estimulada e, por último, uma tumefação como resultado de edema local. O aspecto da lesão foi relacionado com a vasodilatação promovida pela liberação de uma substância humoral semelhante à histamina (substância H), assim como a tumefação decorrente de um possível aumento da permeabilidade vascular. Atualmente, admite-se que substâncias químicas mais poderosas que a histamina, como as prostaglandinas, constituem os mediadores da vasodilatação, porém as experiências de Lewis foram as primeiras a sugerir a ação dos mediadores químicos na inflamação.[117]

Fases do reparo tecidual

A reparação de feridas é dinâmica, permite a interação com o ambiente, e é considerada um dos processos mais complexos do corpo humano, pois envolve a sincronização espacial e temporal de uma variedade de tipos de células com papéis distintos nas diferentes fases.[118] Embora haja sobreposição considerável entre as fases de reparo de feridas, a capacidade de transição na próxima fase pode determinar se uma ferida cicatriza adequadamente.

O reparo foi dividido didaticamente em três fases sobrepostas,[119] inflamação, formação de tecido de granulação com deposição de matriz extracelular e remodelação (Figura 7).

Fase inflamatória

A resposta imediata após lesão da pele é o desenvolvimento de um tampão de plaquetas, com intuito de limitar o sangramento, bem como iniciar a sinalização de citocinas. Paralelamente à "cascata de coagulação" ocorre recrutamento de células para o desbridamento de tecido inviável. A agregação plaquetária é acompanhada pela liberação de fator de crescimento derivado de plaquetas, *platelet derived growth factor* (PDGF), e fator de crescimento transformador beta (*transforming growth factor-β* – TGF-β), quimiotático para neutrófilos no sangue, responsáveis por fagocitar tecido morto e partículas bacterianas, além de promover um ambiente hostil às bactérias, por meio de espécies reativas de oxigênio. Também fornecem uma citocina pró-inflamatória chave na interleucina (IL)-1, que possui duplo efeito, como citocina pró-inflamatória e como estímulo para a proliferação de queratinócitos.[119,120]

Também ocorre no processo de reparo uma vasoconstrição grave secundária à liberação de catecolaminas, seguida de vasodilatação em resposta à liberação de hista-

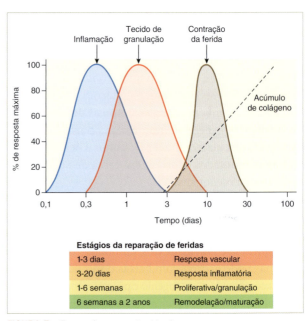

FIGURA 7 Fases do reparo tecidual.

mina dos mastócitos circulantes. Com a progressão da fase inflamatória, os macrófagos se tornam o tipo de célula dominante dentro de 24 a 72 horas, cujo papel é a orquestração do processo de reparo. É amplamente aceito que os macrófagos desempenham um papel central nessa fase, e sua resposta é a chave para estabelecer a homeostase dentro da ferida e reduzir o estado inflamatório, e assim evitar um processo patológico.[121-123]

A reação inflamatória, depois de iniciada, sofre a ação de fatores gerais e locais que modificam a sua evolução, qualitativa ou quantitativamente.

A inflamação ou flogose diferencia-se dos demais processos de defesa pelas seguintes características principais:

- É uma reação local, embora possa ser acompanhada de fenômenos gerais como febre, leucocitose etc.
- É uma reação complexa, porquanto consiste em uma sequência concatenada de eventos ou fenômenos que dependem, em grande parte, cronologicamente, um do outro.
- É uma reação inespecífica, sendo sempre qualitativamente a mesma, pelo menos no início, qualquer que seja a causa que a provoque; somente quando já desenvolvida, em alguns casos pela atuação de outros fatores, pode modificar seu curso e/ou adquirir aspecto especial.
- É uma reação mesenquimal, ou seja, exclusivamente de alguns tecidos que derivam do mesênquima (vasos sanguíneos, fibroblastos, leucócitos). Os epitélios não inflamam, mas apenas os estromas; no entanto, a inflamação destes pode provocar lesão de tecidos avasculares, ou a eles propagar-se.
- O resultado da reação inflamatória é benéfico para o organismo, quando consiste na neutralização, destruição, confinamento, enclausuramento, afastamento ou eliminação do agente inflamatório; é maléfico, quando provoca destruição ou lesões incapacitantes ou mesmo letais.

Alterações do fluxo e calibre vascular

As reações locais em uma lesão de pele dependem de alterações da microcirculação. Ocorre a vasodilatação, um momento fundamental da inflamação, em que ocorrem nessa sequência a dilatação das arteríolas pré-capilares, abertura dos esfíncteres capilares e dilatação das vênulas, e são responsáveis pela hiperemia e aumento de temperatura. Assim, acontece um aumento do fluxo sanguíneo, marca fundamental das alterações hemodinâmicas precoces na inflamação aguda.

A fase da vasodilatação é duradoura e propicia um aumento inicial do fluxo sanguíneo, responsável pela hiperemia da área inflamada. Ao mesmo tempo, aumenta a permeabilidade vascular com saída de líquido para o compartimento extracelular (transudato), que posteriormente se enriquece com a saída de macromoléculas, constituindo um exsudato rico em proteínas.

A saída de líquido determina localmente uma hemoconcentração, com empilhamento das hemácias na corrente axial e redução do fluxo até mesmo a estagnação (estase). Os leucócitos se orientam na periferia da corrente, junto à parede vascular (marginação).

A resposta à agressão pode finalizar com a eliminação do agente agressor e a recuperação das lesões, restituindo-se, ao órgão ou tecido, a arquitetura original.

A permeabilidade vascular aumentada e a exsudação das proteínas plasmáticas estão entre as principais características do processo inflamatório agudo. Esse aumento da permeabilidade ocorre na microcirculação, que inclui as pequenas arteríolas, os capilares e vênulas.

Pode-se demonstrar na pele de animais expostos a graus variados de lesão, que há em geral três tipos de respostas quanto ao extravasamento vascular:

- Resposta transitória imediata: começa imediatamente após a lesão, atingindo um grau máximo em cinco a dez minutos e desaparecendo dentro de quinze a trinta minutos.
- Resposta imediata e mantida: a saída do líquido começa imediatamente após a lesão, é mantida em altos níveis por diversas horas e pode continuar por diversos dias até que os vasos lesados apareçam trombosados ou sejam reparados.
- Resposta retardada prolongada: é um tipo curioso de resposta que se inicia com uma pausa e dura diversas horas ou mesmo dias.

Embora seja possível separar os três padrões no modelo experimental, na maioria das reações inflamatórias do homem os padrões se sobrepõem, pois existe uma intensidade progressiva de lesão do centro para a periferia das áreas lesadas. Além disso, diferentes mediadores químicos podem ser ativados em fases subsequentes à resposta inflamatória, e são responsáveis pelas respostas sustentadas e prolongadas.

A reparação inicia-se com a proliferação de fibroblastos e a multiplicação de pequenos vasos sanguíneos, através da formação de brotos de células endoteliais (neoformação vascular).

As células do organismo podem ser divididas em três grupos com base na capacidade regenerativa:

- **Células lábeis:** em condições fisiológicas normais, essas células continuam a se proliferar por toda a vida. As células lábeis constituem os epitélios de superfície e as células sanguíneas.

- **Células estáveis:** este grupo normalmente apresenta um nível baixo de replicação. Entretanto, essas células podem sofrer uma divisão rápida em resposta a uma variedade de estímulos e são capazes de reconstituir o tecido de origem. Nesta categoria estão as células parenquimais, virtualmente todos os órgãos glandulares, os derivados mesenquimais, tais como os fibroblastos, osteoblastos e as células do endotélio vascular.
- **Células permanentes:** a este grupo pertencem as células nervosas e musculares.

A reparação geralmente envolve dois processos distintos.[124]

- **Regeneração:** é a substituição do tecido lesado por células parenquimais do mesmo tipo. É a forma mais favorável de reparação e realiza-se quando foi discreta a lesão. Assim como o tecido epitelial, o tecido conjuntivo também é capaz de se regenerar.
- **Substituição por tecido conjuntivo:** no seu estado permanente, constitui uma cicatriz.

Fase proliferativa

A fase proliferativa ocorre entre 4 e 21 dias após a lesão e é representativa da angiogênese, formação da matriz extracelular e epitelização.[125]

A formação de matriz celular provavelmente começa com a desgranulação de plaquetas, visto que o PDGF é um promotor conhecido de proteoglicanos e formação de colágeno e os fibroblastos respondem produzindo colágeno, bem como se transformando em miofibroblastos para promover contração da ferida. Também estimulam a epitelização dos queratinócitos por meio da secreção de fator de crescimento derivado de queratinócitos (KGF). As células endoteliais produzem fator de crescimento endotelial vascular (VEGF) e fator de crescimento de fibroblasto básico, *basic fibroblast growth factor* (bFGF), regulador da angiogênese, para promover o crescimento interno dos vasos sanguíneos. No processo normal de reparo, ocorre a interrupção da produção de colágeno, com máxima deposição em aproximadamente 21 dias pelos fibroblastos, principal tipo de célula na fase de remodelação. O principal evento da fase é a conversão de colágeno tipo III em tipo I. O equilíbrio entre ambos os tipos de colágeno ocorre após aproximadamente 30 dias, e a força máxima ocorre após cerca de 42 a 60 dias, por esse motivo existe a recomendação de restrição de atividades após 6 semanas.[126]

Fase de maturação ou remodelamento

A fase de remodelamento ocorre no período aproximado de três semanas a 1 ano após a lesão. Os fibroblastos são o principal tipo de célula nesta fase, que é caracterizada pela contração da ferida e remodelação do colágeno, que é convertido do tipo III em tipo I, principal evento da fase.

O equilíbrio entre ambos os tipos de colágeno ocorre após aproximadamente 30 dias, e a força máxima ocorre após cerca de 42 a 60 dias, e por esse motivo existe a recomendação de restrição de atividades após seis semanas. Fibroblastos e leucócitos secretam colagenases que promovem a lise da matriz antiga. O reparo é adequado quando há equilíbrio entre a síntese da nova matriz e a decomposição, havendo sucesso quando a deposição é maior. Mesmo após um ano a ferida apresentará um colágeno menos organizado do que o da pele normal, e a força tênsil dificilmente retornará a 100%, atingindo em torno de 80% após três meses da lesão.[127]

Inflamação aguda

A reparação natural ou aguda de feridas ocorre por meio de fases sobrepostas que envolvem uma resposta inflamatória associada a migração celular, proliferação, deposição de matriz e remodelação do tecido.

A resposta inflamatória precoce mobiliza respostas local e sistêmica de defesa ao local da ferida. A interrupção ou desregulamentação de uma ou mais fases desse processo desencadeia lesões que não cicatrizam (crônicas).

Ferimentos produzem ativação imediata da denominada "cascata de coagulação", que, por meio da montagem de um coágulo de fibrina, fornece a arquitetura de matriz básica para iniciar a invasão e o recrutamento de células inflamatórias e outras células. As plaquetas presas no coágulo liberam fatores de crescimento e quimiocinas no ambiente local da ferida.[128]

A inflamação aguda é um episódio de duração relativamente curta, que pode ser de poucos minutos, diversas horas e até alguns dias. Embora o padrão da inflamação aguda seja único, a intensidade e a duração da reação são determinadas tanto pela gravidade do agente lesivo como pela capacidade reacional do hospedeiro. Suas características principais são a exsudação de líquido e proteínas do plasma (edema) e a emigração de leucócitos, predominantemente neutrófilos. É mais ou menos estereotipada, seja qual for a natureza do agente lesivo.

Inflamação crônica

Quando a inflamação é prolongada na fase crônica, acredita-se que as feridas possam estar aprisionadas em um estado inflamatório que não progride, levando a um ambiente desequilibrado para que a cicatrização adequada possa ocorrer.[129-131]

A persistência do estímulo inflamatório provoca a inflamação crônica.[132] Embora a transição de aguda para

crônica seja às vezes difícil de ser reconhecida, a resposta inflamatória crônica tem aspectos característicos:
- Pode acompanhar uma inflamação aguda, quer em virtude da persistência do estímulo incitante, quer por causa de alguma interferência no processo normal de cicatrização.
- Pode ocorrer simplesmente devido à inflamação recorrente.
- Pode ter início insidioso em resposta de baixo grau, lenta, que nunca adquire aspectos clássicos da inflamação aguda.

O recrutamento da medula óssea e dos progenitores endoteliais para o local da lesão é coordenado por quimiocinas específicas que se mostraram esgotadas em condições que contribuem para a resposta de cura comprometida, como envelhecimento e diabetes.[133]

O ciclo frequente de células-tronco epidérmicas em pacientes com feridas crônicas pode levar ao esgotamento das populações locais dessas células,[134] sendo a modulação delas um dos potenciais explorados pelas estratégias terapêuticas.

Fatores gerais que exercem influência sobre a reparação

Vários fatores podem interferir no processo de reparação, como idade, nutrição e medicamentos, bem como doenças associadas.

Indivíduos idosos, com diabetes ou doenças genéticas como a anemia falciforme são especialmente propensos ao reparo anormal de feridas.

A idade avançada parece ser um fator de atraso para a fibroplasia e a colagenização. No embrião, as células de todos os tecidos são capazes de se dividir por mitose, habilitando o tecido a crescer e a reparar a lesão. À medida que o corpo continua a se desenvolver após o nascimento, entretanto, a capacidade das células de certos tecidos de se dividir fica grandemente diminuída ou se perde completamente. Assim, a capacidade dos tecidos pós-embrionários de crescer e se reparar depende do tecido envolvido. As células dos tecidos nervoso e muscular geralmente tornam-se mitoticamente inativas quando esses tecidos completam seu desenvolvimento. Ao contrário, as células dos tecidos epiteliais, incluindo as da pele, permanecem ativas e são assim capazes de promover reparo nos tecidos. Os fibroblastos também retêm a capacidade de se dividir; assim como o tecido epitelial, o tecido conjuntivo também é capaz de se regenerar.

A oxigenação insuficiente causada por fornecimento inadequado é ocorrência comum, e normalmente é sequela de fatores como tabagismo, doença vascular periférica ou diabetes mal controlado. O oxigênio, fundamental para muitos níveis do reparo de feridas, pode ser descrito como um nutriente subcelular enzimático crítico para a fosforilação oxidativa e processos envolvendo leucócitos, bem como para a síntese de colágeno.[135]

A nutrição adequada também é fundamental para o reparo de feridas, uma vez que se trata de um processo anabólico com aumento da demanda metabólica.[136,137] A resistência à tração de feridas é reduzida em resposta à má nutrição.

A deficiência de vitaminas, além do estoque proteico, inerente à alimentação inadequada, exerce influência negativa no reparo tecidual. A vitamina C, por exemplo, é cofator necessário para a reticulação de colágeno, também está implicada na redução do estresse oxidativo e sua deficiência está associada. A deficiência de vitamina C é associada a maior suscetibilidade à infecção da ferida.[138]

A vitamina A pode reverter efeitos deletérios decorrentes do uso de esteroides em processos de reparação de feridas, com benefícios adicionais no tratamento de feridas diabéticas e tumores. O zinco (Zn) também exerce influência, sendo observados benefícios quando utilizado topicamente.[139,140]

REFERÊNCIAS BIBLIOGRÁFICAS

1. Garland T Jr, Zhao M, Saltzman W. Hormones and the evolution of complex traits: Insights from artificial selection on behavior. Integr Comp Biol. 2016;56(2):207-24.
2. Cox RM, McGlothlin JW, Bonier F. Hormones as mediators of phenotypic and genetic integration: an evolutionary genetics approach. Integr Comp Biol. 2016;56(2):126-37.
3. Lazar MA, Birnbaum MJ. Principles of hormone action. In: Melmed S, Polonsky KS, Larsen PR, Kronenberg HM (eds.). Williams textbook of endocrinology. 13. ed. Philadelphia: Elsevier; 2016. p. 18-48.
4. Garland T Jr, Freeman PW. Selective breeding for high endurance running increases hindlimb symmetry. Evolution. 2005;59:1851-4.
5. Rezende EL, Diniz-Filho JAF. Phylogenetic analyses: comparing species to infer adaptations and physiological mechanisms. Compr Physiol. 2012;2:639-74.
6. Dantzer B, Westrick SE, van Kesteren F. Relationships between endocrine traits and life histories in wild animals: insights, problems, and potential pitfalls. Integr Comp Biol. 2016;56(2):185-97.
7. Malisch JL, Breuner CW, Gomes FR, et al. Circadian pattern of total and free corticosterone concentrations, corticosteroid-binding globulin, and physical activity in mice selectively bred for high voluntary wheel-running behavior. Gen Comp Endocrinol. 2008;156:210-7.
8. Nicolaides NC, Charmandari E, Chrousos GP, Kino T. Recent advances in the molecular mechanisms determining tissue sensitivity to glucocorticoids: novel mutations, circadian rhythm and ligand-induced repression of the human glucocorticoid receptor. BMC Endocr Disord. 2014;14:71.
9. Melmed S, Polonsky KS, Larsen PR, Kronenberg HM (eds.). Williams textbook of endocrinology. 13. ed. Philadelphia: Elsevier; 2016.
10. Richards J, Gumz ML. Advances in understanding the peripheral circadian clocks. FASEB J. 2012;26(9):3602-13.

11. Gnocchi D, Bruscalupi G. Circadian rhythms and hormonal homeostasis: Pathophysiological implications. Biology. 2017;6:10:1-20.
12. Serin Y, Tek NA. Effect of circadian rhythm on metabolic processes and the Regulation of energy balance. Ann Nutr Metab. 2019;74:322-30.
13. Bornstein SR, Ehrhart-Bornstein M, Usadel H, et al. Morphological evidence for a close interaction of chromaffin cells with cortical cells within the adrenal gland. Cell Tissue Res. 1991;265:1-9.
14. de Kloet ER, Joels M, Holsboer F. Stress and the brain: from adaptation to disease. Nat Rev Neurosci. 2005;6:463e75.
15. Schacke H, Docke WD, Asadullah K. Mechanisms involved in the side effects of glucocorticoids. Pharmacology & Therapeutics. 2002;96:23-4.
16. Rhen T, Cidlowski JA. Antiinflammatory action of glucocorticoids – new mechanisms for old drugs. N Engl J Med. 2005;353(16):1711.
17. Ramamoorthy S; Cidlowski JA. Corticosteroids- – Mechanisms of action in health and disease. Rheum Dis Clin North Am. 2016;42(1):15-31.
18. McEwen BS, Davis PG, Parsons B, Pfaff DW. The brain as a target for steroid hormone action. Annu Rev Neurosci. 1992;2:65-112.
19. Pacák K, Palkovits M, Kvetnansky R et al. Effects of various stressors on in vivo norepinephrine release in the hypothalamic paraventricular nucleus and on the pituitary-adrenocortical Axis. Ann N Y Acad Sci. 1995; 771:115-30.
20. Lundberg U. Catecholamines. In: Fink G (ed.). Encyclopedia of stress. New York: Academic Press; 2000. p. 408-13.
21. McEwen BS. The neurobiology of stress: from serendipity to clinical relevance. Brain Res. 2000;886(12):172-89.
22. Buckingham JC. Effects of stress on glucocorticoids. In: Fink G (ed.). Encyclopedia of stress. New York: Academic Press; 2000. p. 229-38.
23. Maureen KW, Charles W. Pituitary-adrenal physiology during pregnancy. Endocrinologist. 2001;11:159-70.
24. Lindsay JR, Nieman LK. The hypothalamic-pituitaryadrenal axis in pregnancy: challenges in disease detection and treatment. Endocr Rev. 2005;6:2004-25.
25. Raff H, Carroll T. Cushing's syndrome: from physiological principles to diagnosis and clinical care. J Physiol. 2015;593(3):493-506.
26. Wagner-Bartak NA, Baiomy A, Habra MA, MukhI SV, Morani AC, Korivi BR, et al. Cushing's syndrome: diagnostic analysis and imaging features, with clinical and pathological correlation. American Journal of Roentgenology. 2017;209(1):19-32.
27. Kochar IS, Ramachandran S, Sethi A. A variable course of Cushing's disease in a 7 year old: diagnostic dilemma. Journal of Pediatric Endocrinology and Metabolism. 2018;31(11):1285-8.
28. Lynnette K, Nieman MD. Cushing's syndrome: Update on signs, symptoms and biochemical screening. Eur J Endocrinol. 2015;173(4):M33-M38.
29. Bauduin SE, Van Der Wee NJ, Van Der Werff SJ. Structural brain abnormalities in Cushing's syndrome. Current Opinion in Endocrinology, Diabetes and Obesity. 2018;25(4):285-9.
30. Sinha RA, et al. Thyroid hormone stimulates hepatic lipid catabolism via activation of autophagy. J Clin Invest. 2012;122(7):2428-38.
31. Cunningham SK, McKenna TJ. Dissociation of adrenal androgen and cortisol secretion in Cushing's syndrome. Clin Endocrinol (Oxf). 1994;41:795-800.
32. Weber AL, Randolph G, Aksoy FG. The thyroid and parathyroid glands. CT and MR imaging and correlation with pathology and clinical findings. Radiol Clin North Am. 2000;38(5):1105-29.
33. Vono-toniolo J, Koop P. Tryroglobulin gene mutations and other genetic defects associated with congetital hypothyroidism. Arqu Bras Endocrinol Metab. 2004;48(1):70-82.
34. Gray H. Gray's anatomy, the anatomical basis of clinical practice. 39. ed. Elsevier Churchill Livingstone; 2008.
35. Fancy T, Gallagher D, Hornig JD. Surgical anatomy of the thyroid and parathyroid glands. Otolaryngologic Clinics of North America. 2010;43(2):221-7.
36. Mullur R, Liu Y, Brent GA. Thyroid hormone regulation of metabolism. Physiological Reviews. 2014;94(2):355-82.
37. Hershman JM. Clinical application of thyrotropin-releasing hormone. N Engl J Med. 1974;290:886-90.
38. Tanjasiri P, Kozbur X, Florsheim WH. Somatostatin in the physiologic feedback control of thyrotropin secretion. Life Sci. 1976;19:657-60.
39. Scanlon MF, Weightman DR, Shale DJ, Mora B, Heath M, Snow MH, et al. Dopamine is a physiological regulator of thyrotrophin (TSH) secretion in normal man. Clin Endocrinol. 1979;10:7-15.
40. Jackson IMD. Thyrotropin-releasing hormone. N Engl J Med. 1982;306:145-55.
41. Gary KA, Winokur A, Douglas SD, Kapoor S, Zaugg L, Dinges DF. Total sleep deprivation and the thyroid axis: effects of sleep and waking activity. Aviat Space Environ Med. 1996;67:513-9.
42. Seoane LM, Carro E, Tovar S, Casanueva FF, Dieguez C. Regulation of in vivo TSH secretion by leptin. Regul Pept. 2000;92:25-9.
43. Ghamari-Langroudi M, Vella KR, Srisai D, Sugrue ML, Hollenberg AN, Cone RD. Regulation of thyrotropin-releasing hormone-expressing neurons in paraventricular nucleus of the hypothalamus by signals of adiposity. Mol Endocrinol. 2010;24:2366-81.
44. Spencer CA, LoPresti JS, Patel A, Guttler RB, Eigen A, Shen D, et al. Applications of a new chemiluminometric thyrotropin assay to subnormal measurement. J Clin Endocrinol Metab. 1990;70:453-60.
45. Goichot B, Weibel L, Chapotot F, Gronfier C, Piquard F, Brandenberger G. Effect of the shift of the sleep-wake cycle on three robust endocrine markers of the circadian clock. Am J Physiol. 1998;275:E243-E248.
46. Fox CS, Pencina MJ, D'Agostino RB, Murabito JM, Seely EW, Pearce EN, et al. Relations of thyroid function to body weight: cross-sectional and longitudinal observations in a community-based sample. Arch Intern Med. 2008;168:587-92.
47. Iwen KA, Schroder E, Brabant G. Thyroid hormones and the metabolic syndrome. Eur Thyroid J. 2013;2:83-92.
48. Knudsen N, Laurberg P, Rasmussen LB, Bulow I, Perrild H, Ovesen L, et al. Small differences in thyroid function may be important for body mass index and the occurrence of obesity in the population. J Clin Endocrinol Metab. 2005;90:4019-24.
49. Oppenheimer JH, Schwartz HL, Lane JT, Thompson MP. Functional relationship of thyroid hormone-induced lipogenesis, lipolysis, and thermogenesis in the rat. J Clin Invest. 1991;87:125-32.
50. Motomura K, Brent GA. Mechanisms of thyroid hormone action. Implications for the clinical manifestation of thyrotoxicosis. Endocrinol Metab Clin N Am. 1998;27:1-23.
51. Brent GA. Mechanisms of thyroid hormone action. J Clin Invest. 2012;122:3035-43.
52. Oppenheimer JH, Schwartz HL, Lane JT, Thompson MP. Functional relationship of thyroid hormone-induced lipogenesis, lipolysis, and thermogenesis in the rat. J Clin Invest. 1991;87:125-32.
53. Lopez M, Alvarez CV, Nogueiras R, Dieguez C. Energy balance regulation by thyroid hormones at central level. Trends Mol Med. 2013;19:418-27.
54. Iwen KA, Schroder E, Brabant G. Thyroid hormones and the metabolic syndrome. Eur Thyroid J. 2013;2:83-92.
55. Mullur R, Liu Y, Brent GA. Thyroid hormone regulation of metabolism. Physiological Reviews. 2014;94(2):355-82.
56. Sinha RA, et al. Thyroid hormone stimulates hepatic lipid catabolism via activation of autophagy. J Clin Invest. 2012;122(7):2428-38.
57. Terzolo M, Pia A, Reimondo G. Subclinical Cushing's syndrome: definition and management. Clin Endocrinol (Oxf). 2012;76(1):12-8.
58. Bassett JHD, Williams GR. The molecular actions of thyroid hormone in bone. Trends Endocrinol Metab. 2003;14(8):356-64.
59. Pierce JG, Parsons TF. Glycoprotein hormones: structure and function. Annu Rev Bio Chem. 1981;50:465-95.
60. Gharib SD, Wierman ME, Shupnik MA, Chin WW. Molecular biology of the pituitary gonadotropins. Endocr Rev. 1990;11(1):177-99.
61. Nicol L, Faure MO, McNeilly JR, Fontaine J, Taragnat C, McNeilly AS. Bone morphogenetic protein-4 interacts with activin and GnRH to modulate gonadotropin secretion in LβT2 gonadotrophs. J Endocrinol. 2008;196:497-507.

62. Plakkot B, Saju SS, Kanakkaparambil R. A review article on gonadotropins and their significant contribution in ovarian follicle development. The Pharma Innov J. 2018;7(11):433-8.
63. Hallberg L, et al. Menstrual blood loss – a population study. Variation at different ages and attempts to define normality. Acta Obstet Gynecol Scand. 1966;45(3):320-51.
64. Treloar AE, et al. Variation of the human menstrual cycle through reproductive life. Int J Fertil. 1967;12(1 Pt 2):77-126.
65. Presser HB. Temporal data relating to the human menstrual cycle. Ferin IM, et al. (eds.). In: Biorhythms and human reproduction. New York: John Wiley and Sons: 1974. p. 145-60.
66. Hawkins SM, Martin M, Matzuk MM. Menstrual cycle: Basic biology. Ann N Y Acad Sci. 2008;1135:10-8.
67. Simpson ER: Sources of estrogen and their importance. J Steroid Biochem Mol Biol. 2003;86:225-30.
68. Murphy E, Kelly DP. Estrogen signaling and cardiovascular disease. Circulation Research. 2011;109(6):687-96.
69. Samavat H, Kurzer MS. Estrogen metabolism and breast cancer. Cancer Lett. 2015;356(200):231-43.
70. Stachenfeld NS, Keefe DL, Palter SF. Estrogen and progesterone effects on transcapillary fluid dynamics. Am J Physiol Regul Integr Comp Physiol. 2001;281(4):R1319-29.
71. Mauvais-Jarvis F, Clegg DJ, Hevener AL. The role of estrogens in control of energy balance and glucose homeostasis. Endocr Rev. 2013;34(3):309-38.
72. Bhardwaj P, Au CC, Benito-Martin A, Ladumor H, Oshchepkova S, Moges R, Brown KA. Estrogens and breast cancer: Mechanisms involved in obesity-related development, growth and progression. J Steroid Biochem Mol Biol. 2019;189:161-70.
73. Kelsey JL, Gammon MD, John EM. Reproductive factors and breast cancer. Epidemiol Rev. 1993;15(1):36-47.
74. Pike MC, et al., Estrogens, progestogens, normal breast cell proliferation, and breast cancer risk. Epidemiol Rev. 1993;15(1):7-35.
75. Cui J, Shen Y, Li R. Estrogen synthesis and signaling pathways during aging: from periphery to brain Trends in Molecular Medicine. 2013;19(3):197-209.
76. Marshall J. A field trial of the basal-body-temperature method of regulating births. Lancet. 1968;2:8-10.
77. Moghissi KS. Prediction and detection of ovulation. Fertil Steril. 1980;34:89-98.
78. Goletiani NV, Keith DR, Gorsky SJ. Progesterone: review of safety for clinical studies. Exp Clin Psychopharmacol. 2007 Oct;15(5):427-44.
79. Shilaih M, Goodale BM, Falco L, Florian Kübler F, et al. Modern fertility awareness methods: wrist wearables capture the changes in temperature associated with the menstrual cycle. Biosci Rep. 2018 21;38(6):BSR20171279.
80. Sitruk-Ware R. New progestogens: a review of their effects in perimenopausal and postmenopausal women. Drugs Aging. 2004;21(13):865-83.
81. Campagnoli C, Clavel-Chapelon F, Kaaks R, Peris C, Berrino F. Progestins and progesterone in hormone replacement therapy and the risk of breast cancer. J Steroid Biochem Mol Biol. 2005.96(2):95-108.
82. Lieberman A, Curtis L. In defense of progesterone: A review of the literature. Altern Ther Health Med. 2017;23(6):24-32.
83. Delemarre-van de Waal HA. Regulation of puberty. Best Pract Res Clin Obstet Gynaecol. 2002;16:1-12.
84. Rosenfield RL, Lipton RB, Drum ML. Thelarche, pubarche, and menarche attainment in children with normal and elevated body mass index. Pediatrics. 2009;123:84-8.
85. Sørensen K, Aksglaede L, Petersen JH, Juul A. Recent changes in pubertal 564 timing in healthy Danish boys: Associations with body mass index. J Clin Endocrinol Metab. 2010;95:263-70.
86. Walvoord EC. The timing of puberty: is it changing? Does it matter? J Adolesc Health. 2010;47:433-9.
87. Kaplowitz PB, Slora EJ, Wasserman RC, Pedlow SE, HermanGiddens ME. Earlier onset of puberty in girls: relation to increased body mass index and race. Pediatrics. 2001;108:347-53.
88. Leka-Emiri S, Chrousos GP, Kanaka-Gantenbein C. The mystery of puberty initiation: genetics and epigenetics of idiopathic central precocious puberty (ICPP). J Endocrinol Invest. 2017;40:789-802.
89. Tanner JM. Growth at adolescence. 2. ed. Oxford: Blackwell Scientific; 1962.
90. Marshall WA, Tanner JM. Variation in the pattern of pubertal changes in boys. Arch Dis Child. 1970;45:13-23.
91. Saito MI. Maturação sexual: auto-avaliação do adolescente. Pediatr. 1984;6:111-5.
92. Neinstein LS. Adolescent self-assessment of sexual maturation: reassessment and evaluation in a mixed ethnic urban population. Clin Pediatr. 1982;21:482-4.
93. Williams RL, Cheyne KL, Houtkooper LK, Lohman TG. Adolescent self-assessment of sexual maturation. Effects of fatness classification and actual sexual maturation stage. J Adolesc Health Care. 1988;9:480-2.
94. Boas SR, Falsetti D, Murphy TD, Orenstein DM. Validity of self-assessment of sexual maturation in adolescent male patients with cystic fibrosis. J Adolesc Health. 1995;17:42-5.
95. Hergenroeder AC, Hill RB, Wong WW, Sangi-Haghpeykar H, Taylor W. Validity of self-assessment of pubertal maturation in African American and European American adolescents. J Adolesc Health. 1999;24:201-5.
96. Hick KM, Katzman DK. Self-assessment of sexual maturation in adolescent females with anorexia nervosa. J Adolesc Health. 1999;24:206-11.
97. Bonat S, Pathomvanich A, Keil MF, Field AE, Yanovski JA. Self-assessment of pubertal stage in overweight children. Pediatrics. 2002;110:743-7.
98. Kaplowitz PB, Slora EJ, Wasserman RC, Pedlow SE, HermanGiddens ME. Earlier onset of puberty in girls: relation to increased body mass index and race. Pediatrics. 2001;108:347-53.
99. Reinehr T, Roth CL. Is there a causal relationship between obesity and puberty? Lancet Child Adolesc Health. 2019;3:44-54.
100. Lapidus L, Bengtsson C, Bjorntorp P. The quantitative relationship between "the metabolic syndrome" and abdominal obesity in women. Obes Res. 1994;2:372-7.
101. Harlow SD. Menstrual cycle changes as women approach the final menses: What matters? Obstet Gynecol Clin North Am. 2018;45(4):599-611.
102. Goran MI, Gower BA. Longitudinal study on pubertal insulin resistance. Diabetes. 2001;50:2444-50.
103. Blümel JE, Lavín P, Vallejo MS, Sarrá S. Menopause or climacteric, just a semantic discussion or has it clinical implications? Climacteric. 2014;17(3):235-41.
104. Schoenaker D, Jackson CA, Rowlands JV, Mishra GD. Socioeconomic position, lifestyle factors and age at natural menopause: a systematic review and meta-analyses of studies across six continents. Int J Epidemiol. 2014;43:1542-62.
105. Grady D. Postmenopausal hormones – therapy for symptoms only. N Engl J Med. 2003;348(19):1835-7.
106. Maclennan AH, Lester S, Moore V. Oral estrogen replacement therapy versus placebo for hot flushes: a systematic review. Climacteric. 2001;4(1):58-74.
107. Maclennan AH, Broadbent JL, Lester S, Moore V. Oral oestrogen and combined oestrogen/progestogen therapy versus placebo for hot flushes. Cochrane Database Syst. Rev 2004;4CD002978.
108. Skouby SO, Al-AZzawi F, Barlow D, et al. Climacteric medicine: European Menopause and Andropause Society (EMAS) 2004/2005 position statements on peri- and postmenopausal hormone replacement therapy. Maturitas. 2005;51(1):8-14.
109. Hickey M, Davis SR, Sturdee DW. Treatment of menopausal symptoms: what shall we do now? Lancet. 2005;366(9483):409-21.
110. Visha MG, Karunagaran M. A review on wound healing. Int J Clinicopathol Correl. 2019;3:50-9.
111. Blanpain C, Fuchs E. Epidermal homeostasis: A balancing act of stem cells in the skin. Nat Rev Mol Cell Biol. 2009;10:207-17.

112. Schmidt BA, Horsley V. Intradermal adipocytes mediate fibroblast recruitment during skin wound healing. Development. 2013;140:1517-27.
113. Chou WC, Takeo M, Rabbani P, et al. Direct migration of follicular melanocyte stem cells to the epidermis after wounding or UVB irradiation is dependent on Mc1r signaling. Nat Med. 2013;19:924-9.
114. Rodrigues M, Kosaric N, Bonham CA, Gurtner GC. Wound healing: A cellular perspective. Physiol Rev. 2019;99(1):665-706.
115. Shah JB. The history of wound care. Journal of the American College of Certified Wound Specialists. 2011;3:65-6.
116. Lewis T, Grant R. Vascular reaction of the skin. Part II. The liberation of histamine like substance in injured skin; The underlying cause of factitious urticarial and wheal produced by burning, and observations upon the nervous controls of certain skin reactions. Heart. 1924;11:209-65.
117. Childs DR, Murthy AS. Overview of wound healing and management. Surg Clin N Am. 2017;7:189-207.
118. Clark RAF. Regulation of fibroplasia in cutaneous wound repair. Am J Med Sci. 1993;306:42-8.
119. Kim WJH, Gittes GK, Longaker MT. Signal transduction in wound pharmacology. Arch Pharm Res. 1998;21(5):487-95.
120. Goldman R. Growth factors and chronic wound healing: past, present, and future. Adv Skin Wound Care. 2004;17(1):24-35.
121. Raja SK, Garcia MS, Isseroff RR. Wound re-epithelialization: modulating keratinocyte migration in wound healing. Front Biosci. 2007;12:2849-68.
122. Barrientos S, Stojadinovic O, Golinko MS, Brem H, Tomic-Canic M. Growth factors and cytokines in wound healing. Wound Repair Regen. 2008;16:585-601.
123. Lech M, Anders H. Macrophages and fibrosis: how resident and infiltrating mononuclear phagocytes orchestrate all phases of tissue injury and repair. Biochim Biophys Acta. 2013;1832(7):989-97.
124. Krafts KP. Tissue repair: The hidden drama. Organogenesis. 2010;6(4):225-33.
125. Reinke JM, Sorg H. Wound repair and regeneration. Eur Surg Res. 2012;49:35-43.
126. Broughton GII J, Janis JE, Attinger CE. A brief history of wound care. Plastic and Reconstructive Surgery. 2006;117(7S):6S-11S.
127. Velnar T, Bailey T, Smrkolj V. The wound healing process: an overview of the cellular and molecular mechanisms. J Int Med Res. 2009;37(5):1528-42.
128. Martinez-Zapata MJ, Martí-Carvajal AJ, Solà I, et al. Autologous platelet-rich plasma for treating chronic wounds. Cochrane Database Syst Rev. 2012;10:CD006899.
129. Eming SA, Hammerschmidt M, Krieg T, Roers A. Interrelation of immunity and tissue repair or regeneration. Semin Cell Dev Biol. 2009;20:517-27.
130. Beidler SK, Douillet CD, Berndt DF et al. Inflammatory cytokine levels in chronic venous insufficiency ulcer tissue before and after compression therapy. J Vasc Surg. 2009;49:1013-20.
131. Eming SA, Koch M, Krieger A, Brachvogel B, et al. Differential proteomic analysis distinguishes tissue repair biomarker signatures in wound exudates obtained from normal healing and chronic wounds. J. Proteome Res. 2010;9:4758-66.
132. Forrester JS, Bick-Forrester J. Persistence of inflammatory cytokines cause a spectrum of chronic progressive diseases: implications for therapy. Med Hypotheses. 2005;65(2):227-31.
133. Pastar I, Stojadinovic O, Krzyzanowska A, Barrientos S, et al. Attenuation of the transforming growth factor β-signaling pathway in chronic venous ulcers. Mol Med. 2010;16:92-101.
134. Stojadinovic O, Pastar I, Nusbaum AG, et al. Deregulation of epidermal stem cell niche contributes to pathogenesis of nonhealing venous ulcers. Wound Repair Regen. 2014;22:220-7.
135. Tandara AA, Mustoe TA. Oxygen in wound healing – more than a nutrient. World J Surg. 2004;28(3):294-300.
136. Zaizen Y, Ford EG, Costin G, et al. Stimulation of wound bursting strength during protein malnutrition. J Surg Res. 1990;49(4):333-6.
137. Arnold M, Barbul A. Nutrition and wound healing. Plast Reconstr Surg. 2006;117(7S):42S-58S.
138. Padh H. Vitamin C: newer insights into its biochemical functions. Nutr Rev. 1991;49(3):65-70.
139. Ehrlich HP, Hunt TK. Effects of cortisone and vitamin A on wound healing. Ann Surg. 1968;167(3):324.
140. Lansdown AB, Mirastschijski U, Stubbs N, Scanlon E, Ågren MS. Zinc in wound healing: theoretical, experimental, and clinical aspects. Wound Repair Regen. 2007;15:2-16.

CAPÍTULO 3

Fontes de energia

> **Pontos-chave**
>
> ▶ Os carboidratos, as gorduras e as proteínas fornecem a energia necessária para a manutenção das funções orgânicas tanto em repouso quanto durante a atividade física.
> ▶ Uma das funções dos carboidratos consiste em funcionar como ativador do metabolismo das gorduras. Se o metabolismo dos carboidratos é insuficiente, o organismo começa a mobilizar muito mais gordura do que consegue utilizar.
> ▶ Os aminoácidos fornecem a principal substância para síntese dos componentes celulares, assim como de tecido novo.
> ▶ A gordura é o substrato preferencial para o músculo estriado esquelético durante o exercício de baixa intensidade, enquanto o carboidrato é o substrato dominante no exercício de alta intensidade.
> ▶ A taxa de oxidação do ácido láctico pode variar após o término do exercício.

CARBOIDRATOS

A natureza dos carboidratos

Formado por átomos de carbono, hidrogênio e oxigênio, com estrutura química básica de uma molécula de açúcar simples, o monossacarídeo consiste em uma cadeia com 3 a 7 átomos de carbono, com os átomos de hidrogênio e oxigênio ligados por uma única valência. Os oligossacarídeos são formados por duas moléculas de monossacarídeos e os polissacarídeos por três ou mais moléculas.

Os polissacarídeos podem ser divididos em vegetais – amido e celulose; e animal – glicogênio (Tabela 1).

O papel dos carboidratos

A principal função dos carboidratos consiste em atuar como combustível energético para o organismo. Durante a digestão são transformados em açúcar simples com seis carbonos, antes de serem absorvidos pelo sangue e utilizados pelo organismo. É importante ingerir rotineiramente quantidades suficientes da substância para manter os depósitos corporais de glicogênio, que são relativamente limitados, pois no caso de ingestão de uma quantidade excessivamente pequena de carboidratos, a glicose será obtida a partir do desdobramento do glicogênio, e com isso esvaziam-se as reservas. Por outro lado, após uma refeição pode haver um excesso de carboidratos que se transformam prontamente em glicogênio muscular e hepático. Uma vez alcançada a capacidade da célula de armazenar glicogênio, os açúcares em excesso são transformados e armazenados na forma de gordura. Esse processo ocorre até mesmo quando a dieta é pobre em gordura.

O carboidrato é a principal fonte energética do músculo, e sugere-se que no metabolismo energético duran-

TABELA 1 Tipos de carboidratos

Tipos de carboidratos	Características	Exemplos
Monossacarídeos	Carboidratos simples – atuam como blocos (monômeros), base de formação de carboidratos complexos. Classificados de acordo com a cadeia principal de carbono, sendo os principais pentoses e hexoses (glicose). Facilmente absorvidos	Glicose, galactose e frutose
Dissacarídeos	Carboidratos formados por dois monossacarídeos por meio de ligações glicosídicas	Sacarose (formada por glicose e frutose), maltose (formada por duas moléculas de glicose) e lactose (formada por glicose e galactose)
Polissacarídeos	Carboidratos complexos formados por vários monossacarídeos unidos entre si por ligações glicosídicas. Absorção lenta	Amido, celulose e glicogênio

te o exercício, especialmente do glicogênio muscular, existe relação entre o tempo de sustentação do exercício e a quantidade de glicogênio muscular disponível para ressíntese da molécula de adenosina trifosfato (ATP). Portanto, a atividade muscular intensa e prolongada torna-se mais eficiente quando há ingestão prévia de elevadas quantidades deste nutriente. Quando o trabalho é muito prolongado, esgota-se a reserva orgânica de carboidratos e o organismo lança mão de triglicerídeos musculares, por glicose, além de ácidos graxos livres circulantes no plasma.[1-3]

O glicogênio é formado como um polímero ramificado de glicose, servindo como depósito de energia essencial nutricional, e pode ser prontamente mobilizado quando a energia é necessária. O glicogênio hepático contribui para a homeostase da glicose liberando-a no sangue, entretanto, o músculo esquelético não possui essa capacidade, mas é responsável por 80% da eliminação de glicose sob condições estimuladas por insulina. Dessa forma, captação e armazenamento de glicose muscular são fundamentais para controlar níveis de glicose no sangue.[4-6]

A combinação provável entre ação hormonal (adrenalina, noradrenalina e insulina) e a própria estrutura molecular do glicogênio muscular regula a entrada de substratos na fibra muscular. À medida que o tempo da atividade aumenta, ocorre uma elevação linear no nível sanguíneo de adrenalina. Essas alterações estão relacionadas com os ajustes cardiovasculares ao exercício, bem como com a mobilização do substrato. Níveis elevados de adrenalina aumentam a degradação do glicogênio muscular, o metabolismo dos carboidratos e a produção de lactato.[7,8]

Os carboidratos também produzem um efeito de preservação das proteínas. Em condições normais, a proteína desempenha um papel vital na manutenção, no reparo e no crescimento dos tecidos corporais e apenas um grau consideravelmente menor, como fonte energética alimentar. Entretanto, quando as reservas de carboidratos estão reduzidas, existem vias metabólicas para síntese de glicose a partir da proteína, a gliconeogênese.

Outra função dos carboidratos é funcionar como ativador do metabolismo das gorduras. Se existe um metabolismo insuficiente dos carboidratos, quer por limitação no transporte de glicose para dentro da célula – como ocorre no diabetes, quer por depleção do glicogênio – em virtude de uma dieta inadequada ou de exercícios prolongados, o organismo começa a mobilizar muito mais gordura do que consegue utilizar. O resultado é um metabolismo incompleto das gorduras e o acúmulo de coprodutos ácidos denominados corpos cetônicos.

Cabe destacar que o sistema nervoso central (SNC) utiliza a glicose sanguínea quase que exclusivamente como combustível e, essencialmente, não possui nenhum suprimento armazenado desse nutriente.

GORDURAS

A natureza das gorduras

O tecido adiposo, ou tela subcutânea, localizado abaixo da derme reticular foi inicialmente reconhecido como um depósito de armazenamento de energia inerte na forma de triglicerídeos, sendo a primeira citação de 1837. Embora existam adipócitos na derme, possuem características distintas dos adipócitos da tela subcutânea, possuem altas taxas de renovação e estão relacionados a processos de cicatrização de feridas.[9-12]

Além dos adipócitos, o tecido adiposo é composto por células endoteliais, células sanguíneas, fibroblastos, pericitos, macrófagos e vários tipos de células imunes.[13]

Uma molécula de gordura possui os mesmos elementos estruturais da molécula de carboidrato, mas a ligação dos átomos específicos é profundamente diferente. Especificamente a relação de hidrogênio para o oxigênio é consideravelmente maior no composto lipídico.

Os triglicerídeos constituem as gorduras mais abundantes encontradas no corpo humano. É a principal forma de armazenamento de gorduras, com mais de 99% da gordura corporal sendo armazenada dessa forma. Eles são classificados como gorduras simples que usualmente são denominadas neutras.

A hipertrigliceridemia (HTG) é um problema muito comum, com prevalência de aproximadamente 10% na população adulta, sendo a classificação de leve a moderada semelhante à obesidade do diabetes tipo 2, com aumento surpreendente nas últimas décadas. São considerados normolipidêmicos indivíduos com valores de TG pós-prandial que raramente excedem 4,6 mmol/L (400 mg/L). É considerado valor superior para TG de jejum "normal" 1,7 mmol (150 mg/dL) sem concentração de jejum, e determinar a prevalência de HTG é complicado, uma vez que não há ponto de corte aceito. A HTG grave é definida como concentração plasmática de TG > 10 mmol/L (> 885 mg/dL) e tem prevalência variando de 0,10 a 0,20%, enquanto HTG muito grave é rara, definida em TG > 20 mmol/L (> 1.770 mg/dL), com prevalência de 0,014%.[14-17]

Há também as gorduras compostas, que são formadas por gordura neutra em combinação com outras substâncias químicas; e também as gorduras derivadas, que incluem substâncias das gorduras simples e compostas, sendo o colesterol a mais amplamente conhecida.

O tecido adiposo é classificado por cores distintas observáveis inicialmente em dois tipos, branco e marrom, com diferenças fisiológicas e funções especializadas do tecido também diferindo em forma, tamanho e estrutura intracelular de suas organelas. Os adipócitos brancos apresentam geralmente forma esférica e contêm uma gota grande e única de lipídio impelindo todas as outras organelas, incluindo o núcleo, para a periferia da célula, e podem se expandir até quase 100 μm de diâmetro. Os adipócitos marrons, de 15 a 50 μm, contêm várias gotículas de lipídios dispersas ao longo de uma célula de forma elipsoidal enriquecida com mitocôndrias contendo ferro, provendo a coloração característica.[18-19]

O tecido adiposo branco é o principal responsável pelo armazenamento de energia, comunicação endócrina e sensibilidade à insulina. Já o tecido adiposo marrom está relacionado à produção de calor sem tremores, fundamental para a manutenção da temperatura corporal, e apresenta atividade correlacionada à fotoperidiocidade (maior no inverno). Contribui para a oxidação de gordura corporal total e termogênese induzida por dieta, e embora originalmente atribuído apenas a bebês, sua presença metabolicamente ativa nas regiões supraclavicular e torácica de adultos foi observada, principalmente em mulheres, e sua atividade é inversamente correlacionada com a idade e o índice de massa corporal.[20-23]

Além das cores branca e marrom, recentemente foram acrescidos mais dois tons de adipócitos na classificação por matizes, bege e rosa. Os adipócitos bege apresentam características de células de gordura marrom, e representam um tipo distinto de célula de gordura termogênica. Foram originalmente observados em resposta à exposição ao frio em roedores e são mais característicos destes animais, no entanto, muitos estudos identificaram que dieta e exercício, dentre outros, possam desencadear sua produção também em seres humanos.[24-30]

Os adipócitos de tonalidade rosa, descritos em camundongos fêmeas pela primeira vez em 2014, com formação incerta nos seres humanos, parecem derivar de adipócitos brancos, com características epiteliais para formar alvéolos secretores de leite, e promovem no tecido uma tonalidade rosa. Apresentam gotículas lipídicas compartimentadas, projeções citoplasmáticas e organelas abundantes, incluindo mitocôndrias, peroxissomos e retículo endoplasmático rugoso, estrutura mais típica de células epiteliais. São alvo de pesquisas relacionadas ao câncer de mama, visto que há perda de um fator de transcrição adipogênico chave dentro do epitélio secretor mamário. Enfim, a plasticidade dos adipócitos pode identificar novos alvos terapêuticos para combater a obesidade e suas consequências patológicas, bem como o câncer.[31-33]

O papel das gorduras

O papel mais amplo do adipócito na sinalização celular, além de funções secretoras, produção de proteínas específicas e sensibilidade à insulina, relacionada à regulação dos níveis de glicose no sangue, é reconhecido.[34-36] É fonte significativa de uma variedade de produtos proteicos, incluindo muitos hormônios endócrinos, como a leptina, importante descoberta nos estudos de obesidade, que atua como sinal aferente para os centros cerebrais centrais na regulação do peso corporal, além de ações periféricas que afetam o metabolismo da glicose e função imunológica.[37-39]

O maior risco de desenvolvimento de tumores malignos na obesidade envolve os níveis de leptina ou a sinalização desta, que são desregulados em doenças malignas da mama, tireoide, endométrio e gastrointestinais.[40]

A adiponectina, também secretada por adipócitos, é caracterizada por seus níveis circulantes notavelmente elevados e, ao contrário da leptina, os níveis diminuem em função do aumento da obesidade;[41] portanto, são menores em pacientes com obesidade do que em magros. Os efeitos anti-hiperglicêmicos, antiaterogênicos e anti-inflamatórios amplamente relatados da adiponectina tornaram-na um alvo terapêutico atraente para o tratamento da obesidade e resistência à insulina. No entanto, os esforços para desenvolver terapias visando a função da adiponectina foram impedidos por sua estrutura e regulação complexas.[42]

A resistina é a mais recente descoberta dos hormônios derivados de adipócitos, porém é secretada predominantemente por macrófagos. Sua denominação está relacionada à indução de resistência à insulina, e o papel das funções e mecanismos de ação ainda não foi completamente elucidado.[43-47]

Os hormônios esteroides são reguladores importantes do desenvolvimento e da distribuição de tecido adiposo, e os adipócitos expressam níveis elevados de muitos receptores destes, podendo transmitir respostas genômicas e não genômicas.[48,49]

O papel dos estrogênios no tecido adiposo é contraditório, entretanto, a maioria dos estudos indica que o estrogênio inibe a diferenciação dos adipócitos.[19]

Semelhante ao estrogênio, ações contraditórias dos androgênios na diferenciação e função dos adipócitos são relatadas, e esses dados apontam a importância de considerar os efeitos específicos relacionados ao sexo, depósito no organismo. A testosterona e o androgênio não aromatizável, di-hidrotestosterona, inibem a diferenciação de pré-adipócitos obtidos de depósitos subcutâneos e omentais de homens e mulheres; embora a magnitude do efeito inibitório possa diferir entre os sexos,[50,51] a maioria dos estudos indica que exercem efeitos inibitórios na adipogênese.

Os glicocorticoides atuam no desenvolvimento de adipócitos e promovem a hipertrofia e a diferenciação dos depósitos de gordura central, que podem levar à obesidade abdominal e resistência à insulina.[52,53]

A vitamina D é outro hormônio esteroide que pode regular a adipogênese e, ao contrário da maioria das vitaminas solúveis em água excretadas pela urina quando em excesso, junto com as outras vitaminas solúveis em gordura (A, E e K) pode ser armazenada no tecido adiposo. Entretanto, seu papel no desenvolvimento de adipócitos em humanos também é controverso. Parece que indivíduos com sobrepeso ou obesos exibem uma prevalência maior de deficiência de vitamina D, e indivíduos com sobrepeso ou obesidade suplementados com a vitamina perderam significativamente mais massa gorda do que o grupo placebo, quando alimentados com dieta de restrição calórica[54,55] ou de manutenção de peso por 12 semanas.[56] A alegada inibição da adipogênese induzida por vitamina D não foi testada pelos estudos, e a ineficácia da suplementação também foi observada.[57,58]

Já a relação entre a obesidade e hipotireoidismo foi aventada desde 1888,[59] entretanto, os estudos sobre o envolvimento dos hormônios tireoidianos no desenvolvimento de tecido adiposo são controversos.[19]

A ação da insulina nos adipócitos estimula a captação de glicose, além de modular o metabolismo lipídico, aumentando o acúmulo e diminuindo a degradação de triglicerídeos, com subsequente liberação de ácidos graxos livres na circulação dentro do adipócito.

O tecido adiposo branco mantém a capacidade de se expandir durante a vida adulta para acomodar o excesso de ingestão calórica crônica. A expansão é caracterizada por adipócitos com acúmulo de lipídios e de tamanho aumentado (hipertrofia), aumento do número (hiperplasia ou adipogênese) ou, ainda, ambas as condições. As alterações podem influenciar a saúde cardiometabólica. Também pode ocorrer a deposição de gordura ectópica e "lipotoxicidade" em tecidos não adiposos, como musculoesquelético e fígado,[60-62] determinante significativo da denominada síndrome metabólica, do desenvolvimento de diabetes tipo 2 e de doenças cardiovasculares.[63]

As funções mais notáveis da gordura corporal incluem proporcionar a maior reserva corporal de energia potencial, funcionar como acolchoamento para a proteção dos órgãos vitais, criar isolamento em relação ao estresse térmico dos ambientes, ser veículo de transporte para as vitaminas lipossolúveis e funcionar como reservatório de água, uma vez que a gordura ao ser metabolizada produz água.

A reserva de gordura do organismo constitui cerca de 15% do peso corporal nos homens e 25% nas mulheres. A maior parte dessa gordura é disponibilizada para a produção energética, especialmente durante um exercício moderado e prolongado.

A gordura dietética funciona como carreador e meio de transporte para quatro vitaminas lipossolúveis: vitaminas A, D, E e K. Assim, a eliminação ou a redução significativa da gordura da dieta pode resultar em um menor nível dessas vitaminas, o que finalmente pode acarretar uma hipovitaminose.

A saída da gordura do estômago só se processa cerca de três horas após a ingestão, razão pela qual alguma gordura na dieta ajuda a retardar o início das "dores da fome" e contribui para a sensação de saciedade após uma refeição. A absorção das gorduras se faz mais intensamente nas porções superiores do intestino delgado, embora quantidades apreciáveis sejam também absorvidas no íleo. Na ingestão de quantidades moderadas de gordura, cerca de 95% são absorvidas. Há evidências de que os hormônios adrenocorticais afetam a absorção das gorduras que aparecem na linfa, mas não a absorção das que aparecem na circulação porta. A absorção está diminuída em animais adrenalectomizados e aumenta com a administração de hormônios glicocorticoides.

A inclusão de uma pequena quantidade de gordura aumenta o valor da saciedade das dietas pobres em calorias, o que as torna aceitáveis mais facilmente. Essa é uma das razões pelas quais as dietas redutoras que contêm quantidades moderadas de gordura são consideradas mais efetivas do que as dietas pobres em gorduras.[64]

Os ácidos graxos liberados pelos triglicerídeos nos locais de armazenamento das gorduras e fornecidos ao tecido muscular pela circulação contribuem consideravelmente para suprir as necessidades energéticas do exercício. Durante curtos períodos de exercício moderado, a energia deriva de quantidades aproximadamente iguais dos carboidratos e das gorduras. À medida que o exercício se prolonga por uma hora ou mais, observa-se um aumento gradual na quantidade de gordura utilizada para energia e, no exercício prolongado, a gordura pode fornecer quase 80% da energia total exigida.[65,66]

PROTEÍNAS

Proteínas são polímeros lineares constituídos por unidades monoméricas denominadas aminoácidos, e se dobram espontaneamente em estruturas tridimensionais que são determinadas pela sequência de aminoácidos; e sua função é diretamente dependente destas estruturas. As classificações estruturais dependem da similaridade e do subsequente agrupamento de moléculas relacionadas, ou famílias de proteínas, em grupos.[67]

As proteínas são as macromoléculas mais versáteis em sistemas vivos e desempenham funções cruciais em essencialmente todos os processos biológicos. Funcionam como catalisadores, transportam e armazenam outras moléculas como o oxigênio, fornecem suporte mecânico e proteção imunológica, geram movimento, transmitem impulsos nervosos e controlam o crescimento e a diferenciação.

A hipótese da estrutura tridimensional da proteína a partir da sequência de aminoácidos foi desafiadora em biofísica computacional, com muitas aplicações potenciais para algoritmos de previsão de estrutura para a função da proteína. A projeção de uma sequência de aminoácidos com uma estrutura tridimensional especificada também apresenta potencial para biotecnologia e medicina.[68]

A natureza das proteínas

Assim como os carboidratos e as gorduras, as proteínas apresentam na sua constituição átomos de carbono, de hidrogênio e de oxigênio. Além disso, as proteínas contêm nitrogênio, que perfaz cerca de 16% da molécula, juntamente com enxofre, fósforo e ferro.

A unidade estrutural das proteínas são os aminoácidos, os quais são em número de vinte. Nove deles não podem ser sintetizados pelo organismo e, portanto, terão que ser fornecidos pré-formados nos alimentos. Esses são denominados aminoácidos essenciais.

Todos os aminoácidos essenciais devem ser disponíveis ao mesmo tempo para síntese de uma proteína. Os aminoácidos não essenciais devem ser fornecidos ou deve haver precursores adequados, incluindo grupos amina de outros aminoácidos, de modo que eles possam ser sintetizados.

O papel das proteínas

A absorção das proteínas se faz, em condições normais, no intestino delgado, sob a forma de aminoácidos. Também são absorvidos pequenos fragmentos de peptídeos, os quais não servem para a síntese de proteínas nos tecidos. A absorção se processa por via sanguínea. Os aminoácidos deixam a mucosa intestinal através da circulação porta. Os aminoácidos absorvidos formam um *pool* comum com os derivados da degradação das proteínas teciduais, sendo utilizados indistintamente, e essa mistura já se inicia na luz intestinal.

A contribuição das proteínas como substrato energético é muito pequena, aproximadamente 2% do total necessário para os exercícios com menos de uma hora de duração. Entretanto, a sua participação pode aumentar discretamente no exercício prolongado – de 3 a 5 horas de duração –, podendo atingir de 5 a 15% do total necessário nos últimos minutos da atividade.[69]

Os aminoácidos fornecem a principal substância para síntese dos componentes celulares, assim como de tecido novo. Se a dieta é inadequada para satisfazer as necessidades calóricas e nutricionais da gestante, as proteínas são catabolizadas. Uma vez que a gravidez é, em essência, um estado anabólico com balanço de nitrogênio positivo, o aumento de quebra de proteínas para combater o inadequado fornecimento de energia reduzirá a disponibilidade de aminoácidos para o desenvolvimento do feto, com resultados adversos. Efeitos adversos similares sobre o feto muito provavelmente ocorrerão com uma dieta restrita em proteínas apesar de um consumo calórico adequado, em virtude da inter-relação das fontes de energia.[70]

As proteínas desempenham também um papel importante na regulação ácido-base da gordura corporal. Essa função de tamponamento é importante durante o exercício vigoroso, quando são formadas grandes quantidades de metabólicos ácidos.

As proteínas são essenciais para contração muscular e as existentes no tecido nervoso e conjuntivo são essencialmente fixas, enquanto a muscular e a hepática podem ser alteradas e utilizadas para produção de energia. Esse fato ajuda a explicar a rápida involução muscular durante os períodos de inatividade e a perda de tecido magro por pessoas submetidas a dietas de emagrecimento, especialmente se a dieta é extremamente pobre em carboidratos ou proteína.

O nível médio diário de ingestão suficiente para atender as necessidades de nutrientes de quase todas as pessoas saudáveis é de 56 g/dia, quantidade de proteína para um indivíduo de 70 kg, ou seja, 0,8 grama por quilo de peso corporal. Essa ingestão depende de fatores como idade, gênero, níveis de atividade física, gravidez e amamentação. A faixa de distribuição de macronutrientes aceitável é de 10-35% das calorias como proteína e expressa recomendações dietéticas no contexto de uma dieta completa. Vale ressaltar que o menor nível de ingestão de proteínas refletido nessa faixa é superior ao do nível médio de ingestão. Parece que existem benefícios específicos para a saúde em níveis de ingestão de proteínas que excedem significativamente o nível apontado, particularmente em indivíduos mais velhos, usando calorias flexíveis inerentes a diferentes padrões dietéticos.[71-73]

Diversas experiências revelam as consequências de uma dieta pobre em proteínas sobre a puberdade e a reprodução em ratos. Foi observado que ratos novos, com uma dieta relativamente pobre em proteína, de origem vegetal, tinham atraso na puberdade. Esse atraso era mais acentuado nos machos do que nas fêmeas. Também foi aventado que o acréscimo de proteína animal à dieta reduz a esterilidade e existe uma tendência à normalização da puberdade, da menopausa e do período de atividade reprodutora.[74,75]

O papel da ingestão de proteínas na reprodução é complexo, e ainda não está definido como a fonte ou a quantidade consumida podem afetar a função ovulatória ou a fertilidade da mulher. No entanto, a ingestão de proteínas tem sido associada a uma desregulação da esteroidogênese em mulheres com síndrome do ovário policístico, provavelmente pela redução da hiperinsulinemia. Foi demonstrado que em mulheres saudáveis uma dieta rica em proteínas, principalmente de proteínas animais, está significativamente associada a redução dos níveis de testosterona, bem como a potencial correlação entre a ingestão de proteínas e a síntese de androgênios.[76]

O consumo de proteínas, animais ou vegetais, foi associado a maior ou menor risco de infertilidade ovulatória significativa para mulheres com mais de 32 anos.[77]

Foi observada a redução acentuada da fertilidade em ratos com deficiência proteica e de cálcio, e também atraso na puberdade, resultante de restrição alimentar.[78,79]

É controversa a questão de suplementação proteica com intuito de estimular a síntese proteica, melhorar o desempenho ou manter a saúde de indivíduos com diferentes níveis de atividade física ou, ainda, com deficiências como na cirurgia bariátrica. Entretanto, seria negligente não considerar os potenciais efeitos adversos da ingestão de alta proteína.[80-82]

Embora o consumo de alto teor de proteína – acima da dieta atual recomendada para adultos – seja popular, potenciais efeitos adversos devem ser considerados.

Dietas ricas em proteínas podem ser adequadas para alguns indivíduos, mas não para outros; portanto, necessidades individuais específicas, bem como potenciais consequências negativas, devem ser consideradas com cautela antes da adoção de determinada dieta.

O conteúdo de proteína de uma dieta pode ser calculado por vários métodos, entretanto, devido à grande variabilidade individual nas necessidades calóricas, medir a ingestão com base na proporção de proteínas na ingestão total de energia parece ser o método mais interessante. É importante distinguir entre a quantidade de proteína necessária para otimizar a saúde óssea e muscular e a quantidade necessária para prevenir uma deficiência. É importante considerar que dietas ricas em proteínas são prejudiciais para doentes renais crônicos; mas para alguns pacientes sem a doença, o consumo de uma dieta rica em proteínas pode ser vantajoso. Além disso, a proteína dietética parece desempenhar um papel importante em outros processos metabólicos, como sinalização celular de saciedade e regulação termogênica e glicêmica no corpo.[83-85]

Transferência de energia

O metabolismo da energia, definido como a totalidade dos processos químicos de um organismo, tem grande importância na função corporal e é fundamental para o metabolismo basal, crescimento e atividade física.

A energia derivada de nutrientes (carboidratos, gorduras e proteínas) é transformada em outras formas de energia, como calor e trifosfato de adenosina (ATP). É essencial para a sobrevivência, pois impulsiona as funções celulares críticas em humanos usando vias bioquímicas complexas. O processo de geração de energia (ATP) a partir de nutrientes ocorre normalmente na forma de vias metabólicas complexas dentro da célula, categorizadas como catabólicas ou anabólicas, e compreende uma série de vias interconectadas que podem funcionar na presença ou ausência de oxigênio. O metabolismo aeróbio converte uma molécula de glicose em 30-32 moléculas de ATP. A fermentação ou metabolismo anaeróbio é menos eficiente do que o metabolismo aeróbio.[86,87]

A gordura armazenada representa a maior fonte corporal de energia potencial. As reservas reais de combustível da gordura acumulada representam cerca de 90.000 a 110.000 Kcal de energia. Em contraste, a reserva de energia na forma de carboidratos é inferior a 2.000 Kcal, sendo que, se o reservatório energético fosse na forma de carboidratos, o organismo teria o dobro do seu peso corporal, uma vez que os carboidratos são hidrófilos, por possuírem uma grande cadeia carbonada polar, e as gorduras são hidrófobas, por serem apolares.

Existe alguma gordura armazenada em todas as células, porém o fornecedor mais ativo de moléculas de ácidos graxos é o tecido adiposo. A mobilização de ácidos graxos livres a partir do tecido adiposo, lipólise, é aumentada pelos hormônios adrenalina, noradrenalina, glucagon e hormônio de crescimento. A injeção intravenosa de adrenalina, por exemplo, resulta em rápido aumento dos ácidos graxos livres plasmáticos, já que as concentrações plasmáticas desses hormônios aumentam durante o exercício.

A mobilização dos ácidos graxos livres no sangue é inibida pela insulina e pelo nível elevado de ácido láctico. A insulina inibe a lipólise por meio da inibição direta da atividade da lípase. Normalmente, o nível sanguíneo de insulina cai durante o exercício prolongado. No entanto, se houver o consumo de uma refeição ou bebida rica em carboidratos, de 30 a 60 minutos antes do exercício, a glicemia aumenta e mais insulina é liberada pelo pâncreas. Essa elevação da insulina sanguínea acarreta diminuição da lipólise e redução do metabolismo das gorduras.

O ácido láctico produzido durante o exercício parece ser oxidado após o seu término,[66] ou seja, ele é convertido em ácido pirúvico e utilizado como substrato energético pelo coração e pelo músculo esquelético.

A taxa de oxidação do ácido láctico pode variar após o término do exercício. Como demonstrado na Figura 1, a remoção do ácido láctico é mais rápida quando é realizada, após o exercício intenso, uma atividade leve e contínua. A justificativa para tais respostas reside no fato de que o exercício leve aumenta a oxidação do ácido láctico pelo músculo que está em atividade. Estima-se que a intensidade ideal do exercício para promover a remoção do ácido láctico é cerca de 30-40% do VO_2 máx.[88] Exercícios com intensidade mais elevada podem acarretar aumento da produção de ácido láctico e, consequentemente, impedir a sua remoção.

O METABOLISMO ENERGÉTICO

A energia celular

A estrutura química do ATP é formada por uma base nitrogenada (adenina), uma pentose (ribose) e três radicais fosfato, formando um nucleotídeo. O ATP é uma molécula extremamente lábil, que se decompõe rapidamente nas reações celulares. As ligações entre os dois grupos fosfato terminais representam as denominadas ligações de alta energia. A energia liberada, decorrente da quebra das ligações fosfáticas, representa a fonte energética imediata que pode ser utilizada pela célula para realizar trabalho. A regulação do metabolismo celular depende de um sistema neuro-hormonal complexo, que responde a uma variedade de estímulos e controla a utilização de substrato em células individuais. O sistema nervoso central (SNC) é um componente importante e vital da regulação do metabolismo energético. A secreção hormonal e a regulação de *feedback* por ele, além de fatores gastrointestinais, ingestão de substrato e metabolismo, são importantes para atingir a homeostase energética.

A produção de energia aeróbia é a via dominante de fornecimento de ATP durante a maioria das situações de exercício, e a provisão de ATP anaeróbio, advindo de vias metabólicas no músculo sem o imediato uso de oxigênio (O_2) também é necessária no início do exercício e durante o exercício intenso.[89-90]

O fornecimento contínuo de ATP aos processos celulares fundamentais que sustentam a contração do músculo esquelético durante o exercício é essencial para as atividades físicas com duração de segundos a várias horas. Os estoques musculares de ATP são pequenos, sendo assim, as vias metabólicas devem ser ativadas para manter as taxas necessárias de ressíntese, e incluem a fosforilação de substrato ("anaeróbia") e a fosforilação oxidativa, usando equivalentes redutores do metabolismo de carboidratos e gordura ("aeróbio"). A contribuição relativa desses metabólicos são determinadas principalmente pela intensidade e duração do exercício.[91,92]

O organismo pode gerar ATP pela via aeróbia (em presença de oxigênio) ou anaeróbia (sem a presença de oxigênio), podendo ser esta lática ou alática. Dentre os dois processos, o metabolismo aeróbio é a forma mais eficiente de gerar energia, pela sua grande capacidade de formar ATP sem produzir produtos tóxicos como o ácido lático e corpos cetônicos, e sem produzir grandes modificações no meio interno.

O processo pelo qual o organismo vai produzir o ATP está intimamente ligado à intensidade e duração da atividade física executada. Se o esforço físico é de curta duração e grande intensidade, a via de produção do ATP é anaeróbica, mas se o esforço físico for de longa duração, em baixa ou média intensidade, a via será aeróbica.

A regulação bioquímica do metabolismo energético permite que a produção energética seja modulada dependendo da necessidade e dos substratos disponíveis.[94]

A transferência de energia

A liberação de energia contida nas moléculas dos nutrientes é feita de forma lenta, em quantidades pequenas, de acordo com as necessidades das células. A energia contida nos alimentos não é transferida diretamente à célula, sendo concentrada em compostos ricos em energia, a adenosina-trifosfato (ATP). A energia incorporada ao ATP é utilizada em todos os processos celulares que requerem energia. A hidrólise do ATP constitui um processo no qual são liberados 7,3 Kcal de energia livre. O ATP é armazenado na célula somente em pequena quantidade, suficiente para o organismo realizar exercícios de grande intensidade somente durante alguns segundos.

AS INTER-RELAÇÕES DO METABOLISMO

A proteína tem uma pequena participação como substrato energético para a execução de exercícios físicos, contrariamente aos carboidratos e gorduras que são as principais fontes de energia de um indivíduo saudável que consome uma dieta balanceada. As inter-relações do metabolismo podem ser observadas na Figura 2.

Vários fatores determinam a preferência pelo substrato, dentre eles a dieta, a intensidade e a duração do exercício. Dietas ricas em gorduras e pobres em carboidratos promovem uma maior taxa do metabolismo das gorduras. No que concerne à intensidade do exercício, o de baixa intensidade depende sobretudo das gorduras. Nos casos dos exercícios de longa duração e de baixa intensidade, existe um aumento progressivo da quantidade de gordura oxidada pelos músculos em atividade.

A molécula de ácido graxo é transformada em acetil-CoA na mitocôndria, em um processo denominado oxidação beta. É importante salientar que a desintegração dos ácidos graxos está associada diretamente com a captação de oxigênio. É necessário dispor de oxigênio a fim de aceitar o hidrogênio para o prosseguimento da oxidação beta. Em condições anaeróbicas, o hidrogênio continua com a nicotinamida-adenina-dinucleotídeo (NAD) e a flavina-adenina-dinucleotídeo (FAD), e o catabolismo das gorduras é bloqueado.

Um aspecto interessante da usina metabólica é que a desintegração dos ácidos graxos parece depender em parte de um certo nível prévio e contínuo do catabolismo da glicose.

Convém frisar que o acetil-CoA entra no ciclo de Krebs combinando-se com o acido oxalacético, gerado principalmente pelo catabolismo dos carboidratos, para formar o ácido cítrico. A degradação dos ácidos graxos por meio do ciclo de Krebs continua somente se existir ácido oxalacético suficiente para se combinar com acetil-CoA formado durante a oxidação beta. O ácido pirúvico formado durante o metabolismo da glicose pode desempenhar um papel importante no fornecimento desse intermediário oxalacético. Nesse sentido, "as gorduras queimam na chama dos carboidratos". Portanto, os estoques de carboidratos são depletados do organismo, a taxa com a qual a gordura é metabolizada também é reduzida.

FONTES ANAERÓBIAS

É o sistema responsável por exercícios intensos e de maior duração. Nesse caso, a energia é gerada principal-

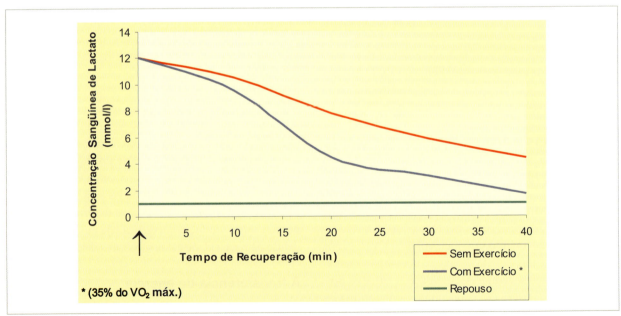

FIGURA 1 Remoção do lactato sanguíneo (mmol/L) após o término de exercício vigoroso (seta), com ou sem a execução de exercício leve contínuo. Fonte: Gladden LB, 1991.[93]

mente pela glicólise, resultando na formação de ácido lático. São utilizados como substrato à glicose e ao glicogênio. Dentro deste contexto enquadra-se também o sistema fosfagênico. Este sistema é composto pelo ATP e o fosfato de creatina (PC), que estão armazenados nas células musculares. O PC possui, à semelhança do ATP, um radical fosfato que ao ser cindido libera grande quantidade de energia, que está bioquimicamente acoplada à ressíntese de ATP, a partir de ADP+Pi. O PC é ressintetizado a partir de Pi+C, durante a recuperação pós-exercício, na qual a energia é proveniente da desintegração do ATP.

A fonte de ATP mais rapidamente disponível para ser usada pelo músculo provém do sistema fosfagênico, por não depender de muitas reações químicas, do transporte do oxigênio que respiramos, nem estando o ATP como o PC armazenado diretamente dentro dos mecanismos contráteis dos músculos.

A glicólise anaeróbia se refere à desintegração da glicose na ausência de oxigênio. O combustível utilizado pela glicólise anaeróbia é apenas o carboidrato.

Um mecanismo fundamental do processo anaeróbio passa pela produção de lactato a partir de piruvato. O lactato, em contraste com o piruvato, difunde-se livremente do citoplasma para o líquido extracelular de todo o organismo. A quantidade de ácido lático que se pode produzir é limitada, e quando se acumula em altos níveis nos músculos e no sangue, produz a fadiga muscular. Exercícios leves e moderados não acarretam acúmulo de ácido lático, que é rapidamente oxidado. O exercício de alta intensidade e curta duração ou o exercício submáximo prolongado podem acarretar o declínio da força muscular. Essa diminuição da força é conhecida como fadiga.

A importância da glicólise durante o exercício se faz pelo fornecimento relativamente rápido de ATP, sendo que o seu valor energético é baixo quando comparado com a via aeróbia.

FONTES AERÓBIAS

Para um exercício de grau leve a moderado, este sistema fornece ao músculo em atividade a energia necessária para a ressíntese contínua das ligações fosfato de alta energia do ATP. Nos primeiros minutos de exercício, o consumo de oxigênio aumenta rapidamente. Após o segundo minuto, o consumo permanece relativamente estável, alcançando um platô que permanecerá constante para aquele nível de esforço. A estabilização da curva do consumo de oxigênio é denominada estado de equilíbrio e reflete o equilíbrio entre a energia requerida pelos músculos em atividade e a taxa de produção de ATP, via aeróbia.

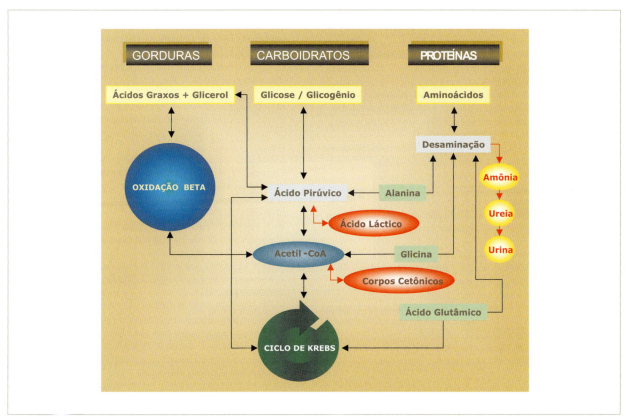

FIGURA 2 Inter-relações do metabolismo da gordura, carboidrato e proteína.

O sistema aeróbio libera energia para a produção de ATP graças à desintegração principalmente de carboidratos, gorduras e às vezes proteínas, em dióxido de carbono e água. As reações do sistema aeróbio podem ser agrupadas em: glicólise aeróbia, ciclo de Krebs e sistema de transporte de elétrons.

O sistema aeróbio atinge a sua contribuição máxima na ressíntese de ATP por volta do terceiro minuto após o início do exercício, e nesse ponto o consumo de oxigênio se mantém relativamente estável (*steady state*). Nessas condições, o acúmulo de ácido lático é mínimo e o exercício pode ser executado durante considerável período sem que surja uma carência de oxigênio.

O consumo de oxigênio permanece elevado após o término da atividade física para restabelecer as reservas energéticas de fosfato de creatina muscular, e de oxigênio no sangue e tecidos. A temperatura corporal elevada também é responsável pelo aumento do consumo de oxigênio pós-exercício.[95]

Existem diferenças no metabolismo energético, composição de fibras musculares e velocidade de contração, bem como substrato metabólico entre homens e mulheres, sendo que a mulher oxida mais lipídio e menos carboidrato que o homem, porém essas diferenças não são totalmente conhecidas.[96-100]

 REFERÊNCIAS BIBLIOGRÁFICAS

1. Ahlborg B, Bergstrom J, Ekelund L-G, Hultman E. Muscle glycogen and muscle electrolytes during prolonged physical exercise. Acta Physiol Scand. 1967;70:129-42.
2. Romijn JA, Coyle EF, Sidossis LS, Gastaldelli A, Horowitz JF, Endert E, et al. Regulation of endogenous fat and carbohydrate metabolism in relation to exercise intensity and duration. Am J Physiol Endocrinol Metab. 1993;265(3 Pt 1):E380-91.
3. Brooks G, Mercier J. Balance of carbohydrate and lipid utilization during exercise: the "crossover" concept. J Appl Physiol. 1994;76:2253-61.
4. Bergstrom J, Hermansen L, Hultman E, Saltin B. Diet, muscle glycogen and physical performance. Acta Physiol Scand. 1967;71(2):140-50.
5. Bosch AN, Dennis SC, Noakes TD. Influence of carbohydrate loading on fuel substrate turnover and oxidation during prolonged exercise. J Appl Physiol. 1993;74(4):1921-7.
6. Baldwin J, Snow RJ, Gibala MJ, Garnham A, Howarth K, Febbraio MA. Glycogen availability does not affect the TCA cycle or TAN pools during prolonged, fatiguing exercise. J Appl Physiol. 2003;94(6):2181-7.
7. Weltan SM, Bosch AN, Dennis SC, Noakes TD. Influence of muscle glycogen content on metabolic regulation. Am J Physiol. Endocrinol Metab. 1998;274(1 Pt 1):E72-82.
8. Shearer J, Graham TE. Novel aspects of skeletal muscle glycogen and its regulation during rest and exercise. Exerc Sports Sci Rev. 2004;32(3):120-6.
9. Cuthbertson D, Tompsett S. The degree of unsaturation of the fats of human adipose tissue in relation to depth from skin surface. Biochem J. 1933;27(4):1103-6.
10. Driskell RR, Jahoda CAB, Chuong C-M, Watt FM, Horsley V. Defining dermal adipose tissue. Exp Dermatol. 2014;23(9):629-31.
11. Alexander CM, Kasza I, Yen C-LE, Reeder SB, Hernando D, Gallo RL, et al. Dermal white adipose tissue: a new component of the thermogenic response. J Lipid Res. 2015;56(11):2061-9.
12. Kruglikov IL, Scherer PE. Dermal adipocytes: from irrelevance to metabolic targets? Trends Endocrinol Metab. 2016;27(1):1.
13. Saetang J, Sangkhathat S. Role of innate lymphoid cells in obesity and metabolic disease. Mol Med Rep. 2018;17(1):1403-12.
14. Hegele RA, Ginsberg HN, Chapman MJ, Nordestgaard BG, Kuivenhoven JA, Averna M, et al. The polygenic nature of hypertriglyceridaemia: implications for definition, diagnosis, and management. Lancet Diabetes Endocrinol. 2014;2:655-66.
15. Retterstol K, Narverud I, Selmer R, Berge KE, Osnes IV, Ulven SM, et al. Severe hypertriglyceridemia in Norway: prevalence, clinical and genetic characteristics. Lipids Health Dis. 2017;16:115.
16. Dron JS, Wang J, Cao H, McIntyre AD, Iacocca MA, Menard JR, et al. Severe hypertriglyceridemia is primarily polygenic. J Clin Lipidol. 2019;13:80-8.
17. Laufs U, Parhofer KG, Ginsberg HN, Hegele RA. Clinical review on triglycerides. Eur Heart J. 2020;41:99-109.
18. Cinti S. The adipose organ at a glance. Dis Model Mech. 2012;5(5):588-94.
19. de Sá PM, Richard AJ, Hang H, Stephens JM. Transcriptional regulation of adipogenesis. In: American Physiological Society. Comprehensive Physiology – Vol 7. Hoboken: John Wiley & Sons; 2017. p. 635-74.
20. Nedergaard J, Bengtsson T, Cannon B. Unexpected evidence for active brown adipose tissue in adult humans. Am J Physiol Metab. 2007;293(2):E444-E452.
21. Cypess AM, Lehman S, Williams G, Tal I, Rodman D, Goldfine AB, Kuo FC, et al. Identification and importance of brown adipose tissue in adult humans. N Engl J Med. 2009;360(15):1509-17.
22. Au-Yong ITH, Thorn N, Ganatra R, Perkins AC, Symonds ME. Brown adipose tissue and seasonal variation in humans. Diabetes. 2009;58(11):2583-7.
23. Hibi M, Oishi S, Matsushita M, Yoneshiro T, Yamaguchi T, Usui C, et al. Brown adipose tissue is involved in diet-induced thermogenesis and whole-body fat utilization in healthy humans. Int J Obes. 2016;40(11):1655-61.
24. Loncar D, Afzelius BA, Cannon B. Epididymal white adipose tissue after cold stress in rats. I. Nonmitochondrial changes. J Ultrastruct Mol Struct Res. 1988;101(2-3):109-22.
25. Himms-Hagen J, Melnyk A, Zingaretti MC, Ceresi E, Barbatelli G, Cinti S. Multilocular fat cells in WAT of CL-316243-treated rats derive directly from white adipocytes. Am J Physiol. 2000;279(3):C670-81.
26. Barbatelli G, Murano I, Madsen L, Hao Q, Jimenez M, Jimenez M, Kristiansen K, et al. The emergence of cold-induced brown adipocytes in mouse white fat depots is determined predominantly by white to brown adipocyte transdifferentiation. Am J Physiol Metab. 2010;298(6):E1244-53.
27. Wu J, Boström P, Sparks LM, Ye L, Choi JH, Giang A-H, et al. Beige adipocytes are a distinct type of thermogenic fat cell in mouse and human. Cell. 2012;150(2):366-76.
28. Ikeda K, Maretich P, Kajimura S. The common and distinct features of brown and beige adipocytes. Trends Endocrinol Metab. 2018;29(3):191-200.
29. Wang S, Pan M-H, Hung W-L, Tung Y-C, Ho C-T. From white to beige adipocytes: therapeutic potential of dietary molecules against obesity and their molecular mechanisms. Food Funct. 2019;10:1263-79.
30. Mika A, Macaluso F, Barone R, Di Felice V, Sledzinski T. Effect of exercise on fatty acid metabolism and adipokine secretion in adipose tissue. Front Physiol. 2019;10(26):1-7.
31. Giordano A, Smorlesi A, Frontini A, Barbatelli G, Cinti S. Mechanisms in endocrinology: white, brown and pink adipocytes: the extraordinary plasticity of the adipose organ. Eur J Endocrinol. 2014;170(5):R159-71.

32. Apostoli AJ, Skelhorne-Gross GEA, Rubino RE, Peterson NT, Di Lena MA, Schneider MM, et al. Loss of PPARγ expression in mammary secretory epithelial cells creates a pro-breast tumorigenic environment. Int J Cancer. 2014;134(5):1055-66.
33. Cinti S. Pink adipocytes. Trends Endocrinol Metab. 2018:1-16.
34. Cook KS, Min HY, Johnson D, Chaplinsky RJ, Flier JS, Hunt CR, et al. Adipsin: a circulating serine protease homolog secreted by adipose tissue and sciatic nerve. Science. 1987;237(4813):402-5.
35. Cianflone K, Maslowska M, Sniderman AD. Acylation stimulating protein (ASP), an adipocyte autocrine: new directions. Semin Cell Dev Biol. 1999;10(1):31-41.
36. Saleh J, Al-Wardy N, Farhan H, Al-Khanbashi M, Cianflone K. Acylation stimulating protein: a female lipogenic factor? Obes Rev. 2011;12(6):440-8.
37. Chlouverakis C. Insulin resistance of parabiotic obese-hyperglycemic mice (obob). Horm Metab Res. 1972;4(3):143-8.
38. Zhang Y, Proenca R, Maffei M, Barone M, Leopold L, Friedman JM. Positional cloning of the mouse obese gene and its human homologue. Nature. 1994;372(6505):425-32.
39. Cava A, Matarese G. The weight of leptin in immunity. Nat Rev Immunol. 2004;4(5):371-9.
40. Ghosh S, Mukhopadhyay P, Pandit K, Chowdhury S, Dutta D. Leptin and cancer: pathogenesis and modulation. Indian J Endocrinol Metab. 2012;16(9):596.
41. Hu E, Liang P, Spiegelman BM. AdipoQ is a novel adipose-specific gene dysregulated in obesity. J Biol Chem. 1996;271(18):10697-703.
42. Ruan H, Dong LQ. Adiponectin signaling and function in insulin target tissues. J Mol Cell Biol. 2016;8(2):101-9.
43. Steppan CM, Brown EJ, Wright CM, Bhat S, Banerjee RR, Dai CY, et al. A family of tissue-specific resistin-like molecules. Proc Natl Acad Sci. 2001;98(2):502-6.
44. Kim KH, Lee K, Moon YS, Sul HS. A cysteine-rich adipose tissue-specific secretory factor inhibits adipocyte differentiation. J Biol Chem. 2001;276(14):11252-6.
45. Blagoev B, Kratchmarova I, Nielsen MM, Fernandez MM, Voldby J, Andersen JS, et al. Inhibition of adipocyte differentiation by resistin-like molecule alpha. Biochemical characterization of its oligomeric nature. J Biol Chem. 2002;277(44):42011-6.
46. Patel L, Buckels AC, Kinghorn IJ, Murdock PR, Holbrook JD, Plumpton C, et al. Resistin is expressed in human macrophages and directly regulated by PPARγ activators. Biochem Biophys Res Commun. 2003;300(2):472-4.
47. Qatanani M, Szwergold NR, Greaves DR, Ahima RS, Lazar MA. Macrophage-derived human resistin exacerbates adipose tissue inflammation and insulin resistance in mice. J Clin Invest. 2009;119(3):531-9.
48. Wade GN, Gray JM, Bartness TJ. Gonadal influences on adiposity. Int J Obes. 1985;9(Suppl1):83-92.
49. Björntorp P. Adipose tissue distribution and function. Int J Obes. 1991;15(Suppl2):67-81.
50. Blouin K, Veilleux A, Luu-The V, Tchernof A. Androgen metabolism in adipose tissue: recent advances. Mol Cell Endocrinol. 2009;301(1-2):97-103.
51. Blouin K, Nadeau M, Perreault M, Veilleux A, Drolet R, Marceau P, et al. Effects of androgens on adipocyte differentiation and adipose tissue explant metabolism in men and women. Clin Endocrinol. 2010;72(2):176-88.
52. Wu Z, Bucher NL, Farmer SR. Induction of peroxisome proliferator-activated receptor gamma during the conversion of 3T3 fibroblasts into adipocytes is mediated by C/EBPbeta, C/EBPdelta, and glucocorticoids. Mol Cell Biol. 1996;16(8):4128-36.
53. Vegiopoulos A, Herzig S. Glucocorticoids, metabolism and metabolic diseases. Mol Cell Endocrinol. 2007;275(1-2):43-61.
54. Pereira-Santos M, Costa PRF, Assis AMO, Santos CAST, Santos DB. Obesity and vitamin D deficiency: a systematic review and meta-analysis. Obes Rev. 2015;16(4):341-9.
55. Lotfi-Dizaji L, Mahboob S, Aliashrafi S, Vaghef-Mehrabany E, Ebrahimi-Mameghani M, Morovati A. Effect of vitamin D supplementation along with weight loss diet on meta-inflammation and fat mass in obese subjects with vitamin D deficiency: a double-blind placebo-controlled randomized clinical trial. Clin Endocrinol. 2019;90(1):94-101.
56. Salehpour A, Hosseinpanah F, Shidfar F, Vafa M, Razaghi M, Dehghani S, et al. A 12-week double-blind randomized clinical trial of vitamin D3 supplementation on body fat mass in healthy overweight and obese women. Nutr J. 2012;11(1):78.
57. Sneve M, Figenschau Y, Jorde R. Supplementation with cholecalciferol does not result in weight reduction in overweight and obese subjects. Eur J Endocrinol. 2008;159(6):675-84.
58. Mason C, Xiao L, Imayama I, Duggan C, Wang C-Y, Korde L, et al. Vitamin D3 supplementation during weight loss: a double-blind randomized controlled trial. Am J Clin Nutr. 2014;99(5):1015-25.
59. Mariash CN. Thyroid hormone and the adipocyte. J Clin Endocrinol Metab. 2003;88(12):5603-4.
60. Danforth E. Failure of adipocyte differentiation causes type II diabetes mellitus? Nat Genet. 2000;26(1):13.
61. Slawik M, Vidal-Puig AJ. Adipose tissue expandability and the metabolic syndrome. Genes Nutr. 2007;2(1):41-4.
62. Virtue S, Vidal-Puig A. Adipose tissue expandability, lipotoxicity and the Metabolic Syndrome – An allostatic perspective. Biochim Biophys Acta. 2010;1801(3):338-49.
63. Heilbronn L, Smith SR, Ravussin E. Failure of fat cell proliferation, mitochondrial function and fat oxidation results in ectopic fat storage, insulin resistance and type II diabetes mellitus. Int J Obes Relat Metab Disord. 2004;28(Suppl4):S12-521.
64. Johnston et al. 2004.
65. Gollnick P. Metabolism of substrates. Energy substrate metabolism during exercises and as modified by training. Federation Proceedings. 1985;44:353-6.
66. Brooks G. The lactate shuttle during exercise and recovery. Med Sci Sports Exerc. 1986;18:360-8.
67. Ouzounis C, Coulson R, Enright A, Kunin V, Pereira-Leal JB. Classification schemes for protein structure and function. Nat Rev Genet. 2003;4:508-19.
68. Kuhlman B, Bradley P. Advances in protein structure prediction and design. Nat Rev Mol Cell Biol. 2019;20(11):681-97.
69. Hood D, Terjun R. Amino acid metabolism during exercise and following endurance training. Sports Med. 1990;9:23-35.
70. Pitkin RM. Nutritional support in obstetrics and gynecology. Clin Obstet Gynecol. 1976;19:489.
71. Rand WM, Pellett PL, Young VR. Meta-analysis of nitrogen balance studies for estimating protein requirements in healthy adults. Am J Clin Nutr. 2003;77:109-27.
72. Wolfe RR, Rutherfurd SM, Kim IY, Moughan PJ. Protein quality as determined by the digestible indispensable amino acid score (DIAAS): evaluation of factors underlying the calculation. Nutr ver. 2016;74:584-99.
73. Wolfe RR, Cifelli AM, Kostas G, Young K. Optimizing protein intake in adults: interpretation and application of the recommended dietary allowance compared with the acceptable macronutrient distribution range. Am Soc Nutr Adv Nutr. 2017;8:266-75.
74. Slonaker JR, Card TA. Effect of omnivorous and vegetarian diets in reproduction in the albino rat. Science. 1916.
75. Slonaker JR, Card TA. Effect of a restriction diet. On pubescence and the menopause. Am J Physiol. 1923.
76. Mumford et al., 2015.
77. Chavarro et al., 2008.
78. Reynolds E, Macomber D. Defective diet as cause of sterility. A study based on feeding experiments with rats. J Am Med Assoc. 1921.
79. Macomber D. Defective diet as a cause the sterility. Final report of fertility studies in albino rats. J Am Med Assoc. 1923.
80. Lowery e Devia, 2009.
81. Egan B. Protein intake for athletes and active adults: current concepts and controversies. BNF. 2016;41:202-13.

82. Chen JC, Shen CY, Lee WJ, Tsai PL, Lee YC. Protein deficiency after gastric bypass: the role of common limb length in revision surgery. Surg Obes Relat Dis. 2019;15(3):441-6.
83. Delimaris I. Adverse effects associated with protein intake above the recommended dietary allowance for adults. SRN Nutrition. 2013;18:126929.
84. Cuenca-Sánchez M, Navas-Carrillo D, Orenes-Piñero E. Controversies surrounding high-protein diet intake: satiating effect and kidney and Bone health. Adv Nutr. 2015;6:261-6.
85. van Elswyk ME, Weatherford CA, McNeill SH. A systematic review of renal health in healthy individuals associated with protein intake above the US recommended daily allowance in randomized controlled trials and observational studies. Adv Nutr. 2018;9:404-18.
86. Brand MD. Regulation analysis of energy metabolism martin. J Exp Biol. 1997;200:193-202.
87. Scott CB. Contributions of anaerobic energy expenditure to whole-body thermogenesis. Nutr Metab. 2005;2:14.
88. Dood S, Powers SK, Callender T, Brooks E. Blood lactate disapperance at various intensities of recovery exercise. J Appl Physiol Respir Environ Exerc Physiol. 1984;57(5):1462-5.
89. Proulx K, Seeley RJ. The regulation of energy balance by the central nervous system. Psychiatr Clin North Am. 2005;28(1):25-38.
90. Rother E, Jordan SD, Brüning JC. The importance of the brain for the regulation of energy and glucose metabolismo. Dtsch Med Wochenschr. 2009;134(20):1057-9.
91. Hargreaves M. Exercise, muscle, and CHO metabolism. Scand J Med Sci Sports. 2015;25(S4):29-33.
92. Hargreaves M, Spriet LL. Skeletal muscle energy metabolism during exercise. Nature Metabolism. 2020;2:817-28.
93. Gladden LB. Net lactate uptake during progressive steady-level contractions in canine muscle. J Appl Physiol. 1991;71:514-20.
94. Cloutier M, Wellstead P. The control systems structures of energy metabolism. J R Soc Interface. 2009;14:1-20.
95. Hagberg J, Mullin J, Nagle F. Oxygen consuption during constant load exercise. J Appl Physiol. 1978;45:381-4.
96. Komi PV, Karlsson J. Skeletal muscle fibre types, enzyme activities and physical performance in young males and females. Acta Physiol Scand. 1978;103:210-8.
97. Green HJ, Fraser IG, Raney DA. Male and female differences in enzyme activities of energy metabolism in vastus lateralis muscle. J Neurol Sci. 1984;65:323-31.
98. Simoneau JA, Lortie G, Boulay MR, Thibault MC, Therialult G, Bouchard C. Skeletal muscle histochemical and biochemical characteristics in sedentary male and female subjects. Can J Physiol Pharmacol. 1985;63:30-5.
99. Carter SL, Rennie C, Tarnopolsky MA. Substrate utilization during endurance exercise in men and womwn after endurance training. Am J Physiol Endocrinol Metabol. 2001;280:898-907.
100. Maher AC, Fu MH, Isfort RJ, Verbanov AR, QU XA, Tarnopolsky MA. Sex differences in global mRNA content of human skeletal muscle. PloS ONE. 2009;4(7):1-14.

Parte 2 Recursos

Os distúrbios que envolvem a área de Fisioterapia Dermatofuncional propiciam a criação de numerosas e sedutoras receitas para a sua correção. A falta de cientificidade nas técnicas de tratamento e a falsa atribuição de propriedades inerentes a recursos terapêuticos, como a propriedade "emagrecedora", podem ser desmascaradas por argumentos fisiológicos e fundamentos científicos com base em literatura qualificada.

Esta seção tem como objetivo esclarecer os verdadeiros efeitos proporcionados pelos recursos fisioterapêuticos aplicados à área, fundamentados em estudos científicos, assim como as suas indicações e contraindicações. Esta revisão pretende auxiliar o profissional na seleção dos recursos mais indicados para as intervenções nas diferentes manifestações.

Os recursos terapêuticos devem ser manuseados com sabedoria para que se possam obter resultados satisfatórios no tratamento de disfunções que afetam direta ou indiretamente o tegumento, assim como para não provocar danos à saúde do paciente.

Conteúdo

Capítulo 4
Mobilização tecidual
Capítulo 5
Termoterapia
Capítulo 6
Eletroterapia
Capítulo 7
Ultrassom terapêutico
Capítulo 8
Fotobiomodulação
Capítulo 9
Actinoterapia
Capítulo 10
Atividade física

CAPÍTULO 4

Mobilização tecidual

 Pontos-chave

- A terapia manual não é inócua.
- A manipulação tecidual pode promover respostas locais e sistêmicas.
- A massagem não promove emagrecimento.
- Efeitos decorrentes da manipulação tecidual são controversos.

Dentre os recursos terapêuticos utilizados na área de Fisioterapia Dermatofuncional, a terapia manual se destaca pela grande variedade de técnicas, além de sua ampla aplicabilidade. Nesse sentido, o conteúdo deste capítulo não pretende esgotar o assunto, mas sim apresentar as técnicas mais utilizadas na área, bem como ser uma fonte para consultas, além de apresentar acessórios facilitadores para a aplicação de algumas técnicas.

A terapia manual desencadeia efeitos fisiológicos, biomecânicos e psicológicos (Figura 1).

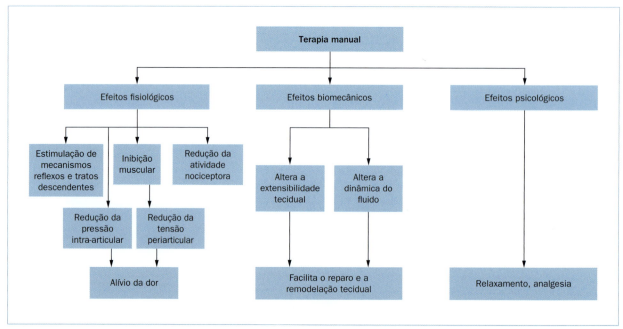

FIGURA 1 Efeitos da terapia manual.

O uso clínico da terapia de manipulação osteopática por fisioterapeutas, como Freddy Kaltenborn, Geoffrey Maitland, Stanley Paris, Gregory Grieve e David Lamb, foi historicamente influenciado por médicos ortopedistas, como James Mennell, James Cyriax e Allan Stoddard.[1-3]

TERAPIA MANUAL – RISCOS

Terapia manual é por definição qualquer técnica administrada manualmente, com uso do toque por profissional treinado para tal finalidade. Apesar da necessidade de estudos mais rigorosos em relação às técnicas, elas demonstram efeitos benéficos em várias condições clínicas.[4-6]

Embora exista a sensação de que a terapia manual seja inócua, é importante saber que não existem recursos terapêuticos isentos de riscos. Eventos adversos leves pós-tratamento afetam cerca de 40-50% dos pacientes. Entretanto, morte, lesões vasculares e incapacidade neurológica importante felizmente são raras. A maioria dos eventos adversos ocorre dentro de 24 horas do tratamento, são transitórios, e afetam mais mulheres.[7-9]

Os eventos adversos decorrentes de terapia manual podem ser classificados[10] como "maiores", que ocorrem a médio e longo prazo, e a intensidade pode ser moderada ou severa; o evento adverso considerado "moderado" ocorre a médio e longo prazo, com intensidade moderada; já o evento considerado "menor" ocorre em curto prazo, e a intensidade é leve. Entretanto, é importante uma avaliação acurada, em que se deve considerar todo o contexto e detalhes envolvidos.

O tromboembolismo desencadeado por intervenções com massagem é uma condição grave associada.[11] O risco de ocorrência é aumentado por longos períodos de inatividade física (p. ex., indivíduo acamado ou submetido a cirurgias de grande porte), excesso de peso, gravidez, uso de pílulas anticoncepcionais ou terapia com estrogênio, história familiar de distúrbio de coagulação do sangue, fraturas, veias varicosas e tabagismo. Entretanto, a intervenção terapêutica também é apontada como forma de prevenção à condição clínica, após artroplastia total de quadril.[12,13]

Massagem nos membros inferiores durante a gravidez, condição de maior ocorrência de trombose por alteração da coagulabilidade, na presença de trombose venosa profunda não reconhecida, pode ser fatal. A experiência e a qualificação do profissional podem afetar a segurança da massagem aplicada em mulheres grávidas.[14,15]

Para detecção de trombose venosa profunda (TVP) é possível executar testes clínicos que auxiliam no diagnóstico:

- Sinal de Homans: caracterizado por dor ou desconforto na panturrilha após dorsiflexão passiva do pé.
- Sinal da bandeira: menor mobilidade da panturrilha quando comparada com o outro membro.
- Sinal de Bancroft: dor à palpação da panturrilha contra estrutura óssea.
- Sinal de Lowenberg: dor à compressão da panturrilha ao insuflar esfigmomanômetro.

Embora a embolia pulmonar seja temida por sua morbimortalidade, o diagnóstico precoce e a instituição do tratamento anticoagulante podem evitá-la. A síndrome pós-trombótica é outra complicação importante, não letal, mas de forte impacto socioeconômico, pois envolve persistência da dor e edema. A embolia pulmonar pode ocorrer a despeito do tratamento adequado da TVP, mas o tratamento anticoagulante, quando instituído precocemente, tende a minimizar seus efeitos.

O diagnóstico clínico da TVP é impreciso, visto que nem todos os pacientes com sintomas sugestivos têm a doença confirmada por exames objetivos, além de existirem casos que não apresentam quadro clínico inicial característico, daí a importância de exames complementares. O mapeamento dúplex, considerado o padrão-ouro dos exames não invasivos, apresenta boa sensibilidade e especificidade para TVP proximal e distal, de 7 dias, com o objetivo de detectar trombos em progressão.[16,17]

Com o intuito de incrementar a abordagem diagnóstica, foi desenvolvido um modelo de predição clínica que classifica os pacientes quanto ao risco de apresentar TVP (modelo de predição de Wells)[18] (Tabela 1), que associado a exames complementares não invasivos, mostrou-se útil como procedimento diagnóstico em estudos.[19,20]

TABELA 1 Modelo de predição de Wells	
Características clínicas	Escore
Câncer em atividade	1
Paresia, paralisia ou imobilização dos membros inferiores com gesso	1
Imobilização (> 3 dias) ou cirurgia maior (até 4 semanas)	1
Aumento da sensibilidade ao longo das veias do sistema venoso profundo	1
Edema em todo o membro	1
Edema da panturrilha (> 3 cm) em relação à perna normal	1
Edema depressível (cacifo) maior na perna afetada (unilateral)	1
Veias colaterais superficiais	1
Diagnóstico diferencial mais provável (celulite, tromboflebite superficial, alterações osteoarticulares, câimbras, ruptura muscular ou tendínea, alterações linfáticas, cisto de Baker)	–2

A interpretação da escala de risco para embolia pulmonar, segundo critérios estabelecidos em estudo complementar,[21] é importante ferramenta de predição da disfunção:
- Pontuação > 6: alta probabilidade.
- Pontuação ≥ 2 e ≤ 6: probabilidade moderada.
- Pontuação < 2: baixa probabilidade.

Também foi investigada avaliação adicional ao modelo de Wells, considerando-se a presença de outras afecções que justifiquem o quadro clínico.[22] Em resumo, a incidência e relações causais com eventos adversos sérios relacionados ao emprego de terapia manual são difíceis de estabelecer (lacunas na literatura e limitações metodológicas). Diante deste fato, é importante garantir que os pacientes sejam informados dos riscos durante o processo de consentimento. Também é importante ressaltar que eventos adversos graves podem ser resultado de doenças preexistentes, portanto, a avaliação de sinais ou sintomas é importante.

MASSAGEM TERAPÊUTICA

A palavra *masage* data da antiguidade e pode ser derivada de diversas raízes de diferentes línguas, como o termo grego *massein*, que se traduz como amassar, o termo hebraico *massech* ou o termo árabe *mass*, com o significado de palpar. O termo francês *masseur* foi utilizado na língua inglesa com o significado atribuído aos praticantes de diferentes técnicas.[23]

Pode-se definir massagem como o conjunto de manobras sistematizadas aplicadas sobre tecidos moles da superfície corporal, com motivação terapêutica, normalmente utilizada como recurso coadjuvante dentro de um processo de reabilitação. Também é apontada como terapia alternativa ou complementar, que envolve a prevenção, diagnóstico e/ou tratamento, que acrescenta ou contribui com uma demanda não atingida pela ortodoxia, ou por meio da diversificação das estruturas conceituais de Medicina.[24,25] O termo também é atribuído a recursos que não possuem bases científicas ou eficácia comprovada cientificamente, embora existam diversas publicações envolvendo o recurso.

O homem utiliza a massagem como recurso terapêutico desde os tempos pré-históricos. Foi descrita como prática médica por Homero em 1200 a.C., e por Hipócrates em 460 a.C.[26] Era usada nos banhos pelos gregos e romanos para assegurar saúde e beleza.

A massagem foi desenvolvida e elaborada em alto grau por Ling, da Suécia, em 1853, e Mezger, da Holanda. Posteriormente, seus defensores foram Weir Mitchell e Kellogg nos Estados Unidos, e Cyriax e Mennel na Inglaterra.[27]

Existem diversos tipos de manobras de massagem, derivadas de diferentes técnicas e propostas,[28-33] com abordagem diagnóstica ou terapêutica, decorrentes basicamente de movimentos primários da técnica denominada massagem clássica.

Condições para realização de uma terapia eficiente

A realização eficiente de uma terapia por massagem envolve diversas condições básicas, como:
- Conhecimento de anatomia, histologia e fisiologia do tegumento, e de outros sistemas anatômicos envolvidos na terapia.
- Conhecimento profundo das manobras a serem executadas, suas indicações e contraindicações, direção, pressão, velocidade, ritmo, frequência e duração das sessões.
- Conhecimento da disfunção a ser tratada, possibilidade de utilização de lubrificantes.
- Posicionamento adequado do paciente e do terapeuta.
- A duração do tratamento deverá ser estipulada levando-se em conta a disfunção envolvida, a técnica a ser utilizada, o tamanho da área, bem como a tolerância do indivíduo a ser manipulado.
- A frequência do tratamento variará de acordo com a técnica, entretanto a redução deve ser considerada de acordo com a melhora do quadro.
- Avaliação dos sinais e sintomas desencadeados pelo tratamento.

Efeitos fisiológicos da massagem

A massagem exerce efeito mecânico local, decorrente da ação direta da pressão exercida no segmento massageado, e também uma ação reflexa, indireta, por liberação local de substâncias vasoativas.

Resumidamente, as diversas técnicas de massagem podem promover:
- Relaxamento muscular local e geral.
- Alívio da dor.
- Aumento da circulação sanguínea e linfática.
- Aumento da perspiração.
- Aumento da nutrição tecidual.
- Aumento da secreção sebácea.
- Remoção de produtos catabólicos.
- Aumento da maleabilidade e extensibilidade tecidual.
- Aumento da mobilidade articular.
- Descolamento, direcionamento e remoção de secreções pulmonares.
- Estímulo de funções viscerais.
- Estímulo de funções autonômicas.
- Auxílio na penetração de fármacos.

O efeito da massagem terapêutica na dor foi recentemente avaliado,[34] sendo que os autores identificaram 49 revisões sistemáticas, das quais 32 foram consideradas de qualidade. As dores comumente incluídas nas revisões sistemáticas são dor oncológica, dor lombar e dor cervical. Foi apontada baixa evidência de benefícios potenciais do recurso no trabalho de parto, ombro, pescoço, região lombar, câncer, artrite, dor muscular pós-operatória de início tardio e dor musculoesquelética.

Estudos envolvendo o tema "massagem terapêutica" apresentam baixa reprodutibilidade, baixo rigor metodológico, diferentes estilos, intervenções associadas, diferentes aplicadores e duração, fatores que podem influenciar diretamente nos resultados apresentados. Portanto, ainda existem lacunas importantes que podem ser respondidas com estudos de boa qualidade.

Estimulação sensorial

A natureza dos estímulos sensoriais ocorre por meio da transdução sensorial pela transformação dos estímulos físicos ou químicos, transformados em potencial elétrico por meio de receptores sensoriais altamente específicos. A resposta elétrica é proporcional à intensidade do estímulo.

O sentido somestésico envolve receptores sensoriais (Figura 2, Tabela 2) distribuídos em todas as partes do corpo, e envolve as modalidades somáticas dor, tato, temperatura e pressão.

MASSAGEM CLÁSSICA

A massagem clássica envolve um conjunto de movimentos básicos utilizados na forma original ou modificados em diferentes técnicas com diferentes denominações.

Os movimentos básicos da massagem clássica, também denominada massagem sueca, por ter sido incorporada ao sistema de "ginástica médica" por Per Henrik Ling (1776-1839) em Estocolmo (Suécia), em 1813, são derivados principalmente de termos franceses: deslizamento ou alisamento, superficial ou profundo (*effleurage*), amassamento (*pétrissage*) e percussão (*tapotment*). Existem ainda outros movimentos conhecidos

TABELA 2	Características dos receptores sensoriais da pele			
Tipo morfológico	Transdução	Tipo de fibra	Localização	Função
Terminações livres	Mecanoelétrica, termoelétrica, quimioelétrica	C, Aδ	Toda a pele, órgãos internos, vasos sanguíneos, articulações	Dor, temperatura (calor), tato grosseiro e propriocepção
Corpúsculos de Meissner	Mecanoelétrica	Aβ	Epiderme glabra	Tato, pressão-vibratória (toque rápido)
Corpúsculos de Pacini	Mecanoelétrica	Aβ	Derme, periósteo, parede das vísceras	Pressão-vibratória (textura)
Corpúsculos de Ruffini	Mecanoelétrica	Aβ	Toda a derme	Indentação da pele
Discos de Merkel	Mecanoelétrica	Aβ	Toda a epiderme glabra e pilosa	Tato, pressão-estática
Bulbos de Krause	Mecanoelétrica	Aβ	Bordas da pele com as mucosas	Tato, temperatura (frio)
Folículos pilosos	Mecanoelétrica	Aβ	Pele pilosa	Tato

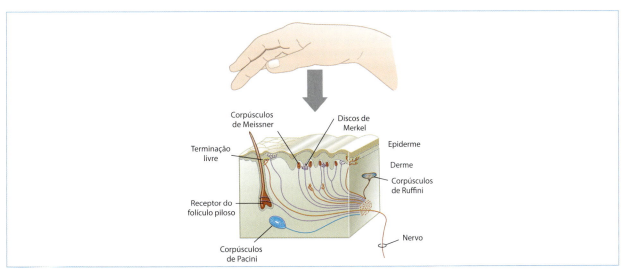

FIGURA 2

como fricção e vibração; ou ainda movimentos associados, por exemplo o rolamento, que associa o deslizamento e o amassamento.

Os efeitos fisiológicos da massagem clássica podem ser divididos em circulatórios, neuromusculares, metabólicos e reflexos.

Efeitos circulatórios

Manobras inerentes à massagem terapêutica podem produzir efeito circulatório sanguíneo e linfático transitório, sendo impossível alterar um sistema isolado. Entretanto, estudos relacionados utilizaram diferentes técnicas para avaliar o referido efeito, e os resultados são controversos.[35-38] Importante considerar a possibilidade de deslocamento de trombos como apontado nos riscos inerentes à intervenção terapêutica.

O aumento do fluxo sanguíneo promovido pela massagem foi observado no final do século passado por Brunton e Tunicliffe (1895).[39] Pemberton e Scull (1944)[40] relatam que a massagem causa definido aumento na velocidade da circulação sanguínea. São apontados efeitos como hiperemia cutânea, elevação da temperatura da pele e, microscopicamente, enchimento de maior número de capilares da pele em atividade. Esses efeitos são atribuídos a efeitos reflexos, bem como à liberação de histamina e acetilcolina nos tecidos. O efeito reflexo também foi observado com a aplicação de massagem profunda.[41-43]

O alegado efeito reflexo característico das manobras de massagem, verificado principalmente em movimentos de deslizamento, promove vasodilatação capilar por desencadeamento dos mecanismos vasorreflexos, que intensificam a circulação, melhorando as condições de trocas iônicas nos tecidos e por ação nervosa, produzindo sedação. Esses efeitos estão relacionados à estimulação de terminações sensoriais, que promovem uma resposta reflexa mediada pela medula espinhal.[44]

Efeitos neuromusculares

São controversos os benefícios da massagem terapêutica após a prática de atividade física por meio do argumento de que o incremento circulatório com eliminação mais rápida de substâncias residuais melhora a nutrição das miofibrilas e elimina o líquido extravascular, possibilitando um aumento na excitabilidade e contratilidade. Há um estudo[45] que defende o repouso intercalado com a massagem, para o alívio da fadiga muscular, em vez do repouso isolado. Também é controverso o uso do recurso na recuperação da musculatura após atividade física. Muitos autores[46-49] acreditam na efetividade dessa modalidade terapêutica após uma atividade física intensa, promovendo uma recuperação muscular mais rápida, além da diminuição da dor. Entretanto, estudos contestam esses efeitos, questionando a validade das metodologias empregadas.[50-53]

Nas últimas décadas surgiram novas hipóteses e pesquisas sobre a dor e seus mecanismos de geração, transmissão e tratamento, as quais deram novos impulsos ao conhecimento do efeito sedativo da massagem.

Sabe-se que a fricção instintiva da pele traumatizada produz um alívio na dor, que pode ser explicado pela estimulação de mecanorreceptores cutâneos, sendo esses sinais aferentes capazes de bloquear a transmissão e, possivelmente, a percepção dos sinais nociceptivos ou dolorosos. Contudo, além da explicação fisiológica do alívio da dor via massagem, o efeito psicológico desencadeado pelo toque, além do efeito relaxante associado, também tem grande influência nesse processo.[54]

Os mecanismos neurológicos da massagem terapêutica para alívio da dor envolvem a teoria das comportas, mascaramento da dor, liberação fisiológica de substâncias bioquímicas, além de efeitos mecânicos.

Efeitos metabólicos

A falácia do emagrecimento por meio de massagem terapêutica tem sido discutida desde a década de 1940,[55,56] e ainda não apresenta fundamentação adequada. A simplicidade dos argumentos relacionados, como o incremento circulatório e até a alegada "quebra de adipócitos", afirmação desprovida de argumentos fisiológicos, deve ser evitada.

Manuscrito de 1933[57] aponta que a massagem era utilizada "indiscriminadamente sem intenção terapêutica séria", e que essa popularidade seria passageira, fato que não ocorreu até a atualidade.

A massagem terapêutica isolada não promove efeito sobre a obesidade generalizada ou sobre depósitos especializados de gordura, sendo ineficaz para a redução de peso.

Também não se encontra fundamentação científica para as chamadas "massagens modeladoras", a que se atribui um deslocamento de tecido orduroso induzido pela manipulação tecidual.

O mito do "emagrecimento sem esforço" é amplamente divulgado, entretanto, é preciso atentar-se para as fontes de informação, mesmo em manuscritos publicados, uma vez que existem várias limitações observadas, como conclusões genéricas baseadas em translação inapropriada de resultados obtidos em estudos com animais para a obesidade humana. Muitas vezes o modelo animal também é impróprio para comparação, bem como "aparentes" resultados provenientes de processamento histológico inadequado. Também são observados em estudos equívocos na interpretação de achados, pois a observação de dano ou deformação de adipócitos não significa necessariamente emagrecimento.

Efeitos reflexos

Embora exista uma técnica com foco nos efeitos reflexos da manipulação de tecidos, eles são observados em todas as técnicas de massagem, por meio de efeitos produzidos em outros locais, distantes do local abordado.

Os efeitos reflexos inerentes à massagem clássica podem ser explicados pelo envolvimento dos sistemas nervosos central, autonômico e periférico. Esses efeitos foram apontados em estudos.[58,59] A avaliação de respostas autonômicas à terapia efetuada em indivíduos teoricamente saudáveis demonstrou efeitos na pressão sanguínea sistólica, frequência cardíaca, atividade de glândulas sudoríparas, temperatura periférica da pele e corporal, bem como redução da frequência respiratória.[60]

Os efeitos reflexos podem ser entendidos como alterações do limiar elétrico, associadas ao sistema nervoso, obtendo-se diversos efeitos fisiológicos.

Efeitos reflexos em órgãos viscerais são relatados, como resultado da estimulação mecânica aplicada. A estimulação do peristaltismo intestinal é apontada em estudos que avaliaram os efeitos da massagem terapêutica na constipação.[61-64]

O incremento do débito urinário por meio de manobras de massagem, principalmente na região abdominal, é apontado há muito tempo.[65] Também são aventados efeitos terapêuticos em outros órgãos, bem como a incitação de reflexo autônomo decorrente da estimulação de aferentes cutâneos relacionados a diferentes órgãos.

O efeito da massagem na dor é outro aspecto muito explorado e de grande importância clínica.[66,67]

Manobras básicas da massagem clássica

Deslizamento superficial

Técnica também denominada "alisamento" ou *effleurage*, consiste em movimentos deslizantes em grandes superfícies, leves, suaves e rítmicos. A pressão deve ser quase imperceptível e uniforme. A direção das manobras é indiferente, uma vez que a pressão exercida é insuficiente para afetar a circulação. É importante aplicar pressão leve, uniforme e homogênea no tecido-alvo. Pode promover na circulação periférica vasodilatação capilar por liberação de substâncias vasoativas, bem como redução na excitabilidade de receptores cutâneos, preparando para outras manobras mais profundas com menor sensação e, portanto, mais conforto.

O deslizamento superficial pode ser efetuado com as mãos espalmadas aplicadas simultaneamente ou alternadamente sobre a pele, sendo importante evitar a perda de contato, com a finalidade de manter a estimulação em mecanorreceptores.

As manobras devem iniciar e finalizar intervenções terapêuticas com massagem, pois têm a função de aumentar o limiar de sensibilidade, tornando mais agradáveis as manobras subsequentes. Esse fato pode ser observado ao realizar o seguinte teste: colocar um indivíduo em decúbito ventral, e de um lado do dorso realizar manobras de deslizamento superficial por alguns minutos e, em seguida, executar manobras de amassamento. No lado contralateral, executar manobras de amassamento de mesmo padrão e intensidade, sem o deslizamento prévio. As manobras de amassamento sem o deslizamento prévio produzem sensações mais marcantes do que quando comparadas às manobras associadas, que por sua vez são mais agradáveis.

Deslizamento profundo

É o movimento exercido com suficiente pressão capaz de causar efeitos mecânicos e reflexos. Pode ser utilizado com função de avaliação (recomenda-se não utilizar lubrificantes) ou terapêutica (aplicada com lubrificantes, especialmente em regiões pilosas).

A pressão não deve ser excessiva, para não criar um mecanismo reflexo de defesa. É indispensável que o grupo muscular a ser submetido ao deslizamento profundo esteja relaxado e que seja observado o sentido da drenagem venosa e linfática. Os seus efeitos devem-se mais à ação mecânica, favorecendo o relaxamento muscular.

Amassamento

Técnica também denominada *pétrissage*, envolve a mobilização do tecido muscular. O músculo sofre compressões alternadas no sentido da disposição de suas fibras.

A pressão exercida com a técnica de amassamento é intermitente, devendo evitar o pinçamento da pele e de tecidos superficiais. O seu principal efeito é mecânico, melhorando as condições circulatórias da musculatura, liberando as aderências. É controversa quanto à interferência em resíduos metabólicos e nutrição.

A combinação de manobras de deslizamento com amassamento é denominada rolamento, que pode ser utilizado como diagnóstico na técnica denominada "massagem reflexa", ou como tratamento com finalidade de aumento da maleabilidade tecidual, com consequente relaxamento.

Fricção

São movimentos também chamados em francês de *massage à friction*. Envolvem movimentos circulares ou transversais, com ritmo e velocidade uniformes, e pressão suficiente para mobilizar o tecido superficial em relação ao profundo.

O principal objetivo da técnica é a liberação de aderências, por ação mecânica nas traves fibróticas, além da sua prevenção após traumatismos, geralmente aplicada de forma localizada em pequenas áreas.

Vibração

A técnica de vibração envolve impulso vibratório promovido por contrações isométricas dos músculos do braço e antebraço, transmitido ao tecido-alvo pelas mãos do terapeuta. No estímulo vibratório, usa-se toda a mão, mas as pontas dos dedos focam o alvo desejado, podendo ser executada com uma ou duas mãos. Em pequenos músculos podem ser utilizadas apenas as pontas dos dedos.

Trata-se de técnica de difícil execução, devido à dificuldade de se manter os tecidos em uma frequência constante de vibração, sendo controversa a sua efetividade. É utilizada com finalidade de relaxamento, bem como direcionamento de secreções.

Percussão

Técnica de massagem na qual os tecidos são submetidos a golpes manuais com certa frequência, utilizando-se a borda ulnar, a mão espalmada ou fechada. Auxilia na drenagem postural por liberação das secreções (tapotagem) e, em menor grau, aumenta a circulação capilar superficial.

Compressão isquêmica

A compressão isquêmica é assim denominada pela apresentação clínica de branqueamento da pele após aplicação de pressão na pele, seguida de hiperemia reativa, e é empregada frequentemente no tratamento da síndrome dolorosa miofascial (SDM).

A SDM apresenta grande incidência na população mundial, relacionada à condição clínica específica de dor muscular regional, frequentemente associada à presença de um ou mais pontos dolorosos, denominados pontos-gatilho. É considerada a causa mais frequente de dor musculoesquelética, associada a dores regionais orofaciais (cefaleias tensionais, dor temporomandibular), cervicais, dorsais e lombares. Também podem estar associados redução da mobilidade, fraqueza muscular (fenômenos motores), dormências e formigamento (fenômenos sensoriais), vertigens, urgência urinária e/ou desconforto ao urinar (fenômenos autonômicos, presentes na dor miofascial orofacial e pélvica, respectivamente), além de queixas de alterações do sono e do humor. É importante diagnóstico diferencial de fibromialgia.[68]

São aventadas hipóteses da origem da SDM como a relacionada com disfunção muscular devido a alterações estruturais adquiridas. Outra hipótese alia as desordens microestruturais ao fenômeno de sensibilização central, mecanismo amplificador da dor que pode ser definido como uma disfunção na percepção da dor, na qual o sistema nervoso central passa a interpretar vários estímulos, inclusive os não dolorosos, como dor, e que pode ser desencadeada por fatores mecânicos, como o estresse físico (má postura), e não mecânicos, como imunológico, hormonal, infeccioso e/ou psicológico.

Pontos-gatilho (PG) são definidos pela presença de um ponto doloroso à palpação manual sobre uma área de músculo tenso, que também provoca uma dor percebida à distância (dor referida). É comum a percepção de uma contração muscular à palpação local, bem como uma reação involuntária de salto em retirada à dor provocada. Essa teoria controversa tem sido amplamente discutida, desenvolvida originalmente por Travell e Simons (1983),[69] com base em estudos anteriores, e refutada por alguns estudos. Os próprios autores, dentre outros, apontam o envolvimento da placa motora posteriormente, bem como o papel dos pontos-gatilho na sensibilização periférica e central, uma vez que são capazes de contribuir para a sensibilização de nociceptores periféricos, neurônios do corno dorsal espinhal e tronco cerebral.[69,70]

O tratamento do PG inclui estratégias de ordem multidisciplinar. Dentre as técnicas empregadas, a compressão isquêmica apresenta resultados animadores, embora controversos. Trata-se de intervenção mecânica aplicada de forma localizada por meio do polegar, articulação ou acessórios específicos, sendo a pressão sustentada por 10 a 20 segundos, com aumento gradativo da pressão, de forma segura.[71-75]

Indicações da massagem clássica

A prescrição da massagem deve se basear em seus efeitos e na disfunção apresentada pelo paciente, ou seja, na presença de:
- Controle da dor, edema, espasmo muscular.
- Aumento da extensibilidade de tecidos.
- Relaxamento muscular.
- Incremento circulatório.
- Remodelamento cicatricial.
- Incremento de atividade visceral, dentre outras.

No protocolo de intervenção estipulado devem constar o tipo de manobra, tempo de duração e intensidade, além da frequência de tratamento.

Contraindicações da massagem clássica

Existem potenciais contraindicações ou cuidados gerais para aplicação de intervenção terapêutica com massagem, no entanto, a indicação deve ser avaliada após anamnese específica. São apontadas as seguintes condições clínicas que exigem precauções para aplicações das técnicas:
- Processos infecciosos (tegumento, músculo, articulação ou ossos).
- Disfunções circulatórias (flebite, tromboflebite, trombose venosa profunda não tratada etc.).
- Doenças da pele (eczema, acne, furúnculos etc.).
- Hiperestesia da pele.
- Gravidez – para massagens abdominais profundas.
- Câncer ativo (relativo).
- Aplicação sobre glândulas (ocorrência de doença de Hashimoto reportada após aplicação de massagem na região da tireoide).[76]

Precauções

Também é importante observar precauções baseadas no senso comum, e que devem ser observadas antes, durante e depois da massagem:
- Diagnóstico clínico acurado: doenças associadas (hipertensão, diabetes etc.).
- Exame físico (clínico).
- Verificar cuidadosamente as possíveis contraindicações/precauções à intervenção terapêutica.
- Estipular técnica apropriada e posicionamento adequados.
- Monitorar respostas desencadeadas durante e após aplicação do recurso.
- Efetuar *follow up* relacionado a possíveis efeitos da intervenção terapêutica.

MASSAGEM DE DRENAGEM LINFÁTICA

A técnica intitulada massagem de drenagem linfática, embora faça alusão a um sistema específico, invariavelmente afeta outros sistemas simultaneamente (principalmente o sanguíneo), sendo importante avaliar a real repercussão desse envolvimento.

No que se refere ao deslocamento da circulação linfática, estudos apontam incremento do fluxo, porém com duração limitada, bem como fatores que podem influenciar o fluxo. A fundamentação necessária para compreensão dos efeitos está descrita no Capítulo 1.

É importante relembrar que as vias linfáticas não possuem um órgão central bombeador, como o coração é para o sistema sanguíneo, e que o movimento da linfa depende da capilaridade e de forças externas ao sistema, como contração muscular, movimento, peristaltismo visceral, movimentos respiratórios, bem como a manipulação tecidual e alterações posturais.

Dentro do contexto do edema linfático, a massagem é um dos recursos de grande auxílio ao terapeuta como coadjuvante à terapia por compressão. O objetivo básico da massagem no edema linfático é drenar o excesso de fluido acumulado nos espaços intersticiais, de forma a manter o equilíbrio das pressões tissulares e hidrostáticas.

A pressão externa a ser exercida pela massagem manual deve superar a pressão interna fisiológica, a qual pode chegar a 25-40 mmHg nos grandes vasos linfáticos.[77] A pressão no linfangion (Capítulo 1) pode ser de poucos milímetros, podendo chegar a 100 mmHg nos membros inferiores.[70]

Drinker e Yoffey[78] observaram a influência da massagem no fluxo da linfa, pois canulando os troncos linfáticos cervicais de um cão anestesiado, conseguiram sustentar o fluxo linfático durante um dia inteiro, mediante massagem da cabeça e pescoço acima das cânulas. Quando a massagem foi interrompida, o fluxo tornou-se desprezível e cessou. A importância desse fato reside em distúrbios que desencadeiam processos de fibrose por estagnação linfática.

Bauer et al.[79] observaram que a massagem acelera a remoção da albumina de ovo nas articulações de cães. MacMaster[80] demonstrou incremento da circulação linfática após a massagem, por meio de um corante injetado na derme.

A pressão mecânica exercida pelas manobras da massagem de drenagem linfática incrementa o ritmo do fluxo linfático superficial, e o aumento da pressão é diretamente proporcional ao número de vasos afetados.[81,82] Nesse sentido, manobras muito superficiais em tecidos afetados por edemas crônicos podem apresentar resultados limitados.

Importante salientar que, ao contrário do que teorias anedóticas divulgam, a aplicação de manobras na região dos principais ductos linfáticos não afeta a circulação linfática proporcionalmente relacionada à pressão imposta, uma vez que a ativação ocorre por meio de um sistema de propulsão intrínseco composto por musculatura lisa.[83,84]

Os melhores resultados são obtidos pela associação da massagem com a elevação e o enfaixamento do segmento corpóreo em questão, visto que seu curso também é determinado por fatores como gravidade e pressão. Portanto, o impulso da linfa explora as forças externas que os tecidos exercem sobre as paredes dos vasos (mecanismo extrínseco), além de usar contrações rítmicas ativas de células musculares linfáticas embutidas na parede do vaso de coleta de linfáticos (mecanismo intrínseco).[85]

A influência da postura no fluxo linfático foi investigada, ficando evidente a necessidade de elevação do membro envolvido durante a aplicação das manobras.[86,87]

A realização de manobras com o posicionamento adequado pode interferir na qualidade do efeito produzido e, para tanto, há necessidade de se rever conceitos importantes de física, anatomia e fisiologia. Portanto, o sentido fisiológico do fluxo linfático deve ser obedecido para todos os segmentos.

O sentido da drenagem na face pode ser observado na Figura 3, sendo que a cabeça também deve ser posicionada adequadamente (elevar de 15 a 20°) antes da intervenção terapêutica. A exemplo da face, a direção e o sentido da pressão devem acompanhar o fluxo da circulação linfática e venosa tanto no tronco quanto nos membros[88-90] (Figuras 3 e 4).

Não se deve esquecer que o sistema linfático é um sistema de "mão única", ou seja, a execução de manobras no sentido contrário da circulação linfática fisiológica, como pregam algumas técnicas, pode ter validade limitada.

As duas principais técnicas de drenagem linfática manual são representadas principalmente pelo método Vodder[91] e pelo método Leduc.[92]

O método Vodder foi desenvolvido pelo casal dinamarquês Emil e Astrid Vodder, responsáveis pela criação

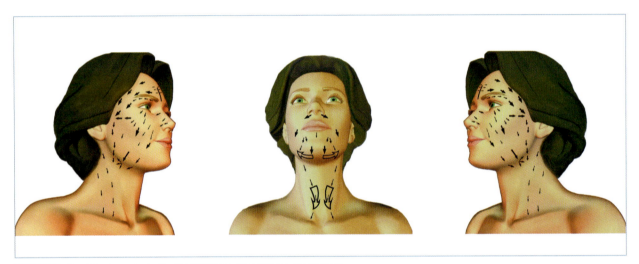

FIGURA 3 Sentido das principais vias linfáticas da cabeça e do pescoço.

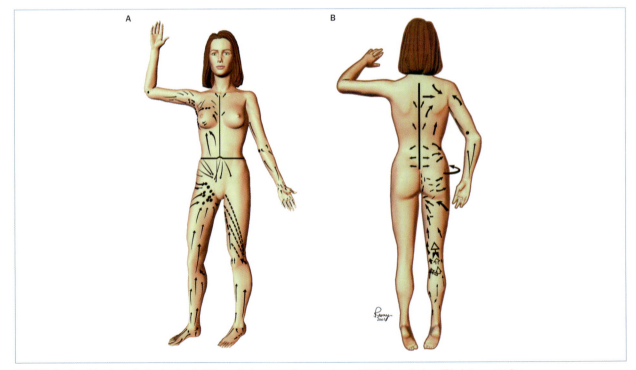

FIGURA 4 Sentido das principais vias linfáticas do tronco e dos membros. (A) Vista anterior; (B) vista posterior.

da técnica de drenagem linfática manual (DLM) na década de 1930, com o intuito de incrementar a circulação linfática no tratamento de diversas doenças e disfunções. O método Leduc foi desenvolvido e aperfeiçoado por Albert Leduc, com base em estudos científicos.

Manobras básicas de drenagem linfática – método Vodder

Dentre as manobras de drenagem propostas por Vodder,[91] distinguem-se quatro tipos de movimentos: círculos fixos, movimentos de bombeamento, movimento do "doador" e movimento giratório ou de rotação.

Círculos fixos

Coloca-se a mão espalmada sobre a pele e, com os dedos, realizam-se movimentos circulares, que promovem um estiramento do tecido, efetuando uma pressão/descompressão. Os movimentos são realizados de 5 a 7 vezes no mesmo lugar (fixos).

Movimentos de bombeamento

As mãos são acopladas no tecido a ser drenado, iniciando-se movimentos ondulatórios, com pressões decrescentes da palma para os dedos, de forma intermitente (compressão/descompressão) em um total de 5 a 7 movimentos. A direção e o sentido da pressão da drenagem são determinados pela localização das vias (Figura 5).

Movimento do "doador"

O movimento é iniciado com as palmas das mãos posicionadas perpendicularmente às vias de drenagem, sendo a técnica baseada em manobras de arraste envolvendo uma combinação de movimentos. Primeiro toca-se com o bordo medial da mão a área a ser drenada, seguido dos movimentos de pronação do antebraço e abdução do braço. Na sequência, a outra mão, com o polegar em extensão, realiza um movimento de arraste com o bordo lateral associando movimentos de supinação do antebraço com adução do braço. O movimento é repetido na região imediatamente adjacente à região manipulada (Figura 6).

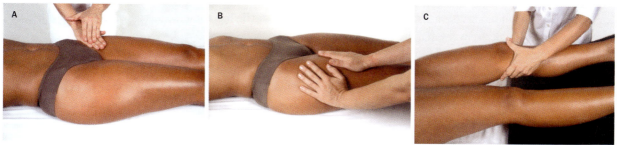

FIGURA 5 Manobras para drenagem linfática: movimentos de bombeamento. (A) Bombeamento dos linfonodos inguinais; (B) bombeamento da porção anterolateral da coxa; (C) bombeamento dos linfonodos poplíteos.

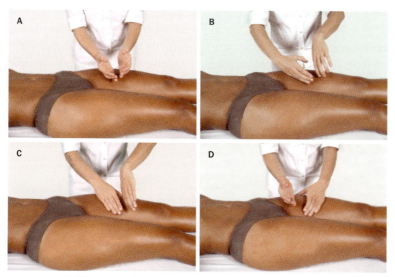

FIGURA 6 Manobras para drenagem linfática: manobra do doador. (A) Início do movimento; (B) movimento de arraste executado pela mão que toca inicialmente a pele; (C) movimento de arraste com a segunda mão, envolvendo a região imediatamente adjacente; (D) finalização/reinício das manobras.

Movimento giratório ou de rotação

Esse movimento é empregado em superfícies planas. O braço é posicionado em leve abdução no plano da escápula, com o antebraço em máxima pronação. A mão que inicia o movimento toca a superfície do segmento com a face palmar e realiza um movimento de desvio ulnar na direção e sentido da drenagem proposta, simultaneamente aos movimentos de supinação e adução. A outra mão terá o mesmo posicionamento e realizará os mesmos movimentos descritos anteriormente, tendo-se o cuidado para que os movimentos sejam sequenciais e rítmicos, alternando-se as mãos para a região imediatamente adjacente. O posicionamento das mãos depende da sequência realizada, as quais podem ser posicionadas proximal ou distalmente, seguindo sempre o fluxo da linfa (Figura 7).

Manobras básicas da massagem de drenagem linfática – método Leduc

O método Leduc[93-95] preconiza a utilização básica de dois movimentos ("chamada" e "reabsorção"), que combinados com manobras de linfonodos (semelhante à manobra de bombeamento de Vodder), envolvem movimentos combinados, com "pressão em bracelete", ou seja, a região a ser tratada é envolvida por uma ou duas mãos (Figura 8). As manobras são aplicadas gradualmente, de forma rítmica, por aproximadamente três segundos, na região próxima à distal.

Drenagem dos linfonodos

Para esse tipo de massagem é necessário conhecer a localização dos linfonodos acessíveis. Inicia-se a drenagem dos linfonodos pelo contato direto dos dedos indicador e médio do terapeuta com a pele do paciente, ou com as mãos sobrepostas.

Os dedos devem estar em posição quase que perpendicular aos vasos e no nível dos linfonodos. A manobra é realizada com uma pressão moderada e rítmica, com base em manobras de evacuação (7 a 10 movimentos).

Manobra de evacuação – "chamada"

Aplicada distante da região acometida por edema, também denominada de "demanda", visa aumentar a frequência de contração dos vasos linfáticos na região aplicada, exercendo um efeito "aspirativo", observado em investigação cintilográfica.[96] Os movimentos são leves, rítmicos e obedecem a uma pressão intermitente, na área edemaciada, seguindo o sentido da drenagem fisiológica. Deve-se executar de 5 a 7 movimentos no mesmo local.

Para aplicação das manobras as mãos devem estar em contato com a pele pela borda radial do indicador, e os movimentos são aplicados pelos dedos indicador até o anular, produzindo um estiramento da pele no sentido proximal ao longo da manobra, com a borda ulnar das mãos livres.

Manobra de captação – "reabsorção"

A manobra de reabsorção deve ser aplicada sobre a região edemaciada até que seja observada alteração do tecido.

A técnica é aplicada em movimentos rítmicos, a partir da borda ulnar do quinto dedo, sendo responsável pela absorção de macromoléculas do edema, ou seja, a fração proteica.

Após a técnica ser aplicada por toda a região edemaciada, a manobra de "chamada" deve ser novamente aplicada, terminando a intervenção onde começou, ou seja, nos linfonodos envolvidos na região tratada.

Indicações e contraindicações da massagem de drenagem linfática

Intervenções terapêuticas com DLM devem ser aplicadas sem o uso de produtos lubrificantes (creme ou óleo), e o controle dos resultados obtidos deve ser efetuado por meio de compressão. As manobras são indicadas no controle de edemas agudos e crônicos.

Como apontado anteriormente, a manipulação tecidual promovida pela DLM não afeta somente o sistema linfáti-

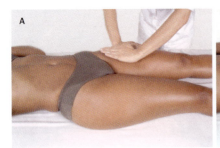
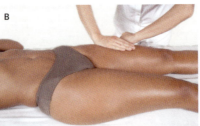
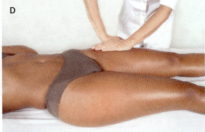

FIGURA 7 Manobras para drenagem linfática: movimento giratório ou de rotação no sentido proximal-distal. (A) Início da manobra na região proximal, com deslizamento da mão esquerda; (B) alternância das mãos seguindo o trajeto das vias; (C) reinício da manobra em posição mais distal.

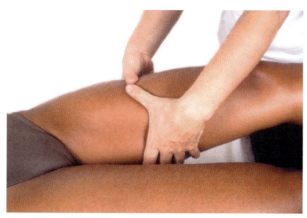

FIGURA 8 Posicionamento em "bracelete" para manobra de drenagem linfática.

co, promove efeitos em outros sistemas, principalmente o sanguíneo, além de efeitos reflexos. Sendo assim, é fundamental ser precedida de anamnese criteriosa, com especial atenção na identificação de processos infecciosos, neoplasias e trombose venosa profunda aguda, dentre outros.

Orientações gerais para a terapia de drenagem linfática manual

Para a execução correta da DLM deve-se atentar para os seguintes critérios:

- O segmento corpóreo em questão deve estar elevado.[97]
- A pressão exercida deve seguir sempre o sentido fisiológico da drenagem.
- A massagem deve iniciar-se pelas manobras que facilitem a evacuação, objetivando descongestionar as vias linfáticas.
- O conhecimento das vias de drenagem (Capítulo 1) é de vital importância para o sucesso da terapia.
- As manobras devem ser realizadas de forma rítmica, com pressão de 45 mmHg, de forma intermitente.
- Em lesões recentes, as manobras de arraste devem ser dispensadas, pelo risco de promover cicatrização inadequada. Para maiores detalhes consultar os Capítulos 15 e 17.

MASSAGEM DO TECIDO CONJUNTIVO

Como apontado anteriormente, todas as técnicas de manipulação de tecidos envolvem algum efeito reflexo. Entretanto, são designadas como "reflexas" as técnicas que deixam de lado os efeitos mecânicos para centrar-se em uma resposta involuntária decorrente de uma estimulação cutânea.[98]

A massagem de tecido conjuntivo (MTC) data do início do século XX na Europa (*bindegewebsmassage*, em alemão) e é representada por diferentes escolas.[99-101] Entretanto, todas se baseiam na concepção de que o tecido conjuntivo é o ponto de partida das reações metaméricas, que são solicitadas mediante um estiramento em zonas específicas da pele.

A confiabilidade interexaminador da identificação dos componentes separados das zonas reflexas do tecido conjuntivo foi avaliada em estudo envolvendo vários profissionais, sendo avaliado o reconhecimento dos componentes visuais, palpatórios e de mobilidade do tecido de dez zonas de tecido conjuntivo, em cinco indivíduos, monitorados em sete modelos. A concordância percentual foi alta (89/150, 80% de concordância ou mais), mas a estatística do coeficiente kappa que leva em consideração o acaso foi baixa. O resultado sugere uma tendência de concordância, mas as pontuações de porcentagem devem ser tratadas com cautela, a menos que um grande grupo de avaliadores esteja envolvido. As possíveis explicações para os resultados são feitas com sugestões para novos estudos.[102]

A técnica de MTC envolve o conceito fundamental de que doença visceral pode causar alterações na pele, em zonas específicas (zonas de Head) e zonas musculares (zonas de McKenzie),[103] sendo que a manipulação dos tecidos conjuntivos da pele em uma zona bem definida pode gerar efeitos em outras estruturas que são derivadas do mesmo segmento mesodérmico.

Elizabete Dicke, fisioterapeuta alemã, foi quem idealizou a técnica durante uma grave afecção vascular em sua própria perna. A técnica foi descrita no livro *Mon massage du tissu conjonctif*,[104] da seguinte forma: "A técnica diagnóstica e terapêutica da massagem conjuntiva se caracteriza por um deslizamento da pele sobre os planos profundos. Se faz assim uma tração irritante sobre o tecido subcutâneo e intersticial".

Conforme o intuito, a manobra do "traço" pode ser longa ou curta, formando-se uma onda conjuntiva regular e indolor, observando-se resistências sugestivas de perturbações profundas do dermátomo, palavra de origem grega que significa "corte de pele", que corresponde a uma área da pele que é inervada por fibras nervosas que se originam de um único gânglio nervoso dorsal (Figura 9) correspondente. Nesse caso, o pinçamento em determinada vértebra pode desencadear dor ou formigamento na região correspondente do corpo.

As manobras são iniciadas nas regiões lombar e pélvica, fato denominado de "construção de base". A palpação diagnóstica pode evidenciar áreas bem delimitadas, geralmente unilaterais, deprimidas ou edemaciadas, com uma certa rigidez ou tensão, que deve ser relacionada a outros sintomas clínicos do paciente.[105]

As técnicas diagnósticas e de tratamento, em que se utilizam basicamente as mesmas manobras, desencadeiam,

74 FISIOTERAPIA DERMATOFUNCIONAL

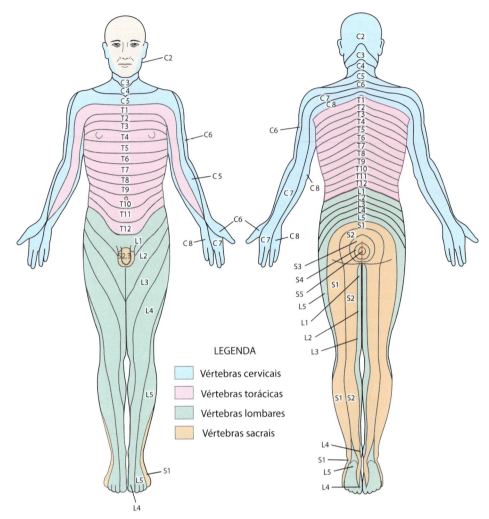

FIGURA 9 Dermátomos e a distribuição cutânea de nervos periféricos.

além das ações a distância, ações locais, como calor e dermografismo elevado, certamente de origem histamínica.[106]

As manobras básicas da MTC são:

- Rolamento: deslizamento da prega cutânea com o polegar e o dedo médio, movendo todo o tecido contra a fáscia (Figura 10A).
- Traço: deslizamento profundo com a polpa dos dedos, move-se a pele sobre as estruturas subjacentes, criando uma tração com manobras curtas e firmes (Figuras 10B e 10C).

A frequência do tratamento pode ser diária, de acordo com a disponibilidade do cliente, por aproximadamente 10 a 12 sessões, sendo desaconselhado ultrapassar 20 sessões consecutivas, recomendando-se a interrupção do tratamento caso não haja nenhum sinal de melhora após a quinta sessão.

Estudos[107,108] apontam a influência da massagem reflexa sobre a função vegetativa (sistemas simpático e parassimpático). Quando habilmente aplicada, pode ser direcionada às condições patológicas específicas, sendo que uma terapia que se qualifique como reflexa deve obedecer às leis que regem a excitação nervosa e a transmissão sináptica.

A justificativa surpreendente relacionada à teoria das relações segmentares é o fato de se encontrar relações reflexas não somente no sentido víscera-pele, mas também no sentido inverso. A relação reflexa víscera-pele aponta que a condição em que se encontra a víscera é um provável mecanismo de proteção. Já a relação pele-víscera é a via de ação terapêutica, que promove o acesso necessário para atingir a mesma. Esses fundamentos são, no entanto, controversos.

É considerada como "crença" a possibilidade de a manipulação tecidual interferir reflexamente em atividade autônoma, baseando-se no fato de que o controle e a regulação da atividade autônoma são desempenhados por centros localizados acima da medula espinhal, e os estudos que defendem o referido efeito estão baseados em estudos

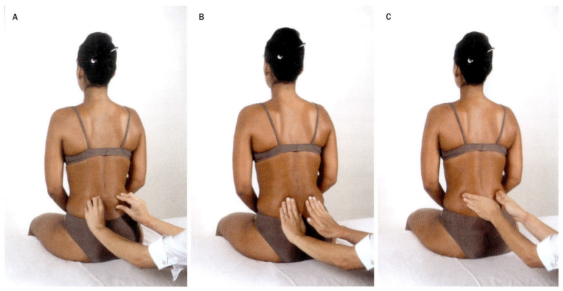

FIGURA 10 Manobras básicas da massagem do tecido conjuntivo. (A) Avaliação bilateral da elasticidade da pele por rolamento. (B) Avaliação da mobilidade tecidual por meio do traço. (C) Técnica de tratamento com movimentos diagonais na direção das áreas afetadas.

com animais acometidos por graves incapacidades autônomas, como no caso de secção de medula, em que possivelmente a estimulação de proprioceptores pode desencadear uma reação somatovisceral. Essa reação pode estar relacionada à supressão de influências centrais, tornando a sensibilidade neuronal sensível a outros estímulos.[109-111]

O controle reflexo sobre o sistema nervoso autônomo não é biologicamente coeso, e parece alheio a reflexos provenientes de proprioceptores, exceto pela inervação simpática músculo/pele. A duração de um possível efeito em uma víscera decorrente da manipulação também é questionada.[112]

As terapias reflexas podem ser classificadas (Courry, 1980)[113] em:
- **Massagem superficial:** técnicas de Dicke e de Teirich-Leub.
- **Massagem mista das zonas reflexas:** técnicas de Kohlraush, Glaeser e Dalicho, Vogler e Wetterwald.
- **Massagem chinesa e similares:** técnicas de shiatsu e chacras.
- **Massagem plantar:** técnicas de Fieltzgerald e de Inghan.
- **Auriculoterapia:** técnica de Nogier.
- **Massagem transversa profunda:** técnica de Cyriax.
- **Massagem abdominal reflexa:** técnica de Grossi.

Conceitos básicos

Sabe-se que alterações patológicas das vísceras podem causar mudanças na pele em áreas bem definidas. Esse fato se deve à mesma origem embrionária e campos segmentares governados pelo mesmo nervo espinhal. Essas áreas são denominadas "zonas de Head", pelo fato desse autor ser o primeiro a descrevê-las. As alterações podem ser identificadas por inspeção palpatória, tendo os conceitos básicos de identificação da zona afetada.

Em geral, os impulsos decorrentes teoricamente das vísceras não chegam a ser conscientes. A dor visceral em alguns casos é sentida no órgão onde se origina, mas em outros é referida a uma área distante e geralmente superficial com respeito à víscera. A dor referida é difusa, não se localiza bem e se refere a diversos pontos no dermátomo inervado pelo mesmo segmento espinhal que supre a víscera. Raras vezes, essa dor ocupa a totalidade ou mesmo a maior parte do dermátomo correspondente.

Na zona referida, podem surgir mudanças na qualidade da sensibilidade em resposta a um estímulo e alterações de limiar. Essa projeção da dor a um local distante da sua origem poderia ser explicada pela excitação de um grupo comum de neurônios do sistema nervoso central para onde convergem fibras de diferentes fontes; fibras viscerais e fibras cutâneas da sensibilidade dolorosa. Os impulsos que partem dos neurônios viscerais e chegam ao cérebro são interpretados como provenientes da pele, interpretação que depende da experiência prévia, uma vez que as dores de origem visceral não são conscientes em condições normais, enquanto as de origem cutânea alcançam o nível consciente.

As relações nervosas reflexas

Essas relações são evidenciadas quando se realiza a massagem nas zonas inferiores do tronco com reação

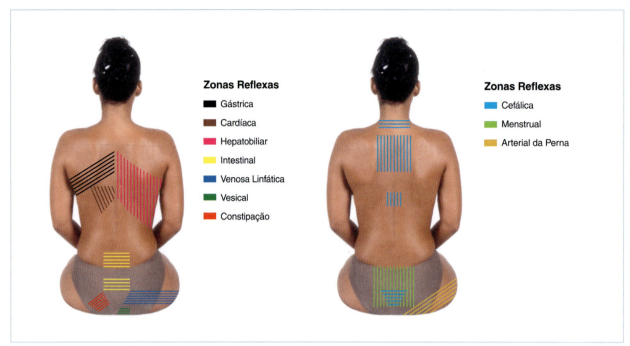

FIGURA 11 Representação das zonas reflexas conjuntivas.

simultânea das zonas conjuntivas superiores, sem que seus órgãos correspondentes tenham realizado alguma ação. Esta reação, simultânea nas zonas conjuntivas não trabalhadas, se apresenta por irritação do dermátomo e também por perturbações do órgão correspondente.

Geralmente não se observam reações das zonas do tecido conjuntivo em sentido inverso, isto é, não foram observadas reações das zonas reflexas inferiores quando eram trabalhadas as zonas superiores. Desse modo, deduz-se a regra fundamental da massagem do tecido conjuntivo: deve-se iniciar a massagem nas zonas mais inferiores, mesmo nos casos em que momentaneamente as alterações mais intensas sejam das zonas superiores.

Exploração das zonas conjuntivas

As alterações dos tecidos conjuntivos nas áreas da superfície corporal correspondem teoricamente às patologias de órgãos internos. Essas alterações são frequentemente vistas como áreas achatadas ou deprimidas que podem estar circunscritas por áreas elevadas, edemaciadas.

As manobras diagnósticas são acompanhadas pela avaliação da resistência por parte dos tecidos, o que corresponde geralmente a uma sensação dolorosa. O terapeuta pode sentir crepitações quando o movimento é realizado com muita pressão.

Para melhor compreensão das zonas do tecido conjuntivo (Figura 11) é preciso conhecer as particularidades do tecido subcutâneo (Capítulo 1, "Noções de Citologia e Histologia"). O tecido subcutâneo possui um pequeno grau de deslizamento com a derme e um maior grau com as fáscias. A conexão entre a epiderme e a derme é maior nas linhas de fenda.

As zonas de tecido conjuntivo da camada de deslizamento profundo, na qual principalmente se realiza a massagem conjuntiva, apresentam alterações que levam à modificação da superfície cutânea. O tecido da zona conjuntiva apresenta depressões. O aumento na tensão da derme se acompanha, ao que se observa, de uma diminuição do líquido tissular no sentido de uma desidratação. Nos limites das depressões, os tecidos estão edemaciados; parece que a mesma via nervosa reflexa que leva a um aumento da tensão e desidratação das zonas conjuntivas provoca um aumento do líquido tissular e uma diminuição da tensão nas zonas limítrofes.

Inspeção

Realiza-se de forma sistemática, comparando as zonas conjuntivas simétricas, que se manifestam por alterações do relevo da superfície cutânea. O terapeuta deverá observar de vários ângulos e, quando possível, incidir a luz em vários sentidos para a inspeção.

Palpação

É realizada pelo deslizamento da camada profunda, da derme contra a fáscia, em diferentes segmentos.

Recomenda-se que a palpação seja realizada com o indivíduo na posição sentada, sobre uma superfície dura, de preferência com o tronco ereto. Os membros inferiores devem estar flexionados a 90° com os pés apoiados ao chão. Já a terapia pode ser realizada com o indivíduo em decúbito lateral.

A base da massagem do tecido conjuntivo é o resultado da palpação de todas as zonas do tecido conjuntivo. Isso porque as zonas desse tecido não estão somente em relação com os órgãos, vasos e nervos correspondentes, mas também apresentam relações nervosas entre si.

Técnica de Teirich-Leube

A técnica de Teirich-Leube (1970)[114] é também denominada massagem do tecido organizado (fáscias e aponeuroses). O tratamento não segue um esquema fixo, mas é realizado em função dos resultados do exame, os quais são relacionados aos sintomas do paciente.

As manobras são de rolamento, em que se trabalham os chamados "pontos de reação", e o paciente informa constantemente a sua sensibilidade às manobras. Os efeitos benéficos das manobras estão relacionados à melhor circulação muscular e à regulação das tensões aponeuróticas.

Técnica de Kolrausch

Também denominada massagem do tecido conjuntivo e musculatura, desenvolvida por Kolrausch em 1937, que em virtude de suas investigações acerca dos reflexos visceromusculares pensou na possibilidade de um reflexo terapêutico musculovisceral.[115-117] Segundo ele, existe a possibilidade de se atingir um órgão a partir de reações do miótomo correspondente. Essas alterações se manifestam como regiões hipertônicas e hiperálgicas, que hoje são conhecidas como pontos-gatilho, onde se encontram as chamadas miogeloses ou espasmo nodular. As tensões musculares são observadas em faixas de alguns centímetros de espessura, que apresentam regiões muito dolorosas à pressão.

Miogelose, termo de origem alemã (*myogelosis*, 1920), foi correlacionado com pontos-gatilho miofasciais (1940). São áreas musculares dolorosas sob pressão, que ocorrem com maior frequência no tronco, principalmente no músculo trapézio. São alterações uniformes, palpáveis (inclusive *post-mortem*), com característica hipertrofia local-parcial tipo I, conectada com um estreitamento distinto do espaço endomisial.[118]

As manobras envolvem movimentos de fricção leve e rítmica, nos pontos que apresentam miogeloses, visando reabsorvê-las. O método utiliza também os traços estirados, porém tangenciais à área tratada, uma vez que, para o autor, os movimentos transversais aumentam a tensão local.

O tratamento diagnóstico é efetuado com a ponta dos dedos, e as manobras são moderadas e mais superficiais quanto maior a tensão.

Técnica de Glaeser e Dalicho

A técnica foi desenvolvida em 1962 e está baseada no tratamento global de um segmento, envolvendo todos os tecidos que desencadeiem respostas reflexas, como pele, tecido subcutâneo, fáscias, aponeuroses, musculatura e periósteo.[119] Os tecidos envolvidos são tratados com técnicas diferenciadas, em sessões de 20 minutos, 2 ou 3 vezes por semana, até o desaparecimento completo das alterações segmentárias.

Os defensores da técnica também iniciam o tratamento pelas regiões lombar e sacral, além da coluna vertebral, em direção ao segmento alterado.

Técnica de Vogler

Também chamada de massagem do periósteo, apresenta efeitos antálgicos e tróficos no tratamento de alterações ósseas, articulares e viscerais.

O tratamento estimula a sensibilidade neurovegetativa do metâmero, influenciando a víscera correspondente, sendo seu efeito principalmente antiespasmódico e circulatório.

A técnica de Vogler[120] consiste em massagear as superfícies ósseas durante 2 a 5 minutos, com a ponta do dedo médio ou polegar, ou ainda com toda a segunda falange do dedo indicador e médio. A pressão inicialmente é suave, aumentando progressivamente à medida que se nota resistência localizada. As manobras são realizadas em áreas de pequena massa muscular, que possibilitem o acesso ao periósteo, como costelas, apófises transversas e cristas ilíacas. Deve-se evitar locais nos quais os nervos periféricos são mais superficiais e emergências nervosas.

Após as primeiras aplicações a dor pode ser intensificada, porém com o passar das sessões os pontos vão se tornando cada vez menos sensíveis.

Em casos de tendinites o tratamento permite a atenuação da dor, mas para resultados mais expressivos, os fatores causais do problema devem ser resolvidos.

O tratamento envolve traços diferentes em número e direções (Figura 12).

Técnica de Wetterwald

Em 1910, Félix Wetterwald descreveu uma manobra que envolve um pinçamento tecidual, em que se executam movimentos de deslizamento e amassamento em rotação (palpar-rolar), utilizando-se principalmente os polegares e indicadores (Figura 13).

O tratamento destina-se essencialmente aos planos cutâneos e subcutâneos, com efeitos reflexos e mecânicos nos infiltrados e aderências.[121]

O tratamento pode provocar dor e deve ser utilizado com cautela em regiões que apresentam fragilidade capilar ou hipersensibilidade.

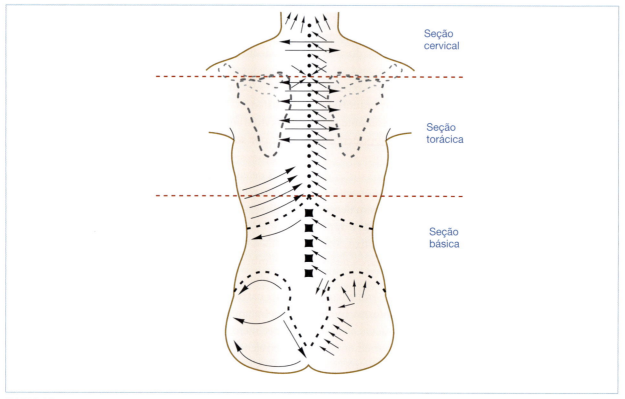

FIGURA 12

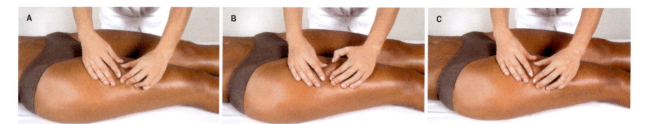

FIGURA 13 Manobra de Wetterwald. (A) Pinçamento do tecido com o indicador direito e o polegar esquerdo associado a rotação. (B) Inversão do pinçamento com alternância entre o polegar e o indicador. (C) Reinício do movimento de palpar-rolar.

MASSAGEM CHINESA

Dentre os vários sistemas de massagem oriental, muitos derivam da cultura chinesa e se relacionam aos pontos de acupuntura situados ao longo dos meridianos.

A acupressão consiste na aplicação profunda dos dedos (ou outros instrumentos) sobre os pontos de acupuntura, que correspondem a disfunções orgânicas, sendo que a equivalência japonesa desse tratamento é denominada *shiatsu*. Os pontos a serem manipulados são nomeados segundo seus meridianos, que por sua vez estão ligados à sua origem nos órgãos internos, e por esse motivo as massagens orientais são consideradas reflexas. Existem basicamente três técnicas de massagem chinesa:

- Manobras clássicas: semelhante às técnicas ocidentais.
- Massagens puntiformes.
- Massagens lineares.

Estudos de eletrofisiologia evidenciaram algumas áreas da pele com um aumento de condutibilidade e diminuição da resistência elétrica, características coincidentes com a descrição dos pontos de acupuntura. Através de fibras somáticas aferentes, os estímulos nociceptivos dos pontos de acupuntura chegam ao corno posterior da medula, estabelecendo sinapses com neurônios motores homolaterais e/ou contralaterais, para formar um arco reflexo somato-somático, e com neurônios pré-ganglionares simpáticos, para formar o arco reflexo somato-visceral. Esta última é uma das vias pela qual os pontos de acupuntura atuam sobre órgãos internos.[122,123]

A pressão nos pontos de acupuntura, acupressão, assegura que o fluxo energético se mantenha em equilíbrio – *yin* e *yang*, respectivamente energias negativa e positiva opostas e complementares.[124,125] O efeito analgésico pode ser obtido por hiperestimulação desses pontos de acupuntura, em virtude de sua associação a nervos receptores de pressão e estiramento.[126,127]

Constatação importante e cientificamente comprovada é que 50% dos pontos de acupuntura encontram-se sobre troncos nervosos, e 71% coincidem com os chamados "pontos-gatilho", ou ainda pontos motores.[128,129] Esses pontos apresentam uma resistência elétrica menor, que pode ser mensurada.[130]

A acupressão é aplicada nos pontos de acupuntura com os polegares ou dedo médio, por meio de fricções circulares durante 1 a 5 minutos.

SHIATSU

O shiatsu, como a maioria dos sistemas orientais, aborda a saúde de forma holística. Trata-se de uma técnica japonesa que significa "pressão com o dedo", e consiste em imprimir uma pressão em pontos determinados, promover a rotação e o alongamento de articulações.[131,132]

REFLEXOLOGIA PLANTAR E AURICULAR

A reflexologia plantar é uma técnica terapêutica ancestral executada em vários países como China, Índia, Tibete e Egito. A técnica foi reabilitada no século XX nos estudos de dois norte-americanos, o médico otorrinolaringologista Dr. William Fitzgerald e a fisioterapeuta Eunice Ingham, que realizaram estudos sobre a correlação entre o alívio da dor em determinada parte do corpo e a aplicação de pressão em pontos correspondentes nos pés,[133,134] em que a representação dos pés direito e esquerdo corresponde a órgãos de mesmo lado (Figura 14).

Fitzgerald baseia sua teoria em conceitos comuns à massagem tailandesa, que é a divisão do corpo em dez zonas de energia. Essas zonas são longitudinais, simétricas e se estendem desde a parte superior da cabeça, passando pelos dedos das mãos, seguindo até os pés. Juntando-se os pés, temos um contorno completo do corpo humano, no qual o hálux representa a cabeça, as laterais dos pés correspondem às partes externas do corpo (ombros, joelhos e quadril), e as faces mediais, à coluna. O pé direito regula o lado direito do corpo, e o pé esquerdo, o lado esquerdo. Qualquer deficiência do fluxo de energia desta fonte pode afetar os órgãos ou sistemas a ela correspondentes (Figura 15).

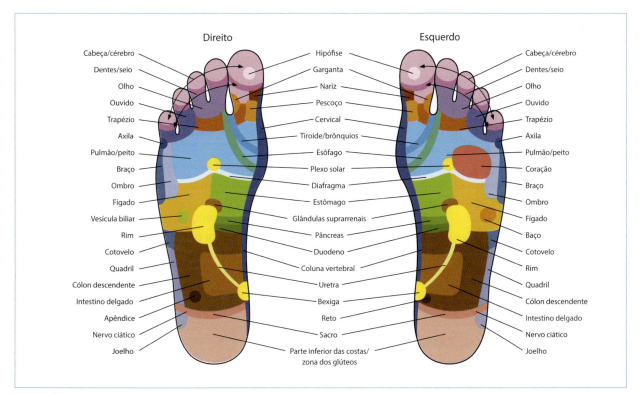

FIGURA 14 Representação dos pés direito e esquerdo e correspondência de órgãos de mesmo lado.

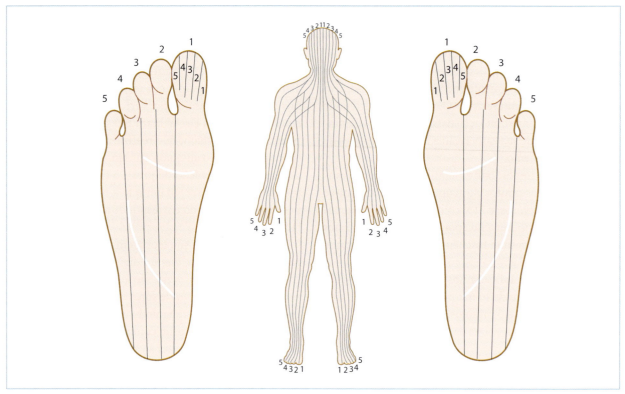

FIGURA 15   Representação de meridianos de energia.

A existência de meridianos de energia apontados pela Medicina Tradicional Chinesa (TCM) pode ser observada pela indução de pontos específicos mediante comportamento da região inerente à estimulação por meio da avaliação da imagem infravermelha (termografia).[135-137]

As manobras de massagem plantar são executadas com o polegar ou indicador, em movimentos de deslizamento ou fricção circular, preferencialmente com a articulação interfalangeana do polegar levemente fletida.[138,139]

No caso da auriculoterapia ou massagem reflexa na orelha, o princípio é basicamente o mesmo da reflexoterapia plantar e palmar, ou seja, pontos específicos do pavilhão auricular correspondem a diferentes órgãos. Nessa técnica é preciso saber que o pavilhão auricular representa um indivíduo em posição fetal.

A reflexologia podal tem sido utilizada como ferramenta diagnóstica,[140] bem como metanálise aponta efeitos positivos no controle da fadiga e dor,[141] no controle da dor lombar de idosos,[142] bem como no alívio de sintomas relacionados à síndrome pré-menstrual.[143]

MASSAGEM ABDOMINAL REFLEXA – TÉCNICA DE GROSSI

A técnica de massagem reflexa desenvolvida por Grossi, em 1952, consiste em uma reeducação da secreção e motricidade do sistema digestivo, com indicações muito específicas como aerofagias, constipação e hérnia de hiato.[144]

Podem-se executar pressões em pontos sensíveis 2 ou 3 vezes com o dedo médio, anular ou com os dois, com a finalidade de ampliar sua zona de ação. Outra forma de estímulo proposta pelo autor é executar traços, circunscrevendo a região envolvida.

MASSAGEM TRANSVERSA PROFUNDA – TÉCNICA DE CYRIAX

Massagem transversa profunda (MTP) ou massagem de fricção Cyriax é uma técnica amplamente conhecida, promovida e popularizada por James Cyriax, em 1984, embora Mennell tenha sugerido o termo "fricção" anteriormente. A técnica é aplicada com intuito de tratar a dor crônica e melhorar a função de diferentes estruturas como ligamentos, tendões e músculos.[145-147]

A denominação da técnica (MTP) é questionada, sendo sugerida uma nova terminologia, "massagem de fricção transversa", eliminando a profundidade do termo, pela alegada impossibilidade de atuação em lesões agudas imposta pelo mesmo.[148,149]

O tratamento, quando adequadamente administrado, possui duplo efeito: uma hiperemia traumática e o movimento dos planos. A hiperemia traumática promove um grande afluxo de sangue na área massageada, acelerando a eliminação de substâncias algogênicas, produzindo uma analgesia temporária.

Por meio do movimento de vai e vem, a massagem libera as estruturas doloridas das aderências existentes e previne a formação de outras.

As manobras podem ser executadas pelo dedo indicador apoiado pelo dedo médio; ou ao contrário, o dedo médio apoiado pelo indicador e estabilizado pelos outros dedos; ou, ainda, o polegar com os demais dedos em contraposição.

As manobras devem ser localizadas, podendo durar de 3 a 5 minutos para lesões recentes, e se prolongar por 15 a 20 minutos no caso de lesões crônicas.

Como princípios de tratamento da MTP, apenas depois de um diagnóstico correto é possível prescrever um tratamento específico, que deve ser administrado para o local específico da lesão.

A MTP é executada friccionando-se digitalmente o local exato da lesão, transversalmente ao sentido das fibras afetadas, em sessões de aproximadamente 20 minutos. Pode desencadear algum desconforto e o procedimento deve ter início lento e evolução progressiva. A técnica deve ser aplicada com a ponta dos dedos, sendo a movimentação da mão e dos dedos como um só, ou seja, a pele movimenta-se junto aos dedos para evitar lesões por atrito.

Pode-se utilizar interface para evitar queimadura por fricção durante a aplicação da MTP, como algodão úmido, visando reduzir também o contato direto da unha com a pele. A técnica pode ser aplicada com o polegar, e outro dedo de contato/apoio (contrapressão), ou dois dedos, um reforçando o outro.

As regiões tratadas ficam sensíveis, e apesar deste fato o autor não recomenda diminuir a pressão das manobras, e sim aumentar o intervalo entre as sessões, que varia entre 2 e 7 dias.

Para correta aplicação da técnica, deve-se utilizar os seguintes critérios:
- Identificar corretamente o ponto a ser tratado, sabendo-se quais as implicações reflexas dele.
- Não utilizar lubrificantes, pois podem impedir a correta mobilização tecidual.
- Os dedos do fisioterapeuta e a pele do paciente deverão mover-se como uma unidade, e a manobra deverá ser aplicada transversalmente às estruturas. Para tanto, é necessário conhecimento anatômico.
- O posicionamento correto das mãos do terapeuta poderá auxiliar na prevenção de lesões articulares.

A utilização terapêutica da técnica de massagem transversa apresenta efeitos benéficos em cicatrizes antigas e sem mobilidade (ou apenas para preveni-las).[150]

A eficiência da técnica de MTP ainda não foi documentada, apesar de ser amplamente conhecida. Os estudos de revisão apresentam as mesmas questões de estudos relacionados a outras intervenções terapêuticas, que são fatores de dissuasão, qualidade dos estudos, como tamanhos de amostra inadequados, limitações metodológicas dos estudos incluídos, além de falta de padronização do protocolo de intervenção com a técnica.[151-154]

As fricções profundas são contraindicadas na presença de processos infecciosos, patologias da pele, neoplasias ou tuberculose, lesões vasculares como tromboflebite e trombose venosa profunda, entre outras.

CONDIÇÕES GERAIS PARA AS TERAPIAS REFLEXAS

Os efeitos inerentes a intervenções terapêuticas com MTC foram avaliados no tratamento de dismenorreia primária, disfunção vascular periférica arterial, bem como esclerose sistêmica e fibromialgia.

Destacamos a seguir alguns pontos para intervenção terapêutica com as técnicas:[155-160]
- Não se deve utilizar lubrificantes nem executar as manobras em regiões com excesso de pelos.
- O posicionamento do indivíduo a ser tratado dependerá da técnica a ser executada, sendo utilizada comumente em terapias reflexas a posição sentada com os pés apoiados e os decúbitos dorsal, ventral e lateral.
- A massagem deve ser realizada em uma sala de temperatura agradável, bem ventilada e com iluminação adequada.
- O paciente deve estar o mais confortável possível, evitando posições forçadas.
- O local a ser massageado deve estar desprovido de vestes e convém que o terapeuta não use anéis ou pulseiras.
- As macas utilizadas para as terapias manuais devem ser de altura regulável para que se adaptem adequadamente ao terapeuta, caso contrário ocorrerá um grande desgaste.

MOBILIZAÇÃO DE TECIDOS MOLES ASSISTIDA POR INSTRUMENTO

Existem no mercado diversos tipos de instrumentos com o intuito de auxiliar na mobilização tecidual, reproduzindo/facilitando técnicas manuais visando incremento da mobilidade tecidual, aumento da amplitude de movimento, analgesia.[161-163]

Foi realizada revisão sistemática[164] com a finalidade de fornecer recomendações de uso de diferentes instrumentos aplicados em diferentes partes do corpo, em indivíduos lesionados e saudáveis, com diferentes instrumentos. Foram incluídos ensaios clínicos randomizados que mediram a *range of motion* (ROM), a dor, a força ou a função relatada pelo paciente e compararam o tratamento assistido por instrumentos com pelo menos um outro grupo. A pontuação média do PEDro para estudos com participantes não feridos foi 5,83 (variação = 5 a 7), e para estudos com participantes lesados foi 5,86 (variação = 3 a 7). Grandes tamanhos de efeito foram encontrados nos resultados para ROM, para participantes não lesados; dor, para participantes lesados; e função relatada pelo paciente (participantes lesados). Os diferentes instrumentos utilizados nesses estudos revelaram tamanhos de efeito semelhantes nos vários resultados.

 REFERÊNCIAS BIBLIOGRÁFICAS

1. Paris SV. A history of manipulative therapy through the ages and up to the current controversy in the United States. J Manual Manipulative Ther. 2000;8(2):66-77.
2. Paris SV. In the best interests of the patient. Phys Ther. 2006;86(11):1541-53.
3. Bialoskya JE, Simonb CB, Bishopa MD, George SZ. Basis for spinal manipulative therapy: a physical therapist perspective. J Electromyogr Kinesio. 2012;22(5):643-7.
4. Shin TM, Bordeaux JS. The role of massage in scar management: a literature review. Dermatol Surg. 2012;38:414-23.
5. Wang L, He JL, Zhang XH. The efficacy of massage on preterm infants: a meta-analysis. Am J Perinatol. 2013;30:731-8.
6. Cho YS, Jeon JH, Hong A, Yang HT, Yim H, Cho YS, et al. The effect of burn rehabilitation massage therapy on hypertrophic scar after a burn: a randomized control trial. Burns. 2014;40:1513-20.
7. Carnes D, Mars T, Mullinger B. Underwood M. Adverse events in manual therapy: A systematic review. Int J Osteopath Med. 2010;13:104-31.
8. Paanalahti K, Holm LW, Nordin M, Asker M, Lyander J, Skillgate E. Adverse events after manual therapy among patients seeking care for neck and/or back pain: a randomized controlled trial. BMC Musculoskeletal Disorders. 2014;15:77.
9. Swait G, Finch R. What are the risks of manual treatment of the spine? A scoping review for clinicians. Chiropr Man Ther. 2017;25:37.
10. Carnes D, Mullinger B. Underwood M Defining adverse events in manual therapies: A modified Delphi consensus study. Man Ther. 2009;15(1):2-6.
11. Crump C, Paluska SA. Venous thromboembolism following vigorous deep tissue massage. Phys Sportsmed. 2010;38(4):136-9.
12. Behera C, Devassy S, Mridha AR, Chauhan M, Gupta SK. Leg massage by mother resulting in fatal pulmonary thromboembolism. Med Leg J. 2017;86(3):146-50.
13. Imai N, Ito T, Suda K, Miyasaka D, Endo N. Manual calf massage and passive ankle motion reduce the incidence of deep vein thromboembolism after total hip arthroplasty. J Orthop Sci. 2017;22(4):726-30.
14. Sutham K, Na-Nan S, Paiboonsithiwong S, Chaksuwat P, Tongsong T. Leg massage during pregnancy with unrecognized deep vein thrombosis could be life threatening: a case report. BMC Pregnancy Childbirth. 2020;20(1):237.
15. Fogarty S, Barnett R, Hay P. Safety and pregnancy massage: a qualitative thematic analysis. Int J Ther Massage Bodywork. 2020;13(1):4-12.
16. Wolf B, Nichols DM, Duncan JL. Safety of a single duplex scan to exclude deep venous thrombosis. Br J Surg. 2000;87:1525-8.
17. Hirsh J, Lee A. How we diagnose and treat deep vein thrombosis. Blood. 2002;99:3102-10.
18. Wells PS, Anderson DR, Bormanis J, Guy F, Mitchell M, Gray L, et al. Value of assessment of pretest probability of deep-vein thrombosis in clinical management. Lancet. 1997;350:1795-8.
19. Anderson DR, Wells PS, Stiell I, MacLeod B, Simms M, Gray L, et al. Thrombosis in the emergency department: use of a clinical diagnosis model to safely avoid the need for urgent radiological investigation. Arch Intern Med. 1999;159:477-82.
20. Tick LW, Ton E, van Voorthuizen T, Hovens MMC, Leeuwenburgh I, Lobatto S, et al. Practical diagnostic management of patients with clinically suspected deep vein thrombosis by clinical probability test, compression ultrasonography, and D-dimer test. Am J Med. 2002;113:630-5.
21. Wells PS, Anderson DR, Rodger M, Ginsberg JS, Kearon C, Gent M, et al. Derivation of a simple clinical model to categorize patients probability of pulmonary embolism: increasing the models utility with the SimpliRED D-dimer. Thromb Haemost. 2000;83(3):416-20.
22. Fortes VB, Rollo HA, Fortes Jr. AT, Sobreira ML, Santos FC, Giannini M, et al. Avaliação do modelo de predição clínica de Wells et al. no diagnóstico da trombose venosa profunda dos membros inferiores. J Vasc Bras. 2007;6(1):7-16.
23. This B. La main. Rev Kinesiother. 1969;1(6):20-7.
24. Ernst E, Resch KL, Mills S, Hill R, Mitchell A, Willoughby M, et al. Complementary medicine: a definition. Br J Gen Pract. 1995;45:506.
25. Ernst E, Rand J, Stevinson C. Complementary therapies for depression: an overview. Arch Gen Psych. 1998;55(11):1026-32.
26. Beard G. History of massage technique. Phys Ther Rev. 19521964;32:613-24.
27. Mason A. Rub, rub, rubish: massage in the nineteenth century. Physiotherapy. 1992;78:666.
28. Cyriax J. Textbook of orthopaedic medicine. 2 ed. Londres: Bailliere Tindall; 1984.
29. Dicke E. Meine bindegewebsmassge. Stuttgart: Hippokrates; 1954.
30. Dicke E, Schiack H, Wolf A. Thérapie manualle des zones réflex du tissu conjonctif. 5 ed. Paris: Maloine; 1981.
31. Mennell JB. Physical treatment. 5 ed. Philadelphia: Blakiston; 1945.
32. McMillan M. Massage and therapeutic exercise. Philadelphia: WB Saunders; 1925.
33. Mitchell JK. The effect of massage on the number and hemoglobin value of red blood cells. Am J Med Sci. 1894;107:502.
34. Miake-Lye IM, Mak S, Lee J, Luger T, Taylor SL, Shanman R, et al. Massage for pain: an evidence map. J Altern Complement Med. 2019;25(5):475-502.
35. Shoemaker PM. Effleurage massage, muscle blood flow and long-term post-exercise strength recovery. J Sports Med. 1995;16:478-83.
36. Sefton JM, Yarar C, Berry JW, Pascoe DD. Therapeutic massage of the neck and shoulders produces changes in peripheral blood flow when assessed with dynamic infrared thermography. J Altern Complement Med. 2010;16:723-32.
37. Wiltshire EV, Poitras V, Pak M, Hong T, Rayner J, Tschakovsky ME. Massage impairs postexercise muscle blood flow and "lactic acid" removal. Med Sci Sports Exerc. 2010;42:1062-71.
38. Portillo-Soto A, Eberman LE, Demchak TJ, Peebles C. Comparison of blood flow changes with soft tissue mobilization and massage therapy. J Altern Complement Med. 2014;20(12):932-6.
39. Brunton TL, Tunniclife TW. On the effects of the kneading of muscles upon the circulation, local and general. J Physiol. 1895;17:364-77.
40. Pemberton R, Scull CW. Massage. Chicago: Medical Physics, Yearbook Publishers Inc.; 1944.
41. Wakin KG, Martin GM, Terrier JC, Elkins EC, Sen FH. The effects of massage on the circulation in normal and paralized extremities. Arch Phys Med. 1949;30:135.
42. Bell AJ. Massage and the physiotherapist. Physiotherapy. JCSP. 1964;50:406-8.
43. Severini V, Venerando, A. Effect on peripheral circulation of substances producing hyperemia in combination with massage. Eur Medic. 1967;3:184-98.

44. Baar J, Taslet N. The influence of back massage on autonomic functions. Phys Ther. 1970;50:1679-91.
45. Smith L, Keating M, Hobert D, Spratt D, McCammon M, Smith S, Israel R. The effects of athletic massage on delayed onset muscle soreness, creatine kinase, and neutrophil count: a preliminary report. JOSPT. 1994;19:93-9.
46. Cafarelli E, Flint F. The role of massage in preparation for and recovery from exercise. Sports Med. 1992;14:1-9.
47. Callagan MJ. The role of massage in the management of the athlete: a review. Br J Sports Med. 1993;27:28-33.
48. Goats GC. Massage – The scientific basis of an ancient art: part 2 - Physiological and therapeutic effects. Br J Sports Med. 1994;28:153-6.
49. Lehn C, Prentice WE. Therapeutic modalities in sports medicine. Maryland Heights: Mosby-Year Book Inc; 1994. p.335-63.
50. Balke B, Antony J, Wyatt F. The effects of massage treatment on exercise fatigue. Clin Sports Med. 1989;12:184-207.
51. Gupta, S, Goswami, A, Sadhukhan, AK, Mathur, DN. Comparative study of lactate removal in short term massage of extremities, active recovery and passive recovery period after supramaximal exercise sessions. Int J Sports Med. 1996;17:106-10.
52. Shoemaker KJ, Tiidus PM, Mader R. Failure of manual massage to alter limb blood flow: measures by doppler ultrasound. Med Sci Sports Exerc. 1997;29:610-4.
53. Tiidus PM. Manual massage and recovery of muscle function following exercise: a literaure review. JOSPT. 1997;25:107-12.
54. Meek S. Effects of slow stroke back massage on relaxation in hospice clients. I. J Nurs Scholarship. 1993;25:17-21.
55. Kalb SW. The fallacy of massage in the treatment of obesity. J Med Soc. 1944;41:406-7.
56. Holey E, Cook E. Evidence-based therapeutic massage. A pratical guide for therapists. 3 ed. London: Churchill Livingstone; 2011. 383 p.
57. Cuthbertson DP. The Effect of massage on metabolism: a survey. Glasgow Med J. 1933;120(6):200-13.
58. Loewenstein WR, Altamirano-Orrego R. Enahncement of activity in pacinian corpuscle by sympathomimetic agentes. Nature. 1956;178:1292-93.
59. Lund I, Lundberg T, Kurosawa M, Uvnäs-Moberg K. Sensory stimulation (masage) reduce blood pressure in unanaesthetised rats. J Auton Nerv System. 1999;78(1):30-7
60. Baar J, Taslet N. The influence of back massage on autonomic functions. Phys Ther. 1970;50:1679-91.
61. Sinclair M. The use of abdominal massage to treat chronic constipation. J Bodyw Mov Ther. 2011;15(4):436-45.
62. Hanai A, Ishiguro H, Sozu T, Tsuda M, Arai H, Mitani A, et al. Effects of a self-management program on antiemetic-induced constipation during chemotherapy among breast cancer patients: a randomized controlled clinical trial. Breast Cancer Res Treat. 2016;155:99-107.
63. Field T. Pediatric massage therapy research: a narrative review children (Basel). 2019;6(6):78.
64. Wang QS, Liu Y, Zou XN, Ma YL, Liu GL. Evaluating the efficacy of massage intervention for the treatment of poststroke constipation: a meta-analysis. Hindawi. 2020:8934751.
65. Cajori FA, Crouter CY, Pemberton R. The physiologic effect of massage: second contribution. Arch Intern Med. 1927;39(2):281-5.
66. Boyd C, Crawford C, Paat CF, Price A, Xenakis L, Yang E, et al. The impact of massage therapy on function in pain populations-A systematic review and meta-analysis of randomized controlled trials: part II, cancer pain populations. Pain Med. 2016;17(8):1553-68.
67. Miake-Lye IM, Mak S, Lee J, Luger T, Taylor SL, Shanman R, et al. Massage for pain: an evidence map. J Altern Complement Med. 2019;25(5):475-502.
68. Cummings M, Baldry P. Regional myofascial pain: diagnosis and management. Best Pract Res Clin Rheumatol. 2007;21(2):367-87.
69. Travell JG, Simons DG. Myofascial pain and dysfunction. The trigger points manual. Baltimore: Williams & Wilkins; 1983.
70. Simons DG, Travell JG, Simons L. Myofascial pain and dysfunction. The trigger point manual. 3 ed. Philadelphia: Wolters Kluwer; 2019.
71. Fernández-de-Las-Peñas C, Dommerholt J International consensus on diagnostic criteria and clinical considerations of myofascial trigger points: a Delphi study. Pain Med. 2018;19:142-50.
72. Quinter JL, Cohen ML. Referred pain of peripheral nerve origin. Clin J Pain. 1994;10(3):243-51.
73. Moraska AF, Schmiege SJ, Mann JD, Butryn N, Krutsch JP. Responsiveness of myofascial TRigger Points to single and multiple trigger point release massages: a randomized, placebo controlled trial. Am J Phys Med Rehabil. 2017;96(9):639-45.
74. Kim SA, Oh KY, Choi WH, Kim IK. Ischemic compression after trigger point injection affect the treatment of myofascial trigger points. Ann Rehabil Med. 2013;37(4):541-6.
75. Moraska AF, Hickner RC, Kohrt WM, Brewer A. Changes in blood flow and cellular metabolism at a myofascial trigger point with trigger point release (ischemic compression): a proof-of-principle pilot study. Arch Phys Med Rehabil. 2013;94(1):196-200.
76. Tachi J, Amino N, Miyai K. Massage therapy on the neck: a contributing factor for destructive thyrotoxicosis? Thyroidology. 1990;2:2527.
77. Hall JE. Guyton & Hall – Tratado de fisiologia médica. 13 ed. Rio de Janeiro: GEN Guanabara Koogan; 2017.
78. Vogelfang D. Linfologia básica. São Paulo: Ed. Ícone; 1995.
79. Drinker CK, Yoffey JM. Lymphatics, lymph, and limphoid tissue: their physiological and clinical significance. Cambridge: Harvard University Press; 1941.
80. Bauer W, Short CL, Bennett GA. The manner of removal of proteins from normal joints. J Exper Med. 1933;57:419.
81. MacMaster P. Changes in the cutaneous lymphotics of humam beings and in lymph flow under normal and pathological conditions. J Exper Med. 1937;6:347.
82. McGeown JG, McHale NG, Thornbury KD. The role of external compression and movement in lymph propulsion in the sheep hind limb. J Physiol. 1987;387:83-93.
83. McGeown JG, McHale NG, Thornbury KD. Effects of varying patterns of external compression on lymph flow in the hindlimb of the anaesthetized sheep. J Physiol. 1988;397:449-57.
84. Schmid-Schönbein GW. Microlymphatics and lymph flow. Physiol Rev. 1990;70(4):987-1028.
85. Zawieja DC. Contractile physiology of lymphatics. Lymphat Res Biol. 2009;7(2):87-96.
86. Solari E, Marcozzi C, Negrini D, Moriondo A. Lymphatic Vessels and Their Surroundings: How Local Physical Factors Affect Lymph Flow. Biology (Basel). 2020;9(12):463.
87. Drinker CK, Yoffey JM. Lymphatics, lymph, and limphoid tissue: their physiological and clinical significance. Cambridge: Harvard University Press; 1941.
88. Entrup R, Paiewonsky D, Hughes M, Jue J, Bittar D, Wegria R. Effect of posture on formation and evacuation of lymph. Am J Physiol. 1966;210(5):943-9.
89. Leduc A, Caplan I, Leduc O. Lymphatic drainage of upper limb. Substitution. Eur J of Liymphology and Rel Probl. 1993;4(13):11-8.
90. Leduc A, Leduc O. Drainage de la grosse jambé. Belgium: New trends physical therapy; 1992.
91. Leduc O. Scintigraphic study of controlateral vessels in the lymph drainage of the glabela. Eur J Lymphology Relat Probl. 1990;1(1):11-6.
92. Kasseroller RG. The Vodder School: the Vodder method. Cancer. 1998;83(12Suppl American):2840-2.
93. Leduc O, Leduc A. Manual Lymph Drainage (Leduc Method). In: Lee BB., Bergan J., Rockson S. (eds) Lymphedema. London: Springer; 2012.
94. Leduc A. Drainage lymphatique. Theorie et pratique. Paris: Ed. Masson; 1980.
95. Leduc A, Caplan I, Lievens P. Traitment physique de lo edéme du bras. Paris: Masson; 1981.
96. Leduc O, Bourgeois P, Leduc A. Approche expérimentale de l´effet du drainage d´appel. Lympho-infor VUB. 1987;2.
97. Guerrero RM, Neves LMS, Guirro RRJ, Guirro ECO. Manual lymphatic drainage in blood circulation of upper limb with lymphedema after breast cancer surgery. J Manip Physiol Ther. 2017;40:246-9.

98. Gallou J, Grinspan F. Massage réflexe et autres méthodes de thérapie manuelle réflexe. Encycl Méd Chir. 1996;26-130A-10.
99. Grossi L. La rééducation sécrétomotrice de léstomac par les réflex abdominaux légers. Plaquette éditée par láuteur. Paris: Imprimairie de Jemmapes; 1952.
100. Dicke E. Mon massage du tissu conjonctif. Stuttgart: Hippokrates; 1958.
101. Hendrickx A. Méthode dicke, thérapie réflexe manuelle. Bindegewebsmassage. Kinesiother Sci. 1987;263:5-20.
102. Holey LA, Watson M. Interater reliability of connective tissue zone recognition. Physiotherapy. 1995;81(7)36-69.
103. Druschky. Moglichkeiten der Diagnostik und Therapie über die Headschen und Mackenzieschen Zonen [Diagnostic and therapeutic significance of Head's and Mackenzie's zones]. Hippokrates. 1950;21(14):378-82.
104. Schiffter R, Harms E. Connective tissue massage: Bindegewebsmassage According to Dicke. Thieme Medical Publisher;, 2014. 200 p.
105. Ebner M. Connective tissue massage. Theory and therapeutic application, 2 ed. New York: Huntington; 1985.
106. Kisner C, Taslitz N. Connective tissue massage: influence of the introductory treatment on autonomic functions. Phys Ther. 1968;48:107-19.
107. Huttemann E. Uber Die behandlung mit bendegewebsmassage in der frauenheilkund. Ztrbl Gynakol. 1950;72:798.
108. Wolff A. Bindegewebsmassage. beeinflussung der headschen zonen in rahmen der krankengymastic am kinde. Marburg; 1950.
109. Kuntz A. Anatomic and physiologic proprieties of cutâneo-visceral vasomotor reflex arcs. J Neurophysiol. 1945;8:420-30.
110. Sato A, Kaufman A, Koisume K, Brooks C. Afferent nerve groups and sympathetic reflex pathways. Brain Research. 1969;14:575-87.
111. Sato A, Schmidt RF. Somatosympathetic reflexes. Afferent fibres, central pathways and discharge characteristics. Physiol Rev. 1973; 53:916-47.
112. Schmidt RF, Schonfuss K. An analysis of the reflex activity in the cervical sympathetic trunk induced by myelinated somatic afferents. Pflugers Archives 1970; 314:175-198.
113. Courroy JB. L'ordennance de Kinésithérapie. Paris: Laboratoires Aron Médica; 1980.
114. Teirich-Leube H. Massaje. Tratado de reabilitación. Barcelona: Ed. Labor; 1970. p.307-401.
115. Kohlrausch W. Reflexzonenmassage in muskulatu und bindgewebe. Stuttgart; 1955.
116. Kohlrausch W. Massage des zones réflexes dans la musculature et dans le tissu conjonctif. Paris: Masson; 1961.
117. Gallou J, Grinspan F. Massage réflexe et autres méthodes de thérapie manuelle réflexe. Encyclo Méd Chir. 1996;26-130A.
118. Windisch A, Reitinger A, Traxler H, Radner H, Neumayer C, Feigl W, et al. Morphology and histochemistry of myogelosis. Clin Anat. 1999;12(4):266-71.
119. Dalicho AW, Glaeser O. Segment massage. Thieme Verglag, Leipzig; 1962.
120. Vogler P, Krauss H. Periostbehandlung. Leipzig; 1953.
121. Dufour M. Massages. Encycl Méd Chir. 1996;26-100-A-10:1-37.
122. Yamamura Y, Tabosa A. Integrating aspects of western and chinese medicine. Rev Paul Acupunt. 1995;1:26-31.
123. Yamamura Y, Mello MLEA. Electric potential of acupuncture needels. Rev Paul Acup. 1996;2:1-124.
124. Beal MW. Acupuncture and related treatment modalities. Part I: Theoretical background. J Nurse Midiwif. 1992;37:254-9.
125. Ortego NE. Acupressure: an alternative approach to mental health counseling through bodymind awareness. Nurs Practition For. 1994;5:72-6.
126. Travel JG, Simons DG. Myofascial pain and dysfunction: the trigger point manual. Baltimore: Wiliams & Willkins; 1983.
127. Weaver MT. Acupressure: an overwiew of theory and application. Nurse Practioner 1985;10:38-42.
128. Chaitow L. Instant pain control. Northamptonshire: Thorsons; 1981.
129. Mannheimer JS, Lampe GN. Clinical transcutaneous electrical nerve stimulation. Philadelphia: FA Davis; 1984.
130. Dung HC. The formation of acupuncture points. Am J Acup. 1984;12:139-44.
131. Nolan B. Sorting out your yin and yang. Nurs Times. 1989;85:58-60.
132. Booth B. Shiatsu. Nurs Times. 1993;89:38-40.
133. Inghan ED. Stories the feet con tell. Stories the feet have told. Rochester; 1963.
134. Adamson S. Best feet foremost. Health Vis. 1994;67:61.
135. Litscher G. Infrared thermography fails to visualize stimulation-induced meridian-like structures. BioMed Eng OnLine. 2005;4(38):1-8.
136. Schlebusch KP, Maric-Oehler W, Popp FA. Biophotonics in the infrared spectral range reveal acupuncture meridian structure of the body. J Altern Complement Med. 2005;11(1):171-3.
137. Guan L, LiG, Yiling Y. Infrared thermography and meridian-effect evidence and explanation in Bell's palsy patients treated by moxibustion at the Hegu (LI4) acupoint. Neural Regen Res. 2012;7(9):680-5.
138. Chatchawan U, Jarasrungsichol K, Yamauchi J. Immediate effects of self-thai foot massage on skin blood flow, skin temperature, and range of motion of the foot and ankle in type 2 diabetic patients. J Altern Complement Med. 2020;26(6):491-500.
139. Holey EA. Conective tissue zones: an introduction. Physiotherapy. 1995;8:366-8.
140. Baerheim A, Algrøy R, Skogedal KR, Stephansen R, Sandvik H. Føttene--et diagnostisk hjelpemiddel? [Feet--a diagnostic tool?]. Tidsskr Nor Laegeforen. 1998;118(5):753-5.
141. Lee J, Han M, Chung Y, Kim J, Choi J. Effects of foot reflexology on fatigue, sleep and pain: a systematic review and meta-analysis. J Korean Acad Nurs. 2011;41(6):821-33.
142. de Oliveira BH, da Silva AQA, Ludtke DD, Madeira F, Medeiros GMS, Parreira RB, et al. Foot reflexotherapy induces analgesia in elderly individuals with low back pain: a randomized, double-blind, controlled pilot study. Evid Based Complement Alternat Med. 2017;2378973.
143. Hasanpour M, Mohammadi MM, Shareinia H. Effects of reflexology on premenstrual syndrome: a systematic review and meta-analysis. Biopsychosoc Med. 2019;24:13-25.
144. Grossi L. La rééducation sécréto-motrice de l'estomac par les réflexes abdominaux légers. Auteur; 1952.
145. Atkins E, Kerr J, Goodlad E. A Practical approach to musculoskeletal medicine. Phys Ther Sport. 2016;19:49.
146. Chamberlain GJ. Cyriax's friction massage: a review. J Orthop Sports Phys Ther. 1982;4:16-22.
147. Stasinopoulos D. Cyriax physiotherapy for tennis elbow/lateral epicondylitis. Br J Sports Med. 2004;38:675-7.
148. Joseph MF, Taft K, Moskwa M, Denegar CR. Deep friction massage to treat tendinopathy: a systematic review of a classic treatment in the face of a new paradigm of understanding. J Sport Rehabil. 2012;21:343-53.
149. Pitsillides A, Stasinopoulos D. Cyriax friction massage-suggestions for improvements. Medicina (Kaunas). 2019;55(5):185.
150. Zanier E, Bordoni B. A multidisciplinary approach to scars: a narrative review. J Multidiscip Healthc. 2015;8:359-63.
151. Chaves P, Simões D, Paço M, Pinho F, Duarte JÁ, Ribeiro F, et al. Cyriax's deep friction massage application parameters: evidence from a cross-sectional study with physical therapists. Musculoskelet Sci Pract. 2017;32:92-7.
152. Chaves P, Simões D, Paço M, Pinho F, Duarte JA, Ribeiro F. Cyriax's deep friction massage application parameters: Evidence from a cross-sectional study with physiotherapists. Musculoskelet Sci Pract. 2017;32:92-7.
153. Joseph MF, Taft K, Moskwa M, Denegar CR. Deep friction massage to treat tendinopathy: a systematic review of a classic treatment in the face of a new paradigm of understanding. J Sport Rehabil. 2012; 21(4): 343-353.
154. Loew LM, Brosseau L, Tugwell P, Wells GA, Welch V, Shea B, et al. Deep transverse friction massage for treating lateral elbow or lateral knee tendinitis. Cochrane Database Syst Rev 2014;(11);CD003528.
155. Reed BV, Held JM. Effects of sequential connective tissue massage on autonomic nervous system of middle-aged and elderly adults. Phys Ther. 1988;68(8):1231-4.

156. Demirtürk F, Yilar EZ, Alparslan Ö, Demirtürk F, Demir O, Inanir A. Comparison of reflexology and connective tissue manipulation in participants with primary dysmenorrhea. J Altern Complement Med. 2016;22(1):38-44.
157. Reis CAAS, Hardy E, Sousa MH. The effectiveness of connective tissue massage in the treatment of primary dysmenorrhea among young women. Rev Bras Saúde Mater Infant. 2010;10:247-56.
158. Castro-Sánchez AM, Moreno-Lorenzo C, Guillermo A, Castanys BFF, Granados-Gámez G, Quesada-Rubio JM. Connective tissue reflex massage for type 2 diabetic patients with peripheral arterial disease: randomized controlled trial. Evid Based Complement Alternat Med. 2011;1-12.
159. Brattberg G. Connective tissue massage in the treatment of fibromyalgia. EurEur J Pain. 1999;3(3):235-44.
160. Bongi SM, Del Rosso A, Gallucio F, Sigismondi F, Miniati I, Conforti ML, et al. Efficacy of connective tissue massage and Mc Mennell joint manipulation in the rehabilitative treatment of the hands in systemic sclerosis. Clin Rheumatol. 2009;28:1167-73.
161. Zanier E, Bordoni B. A multidisciplinary approach to scars: a narrative review. J Multidiscip Healthc. 2015;8:359-63.
162. Loghmani TM, Bayliss AJ, Clayton G, Gundeck E. Successful treatment of a guitarist with a finger joint injury using instrument-assisted soft tissue mobilization: a case report. J Man Manip Ther. 2015;23(5):246-53.
163. Coviello JP, Kakar RS, Reynolds TJ. Short-term effects of instrument-assisted soft tissue mobilization on pain free range of motion in a weightlifter with subacromial pain syndrome. Int J Sports Phys Ther. 2017;12(1):144-54.
164. Seffrin CB, Cattano NM, Reed MA, Gardiner-Shires AM. Instrument-assisted soft tissue mobilization: a systematic review and effect-size analysis. J Athl Train. 2019;54(7):808-21.

CAPÍTULO 5

Termoterapia

> **Pontos-chave**
> - Intervenções terapêuticas com termoterapia não são isentas de riscos de produzir lesões.
> - A termoterapia deve ser utilizada como recurso complementar para obtenção de resultados satisfatórios.
> - A profundidade de ação da termoterapia depende de vários fatores, como características físicas do equipamento, forma de aplicação e espessura da camada de gordura.

TERMORREGULAÇÃO

O centro responsável pelo controle da temperatura corpórea (termorregulação) está localizado na região pré-óptica do hipotálamo anterior. Trata-se de mecanismo responsável pela manutenção da temperatura corporal em mamíferos, sendo a autorregulação rigorosamente controlada, independente das temperaturas externas.[1-3]

A temperatura corporal central é rigidamente controlada em uma faixa estreita, embora leves mudanças ocorram todos os dias, dependendo de variáveis como ritmo circadiano e alterações hormonais.[4,5]

O controle da temperatura corporal é vital para a sobrevivência com o intuito de preservar uma temperatura interna estável, sendo considerada normal para os seres humanos cerca de 37°C, aferida com maior precisão por meio de um termômetro de sonda retal. Essa é a temperatura ideal para o funcionamento adequado dos sistemas corporais, além de desempenhar papel adaptativo na resposta do corpo aos patógenos infecciosos. Quando a capacidade de termorregulação do corpo é interrompida, isso pode resultar em superaquecimento (hipertermia) ou super-resfriamento (hipotermia). Qualquer um dos estados pode ter efeitos deletérios sobre os vários sistemas corporais, levando à isquemia e falência de múltiplos órgãos (Figura 1).

Quando as temperaturas internas estão ficando muito altas ou muito baixas, o hipotálamo envia automaticamente sinais para a pele, glândulas, músculos e órgãos. Por exemplo, se o corpo está gerando calor durante o exercício de alto nível ou se a temperatura ambiente externa é elevada o suficiente para causar um aumento na temperatura central, sinais aferentes para o hipotálamo resultam em sinais eferentes para as células da pele para produzir suor. O suor é um mecanismo de resfriamento corpóreo por meio de evaporação. Em contraste, em ambiente frio, é desencadeado reflexamente o tremor, que resulta na contração dos músculos esqueléticos e consequentemente geração de calor; além disso, os músculos eretores do pelo (músculo liso) promovem elevação dos folículos pilosos do corpo para reter o calor gerado.[6,7]

A febre, normalmente desencadeada por doença infecciosa, é considerada com o incremento da temperatura central acima de 37°C. É desencadeada pela liberação de pirogênios (citocinas, prostaglandinas, tromboxano) pelo corpo. Esses induzem a ciclooxigenase 2 (COX2) a converter o ácido araquidônico em prostaglandina E2 (PGE2), que se liga a receptores no hipotálamo, aumentando o ponto de ajuste termogênico. Esse ponto de ajuste de temperatura elevada faz com que o corpo trabalhe para atingir uma temperatura interna mais alta.[8,9]

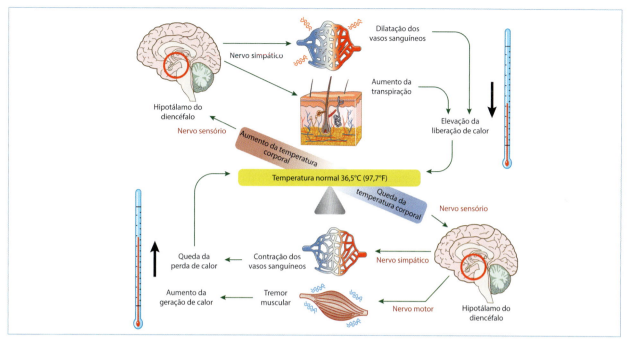

FIGURA 1 Sistema de controle da temperatura corporal.

Vários órgãos e sistemas do corpo são afetados quando a termorregulação é prejudicada. Durante uma doença, a termorregulação insuficiente pode resultar no comprometimento de múltiplos órgãos e sistemas. O aumento da temperatura pode desencadear aumento da frequência e débito cardíaco, vários órgãos podem se tornar isquêmicos por microtrombos, e anormalidades eletrolíticas são prováveis, bem como hipoglicemia, acidose metabólica e alcalose respiratória.

A hipotermia também promove efeitos adversos nos sistemas corporais, promovendo arritmias ou fibrilação ventricular, redução da atividade elétrica do sistema nervoso central, edema pulmonar não cardiogênico, além de vasoconstrição pré-glomerular, desencadeando redução da taxa de filtração glomerular (do fluxo sanguíneo renal).

Crianças e idosos possuem maior risco de desenvolver distúrbios de termorregulação, especialmente quando estão doentes, por conta da menor massa muscular e, consequentemente, menor eficiência relacionada a tremores, além de alterações senescentes incluírem aquelas que afetam a função vasomotora da sudorese, a resposta do músculo esquelético e a percepção da temperatura. Idosos têm temperaturas corporais internas mais baixas do que o normal e imunidade diminuída; quando têm uma infecção, podem não apresentar uma resposta pirética normal. Em vez disso, podem apresentar hipotermia secundária à infecção. Temperaturas centrais de pacientes idosos com sepse nas primeiras 24 horas de apresentação são consideradas preditoras de mortalidade.[10,11]

CRIOTERAPIA

Em termos gerais, a crioterapia é qualquer tipo de resfriamento corporal para fins terapêuticos. É considerada uma das técnicas terapêuticas mais comuns, simples, fáceis e antigas utilizadas na reabilitação física. Envolve o resfriamento de um tecido-alvo com intuito de promover a redução do metabolismo local e consequente redução dos sintomas da lesão, auxiliando no processo de cicatrização.[12]

A crioterapia é comumente aplicada após lesões, com intuito de reduzir os efeitos decorrentes da hipóxia celular secundária por meio da redução da atividade metabólica nos tecidos danificados, contribuindo para sobrevivência dos tecidos submetidos a um ambiente com baixo suprimento de oxigênio. Portanto, o tratamento com resfriamento de tecidos parece ter a capacidade reduzir os danos oxidativos causados pela resposta inflamatória.[13,14]

A extensão e a profundidade do resfriamento dependem de diferentes fatores como a diferença de temperatura entre os tecidos, modalidade utilizada para o resfriamento (compressas de gelo, criomassagem, spray químico), espessura do tecido subcutâneo adiposo, localização do tecido-alvo (área restrita, imersão total ou crioterapia de corpo inteiro), duração da intervenção, bem como as características termofísicas da modalidade de aplicação e dos tecidos envolvidos no tratamento.[15-17]

Os efeitos fisiológicos da crioterapia envolvem aspectos circulatórios, metabólicos, inflamatórios e neurais, e apesar de ser uma modalidade terapêutica muito empregada, seus efeitos não estão totalmente elucidados.[18-20]

A redução da temperatura é a primeira resposta fisiológica do organismo ao resfriamento, ocorrendo de forma localizada e imediatamente após a aplicação do gelo.

Os receptores de temperatura transmitem impulso tanto para temperaturas ambientais como para mudanças bruscas de temperatura, sendo que as localizadas nos nervos profundos são menos vulneráveis à ação do gelo ou da temperatura elevada. A sequência de sensação quando da aplicação do gelo é formigamento, frio, dor, perda da sensação tátil. A sensação de dor observada nos primeiros minutos após a aplicação da crioterapia é atribuída principalmente à vasoconstrição.

Há controvérsias em relação à utilização terapêutica da crioterapia, uma vez que existem numerosas opiniões sobre suas bases teóricas, técnicas apropriadas de aplicação e as respostas fisiológicas do organismo. São apontados efeitos na redução de dor, espasmo muscular, hipóxia secundária, espasticidade e edema.[21-23]

Efeitos fisiológicos do frio

Efeito local

Uma das principais funções do gelo no sistema circulatório é a diminuição do fluxo sanguíneo devido à vasoconstrição. Esse efeito acarreta um controle da hemorragia inicial intratecidual e limita a extensão da lesão.[24,25]

A vasoconstrição que ocorre por um estímulo das fibras simpáticas, e a diminuição da pressão oncótica juntamente com a diminuição da permeabilidade da membrana, levam a uma redução do edema. Também se sabe que a vasoconstrição ocorre devido a uma diminuição do fluxo sanguíneo nos vasos lesados,[382] sendo que o efeito da histamina na membrana vascular também é diminuído com a ação do gelo.[26,27]

Em traumas mecânicos, o gelo é utilizado imediatamente após a lesão, com o intuito de reduzir o extravasamento celular por meio da vasoconstrição e por promover diminuição do edema devido a um decréscimo do metabolismo e da permeabilidade, reduzindo assim a morbidade da lesão.[28]

Após um trauma, ocorre hemorragia decorrente da lesão vascular com consequente extravasamento sanguíneo. A aplicação de crioterapia é de suma importância, pois restringe o extravasamento sanguíneo, diminuindo a intensidade da hemorragia e consequentemente os seus efeitos secundários, como a redução do fluxo sanguíneo, podendo acarretar uma lesão por hipóxia secundária. O controle do hematoma é de extrema importância na fase inicial da lesão, uma vez que a formação do hematoma pode gerar uma resposta inflamatória e edema. Nos casos em que ocorre a formação do edema, este pode comprimir terminações nervosas e induzir o ciclo dor-espasmo-dor, que reduz a força muscular e a amplitude de movimento.[30]

No trauma e na inflamação, teoricamente a crioterapia atuaria prevenindo o extravasamento sanguíneo, levando a uma menor quantidade de fibrinas e a uma menor síntese de colágeno, minimizando assim a aderência, visto que a imobilização pós-trauma também contribui para o aumento da síntese de colágeno, sendo que a crioterapia pode atuar reduzindo o tempo de imobilização.

O fluxo sanguíneo permanece reduzido por aproximadamente 20 minutos após a aplicação do gelo. Não é certo alguns terapeutas usufruírem do gelo, da compressão e da elevação somente por 20 minutos em casos de lesões agudas, pois esse tempo não é suficiente para que ocorra a diminuição do fluxo sanguíneo, da hemorragia e da hipóxia secundária. A aplicação deve ser intermitente por 30 minutos em qualquer segmento corpóreo, e de 45 minutos na musculatura de grande secção transversal, em um intervalo de uma a duas horas, sobre a pele nas primeiras 12-24 horas após a lesão. No entanto, estudo[30] aponta que a crioterapia exerce seus efeitos benéficos quando aplicada em até 48 horas após a lesão, prevenindo a formação do hematoma.

A temperatura da pele sofre decréscimo logo após o contato com o gelo, porém, mesmo após sua retirada, essa resposta ainda permanece por aproximadamente 1 hora. A aplicação do gelo por 30 minutos, utilizando diferentes métodos, faz com que a temperatura permaneça menor que a inicial mesmo após 60 minutos de sua retirada.

A vasoconstrição permanece por um período relativamente longo após a retirada do estímulo hipotérmico, resposta esta que não confirma a crença de ocorrência de uma vasodilatação induzida pela crioterapia. Não se pode dizer que há uma vasodilatação induzida, e sim uma redução parcial da vasoconstrição, uma vez que o diâmetro do vaso após a terapia não ultrapassa seu diâmetro inicial.

O eritema cutâneo desenvolvido após a aplicação do gelo é decorrente da presença de oxiemoglobina e menos hemoglobina reduzida no sangue. A razão para essa ocorrência é que, em baixas temperaturas, ocorre um desvio na curva de dissociação do oxigênio, em decorrência da dissociação da oxiemoglobina ser mais lenta.

Efeitos controversos do resfriamento tecidual

Alguns benefícios do resfriamento tecidual são respaldados pela ciência e outros ainda dependem de evidências anedóticas.

Não restam dúvidas de que a resposta fisiológica inicial ao frio, na circulação, é a vasoconstrição, mas é controversa a vasodilatação induzida pelo frio apontada na década de 30 por Lewis, que atribuiu a um alegado processo de oscilação de temperatura nas extremidades expostas ao frio a denominação "reação de caça" ou, em inglês, "*hunting*". O termo "reação de Lewis" também é usado, em homenagem ao autor que descreveu o efeito pela primeira vez, sendo apontado por outros autores posteriormente.[34-36]

Teorias baseadas em estudos mais recentes afirmam que não há uma vasodilatação induzida pelo resfriamento tecidual, mas sim uma redução parcial da vasoconstrição, ou seja, o vaso retorna ao diâmetro normal, e não maior, que corresponderia à alegada vasodilatação, que equivale a um vasorrelaxamento (Figura 2).[37-40]

Intervenções associadas à crioterapia

Existem várias vertentes relacionadas ao tratamento de traumas agudos, comumente associadas a crioterapia ao repouso, elevação e compressão, com objetivo de aumentar a eficiência do tratamento. A elevação do membro lesado incrementa a circulação venosa e linfática pela ação da gravidade, reduzindo a pressão hidrostática no capilar e, como consequência, reduz o edema.[41]

Uma das principais mudanças em torno do tratamento de lesões agudas é que a maioria das diretrizes não recomenda o uso de gelo para controlar a inflamação. É agora reconhecido que o gelo pode atrasar a cicatrização, aumentar o edema e, possivelmente, causar danos adicionais aos tecidos lesados.

Tradicionalmente, o tratamento proposto para uma lesão aguda consiste no acrônimo em inglês RICE (*rest, ice, compression and elevation*), ou seja, repouso, gelo, compressão e elevação. Entretanto, atualmente não existem evidências suficientes disponíveis em ensaios clínicos randomizados para determinar a eficácia relativa da terapia com "RICE" para determinadas lesões agudas.[42]

Também dentro do mesmo contexto, na versão em português aparece o acrônimo REGECEE (repouso, gelo, compressão, elevação e estabilização). Outro protocolo publicado para tratamento de lesões agudas é denominado "PEACE and LOVE"[42] com significado de proteção, elevação, anti-inflamatórios (evitar), compressão, educação, bem como lesão, manter-se otimista, e velocidade de recuperação. A proposta é de retorno progressivo às atividades alguns dias após a lesão.

Existem uma linha de pensamento com proposta de trocar o termo *RICE* por *MICE*, onde a letra "M" representa (*movement*), em substituição a "*rest*" (repouso). A justificativa é que o movimento suave poderia auxiliar o tecido a se regenerar mais rapidamente, e assim facilitar o retorno às atividades mais rapidamente, o que é interessante principalmente para indivíduos que praticam atividade física regular. Apesar dos diferentes conceitos envolvendo intervenções com resfriamento de tecidos, as

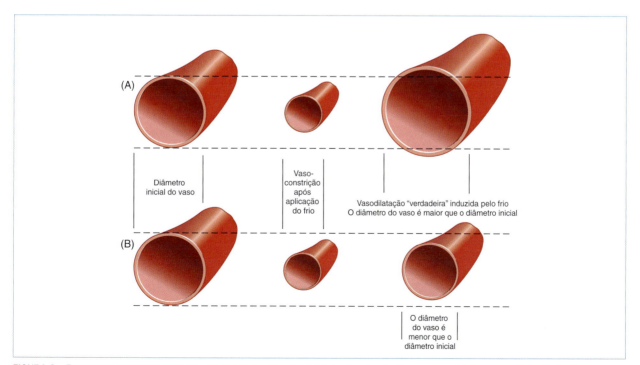

FIGURA 2 Respostas induzidas pelo frio. (A) Teoria 1: diâmetro inicial pré-estimulação, vasoconstrição e vasodilatação (calibre aumentado). (B) Teoria 2: diâmetro inicial pré-estimulação, vasoconstrição e vasorrelaxamento. Fonte: adaptada de Starkey C. Recursos terapêuticos em fisioterapia. Barueri: Manole; 2016.

decisões terapêuticas devem ser tomadas individualmente, pesando cuidadosamente os benefícios e riscos relativos de cada opção, com base em anamnese acurada.

Alterações neuromusculares decorrentes do resfriamento

A atividade neuromuscular após o resfriamento é alvo de estudos, sendo apontados efeitos na redução da velocidade de condução nervosa motora periférica sensitiva e motora diretamente proporcional à temperatura.[43]

Em geral, a teoria da redução da capacidade de trabalho muscular relacionada ao resfriamento é justificada pela diminuição da atividade mioelétrica, uma vez que o nível de ativação muscular é o resultado do número de unidades motoras recrutadas e de sua taxa de disparo, pois a força desenvolvida por um músculo em contração depende da excitação neural que lhe é aplicada.[43-46]

A relação direta entre frequência mediana e diminuição da temperatura intramuscular foi descrita, ou seja, quanto menor a temperatura a que o músculo é exposto, menor será a frequência mediana apresentada por esse músculo.[47,48]

Estudos[49-52] apontam que alterações da frequência mediana e da amplitude da atividade mioelétrica podem refletir mudanças no recrutamento e disparo de unidades motoras. A redução dos valores médios da raiz quadrada da média (*root mean square* – RMS) imediatamente após a aplicação do estímulo térmico pode ser decorrente de alguns fatores, como alteração do pH local e acúmulo de metabólitos decorrentes de isquemia, ocasionando provável redução da performance muscular, bem como alteração nos processos neuromusculares.

O tipo de fibra muscular submetida ao resfriamento é outro ponto abordado por investigadores.[53,54] A alegação é que a diminuição da performance muscular e da atividade mioelétrica aparenta ser dependente da velocidade de execução da atividade física, pois exercícios rápidos, com maior velocidade, são mais afetados pelo resfriamento do que os mais lentos, com menor velocidade, sugerindo assim que as fibras musculares de contração rápida são mais suscetíveis ao resfriamento.

A efetividade de protocolos de alongamento muscular associada ao resfriamento ainda é incerta.[55-57]

Estudo[58] sugere que a crioterapia pode aumentar o limiar e a tolerância à dor aliada à redução na condução nervosa. Em geral, os resultados publicados sobre o mecanismo dos efeitos da crioterapia na condução nervosa e propriocepção não são conclusivos, e são frequentemente contraditórios.[59] Estudos adicionais de alta qualidade são necessários para responder diferentes questões relacionadas.

Efeito da crioterapia no metabolismo

O frio não produz apenas alterações vasculares, mas também metabólicas. Com a redução do metabolismo, por sua vez, diminui a demanda de oxigênio e a nutrição. O menor consumo de oxigênio possibilita uma sobrevida por um maior período de isquemia ou de diminuição parcial da circulação, evitando assim a hipóxia secundária e consequentemente a morte celular. Como resultado, ocorre diminuição da extensão do tecido lesado, redução de proteínas livres e pressão oncótica do tecido, diminuindo assim o edema. A concentração de CO_2 é reduzida, um dos mais importantes metabólitos do organismo, levando a um aumento do tônus vascular e em sequência a uma diminuição do seu diâmetro, ou seja, uma vasoconstrição.[60-61]

O tônus vascular, na maioria das regiões, é sensivelmente ajustado para receber as necessidades do metabolismo tecidual com o resfriamento tecidual local, resultando em uma menor demanda de oxigênio e nutrientes para a área tratada.[62-63]

Os tecidos dos organismos homeotermos suportam bem, durante certo tempo, temperaturas muito baixas, mesmo as próximas de zero grau Celsius (0°C), sem outra modificação além do retardamento do seu metabolismo. Por outro lado, lesões graves podem ocorrer com temperaturas acima de 0°C em ambiente úmido, ou quando o segmento corpóreo exposto a baixa temperatura é enfaixado de tal modo que venha obstruir em parte a circulação de retorno.

A permeabilidade vascular para as macromoléculas é grandemente reduzida com a aplicação do frio, agindo como um antagonista da histamina, o que poderia explicar os efeitos benéficos do gelo no tratamento de processos inflamatórios. A aplicação do gelo sobre o edema diminui o fluxo sanguíneo local, reduz a ação da histamina e de outros mediadores químicos da inflamação nas fendas venulares, fato que reduzirá a perda de fluidos e proteínas.[64-65]

A aplicação de compressas frias sobre o abdome produz aumento do peristaltismo do estômago, intestino delgado e cólon, e efeito contrário ocorre com a aplicação de calor.

A resposta dos diferentes tecidos ao frio, seja ele aplicado na forma de imersão em mistura de água e gelo, por compressas contendo gelo derretido ou mesmo a criomassagem, é uma quase instantânea queda da temperatura da pele, com uma queda quase tão rápida na temperatura subcutânea superficial, e uma redução muito lenta da temperatura do músculo. A lentidão da queda da temperatura muscular depende em grande parte da espessura da camada subcutânea de gordura.

Decorre-se um longo período para reaquecer o músculo após a aplicação do frio. A camada subcutânea de gordura é um excelente isolante térmico, portanto, com uma camada espessa de gordura, gasta-se mais tempo para resfriar o músculo. Uma vez que o músculo é resfriado, o fluxo sanguíneo é reduzido e, portanto, o aquecimento por aumento do fluxo sanguíneo não ocorre rapidamente. Ao mesmo tempo, o músculo é protegido contra o aquecimento pela temperatura ambiente elevada, através do isolamento da gordura subcutânea.[68]

Em indivíduos com menos de um centímetro de gordura subcutânea, há uma redução significativa da temperatura subcutânea e muscular após dez minutos de aplicação do frio; com mais de dois centímetros, a temperatura muscular dificilmente cai após dez minutos de aplicação do frio[69] (Figura 3).

As respostas iniciadas no sistema nervoso periférico são decorrentes do seu resfriamento, o qual estimula os receptores térmicos, que utilizam a via espinotalâmica lateral, uma das que transmitem os estímulos dolorosos. O esfriamento faz com que ocorra um aumento na duração do potencial de ação dos nervos sensoriais e, consequentemente, um aumento do período refratário, acarretando uma diminuição na quantidade de fibras que irão despolarizar no mesmo período de tempo. Conclui-se então que ocorre uma diminuição na frequência de transmissão do impulso e uma diminuição da sensibilidade dolorosa. A aplicação do gelo faz com que aumente o limiar de excitação das células nervosas em função do tempo de aplicação, ou seja, quanto maior o tempo, menor a transmissão dos impulsos relacionados à temperatura, o que pode gerar analgesia ou diminuição da dor.

A sensibilidade das fibras nervosas ao frio depende da mielinização e do diâmetro da fibra. Um dos efeitos da crioterapia sobre as fibras nervosas amielínicas é o aumento do limiar da sensibilidade dolorosa, no entanto, para que isso ocorra, são atingidas antes as fibras mielínicas, responsáveis pela contração muscular e propriocepção. Portanto, quando um indivíduo já apresenta redução da sensibilidade dolorosa, é sinal de que a contração voluntária está comprometida devido ao aumento do limiar motor, decorrente do aumento da latência e da duração do potencial de ação. Parece que o gelo age diretamente no fuso muscular e no órgão tendinoso de Golgi. Esse ponto merece destaque, visto que uma sobrecarga na execução de exercícios após resfriamento do músculo pode levar a uma nova lesão muscular, uma vez que o controle motor está com o seu limiar alterado.[70-71]

Experimentos de mapeamento mostram que há áreas cutâneas distintas sensíveis ao frio e ao calor. Há de quatro a dez vezes mais pontos sensíveis ao frio do que ao calor. Como os órgãos sensitivos ao frio estão localizados subepitelialmente, é a temperatura dos tecidos subcutâneos que determina as respostas.

Efeitos reflexos do frio prolongado

Felizmente, os efeitos adversos graves da aplicação do frio são raros, sendo o maior grupo devido à hipersensibilidade ao frio ou a produtos químicos constituintes dos líquidos ou géis crioterápicos.

As síndromes de hipersensibilidade ao frio podem ser divididas em três categorias.[72] O primeiro grupo resulta da liberação de histamina ou substâncias similares. Apresenta-se frequentemente como uma urticária clássica ao frio. As manifestações de pele, em adição à urticária, incluem eritema, coceira e transpiração. Um rubor facial também pode ser observado. Sintomas gastrintestinais estão associados à hiperacidez gástrica e incluem disfagia, dor abdominal, diarreia e vômito.

O segundo grupo de síndromes de hipersensibilidade descrito é resultante da presença de hemolisinas e aglutininas. Elas primeiramente produzem sintomas gerais como indisposição, calafrios, febre e anemia significativa. A presença de crio-hemolisinas e aglutininas pode ser demonstrada no sangue. As manifestações na pele são urticárias, úlceras, fenômeno de Raynaud e acrocianose. Já o terceiro grupo de síndromes resulta da presença de crioglobulinas, as quais produzem calafrios, febre e afetam seria-

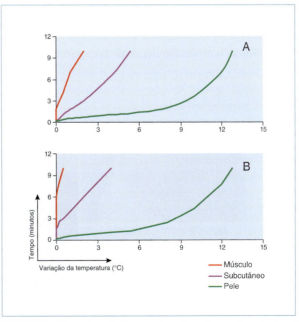

FIGURA 3 Alterações da temperatura durante a aplicação local de gelo (coxa). (A) Em indivíduo com menos de 1 cm de gordura subcutânea. (B) Em indivíduo com mais de 2 cm de gordura subcutânea.

mente tanto a visão quanto a audição. Hemorragias conjuntivas e epistaxes podem também estar presentes. As manifestações da pele podem chegar a ulcerações e necroses. Também podem apresentar dispneia e os sintomas gastrintestinais podem incluir estomatites e melena. Não há reversão passiva, exceto com crioproteínas.

Precauções gerais ao uso da crioterapia

- Aplicação abdominal em indivíduos portadores de transtornos gástricos ou intestinais, principalmente na presença de úlcera péptica.
- Na presença de afecções cutâneas na área a ser tratada.
- Fenômeno de Raynaud.
- Sobre área cardíaca.
- Na presença de tumores ou transtornos circulatórios sob a área a ser tratada.
- Na intolerância ou hipersensibilidade ao frio, ou alergia aos produtos utilizados.
- Em áreas com déficit de sensibilidade.

CRIOLIPÓLISE

O termo "criolipólise" é decorrente da junção da unidade linguística "crio", decorrente do vocábulo grego "*kryos*", que significa "frio", "lipo", que significa gordura, e "lise" como "destruição", em alusão a um alegado efeito de "destruição" de células de gordura, com o resfriamento da gordura subcutânea, por meio de equipamentos específicos.[73]

Embora existam muitos estudos sobre o tema "criolipólise" em animais e humanos, a grande maioria apresenta problemas metodológicos, o que pode resultar em vieses importantes. Também não há consenso quanto ao protocolo aplicado, parâmetros físicos, periodicidade e número de sessões necessárias para obtenção de resultados. Outro ponto contraditório diz respeito às diferentes populações envolvidas nos estudos, com diferentes médias de idade, bem como índice de massa corporal, fatos que podem interferir diretamente nos resultados apresentados.[74-78]

Além da variabilidade de estudos sobre resfriamento do tecido adiposo, o mesmo ocorre com os equipamentos utilizados, bem como a metodologia empregada, e dessa forma é difícil a avaliação de resultados, portanto, são considerados fatores que promovem imprecisão na tomada de decisão clínica e elaboração de um plano de tratamento fundamentado.

Estudos atuais não conseguiram demonstrar os efeitos inerentes à apoptose adipocitária alegados.[79,80]

Efeitos adversos

As queixas mais comuns relacionadas à intervenção com criolipólise são eritema, hematomas, edema, sensibilidade e dor, ocorrendo duas semanas após o procedimento, com resolução espontânea. Alterações sensitivas também foram relatadas, com retorno à normalidade em 3,6 semanas em média.[81]

Hiperplasia paradoxal de adipócitos (crescimento de gordura adicional no local do tratamento) também é apontada em vários estudos.[82-84]

A possível ocorrência de congelamento de espessura total é uma complicação grave, que exige desbridamento cirúrgico.[85]

Cabe ressaltar que para reduzir riscos é extremamente importante utilizar equipamentos seguros, registrados e certificados, uma vez que equipamentos sem essas condições, além da falta de capacitação e avaliação adequadas, também podem produzir sérias lesões (Figura 4).

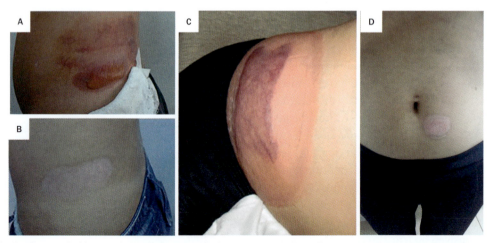

FIGURA 4 Lesões produzidas por intervenções terapêuticas com criolipólise. Fonte: imagens gentilmente cedidas pelas Profas. Dras. Flávia Assunção e Débora Aparecida Oliveira Modena..

CALOR SUPERFICIAL

Parafina terapêutica

Parafina é um grupo de hidrocarbonetos saturados com ligações de carbono para hidrogênio, tornando-os relativamente inertes, com baixo ponto de fusão. A parafina terapêutica é constituída de mistura de cera parafina e óleo mineral com baixa condutividade térmica, utilizada na reabilitação com intuito de aquecer e hidratar tecidos,[86] promovendo incremento da extensibilidade de fibras colágenas e consequente melhora da mobilidade tecidual e função.

Intervenções com parafina terapêutica são utilizadas para tratamento de disfunções decorrentes de doenças que afetam pele, articulações e músculos, visando redução da rigidez e aumento da elasticidade tecidual como na pele queimada[87,88] (Capítulo 19), nas disfunções decorrentes de esclerose sistêmica,[89] esclerodermia,[90,91] artrite reumatoide[92] e eczema.[93] Combinada com técnicas de mobilização articular é considerada interessante na reabilitação fisioterapêutica, auxiliando no incremento da amplitude de movimento e do estado funcional do ombro,[94] rigidez traumática do tornozelo,[95] traumas de mãos,[96,97] redução da rigidez muscular e articular.[98]

É controversa a profundidade de atuação do aquecimento produzido pela parafina terapêutica, sendo aventada a hipótese de que além do efeito superficial na pele, pode afetar, mesmo que em menor proporção, tecidos mais profundos como músculo ou cápsula articular.[99,100]

A parafina terapêutica pode ser aplicada em camadas, atuando como um isolante local, sendo que ao se acumular na pele, o aquecimento tecidual pode ser afetado. Mesmo em uma imersão em parafina terapêutica com temperatura de 52,2°C, a temperatura da pele será de apenas 38,89°C. A aplicação do produto em temperatura mais alta (55°C) é tolerável, com baixo risco de produzir lesões térmicas, quando comparada, por exemplo, com a água (42°C a 45°C), visto que o calor específico é metade do da água. Normalmente é aquecida em equipamento termostaticamente controlado.

A parafina terapêutica é disponível comercialmente em forma de barras, escamas ou granulada, sendo importante observar atentamente se o produto adquirido é próprio para uso tópico, uma vez que existem diversos produtos à base de parafina com outras finalidades, que podem produzir lesões térmicas quando aplicados na pele. Pelo risco de contaminação, deve ser devidamente segregada e descartada após uso, devendo-se evitar o reaproveitamento.

Radiação infravermelha

O termo "infravermelho" decorre do fato da frequência de radiação ser menor que a frequência da luz vermelha, que, por sua vez, é a menor frequência captada pelo olho humano. Portanto, é uma radiação eletromagnética não ionizante, localizada na porção invisível do espectro eletromagnético, adjacente aos comprimentos de ondas longos, ou no final vermelho do espectro da luz visível (Figura 5).

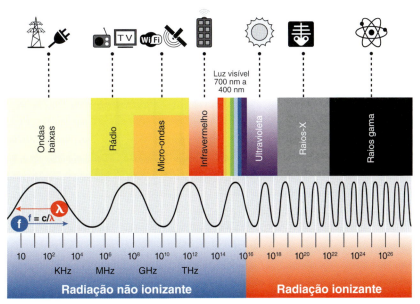

FIGURA 5 Espectro eletromagnético.

A radiação infravermelha (RIV) é compreendida no espectro eletromagnético, podendo ser dividida em curta ou próxima, compreendida na banda espectral de 760 nm a 1.500 nm, e longa, ou distante, de 1.500 nm a 15.000 nm.

Qualquer corpo aquecido emite radiações infravermelhas, sendo que quantitativamente a maior fonte é o Sol. A termometria cutânea, ou termografia (Capítulo 21) por imagem infravermelha, é um meio eficiente para avaliação da distribuição da temperatura cutânea, fundamental para o diagnóstico de diversas doenças.

Terapeuticamente, a radiação infravermelha é uma forma de calor superficial por conversão, na qual a radiação eletromagnética incidente na pele provoca um forte impacto com as moléculas, as quais se chocam determinando um aumento de movimento e, portanto, de energia cinética. A consequência é o aquecimento do meio absorvente logo nos primeiros milímetros (mm) dos tecidos ou, no máximo, no primeiro centímetro (cm). Ao contrário da radiação ultravioleta que produz efeito predominantemente químico, actínico, a radiação infravermelha produz efeito puramente térmico.

Interação tecidual – comportamento físico

As radiações infravermelhas são ondas eletromagnéticas e, como tal, podem ser refletidas, absorvidas e transmitidas, além de sofrer refração e difração pela matéria. Os efeitos clínicos dependem da modulação da penetração da energia, mediados principalmente pelas características da reflexão e absorção. Portanto, são influenciados pelo ângulo de incidência (90°C – menor reflexão), pigmentação da pele, vascularização e estrutura da pele.

A profundidade de penetração está diretamente relacionada ao comprimento de onda, e reflete a profundidade correspondente à penetração de aproximadamente 63% da energia absorvida. A radiação infravermelha curta é a que apresenta o maior poder de penetração na pele, localizada na banda entre aproximadamente 650 nm e 1.500 nm, aproximadamente 3 mm (Figura 6).

As fontes de radiação infravermelha podem ser divididas em luminosas e não luminosas. As fontes luminosas são todos os corpos incandescentes, como as lâmpadas de filamento de tungstênio ou carvão. As não luminosas consistem em resistências elétricas enroladas em um indutor próprio e recobertas por cobre ou carborundum.

A ampla utilização terapêutica da radiação infravermelha, por meio de fontes luminosas, está embasada no fato que elas produzem a forma curta, visível e com maior poder de penetração, enquanto que as fontes não luminosas produzem apenas a forma longa.

Efeitos fisiológicos

Os principais efeitos atribuídos ao calor são analgesia, incremento circulatório superficial, cicatrização e recuperação tecidual, relaxamento tecidual, incremento metabólico, aumento da extensibilidade tecidual e aumento da amplitude de movimento. Esses efeitos estão relacionados principalmente pela ação hemodinâmica e metabólica inerente à aplicação do recurso, além de alterações na velocidade de condução nervosa. O efeito vasodilatador pode decorrer de reflexos axonais, bem como da liberação de óxido nítrico.[102,103]

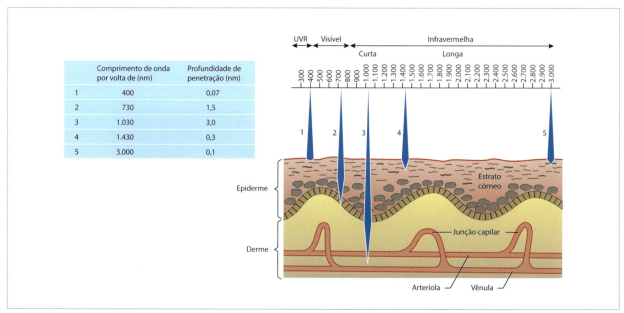

FIGURA 6 Ilustração representativa da radiação infravermelha na pela. Fonte: modificada de Cameron, 2006.[101]

O incremento da temperatura produz aumento da velocidade de condução nervosa, bem como reduz a latência de condução de nervos sensitivos e motores, entretanto, em nervos periféricos desmielinizados pode ocorrer bloqueio na condução, pela redução da duração da abertura dos canais de sódio durante a despolarização neuronal, dessa forma, deve ser utilizado com cautela em condições desmielinizantes como esclerose múltipla e síndrome do túnel do carpo.[104-106]

A radiação infravermelha pode ser empregada com objetivo de aumentar a amplitude de movimento,[107-109] melhor se associada a exercícios de alongamento muscular. É empregada também no tratamento de doenças de pele como a psoríase.[110]

Aplicação

A aplicação da radiação infravermelha deve ser efetuada após anamnese criteriosa, com objetivos definidos e paciente adequadamente posicionado, com a área alvo exposta, de acordo com a sensibilidade do paciente, método clinicamente mais utilizado, embora o aquecimento tecidual possa ser calculado.

A lâmpada infravermelha deve se posicionada perpendicularmente à área a ser irradiada (reduz reflexão, aumenta absorção), a uma distância de aproximadamente 50 a 75 cm.

Contraindicações e precauções

Apesar da intervenção terapêutica com radiação infravermelha ser relativamente simples e segura, não é isenta de riscos, como qualquer outra terapia. Portanto, deve-se evitar aplicação:
- Em áreas com déficit de sensibilidade ou cognitivo;
- Aplicação direta na região ocular;
- Em processos infecciosos e certos processos inflamatórios como tromboflebite;
- Em edemas, especialmente agudos;
- Em doenças desmielinizantes;
- No déficit circulatório;
- Sobre útero gravídico.

REFERÊNCIAS BIBLIOGRÁFICAS

1. Boulant JA. Hypothalamic mechanisms in thermoregulation. Fed Proc 1981;40(14):2843-50.
2. Boulant JA. Role of the preoptic-anterior hypothalamus in thermoregulation and fever. Clin Infect Dis. 2000;31 Suppl 5:S157-61.
3. Zhao ZD, Yang WZ, Gao C, et al. A hypothalamic circuit that controls body temperature. Proc Natl Acad Sci USA. 2017;21;114(8):2042-7.
4. Romanovsky AA. Skin temperature: its role in thermoregulation. Acta Physiol (Oxf). 2014;210(3):498-507.
5. Coon EA, Fealey RD, Sletten DM, et al. Anhidrosis in multiple system atrophy involves pre- and postganglionic sudomotor dysfunction. Mov Disord. 2017;32(3):397-404.
6. Charkoudian N. Mechanisms and modifiers of reflex induced cutaneous vasodilation and vasoconstriction in humans. J Appl Physiol (1985). 2010;109(4):1221-8.
7. Lim CL, Byrne C, Lee JK. Human thermoregulation and measurement of body temperature in exercise and clinical settings. Ann Acad Med Singap. 2008;37(4):347-53.
8. Schieber AM, Ayres JS. Thermoregulation as a disease tolerance defense strategy. Pathog Dis. 2016;74(9):ftw106.
9. Cheshire WP. Thermoregulatory disorders and illness related to heat and cold stress. Auton Neurosci. 2016;196:91-104.
10. Kurz A. Physiology of thermoregulation. Best Pract Res Clin Anaesthesiol. 2008;22(4):627-44.
11. Díaz M, Becker DE. Thermoregulation: physiological and clinical considerations during sedation and general anesthesia. Anesth Prog. 2010;Spring;57(1):25-32.
12. Bleakley CM, Davinson GW. Cryotherapy and inflammation: evidence beyond the cardinal signs. Phys Ther Rev. 2010;15(6):430-5.
13. Ghaly A, Marsh DR. Ischaemia-reperfusion modulates inflammation and fibrosis of skeletal muscle after contusion injury. Int J Exp Path. 2010;91:244-55.
14. Schaser KD, Disch AC, Stover JF, Lauffer A, Bail HJ, Mittlmeier T. Prolonged superficial local cryotherapy attenuates microcirculatory impairment, regional inflammation, and muscle necrosis after closed soft tissue injury in rats. Am J Sports Med. 2007;35(1):93-102.
15. Martin S, Spindler KP, Tarter JW, Detwiler K, Petersen HA. Cryotherapy: an effective modality for decreasing intraarticular temperature after knee arthroscopy. Am J Sports Med. 2001;29(3):288-91.
16. Otte JW, Merrick MA, Ingersoll CD, Cordova ML. Subcutaneous adipose tissue thickness alters cooling time during cryotherapy. Arch Phys Med Rehabil. 2002;83:1501-5.
17. Warren TA, McCarty EC, Richardson AL, Michener T, Spindler KP. Intra-articular knee temperature changes. Ice versus cryotherapy device. Am J Sports Med. 2004;32(2):441-5.
18. Karunakara RG, Lephart SM, Pincivero DM. Changes in forearm blood flow during single and intermittent cold application. J Orthop Sports Phys Ther. 1999;29(3):177-80.
19. Nadler SF, Weingand K, Kruse RJ. The physiologic basis and clinical applications of cryotherapy and thermotherapy for the pain practitioner. Pain Physician. 2004;7:395-9.
20. Algafly AA, George KP. The effect of cryotherapy on nerve conduction velocity, pain threshold and pain tolerance. Br J Sports Med. 2007;41:365-9.
21. Knight KL. Cryotherapy in sport injury management. Human Kinetics; 1995. p.21-9.
22. Macauley D. Ice therapy: how good is the evidence? Int Journal of Sports Medicine. 2001;22(5):379-84.
23. Puntel GO, Carvalho NR, Amaral GP, et al. Therapeutic cold: An effective kind to modulate the oxidative damage resulting of a skeletal muscle contusion. Free Radic Res. 2011;45(2):125-38.
24. Puntel GO, Carvalho NR, Amaral GP, et al. Therapeutic cold: An effective kind to modulate the oxidative damage resulting of a skeletal muscle contusion. Free Radic Res. 2011;45(2):125-38.
25. Duchesne E, Dufresne SS, Dumont NA. Impact of inflammation and anti-inflammatory modalities on skeletal muscle healing: from fundamental research to the clinic. *Physical Therapy*. 2017;97(8):807-17.
26. Langohr JL, Rosenfield L, Owen CR, Cope O. Effect of therapeutic cold on the circulation of blood and lymph in thermal burns. Arch Surg. 1949;59:1031-44.
27. Boykin JV, Crute SL. Mechanisms of burn shock protection after severe scald injury by cold-water treatment. J. Traumatol. 1982;22:859-66.
28. Merrick MA. Secondary injury after muscoloskeletal injury trauma: A review and update. J Athl Train. 2002;37(2):209-17.

29. Curl WW, Smith BP, Marr A, et al. The effects of contusion and cryotherapy on skeletal muscle microcirculation. J Sports Med Phys Fitness. 1997;37(4):179-86.
30. Fu FH, Cen HW, Eston RG. The effects of cryotherapy on muscle damage in rats subjected to endurance training. Scand J Med Sci Sports. 1997;7(6):358-62.
31. Lewis T. Observations upon the reactions of the vessels of the human skin to cold. Heart. 1930;15:177.
32. Daanen HAM. Finger cold-induced vasodilation: a review. Eur J Appl Physiol. 2003;89(5):411-26.
33. Geurts CLM, Sievert GG, Cheung SS. Local cold acclimation of the hand impairs thermal responses of the finger without improving hand neuromuscular function. Acta Physiol Scand. 2005;183(1):117-24.
34. Clarke RS, Hellon RF, Lind AR. Vascular reaction of human forearm to cold. Clin Sci. 1958;17:165.
35. Nelms JD, Soper DJG. Cold vasodilatation and aclimatization in the hands of British fish filleters. J Physiol. 1962;17:444.
36. Olson JE, Stravino VD. A review of cryoterapy. Phys Ther. 1972;52:840-53.
37. Knigh KL, Bryan KS, Halvorse JM. Circulatory changes in the forearm in 1, 5, 10, and 15 oC water (abs). Int J Sports Med. 1981;4:281.
38. Ho SSW, Illgen RL, Mayer RW, et al. Comparison of various icing times in decreasing bone metabolism and blood flow in the knee. Am J Sports Med. 1995;23(1):74-6.
39. Schaser KD, Stover JF, Melcher I, et al. Local cooling restores microcirculatory hemodynamics after closed soft-tissue trauma in rats. J Trauma. 2006;61:642-9.
40. Schaser KD, Disch AC, Stover JF et al. Prolonged superficial local cryotherapy attenuates microcirculatory impairment, regional inflammation, and muscle necrosis after closed soft tissue injury in rats. Am J Sports Med. 2007;35(1):93-102.
41. Van den Bekerom MP, Struijs PA, Blankevoort L et al. What is the evidence for rest, ice, compression, and elevation therapy in the treatment of ankle sprains in adults? J Athl Train. 2012;47(4):435-43.
42. Dubois B, Esculier JF. Soft-tissue injuries simply need PEACE and LOVE. Br J Sports Med. 2020 Jan;54(2):72-3.
43. Halar EM, Delisa JA, Soine L. Nerve conduction studies in upper extremities: skin temperature corrections. Arch Phys Med Rehabil. 1983;64:412-6.
44. Bergh U. Human power at subnormal body temperatures. Acta Physiol Scand. 1980;478:1-39.
45. Davies CTM, Young K. Effect of temperature on the contractile properties and muscle power of triceps surae in humans. J Appl Physiol. 1983;55:191-5.
46. Stokes M, Young A. Ivestigations of quadriceps inhibition; implication for clinical practice. Physiotherapy. 1984;70:425-8.
47. Petrofsk JS, Lind AR. The influence of temperature on the amplitude and frequency components of the EMG during brief and sustained isometric contractions. Eur J Appl Physiol. 1980;44(2):189-200.
48. Merletti R, Sabbahi MA, DeLuca CJ. Median frequency of the myoelectric signal, effects of muscle ischemia and cooling. Eur J Appl Physiol. 1984;52:258-65.
49. Stulen FB, DeLuca CJ. Frequency parameters of the myoelectric signal as a measure conduction velocity. IEEE Trans Biomed Eng. 1981;28:515-23.
50. Stevens ED, Godt RE. Effects of temperature and concomitant change in ph on muscle. Am J Physiol. 1990;259(28):204-9.
51. Oksa J, Rintamaki H, Makinen VT, et al. EMG-activity and muscular performance of lower leg during stretch-shortening cycle after cooling. Acta Physiol. Scand. 1996;157(1):71-8.
52. Bigland-Ritchie B, Donovan EF, Roussos CS. Conduction velocity and EMG power spectrum changes in fatigue of sustained maximal efforts. J Appl Physiol. 1981;51:1300-5.
53. Sargeant AJ. Effect of muscle temperature on leg extention force and short-term power output in humans. European Journal Applied Physiology. 1987;56:693-8.
54. Faulkner JA, Zerba E, Brooks SV. Muscle temperature of mammals: cooling impairs most functional properties. American Journal Physiology. 1990;28:259-65.
55. Brodowicz GR, Welsh R, Wallis J. Comparison of stretching with ice, stretching with heat, or stretching alone on hamstring flexibility. J Athl Train. 1996;31(4):324-7.
56. Khan S, Samsi S, Abdelkader S. Effects of cryotherapy and static stretching together and static stretching alone for improving plantar flexors extensibility. Journal of Nursing and Health Science. 2013;1(6):51-5.
57. Sefiddashti L, Ghotbi N, Salavati M, Farhadi A, Mazaheri M. The effects of cryotherapy versus cryostretching on clinical and functional outcomes in athletes with acute hamstring strain. J Body Mov Ther. 2018;22(3):805-9.
58. Algafly AA, George KP. The effect of cryotherapy on nerve conduction velocity, pain threshold and pain tolerance. Br J Sports Med. 2007;41(6):365-9.
59. Furmanek MP, Słomka K, Juras G. The effects of cryotherapy on proprioception system. Biomed Res Int. 2014;2014:696397.
60. Schaubel HJ. The local use of ice after orthopedic procedures. Am J Surg. 1946;72:711-4.
61. Abranson DI. Physiologic basic for the use of physical agents in peripherical vascular disorders. Arch Phys Med Reabil. 1965;46:216.
62. Folkon B, Fox RH, Krog J, et al. Studies on the reactions of the cutaneous vessels to cold exposure. Acta Phys Scond. 1963;58:342.
63. Downey JA. Cryotherapy for animals. Mod Ver Prat. 1978;59:659-62.
64. Hocutt JE. Cryotherapy. Am Fam Phys. 1981;141-4.
65. Bisgard JD, Nye D. The influence of hot and cold aplication upon gastric and intestinal motor activity. Surg Gynecol Obstet. 1940;71:172.
66. Fischer E, Solomon S. Physiological responses to heart and cold in therapeutic heat. New Haven: Ed. Sidney Licht; 1958.
67. Fischer E, Solomon S. Physiological responses to heart and cold in therapeutic heat. New Haven: Ed. Sidney Licht; 1958.
68. Hartviksen K. Ice therapy in spasticity. Acta Neurol Scand. 1962;38:79.
69. Lehmann JF, et al. Therapeutic heat. In: Therapeutic heat and cold. 3. ed. Baltimore: Williams & Wilkins; 1982.
70. DeJong RH, Hersley WN, Wagman IH. Nerve conduction velocity during hypothermia in man. Anesthesiology. 1966;27:805-10.
71. Mense S. Effects of temperature on the discharges of muscle spindles and tendon organs. Pfugers Arch. 1978;374:159-66.
72. Juhlin L, Shelley WB. Role of mast cell and basophil in cold urticaria with associated systemic reactions. JAMA. 1961;117:371.
73. Manstein D, Laubach H, Watanabe K, et al. Selective cryolysis: a novel method of non- invasive fat removal. Lasers Surg Med. 2008;40:595-604.
74. Nelson AA, Wasserman D, Avram MM. Cryolipolysis for reduction of excess adipose tissue. Semin Cutan Med Surg. 2009;28(4):244-9.
75. Pinto HR, Garcia-Cruz E, Melamed GE. A study to evaluate the action of lipocryolysis. Cryo Letters. 2012;33:177-81.
76. Stevens WG, Pietrzak LK, Spring MA. Broad overview of a clinical and commercial experience with CoolSculpting. Aesthetic Surg J. 2013;33(6):835-46.
77. Krueger N, Mai SV, Luebberding S, Sadick NS. Cryolipolysis for noninvasive body contouring: clinical efficacy and patient satisfaction. Clin Cosmet Investig Dermatol. 2014;26(7):201-5.
78. Ingargiola MJ, Motakef S, Chiung MT, et al. Cryolipolyisis for fat reduction and body contouring: safety and efficacy of current treatment paradigms. Plast Reconst Surg. 2015;135(6):1581-90.
79. Falster M, Schardong J, Santos DPD, Machado BC, Peres A, Rosa PVD, et al. Effects of cryolipolysis on lower abdomen fat thickness of healthy women and patient satisfaction: a randomized controlled trial. Braz J Phys Ther. 2020;24(5):441-8.
80. Zachary CB, Burns AJ, Pham LD, Jimenez Lozano JN. Clinical study demonstrates that electromagnetic muscle stimulation does not cause injury to fat cells. Lasers Surg Med. 2021 Jan;53(1):70-8.
81. Coleman SR, Sachdeva K, Egbert BM, et al. Clinical efficacy of non-invasive cryolipolysis and its effects on peripheral nerves. Aesthetic Plast Surg. 2009;33(4):482-8.
82. Singh SM, Geddes ER, Boutrous SG, Galiano RD, Friedman PM. Paradoxical adipose hyperplasia secondary to cryolipolysis: An underreported entity? Lasers Surg Med. 2015;47(6):476-8.

83. Stroumza N, Gauthier N, Senet P, Moguelet P, Nail Barthelemy R, Atlan M. Paradoxical Adipose Hypertrophy (PAH) after cryolipolysis. Aesthet Surg J. 2018;14;38(4):411-7.
84. Khan M. Complications of cryolipolysis: paradoxical adipose hyperplasia (PAH) and beyond. Aesthet Surg J. 2019 Jul 12;39(8):NP-334-NP342.
85. Benoit C, Modarressi A. Severe frostbite complication after cryolipolysis: A case report. JOPRAS Open. 2020;25:46-51.
86. Stimson CW, Rose GB, Nelson PA. Paraffin bath as thermotherapy: an evaluation. Arch Phys Med Rehabil. 1958;39(4):219-27.
87. Head MD, Helm PA. Paraffin and sustained stretching in the treatment of burn contractures. Burns. 1977;4(2):136-9.
88. Richard R, Barysa MJ, Carr JA, Dewey WS, Dougherty ME, Forbes-Duchart L, et al. Burn rehabilitation and research: proceedings of a consensus summit. J Burn Care Res. 2009;30(4):543-73.
89. Sandqvist G, Akesson A, Eklund M. Evaluation of paraffin bath treatment in patients with systemic sclerosis. Disabil Rehabil. 2004;26:981-7.
90. Poole JL. Musculoskeletal rehabilitation in the person with scleroderma. Curr Opin Rheumatol. 2010;22:205-12.
91. Mancuso T, Poodle JL. The effect of paraffin and exercise on hand function in persons with scleroderma: A serie of single case studies. J Hand Ther. 2009;22:71-8.
92. Harris R, Millard JB. Paraffin-wax baths in the treatment of rheumatoid arthritis. Ann Rheum Dis. 1955;14(3):278-82.
93. Santer M, Ridd MJ, Francis NA, et al. Emollient bath additives for the treatment of childhood eczema (BATHE): multicentre pragmatic parallel group randomised controlled trial of clinical and cost effectiveness. BMJ. 2018;361:k1332.
94. Reddy AV, S. Raghava Krishna AR, Madhavi K, Sachan A. A comparative study on the effect of paraffin wax therapy with manual mobilization versus ultrasound therapy with manual mobilization on pain, range of motion and functional status of shoulder in diabetic subjects with adhesive capsulitis. Int J Physiother. 2019;6(5):206-10.
95. Rashid S, Salick K, Kashif M, Ahmad A, Sarwar K. To evaluate the efficacy of mobilization techniques in post-traumatic stiff ankle with and without paraffin wax bath. Pak J Med Sci. 2013;29(6):1406-9.
96. Sibtain F, Khan A, Shakil-Ur-Rehman S. Efficacy of paraffin wax bath with and without joint mobilization techniques in rehabilitation of post-traumatic stiff hand. Pak J Med Sci. 2013 Apr;29(2):647-50.
97. Fozia Sibtain, et al. Efficacy of paraffin wax bath with and without joint mobilization techniques in rehabilitation of post-traumatic stiff hand. Pak J Med Sci. 2013;29(2):647-50.
98. Li YP, Feng YN, Liu CL, Zhang ZJ. Paraffin therapy induces a decrease in the passive stiffness of gastrocnemius muscle belly and Achilles tendon: A randomized controlled trial. Medicine (Baltimore). 2020;99(12):e19519.
99. Abramson D, Tuck S Jr, Chu LS, Agustin C. Effect of paraffin bath and hot fomentations on local tissue temperatures. Arch Phys Med Rehabil. 1964;45:87-94.
100. Borrell RM, Parker R, Henley EJ, Masley D, Repinecz M. Comparison of in vivo temperatures produced by hydrotherapy, paraffin wax treatment, and fluidotherapy.* Phys Ther. 1980;60:1273-6.
101. Robertson V, Ward A, Low J, Reed A. Eletroterapia explicada. Princípios e práticas. 4. ed. São Paulo: Elsevier; 2009.
102. Crockford GW, Hellon RF, Parkhouse J. Thermal vaomotor response in human skin mediated by local mechanisms. J Physiol. 1962;161:10-5.
103. Kellog DL Jr, Liu Y, Kosiba IF et al. Role of nitric oxide in the vascular effects of local warming of the skin in humans. J Appl Physiol. 1999;86(4):1185-90.
104. Currier DP, Kramer JF. Sensory nerve condution: hunting effects of ultrasound and infrared radiation. Physiother Canada. 1982;34:241-6.
105. Rasminsky M. The effect of temperature on conduction in demyelinated single neerve fibers. Arch Neurol. 1973;28:287-92.
106. Rutkove SB, Geffroy MA, Lichtenstein SH. Heat-sensitive conduction block in ulnar neuropathy et the elbow. Clin Neurophhysiol. 2001;112(2):280-5.
107. Tilki HE, Stalberg E, Coskun M, et al. Effect of heating on nerve conduction in carpal tunnel syndrome. J. Clin Neurophysiol. 2004;21(6):451-6.
108. Lehman J, Masock A, Warren C, et al. Effect of therapeutic temperatures on tendo extensibility. Arch Phys Med Rehabil. 1970;51:481-7.
109. Johns R, Wright V. Relative importance of various tissues in joint stiffness 1962;17:824-8.
110. Westerhof W, Siddiqui AH, Cormane RH, et al. Infrared hyperthermia and psoriasis. Arch Dermatol Res. 1987;279:209-10.

CAPÍTULO 6

Eletroterapia

> **Pontos-chave**
>
> ▶ As respostas biológicas diante da estimulação elétrica são dependentes das variáveis físicas de cada aplicação, o que obriga o fisioterapeuta a ter o total domínio sobre essas variáveis, o que também possibilitará uma maior efetividade e segurança durante a aplicação.
> ▶ O aumento da força muscular promovido pela estimulação elétrica envolve os mesmos mecanismos da contração voluntária, assim, o aumento da força depende do aumento da carga funcional.
> ▶ Uma das vantagens das correntes bifásicas simétricas ou alternadas refere-se ao fato do componente contínuo ser zero, minimizando a ionização sob os eletrodos.
> ▶ Os protocolos da TENS são descritos em função da intensidade, duração da fase e frequência do pulso da corrente, sendo o posicionamento dos eletrodos de fundamental importância para a efetividade da terapia.
> ▶ Os efeitos fisiológicos das correntes polarizadas dependem da polaridade de cada polo, e devem ser considerados na colocação dos eletrodos.
> ▶ O ponto motor do músculo corresponde ao ponto, na superfície da pele, onde o ramo motor do nervo penetra no músculo, sendo, portanto, o local ideal para estimulação elétrica neuromuscular.

Os fenômenos físicos envolvendo a eletricidade vêm sendo observados desde os tempos antigos. Entretanto, somente nos últimos séculos é que os pesquisadores passaram a entendê-los.

A eletricidade, como muitos dos elementos físicos, tem uma longa história de aplicação na área da saúde. Plínio, Aristóteles e Platão já sabiam que enguias elétricas e o peixe elétrico podiam produzir choque.[1] Foi somente no século XVIII, com o Iluminismo, que ocorreu uma busca acelerada pelas explicações dos fenômenos elétricos observados nos animais. O desenvolvimento de geradores eletrostáticos e vasos de Leyden, bem como da bateria, foi de vital importância. Dentre muitos pesquisadores dessa época, podemos citar John Wesley, fundador da Igreja Metodista, que em 1760 publicou em Londres o livro *Desideratum: or, Electricity Made Plain and Useful*, no qual apresenta tratamentos para a dor de cabeça, gota, ciática e histeria.[2]

A partir dos estudos sobre os efeitos da eletricidade em rãs, os cientistas de Bologna criaram a hipótese de que os tecidos animais são dotados de uma eletricidade intrínseca, e que estão envolvidos em processos fisiológicos fundamentais como a condução nervosa e a contração muscular.[3] Luigi Galvani apresentou o primeiro relato sobre as propriedades elétricas dos músculos e nervos na segunda metade do século XVIII, desencadeando uma série de pesquisas em uma variedade de experiências ligadas aos efeitos das correntes elétricas aplicadas interna ou externamente ao corpo. Os seus estudos envolveram a "eletricidade animal", postulada por ele como sendo intrínseca ao animal e que se mantinha após a morte, quando em contato com metais. Esse conceito despertou o interesse de Alessandro Volta, que demonstrou que a contração dos músculos da rã após a sua morte era decorrente do contato do cobre com o ferro, gerando uma corrente elétrica, e que os músculos somente reagiam a essa corrente.

Um dos grandes estudiosos da estimulação elétrica foi Guillaume Benjamin Amand Duchenne que, em 1835, interessou-se pela aplicação da corrente elétrica no tratamento de várias patologias, utilizando eletrodos implantados nos tecidos, os quais promoviam processos de necrose. Neste período ele observou que a colocação de eletrodos na pele era suficiente para a estimulação dos músculos, possibilitando assim a utilização da estimulação elétrica como método de diagnóstico e tratamento.[4]

A eletricidade gerada dentro do corpo serve para controlar e operar nervos, músculos e órgãos. Essencialmente todas as funções e atividades do corpo envolvem de alguma forma eletricidade. Atualmente, profissionais de saúde utilizam a eletricidade tanto para tratar doenças como para avaliar e diagnosticar.

O conhecimento dos fenômenos elétricos é importante para uma melhor compreensão dos complexos processos físicos e químicos que caracterizam a vida. Um dos mais impressionantes é o relacionado às diferentes quantidades de íons nos lados externo e interno das células.[5]

A eletricidade produz seus efeitos fisiológicos segundo dois mecanismos básicos: os fenômenos de campo e o movimento de cargas. Nasceu com Faraday uma concepção que, lentamente elaborada, tornou-se uma das ideias centrais da Física de nossos dias, a noção de campo.

Do ponto de vista da eletroterapia, o organismo humano pode ser entendido como formado por numerosos sistemas eletrolíticos, separados por membranas semipermeáveis e cada célula formando um condutor eletrolítico.[6] Se a essas células e tecidos do organismo for aplicado um potencial elétrico, há uma dissociação iônica, isto é, um fenômeno mediante o qual as moléculas se dividem em seus diferentes componentes químicos, pelo fato de que cada um deles tem uma carga elétrica distinta.[7]

As alterações de polaridade da membrana são decorrentes da abertura ou do fechamento dos canais de sódio e potássio voltagem-dependentes, os quais são imprescindíveis para a promoção da despolarização e da repolarização da membrana, respectivamente. Esses canais funcionam conjuntamente com a bomba de sódio e potássio, além dos canais de vazamento de sódio e potássio. Quando o potencial de membrana fica menos negativo em relação ao período de repouso, passando de –90 mV para zero, ele passa por uma voltagem, em geral entre –70 e –50 mV, que promove a alteração conformacional da comporta de ativação do canal de sódio, fazendo com que ele se abra.[8]

As propriedades bioelétricas das células e dos tecidos dão subsídios para a aplicação de diversas modalidades de corrente elétrica na prática clínica, as quais podem ser utilizadas para acelerar os processos de reparação tecidual, controle da dor, condicionamento de músculos hipotrofiados e/ou no tratamento de sequelas neuromusculares.

VARIÁVEIS FÍSICAS

A estimulação elétrica por meio de eletrodos de superfície é um procedimento terapêutico não invasivo e de grande aplicabilidade clínica, que tem sido utilizado no controle da dor, nos processos de reparação tecidual e no treinamento ou na reabilitação neuromuscular, visando a estimulação de nervos e/ou músculos esqueléticos.

Parâmetros como frequência, amplitude, duração de fase e forma de pulso são algumas das variáveis que caracterizam diferentes correntes e produzem efeitos terapêuticos variados. Muitos estudos dedicam-se a esses parâmetros e suas combinações na tentativa de descobrir a melhor corrente para a estimulação neuromuscular ou analgésica, bem como a mais confortável.

Estudos experimentais com animais[9] ou por meio de modelos matemáticos[10] sugerem que a despolarização e o padrão de propagação do potencial de ação são independentes da forma de onda. Contudo, a variação da forma de onda é percebida pelos indivíduos que são estimulados com eletrodos percutâneos no nível dos limiares.[11]

Os parâmetros da estimulação elétrica podem influenciar nos limiares sensitivo e motor dos pacientes, podendo afetar diretamente o efeito terapêutico.[12]

As pesquisas devem existir para dar suporte à prática clínica, criando estratégias científicas racionais que possibilitem o envolvimento dos parâmetros físicos para otimizar a estimulação elétrica. Por permitir um grande número de aplicações, por exemplo o condicionamento neuromuscular, que pode envolver protocolos de resistência ou de fortalecimento, devem considerar as modificações fisiológicas e celulares envolvidas, bem como os parâmetros de aplicação (número de repetições e de sessões, tempo de contração e repouso, colocação de eletrodos), as variáveis físicas, além das características de conforto do estímulo e o torque produzido. Neste contexto, é importante o domínio total das variáveis físicas que envolvem a eletroterapia, destacando-se os conceitos de:

- Corrente elétrica;
- Campo elétrico;
- Diferença de potencial;
- Resistência e capacitância elétrica;
- Intensidade;
- Duração da fase do pulso;
- Formas de pulso;
- Frequência;
- Modulações.

Corrente elétrica

A corrente elétrica consiste no fluxo ordenado de cargas elétricas, que se movem de forma orientada em um condutor elétrico sólido ou em soluções iônicas. A primeira lei de Ohm estabelece que, mantendo-se a temperatura de um resistor constante, a diferença de potencial aplicada nos seus extremos é diretamente proporcional à intensidade da corrente elétrica. Assim, a corrente foi relacionada com a tensão, indicando que quanto maior o fluxo da corrente elétrica no circuito, maior será a tensão.

O corpo humano é gerador e condutor de eletricidade, apresentando uma heterogeneidade no processo de condução, com menor resistência no tecido muscular, seguido pelo tecido adiposo e ósseo.

Carga elétrica é uma propriedade atribuída aos objetos para explicar certas atrações ou repulsões observadas e que não podem ser explicadas em termos de atração gravitacional entre as suas massas. Ela pode ser de dois tipos: positiva ou negativa. Ao conjunto de cargas em movimento denomina-se corrente elétrica.

A energia elétrica pode ser conduzida através da matéria pela passagem da carga elétrica de um ponto a outro sob a forma de corrente elétrica. Para que a corrente elétrica flua, devem existir transportadores de carga na matéria e uma força capaz de movê-los. Os transportadores de carga podem ser elétrons, como nos metais, ou íons positivos ou negativos encontrados nas soluções eletrolíticas; no primeiro caso, a condução é dita metálica e, no segundo, eletrolítica.

O sentido da corrente, como sendo o sentido do fluxo de cargas positivas, ou seja, as cargas que se movimentam do polo positivo para o polo negativo, foi definido quando não se conhecia a estrutura dos átomos. Não se imaginava que em condutores sólidos as cargas positivas estão fortemente ligadas aos núcleos dos átomos e, portanto, não pode haver fluxo macroscópico de cargas positivas em condutores sólidos. No entanto, quando a Física subatômica estabeleceu esse fato, o conceito anterior já estava arraigado e era amplamente utilizado em cálculos e representações para análise de circuitos. Esse sentido continua a ser utilizado até os dias de hoje e é denominado sentido convencional da corrente. Em qualquer tipo de condutor, esse é o sentido contrário ao fluxo líquido das cargas negativas ou o sentido do campo elétrico estabelecido no condutor.

O sentido real da corrente elétrica depende da natureza do condutor. Nos sólidos, as cargas cujo fluxo constitui a corrente real são os elétrons livres, nos líquidos os portadores de corrente são íons positivos e íons negativos, enquanto que nos gases são íons positivos, íons negativos e elétrons livres. O sentido real é o sentido do movimento que deriva das cargas elétricas livres (portadores). Esse movimento se dá no sentido contrário ao campo elétrico se as cargas elétricas livres forem negativas, caso dos condutores metálicos, e no mesmo sentido do campo se as cargas elétricas livres forem positivas.

A unidade de corrente no Sistema Internacional de Unidades (SI) é o ampère (A), que corresponde ao fluxo de um coulomb de carga que passa por um ponto durante um segundo. Como a corrente indica a velocidade com que a carga é transferida, o produto da corrente pelo tempo corresponde à quantidade total de cargas transferidas. Outra maneira de calcular a corrente elétrica é pela potência elétrica (P), que tem como unidade o watt (W). A potência elétrica em um resistor pode ser calculada pelo produto da tensão pela corrente (P = U x i), onde temos a potência em watts, tensão em volts e corrente em ampère.

Existem três tipos básicos de corrente: contínua, pulsada e alternada. A corrente contínua indica que a carga está se movendo sempre na mesma direção (fluxo unidirecional). A corrente pulsada apresenta um intervalo interpulso, podendo apresentar um fluxo monofásico ou bifásico, caracterizando-a como polarizada ou despolarizada, respectivamente. A forma despolarizada se caracteriza pela inversão da direção da corrente em intervalos regulares de tempo, transmitindo a mesma carga em ambas as direções. Ao contrário, a polarizada mantém o fluxo de cargas em uma única direção. Já a corrente alternada sempre apresenta o fluxo bifásico simétrico, com a duração do pulso equivalente ao comprimento de onda, não apresentando intervalo interpulso, sendo a onda senoidal a sua forma usual.

Campo elétrico

Qualquer região do espaço que esteja sob a ação de uma força elétrica é denominada campo elétrico – o campo estabelecido em todos os pontos do espaço sob a influência de uma carga geradora de intensidade, de forma que qualquer carga de prova fica sujeita a uma força de interação (atração ou repulsão). Com o conceito de linhas de força podemos visualizar a direção, o sentido e comparar intensidades do vetor campo elétrico. A unidade adotada pelo SI para o campo elétrico é o N/C (Newton por coulomb).

Ao estudarmos campos elétricos de distribuição de cargas em condutores, e não mais de cargas puntiformes, consideramos os condutores em equilíbrio eletrostático, isto é, suas partículas portadoras de carga permanecem em repouso em relação a eles.

Quando, por um processo qualquer, se eletriza um condutor, as cargas se distribuem pelo mesmo e, após um curto intervalo de tempo, permanecem em repouso relativamente ao condutor. Não importa se o condutor é maciço ou oco; as cargas se distribuem na superfície externa.

O campo elétrico em pontos externos dependerá de fatores como a carga elétrica, posição e meio, além da forma geométrica do condutor. Verifica-se que nas partes pontiagudas dos condutores existe uma maior concentração de cargas, o que acarreta um campo elétrico mais intenso nas suas proximidades, podendo provocar o escoamento de cargas elétricas através deles, fenômeno conhecido por "poder das pontas". Alguns eletrodos utilizados na área de Dermatologia são do tipo agulha (pontiagudos), e deve-se ter o cuidado para não provocar lesões decorrentes da concentração de cargas.

Tensão elétrica

A tensão elétrica ou diferença de potencial (DDP) não é característica restrita dos condensadores, mas existe entre dois pontos quaisquer sempre que se necessita realizar trabalho para transferir carga elétrica de um ponto a outro. Assim, a tensão elétrica é a "força" responsável pela movimentação de elétrons, sendo a unidade no sistema internacional o volt (V), em homenagem ao físico italiano Alessandro Giuseppe Antonio Anastasio Volta (1745-1827).

Intensidade

A velocidade de fornecimento dos elétrons, denominada fluxo de corrente, é dada pela amplitude do pulso, que se traduz na intensidade de corrente aplicada. A unidade-padrão no Sistema Internacional é o ampère (A), em homenagem ao físico francês André-Marie Ampère (1775-1836). No caso específico da eletroterapia, é graduada em miliampères (mA), e 1 mA corresponde ao fluxo de 6,25 x 10[15] elétrons por segundo. Os valores máximos da intensidade são limitados a 60 mA na maioria dos equipamentos portáteis ou clínicos. Em aplicações específicas, dependendo da duração da fase do pulso, como por exemplo na estimulação elétrica neuromuscular do músculo quadríceps femoral ou na estimulação elétrica nervosa transcutânea, pode haver a necessidade de intensidades superiores a 60 mA, dependendo do volume muscular ou da área de estimulação.

Duração da fase do pulso

A estimulação elétrica percutânea ativa os receptores sensitivos na pele. O desconforto e a dor resultantes podem frequentemente restringir a eficácia da estimulação aplicada. Variáveis como a intensidade e a duração da fase desempenham um importante papel para o conforto do estímulo. Os níveis de dor e sensações desagradáveis são minimizados pelo uso de pulsos estreitos com frequências elevadas. Neste contexto, Snyder-Mackler et al.[13] relatam que pulsos inferiores a 50 microssegundos (μs) são ineficazes para a ativação do nervo. Por outro lado, pulsos de duração superior a 500 μs são menos confortáveis para o paciente.[14] A duração do pulso é graduada em microssegundos (μs) ou milissegundos (ms).

O produto da intensidade pela duração do pulso nos dá a quantidade de energia transportada. A relação dessas duas grandezas, no que tange aos limiares nervosos, está expressa na Figura 1. Esta figura mostra que as diferentes fibras nervosas respondem seletivamente aos estímulos das correntes elétricas, uma vez que as fibras de grande diâmetro, responsáveis pela inervação sensorial aferente e fibras musculares, se despolarizam com intensidades de corrente inferiores às fibras de pequeno diâmetro, como fibras aferentes para a dor e nervos autônomos.

A intensidade dos pulsos necessária para iniciar um potencial de ação é maior quando os pulsos são de pequena duração. O uso de pulsos de longa duração pode minimizar a intensidade necessária para a excitabilidade neural, no entanto, torna o estímulo elétrico desconfortável, em função da menor janela terapêutica entre os diferentes limiares.

Milner et al.[15] demostraram que a duração do pulso de aproximadamente 200 microsegundos (ms) com 50 hertz (Hz) não promoveu efeito na estimulação motora. A duração de pulso de 300 ms é mais confortável que uma de 1000 ms, devido à menor carga elétrica.[16]

Estudo[17] mostrou que a duração do pulso de 300 ms foi a mais aceita pelos indivíduos avaliados, independente da forma de pulso utilizada, quando comparada com 50 ms, para geração do mesmo torque. A análise dos parâmetros é de difícil interpretação devido à natureza

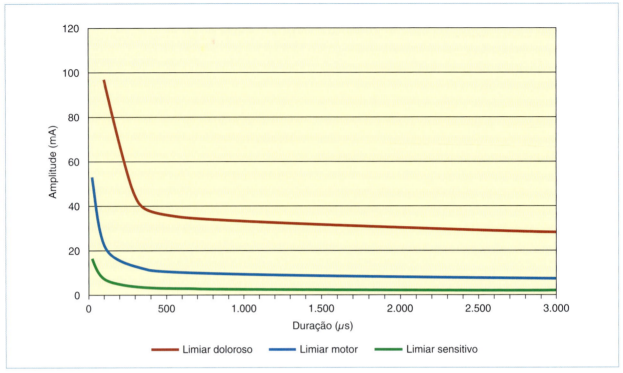

FIGURA 1 Representação dos limiares nervosos, relacionando a duração da fase do pulso (μs) com a sua intensidade (mA).

subjetiva das respostas sensitivas dos indivíduos. Os nervos sensitivos e motores respondem da mesma forma à estimulação elétrica, e suas respostas não são influenciadas pelas diferentes formas de onda, não sendo encontrada nenhuma diferença entre a monofásica e a bifásica.[18] Em discordância, Gorman & Mortimer[19] concluíram que a onda bifásica é menos eficiente para a excitação nervosa que a monofásica. No entanto, a sugestão pelo pulso bifásico é em função da menor irritação da pele, decorrente dos efeitos iônicos,[20,21] e desconforto da eletroestimulação.[22,23]

A excitação sensitiva sempre precede a motora, independentemente da forma de onda utilizada e do local em que se executa a estimulação elétrica. Neste contexto, Reilly et al.[24] concluem que os nervos motores necessitam de uma maior intensidade de estimulação para que ocorra a sua despolarização, quanto comparados aos sensitivos não dolorosos. Em outras palavras, as fibras de maior diâmetro necessitam de uma menor intensidade para iniciar o potencial de ação em comparação com as de pequeno diâmetro.[25]

Considerando o mesmo nervo periférico, a estimulação elétrica irá promover inicialmente a excitação da fibra sensitiva não dolorosa, seguida da motora e por fim da sensitiva dolorosa, independentemente da forma e da frequência do pulso, da duração da fase, de modulações ou do tamanho do eletrodo.

A velocidade de condução e o diâmetro das fibras nervosas variam em função da sua ação (Tabela 1). As respostas das fibras A mielínicas são divididas em quatro blocos, sendo a alfa responsável pela contração dos músculos estriados e pela propriocepção, a beta e a gama pelo tato e pela posição corporal e a delta pela dor e temperatura.[26] As fibras C amielínicas são responsáveis pela transmissão da dor e temperatura.

Estudos têm demonstrado que os parâmetros da estimulação elétrica podem influenciar nos limiares sensitivo e motor. Visando confirmar essa hipótese, Guirro et al.[27] analisaram os limiares sensitivo e motor da região anterior do antebraço de indivíduos sadios, tendo como variáveis a intensidade e a duração da fase do pulso. Participaram desse estudo 13 voluntárias do sexo feminino com média de idade de 20±2 anos. O equipamento utilizado foi um gerador de pulso universal, tendo como parâmetros fixos o pulso quadrático bifásico simétrico e a frequência de 50 Hz. As durações da fase do pulso variaram em 20, 100, 300, 500, 1.000, 2.000 e 3.000 μs, em decorrência das possibilidades oferecidas pelo aparelho. Os eletrodos foram posicionados sobre os ventres dos músculos flexores do punho e dedos. As voluntárias foram orientadas a relatarem o momento em que ocorreu a primeira sensação da corrente, a qual ficou definida como limiar sensitivo, sendo o limiar motor demarcado no momento em que ocorreu uma contração mediana dos músculos, ambos regis-

TABELA 1 Classificação das fibras nervosas periféricas

Esquema de Gasser	Esquema de Lloyd	Diâmetro (μm)	Velocidade de condução (m/s)	Tipo de fibra nervosa
A alfa	Ia	12-20	72-120	Aferente primária do fuso neuromuscular
	Ib	12-20	72-120	Órgão tendinoso de Golgi
		12-20	72-120	Eferente muscular esquelética
A beta	II	6-12	36-72	Aferente de tato e pressão
		5-12	20-72	Aferente secundária do fuso neuromuscular
A gama		2-8	12-48	Eferente do fuso neuromuscular
A delta	III	1-5	6-30	Aferente de dor e temperatura
B		< 3	2-18	Eferente pré-ganglionar
C	IV	< 1	< 2	Aferente de dor e temperatura
		< 1	< 2	Eferente pós-ganglionar

Esquema de Gasser: todas as fibras nervosas periféricas.
Esquema de Lloyd: somente fibras sensoriais.

trados pelo valor da intensidade de pulso. Quanto aos resultados, o fator de determinação indicou que os procedimentos utilizados para o levantamento dos limiares são um bom modelo. No que se refere à duração da fase do pulso, observou-se que é inversamente proporcional à intensidade dos limiares sensitivo e motor (Figura 2). Outra análise que pode ser destacada, na faixa entre 20 e 3.000 μs, é a razão entre os limiares sensitivo e motor que se mantém entre 3,4 e 4,0, o que possibilita uma maior janela terapêutica (37,2±3mA) na duração de fase menor, quando comparada à maior (média de 5,3±0,8 mA), o que se traduz clinicamente pela maior discriminação entre os limiares, quanto menor for a duração da fase.

Em um segundo estudo, Guirro et al.[28] analisaram o limiar da percepção sensorial e o limiar da resposta motora em indivíduos jovens e idosos de ambos os sexos utilizando a estimulação elétrica percutânea nas frequências de 5 e 50 Hz e duração de fase entre 20 e 3.000 us. Os resultados indicaram que o sexo interferiu no limiar sensitivo de jovens e idosos em ambas as frequências. A idade também demonstrou afetar os limiares de homens e mulheres em 50 Hz, entretanto em 5 Hz interferiu somente no limiar motor dos homens. Como conclusão, os autores destacam que o limiar sensitivo sempre precede o motor e a idade e o sexo são fatores que afetam os limiares sensitivo e motor, devendo ser considerados nas condutas terapêuticas, principalmente quando são aplicadas correntes polarizadas.

Alterações hormonais do ciclo menstrual, além da função reprodutiva, modulam a excitabilidade neuronal gerando respostas corporais variadas, de acordo com seus níveis séricos. Visando identificar alterações do limiar sensitivo, motor e doloroso nas diferentes fases do ciclo menstrual, Barbosa et al.[29] estimularam mulheres eumenorreicas ou que faziam uso de anticoncepcional oral com correntes elétricas terapêuticas aplicadas nos limiares sensitivo, motor e doloroso, de baixa e média frequência, com diferentes durações de fase. Cada mulher realizou cinco coletas, uma em cada fase do ciclo. As autoras concluíram que os limiares sensitivo, motor e doloroso variam sistematicamente nas fases do ciclo menstrual, influenciando as funções sensoriomotoras e nociceptivas.

Formas de pulso

Dependendo do equipamento, o pulso gerado pode apresentar geometria senoidal, quadrática/retangular, triangular/pontiaguda, exponencial ou contínua. Correntes destinadas à estimulação sensório-motora, em geral, têm forma de onda quadrática, a qual minimiza a adaptação ao estímulo, por ter aumento abrupto da intensidade. Já para Kantor, Alon e Ho,[30] a forma da onda não é crucial para as respostas biológicas, uma vez que tanto os nervos sensitivos quanto os motores respondem da mesma maneira à estimulação elétrica. Contudo, em casos de desnervação muscular, o emprego de pulso com crescimento lento da intensidade gera contrações mais seletivas, minimizando a estimulação dos músculos inervados, como ocorre com pulsos quadráticos.[31]

O pulso contínuo desencadeia um processo de eletrólise no material condutor que, nos tecidos biológicos, é identificado pelos sinais de vasodilatação e de alterações no pH sob os eletrodos. Contudo, nos casos em que o objetivo for a excitação de nervos periféricos, correntes com pulsos bifásicos parecem causar menor irritação cutânea que os monofásicos em decorrência dos seus

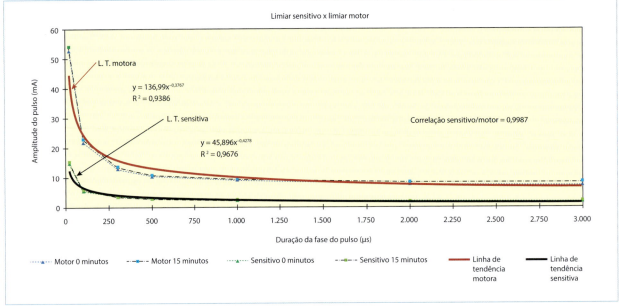

FIGURA 2 Relação entre os valores da duração da fase do pulso (μs) e a sua intensidade (mA) para os músculos flexores do punho e dedos de indivíduos sadios.

efeitos iônicos e, quando simétricos, maior conforto. Somando-se a isso, não há evidências de uma maior eficiência na excitação nervosa da corrente monofásica em contraste com a bifásica.

Impedância elétrica

Para atingir o efeito desejado, a corrente elétrica gerada pelo estimulador deve chegar ao tecido-alvo com intensidade suficiente, vencendo a oposição imposta ao seu fluxo, no caso, representada pelo eletrodo, pelo agente de acoplamento e pelos tecidos biológicos. Como regra, a corrente elétrica sempre é transmitida pelos tecidos que apresentam uma menor oposição à sua passagem. Resistência e impedância referem-se à oposição ao fluxo da corrente elétrica e podem apresentar características ôhmicas, capacitivas e/ou indutivas.

A resistência elétrica é a habilidade de um circuito elétrico, medida em ohms, de se opor ao fluxo de corrente apenas em nível condutivo com dissipação de energia na forma de calor – efeito Joule, isto é, quando não intervêm campos eletromagnéticos variáveis. É representada pela letra "R" e, considerando a lei de Ohm, para uma determinada tensão (V), quanto maior a resistência (R), menor a amplitude da corrente (I) fluindo no condutor ou no tecido. Em organismos biológicos, ela representa o grau de dificuldade imposto pelo tecido à movimentação de íons e, portanto, a parte resistiva da impedância pode ser atribuída à condutividade dos meios intra e extracelular.

A reatância elétrica é a oposição oferecida à passagem de corrente alternada por um indutor ou capacitor em um circuito, sem dissipação de energia. É dada em Ohms e constitui, juntamente com a resistência elétrica, a grandeza impedância.

A impedância também é expressa em ohms e designada pelo símbolo "Z". Indica a oposição total que um circuito oferece ao fluxo de uma corrente elétrica variável no tempo. No contexto biológico, os tecidos são responsáveis por criar essa oposição e os valores de impedância variam de acordo com o tipo de tecido e a frequência empregada. Comumente, a impedância é avaliada em função de suas propriedades resistiva e capacitiva.

Nos tecidos biológicos, a capacitância também está presente, sendo originada dos eletrólitos do ambiente extra e intracelular separados pela membrana lipídica, atuando de modo análogo às placas condutoras espaçadas por um material isolante elétrico. Portanto, resistores e capacitores influenciam na resposta de um sistema elétrico em função de suas capacidades de dissipação e armazenamento de energia, respectivamente.

Para complementar esses conceitos, a capacitância (C) é a propriedade de armazenar energia elétrica sob a forma de um campo eletrostático, estando relacionada com a oposição à variação de tensão, medida em farad (F) no Sistema Internacional. Já a indutância é a habilidade de um indutor de se opor a qualquer mudança na corrente à medida que o campo magnético, produzido por tal modificação, cause uma contracorrente induzida para se opor a mudança original.

Para o uso das correntes elétricas deve ser considerada a reatância capacitiva (X_C). Já a reatância indutiva (X_L) é decorrente da indutância de um circuito elétrico, eletrônico ou de uma bobina, sendo considerada na aplicação de ondas curtas ou micro-ondas. Todas essas variáveis são medidas em Ohm (Ω).

$$X_C = -\frac{1}{2\pi f C}$$

Reatância capacitiva,
Onde:
C é a capacitância em farads
f é a frequência em hertz

$$X_L = 2\pi f L$$

Reatância indutiva,
Onde:
L é a indutância em henrys
f é a frequência em hertz

Na relação entre impedância, resistência e reatância temos:

$$Z = \sqrt{R^2 + X^2}$$

A generalização desses parâmetros na prática clínica é desaconselhada, uma vez que a impedância pode variar de acordo com o gênero, as diferenças na composição corporal e a idade, especialmente no que se refere à hidratação cutânea.

Os principais fatores que contribuem para a impedância total, dentro de um circuito, incluem a conexão entre o gerador e o eletrodo, o tipo, integridade, material e geometria do eletrodo, a condutividade do agente de acoplamento e dos tecidos biológicos sob os eletrodos, bem como a uniformidade do contato na interface eletrodo-pele. No entanto, a maioria dos estudos que empregam correntes elétricas ignora a ação e variabilidade da impedância elétrica durante sua aplicação.

De forma simples, a resistência total de um circuito pode ser calculada com base na lei de Ohm, a qual estabelece uma relação entre voltagem, resistência e intensidade de corrente. Assim, a resistência e a voltagem tornam-se variáveis diretamente proporcionais quando se mantém fixa a intensidade. Segundo Heneine, os materiais biológicos seguem quase que satisfatoriamente essa lei.[32]

A lei de Ohm também rege o funcionamento dos aparelhos de tensão ou intensidade constante. A quase totalidade dos estimuladores elétricos, no mercado nacional, modifica a tensão de saída diante de alterações na resistência elétrica a fim de garantir a mesma intensidade selecionada durante a aplicação da corrente, sendo denominados estimuladores de intensidade constante. O contrário ocorre com os estimuladores de tensão constante diante das variações de impedância.

A impedância dos tecidos entre os eletrodos pode interferir nos resultados da estimulação elétrica, dependendo do tipo de aparelho utilizado. Neste contexto, é importante salientar que é o nível de corrente o responsável pelos efeitos fisiológicos decorrentes da estimulação elétrica.

Para a maioria das aplicações terapêuticas é recomendável um aparelho de corrente constante, considerando que a resistência dos eletrodos, dos tecidos biológicos ou da interface eletrodo-pele pode variar durante a estimulação elétrica.

O primeiro ponto de resistência para as terapias com corrente elétrica é o eletrodo, seguido do agente de acoplamento e da pele. Os eletrodos metálicos – chumbo ou alumínio – não apresentam resistência em função do material e sim na interface eletrodo-pele, a qual deve conter uma esponja umedecida com água. A pouca quantidade de água pode limitar a passagem da corrente elétrica por não conter uma quantidade suficiente de íons (transmissão iônica).

No caso dos eletrodos de silicone-carbono, a resistência pode ocorrer pela má qualidade de fabricação ou pelo uso. O seu uso constante, mesmo por correntes despolarizadas, pode causar alterações nos íons carbono, as quais comprometerão a eficiência. Nesse sentido há necessidade de substituição periódica dos eletrodos de silicone-carbono pelo menos uma vez ao ano. Além da resistência do próprio eletrodo, neste caso a quantidade de gel entre o eletrodo e a pele também pode ser um elemento de restrição à passagem da corrente elétrica.

Os eletrodos autoadesivos podem apresentar um alto grau de resistência à passagem da corrente elétrica mesmo sem terem sido usados. Neste caso, a qualidade dos eletrodos é fator essencial para obter bons resultados terapêuticos, inclusive observando prazos de validade, uma vez que o gel autoadesivo perde a sua condutividade com o tempo, em função da desidratação. A desvantagem desses eletrodos é o seu alto custo e a restrição no seu número de aplicações, aumentando assim o custo da terapia.

Para que ocorra uma transmissão efetiva do estímulo na interface eletrodo-pele, se faz necessária a aplicação de um agente de acoplamento, que pode ser líquido ou gel não alergênico à base de água. Esse meio condutor tem a função de uniformizar o contato e reduzir a impedância da pele, contudo sua resistência elétrica também pode afetar a eficiência e o conforto da aplicação. Nesse contexto, os agentes de acoplamento são um capítulo à parte quando se discute resistência elétrica. Bolfe e Guirro[33] avaliaram a resistência elétrica de dez agentes de acoplamento utilizados na interface eletrodo-pele, submetidos a eletrólise com corrente bifásica simétrica e corrente contínua, durante 30 minutos, sendo reavaliados a cada 5 minutos. Concluíram que os géis, a água potável e a solução fisiológica são os indicados para a prática da estimulação elétrica terapêutica, pois mantêm a baixa resistência durante o período de estimulação. Por outro lado, o uso de água destilada ou deionizada não é recomendado, pois apresentam alta resistência à passagem da corrente. Os autores colocam ainda que as propriedades químicas dos géis permitem o uso por tempo prolongado (30 minutos), apresentando pouca decomposição associada ao fluxo de corrente ou à evaporação, ao contrário da água, que tem a resistência elevada após 20 minutos.

Conhecer o comportamento da impedância durante a transmissão do estímulo elétrico e os fatores que podem influenciá-la é de suma importância diante da possibilidade de alteração no conforto, eficácia e, até mesmo, na segurança do tratamento.

Cabe ressaltar que a resistência, no organismo animal, não é uma simples resistência ôhmica uniforme, mas a soma de tantas resistências diversas, formadas por células e interstício de composições diferentes, pelas contracorrentes produzidas pela polarização dielétrica, pela polarização eletrolítica que se verifica nos tecidos e, de modo especial, nas membranas celulares. A maior resistência à passagem da corrente elétrica, no organismo animal, é imposta pelo revestimento cutâneo, que por isso influi fortemente sobre a resistência total do corpo. A porção mais resistente é a camada córnea. A resistência depende também da duração do contato, da extensão da superfície de contato, da pilosidade, vascularização, quantidade de glândulas sudoríparas e da umidade da superfície cutânea.

Os tecidos biológicos podem ser interpretados como um circuito complexo formado por resistores e capacitores dispostos tanto em série quanto em paralelo.[34] Nesse meio, a resistência ôhmica e a capacitiva são as que realmente influenciam os efeitos da estimulação elétrica, estando a primeira presente no fluido extra e intracelular e a segunda nas membranas celulares.[35]

Apesar de pouco esclarecido na literatura, parece haver uma homogeneidade entre os valores de resistência oferecidos pelos diferentes tecidos biológicos, os quais estão relacionados à concentração de água. Assim, tecidos que possuem grande quantidade de fluidos, como os músculos, os nervos e os vasos sanguíneos, têm baixa resistência e, portanto, são bons condutores elétricos, ao contrário da pele, ossos, ligamentos, tendões e tecido adiposo. Devido a esse comportamento anisotrópico da impedância, a corrente não flui em linha reta entre os eletrodos, concentrando o maior fluxo nos locais de menor impedância.[36]

Além disso, a impedância não homogênea apresentada pelo corpo altera o campo elétrico[37] que, por sua vez, é influenciado por fatores como a geometria e anatomia dos segmentos avaliados, tendo em vista as diferenças na resistividade do material condutor, variedade de comprimento e variações na forma de suas estruturas.[35]

Durante a estimulação elétrica não invasiva, a queratina presente na epiderme age como uma barreira para a condução de cargas elétricas, se tornando o componente principal da impedância eletrodo-eletrólito.[38] A resistência da pele sob o eletrodo varia de acordo com o número de camadas do estrato córneo nos diferentes locais do corpo e, na pele intacta, a corrente tende a fluir ao longo dos apêndices como os ductos sudoríparos e os folículos pilosos.[37] A presença de lesões cutâneas, como soluções de continuidade ou até mesmo pequenas escoriações, pode gerar grande redução na impedância da pele, enquanto que cicatrizes, verrugas e ictiose aumentam a oposição ao fluxo elétrico, devendo ser consideradas durante o posicionamento dos eletrodos.

Bolfe e Guirro[39] analisaram a impedância elétrica dos tecidos biológicos durante estimulação elétrica em diferentes segmentos, faces e frequências da corrente, tendo como variável o distanciamento intereletrodos. Foram aplicadas duas correntes, uma de 100 Hz e outra de 2.000 Hz modulada em 100% da amplitude para 100 Hz, ambas com pulso quadrático bifásico simétrico, fase de 100 µs e intensidade de 10 mA. A impedância foi calculada indiretamente pela lei de Ohm e os resultados demonstraram que nos membros superior ou inferior, aproximadamente 50% da variabilidade da impedância é explicada pelo distanciamento dos eletrodos, demonstrando correlação positiva. Os autores concluíram que a impedância elétrica dos tecidos sofre influência da frequência da corrente, da localização e distância dos eletrodos, apresentando padrão não uniforme nos diferentes segmentos, sendo que a contribuição das propriedades capacitivas na impedância diminui com o afastamento dos eletrodos.

Apesar de o comportamento da impedância elétrica durante estimulação com baixa e média frequência concordar com os observados por Faes et al.,[40] a razão existente entre os valores obtidos não equivale à razão entre as frequências utilizadas. Além disso, a menor influência da frequência com o aumento da distância intereletrodos indica uma redução gradual na contribuição dos agentes capacitivos na impedância total. Esse fato reforça o modelo de impedância da pele e músculo proposto por Reilly.[34]

Pelo fato de a resistência cutânea não ser constante, deve-se utilizar equipamentos que apresentem um dosímetro de intensidade ou tensão para cada par de eletrodos. As saídas em série ou em paralelo dos cabos dos eletrodos, visando aumentar o seu número, não são recomendadas, uma vez que não se tem a garantia de que a mesma intensidade ou tensão de corrente vai ser distribuída em todos os eletrodos.

Diferentemente do observado nos membros superior e inferior, no tronco parece não haver correlação entre a impedância elétrica e o aumento da distância entre os eletrodos.[39] Os menores valores de impedância encontrados na face posterior do tronco, quando comparado aos membros, considerando a mesma distância entre os eletrodos e a frequência da corrente, podem estar relacionados com o campo elétrico formado devido às diferenças geométricas entre eles. Pesquisadores, analisando a composição corporal por impedância bioelétrica segmentada, verificaram que há uma menor contribuição do tronco em relação aos membros na impedância total do corpo. Foster e Lukaski[41] verificaram que o tronco, com sua larga secção transversa, contribui apenas com 10% da impedância total do corpo, enquanto representa mais que 50% da sua massa. Isso poderia ser explicado pelo fato de que a impedância de um material condutivo homogêneo é proporcional ao seu comprimento e inversamente proporcional à sua área transversa.[35]

Frequência da corrente

A frequência é definida como o número de ciclos emitidos por segundo. A sua unidade é o hertz (Hz). Os equipamentos mais modernos possibilitam ao usuário variações da frequência, do número de *burst* por segundo ou até mesmo da corrente portadora (nos casos de se utilizar as correntes de média frequência ou a modulação em *burst*). Deve-se ter a atenção redobrada quando o controlador da frequência é indicado pela letra "**R**" – de repouso – que controla o intervalo interpulso, em milissegundos, proporcionando a máxima frequência quando o controlador estiver no nível mínimo da escala e vice-versa, como pode ser observado em alguns equipamentos nacionais.

A estimulação elétrica de baixa frequência por definição está abaixo de 1.000 Hz, já a utilizada na prática clínica se situa abaixo da faixa de 100 Hz.[42] Savage[43] apresenta em seu livro as faixas de frequência utilizadas na eletroterapia, com as respectivas ações (Tabela 2).

Os termos "média frequência" e "alta frequência" são definidos e utilizados similarmente na literatura que aborda as correntes terapêuticas, quando aplicados às correntes elétricas terapêuticas,[44] e correspondem ao intervalo entre 1.000 e 10.000 Hz. As correntes alternadas de média frequência apresentam respostas terapêuticas somente quando moduladas em baixa frequência, porque a frequência máxima de despolarização depende do período refratário absoluto, sendo que a sua duração depende da velocidade de condução da fibra nervosa.

TABELA 2 Frequências das correntes elétricas com as suas respectivas ações

Frequência (Hz)	Estrutura estimulada
0-5	Nervos simpáticos
0 10	Músculo não estriado
10-150	Nervos parassimpáticos
10-50	Nervos motores
90-110	Nervos sensoriais

Fonte: Savage, 1992.[43]

Parece haver uma relação linear entre a velocidade de condução e o período refratário absoluto. Esse período, para as grandes fibras mielínicas, é da ordem de 1/2.500 de segundo, portanto pode ser facilmente calculado que essa fibra poderá transmitir no máximo 2.500 pulsos por segundo.[8] A frequência de 2.500 Hz, além de contemplar a velocidade de condução nervosa, visa minimizar a irritação cutânea, tornando o estímulo mais agradável. Essa indicação é subsidiada pelo trabalho de Moreno-Aranda e Seireg, os quais postulam que a estimulação de alta frequência (até 10.000 Hz) minimiza a irritação da pele e a dor.[45]

A frequência também interfere no limiar sensitivo, sendo que frequências maiores desencadeiam percepções menores, uma vez que altas frequências apresentam resistências menores à passagem da corrente elétrica. A reatância capacitiva dos tecidos pode ser medida levando-se em conta a sua capacidade de polarização e a frequência da corrente aplicada. Comparando correntes de diferentes frequências, 50 e 4.000 Hz, constata-se que a corrente de 4.000 Hz apresenta uma reatância capacitiva cerca de 80 vezes menor que a de 50 Hz, considerando a mesma capacitância.

Além das respostas cutâneas, a frequência interfere no nível de contração do músculo esquelético, podendo ser não tetânica para baixas frequências e tetânica para frequências acima de 30 Hz2Y.

Por não apresentar período refratário, o mecanismo contrátil consegue, com o aumento da frequência, atingir um instante em que cada nova contração ocorre antes do término da precedente, o que se denomina de contração tetânica. Isso decorre da existência de íons cálcio em quantidades suficientes no sarcoplasma, até mesmo no intervalo entre os potenciais de ação para manter o estado de tetania, sem permitir o relaxamento entre os potenciais de ação. Como resultado, a segunda contração é parcialmente somada à anterior, de forma que a força total da contração aumenta progressivamente com o aumento da frequência de estimulação até atingir um limite máximo próximo à frequência de 50 Hz. A utilização de frequências superiores a 50 Hz promove um aumento adicional de força da contração, porém não é proporcional ao aumento da frequência. Além de 100 Hz, se for mantido o mesmo nível de intensidade, a contração muscular desenvolve um aumento de força mínimo com o aumento da frequência da corrente. Isso ocorre porque os pulsos da corrente são aplicados sobre o período refratário relativo do nervo, além da manutenção de quantidades suficientes de íons cálcio no sarcoplasma muscular, mesmo entre os potenciais de ação, de modo que o estado contrátil total é mantido.

Durante a contração tetânica, a tensão desenvolvida no músculo é cerca de quatro vezes aquela desenvolvida pelos abalos musculares isolados,[8] quando se aplica frequência próxima a 1 Hz.

Guirro et al.[46] observaram que homens e mulheres idosas apresentaram diferentes limiares sensitivos quando compararam as frequências de 5 Hz e 50 Hz. A diminuição da função sensorial periférica é uma característica comum no processo de envelhecimento fisiológico, o que está diretamente relacionado a uma redução do número de mecanorreceptores cutâneos e decréscimo na velocidade de condução dos nervos periféricos.

Modulações

O interesse pelo uso da eletroterapia estimula o desenvolvimento e a oferta de aparelhos cada vez mais especializados, com tecnologia que permite modular as correntes usualmente utilizadas na prática clínica. Em contrapartida, o estudo das interações das correntes elétricas terapêuticas com o meio biológico e, principalmente, dos acessórios utilizados para a sua aplicação não acompanha esse avanço tecnológico, o que denota um amplo espectro de parâmetros sem a fundamentação científica adequada.

Modulação é qualquer alteração realizada na corrente original, podendo ocorrer na duração, intensidade ou na frequência do pulso, bem como para a geração de trens de pulso ou *burst*.

As alterações nas características das correntes podem ser de natureza sequencial, intermitente ou variável. A variação na intensidade de pico de uma série de pulsos é denominada modulação em intensidade (Figura 3), que pode ser gerada em alguns equipamentos adicionando tempos de subida e descida entre 0,1 e 10 segundos (Figura 3A) ou controlando o percentual da variação da intensidade entre 25 e 100% associada à frequência (1 a 200 Hz) que a intensidade irá variar (Figura 3B). A modulação em frequência consiste nas variações cíclicas no número de pulsos aplicados por unidade de tempo, podendo variar entre 50 e 100% da frequência original da corrente (Figura 4). Os percentuais se relacionam a uma fração do valor inicial da corrente, seja na intensidade ou na frequência.

Nas estimulações excitomotoras, a modulação em intensidade é comumente associada com a modulação em T_{ON}–T_{OFF}, caracterizada pela repetição sequenciada de uma série de pulsos (Figura 5). A variação na intensidade do pulso possibilita uma contração muscular com diferentes níveis de força, uma vez que o número de unidades motoras recrutadas é proporcional à intensidade da corrente. O seu uso se dá geralmente nos pulsos quadráticos, os de maior risco para a lesão muscular, onde todas as unidades motoras recrutadas se contraem instantaneamente até o limite máximo imposto pela intensidade. Já os trens de pulso, além de promoverem ciclos de contração-relaxamento, os quais minimizam o aparecimento da fadiga muscular, quando associados à modulação em intensidade possibilitam uma contração mais agradável (Figura 6).

A estimulação intermitente é necessária nos casos de estimulação neuromuscular em que há necessidade de

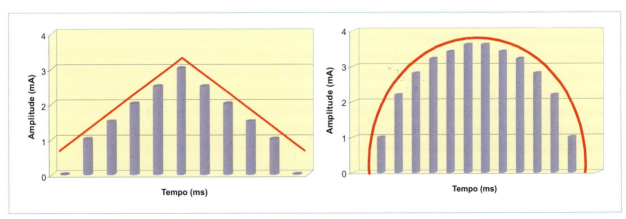

FIGURA 3 Esquema representativo da modulação em intensidade, considerando um pulso quadrático monopolar. A linha vermelha representa a envoltória da modulação.

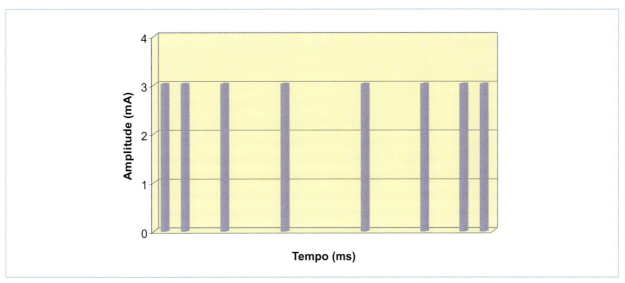

FIGURA 4 Esquema representativo da modulação em frequência, considerando um pulso quadrático monopolar.

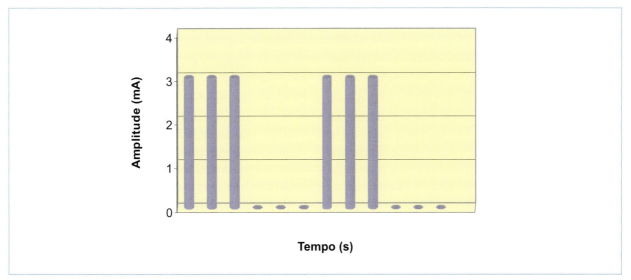

FIGURA 5 Esquema representativo da modulação em trens de pulso (T_{ON}–T_{OFF}), considerando um pulso quadrático monopolar.

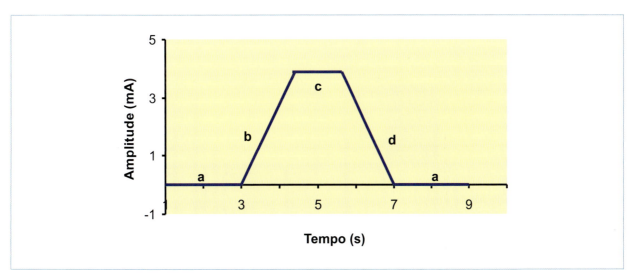

FIGURA 6 Esquema representativo das modulações em intensidade e trens de pulso, considerando uma corrente monopolar. Pode-se destacar: a) T_{OFF} – repouso; b) subida; c) T_{ON} – sustentação; d) descida.

ajustes entre o período de contração e de repouso. Esses períodos são comumente denominados de ciclos de repetição ou T_{ON}–T_{OFF}, os quais dizem respeito ao tempo de liberação ou não do trem de pulso, respectivamente.

As outras formas de modulação são utilizadas nas correntes que são empregadas por longos períodos, por exemplo, a estimulação elétrica nervosa transcutânea (TENS), com as quais consegue-se retardar o aparecimento da habituação sensorial, que ocorre quando o mesmo estímulo é apresentado por longo tempo, em alta frequência, na mesma intensidade, ocasionando um decréscimo na magnitude da resposta. A habituação sensorial é uma diminuição da atenção a um estímulo que não seja objeto de controle consciente, ocorrendo diretamente no órgão sensorial e/ou no nervo periférico, e não no cérebro. Neste caso, pode-se utilizar a modulação em frequência ou em intensidade ou ambas concomitantemente, a qual é conhecida como VIF – variação da intensidade e frequência (Figura 7).

ELETRODOS

Os eletrodos servem como ponto de conversão entre o fluxo de elétrons liberado pelo gerador e o fluxo de íons dentro dos tecidos biológicos, constituindo parte integral de um sistema de estimulação completo e tendo papel fundamental no alcance da resposta fisiológica desejada. Quando adequadamente preparados e fixados, eles aumentam a eficiência da corrente elétrica, ao mesmo tempo em que permitem maior conforto ao paciente.

O eletrodo deve apresentar condutibilidade alta e uniforme, oferecendo pequena resistência ao fluxo de elétrons, boa flexibilidade para se adaptar às diferentes áreas do corpo e permitir um acoplamento uniforme quando em contato com a pele, bem como estrutura estável para suportar as forças mecânicas, possibilitando uma durabilidade prolongada.

A estimulação elétrica transcutânea aplicada com eletrodos percutâneos é um procedimento terapêutico não invasivo, de grande utilidade na prática clínica, que tem sido utilizado na reabilitação de inúmeras patologias, contemplando as ações analgésica, excitomotora, vascular ou trófica.

Os eletrodos percutâneos são os mais utilizados em clínicas especializadas para aplicação terapêutica devido ao baixo custo, fácil manuseio e baixo índice de complicações. Devem ser posicionados ao redor da área a ser tratada, visando a estimulação do tecido a ser estimulado. Apresentam como vantagens uma maior flexibilidade, fácil aplicação e remoção, sem causar irritação da pele. O aparecimento de complicações é raro com o uso desses eletrodos, sendo restritos a irritação da pele e o eritema.[25]

Os eletrodos têm como função básica transmitir a corrente, que está sendo gerada no equipamento, ao paciente. Variando-se o tamanho dos eletrodos (Figura 8) há a possibilidade de alterar a intensidade da corrente ao paciente, fato que deve ser cuidadosamente controlado para que não ocorram desconforto ou queimaduras cutâneas, no caso das correntes polarizadas. Existe uma relação inversa não linear entre o tamanho do eletrodo e a resistência da pele, a qual indica que eletrodos menores apresentam resistências maiores e vice-versa.

O profissional deve selecionar o tamanho do eletrodo em função da área e da profundidade a ser estimulada. Eletrodos pequenos, menores que a área a ser estimulada, geram resistências altas desnecessárias, as quais podem interferir nos resultados da terapia. A utilização de eletrodos pequenos para a estimulação neuromuscular pode

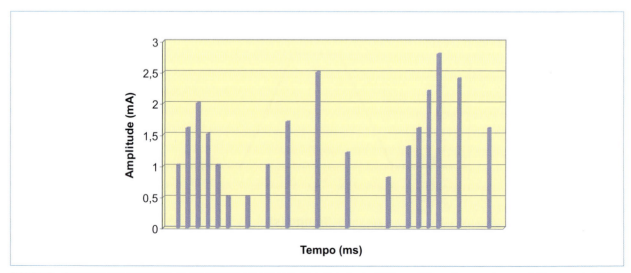

FIGURA 7 Esquema representativo da modulação em intensidade e frequência (VIF), considerando um pulso quadrático monopolar.

apresentar resultados abaixo do esperado, uma vez que a alta densidade de corrente pode limitar o aumento da intensidade. Os eletrodos grandes promovem uma maior resposta motora com menor estímulo doloroso, ao passo que os eletrodos pequenos promovem a contração muscular seguida de perto pela sensação de desconforto.

Para Bowman & Baker,[12] pacientes com excesso de tecido adiposo que fazem uso de eletrodos percutâneos podem apresentar uma contração muscular abaixo do esperado, limitando assim os efeitos benéficos da estimulação elétrica.

Baseando-se no conceito de densidade de corrente, sugere-se que a intensidade da corrente galvânica seja restrita, no máximo, a 0,2 mA/cm² no eletrodo ativo. Variando-se os tamanhos dos eletrodos consegue-se uma maior densidade de corrente no eletrodo de menor tamanho (ativo), tendo, portanto, uma maior efetividade da corrente na área comprometida.

Os eletrodos podem ser confeccionados com diferentes materiais – silicone-carbono, alumínio e chumbo (Figura 9) – os quais indicarão a corrente que poderá ser utilizada. Antigamente, os eletrodos metálicos eram encontrados quase que exclusivamente confeccionados em lâmina de chumbo. Há muitos anos, os equipamentos comercializados trazem eletrodos confeccionados em lâmina de alumínio, os quais superam os de chumbo quando consideramos a oxidação promovida pelas correntes polarizadas (Figura 10), especialmente a galvânica. Não podemos descartar a hipótese de que os íons decorrentes da corrosão do chumbo poderão sofrer iontoforese. Kahn[47] cita uma notificação da *Harvard Medical School Newsletter*, a qual relata que o alumínio é uma substância que apresenta extrema dificuldade para ser introduzida na pele humana, refutando claramente a possibilidade de toxicidade por parte do alumínio metálico dos eletrodos.

Os eletrodos de silicone-carbono são relativamente baratos e reutilizáveis a médio prazo, podem ser cortados no tamanho desejado e ajustados à superfície do corpo, desde que não seja muito irregular. A composição desses eletrodos é, basicamente, uma associação de borracha siliconada impregnada por carbono, responsáveis pela transmissão do fluxo elétrico.

O diferencial dos eletrodos autoadesivos é que eles já apresentam uma camada uniforme de gel adesivo em sua superfície, o que facilita e agiliza o procedimento de fixação, pois dispensam o uso de faixas ou fitas adesivas em algumas aplicações. A uniformidade da camada de gel condutor associada à maleabilidade desses eletrodos permite um contato mais efetivo com a pele, possibilitando a estimulação em áreas de difícil acoplamento para os demais eletrodos, como face e pescoço. Entretanto, apresentam custo mais elevado e geralmente são indicados para uso único ou poucas aplicações, pois perdem a adesividade rapidamente.

Dentre as padronizações necessárias que envolvem os procedimentos de estimulação elétrica, o material do eletrodo percutâneo também deve ser considerado. Os vários materiais que o compõem podem interferir na quantidade de corrente elétrica aplicada, em função da sua resistência. Lieber & Kelly[48] testaram três diferentes eletrodos, mantendo a duração, a frequência e a intensidade do pulso constante. Os eletrodos avaliados foram os metálicos, os autoadesivos e o de silicone-carbono, sendo que o último produziu maior torque muscular. Tal fato foi rela-

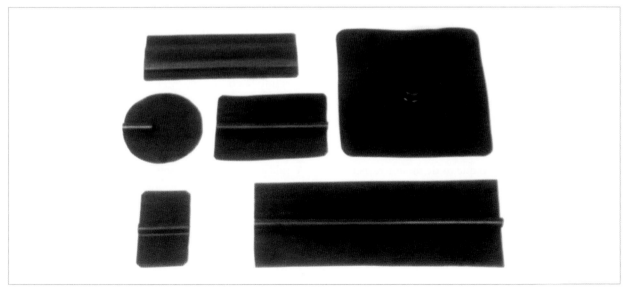

FIGURA 8 Eletrodos de silicone-carbono de diferentes formas e tamanhos.

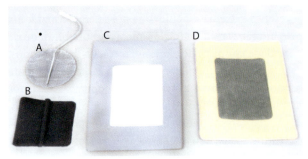

FIGURA 9 Eletrodos confeccionados com diferentes materiais. (A) Autoadesivo, (B) silicone-carbono, (C) alumínio e (D) chumbo.

cionado a uma menor resistência do eletrodo, que permitiu a maior transmissão da corrente. O eletrodo autoadesivo foi o que possibilitou o menor torque, limitado pela forte sensação de desconforto.

Em outro estudo, foram analisados eletrodos metálicos, de silicone-carbono e autoadesivos quanto à capacidade de produzir torque em extensão do joelho, a impedância elétrica, a facilidade de aplicação, a durabilidade, o conforto e as reações cutâneas desencadeadas. Todos os eletrodos foram avaliados inicialmente, e os eletrodos de silicone-carbono e os autoadesivos foram submetidos a um protocolo de uso com estimulação diária de 30 minutos, durante 4 dias. Os autores observaram que os eletrodos metálicos produziram o maior torque e apresentaram a menor impedância, sendo considerados a escolha adequada para tratamentos de uma única sessão. Os eletrodos de silicone-carbono produziram torque levemente menor e resistência elétrica sutilmente maior que os metálicos. Apesar de causarem uma leve irritação cutânea, foram considerados os mais indicados para uso durante estimulação elétrica prolongada, pois são fáceis de aplicar e conservaram suas características durante o estudo. Já a estimulação que empregou os eletrodos autoadesivos produziu o menor torque e maior impedância elétrica, bem como reação cutânea, entretanto apresentaram aplicação mais fácil e rápida.[49]

Visando analisar a resistência dos eletrodos, Nolan[50] analisou 25 marcas de diferentes eletrodos divididos em dois grupos, os autoadesivos e os de silicone-carbono, nos quais encontrou impedâncias que variavam de 1.000 a 7.800 ohms, sendo que os de menor resistência eram os de silicone-carbono e os de maior resistência os autoadesivos.

Outro ponto a ser considerado nos eletrodos autoadesivos utilizados nas terapias por estimulação elétrica é a possibilidade de contaminação do gel adesivo pela microflora cutânea. Instrumentos médicos que fazem contato com a pele têm mostrado a transferência de micror-

FIGURA 10 Efeitos da oxidação por correntes polarizadas em eletrodo de alumínio.

ganismos entre pacientes, incluindo estetoscópios, transdutores de ultrassom e eletrodos reutilizáveis de eletrocardiograma (ECG). Eles podem ser uma fonte potencial de transmissão de micro-organismos. Foi demonstrado que a fita adesiva utilizada no eletrodo de ECG é contaminada com flora da pele e agentes patogênicos, e a reutilização desses eletrodos descartáveis entre os pacientes pode levar a infecção cruzada.[51]

Pacientes com dor persistente podem receber estimulação elétrica transcutânea por longos períodos, onde, muitas vezes, os eletrodos são deixados em contato com a pele durante todo o tempo. Na prática clínica, ao final de cada tratamento, os eletrodos são armazenados sobre um plástico de modo que eles possam ser reutilizados pelo mesmo paciente no dia seguinte. Os fabricantes recomendam que os eletrodos sejam substituídos periodicamente, embora isso dependa da deterioração de acordo com a regularidade do uso. Suspeita-se que os pacientes utilizem eletrodos por muito mais tempo do que é recomendado pelos fabricantes, em uma tentativa de reduzir os custos. Portanto, a contaminação resultante da reutilização de eletrodos pode revelar-se perigosa para os pacientes.

Infelizmente, tem sido demonstrado que eletrodos e transdutores utilizados na aplicação dos agentes eletrofísicos podem gerar contaminação cruzada entre os usuários. A utilização da corrente interferencial possibilitou a transferência de micro-organismos entre os pacientes, seja na situação de laboratório ou clínica, quando eletrodos de esponja foram utilizados para administrar a corrente. Foi sugerido que a desinfecção com álcool após cada utilização seria suficiente para diminuir a transmissão.[52] Da mesma forma, um estudo com ultrassom terapêutico descobriu que a desinfecção com álcool pode reduzir a contaminação cruzada.[53] Os resultados indicaram que 27% dos transdutores e 28% dos géis estavam contaminados. Os níveis de contaminação dos transdutores foram baixos, com a maioria dos organismos isolados encontrados na pele normal e na flora ambiental. Já os géis foram fortemente contaminados com organismos oportunistas e potencialmente patogênicos. Os autores concluíram que o equipamento de ultrassom terapêutico é um vetor potencial de infecção hospitalar em pacientes que necessitam desse recurso.

O cuidado deve ser redobrado com o uso de eletrodos autoadesivos reutilizáveis, uma vez que não é possível a sua desinfecção.

A pandemia de COVID-19 aumentou a atenção para os ambientes de saúde, onde podem ocorrer contaminações e consequentemente transmissões de agentes patogênicos. Além dos eletrodos utilizados nas terapias com correntes e transdutores de ultrassom terapêutico, o ambiente também foi avaliado quanto à contaminação por Perez-Fernandez et al.,[54] que analisaram a microbiota do ambiente de trabalho em 19 centros de fisioterapia para entender os riscos potenciais existentes e adotar medidas preventivas adequadas. Os resultados indicam patógenos normalmente responsáveis por infecções nosocomiais, principalmente em instrumentos e equipamentos usados pelo fisioterapeuta, como eletrodos de esponja, que estavam significativamente mais contaminados do que o restante dos pontos estudados (Figura 11). Um segundo destaque são as macas, que indicaram um grande número de agentes contaminantes, independentemente da seção analisada. Os autores concluem que a microbiota do ambiente de trabalho do fisioterapeuta é formada por um grupo heterogêneo de microrganismos, essencialmente comensais, provenientes do meio ambiente, comuns na superfície da pele e outros processos de contaminação cruzada. O que é significativo é a presença de contaminação microbiana presente nos instrumentos e equipamentos de trabalho cotidiano do fisioterapeuta, que parecem concentrar uma grande variedade de microrganismos, muitos deles responsáveis pelas infecções hospitalares mais comuns. A desinfecção é imprescindível, não só das mãos do fisioterapeuta, mas também de todos os instrumentos, equipamentos e demais dispositivos que entrarão em contato com o paciente.

Os eletrodos flexíveis confeccionados em silicone apresentam condutibilidade elétrica devido à sua impregnação por partículas de carbono. Com o uso, mesmo com correntes despolarizadas não simétricas, esses eletrodos podem perder parte da sua condutibilidade, tornando-se parcialmente isolantes, não permitindo a passagem total da corrente. Uma vez que a sua condutibilidade elétrica é decorrente dos íons carbono impregnados ao silicone, esses eletrodos não podem ser utilizados com correntes polarizadas, uma vez que poderá ocorrer degradação dos materiais, tornando-os altamente isolantes (Figura 12), já que a condutividade elétrica depende da quantidade de material condutor impregnado na borracha. Deve-se destacar que o fato de o eletrodo ser novo não garante o seu desempenho esperado, já que diferentes fabricantes podem apresentar diferentes especificações, resultando assim em resistências maiores em função da menor quantidade de material condutor.

Esse fato foi observado por Bolfe[55] quando analisou três lotes de eletrodos originários de três fornecedores

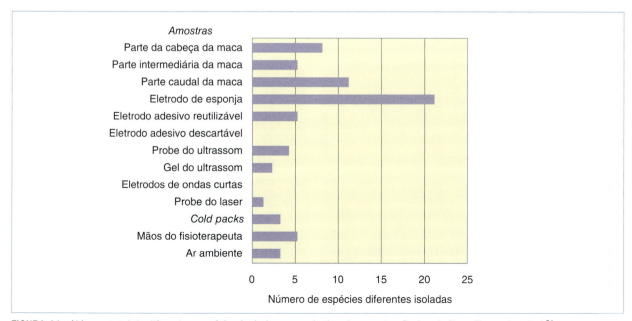

FIGURA 11 Número total de diferentes espécies isoladas em cada tipo de amostra. Dados de Perez-Fernandez et al.[54]

nacionais e observou que a resistência elétrica foi maior nas laterais do que no centro dos eletrodos. Destacou ainda que não há uma padronização da resistência elétrica e do teor de negro de fumo entre os diferentes eletrodos e que o menor teor de negro de fumo parece estar relacionado com os maiores valores de resistência elétrica.

Há evidências de que, em casos de reações eletrolíticas mais acentuadas na interface eletrodo-eletrólito, podem ocorrer alterações do pH local e da concentração iônica em níveis suficientes para liberar produtos da corrosão de certos materiais, especialmente dos metais.[56] Embora o carbono seja inerte e biocompatível, sabe-se que a troca de íons entre o eletrodo e a pele, com o passar do tempo, irá deteriorar o produto, gerando um fluxo de corrente não uniforme sobre a superfície do eletrodo, podendo resultar em altos níveis de estimulação direcionados a pequenas áreas. Outro ponto a ser considerado é a densidade de corrente, que não se apresenta uniforme em toda a superfície do eletrodo, o qual deve ser plano e ter cantos arredondados, com pressão uniforme depositada sobre o mesmo. Os eletrodos de silicone-carbono apresentam uma maior resistividade à passagem da corrente elétrica que os de metal, portanto, nos primeiros, a densidade de corrente estaria mais concentrada no local de conexão com o cabo condutor, geralmente no centro, ao invés da maior concentração na periferia, como ocorre com os eletrodos metálicos. Tal fato pode influenciar a distribuição da corrente para os tecidos abaixo dele.[57]

O aumento da resistividade dos eletrodos de silicone-carbono ao longo do tempo, à medida que perdem o carbono e acumulam óleo corporal e produtos de limpeza, é consenso entre os autores. No entanto, o tempo limite de uso ainda permanece impreciso. Em geral tem-se que esse tipo de eletrodo deve ser trocado a cada 6 meses, considerando um uso padrão.

Após o uso, os eletrodos de silicone-carbono devem ser limpos com água e sabão neutro e secos, evitando abrasão na superfície condutora. Álcool ou outro agente de limpeza, apesar de indicados por alguns autores, não devem ser utilizados pelo risco de dano à sua superfície externa. O levantamento realizado por Bolfe[55] reforça essa questão, já que alguns fabricantes nacionais indicam o uso do álcool na limpeza dos eletrodos de silicone-carbono.

O posicionamento dos eletrodos pode variar segundo a patologia tratada ou os resultados desejados. Em uma primeira classificação podemos posicioná-los de modo longitudinal ou transversal. Dentro do modo longitudinal podemos subdividi-los segundo a estrutura a ser estimulada: mioenergética (ventre muscular), tronco nervoso (emergência da raiz nervosa), paravertebral (coluna espinhal), vasotrópica (trajeto vascular), gangliotrópica (gânglio do sistema nervoso autônomo) ou ponto motor (ponto motor do músculo).

É de conhecimento geral que os eletrodos não podem ser acoplados diretamente sobre a superfície cutânea pela elevada impedância elétrica, havendo o risco de queimaduras nas correntes polarizadas. Os meios de acoplamento podem ser a esponja vegetal embebida em água, quando da utilização de eletrodos metálicos, e o gel para eletrodos flexíveis. O uso de soluções contendo cloreto de sódio é difundido como forma de aumentar a transmissão da corrente na esponja, tendo-se o inconveniente de que o sal sofrerá iontoforese, podendo irritar os folículos pilosos. Na prática, observa-se que não há necessidade de tal procedimento, uma vez que os íons contidos

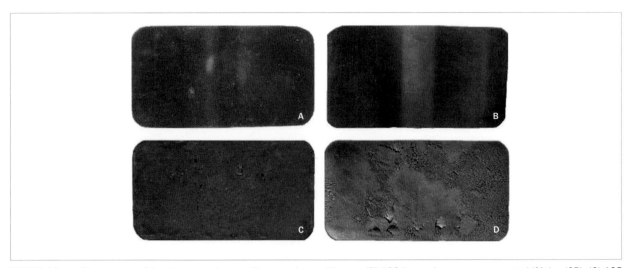

FIGURA 12 Análise macroscópica dos eletrodos de silicone-carbono: (A) novo, (B) 108 horas de uso com corrente bifásica (CB), (C) 108 horas de uso com corrente contínua (CC) – polo negativo, (D) 108 horas de uso com CC – polo positivo. Dados de Bolfe, 2007.[55]

na água são suficientes para a transmissão da corrente e o fator determinante, no caso, é a quantidade de água contida na esponja.

CORRENTES POLARIZADAS

Corrente galvânica

A corrente galvânica se define como aquela em que as cargas de mesmo sinal se deslocam no mesmo sentido, quando aplicada uma diferença de potencial, mantendo a intensidade fixa (Figura 13). Assim, a intensidade da corrente é constante em valor e em sentido, podendo ser utilizado também o termo "corrente direta" ou "corrente contínua".

As primeiras discussões e descobertas da eletrofisiologia envolveram a corrente contínua. Alessandro Volta conseguiu, com a invenção da pilha elétrica no ano de 1800, a geração de uma corrente elétrica contínua controlada, sendo o seu princípio mantido até os dias atuais nas pilhas comerciais.

Os efeitos terapêuticos da corrente galvânica são decorrentes em grande parte dos seus efeitos polares sobre os tecidos biológicos, sendo a sua aplicação dividida em:
- Galvanização.
- Iontoforese.

Galvanização

A galvanoterapia ou galvanização é o uso terapêutico da corrente galvânica, utilizando exclusivamente os efeitos polares por ela promovidos.

Os tecidos biológicos apresentam uma grande quantidade de íons positivos e negativos dissolvidos nos líquidos corporais, os quais podem ser colocados em movimento ordenado por um campo elétrico polarizado aplicado na superfície da pele. Esse movimento dos íons dentro dos tecidos tem importantes consequências, físicas ou químicas.

Correntes mensuráveis são encontradas em áreas intactas e feridas da pele de humanos, mamíferos e anfíbios. Foram observados valores negativos de tensão na pele intacta e tensão eletropositiva na derme lesionada.[58] Foulds e Barker[59] mediram potenciais transepiteliais da pele de humanos e obtiveram valores entre 10 mV e 60 mV dependendo da região. Por colocarem um eletrodo elétrico de referência em contato com a derme e um eletrodo de registro em várias posições na pele intacta de voluntários humanos normais, eles demonstraram a presença de uma bateria da pele. A bateria da pele é produzida principalmente pela atividade elétrica nas glândulas sudoríparas exócrinas.[60]

Outra experiência que apoia a existência da bateria da pele foi demonstrada pela aplicação da amilorida (fármaco que bloqueia os canais de Na^+ na membrana externa da epiderme) na pele de mamífero. Isso resulta em uma grande redução dos potenciais transepiteliais, que por sua vez, reduz a corrente cutânea.[61]

Os efeitos decorrentes da aplicação da corrente galvânica são justificados pelo grande efeito polar que essa corrente impõe aos tecidos, podendo ser agrupados em quatro diferentes categorias:
- Eletroquímicos.
- Osmóticos.
- Vasomotores.
- Excitabilidade.

Efeitos polares

Efeitos eletroquímicos

Os fluidos do corpo humano são extremamente corrosivos, por se tratarem de soluções salinas oxigenadas semelhantes, em natureza e concentração, à água do mar.[62,63]

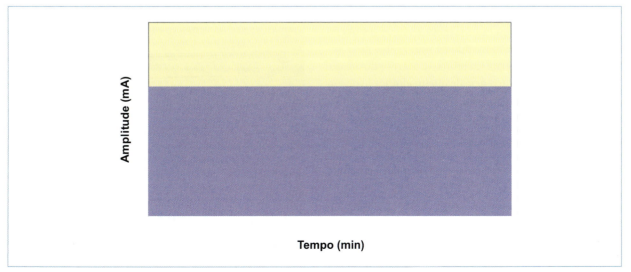

FIGURA 13 Representação esquemática da corrente galvânica. A área em azul representa a energia da corrente.

Um fluxo de corrente contínua atravessando uma solução de água e sal provoca uma migração de íons presentes, para uma direção definida. Esse processo é conhecido pelo nome de transferência de íons. Após a dissociação eletrolítica, esses íons sofrem, ainda sob influência da passagem da corrente galvânica, reações químicas secundárias sob os eletrodos.

Como já discutido anteriormente, o sentido convencional da corrente é do polo positivo para o polo negativo. Em qualquer tipo de condutor, esse é o sentido contrário ao fluxo líquido das cargas negativas ou o sentido do campo elétrico estabelecido no condutor. Esse sentido é definido pela corrente gerada no equipamento. Para que a corrente possa promover o fluxo iônico na solução eletrolítica, devem ocorrer transformações químicas. No eletrodo negativo deve ocorrer um processo de redução no qual algum íon ou molécula aceita elétrons, sendo, portanto, reduzido. Já no eletrodo positivo os elétrons devem ser liberados para o eletrodo, ocorrendo assim um processo de oxidação. O eletrodo no qual ocorre a redução é chamado de cátodo, e o eletrodo no qual ocorre a oxidação é chamado de ânodo. Para que o processo de redução possa continuar no cátodo, os íons devem se manter em movimento na direção dele. Esses íons são os positivos e são denominados cátions. Simultaneamente, os íons negativos se deslocam para o ânodo e são chamados de ânions.

No cátodo (polo negativo) vai ocorrer uma reação básica, com liberação de hidrogênio e necrose de liquefação. No ânodo (polo positivo) vai ocorrer uma reação ácida, com liberação de oxigênio e necrose de coagulação. A concentração dessas substâncias, ácido ou base, podem alcançar, na área sob os eletrodos, níveis lesivos para os tecidos biológicos.

O efeito adverso grave que pode ocorrer com a aplicação da corrente galvânica é a alergia cutânea (Figura 14) ou a queimadura química (Figura 15), que resulta da formação excessiva de hidróxido de sódio sob o polo negativo, onde sua ação cáustica promove necrose do tecido. Outras causas para ocorrência de queimaduras envolvem a resistência excessiva à passagem da corrente pelas sardas ou outras zonas escleróticas da pele, bem como pelo mau contato eletrodo-pele. Ao contrário, o excesso de corrente em uma área pequena, como a aplicação de um eletrodo sobre solução de continuidade da pele, também pode causar lesão.

Nos compostos iônicos os íons já existem na rede cristalina, mantendo-se unidos por forças de atração eletrostáticas. Os íons, porém, só se encontram livres quando em solução, porque solventes como a água, de elevada constante dielétrica, diminuindo a atração entre os íons, promovem a separação. O cloreto de sódio presente no organismo irá se dissociar e seus íons poderão se ligar aos íons hidrogênio e hidroxila formados pela hidrólise da água (Quadro 1). O rearranjo desses íons será responsável pela formação de um ácido fraco – ácido clorídrico no ânodo – e de uma base forte – hidróxido de sódio no cátodo. Esses elementos serão responsáveis pela mudança de pH sob os eletrodos, uma vez que a região pericatódica tenderá à basicidade e a região perianódica tenderá à acidez.

QUADRO 1 Eletrólise da água e geração de compostos básico e ácido nos polos

$H_2O \rightarrow H^+ + OH^-$

Cátodo:
$2 H^+ + 2 é \rightarrow H_2$

Ânodo:
$2 OH^- \rightarrow H_2O_2 \rightarrow H_2O + 1/2 O_2 + 2 é$

$NaCl \rightarrow Na^+ + Cl^-$

Cátodo:
$Na^+ + é \rightarrow Na$
$2 Na + 2 H_2O \rightarrow 2 NaOH + H_2$

Ânodo:
$2 Cl^- - 2 é \rightarrow Cl_2$
$2 Cl_2 + 2 H_2O \rightarrow 4 HCl + O_2$

Modificações osmóticas

Sob a influência das cargas elétricas adquiridas pelas estruturas membranosas, é produzida uma modificação da água contida nos tecidos.[64] A lei de Cohen coloca que quando a água está contida em uma rede de cavidades muito delgada, aparecem cargas elétricas no sistema, sendo a carga positiva da substância de maior constância dielétrica, que no caso é a água. Portanto, as partículas de água não dissociadas adquirem, por esse mecanismo, uma carga elétrica, tornando-as virtualmente positivas. Assim, o movimento tem o sentido do polo positivo para o negativo.

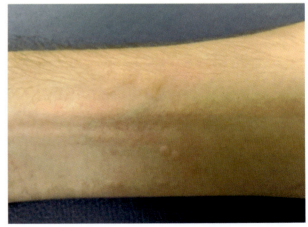

FIGURA 14 Alergia cutânea promovida por corrente polarizada.
Fonte: acervo pessoal.

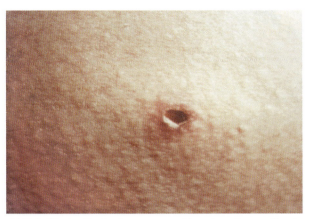

FIGURA 15 Lesão da derme promovida pelo polo negativo da corrente contínua aplicada sobre uma pequena solução de continuidade da epiderme. Fonte: acervo pessoal.

Outro fator que deve ser mencionado é que os ânions são de maior massa que os cátions e consequentemente apresentam uma menor velocidade de deslocamento. Por outro lado, os cátions, por apresentarem uma menor massa, são atraídos para o cátodo com uma maior velocidade. Esses dois mecanismos criam uma diferença de concentração iônica nas diferentes áreas de aplicação da corrente, com um aumento na região catódica e uma diminuição na região anódica. Essas diferenças de concentração iônica são capazes de promover a mobilização da água no sentido do cátodo, uma vez que há diferença de pressão osmótica.

A molécula de água não é linear. Em cada molécula de água existem dois pares de elétrons comuns, cada par repartido pelo átomo de oxigênio, e um átomo de hidrogênio ficando mais próximo do átomo de oxigênio. A formação de pares de elétrons não provoca a formação de íons, mas resulta, em muitos casos, na formação de moléculas polares. Essa polaridade tem um papel importante na capacidade da água de provocar a ionização. As moléculas polares são dipolos elétricos.

No experimento realizado por Kim et al.[65] visando verificar o fluxo da água tritiada (3 H_2O) e do manitol através da pele de ratos, durante a iontoforese, observou-se que o manitol apresenta maior fluxo no ânodo em comparação ao cátodo. O fluxo do manitol presente no cátodo foi retardado, no transporte passivo, pelo volume de água livre seguindo em direção oposta (do ânodo para o cátodo). O transporte dessa molécula aumentou significativamente após o término da passagem de corrente. Isso mostra que o fluxo de substâncias apolares através da derme é atribuído em grande parte ao volume corrente de água decorrente da passagem da corrente contínua.

Modificações vasomotoras

Em todas as aplicações de correntes polarizadas produz-se uma vasodilatação (Figura 16) sob os eletrodos, a qual é acompanhada pelo aumento da temperatura. Todas as reações químicas, em um complexo jogo de armar e desarmar ligações na presença da corrente contínua, liberam energia e aumentam a temperatura local. O aumento da temperatura na galvanização é determinado pela ionização produzida por ela.

Na vizinhança de ambos os eletrodos se produz uma vasodilatação ativa, sendo mais pronunciada no polo negativo. Essa hiperemia galvânica é um efeito vasomotor que não se restringe somente à pele, mas penetra também nos estratos abaixo dela (subcutâneo, fáscias e músculos superficiais). Melhorando a irrigação sanguínea, observa-se elevação local de temperatura de 2 a 3°C.[66]

Alterações na excitabilidade

Referem-se às modificações elétricas locais, produzidas pela corrente elétrica, no potencial de repouso das membranas celulares. A membrana em repouso apresenta uma eletronegatividade interna em relação ao meio externo. A corrente catódica excita a fibra, enquanto que uma corrente anódica faz com que a fibra fique mais resistente à excitação do que o normal. Tudo indica que esses fenômenos são devidos à maior ou menor permeabilidade da membrana ao sódio. No cátodo, a tensão aplicada é oposta ao potencial de repouso da membrana, e isso reduz o potencial. O resultado é que a membrana se torna mais permeável ao sódio do que o normal. No ânodo, o potencial aplicado aumenta o potencial da membrana, e isso faz com que a membrana se torne menos permeável ao sódio, e daí resulte uma resistência aumentada à estimulação por outros meios.

A abertura dos canais de sódio voltagem-dependentes promove a despolarização da membrana e somente ocorre pela diminuição da voltagem da membrana. O polo negativo promove uma maior excitabilidade da membrana uma vez que reduz a voltagem fora da mesma, reduzindo-a até próximo da voltagem negativa no interior da célula, permitindo a ativação dos canais de sódio, e consequentemente a despolarização. Inversamente, o polo positivo aumenta a diferença de voltagem na membrana, promovendo a sua hiperpolarização, com consequente diminuição da excitabilidade.[8]

Sob os eletrodos percutâneos são criados polos virtuais de sinais contrários nos tecidos subjacentes. Cotta et al.[66] chegaram a considerar que após a galvanização os vasos e nervos permanecem ainda vários dias hipersensíveis.

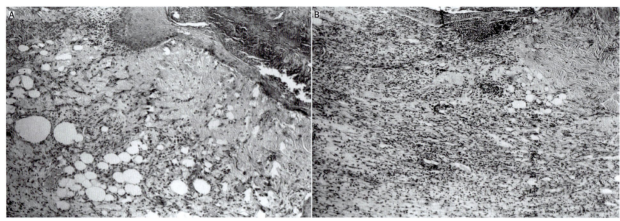

FIGURA 16 Fotomicrografia destacando a vascularização da derme. (A) Amostra de animal controle. (B) Amostra de animal estimulado com corrente galvânica. Fonte: acervo pessoal.

TABELA 3 Respostas da corrente galvânica sob os eletrodos	
Polo negativo – cátodo	Polo positivo – ânodo
Atrai íons positivos (cátions)	Atrai íons negativos (ânions)
Reação alcalina com produção de NaOH	Reação ácida com a produção de HCl
Elevação do pH	Redução do pH
Aumento da excitabilidade nervosa	Diminuição da excitabilidade nervosa
Despolarização do nervo	Hiperpolarização do nervo
Necrose de liquefação	Necrose de coagulação

Galvanismo intraoral

Tem-se provado que correntes galvânicas pequenas associadas com o eletrogalvanismo estão presentes continuamente na cavidade bucal.[67] As correntes galvânicas podem ter consequências desfavoráveis não só sobre as restaurações metálicas, mas igualmente sobre os dentes e tecidos moles.

Quando dois materiais metálicos, com diferentes potenciais, estão em contato por meio de um eletrólito, ocorre uma diferença de potencial, isto é, uma transferência de elétrons. Tem-se então o tipo de corrosão chamado de corrosão galvânica, que resulta do acoplamento de materiais metálicos dissimilares imersos em um eletrólito, causando uma transferência de carga elétrica de um para o outro, por terem potenciais elétricos diferentes. Ela se caracteriza por apresentar corrosão localizada, próxima à região do acoplamento, no material metálico que funciona como ânodo.

Infelizmente, o meio bucal é muito condutivo. A boca é úmida e sofre, continuamente, variações de temperatura. Os alimentos e líquidos ingeridos têm intervalos amplos de pH, e ácidos são liberados durante a degradação das substâncias alimentares. Os detritos alimentares frequentemente se aderem à restauração metálica, proporcionando assim uma condição localizada que é favorável a uma reação acelerada entre os produtos de corrosão e o metal.

Todos esses fatores ambientais contribuem para o processo de degradação conhecido como corrosão.

Dois metais ou ligas diferentes, colocados na cavidade bucal, sob a forma de restaurações ou aparelho ortodôntico, banhados constantemente pela saliva, constituem pares galvânicos de concentração, possibilitando a formação de correntes elétricas.

A corrosão, em um sentido específico, não é meramente um depósito superficial, porém é uma deterioração real de um metal, por reação com seu ambiente. Em alguns casos graves, porém frequentes, especialmente com superfícies submetidas a tensões, a velocidade de ataque da corrosão pode realmente aumentar com o tempo.

Um fator importante na corrosão galvânica é a relação entre a área anódica e a catódica. Se a relação entre a área anódica/área catódica for muito maior que um, isto é, área catódica pequena em relação à área anódica, a corrosão não será tão prejudicial, mas no caso contrário, a corrosão será tanto mais intensa quanto maior for a área catódica e menor a anódica, pois tem-se uma alta densidade de corrente no ânodo, que está sendo corroído.

Vários íons desempenham um papel importante na corrosão de ligas metálicas. O oxigênio e o cloro, por exemplo, estão implicados na corrosão do amálgama, na interface com o dente e no interior do corpo da liga.[68] O perigo da corrosão do amálgama está relacionado com a sua composição, mercúrio e ferro, os quais, uma vez absorvidos pelo organismo, apresentam caráter acumulativo.

Enquanto os materiais restauradores metálicos forem empregados, parece haver pouca possibilidade de que possam ser eliminadas essas correntes galvânicas. A própria base de cimento, embora seja um bom isolante térmico, tem pouco efeito na diminuição da corrente transmitida através do dente ou da polpa. Quando se utilizam correntes polarizadas da face, estas podem potencializar a corrente galvânica já existente na cavidade bucal, ocasionando, além do desconforto (dor aguda e "gosto metálico"), a liberação de produtos tóxicos para a circulação (mercúrio).

Corrosão eletrolítica

Desde que esteja presente um eletrólito, serão possíveis vários tipos de corrosão eletrolítica, e todos podem ocorrer em certa extensão na cavidade bucal, pois a saliva, com os sais que contém, é um eletrólito fraco. As propriedades eletroquímicas da saliva dependem de sua composição, concentração dos seus componentes, pH, tensão superficial e capacidade de tamponamento. Todos esses fatores podem influir na resistência de qualquer eletrólito e, assim, na magnitude da corrosão resultante.

Os tipos de corrosão eletrolítica baseiam-se nos mecanismos que produzem áreas não homogêneas e, assim, na ação do par elétrico.

Metais dessemelhantes

Quando estão presentes, na cavidade bucal, ligas de metais básicos e dessemelhantes, em contato, tem sido relatado exemplo de corrosão e destruição de tecido mole e duro.[69] Aqui a referência odontológica é a de duas restaurações separadas, nas quais as superfícies metálicas são quimicamente dessemelhantes. As combinações metálicas que podem produzir a corrente galvânica podem ou não estar em contato intermitente.

Aceita-se, por exemplo, que uma restauração a amálgama é colocada na superfície oclusal de um dente inferior, diretamente oposta a uma incrustação a ouro, em um dente superior. Como ambas as restaurações estão umedecidas pela saliva, existe um par elétrico com uma diferença de potencial entre as restaurações dessemelhantes. Quando as duas restaurações entram em contato, o potencial elétrico sofre um curto circuito brusco, sendo o resultado uma dor aguda. Efeito semelhante pode ser observado tocando-se a ponta de um garfo de prata em uma incrustação de ouro, e ao mesmo tempo permitindo que uma outra porção do garfo entre em contato com a língua.

Quando os dentes não estão em contato, ainda existe a diferença de potencial elétrico entre as duas restaurações. A saliva constitui o eletrólito, e os tecidos, o circuito externo. A resistência do circuito externo é menor em comparação com o que existe quando as duas restaurações estão em contato. As correntes elétricas medidas nessas condições, entre uma restauração de ouro e o amálgama, na cavidade bucal, são de aproximadamente 0,5 a 1,0 microampères.[69] A intensidade da corrente depende de quanto os materiais metálicos são semelhantes, considerando que não são exatamente compatíveis em composição ou na estrutura superficial.

Embora a magnitude dessas correntes diminua à medida que a restauração envelhece, ocorrendo a degradação do material menos nobre para abaixar a energia livre, as correntes permanecem indefinidamente.

Composição heterogênea da superfície metálica

Os metais puros corroem-se em velocidade muito mais lenta que as ligas. Impurezas em qualquer liga aumentam a corrosão.

Uniões soldadas podem também corroer-se devido à combinação não homogênea da composição liga-solda.

Superfície não homogênea

Uma situação comum para esse tipo de corrosão seria uma restauração a amálgama com áreas polidas e não polidas.

Eletrólise depilatória

É fundamentada nos efeitos polares da corrente contínua, a reação alcalina presente no polo negativo.

Por meio do contato direto do cátodo com o folículo piloso e formação de produtos cáusticos, devido à decomposição do cloreto de sódio no meio interno, pode-se realizar a depilação definitiva.

A eletrólise depilatória apresenta as vantagens de poder ser realizada sob controle, ser localizada e propiciar bons resultados.

Para a realização desta terapia, há necessidade de um eletrodo ativo especial, o qual consiste de uma fina agulha sustentada por um eletrodo do tipo caneta, sendo o eletrodo passivo do tipo placa.

O procedimento técnico consiste no acoplamento do eletrodo passivo à pele do paciente, com uma esponja previamente umedecida. A agulha, eletrodo ativo, deve ser esterilizada a cada início de terapia e introduzida no folículo piloso por cerca de 2 milímetros, com o auxílio de uma pinça para sustentar o pelo, a fim de atingir o bulbo. A intensidade da corrente deve ser, no máximo, de 2 miliampères (mA), e deve fluir por 15 segundos ou até se notar ligeira efervescência no folículo indicativa de que a ação eletrolítica já ocorreu, decorrente da liberação de hidrogênio. A intensidade é, então, zerada e o pelo deve ser retirado com o auxílio da pinça. Se ele não sair com facilidade, deve-se reintroduzir a agulha e refazer o procedimento.

Quando a depilação for realizada em grandes áreas, a eletrólise não deve ultrapassar vinte folículos por sessão e nem ser feita de forma sequencial, isto é, em pelos muito próximos uns dos outros. Isso evita o aparecimento de cicatrizes pós-eletrólise.

Cabe destacar que, mesmo sendo realizada por profissionais experientes, a recidiva pode ocorrer em 20% dos casos.

Diante da possibilidade de infecções, é necessário destacar que em todos os procedimentos invasivos (como nesse caso o uso de agulhas) a esterilização do material deve ser realizada como fator de alta relevância.

Iontoforese

Discutindo os mecanismos de transporte de substâncias não carregadas através da pele intacta, os primeiros autores afirmaram que o líquido e as substâncias eram transportados mecanicamente junto com o fluxo da corrente. Essa hipótese ficou conhecida como "cataforese", termo introduzido por Hermann Munk em 1860 e usado predominantemente no século XIX. Posteriormente, tornou-se cada vez mais evidente que as substâncias também são, de fato, preferencialmente transmitidas como íons carregados dissociados. Esse fenômeno foi intensamente estudado por Fritz Frankenhäuser (nascido em 1868), que inventou o termo "iontoforese" antes de 1908. O termo introduzido mais recentemente, "administração transdérmica de medicamentos eletricamente assistida", não se refere a considerações mecanicistas e, portanto, deve ser preferido.[71]

Com o desenvolvimento de novos fármacos, a pele se tornou uma importante via de liberação de medicamentos, que visam efeitos tópicos ou sistêmicos. No entanto, a pele constitui uma barreira e apresenta dificuldades para a administração transdérmica de agentes medicamentosos, uma vez que poucos fármacos possuem as características necessárias para permear através do estrato córneo em quantidade suficiente para atingir uma concentração terapêutica.

As vantagens da administração transdérmica incluem evitar a dor, possível infecção e problemas de adesão relacionados às injeções; a possibilidade de controlar a liberação do medicamento por longos períodos; e evitar o metabolismo ou contato com o pH ácido do estomago, quando administrado por via oral, que pode levar a uma perda substancial do medicamento.

Com o avanço das tecnologias, diferentes metodologias têm sido investigadas, desenvolvidas e aprimoradas para aumentar a absorção transdérmica do fármaco. Os procedimentos incluem estratégias bioquímicas, como vesículas lipossomais e inibição de enzimas, o uso de derivados de drogas, sistemas saturados de drogas, intensificadores percutâneos e técnicas físicas como iontoforese, fonoforese e microagulhamento, que facilitam a difusão de drogas através do estrato córneo.

A iontoforese é utilizada há mais de meio século, tendo sido mencionada na literatura desde o século XVIII.[47] Ela aumenta a penetração de substâncias polares através da pele sob um gradiente de tensão constante.

O procedimento não invasivo da iontoforese é um grande atrativo para os profissionais clínicos, por requerer uma concentração iônica pequena para a administração efetiva. A concentração do soluto deve ser baixa, geralmente entre 1 e 3%, para se obter um coeficiente de ionização elevado.

O transporte através da pele depende das propriedades físico-químicas da molécula em questão, sendo os fatores mais importantes a lipofilicidade, o peso molecular e a solubilidade. O número de fármacos cujas características permitem sua penetração através da pele é baixo. Nesse contexto, a iontoforese pode aumentar o transporte iônico.

De acordo com a lei de Faraday, o fluxo iontoforético de um fármaco (J_{DROG}) é a soma dos fluxos devido à eletromigração (J_{EM}), eletro-osmose (J_{EO}) e entrega passiva (J_p),[72] onde I_d é a densidade aplicada da corrente, t_{DROGA} e Z_{DROGA} são os números de transporte e carga da droga, respectivamente, F é uma constante de Faraday, V_W é o volume do fluxo de solvente e C_{DROGA} e k_{DROGA} são os coeficientes de concentração e da permeabilidade do fármaco, respectivamente.[73]

$$J_{DROGA} = J_{EM} + J_{EO} + J_p = (I_d * t_{DROGA} / (z_{DROGA} * F) + V_w * c_{DROGA} + k_{DROGA} * c_{DROGA}$$

A partir desta equação, parece que o fluxo iontoforético deve ser afetado principalmente pela corrente aplicada e pela concentração do fármaco, embora a equação descrita sugira a existência de uma correlação bastante direta entre a quantidade de fármaco na formulação e o fluxo observado.[74] Os resultados experimentais demonstram que esse não é o caso para todos os fármacos, não havendo necessariamente uma relação linear direta entre a quantidade de permeação cumulativa e a concentração de certos medicamentos.

Da mesma forma, o efeito da densidade de corrente no fluxo iontoforético é semelhante à concentração do fármaco na liberação de certas drogas. Algumas drogas têm o seu fluxo aumentado com a densidade de corrente, no entanto, a taxa de aumento dependeu das condições experimentais, das condições de formulação e das propriedades físico-químicas das moléculas, quando testadas no intervalo entre 0,1 e 0,5 mA/cm², como apresentado na revisão de Wang et al.[75]

Com relação à densidade de corrente segura, recomenda-se 0,2 mA/cm² da superfície do eletrodo ativo ou da esponja, se ela tiver dimensões maiores que o eletrodo metálico. Outra variável importante refere-se ao tempo de aplicação. Segundo Low & Red,[76] a penetração é maior durante os seis primeiros minutos e a duplicação do tempo de tratamento (12 minutos) aumenta o índice de penetração em aproximadamente 25%. Os autores relatam ainda que após esse período a quantidade de solução restante é bastante reduzida e que pouco adianta aumentar o tempo da aplicação.

Alguns clínicos optam por utilizar a carga de corrente como parâmetro para a aplicação, considerando o produto da intensidade (mA) pelo tempo de aplicação (min) e tendo como unidade mA.min. Observam-se valores entre 40 e 100 mA.min como sendo eficazes para a penetração de drogas.

Ainda, dando subsídios aos procedimentos técnicos, Jacobson et al.[77] relatam que as baixas intensidades são mais efetivas como força direcional. Altas intensidades aparentemente afetam de forma adversa o fenômeno interiônico e dificultam a penetração.

Quando dois eletrodos metálicos, conectados a uma fonte de corrente contínua, são interpostos a um segmento corporal, em contato com uma solução eletrolítica, há a possibilidade de se promover a transferência de íons para os tecidos biológicos. É uma técnica de tratamento que permite a introdução, a partir de mucosas e pele, de íons medicamentosos para o interior dos tecidos, utilizando-se efeitos polares da corrente galvânica.

A passagem da corrente galvânica por uma solução eletrolítica produz íons, partículas eletricamente carregadas dissolvidas ou suspensas na solução, migrando de acordo com a carga elétrica. Íons positivos são repelidos pelo polo positivo e atraídos pelo polo negativo, ocorrendo situação inversa com os íons negativos.

A corrente galvânica é a que melhor possibilita a migração iônica do medicamento, pela sua emissão constante e unidirecional do fluxo elétrico.

Na década de 1870, o alemão Hermann Munk (1839-1912) investigou exaustivamente o transporte mediado de substâncias através de membranas porosas. Ele então pensou em transmitir drogas através da pele humana intacta, já que a pele também é uma espécie de membrana porosa. Para provar essa teoria, ele tentou introduzir o cloridrato de estricnina em coelhos por meio da eletricidade. Após 20-25 minutos de exposição a uma solução de estricnina que recebia uma corrente elétrica, cólicas espontâneas foram observadas nos coelhos. Ele também afirmou ter introduzido eletricamente o sulfato de quinina e o iodeto de potássio em seu próprio corpo, realizando uma detecção do alcaloide e do sal em sua urina.

Os experimentos com estricnina foram repetidos pelo médico francês Stéphane Leduc (1853-1939). Suas descrições foram publicadas em várias línguas e se tornaram muito mais famosas do que as de Hermann Munk. Leduc demonstrou a relação entre a polaridade da droga e da corrente elétrica no início do século passado, em um experimento que se tornou célebre por evidenciar a penetração de íons através da pele. Seu experimento fundamental consistiu na aplicação iontoforética de estricnina, um poderoso estimulante do sistema nervoso central, em dois coelhos conectados em série com um gerador de corrente contínua. Em um dos coelhos a droga foi contida no eletrodo negativo, e no outro, no eletrodo positivo. Após certo tempo de aplicação, o coelho que apresentava a solução de estricnina no eletrodo positivo sofreu espasmos convulsionantes que o levaram à morte, enquanto que o outro coelho nada sofreu. As alterações ocorridas em apenas um dos coelhos demonstraram que a droga é transportada para o interior dos tecidos de acordo com suas caraterísticas polares, responsáveis pela determinação do sentido do fluxo iônico ativado pela corrente contínua. Assim, os íons positivos são introduzidos no organismo a partir do ânodo e os íons negativos a partir do cátodo.

A penetração dos íons nos tecidos é decorrente da ação repulsora da corrente, dependente da diferença de potencial, entre outros fatores:

- A quantidade de íons que penetra nos tecidos se relaciona primeiramente com a massa e a valência da substância. Quanto maior a valência, menor é o número de íons que participam da condução. Da mesma forma, quanto maior a massa, maior é a dificuldade de deslocamento, e consequentemente menor é a penetração.
- A intensidade da corrente e o seu tempo de aplicação constituem fatores que impõem um limite nas possibilidades da terapia, pois se excedidos esses parâmetros, pode haver o risco de lesões.
- Os fenômenos eletrosmóticos auxiliam na penetração dos cátions, pelo arraste passivo, e dificultam a dos ânions, que devem exercer deslocamento contrário às moléculas de água.

É possível calcular a quantidade de substância introduzida pela técnica de iontoforese conhecendo-se o tempo de aplicação (T) em horas, a intensidade (I) em ampères e o equivalente eletroquímico (EEQ) da substância [quantidade de substância eletrolisada com a passagem de uma carga de 1 coulomb (C) pela solução], utilizando-se a fórmula T x I x EEQ.[47]

Estudo[78] sobre ionização de mucopolissacarídeos nas mais diversas patologias, concluiu que a disposição dos eletrodos é fator primordial para a obtenção de bons resultados. Foram utilizadas no estudo duas técnicas de colocação de eletrodos – transversal e longitudinal –, constatando a relação entre os resultados pequenos e nulos com a técnica longitudinal e os resultados bons e médios com a técnica transversal (Figura 17).

TABELA 4 Os diferentes produtos utilizados na iontoforese com a respectiva carga elétrica, concentração e principais ações

Produto	Polaridade	Solução	Ação
Salicilato	–	2%	Analgésico, descongestionante
Cloreto de cálcio	+	2%	Antiespasmódico
Iodo	–	4%	Esclerolítico, bactericida
Cloreto de sódio	–	2%	Esclerolítico
Citrato de potássio	–	2%	Anti-inflamatório
Hialuronidase	+		Antiedematosa
Thiomucase	–		Despolimerizante

(continua)

TABELA 4 Os diferentes produtos utilizados na iontoforese com a respectiva carga elétrica, concentração e principais ações *(continuação)*

Produto	Polaridade	Solução	Ação
Sulfato de cobre	+	2%	Fungicida, adstringente
Sulfato de magnésio	+	2%	Antiespasmódico, vasodilatador
Cloreto de magnésio	+	2%	Esclerolítico
Cloreto de lítio	+	2%	Tratamento da gota
Óxido de zinco	+	2%	Cicatrizante

Os produtos passíveis de serem utilizados na iontoforese se apresentam na forma sólida. Apesar de não ser levado em conta, o solvente tem um papel importante no processo de ionização. Um dos efeitos importantes do solvente é o de enfraquecer as forças eletrostáticas entre os íons e reduzir o efeito da atração interiônica. Sem esse efeito, seria de se esperar que os íons de cargas opostas atrair-se-iam uns aos outros, o suficiente para formar moléculas não dissociadas. O solvente apresenta um importante papel na diminuição da intensidade da atração e o faz de vários modos. A água, sendo um solvente polar, é atraída pelos íons, formando uma atmosfera de molé-

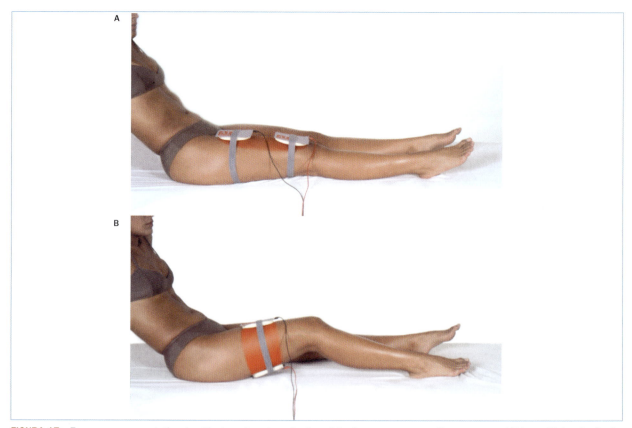

FIGURA 17 Esquema representativo das técnicas de colocação dos eletrodos com os respectivos campos elétricos: (A) longitudinal e (B) transversal.

culas de água orientadas em torno dos íons. Isso tende a manter os íons afastados e ajuda a impedir que as forças atrativas interiônicas atuem. Além disso, a natureza polar da água diminui o efeito de atração.

Na questão específica da iontoforese, a diluição do produto deverá ser realizada com água deionizada (preferencialmente), a qual não apresenta íons que possam competir com o soluto a ser administrado.

A iontoforese é um procedimento de efeitos locais indiscutíveis, mesmo que superficiais. Os benefícios terapêuticos da introdução de medicamentos por essa via são os seguintes:

- Ausência de efeitos colaterais sistêmicos aos quais o paciente apresenta intolerância.
- Ação localizada do medicamento, que podendo estar em maior concentração na área lesada.
- Ação efetiva e prolongada do fármaco no sítio de lesão.

O estrato córneo representa um impedimento importante para a administração transdérmica de medicamento. Uma das formas eficazes de contornar esse desafio é com o uso da iontoforese, que possibilita:

- A aplicação de um campo elétrico através da pele aumenta principalmente o transporte de moléculas hidrofílicas no estado iônico e, consequentemente, representa um auxílio para a administração de peptídeos e oligonucleotídeos.[79,80]
- O medicamento pode ser administrado em solução aquosa.
- Administração controlável e confiável de drogas através da pele.
- A iontoforese reduz consideravelmente a variabilidade inter e intraindivíduo, uma vez que a taxa de liberação do fármaco apresenta uma maior dependência da corrente aplicada do que das características do estrato córneo.[81]

A principal barreira da pele dos mamíferos para o transporte de íons e moléculas, principalmente moléculas carregadas, é a sua camada mais externa, o estrato córneo, camada heterogênea com cerca de 10 a 15 μm de espessura e com baixo teor de água. A resistência ao fluxo da corrente e a transferência iônica são inicialmente funções da pele. A penetração de drogas através da pele inclui a difusão pela epiderme intacta e dos apêndices da pele. Esses apêndices são folículos capilares e glândulas sudoríparas que formam vias de derivação na epiderme intacta.

É importante conhecer a composição e arquitetura da pele saudável, a fim de compreender e explicar as possíveis rotas de penetração de drogas ao longo da pele.

Duas vias na pele intacta podem ser identificadas, a rota intercelular e a transcelular.

As regiões interlamelares no estrato córneo, incluindo as regiões de ligação, contêm lipídios menos ordenados e cadeias hidrofóbicas mais flexíveis. Esta é a razão dos espaços não planos entre as lamelas lipídicas cristalinas e a membrana externa de suas células adjacentes. Os lipídicos fluidos na barreira cutânea são de importância crucial para a difusão transepidérmica das moléculas lipídicas e anfifílicas, ocupando esses espaços para a inserção e migração através das camadas lipídicas intercelulares de tais moléculas.[82,83] A matriz macromolecular intracelular dentro do estrato córneo é abundante em queratina, que não contribui diretamente para a barreira difusiva da pele, mas suporta a estabilidade mecânica e, portanto, a integridade do estrato córneo. A difusão transcelular praticamente não tem importância para o transporte transdérmico de drogas.[84]

A passagem pelo estrato córneo leva a uma série adicional de camadas de pele – a epiderme viável, a derme, chegando até ao tecido subcutâneo. A permeação na derme vascularizada (que também abriga os vasos linfáticos) e nos tecidos mais profundos oferece a possibilidade de distribuição sistêmica do medicamento. A natureza altamente vascularizada do folículo piloso e das glândulas também sugere a possibilidade de distribuição sistêmica do medicamento por meio dessas vias.

Entretanto, certas estruturas dérmicas (folículo piloso e glândulas sudoríparas) representam áreas de baixa resistência e fornecem as vias por onde a corrente elétrica e os íons são conduzidos.[85]

A penetração da droga *in vitro* através da pele do couro cabeludo humano foi comparada com a da pele abdominal humana para esclarecer a utilidade da administração intrafolicular. Esses resultados mostraram que a permeação de melatonina lipofílica e fluorouracil hidrofílico através da pele do couro cabeludo foi maior do que através da pele abdominal, sendo de 27 e 48 vezes, respectivamente.[86] Portanto, a penetração do medicamento através da pele do couro cabeludo oferecerá uma entrega disponível, preferencialmente para medicamentos com características hidrofílicas.[87]

A contribuição para o transporte transdérmico de drogas pode aumentar com o alargamento ou a multiplicação das vias, como o causado pela exposição do estrato córneo a um estímulo elétrico (eletroporação/iontoforese), mecânico (fonoporação/fonoforese), térmico ou penetrantes de pele adequados.[88]

Um aumento na hidratação do estrato córneo também foi observado após a aplicação *in vivo* ou *in vitro* de protocolos de iontoforese e analisado por espectroscopia infravermelha, que fornece informações sobre o nível molecular na estrutura da pele. Baixas densidades de corrente não afetaram a estrutura das camadas do estrato córneo; no entanto, o aumento das densidades de corrente resultou em uma série de mudanças na organização dos lipídios, sugerindo que o campo elétrico pode perturbar a ordenação lamelar intercelular no estrato córneo.[89,90]

A hidratação do estrato córneo é um dos fatores mais importantes na determinação do sucesso da penetração de um medicamento através da pele. Por esse motivo, fatores que modificam a hidratação da pele afetam a sua permeabilidade. O conteúdo de água do estrato córneo humano é de cerca de 15-20% do peso do tecido seco, embora isso varie de acordo com o ambiente externo, em particular no que diz respeito à umidade.[91] A oclusão modula a hidratação do estrato córneo e geralmente aumenta a absorção transdérmica de drogas. Consequentemente, quando um efeito sistêmico de uma formulação dermatológica é necessário, veículos lipofílicos ou adesivos oclusivos são empregados.[92] No entanto, foi relatado que a oclusão não melhora a liberação transdérmica de alguns compostos hidrofílicos e que pode causar irritação cutânea local.[93]

O mecanismo de ação pelo qual a água aumenta a liberação transdérmica do fármaco ainda não está totalmente esclarecido. A água dentro do tecido pode modificar a solubilidade de um fármaco no estrato córneo e alterar a partição do fármaco do veículo para a pele. Esse mecanismo poderia explicar parcialmente os fluxos elevados de drogas hidrofílicas sob condições oclusivas, mas falha em fornecer uma resposta para a liberação de permeantes lipofílicos que melhoram com a hidratação. Uma vez que a principal barreira contra a administração transdérmica do fármaco são os lipídios do estrato córneo, seria de se esperar que o alto teor de água gerado pela oclusão ou imersão causasse aumento do volume nas regiões polares das bicamadas e, consequentemente, limitasse a penetração. Por outro lado, foi demonstrado que a hidratação não altera os arranjos de empacotamento das bicamadas lipídicas intercelulares.[94] Outra teoria sustenta que o aumento do volume dos corneócitos (devido à água absorvida pelas células) tem um impacto na estrutura lipídica entre eles, dessa forma minimizando o empacotamento de duas camadas. No entanto, evidências experimentais obtidas por microscopia eletrônica não mostram distorção importante dos domínios lipídicos em um estrato córneo totalmente hidratado, embora as bicamadas lipídicas intercelulares possam conter água em estruturas semelhantes a vesículas.[95] Além disso, foi relatado que, após um ou dois dias de oclusão, os corneócitos aumentam de volume como resultado da hidratação, os espaços intercelulares se distendem e a rede lacunar se dilata. A distensão das lacunas cria uma "via de poros" contínua no estrato córneo na qual substâncias polares e apolares podem permear com maior facilidade.[96]

A elevada fração de água presente nas camadas mais profundas torna essa região uma barreira mais eficaz contra compostos lipofílicos, que possuem maior afinidade por ambientes apolares.

Aumentar a permeação transdérmica de compostos altamente lipofílicos usando iontoforese é um desafio devido à baixa solubilidade em água e falta de carga, o que impede sua absorção nas camadas mais profundas da pele.[97]

A maior concentração do fármaco associado com sua ação mais prolongada no local da lesão pode estar relacionada ao fato de que a membrana celular é totalmente impermeável a compostos polares. A razão para essa impenetrabilidade de compostos polares são dois processos distintos. A carga elétrica dos íons faz com que várias moléculas de água se prendam a eles, formando íons hidratados. Esse fato aumenta as dimensões dos íons, o que, por si só, impede a penetração. O outro mecanismo diz respeito à interação da carga elétrica do íon com as cargas da bicamada lipídica, resultando na repulsão do íon quando ele se aproxima da membrana.

Deve-se considerar também que os principais mecanismos de aumento do transporte de drogas através da pele durante a iontoforese são a eletromigração e a eletro-osmose.[98]

Eletromigração refere-se ao movimento ordenado de moléculas de fármacos ionizados na presença do campo elétrico aplicado.[99] Assim, drogas carregadas são forçadas a atravessar a pele por repulsão elétrica de cargas semelhantes. Drogas catiônicas podem penetrar na pele usando um eletrodo com carga positiva. Da mesma forma, drogas aniônicas podem atravessar a pele por eletrodos carregados negativamente. A eletro-osmose é a movimentação do fluido em uma direção na presença de campo elétrico, formando um fluxo eletro-osmótico e impulsionando o movimento dos íons hidratados.[100] Em pH fisiológico, a pele tem uma leve carga negativa. Assim, o fluxo eletro-osmótico ocorre do ânodo para o cátodo;[101] ou seja, a força de introdução do cátion do eletrodo positivo inclui "a força" gerada pela eletro-osmose,[102] além da força repulsiva do campo elétrico. Quando partículas neutras passam pela pele, o fluxo eletro-osmótico desempenha um papel dominante.[103] Além disso, o efeito induzido pela corrente causa um distúrbio estrutural transitório e reversível no estrato córneo, que aumenta a permeabilidade da pele.[104] Portanto, a distribuição transdérmica de drogas de carga negativa, como insulina e ácido hialurônico,[105] é limitada em condições fisiológicas.

O pH da solução contendo o fármaco é outro fator importante que pode impactar no transporte iontoforético. O principal mecanismo é que o pH afetará o grau de ionização da molécula do fármaco. Para ácidos fracos, a diminuição do pH irá reduzir a fração ionizada da molécula e levar a uma diminuição da contribuição eletromigratória para o transporte iontoforético.[106]

O coeficiente de partição de um fármaco é a medida de sua distribuição em um sistema de fase lipofílica/hidrofílica, e indica sua capacidade de penetrar nos sistemas biológicos multifásicos. O coeficiente de partição será maior quanto menor for a polaridade da substância. Quanto maior essa relação, maior é a facilidade da substância de passar através das membranas celulares.

Sabe-se que o coeficiente de partição é o fator crucial que influencia a difusão passiva de medicamentos de pequenas moléculas para administração transdérmica. Zuo et al.[107] investigaram a relação entre a eficiência de entrega iontoforética e as propriedades físico-químicas dos fármacos e exploraram os mecanismos de intensificação da iontoforese. No estudo, aspirina, ibuprofeno e indometacina foram selecionados como drogas-modelo. Eles descobriram que a extensão da dissociação foi o fator-chave para determinar o efeito de intensificação da iontoforese; isto é, quanto mais drogas dissociadas, mais forte foi o efeito de intensificação iontoforética. Neste estudo, a iontoforese aumentou significativamente a permeação do fármaco ao interromper a sequência lipídica intercelular, aumentando a fluidez e afrouxando a estrutura do estrato córneo.

A absorção mais profunda é decorrente da circulação capilar e do transporte através da membrana. A maior parte dos íons depositados encontra-se diretamente sob o eletrodo ativo, onde são armazenados tanto como um componente solúvel quanto insolúvel, para então serem levados pela corrente sanguínea ou utilizados localmente como fonte concentrada para recombinações posteriores.[334] Uma vez na região subcutânea, os íons já existentes, bem como os radicais imersos na corrente sanguínea, formam os novos compostos necessários para as interações terapêuticas.

A penetração percutânea não garante necessariamente a resposta terapêutica desejada. Na verdade, um fator determinante na escolha de um medicamento para efeito local ou sistêmico é a potência dele. Davis[108] apontou que a potência e a penetração na pele são igualmente importantes para determinar a eficácia dos produtos tópicos. Ele comenta que a penetração direta na pele de anti-inflamatórios não esteroidais está associada à eficácia local sem efeitos adversos sistêmicos. Ele prossegue ressaltando que a aplicação tópica de outras drogas, como corticosteroides, retinoides e anti-histamínicos, está associada à toxicidade sistêmica, principalmente nas doenças cutâneas graves.

Não podemos deixar de mencionar que os efeitos polares desencadeados pela corrente galvânica também são responsáveis, em parte, pelos efeitos terapêuticos resultantes da iontoforese. Cabe então supor que algumas das ações decorrentes da iontoforese são em parte devidas aos efeitos polares da própria corrente.

Como já mencionado, a administração transdérmica de medicamentos biofarmacêuticos é dificultada pela barreira cutânea. A aplicação associada de microagulhas e iontoforese são estratégias que podem ser utilizadas para superar essa barreira. As microagulhas constituem uma técnica minimamente invasiva para a penetração de fármacos através da pele, que tem sido explorada nas últimas décadas. Trata-se de agulhas de dimensões muito reduzidas (1 μm de diâmetro e 1 a 100 μm de comprimento) que, quando aplicadas, criam microcanais para ultrapassar a barreira do estrato córneo.[109] Pelo fato de serem suficientemente longas para perfurar as camadas superiores da epiderme, mas, ao mesmo tempo, suficientemente curtas para alcançar os terminais nervosos da pele, bem como os vasos sanguíneos da derme, promovem o aumento da permeação cutânea, sem induzir dor ou sangramento.[110,111]

Noh et al.[112] utilizaram o hormônio de crescimento humano recombinante (rhGH) como um modelo de fármaco macromolecular administrado por via transdérmica com aplicação de microagulha e iontoforese. Como resultado, observaram que a combinação de aplicação de iontoforese com microagulha produziu maior fluxo do que a aplicação única, sugerindo que a iontoforese anódica com maior densidade de corrente aumenta a permeação de macromoléculas por meio de microcanais criados por microagulhas.

O emprego da iontoforese na clínica apresenta-se reduzido nos dias de hoje. Esse não desenvolvimento talvez tenha sido devido à escassez de experimentos que fundamentem cientificamente as dosagens ótimas de drogas específicas, relacionando-as ao tempo de aplicação e intensidade da corrente. Outro fator é a não prescrição pelo fisioterapeuta brasileiro de drogas que possam ser aplicadas com o auxílio da iontoforese.

O mecanismo e a instrumentação para realização da iontoforese têm aumentado com o passar dos anos. Os equipamentos evoluíram de simples baterias e reostatos para modernos circuitos eletrônicos, sendo que há necessidade de aprofundamento do conhecimento real, toxicológico, farmacológico, dos mecanismos envolvidos no intuito de melhorar as técnicas para controlar a administração transdérmica de fármacos.[113]

Orientações para terapias com corrente galvânica

- Até que a situação sobre o galvanismo intraoral seja melhor esclarecida, parece que o procedimento conservador seria evitar situações que pudessem produzir um campo elétrico em miliampères, como por exemplo a aplicação de correntes polarizadas na face. Quer este procedimento seja prejudicial ou não, um gosto metálico sempre estará presente posteriormente à aplicação de corrente galvânica, devido à corrosão do amálgama.
- Em média, a densidade da corrente a ser aplicada deve ser de 0,2 mA/cm² de área do eletrodo ativo.
- A estimulação pode ser seletivamente dirigida sob um dos eletrodos, uma vez que a densidade de fluxo de corrente altera-se proporcionalmente ao tamanho de eletrodos.
- Nenhuma das bordas dos eletrodos deve tocar a pele do paciente, pois mesmo um contato mínimo pode levar a uma queimadura química de difícil cicatrização.
- Não há nenhuma vantagem em usar uma solução com concentração superior à indicada pelo fabricante dos produtos.
- Soluções de continuidade (lesões cutâneas) podem concentrar o fluxo iônico e causar queimadura, exceção feita ao tratamento de úlceras.
- Após as aplicações, as esponjas devem ser completamente limpas e lavadas a fim de remover produtos químicos secundários próximos do eletrodo.
- Necessita-se de um bom acoplamento entre os eletrodos e a pele, e uma boa umidificação das esponjas para que se diminua a resistência e assim evitar queimaduras.
- Os eletrodos devem ser dispostos transversalmente à área a ser tratada.
- Não é recomendado o uso de dois íons sob o mesmo eletrodo, mesmo que eles tenham mesma polaridade. A repulsão mútua pode diminuir a penetração desejada.
- Do mesmo modo, não deve ser utilizados íons de polaridades opostas durante a mesma sessão de tratamento. O segundo íon tende a reverter o depósito do primeiro, podendo levar à síntese de subprodutos indesejáveis. Na real necessidade de utilização de ambos, orienta-se para o uso individual em dias alternados.

Eletroporação

A eletroporação está relacionada ao aumento da permeabilidade da membrana celular a íons e macromoléculas, quando a célula é exposta a pulsos curtos (micro ou milissegundos) de alta tensão elétrica (volts ou quilovolts) e baixa frequência (Hz). O aumento da permeabilidade é atribuído às alterações induzidas pelo campo elétrico da membrana celular com a formação de vias em nanoescala ou "poros" na membrana – de onde decorre a denominação de eletroporação. Embora observações científicas relevantes tenham sido feitas desde o século XVIII, o fenômeno da eletroporação não foi identificado como um aumento da permeabilidade da membrana até meados do século XX. A eletroporação pode ser de dois tipos – reversível e irreversível.

Algumas intervenções terapêuticas, como para o tratamento de tumores, podem necessitar de uma permeabilização de alta magnitude que promova uma ruptura grave da homeostase celular resultando na morte da célula, seja necrótica ou apoptótica. Nesse caso, denominamos eletroporação irreversível.

Na eletroporação reversível, o pulso elétrico causa apenas um aumento temporário na permeabilidade, sem alterações estruturais permanentes, o que não promove a morte celular. O modo de eletroporação reversível tem inúmeras aplicações tanto in vitro (eletrotransferência de DNA) quanto in vivo (eletrogeneterapia e eletroquimioterapia). A eletroporação irreversível tem aplicações na indústria de alimentos [onde é conhecida como campo elétrico pulsado (PFE), para esterilização] e na medicina para ablação de tecidos.

O mais recente avanço no campo da eletroporação irreversível em tecidos é o seu uso para ablação de tecido em um modo não térmico.[114,115] O conceito básico nesse procedimento é que quando a eletroporação irreversível é aplicada ao tecido-alvo, a elevação da temperatura induzida pelo efeito Joule é restrita a níveis que não afetam substancialmente as moléculas biológicas, o dano às células é restrito à membrana celular e a estrutura extracelular permanece intacta. Isso facilita a ablação seletiva de células, mantendo a integridade mecânica e estrutural da estrutura do tecido. Uma revisão recente dos avanços neste campo pode ser encontrada em Prausnitz et al.,[116] que apresentaram as bases da eletroporação para melhorar a administração transdérmica de drogas na pele de mamíferos. O artigo aborda o fato de que a pele dos mamíferos funciona como uma barreira para a transferência de massa através do estrato córneo. O transporte transdérmico normalmente ocorre principalmente através dos lipídios intracelulares organizados em bicamadas. Drogas lipofílicas de baixo peso molecular podem ser administradas por via transdérmica de forma passiva. No entanto, o estrato córneo não permite a passagem de moléculas polares/hidrofílicas e macromoléculas. O artigo sugere que campos elétricos pulsados – utilizados na eletroporação – apresentam pulsos de micro a milissegundos que quando aplicados na pele produzem, de maneira semelhante à encontrada em estudos em bicamadas lipídicas planas, poros aquosos de bicamada trans. Relata que a eletroporação produz mudanças estruturais transitórias na pele, resultando em um aumento de até quatro ordens de magnitude no fluxo de transferência de massa transdérmica de moléculas polares na pele humana *in vitro* e na pele animal *in vivo*.

Com o avanço do conhecimento, pesquisadores começaram a comparar a técnica estabelecida de iontoforese transdérmica com a nova técnica de eletroporação transdérmica. A diferença técnica entre esses métodos é que a iontoforese emprega tensões muito mais baixas por períodos mais longos de tempo do que a eletroporação.

A combinação da eletroporação com a iontoforese foi proposta logo após a introdução do conceito de eletroporação transdérmica.[117] Os autores administraram o hormônio liberador do hormônio luteinizante na pele humana usando uma combinação da primeira eletroporação seguida por iontoforação. Os parâmetros de eletroporação foram um único pulso quadrado de 1 kilovolts, com duração de 5 milissegundos. Isso foi seguido por iontoforese (0 a 4 mA/cm^2). Como resultado, o pulso único de eletroporação aumentou o fluxo de cinco a dez vezes em comparação com o transporte transdérmico sem eletroporação, sendo o seu efeito reversível. Considerando que a eletroporação causa a formação de poros aquosos e a redução da resistência elétrica da pele, o potencial aplicado na pele após a eletroporação é maior do que quando a mesma corrente iontoforética é usada sem eletroporação.

O transporte molecular através da pele, que se encontra transitoriamente permeável pela aplicação da corrente, pode ocorrer, principalmente, pelo aumento da difusão ou por eletroforese e depende das propriedades físico-químicas das moléculas.

Os parâmetros elétricos dos pulsos (forma da onda, voltagem, duração e intervalo interpulsos), as propriedades físico-químicas das moléculas (carga, lipofilicidade e peso molecular), bem como o volume de solução influenciam na administração transdérmica dos fármacos por eletroporação. Assim, para as diferentes aplicações deve-se buscar os melhores parâmetros apresentados na literatura para cada caso.

Microcorrente

Um grande número de funções e atividades de células e tecidos biológicos envolvem de alguma forma eletricidade e, nesse contexto, as respostas de tecidos não excitáveis têm sido documentadas nas últimas décadas. Segundo Okuno,[5] o conhecimento dos fenômenos elétricos é importante para um melhor entendimento dos complexos processos físicos e químicos que caracterizam a vida.

O conhecimento da bioeletricidade celular é fundamental para a compreensão de diversos fenômenos que envolvem a eletroterapia. Sabe-se que existe um sistema de comunicação celular denominado "sinalização". Um sinal é uma informação codificada, sendo que essa informação não pode ser liberada do sinal se não existir um meio de reconhecer o formato e a leitura do código. Segundo Charman,[118] a hipótese relativa aos vários aspectos da bioeletricidade é que as células podem receber, decodificar e agir sobre sinais elétricos, magnéticos e acústicos. Essa bioeletricidade é a base em que se apoiam as várias teorias do sinal elétrico e/ou magnético interagindo entre as células.

Quando a atividade elétrica endógena dos organismos é considerada, postula-se a hipótese de que as estimulações elétrica ou eletromagnética quando aplicadas externamente ao corpo possam desencadear alterações a nível celular que intensificam o processo de cicatrização.

As correntes agrupadas pelas siglas MET (*Microcurrent Electrical Therapy*) ou MENS (*Microcurrent Electrical Nerve Stimulators*) envolvem a classe de correntes elétricas terapêuticas que recentemente se tornaram comercialmente disponíveis. Essa classe envolve correntes contínuas ou pulsadas com intensidades máximas de 1.000 µA. Os resultados decorrentes dessa estimulação são animadores no controle da dor, reparação tecidual e controle de edemas.[119]

A utilização da estimulação elétrica com objetivo de promover a cicatrização de feridas não é algo revolucionário ou novo, é antigo, há registros de mais de 300 anos da utilização de lâminas de ouro no tratamento de lesões cutâneas provocadas pela varíola.[120]

A cicatrização de uma ferida é mediada em parte por sinais elétricos, sendo que os tecidos vivos possuem potenciais elétricos que regulam o processo de reparo.[121] Autores descreveram as chamadas correntes de lesão, como a verificação da carga positiva de um dedo sangrando, quando comparado ao dedo sem lesão,[122] ou a mudança de potencial na cicatriz, observada em animais de laboratório,[123] e ainda essa mesma mudança foi observada em seres humanos, sendo positiva em lesões recentes, tornando-se negativa por volta do quarto dia até a cicatrização completa.[121] Baseando-se nesses fatos, muitos estudos foram realizados com o propósito de observar se a exposição artificial de feridas à corrente elétrica altera o processo de cicatrização.[121,124-127] Eles comprovaram os efeitos benéficos do tratamento de lesões com as microcorrentes.

Embora em experimentos com animais a intervenção na cicatrização por meio de correntes elétricas tenha resultados satisfatórios, acelerando o reparo de lesões em geral,[128,129] os melhores resultados são encontrados no tratamento dos mais diversos tipos de úlceras. Esse fato pode ser ratificado no estudo de Gault & Gatesn,[130] os quais acompanharam 106 pacientes com úlceras isquêmicas, conseguindo resultados satisfatórios. Outros estudos documentaram significativa aceleração do reparo de diversos tipos de úlceras indolentes mediante estimulação elétrica,[131-133] inclusive em úlceras contaminadas por bactérias, ocasionando a sua esterilização com a utilização da microcorrente por vários dias.[134] Pode-se concluir então que além dos efeitos encorajadores sobre a cicatrização das úlceras, houve inibição do crescimento bacteriano associado à aplicação inicial de corrente negativa à ferida.

De acordo com Dayton,[135] outros fatores além da estimulação elétrica podem concorrer para o reparo adequado de feridas crônicas, como a prevenção e eliminação de infecções, oxigenação adequada dos tecidos, o debridamento e, por fim, o bem-estar sistêmico.

Os efeitos da corrente em tecidos infectados são atribuídos ao retardo do crescimento das bactérias, que juntamente com os mecanismos de defesa naturais, incrementam o poder de destruição de bactérias, além da abertura de leitos capilares que permitem que as defesas do organismo entrem em ação.[134]

Foi observado um aumento dos níveis de Ca^{2+} após estimulação elétrica em fibroblastos de humanos.[136] Sugere-se que os íons cálcio possam atuar como um segundo mensageiro. É possível que o aumento na absorção do Ca^{2+} celular não só resulte em um aumento da motilidade celular (via actina e miosina no citoesqueleto), mas esteja também ligado à produção de energia celular (ATP), via mecanismos mitocondriais. Sabe-se ainda que a aplicação de um campo eletromagnético pulsado a 16 Hz promove um efluxo de íons cálcio das células nervosas in vitro.[137]

Estudos sobre a terapia por microcorrentes sugerem que a utilização do polo positivo ou negativo promova reepitelização, cicatrização ou regeneração.[138]

Observações baseadas em experimentos científicos com animais sugerem que as correntes bipolares são eficientes no processo de cicatrização.[126,139]

A utilização de microcorrentes é segura e efetiva em ulcerações da pele, porém pouco efetiva em lesões induzidas cirurgicamente.[135,140,141]

Quanto à sua ação no edema, Lundberg et al.[419] observaram alterações nos mecanismos de enchimento capilar no tecido acometido por estase venosa, com redução dele.

Sabe-se que as três fases do processo de reparação tecidual são inflamação, proliferação e remodelação e que o processo normal de cicatrização em feridas crônicas é interrompido por uma fase prolongada de inflamação.[143,144] Estudos em animais e humanos sugerem que a microcorrente pode ajudar a diminuir a duração da fase inflamatória, aumentando assim a taxa de cura, reduzindo a formação de edema.[145] Em um modelo de membro posterior de rato, Cook et al.[146] observaram que a microcorrente aplicada estimulou o movimento de albumina para os vasos linfáticos, aumentou a pressão oncótica e mobilizou fluido para os vasos, mas não causou uma diminuição significativa no edema induzido na pata de ratos. Os resultados desse estudo indicam que o SC-HVS tem potencial para reduzir o edema, aumentando a captação linfática de proteínas. Além disso, outro estudo em animais que comparou os efeitos terapêuticos da microcorrente e da laserterapia no processo de cicatrização de feridas relatou que uma microcorrente foi eficaz na redução da reação inflamatória.[147]

O processo de cicatrização de uma ferida consiste em fases complexas que se iniciam logo após a lesão, com grande interação entre tecidos e células. As etapas mais cruciais ocorrem durante a fase proliferativa, acelerando o fechamento da ferida. Nessa fase, a formação de novos vasos sanguíneos ocorre por meio da bifurcação e extensão dos capilares existentes, processo indispensável para o sucesso da cicatrização de feridas,[148,149] com respostas pré-angiogênicas em células endoteliais maduras in vitro, decorrentes da estimulação elétrica.

Zhao et al.[150] demonstraram que células endoteliais vasculares cultivadas apresentavam morfologia típica de paralelepípedos, com o longo eixo de cada corpo celular orientado aleatoriamente. Quando essas células foram expostas a um campo elétrico (100 mV/mm), observaram uma reorientação, com seu longo eixo perpendicular ao vetor do campo elétrico aplicado. Esse alongamento e alinhamento diante do campo elétrico aplicado se assemelha às respostas angiogênicas das células endoteliais.

O fibroblasto é o principal componente do tecido de granulação e desempenha um papel importante no processo de cicatrização de feridas. Durante o curso normal da cicatrização da ferida, os fibroblastos na borda da ferida são expostos a um campo elétrico que varia de 40 a 200 mV/mm.[151] Várias condições de campo elétrico influenciam a migração de fibroblastos, proliferação e síntese de proteínas. Jennings et al.[152] relataram o aumento da expressão gênica de fibroblastos quando expostos a campos elétricos (100 mV/mm por 1 h) durante a progressão normal da reparação da pele, comparados ao grupo não estimulado. Em outro estudo utilizando modelo com feridas excisionais de 0,3 mm, a corrente contínua (50-300 µA) promoveu um aumento na síntese de colágeno entre os dias 5 e 7, o que foi atribuído a um aumento do número de células produtoras de colágeno, podendo ser decorrente da proliferação ou quimioatração no interior da ferida. Nesse contexto, o estudo de Sugimoto et al.[153] apresentou um método para mensurar a galvanotaxia de fibroblastos e sugere que uma corrente contínua de baixa intensidade promoveu a migração para o polo negativo dos fibroblastos dérmicos humanos.

O conhecimento atual permite entender, em parte, as respostas dos tecidos perante a aplicação das microcorrentes em estudos experimentais, incluindo os *in vitro*. Quanto às evidências clínicas, ainda não estão completamente estabelecidas, havendo a necessidade de um maior número de ensaios clínicos controlados, pois sem eles, será difícil quantificar a importância dos efeitos atribuídos a esse recurso na aplicação em humanos.

Correntes diadinâmicas

As correntes diadinâmicas foram desenvolvidas na França no início dos anos de 1950 por Phelip Bernard. São correntes alternadas senoidais de baixa frequência (50 e 100 Hz) com retificação em semionda, as quais passam a ser caracterizadas como pulsadas monofásicas. Elas podem ser interrompidas ou com alternância rítmica, quando formadas por duas correntes, o que promove a variação da frequência.

Outra característica importante das correntes diadinâmicas é que, quase sempre, elas se associam a uma corrente contínua de base, que aumenta o nível de saída das semiondas mono ou difásicas.

Por se tratarem de correntes alternadas, possuem a capacidade de alterar a polarização e a despolarização dos tecidos, notadamente nas membranas celulares. Como os máximos das correntes de polarização correspondem aos mínimos da corrente alternada que entra, e vice-versa, ocorrem, no tecido biológico, somas e subtrações contínuas dessas duas correntes. Os efeitos são eletroquímicos, térmicos, vasomotores e de estimulação sensorial, consequência dos fenômenos de polarização.

As correntes diadinâmicas duplicam o índice de reabsorção tecidual devido à sua intensa capacidade de hiperemia. O incremento da irrigação sanguínea provocado pela ação do tratamento é uma das causas dos efeitos antiexsudativos e antiflogísticos proporcionados por essas formas de corrente. Pabst,[154] estudando a ação das correntes pulsadas com o método de dispersão de isótopos, mediante um experimento intensivo com 30 pacientes, pôde constatar os seguintes resultados: 1) produziu-se um aumento de 40% da circulação da musculatura do antebraço, estimulando o gânglio estrelado; 2) a utilização de eletrodos na posição paravertebral, unilateral na região lombar, produziu um aumento de 37% na irrigação da musculatura da panturrilha, quando o eletrodo positivo ocupava a posição caudal, e de 80% quando essa posição era ocupada pelo eletrodo negativo; 3) a colocação paravertebral dos eletrodos, um à direita e outro à esquerda na região lombar, em igual altura, produziu um aumento de 32% na circulação da panturrilha do lado em que se encontrava o eletrodo negativo, sendo o resultado quase nulo do lado positivo; 4) resultados semelhantes à técnica paravertebral bilateral foram encontrados quando cada eletrodo era fixado na planta dos pés. O componente analgésico dessas correntes baseia-se em uma excitação das fibras nervosas sensitivas, induzindo um bloqueio dos impulsos dolorosos provenientes dos receptores de dor, obtendo-se assim uma diminuição do espasmo muscular e analgesia persistente, decorrente da elevação do limiar de dor.

Outro ponto a ser destacado são os eletrodos, os quais devem ser metálicos, preferencialmente de alumínio, e de tamanhos adequados. Na prática da eletroterapia com correntes diadinâmicas, pode-se utilizar tanto a técnica bipolar como a monopolar. A técnica bipolar consiste na utilização de dois eletrodos de tamanhos iguais, com o objetivo de distribuir uniformemente a corrente pela superfície do segmento a ser tratado. Já na monopolar, os eletrodos de tamanhos diferentes proporcionam uma concentração maior da corrente no eletrodo de menor tamanho, enfatizando assim o local a ser tratado.

A seleção da corrente a ser utilizada nas diferentes afecções depende do objetivo proposto para a terapia. Dentre as correntes diadinâmicas pode-se diferenciar as ações primárias sobre o sistema sensorial e motor, bem como as influências favoráveis sobre os sistemas vegetativo e trófico. Atualmente, o seu uso tem gerado resultados satisfatórios na prática clínica, com a vantagem do pequeno tempo de aplicação e fácil manuseio.

As correntes diadinâmicas são em número de cinco: difásica fixa, monofásica fixa, curtos períodos, longos períodos e ritmo sincopado.

Corrente monofásica fixa (MF)

A corrente monofásica fixa apresenta pulso alternado com retificação em semionda. A fase da corrente tem duração de 10 milissegundos (ms) com repouso de igual duração, o que gera uma frequência de 50 Hz (Figura 18A). É percebida como uma forte vibração, promovendo contrações musculares tetânicas. Possui uma predileção sobre o sistema nervoso vegetativo, no sentido de atenuar a tonicidade simpática. É também indicada para estimulação inespecífica do tecido conjuntivo, pois acelera o seu metabolismo. A corrente monofásica fixa deve ser aplicada com intensidade no nível submotor.

Corrente difásica fixa (DF)

A corrente difásica fixa é caracterizada por apresentar o pulso alternado, com retificação em onda completa e frequência de 100 hertz (Hz) (Figura 18B). Cada fase da corrente tem duração de 10 milissegundos (ms), não havendo intervalo. É indicada para tratamento, precedendo a aplicação de outras modalidades de corrente para induzir a elevação do limiar de excitação das fibras nervosas sensitivas, desta forma proporcionando analgesia temporária. O efeito analgésico se deve aos conceitos de mascaramento central da dor e bloqueio no nível da teoria das comportas, potencializado pela frequência de 100 Hz. A corrente difásica fixa também é recomendada para o tratamento de transtornos circulatórios, graças à influência que exerce sobre o sistema vasomotor. É indicada para a aplicação direta sobre os gânglios vegetativos, com preferência para os simpáticos (gânglio cervical superior, gânglio estrelado etc.). A corrente difásica fixa produz contrações musculares somente se a intensidade for relativamente elevada. Na prática clínica, a intensidade deve ser suficiente para promover uma estimulação sensorial forte, sem a ocorrência de contração muscular tetânica.

Corrente de curtos períodos (CP)

A corrente de curtos períodos é formada pela associação das correntes monofásica fixa e difásica fixa, a cada 1 segundo (Figura 19A). Percebe-se claramente os diferentes períodos difásico e monofásico, sendo que no segundo podem ocorrer contrações musculares rítmicas ao sobrepassar o limiar de excitação motora. É especialmente indicada para o tratamento de dores de diferentes origens e alterações tróficas.

Corrente de longos períodos (LP)

A corrente de longos períodos mantém a mesma base da de curtos períodos (monofásica fixa + difásica fixa), porém os tempos e a intensidade são diferentes. A MF apresenta um tempo de 10 s contra 5 s da DF e a intensidade da corrente difásica fixa varia entre zero e o seu valor máximo (Figura 19B). As correntes não são percebidas de forma abrupta. O longo período da monofásica (10 s) a torna mais desconfortável que a de curtos períodos. Caracteriza-se por um efeito analgésico particularmente favorável e persistente. Presta-se para o tratamento de diferentes formas de mialgias e neuralgias.

Corrente de ritmo sincopado (RS)

Esta corrente nada mais é que a própria corrente monofásica fixa com modulação em T_{ON} e T_{OFF} de 1 segundo (Figura 19C). É indicada para contração muscular, pois proporciona contrações rítmicas a cada um segundo. Por apresentar 10 ms de duração de fase, é uma corrente que promove uma estimulação sensorial forte, algumas vezes desconfortável, limitando o nível de contração muscular. Pode ser uma opção para estimulação de músculo com lesão nervosa periférica, desde que o eletrodiagnóstico de estímulo apresente uma cronaxia de até 10 ms.

O volume de dados disponíveis na literatura sobre essas correntes é bastante limitado. Alguns ensaios clínicos têm surgido nas duas últimas décadas.

O estudo de Ratajczak et al.[155] teve como objetivo comparar a eficiência das correntes diadinâmicas (DF + MF + CP + LP) e estimulação elétrica nervosa transcutânea (TENS) na discopatia lombar. Inicialmente, oitenta pacientes foram divididos em dois grupos, sendo um terceiro grupo adicionado como controle. Para avaliar as respostas às correntes, antes e após o término de dez sessões de terapia, o nível de dor e um teste de aptidão funcional foram realizados. O tempo total de aplicação foi de 10 minutos para as correntes diadinâmicas (2' DF + 3' MF + 2'CP + 3' LP) e 30 minutos para a TENS (10' 10Hz + 20' 100Hz). Foi observado que as duas terapias apresentaram impacto analgésico e melhoram o condicionamento funcional dos pacientes. Cabe destacar que a TENS foi apli-

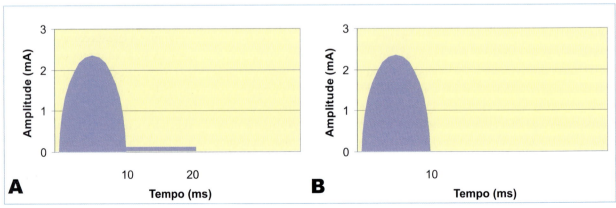

FIGURA 18 Representação esquemática das correntes diadinâmicas. (A) Monofásica e (B) difásica.

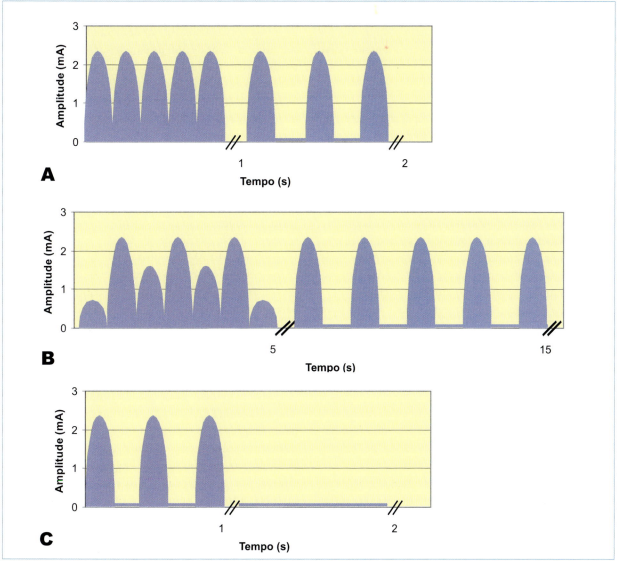

FIGURA 19 Representação esquemática das correntes diadinâmicas. (A) Curtos períodos, (B) longos períodos e (C) ritmo sincopado.

cada por um tempo três vezes maior que as correntes diadinâmicas.

Com o objetivo de avaliar se as correntes difásica fixa (DF) + longos períodos (LP), associadas ou não a iontoforese de hidrocortisona (1%), teriam resultados positivos sobre a dor lombar, foram aplicados 5 minutos de DF e 5 minutos de LP, ambas no limiar sensitivo. Os resultados indicaram que os dois protocolos apresentaram analgesia, porém a corrente associada à iontoforese não foi superior à corrente isolada.[156]

A corrente difásica fixa (DF) também foi utilizada na reabilitação da síndrome da dor femoropatelar. Os pacientes receberam a corrente DF ou TENS pelo mesmo período. Todos os parâmetros de dor e funcionalidade demonstraram que não houve diferenças significativas entre os grupos no alívio da dor, melhorias nas funções do joelho e nível de atividade após os tratamentos, embora o DF pareça ter um efeito de modulação da dor ligeiramente superior à TENS.[157]

Bolel et al.[158] investigaram os efeitos da corrente difásica fixa sobre a distrofia simpático-reflexa, no qual um grupo recebeu aplicação de calor e frio, turbilhão, TENS e um programa de exercícios, e no segundo grupo foram aplicados os mesmos recursos de tratamento do primeiro, associados com corrente difásica fixa no gânglio estrelado. Foi observada inibição simpática (aumento da latência e da amplitude na eletroneuromiografia) no grupo que recebeu a corrente difásica fixa.

A corrente difásica fixa também foi analisada por Gomes et al.[159] quanto à sua capacidade de controlar o crescimento bacteriano. Os autores observaram a inibição da proliferação bacteriana de *Staphylococcus aureus, Esche-*

richia coli e *Pseudomonas aeruginosa* quando estimulados *in vitro*, podendo agir como um recurso coadjuvante no processo de cicatrização, por ter um componente polar importante.

Orientações e cuidados gerais

- O efeito sobrevém quando se ultrapassa um determinado nível de intensidade, que não depende somente da qualidade da corrente, e sim de todo o limiar de excitação motor e vegetativo alterado pelo processo patológico. A intensidade desejada para determinado efeito terapêutico depende do tamanho dos eletrodos, ou seja, da área que a corrente atravessa. Portanto, não é conveniente utilizar intensidades predefinidas, pois na terapia por correntes diadinâmicas se exige, mais do que tudo, um bom controle da intensidade individual, sempre respeitando o limiar do paciente.
- O tempo de aplicação das correntes diadinâmicas deve se limitar a alguns minutos, dado que uma aplicação prolongada apresenta a particularidade de reduzir o efeito terapêutico, decorrente da habituação sensorial, principalmente para a difásica fixa. Os efeitos polares também são fatores limitantes do tempo de aplicação.
- Observaram-se também em experimentos animais alterações eletrolíticas nas endopróteses e na área adjacente às mesmas. Parte dessas alterações podem ser decorrentes das contrações musculares.
- Os implantes metálicos não apresentam alterações de temperatura com a aplicação de correntes polarizadas aplicadas em miliampères. Com o uso de intensidades terapêuticas o componente galvânico nas correntes diadinâmicas é reduzido, eliminando os riscos de danos químicos nas osteossínteses.

Estimulação elétrica de alta voltagem (EEAV)

Alguns autores utilizam o termo HVGPS (estimulação galvânica pulsada de alta voltagem), o qual não caracteriza corretamente a corrente de alta voltagem. O erro encontra-se no termo "galvânica pulsada", onde a designação galvânica se refere a uma corrente contínua, unidirecional, portanto, sem pulsos.

A EEAV pode ser descrita qualitativamente como sendo uma corrente pulsada monofásica com duas fases triangulares por pulso (Figura 20). A duração da fase está entre as menores das correntes elétricas terapêuticas, podendo variar de 5 a 15 µs (microssegundos), o que possibilita uma terapia bastante agradável. Para compensar a pequena fase, a tensão de pico deve ser elevada (acima de 100 V), capaz de atingir as fibras nervosas sensoriais, motoras, e em menor grau aquelas responsáveis pela condução de impulsos nociceptivos. Apesar de alguns livros-texto apresentarem o valor de 100 µs para a duração das fases do pulso, os reais valores encontrados nos equipamentos não são superiores a 15 µs, o que ratifica a sua agradabilidade. O equívoco em determinar os 100 µs pode estar relacionado à adição do intervalo interfases que existe entre as duas fases gêmeas.

Como discussão adicional, o termo "alta voltagem" nos parece inadequado, uma vez que está sendo utilizada a unidade da variável física – Volt, e não a variável em si – tensão, para nominar o recurso terapêutico. Nesse contexto, a denominação desse agente eletrofísicos deveria ser estimulação elétrica de alta tensão.

Embora a EEAV seja uma corrente monofásica, os riscos inerentes ao seu uso parecem ser minimizados, pelo fato da amplitude média da corrente contínua ser muito baixa, atingindo valores que podem variar de 1,2 a 1,5 mA (miliampère), com a carga da fase variando de 12 a 14 µC (microcoulomb). Tanto a amplitude média da corrente contínua quanto os valores de carga da fase mantêm uma pequena relação com os grandes períodos de repouso.

Existem evidências de que a estimulação elétrica de alta voltagem (EEAV) pode controlar o edema,[160] a dor, facilitar o reparo tecidual e minimizar a severidade de lesões por estresse repetitivo.[161] Os estimuladores de alta voltagem possibilitam um largo espectro de atuação clínica, por permitirem que os efeitos polares, a frequência, a tensão, bem como diferentes modulações sejam controladas.

O volume de publicações envolvendo a corrente de alta voltagem é extenso na literatura científica. No entanto, essa modalidade terapêutica tem o uso restrito em nosso país, decorrente da pouca divulgação das suas aplicações associada à oferta restrita de aparelhos disponíveis no mercado nacional.

Efeitos da EEAV no tratamento de edema

O uso da estimulação elétrica para o controle do edema deve considerar prioritariamente a sua origem, que pode ser por inflamação, bombeamento vascular insuficiente, hipotonia muscular ou decorrente de doenças cardíacas, hepáticas ou renais. A eficiência da eletroterapia está relacionada com os edemas desencadeados pelo processo inflamatório ou déficit do sistema vascular de retorno, que pode ser causado por alterações locais decorrentes da deficiência das válvulas vasculares ou da deficiência da contração muscular. Nesses casos, os parâmetros da corrente devem ser diferentes, sendo considerada prioritariamente a frequência alta, com a polaridade negativa sobre o edema no primeiro caso e a baixa frequência ou

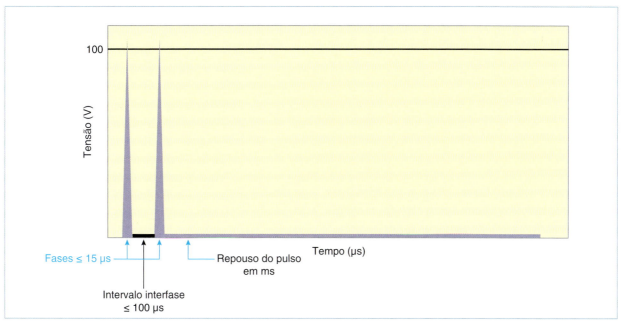

FIGURA 20   Esquema representativo da corrente de alta voltagem.

modulações que permitam a contração muscular rítmica no segundo caso. Deve-se considerar ainda que o segmento deve estar elevado e enfaixado compressivamente, com graduação da pressão de distal para proximal.

A utilização da EEAV no tratamento de edema tem sido investigada basicamente em modelos experimentais com animais.

Com o objetivo de se investigar a influência da EEAV na prevenção da formação de edema após trauma mecânico, Bettany et al.[162] submeteram rãs-touro a lesões em hiperflexão de tornozelo, seguida da aplicação catódica da EEAV sobre o edema (fase de 75 μs e frequência de 120 Hz), em 4 intervenções de 30 minutos com intervalos de uma hora e meia. A volumetria foi realizada pré-trauma, imediatamente pós-trauma e pré e pós-intervenção, além de 17, 20 e 24 horas após a indução do trauma. Os resultados apontam efetividade da EEAV em todos os períodos avaliados. Seguindo o mesmo delineamento metodológico, os autores observaram também retardo significativo na formação de edema em rãs submetidas a trauma por impacto e tratadas com EEAV, em 5 reavaliações feitas ao longo de 24 horas pós-trauma.[163]

Taylor et al.[164] também encontraram diferença significativa na contenção da formação do edema induzido por meio de trauma em rãs-touro utilizando-se EEAV, com estimulação catódica sobre o edema. A volumetria do membro tratado foi efetuada pré e pós-indução do trauma mecânico e durante as primeiras 24 horas pós-lesão (1,5, 3, 4,5, 8, 17, 20 e 24 horas). O protocolo utilizado foi fase de 5 a 8 μs, frequência de 120 Hz e tensão de 30 a 40 V, durante sessão única de 30 minutos. Os autores observaram diferença significativa após aplicação imediata, e também 1,5 h, 3 e 4,5 horas após tratamento. Mesmo apresentando resultados positivos, há de se considerar a baixa voltagem utilizada pelos autores.

Analisando outros modelos experimentais, Mendel et al.[165] investigaram os efeitos da EEAV na prevenção do edema induzido por trauma em ratos submetidos a trauma direto. A volumetria foi realizada pré-trauma, imediatamente e nas quatro primeiras horas após a lesão, demonstrando efetividade da estimulação elétrica. Foi utilizada a estimulação catódica sobre o edema, fase de 5 a 8 μs, frequência de 120 Hz, tensão no limiar motor, em quatro tratamentos de 30 minutos.

O pequeno número de estudos envolvendo o uso da EEAV no tratamento de edema em humanos se deve às dificuldades em se conseguir um rigor metodológico nos experimentos para se chegar a conclusões precisas. Esse fato está relacionado ao número e à padronização da amostra, bem como à inclusão dos pacientes em alguma outra forma de intervenção física ou farmacológica para controle do processo inflamatório e do edema. Nesse contexto, Mendel et al.[63] sugerem que os resultados positivos obtidos em experimentos com ratos, além de corroborarem com estudos prévios que utilizaram animais, trazem para a EEAV uma possibilidade terapêutica mais abrangente, visto que os resultados encontrados em animais foram semelhantes aos poucos trabalhos encontrados em seres humanos.

Mesmo diante das grandes dificuldades metodológicas, Griffin et al.[166] realizaram a comparação entre dois protocolos para o tratamento de edema crônico em humanos, porém com resultados não significativos. Os autores recrutaram 30 pacientes portadores de edema crônico após trauma de mão, divididos em três grupos iguais: grupo tratado por compressão intermitente pneumática (CIP), grupo tratado por EEAV e grupo placebo. O estudo foi executado com frequência de 8 Hz, modo recíproco, alternando a cada 5 segundos entre o nervo ulnar e mediano, e voltagem capaz de desencadear uma contração muscular leve. Os eletrodos ativos (negativos) foram posicionados sobre o nervo mediano, na fossa ântero-cubital, e sobre o nervo ulnar, no epicôndilo medial, sendo o eletrodo dispersivo alocado na região posterior do tronco.

Os efeitos atribuídos à EEAV em lesões agudas ou crônicas estão relacionados a parâmetros físicos da corrente, bem como do tempo de intervenção, segundo os resultados de Dolan et al.,[167] justificando resultados como o incremento circulatório significativo encontrado por alguns autores.[168,169]

Estudo desenvolvido por Garcia e Guirro[170] comparou os efeitos da corrente pulsada com alta voltagem e da massagem de drenagem linfática associada à compressão no linfedema de membro superior em pacientes submetidas à mastectomia. Foram selecionadas voluntárias com mastectomia unilateral, apresentando como principal sequela pós-cirúrgica o linfedema. Os tratamentos foram aplicados durante 7 semanas em um total de 14 sessões, sendo a estimulação elétrica com corrente pulsada com alta voltagem, monopolar (negativa), 150 V, 50 Hz, relação *On/Off* de 3:9 segundos, ou massagem de drenagem linfática, ambas associadas à compressão. A evolução de cada tratamento foi analisada pela perimetria, volumetria, goniometria e severidade pré e pós-tratamento. Os resultados médios da perimetria, realizada em 6 pontos distintos do membro superior, não apresentaram diferenças entre os momentos pré e pós-aplicação. No entanto, a volumetria do membro superior e a severidade do linfedema foram reduzidos, não sendo encontrada diferença significativa entre os grupos, demonstrando efetividade de ambos os tratamentos.

Além disso, a EEAV pode ser tão efetiva quanto outras técnicas terapêuticas utilizadas para controle e redução de edema como, por exemplo, a crioterapia.[171,172] Quando comparada à imersão em água fria (12,8°C) para controle de edema após trauma direto, a EEAV a 120 Hz, fase de 8 µs, a 90% do limiar motor mostrou-se tão eficaz quanto a imersão isoladamente ou ao uso combinado da EEAV + imersão no controle da formação de edema, sendo que os resultados obtidos com os três protocolos utilizados não se mostraram diferentes, no entanto, todos foram superiores ao grupo controle não tratado.

Acredita-se que os resultados positivos obtidos com o uso da EEAV na prevenção do edema não são decorrentes exclusivamente da estimulação sobre o sistema nervoso, já que a estimulação sensorial intensa de baixa voltagem, ou seja, quando a voltagem é 10% menor que aquela necessária para se atingir o limiar motor visível, não desencadeou resultados positivos em tratamentos.[173] Além disso, a estimulação sensorial intensa evocada pela EEAV catódica a 1 Hz não produziu resultados efetivos no tratamento de lesões agudas, ou seja, poucas horas após o trauma.[174] Os autores justificam que as características dos estímulos utilizados nestes estudos não foram suficientes para despolarizar uma grande proporção de fibras mielinizadas ou amielinizadas de pequeno diâmetro como as autonômicas ou nociceptivas.

Reed[175] sugere que essa modalidade terapêutica poderia conter a formação de edema reduzindo o diâmetro de microporos no capilar, além da estimulação sensorial e motora reduzir o escape de fluoresceína l. dextrano (que simula proteínas plasmáticas) dos vasos de ratos, perante a aplicação do mediador químico histamina. Desta forma, a redução no tamanho dos poros da microcirculação poderia restringir a passagem de proteínas e fluidos dos vasos para o interstício, diminuindo assim a formação do edema no local de lesão.

Na mesma linha, Karnes et al.[176] testaram a hipótese de que a EEAV catódica ou anódica poderia de alguma maneira agir sobre o calibre dos vasos, provocando, por exemplo, uma vasoconstrição. Os autores verificaram que a estimulação catódica não provocou nenhuma alteração no calibre dos vasos, porém a estimulação anódica reduziu de maneira significativa o diâmetro das arteríolas quando aplicada abaixo do limiar motor visível com 120 Hz e fase de 8 µs. No entanto, outros estudos sugerem que a estimulação catódica local seja responsável pelos efeitos positivos sobre o edema, sendo que a alteração da permeabilidade vascular é o mecanismo atribuído por Reed.[175]

Por outro lado, como mencionado anteriormente, existem estudos que apresentam resultados positivos ou negativos na contenção do edema. Os resultados positivos são justificados pela redução do extravasamento de proteínas plasmáticas do leito vascular para o interstício após lesão. Somando-se a esses fatores, Cook et al.[146] observaram acentuada movimentação de proteínas nos canais linfáticos e desenvolvimento de anastomoses linfáticas colaterais em animais, sem, no entanto, observar diminuição do volume dos membros, em resposta à aplicação desta corrente.

Em contrapartida, Fish et al. observaram que a polaridade tem importância no tratamento de edemas, já que resultados não significativos foram encontrados com a estimulação anódica.[177]

Sabendo da importância da polaridade da corrente, Taylor et al.[178] realizaram um estudo com o objetivo de determinar os efeitos de vários protocolos de estimulação elétrica no extravasamento de macromoléculas dos capilares de roedores. Os aninais com inflamação induzida por histamina foram divididos em quatro grupos: controle; EEAV catódica (90%, 50% e 10% do limiar motor visível – LMV); EEAV anódica (90% e 50% do LMV); e com alternância da polaridade a 90% do LMV. Os parâmetros utilizados foram: frequência de 120 Hz e fase de 5 a 8 µs. Após a anestesia, os animais receberam injeções de fluoresceína l. dextrano, sendo o extravasamento molecular determinado por análise computacional de imagens de microscopia de fluorescência, após 5 minutos de tratamento. Os resultados demonstraram que o extravasamento foi menor no grupo tratado com EEAV catódica a 90% e 50% do LMV, e também no grupo tratado com EEAV anódica a 90% do LMV. Desta maneira, os autores concluíram que a EEAV catódica e anódica, exceto a corrente alternada, reduz a formação de edema, diminuindo o extravasamento macromolecular por meio da inibição da permeabilidade vascular, apontando para a importância dos efeitos polares da EEAV.

A compilação dos estudos apresentados permite teorizar que a EEAV minimiza o vazamento de proteínas plasmáticas e, assim, a formação de edema ao limitar a permeabilidade microvascular (ou seja, diminuir a permeabilidade entre as membranas celulares e os espaços intersticiais) e repelir proteínas plasmáticas grandes carregadas negativamente dos espaços intersticiais por meio da colocação de um eletrodo carregado negativamente sobre o local da lesão.

Nesse contexto, sugere-se que a carga negativa imposta pela corrente repele as proteínas séricas carregadas negativamente, bloqueando o seu movimento para fora dos vasos. Moléculas coloidais não dissociadas, tais como gotículas de gordura, albumina e células sanguíneas também podem sofrer influência do campo elétrico por apresentarem íons.

A concentração normal de albumina no sangue é entre 3,5 e 5,0 gramas por cada decilitro de sangue, o que deve representar de 50 a 60% da proteína plasmática, tendo como principais funções o transporte de hormônios e nutrientes, além da manutenção do pH no sangue e do controle osmótico de todo o corpo. A albumina é uma proteína sérica globular, solúvel em água e não glicosilada, de peso molecular aproximado de 65.000 Daltons. A albumina (quando ionizada em água em pH 7,4) é carregada negativamente. Assim, a aplicação de correntes polarizadas pode promover uma ação sobre a albumina, a qual pode contribuir para o controle de edema.

Outra teoria sugere que a EEAV pode diminuir o edema aumentando a taxa de captação de proteínas plasmáticas pelos canais linfáticos, o que, por sua vez, leva a um aumento na captação de fluidos acumulados pelo sistema linfático. Assim, a estimulação neuromuscular pode auxiliar o bombeamento muscular nos casos de impossibilidade ou deficiência da contração muscular voluntária, o que pode aumentar tanto o retorno do sangue venoso quanto da linfa.

Efeitos da EEAV no tratamento de lesões cutâneas

Na década de 1960, Becker e Murray[179] demonstraram que a corrente elétrica é o gatilho que estimula o crescimento e a regeneração dos sistemas orgânicos, estabelecendo que o caminho para a cura de lesões ocorre em resposta a sinais elétricos controlados.

Na pele intacta existe uma diferença de potencial elétrico ao longo das diferentes camadas da pele, o que é denominado "bateria da pele". Essa bateria é caracterizada por um potencial eletronegativo no estrato córneo e um potencial eletropositivo na camada subepidérmica. Campos elétricos endógenos, também conhecidos como "corrente de lesão", são mantidos e seguidos a qualquer dano causado na camada epitelial até a fase de remodelamento da cicatrização. O rompimento da barreira epitelial gera um fluxo de carga elétrica positiva dos tecidos circundantes em direção ao centro da ferida. Essa "corrente da lesão" contribui com o fechamento da lesão, sendo sustentada por um ambiente úmido.[180,181]

No caso de feridas crônicas, foi sugerido por Gentzkow e Miller[182] que a cascata de eventos correspondentes às fases de cicatrização poderia sofrer interrupção, e a estimulação elétrica seria capaz de produzir "o reinício" para o processo de reparação tecidual.

A estimulação elétrica polarizada pode direcionar a migração celular, fenômeno chamado de galvanotaxia ou eletrotaxia que é a atração de cargas positivas ou negativas ao polo oposto. Essa mobilidade facilitada eletricamente foi estabelecida em uma variedade de células tais como leucócitos, neutrófilos, macrófagos, fibroblastos, células de crista neural e células epiteliais. Sendo assim, a estimulação elétrica pode atrair células relacionadas às três fases da cicatrização (inflamatória, proliferativa e remodelamento), como, por exemplo, a migração de macrófagos, células importantes na fase inflamatória, que são atraídos pelo polo positivo.[180]

Houghton et al.[183] publicaram um interessante artigo que junto com a literatura prévia existente deve servir como guia para o tratamento de lesões cutâneas crônicas em humanos utilizando a EEAV. Os autores estudaram os efeitos da EEAV na cicatrização de úlceras crônicas de membro inferior, constatando melhora significativa. Para tal, utilizaram 27 indivíduos, perfazendo um total de 42 úlceras cutâneas crônicas de diferentes etiologias. Os voluntários foram divididos em subgrupos de acordo com a etiologia primária da ferida (diabetes, insuficiência arterial e insuficiência venosa) e depois distribuídos em dois grupos. Foram utilizados os parâmetros: estimulação catódica, com fase de 100 μs, frequência de 100 Hz, e tensão de 150 V, por 45 minutos, três vezes por semana, durante quatro semanas. O grupo placebo recebeu o mesmo protocolo, com exceção da estimulação elétrica. Os resultados foram quantificados por meio de medidas da área e registro fotográfico das úlceras nos seguintes períodos: avaliação inicial, após duas semanas (período controle), antes do início dos tratamentos, uma vez por semana durante quatro semanas, e após o final do tratamento. Os resultados revelaram que a EEAV reduziu em quase metade de seu valor inicial a área das feridas tratadas (44,3% ± 8,8%), em relação ao grupo controle (16,0% ± 8,9%).

A meta-análise conduzida por Gardner et al.[184] concluiu que a estimulação elétrica de uma forma geral é efetiva no reparo de lesões crônicas. Os autores analisaram 28 estudos, dentre os quais 15 contemplavam os critérios propostos. Dentre as correntes utilizadas observam-se a contínua e as alternadas. Em todos os casos foi analisada a taxa de cicatrização semanal, e observou-se que a velocidade de cicatrização semanal foi em média de 22% para o grupo estimulado e 9% para o controle. Os autores descrevem como limitações do estudo a heterogeneidade das amostras, a falta de informações como o estado nutricional do paciente, a perfusão tecidual, nível de contaminação bacteriana, diferentes períodos de tratamentos, bem como diferentes níveis de intensidade da corrente.

As lesões cutâneas decorrentes da retirada parcial de pele para enxerto cutâneo criam na área doadora uma lesão parcial que difere de outros tipos de feridas, pois devido ao comprometimento parcial da pele, a reepitelização acontecerá a partir das células epiteliais do complexo pilossebáceo e glândulas sudoríparas, dentro de 10 a 14 dias.

Muitos pacientes acometidos por queimadura cutânea dependem da completa reparação tecidual para terem alta hospitalar, seja da área doadora ou área enxertada. Nesse contexto, Gomes et al.[185] conduziram um ensaio clínico com a aplicação da corrente de alta voltagem em pacientes queimados, tendo como foco a reepitelização e a dor da área doadora. Os resultados indicaram a diminuição do tempo para o desprendimento do curativo rayon das áreas doadoras e diminuição da dor no grupo com a estimulação elétrica. Dentre os benefícios, com a saída antecipada do curativo e aceleração da cicatrização, o risco de infecção diminui, o paciente tende a ter alta hospitalar com maior rapidez, já que além da cicatrização da área receptora o paciente depende da cicatrização da área doadora, diminuindo assim os custos com a internação.

A Figura 21 mostra os resultados qualitativos relatados por Davini et al.[186] obtidos em paciente portador de úlcera de decúbito na região sacral. O eletrodo ativo (negativo) foi posicionado sobre a úlcera, interposto com gaze estéril, embebida em soro fisiológico, e o dispersivo fixado na região posterior do tórax. A figura B representa a avaliação fotográfica inicial (09/09/2003), sendo que após 13 dias, foram iniciadas as aplicações utilizando-se o equipamento de estimulação pulsada de alta voltagem, com os seguintes parâmetros: fase 15 μs, frequência de 100 Hz, tensão de 180 volts, 3 vezes por semana, totalizando 21 aplicações. As imagens C e D demonstram a evolução do processo de cicatrização.

Os mecanismos pelos quais a EEAV, bem como outras correntes polarizadas, promovem a cicatrização de lesões cutâneas encontram sustentação na hipótese mais provável, que envolve a estimulação da bateria cutânea por correntes exógenas, como as evidências apresentadas por Barker et al.[187] Correntes endógenas encontradas na superfície da pele (10-30 uA) sustentam a hipótese de Barker et al.[187] de que são importantes para o processo de reparação tecidual.

Os potenciais bioelétricos decorrentes da lesão são modificados ao longo do processo de reparação, retornando aos valores basais. Alguns autores sugerem utilizar esses parâmetros para quantificar o processo, enquanto outros recomendam utilizá-los para o processo de intervenção terapêutica, estimulando os processos onde a reparação possa estar diminuída ou inibida. Há evidências crescentes de que os campos elétricos endógenos de corrente contínua, fisiologicamente fracos, e as correntes iônicas têm um papel na orientação dos processos de reparação tecidual, incluindo orientação e migração celular, estabelecendo gradientes de potencial elétrico.

Nuccitelli et al.[188] destacam que o potencial transepidérmico de 15-50 mV proporciona uma corrente de lesão das feridas de pele humana. O fluxo dessa corrente gera um campo elétrico lateral dentro da epiderme que é mais negativo na borda da ferida do que nas regiões mais laterais. Os campos elétricos nessa região podem ser tão grandes quanto 40 mV/mm, e campos elétricos dessa magnitude foram mostrados para estimular a migração de queratinócitos humanos em direção à região ferida. Após escoar para fora da ferida, a corrente retorna pelo espaço

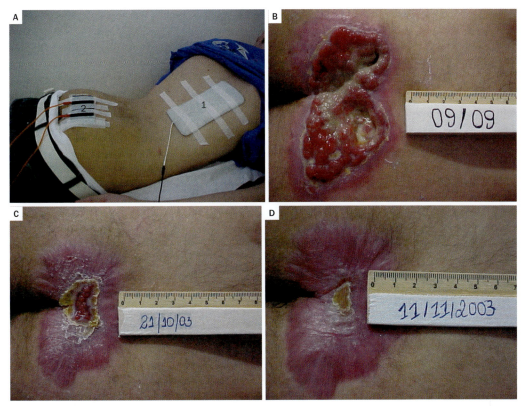

FIGURA 21 Análise qualitativa da úlcera de pressão após aplicação da estimulação elétrica de alta voltagem. (A) Disposição dos eletrodos para o tratamento (1 – eletrodo dispersivo e 2 – eletrodo ativo com a polaridade negativa). (B) Avaliação inicial. (C) Reavaliação após 15 sessões. (D) Reavaliação após 21 sessões. Dados de Davini et al., 2005.[186]

entre a epiderme e o estrato córneo, gerando um campo lateral acima da epiderme na direção oposta. Os autores destacam que os campos elétricos são menores com o avançar da idade, indicando valores entre 107-148 mV/mm para idades entre 18-25, sendo em média 48% maiores que nas idades entre 65-80 anos.

Desse modo, a variação espacial da tensão pico a pico no potencial de superfície é maior em feridas recentes e diminui lentamente à medida que a ferida fecha. É observado que a umidade da ferida aumenta a taxa de cicatrização, o que possivelmente potencializa a corrente de lesão.

Muitas células epiteliais, incluindo os queratinócitos humanos, têm a capacidade de detectar campos elétricos em milivolts e responder com migração direcionada. Sua resposta geralmente requer influxo de Ca^{2+}, a presença de fatores de crescimento específicos e atividade da quinase intracelular.[189]

Em estudo de revisão, Nuccitelli[189] destaca que experimentos apoiam o papel dos campos elétricos na estimulação da cicatrização de feridas. Alguns experimentos indicam que quando o campo elétrico é removido, a taxa de cicatrização de feridas é 25% mais lenta. Além disso, quase todos os ensaios clínicos usando campos elétricos para estimular a cura em feridas de mamíferos relatam um aumento significativo na taxa de cura de 13 a 50%. No entanto, esses estudos utilizaram intensidades e polaridades diferentes.

Outra resposta que parece estar relacionada a esse recurso terapêutico é o controle bacteriano nas lesões cutâneas. Especula-se que as mudanças eletroquímicas sejam as principais responsáveis por esse efeito, pois parecem ocasionar mudanças no pH, geração de calor localizado e, por fim, o recrutamento de fatores antimicrobianos já presentes no organismo.

O crescimento das bactérias depende do meio em que estão inseridas. A resistência ao meio ácido, bem como ao meio básico, contribui para a patogênese das bactérias e permite aumentar a sua capacidade de sobrevivência.[190]

As alterações de pH geradas pela utilização das correntes polarizadas parece ser um fator determinante para se alcançar as respostas desejadas, uma vez que valores extremos de pH, tanto ácido como básico, são responsáveis por mecanismos iônicos que degradam as membranas das bactérias. No entanto, ainda se fazem necessários estudos futuros que esclareçam de forma precisa os mecanismos de ação das correntes polarizadas na diminuição da proliferação bacteriana, os quais podem ser decorrentes dos efeitos bacteriostático, bactericida ou bacteriolítico.

A ionização provocada pela presença de correntes elétricas no meio promove um aumento ou uma diminuição nos valores de pH, devido à migração dos íons sódio e cloro para os polos negativo e positivo, respectivamente. A alteração do pH decorrente da ionização faz com que haja uma ruptura da membrana externa que reveste a bactéria, e proporciona a ligação dos íons cloro aos receptores da enzima nitrato redutase na membrana interna, facilitando a entrada desses íons no citoplasma e culminando na morte bacteriana.[191,192]

Nesse mesmo contexto, Szuminsky et al.[193] realizaram um estudo com o objetivo de se investigar a ação bactericida *in vitro* da EEAV nas duas polaridades (fase de 7 μs, frequência de 120 Hz, tensão de 500 V, por 30 minutos) em diferentes espécies de bactérias, com o eletrodo ativo posicionado a 3 cm das culturas de bactérias. Nos resultados, os autores demonstraram efeitos bactericidas nos dois polos. Já Kincaid e Lavoie[194] analisaram o efeito *in vitro* da EEAV sobre o crescimento bacteriano de *Pseudomonas aeruginosa*, *Staphylococcus aureus* e *Escherichia coli* submetidos a diferentes tensões (150, 200, 250 e 300 V) na frequência de 120 Hz, por uma, duas, três ou quatro horas. Foi observado que a extensão da inibição do crescimento bacteriano foi diretamente proporcional à duração e à voltagem aplicada no cátodo. Cabe ressaltar que a densidade de corrente e o tempo de estimulação utilizados nesse estudo estão acima daqueles frequentemente utilizados na prática clínica.

Gomes et al.[195] aplicaram a EEAV em linhagens de bactérias ATCC de *S. aureus*, *E. coli* e *P. aeruginosa* e observaram uma redução de 32%, 0% e 61% nas unidades formadoras de colônias, respectivamente, para o tempo de 60 minutos de estimulação *in vitro*.

Por outro lado, com o objetivo de analisar a capacidade da EEAV em aumentar a microcirculação em úlceras cutâneas crônicas isquêmicas, Goldman et al.[196] investigaram a pressão transcutânea de oxigênio (PTO_2) de lesões cutâneas não tratadas cirurgicamente na região maleolar e inframaleolar, sendo o membro contralateral utilizado como controle. Foram estudados 3 homens e 3 mulheres com PTO_2 menor que 10 mmHg. Os resultados obtidos sugerem que a EEAV pode melhorar a microcirculação ao redor da úlcera, já que a PTO_2 apresentou um aumento estatisticamente significativo (2 ± 2 mmHg pré-tratamento para 33 ± 18 mmHg pós-tratamento). Os autores ainda sugerem que para o reparo desse tipo de lesão, a PTO_2 mínima deve ser de 20 mmHg.

Desta maneira, pode-se notar que os mecanismos que levam à cicatrização de lesões cutâneas crônicas tratadas com EEAV ainda não estão totalmente elucidados, mas duas hipóteses prováveis para a ocorrência dos resultados positivos seriam as alterações eletroquímicas no local da úlcera, bem como o aumento da microcirculação da região.

A maioria dos experimentos realizados até o momento com a EEAV priorizou a ação circulatória e regenerativa, entretanto outras condições poderão responder satisfatoriamente à estimulação. Nesse contexto, destaca-se o tratamento da dor, que pelo atual nível de conhecimento também pode ser beneficiado.

A corrente de alta voltagem apresenta resultados promissores para a diminuição da dor.[197,198] Nesse contexto, Gomes et al.[185] utilizaram a EEAV na área doadora de pele para enxertia de pacientes queimados, por considerarem que a lesão adicional na área doadora é dolorosa e suscetível à infecção. O ensaio clínico concluiu que houve uma diminuição significativa da dor, que se extinguiu no terceiro dia no grupo eletroestimulado e no sexto dia no grupo *Sham*, bem como o tempo de desprendimento espontâneo do curativo primário foi menor e as características de cicatrização da área doadora como vascularização, pigmentação, altura, quantidade de crosta formada, irregularidades e qualidade de cicatrização também foram melhores quando estimulados com a corrente de alta voltagem.

Com o objetivo de avaliar o efeito da polaridade da corrente na cicatrização e na dor, Carvalho et al.[199] compararam os efeitos da estimulação elétrica de alta voltagem (EAV), polarizada, a estimulação elétrica nervosa transcutânea (EENT), despolarizada, com um grupo *Sham* no tratamento das áreas doadoras de pacientes queimados. Os achados apontam que o tempo de desprendimento do curativo rayon das áreas doadoras foi menor para EAV. Houve redução significativa da dor e da quantidade de medicamentos para os dois grupos estimulados, quando comparados ao controle. Não foram observadas diferenças significativas no escore final da escala Vancouver e nem quantidade de crostas entre os grupos. Assim, a polaridade da corrente influenciou no tempo de epitelização, porém não interferiu na dor e na qualidade da área doadora, quando comparada à corrente despolarizada.

Orientações e cuidados para EEAV

- **Equipamento utilizado para tratamento:** é importante que seja calibrado e aponte a graduação real da voltagem no painel, além de oferecer mais de um canal, para tratamentos de áreas maiores ou simultâneas.
- **Eletrodos:** devem ter uma ótima capacidade de condução da corrente, podendo ser metálicos ou de silicone-carbono, decorrentes do baixo componente polar da corrente.
- **Eletrodo ativo e dispersivo:** quando do uso de dois ou mais eletrodos ativos, considerar que a soma das

áreas dos eletrodos ativos deve ser semelhante à área do eletrodo dispersivo.

- **Polaridade do eletrodo ativo:** no tratamento de lesões cutâneas, alguns pesquisadores sugerem a estimulação catódica (polo negativo) durante todo o tratamento, enquanto outros recomendam aplicações alternadas entre os polos, a cada três ou sete dias de tratamento. Pode-se considerar que a polaridade negativa é utilizada nas fases precoces do processo inflamatório, ao passo que a polaridade positiva pode ser utilizada para facilitar a migração de células epiteliais no leito da lesão. A identificação exata do problema a ser tratado, baseando-se no diagnóstico da fase em que se encontra a lesão, determinará o protocolo a ser estabelecido. Nos casos de reabsorção ou contenção de edema utilizando-se EEAV, não há divergências quanto à utilização da estimulação catódica sobre a lesão, não havendo necessidade de alterações na polaridade da corrente durante o período de tratamento.
- **Contraindicações para o uso da EEAV:** são citados em livros-texto como contraindicações as altas intensidades em locais próximos ao coração, aplicação direta sobre o seio carotídeo, sobre processos infecciosos, pacientes incapazes de fornecer um *feedback* sensitivo, aplicação sobre útero gravídico, pacientes portadores de tromboflebite, portadores de marca-passo cardíaco de demanda, aplicações próximas a equipamentos de diatermia e ainda pacientes portadores de distúrbios sensitivos. Nesse aspecto, há de se considerar que não há evidências na literatura atual que respaldem todas essas contraindicações. O profissional deve considerar o risco-benefício da terapia com estimulação elétrica e optar, dentro do bom senso, se deve ou não aplicá-la. A contraindicação sobre processos infecciosos também deve ser considerada com ressalvas, já que estudos confirmam a ação da corrente sobre a proliferação bacteriana.

A aplicação do uso de EEAV suscita diversas questões ainda em investigação, no entanto, os resultados positivos obtidos por inúmeros estudos, que se baseiam nos mecanismos intrínsecos da atuação da EEAV, tanto no edema como em úlceras, com materiais adequados (Figura 22), permitem aplicações seguras e eficientes.

CORRENTES EXCITOMOTORAS

O primeiro obstáculo a ser vencido pelos cientistas do final do século XVIII era a confecção de fontes estáveis e confiáveis de corrente elétrica, de modo a estimular os nervos e músculos. Quando Luigi Galvani iniciou seus experimentos, existiam algumas fontes geradoras de eletricidade à sua disposição, entre as quais o jarro de Leyden, que funcionava como um condensador elétrico, geradores eletrostáticos e a eletricidade natural – raios. O grande problema dessas fontes era a falta de controle da tensão elétrica gerada.

A invenção definitiva se originou diretamente da disputa científica de Luigi Galvani com seu colega Alessandro Volta. Volta montou então um dispositivo, o qual chamou de "pilha", constituído de uma série de discos de prata e de zinco alternadamente, separados entre si por discos de algodão embebidos em solução ácida. Uma corrente elétrica se produzia quando o disco de prata no topo da pilha era conectado por um fio ao último disco de zinco na

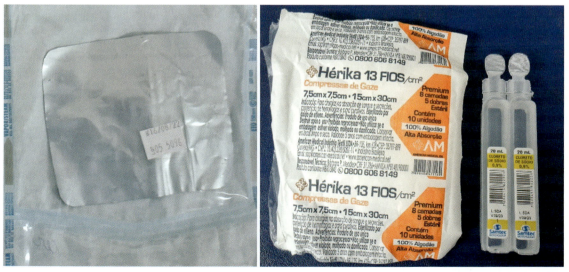

FIGURA 22 Material necessário para estimulação com corrente de alta voltagem sobre lesões: eletrodo e gaze estéreis, soro fisiológico.

parte de baixo. A bateria de células voltaicas deu início a uma revolução abrangente nos anos que se sucederam, não apenas na física, mas também na fisiologia. Controlando cuidadosamente a área e o material de suas partes constituintes, a concentração das substâncias químicas e o número de discos na pilha, voltagens conhecidas e precisas podiam ser ministradas aos tecidos biológicos que se queria estimular.

Com o advento da eletrônica, aliado ao crescente conhecimento da eletrofisiologia, a estimulação elétrica dos tecidos excitáveis tornou-se mais acessível e segura. À medida que a tecnologia digital passou a ser aplicada nessa área e com os avanços na tecnologia de circuitos integrados, produziram-se pulsos elétricos precisos.

Os sistemas de estimulação elétrica neuromuscular incorporam o conhecimento de algumas áreas, incluindo fisiologia, fisioterapia, engenharia, ciência da computação, ortótica e cinesiologia. As técnicas de controle e estimulação estão progredindo rapidamente, refletindo as contribuições de numerosos pesquisadores nesses campos.

A estimulação elétrica neuromuscular é a aplicação da corrente elétrica, a qual visa promover uma contração muscular. A estimulação elétrica tem sido, ao lado da cinesioterapia, um dos recursos amplamente utilizados na clínica para se produzir fortalecimento e hipertrofia muscular, especialmente a partir da metade dos anos 70.[200]

A estimulação elétrica neuromuscular é um importante complemento para muitos programas de tratamento utilizados pela Fisioterapia. Esse recurso terapêutico pode ser utilizado para acelerar processos de recuperação como o fortalecimento muscular, a facilitação ou o controle da espasticidade, não devendo, entretanto, ser considerado um substituto para os treinamentos que utilizam a contração muscular voluntária.

Hoje, a estimulação elétrica para fortalecimento muscular é utilizada clinicamente em casos de imobilização ou de contraindicação de exercícios dinâmicos, quando existe uma inabilidade do paciente em exercer sua força muscular (especialmente no estágio de reabilitação precoce decorrente da diminuição do controle muscular voluntário após lesão ou cirurgia) ou como coadjuvante ao exercício voluntário tradicional.

Tanto na literatura especializada quanto na prática clínica existem variações nos protocolos experimentais, especialmente nas características dos estímulos elétricos, bem como na periodicidade e no tempo de estimulação. Por exemplo, há grandes diferenças entre os parâmetros físicos da corrente, número e duração das contrações, tempo de repouso, número de sessões, ângulo das articulações envolvidas e a velocidade da contração, bem como outras variáveis. Entretanto, nos últimos anos têm ocorrido um maior controle das variáveis e uma maior uniformidade dos métodos de pesquisa.

Genericamente pode-se dividir em dois grandes grupos os protocolos utilizados para a estimulação neuromuscular:

1. Os parâmetros para a resistência muscular incluem intervalos relativamente pequenos entre as contrações, com a duração da contração aproximadamente igual ao repouso, com contrações submáximas, em um período relativamente longo de estimulação em cada sessão, utilizando-se das correntes de baixa frequência; e
2. Para o desenvolvimento da potência têm-se intervalos mais longos de repouso, quando comparados ao da contração, o nível de contração deve ser máximo, com menor tempo durante as sessões de estimulação, com frequências maiores.

A baixa frequência para a estimulação elétrica é definida entre 10 e 1.000 Hz. Na prática clínica, as frequências para a estimulação elétrica neuromuscular são mais restritas, permanecendo na faixa de 1 a 100 Hz, tendo como limite superior o período refratário relativo, quando o nível de estimulação é mantido. Atualmente, vários protocolos têm evidenciado resultados positivos quanto à recuperação da força muscular quando a estimulação elétrica é incorporada ao protocolo de reabilitação. Exemplos clínicos são válidos para demonstrar o resultado dessa técnica nos casos de instabilidade articular acompanhados de desequilíbrio de força muscular, ou mesmo após longo desuso muscular, os quais necessitam de diferentes graus de fortalecimento.

A contração muscular eletricamente provocada é metabolicamente mais desgastante e fatigante do que a contração muscular gerada pela atividade fisiológica voluntária, que utiliza as estratégias da somação por fibras múltiplas – aumento no número de unidades motoras contraídas – e da somação por frequência – aumento da frequência de estimulação, para aumentar a força de contração.

A estimulação elétrica provoca uma contração sincrônica de algumas poucas unidades motoras,[201,202] que são ativadas pela intensidade e frequência do pulso aplicado, enquanto que a contração voluntária mobiliza uma população maior de unidades motoras ativas, em baixa frequência e de forma assincrônica. Essa descarga assincrônica faz com que as respostas das fibras musculares individuais se unam em contração uniforme de todo o músculo, minimizando a sobrecarga em uma região do músculo.

Outro ponto a ser considerado refere-se à despolarização dos motoneurônios, onde a intensidade do estímulo irá promover a despolarização dos axônios dentro do nervo, sejam eles sensoriais, motores ou autonômicos.

Dados de estudos neurofisiológicos demonstram que os axônios de unidades motoras maiores são mais facilmente despolarizados e que há uma relação positiva entre o tamanho axonal e a velocidade de condução.[203] É aceito que axônios maiores estão associados a grandes unidades motoras que normalmente inervam as fibras de contração rápida, mais fatigáveis. Essas descobertas implicam no potencial de recrutamento preferencial de fibras rápidas e em um aumento da fatigabilidade com ativação elétrica exógena.

Os estudos que davam suporte à reversão da ordem de recrutamento com EENM foram conduzidos em modelos animais usando manguitos nos nervos ou paradigmas de estimulação que não são aplicáveis ao que é usado clinicamente (ou seja, estimulação transcutânea). Embora o fenômeno neurofisiológico de uma reversão da ordem de recrutamento da unidade motora possa ser verdadeiro para a estimulação direta do nervo motor *in vitro* ou *in situ*, a orientação dos axônios periféricos pode não favorecer a ativação dessas fibras com estimulação elétrica transcutânea, resultando em um padrão mais aleatório de recrutamento durante EENM.[204]

Alguns livros-texto traziam que a excitação motora eliciada por corrente elétrica é diferente de uma excitação voluntária por atingir primeiramente as fibras de maior diâmetro, justificado pela menor resistência elétrica à passagem da corrente, já que essas fibras possuem área de secção transversa maior e características de membranas diferentes.

Foi sugerido que a EENM resulta em uma reversão do princípio do tamanho, recrutando assim unidades motoras maiores (rápidas) antes das menores, de contração lenta. Gregory e Bickel[205] destacam que essa teoria se baseia em dois pontos: (1) axônios das unidades motoras maiores têm um limiar de excitabilidade menor, e (2) os dados demonstram maior fadiga com EENM quando comparada à ativação voluntária. Para os autores, embora existem evidências suficientes para sugerir que contrações voluntárias e induzidas pela EENM são fisiologicamente diferentes, eles afirmam que o recrutamento de unidades motoras durante o EENM reflete um padrão não seletivo, espacialmente fixo e temporalmente sincrônico, em vez de uma reversão da ordem fisiológica de recrutamento voluntário.

A EENM inicia a contração pela excitação dos axônios sob os eletrodos e pode recrutar unidades motoras de três maneiras distintas.[206] A forma mais direta de recrutamento de unidades motoras utiliza uma via periférica por meio da ativação de axônios motores e não envolve o sistema nervoso central. A despolarização dos axônios motores gera uma onda M e recruta unidades motoras de forma síncrona em uma latência previsível, após cada pulso de estimulação. Gerar contrações pela via periférica tende a recrutar unidades motoras aleatoriamente em relação ao tipo de unidade motora,[205] que pode limitar a eficácia da EENM para manter a integridade muscular, já que as fibras musculares resistentes à fadiga serão menos ativadas em comparação a quando o recrutamento é ordenado. Além disso, a ordem de recrutamento não fisiológico e a descarga síncrona de unidades motoras contribuem para a fadiga rápida, que é problemática quando a EENM é usada para restaurar o movimento.

Além de ativar axônios motores, a EENM também ativa axônios sensoriais, e isso pode contribuir para a contração evocada ao recrutar unidades motoras de duas maneiras distintas.[206] Uma forma desse recrutamento central é por meio da via do reflexo H. Semelhante ao recrutamento durante a onda M, o recrutamento da unidade motora durante o reflexo H é bloqueado no tempo para cada pulso de estimulação, mas ocorre em uma latência mais longa devido ao caminho mais longo através da medula espinhal.[207] A outra forma de recrutamento da unidade motora central resulta em descarga da unidade motora "assíncrona" que não é bloqueada por tempo para cada pulso de estimulação. Foi sugerido que essa atividade assíncrona é provocada pela ativação de correntes internas persistentes nos neurônios espinhais.[208] Ambas as formas de recrutamento central produzem contrações sinápticas e, portanto, provavelmente seguem o princípio do tamanho de Henneman,[209] em que o limiar mais baixo e a maioria das unidades motoras resistentes à fadiga são ativados primeiro. Esse princípio descreve o recrutamento progressivo de pequenas unidades motoras tipicamente lentas seguidas na ordem de aumentar o tamanho para as unidades motoras maiores e tipicamente rápidas.

A revisão da literatura apresentada por Bickel et al.[204] aborda o recrutamento de unidades motoras durante estimulação elétrica neuromuscular e conclui que ela recruta unidades motoras em um padrão não seletivo, espacialmente fixo e temporalmente síncrono. Além disso, sintetiza as evidências que sustentam a alegação de que esse padrão de recrutamento contribui para o aumento da fadiga muscular quando comparado com a contração voluntária.

A colocação dos eletrodos também pode influenciar na contração muscular decorrente da estimulação elétrica, indicando que a contribuição feita pelas vias centrais e periféricas para as contrações eletricamente evocadas difere quando a estimulação é aplicada sobre um tronco nervoso em comparação com um ventre muscular.[210]

As contrações produzidas pela EENM sobre o tronco nervoso do nervo tibial gerarem uma maior contribuição central (reflexos H), enquanto a EENM sobre o ventre do músculo tríceps sural evocou contrações com maior contribuição da ativação direta do axônio motor (ondas M). Assim, a EENM sobre o tronco nervoso pode ser mais promissora para a manutenção da qualidade muscular após danos na via motora central, bem como na prevenção da fadiga muscular durante a EEF.[211] Por esse motivo, o desenvolvimento de métodos que recrutam unidades motoras de baixo limiar em intensidades de estimulação relativamente baixas pode ter vantagens na reabilitação muscular.

Outro ponto a ser discutido que envolve a estimulação elétrica neuromuscular (EENM) é a duração da fase e a frequência da corrente. A literatura tem mostrado que quando EENM é aplicada com duração de pulso maior (1 ms) e frequência mais alta (100 Hz), denominada estimulação de pulso amplo (EPA), uma parte da contração evocada surge de um mecanismo central, pelo qual motoneurônios espinhais são recrutados pelo estímulo sensorial eletricamente evocado. A contração resultante não é transitória, como durante um reflexo, mas é sustentada durante toda a estimulação e pode gerar até 40% do torque em uma contração voluntária máxima (CVM).[212] O recrutamento reflexivo de motoneurônios por aferentes de grande diâmetro ativa unidades motoras na ordem de recrutamento fisiológico normal[213] e, portanto, a contribuição central para as contrações evocadas por EPA pode recrutar preferencialmente as unidades motoras resistentes à fadiga, gerando contrações por meio de uma combinação de mecanismos periféricos e centrais que podem trazer benefícios para a recuperação neuromuscular.

Os resultados apresentados por Collins[214] concluem que a estimulação de pulso amplo gera contrações musculares decorrentes da despolarização dos axônios motores (torque periférico) e de neurônios espinhais por meio de entradas reflexas na medula espinhal (torque central). A contribuição central para a contração evocada pode surgir da liberação potenciada de neurotransmissores de aferentes de grande diâmetro e/ou do desenvolvimento de correntes internas persistentes nos neurônios espinhais. Independentemente disso, diferentes populações de unidades motoras contribuem para o torque periférico e central, sendo que os mais resistentes à fadiga provavelmente serão recrutados preferencialmente pelo mecanismo central.

Ressalta-se que a resposta à estimulação central deve envolver frequências superiores a 80 Hz, duração de trens de pulso longo (20 s) e baixa intensidade de contração (10% da contração voluntária máxima – CVM),[215] além da duração maior do pulso (1 ms).

O nível de recrutamento muscular também é discutido por alguns autores, que consideram que a faixa normal de intensidades de treinamento com EENM tem um limite de 40-60% da contração voluntária máxima, onde a área transversa ativada seria de 29-43% do músculo total, o que indiretamente sugere que apenas uma parte do músculo-alvo poderia ser estimulada pela corrente elétrica.

Para maximizar a área de estimulação muscular, são propostas três estratégias durante a EENM.[216] Primeiro, a intensidade da estimulação deve ser aumentada sempre que possível, idealmente após cada contração, a fim de despolarizar fibras musculares novas e mais profundas a cada contração evocada. Em segundo lugar, os eletrodos de estimulação devem ser movimentados após uma série de contrações, de forma a alterar a população de fibras superficiais ativadas preferencialmente pela corrente. Em terceiro lugar, recomenda-se alterar o comprimento do músculo pela alteração do ângulo articular, para variar a posição das fibras musculares em relação ao eletrodo, mas também para modificar a provável contribuição dos receptores cutâneos[217] e articulares para a contração evocada.

Uma vez que o músculo pode ser dividido em unidades motoras, isto é, o conjunto de fibras musculares inervadas por uma única fibra nervosa, o disparo de uma única célula nervosa determina uma contração cuja força é proporcional ao número de fibras musculares inervadas pela unidade motora. Deste modo, o número de unidades motoras acionadas e o tamanho de cada unidade motora controlam a intensidade da contração do músculo. Em termos da eletroterapia, quanto maior a intensidade da corrente, maior o número de unidades motoras em atividade. Para aumentar a força de contração de um músculo estriado esquelético há necessidade do aumento tanto da frequência quanto da intensidade do pulso. Devemos considerar ainda que é necessário planejar um protocolo que vise a progressão da carga resistiva, seja pela frequência, intensidade e/ou duração da fase, considerando a força muscular prevista e o volume de treinamento. Nesse contexto, a Figura 23 traz os principais parâmetros que devem ser considerados nos protocolos de EENM.

Hipertrofiar um músculo significa aumentar o seu poder motor (aumento do número de sarcômeros em paralelo, diâmetro das fibras musculares individuais e número total de miofibrilas que entram no jogo da contração) e aumentar os mecanismos nutridores para sua manutenção (ATP – adenosina trifosfato, PC – fosfato de creatina, glicogênio etc.). A hipertrofia resulta de uma atividade muscular vigorosa, contrarresistida. Assim, não há efeito trófico sobre o músculo se ele não realizar trabalho, a estimulação elétrica deve trabalhar contra resistência de uma carga e com intensidade suficiente para provocar contrações musculares vigorosas, a qual deve ser incrementada com o aumento no número das sessões.

Corrente farádica

A corrente farádica é a precursora das correntes excitomotoras, tendo sido utilizada desde os meados do século XIX. Segundo Cambridge,[218] foi o físico-químico inglês Michael Faraday quem desenvolveu em 1831 o primeiro transformador utilizado por profissionais médicos com um tipo de eletricidade denominado *faradismo*.

Trata-se de uma corrente polarizada com forma de pulso triangular, com 1,0 milissegundo de fase e frequência de 50 hertz (Hz) (Figura 24).

Em se tratando de uma corrente secular, a sua utilização está bastante reduzida atualmente por ter se tornado obsoleta diante dos modernos estimuladores neuromus-

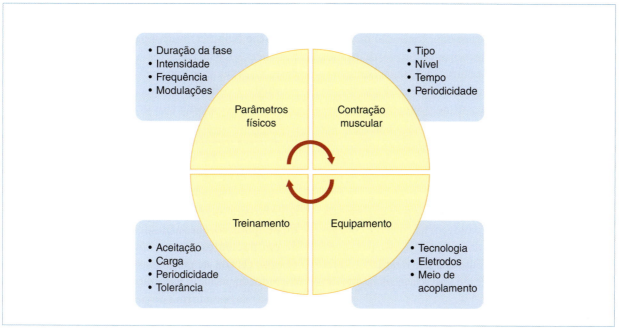

FIGURA 23 Parâmetros que devem ser controlados nos protocolos de estimulação elétrica neuromuscular. Fonte: adaptada de Maffiuletti, 2010.[216]

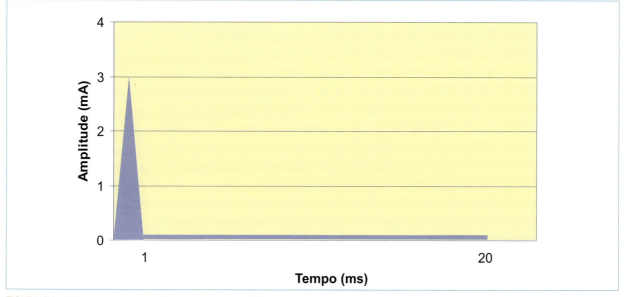

FIGURA 24 Esquema representativo da corrente farádica.

culares. As restrições são decorrentes da forma de pulso (triangular) e da duração da fase (1,0 ms), as quais proporcionam um estímulo sensorial forte, restringindo o aumento da intensidade e consequentemente o nível da contração muscular, além de apresentar polaridade definida. Atualmente, as correntes excitomotoras de baixa frequência apresentam fases próximas de 300 microssegundos (μs) com pulsos quadráticos bifásicos, suficientes para promover uma contração muscular vigorosa.

O principal efeito fisiológico da corrente farádica é a estimulação dos nervos motores, com a consequente produção de contrações musculares. A frequência de 50 Hz da corrente farádica promove uma contração muscular regular, tetânica, porque os novos estímulos alcançam a fibra muscular ainda em contração. Como resultado, a segunda contração é parcialmente somada à anterior, de forma que a força total da contração aumenta progressivamente com o aumento da frequência. Com a frequência pouco maior, a força da contração atinge sua capacidade máxima, de modo que qualquer aumento adicional da frequência além desse ponto não exerce novos efeitos para aumentar a força contrátil.

A estimulação deve ser realizada de forma modulada, alternando-se tempos de passagem da corrente com períodos de repouso – modulação T_{ON}-T_{OFF}, isso para que o aparecimento da fadiga muscular seja retardado. Recomenda-se que o período de repouso seja igual ou superior ao da contração.

Pelo fato da corrente farádica ser polarizada, o seu uso na estimulação de pontos motores da face pode potencializar o par galvânico intraoral, funcionando como um indutor para aumentar a intensidade da corrente já existente (ver "Galvanismo intraoral"). O gosto metálico, oriundo da faradização dos pontos motores da face, é devido ao processo de corrosão que ocorre na restauração metálica ou no aparelho ortodôntico após a passagem de grande intensidade de corrente. A corrosão é tanto maior quanto maior for a eletronegatividade do metal.

Serão apresentadas nos próximos itens as justificativas, embasadas nos resultados da literatura, para o uso da estimulação elétrica neuromuscular. De modo geral, pode-se dizer que as mudanças produzidas no músculo pela estimulação farádica promovem um aumento do metabolismo muscular, uma maior oxigenação, liberação de metabólicos, dilatação de arteríolas e um consequente aumento da irrigação sanguínea no músculo.

A aplicação da corrente farádica promove a contração muscular, sendo mais evidente quando aplicada sobre o nervo ou ponto motor do músculo. Ainda hoje pode ser observada em alguns centros de tratamento da área de dermatofuncional a utilização da faradização, técnica já ultrapassada por tratar-se da aplicação de corrente polarizada, com duração de fase maior que a necessária e de forma triangular. Os resultados esperados com a técnica são os mesmos de qualquer estimulação elétrica neuromuscular, desde que obedecidos os critérios de aplicação e seleção da corrente.

Pulso quadrático bifásico

Ao contrário de algumas correntes como a farádica e a ultraexcitante, que possuem parâmetros físicos definidos, as correntes quadráticas bifásicas podem apresentar inúmeras combinações dos seus parâmetros (duração de fase e frequência), bem como ser associadas a diferentes modulações. A sua aplicação envolve a analgesia, a reparação tecidual e a contração muscular, sendo encontrada na maioria dos equipamentos de eletroterapia, comercialmente conhecidos por EENT-TENS (*transcutaneous electrical nerve stimulation*), EEF-FES (*functional electrical stimulation*), EENM-NMES (*neuromuscular electrical stimulation*) ou EEM-EMS (*electrical muscle stimulation*).

No que se refere à estimulação neuromuscular, a corrente bifásica (despolarizada) apresenta um amplo espectro de aplicação, que vai desde o controle da espasticidade em pacientes acometidos por lesão do sistema nervoso central até programas de treinamento muscular em indivíduos sadios. Especificamente para a estimulação mioelétrica, essa forma de pulso é superior à corrente farádica, utilizada largamente na área de estética até o final da década de 1990, para programas de fortalecimento muscular. A superioridade da corrente bifásica simétrica ou assimétrica (Figura 25) refere-se ao fato do componente contínuo ser zero, com isso minimizando a ionização da pele sob os eletrodos e, no caso da estimulação elétrica neuromuscular da face, não potencializar o par galvânico intraoral (ver "Galvanismo intraoral"), além do estímulo sensório-motor ser mais agradável em função da duração da fase. Os estimuladores atuais geram pulsos da ordem de 100 a 300 microssegundos, de três a dez vezes menores que a corrente farádica.

Graças ao nível de desenvolvimento tecnológico atual, quase toda forma de onda pode estar disponível em um gerador de pulsos. A forma mais comum no estimulador neuromuscular é a quadrática, mas as formas senoidal e triangular ainda podem ser encontradas em correntes específicas.

A forma de onda senoidal não é muito utilizada para ativar fibras motoras, por apresentar um crescimento lento, promovendo assim um certo grau de habituação ao estímulo. A forma triangular necessita de uma alta corrente de saída para promover a contração muscular, fato

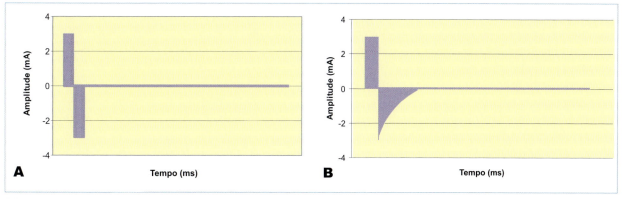

FIGURA 25 Esquemas representativos da corrente despolarizada. (A) Simétrica e (B) assimétrica.

limitante para o seu bom desempenho. Ambas apresentam frequência na faixa dos 50 a 100 hertz (Hz).

A forma quadrática, por outro lado, pode resultar em contração muscular com uma liberação moderada de tensão. Essa forma permite um grande número de configurações, tanto monofásica como bifásica.

Uma onda quadrática monofásica tem a desvantagem de causar polarização sob os eletrodos, devido ao fluxo iônico irregular. A despolarização da onda quadrática monofásica dá origem à onda bifásica simétrica, resultando no fluxo bidirecional de corrente, com o componente contínuo igual a zero, minimizando a ionização da pele e produzindo um efeito motor importante.

Estudos mostraram a maior aceitação, por parte dos indivíduos estimulados, do pulso bifásico por ser o mais confortável. O pulso quadrático bifásico é indicado para a estimulação muscular por apresentar um incremento rápido da sua intensidade, além de não promover os efeitos deletérios causados pela concentração iônica.

O estudo de Kantor et al.[219] analisou cinco formas diferentes de pulso e concluiu que o limiar de resposta motora foi mais bem desenvolvido quando o pulso bifásico simétrico foi aplicado. Baker et al.[220] sugeriram a forma de onda quadrática bifásica balanceada como sendo a mais confortável dentre seis formas diferentes, quando utilizadas para a contração dos músculos flexores e extensores da mão.

O sucesso dos programas de estimulação elétrica depende amplamente dos parâmetros da corrente. Para utilizá-la de forma mais efetiva, o fisioterapeuta precisa dominar todos os parâmetros físicos e saber quando e como regulá-los para torná-los mais convenientes a um programa de tratamento particular, seja ele para treinamento de resistência ou de força.

A ativação da contração muscular por estimulação elétrica, que é frequentemente utilizada na fisioterapia, tem se mostrado eficiente para a reabilitação muscular e para a prevenção de atrofia durante imobilização. O uso dessa técnica para fortalecimento de músculo esquelético sadio e a possibilidade de melhora de performance com o treinamento por estimulação elétrica tem sido sugerido em alguns estudos. Além disso, tem sido mostrado em animais que as propriedades contráteis do músculo podem ser modificadas pela frequência que é utilizada para estimulá-lo.

Tem-se observado que durações de fase maiores que 500 microssegundos (μs), em estudos clínicos, são significativamente menos confortáveis que pulsos de menor duração. Por outro lado, fases extremamente curtas, de 50 μs ou menos, são também julgadas como desconfortáveis, além de ineficazes para ativação do nervo motor com eletrodos percutâneos. A estimulação com fases de 300 a 500 μs tem se mostrado mais efetiva na ativação do nervo motor, necessitando de uma energia de ativação moderada. Bowman & Baker[12] consideram que a estimulação elétrica com eletrodos de superfície tem se tornado um método popular na clínica fisioterápica no tratamento de deficiências motoras por causa de sua natureza não invasiva. O eletrodo percutâneo propicia o seu uso clínico rotineiro com um risco mínimo para o paciente, mas o desconforto sentido por ele tem limitado o seu uso. Neste contexto, desenvolveram um estudo no qual investigaram como as formas de onda, a frequência da corrente e a duração do pulso influenciam o conforto da corrente e, portanto, a eficácia do tratamento. Concluíram que é preferível uma corrente bifásica, com duração de 300 microssegundos (μs), desencorajando o uso dos pulsos com 50 μs de duração.

Milner et al.[221] demonstraram que a duração do pulso de aproximadamente 200 μs com 50 Hz de frequência não promoveu efeito importante na estimulação motora.

A outra característica do pulso de estimulação é o seu tempo de subida, ou seja, o tempo que a corrente leva para atingir sua intensidade máxima. A subida lenta permite que a intensidade de estímulo seja aumentada gradualmente. A vantagem é que o paciente toma contato com a corrente de forma suave e, além disso, o músculo é gradualmente estimulado a produzir uma contração mais natural, com as fibras sendo recrutadas proporcionalmente à intensidade – somação espacial.

Nas primeiras sessões de um programa de estimulação elétrica neuromuscular, um período relativamente longo de repouso (relação de T_{ON}-T_{OFF} de 1:5 até 1:3) entre as contrações deve ser usado para assegurar a capacidade do músculo de continuar a responder, evitando assim a fadiga precoce. Com o passar das sessões o tempo de repouso deve ser reduzido progressivamente (relação 1:2 até 1:1), assim como o tempo de contração deve ser aumentado, relativamente ao ciclo de estimulação.

Outro fator que deve ser alterado com o decorrer do programa é a intensidade da corrente, a qual deve ser constantemente elevada tanto intra quanto intersessões. Essa necessidade é justificada pela habituação do nervo motor ao estímulo elétrico, bem como pelas alterações do sistema muscular desencadeadas no decorrer das sessões de treinamento.

De acordo com Pichon et al.,[222] a estimulação elétrica é uma técnica de fortalecimento muscular baseada na estimulação elétrica dos motoneurônios. A indução da contração muscular é utilizada na reabilitação para o tratamento de hipotrofia, espasticidade e contraturas, bem como para o fortalecimento de músculos sadios. Segundo os autores, programas de treinamento de atletas podem gerar um ganho de torque isométrico de até 44%.

Diferentes protocolos de estimulação elétrica também podem interferir nos resultados obtidos. Neste contexto, Guirro et al.[223] analisaram o efeito de dois protocolos de estimulação elétrica na força do músculo quadríceps da coxa do membro não dominante de 18 voluntárias (idade 19,5 ± 1,7). O protocolo da estimulação elétrica constou de duas correntes com pulso quadrático bifásico simétrico, com T_{ON}-T_{OFF} de 5 segundos, sendo uma de média frequência (2.500 Hz modulada em 50 Hz) e a outra de baixa frequência (50 Hz). A estimulação foi de 30 minutos diários, perfazendo um total de 15 sessões. As voluntárias permaneceram sentadas com flexão de 90° da coxa e da perna, tanto para a aplicação da estimulação elétrica quanto para a mensuração da força, a qual foi coletada por uma célula de carga. Os resultados demonstram que houve um aumento significativo da força nos grupos eletroestimulados tanto em baixa quanto em média frequência. Com base nos resultados, os autores concluíram que, independentemente dos parâmetros da corrente, a estimulação elétrica promoveu aumento da força do músculo quadríceps da coxa, o que pode estar relacionado com o número de contrações isométricas realizadas na intensidade máxima suportada pelas voluntárias não treinadas [a intensidade era elevada 1,0 miliampère (mA) a cada período de 5 minutos], respeitando-se a sua sensação, sempre na mesma posição, diariamente por três semanas. O protocolo buscou aplicar a sobrecarga máxima durante esse período de três semanas, o qual difere de alguns estudos que utilizaram 10 a 30 contrações diárias.[224-227] Esse modelo experimental contempla uma das teorias de Delitto & Snyder-Mackler[228] que sustenta e explica o aumento da força muscular promovido pela estimulação elétrica. Os autores discutem que o aumento da força muscular pela estimulação elétrica envolve o mesmo mecanismo do exercício voluntário, ou seja, o aumento da força depende do aumento da carga funcional. Já para Selkowitz[44] e Snyder-Mackler et al.,[229] o aumento na força isométrica para um grupo muscular treinado somente com estimulação elétrica apresenta correlação positiva com a intensidade da contração.

Segundo Snyder-Mackler et al.,[229] deve ser utilizada, na estimulação elétrica, a maior intensidade tolerada porque existe uma correlação positiva entre a intensidade da corrente durante o treinamento e o torque posteriormente desenvolvido pelo músculo.

O ganho de força após programa de estimulação elétrica parece depender do sexo. Araújo[224] utilizou um protocolo de estimulação elétrica de 10 minutos em dias alternados para um total de seis sessões. O autor observou que o grupo de mulheres, quando comparado ao dos homens, apresentou um maior ganho de força dos músculos *interosseus dorsalis, biceps braquialis* e *quadríceps femoris*, após treinamento com estimulação elétrica.

Vários estudos demonstraram ganho de força após diferentes programas de treinamento com estimulação elétrica. Porém, o mecanismo fisiológico desse aumento, após programas utilizando correntes de média frequência, não é bem claro, podendo ser explicado apenas em parte pelo princípio da sobrecarga.[230] O efeito do fortalecimento muscular foi atribuído por Munsat et al.[231] a um aumento médio de 37% no diâmetro das fibras musculares durante o programa de estimulação elétrica.

A revisão de Delitto & Robinson,[232] que ressalta alguns pontos da estimulação elétrica, concluiu que:

- Usualmente existe um aumento de força no grupo da estimulação elétrica comparado ao grupo controle;
- Não existe diferença entre o grupo da estimulação elétrica e o de exercícios voluntários em regime similar;
- Não há benefício adicional da estimulação elétrica e do exercício voluntário simultâneo, sobre ambos isolados;

- Existe evidência de que certos regimes de estimulação elétrica promovem maior ganho de força do que o exercício voluntário, quando os músculos estiverem hipotrofiados;
- Pode existir uma correlação positiva entre a intensidade de contração da estimulação e o ganho de força;
- Parece existir uma correlação positiva entre as fases de carga elétrica e a capacidade de gerar torque.

De acordo com pesquisa desenvolvida por Binder-Macleod & McDermond,[233] os fatores determinantes da força produzida por estimulação elétrica são a intensidade e a frequência da corrente utilizada, favorecendo a força máxima e consequentemente a fadiga do músculo (ou grupo muscular) estimulado, já que quanto maior a frequência – somação temporal –, maior a força desenvolvida, mas também maior a fadiga. Relatam ainda o desenvolvimento de uma menor força quando o músculo é estimulado com correntes de frequências subtetânicas.

Um ponto que deve ser considerado quando da utilização da EENM ambulatorial é o nível de torque muscular que está sendo gerado, do qual depende o nível de fortalecimento muscular. Similarmente à contração voluntária, na EENM a efetividade do fortalecimento do músculo esquelético necessita de grandes percentuais da contração voluntária máxima. Partindo desse pressuposto, a corrente elétrica aplicada deve gerar uma contração vigorosa, tendo como parâmetros ajustáveis a intensidade, a duração da fase e a frequência.

A diversidade dos estudos envolvendo essa temática traz igualmente uma grande variação dos parâmetros físicos das correntes, gerando resultados conflitantes e algumas vezes duvidosos, como, por exemplo, torques musculares gerados exclusivamente pela estimulação elétrica acima de 50% da contração isométrica voluntária máxima.

Os experimentos que relacionam a estimulação elétrica com o torque isométrico voluntário máximo demonstram que a estimulação elétrica sozinha não consegue exceder o voluntário. Os valores apresentados variam entre 53% e 93% segundo Kramer et al.[234] e 46% e 87% segundo Wasmsley & Vossys,[235] quando da utilização de diferentes parâmetros de estimulação elétrica ou de diferentes estimuladores, respectivamente. Além disso, o nível de treinamento dos voluntários também pode interferir nesses limites.

Vários são os autores que analisaram os parâmetros físicos das correntes excitomotoras sob o aspecto da sensibilidade. Para Gracanin & Trnkczy,[236] uma duração de pulso de 300 μs é mais confortável que uma de 1.000 μs, devido à menor carga elétrica. Estudo realizado por Bowman & Baker[89] mostrou que a duração do pulso de 300 μs foi a mais aceita pelos indivíduos avaliados, independentemente da forma de pulso utilizada, quando comparada com 50 μs, para geração do mesmo torque. A análise dos parâmetros é de difícil interpretação devido à natureza subjetiva das respostas sensitivas dos indivíduos.

A relação entre a intensidade da corrente e a deflagração do potencial de ação também foi pesquisada. Bhadra & Peckham[25] relatam que a intensidade dos pulsos necessária para iniciar um potencial de ação é maior quando os pulsos são de pequena duração. O uso de um pulso de longa duração pode minimizar a intensidade e a transferência total de cargas, o que diminui o risco de lesão tecidual.

Durante o exercício voluntário, a força de uma contração é aumentada de duas maneiras: aumentando-se o número de unidades motoras ativadas (somação espacial) e aumentando-se a frequência de disparo das unidades motoras ativas (somação temporal). Os programas de estimulação elétrica empregam as mesmas abordagens, sem, no entanto, apresentarem a habilidade de ajustar a ordem de recrutamento entre os tipos de unidades.[237]

Segundo Duchateau & Hainaut,[238] as propriedades contráteis do músculo podem ser modificadas pela frequência utilizada pela estimulação elétrica e, quando comparada com o treinamento voluntário, desenvolvido com cargas submáximas, sugere-se que a estimulação elétrica é menos eficiente, mas complementar ao treinamento voluntário, porque o número e o tipo de unidades motoras treinadas são diferentes nesses dois procedimentos.

O aumento da força depende, tanto no treinamento com estimulação elétrica como com exercício voluntário, do aumento da carga funcional. Mas existem diferenças neurofisiológicas entre os tipos de contração desenvolvida e o nível de recrutamento de fibras (tipo I e II), na forma de despolarização (sincrônica e assincrônica) e na frequência de disparo.[228] Porém, não existe diferença significativa no ganho de força quando se comparam treinamentos por estimulação elétrica ou por contração voluntária.[239]

De forma geral, os programas de EENM não adicionam benefícios à contração voluntária máxima no treinamento de força de músculos saudáveis.

Noronha et al.[200] discutem que, na hipótese de a literatura demonstrar que a estimulação elétrica aumenta a força muscular em indivíduos que contraem concomitante e voluntariamente a musculatura, auxiliando a facilitação da estimulação elétrica, seus resultados sugerem que o estado consciente e/ou a atividade voluntária do indivíduo, na realização do movimento, são essenciais para a efetividade da estimulação elétrica, particularmente em relação à hipertrofia muscular. Mas, se a literatura mostrar que a estimulação elétrica aumenta a força muscular mesmo quando o indivíduo não realiza voluntariamente o movimento, então seus resultados indicariam que o estado de alerta (consciência) é importante para a obtenção da hipertrofia. Outra possibilidade seria de que o aumento de força produzido pela estimulação elétrica não seja consequente à hipertrofia das fibras musculares, mas sim a uma maior facilitação ou a um maior recrutamento do número de unidades motoras durante a contração muscular.

Villar et al.[240] citam na introdução de seu trabalho que a estimulação elétrica muscular é utilizada para reeducação muscular, minimização da atrofia, inibição temporária de espasticidade, redução de contraturas e edemas, sendo útil, também, para aumentar a força muscular, na qual unidades motoras maiores são recrutadas preferencialmente. Segundo os autores, os três parâmetros básicos manipulados para a obtenção de maior geração de força são: a intensidade da estimulação, a frequência e a duração individual dos pulsos, além da posição dos eletrodos. Esses autores fazem referências a estudos em que a estimulação elétrica isoladamente gerou força muscular maior do que a contração isométrica voluntária máxima, ou quando a estimulação elétrica associada à contração voluntária máxima do mesmo músculo corrige o déficit de força devido à subativação de unidades motoras, facilitando o seu recrutamento máximo e, consequentemente, produzindo um torque maior do que o voluntário isolado.

São vários os trabalhos que indicam o uso da estimulação elétrica para pacientes que apresentam lesões do sistema nervoso central. Baker & Parker[241] utilizaram a estimulação elétrica funcional (FES) para a estabilização do ombro de pacientes neurológicos que apresentavam subluxação crônica. As autoras concluíram que a estimulação elétrica é um efetivo método para a mobilização do ombro, especialmente para os pacientes que apresentam dor. A primeira vantagem está no seu uso profilático, inicialmente no estiramento da cápsula e na manutenção da integridade articular no período hipotônico.

A extensão do punho de pacientes hemiplégicos pode ser promovida pela FES, a qual visa o aumento do grau de movimento e melhora da força.[242] Em outro estudo, a estimulação elétrica promoveu uma recuperação funcional, aumentou o grau de movimento, preveniu a formação de contraturas por tecidos moles e reduziu a espasticidade e o edema do punho de pacientes com hemiplegia.[243]

Outro grupo de pacientes que pode ser beneficiado com a estimulação elétrica são os portadores de dor crônica pós-radiculopatia associada à fraqueza muscular.[244] Os resultados destes autores indicaram um aumento de força muscular medida pela contração isométrica voluntária máxima.

A revisão sistemática envolvendo a aplicação da EENM isolada ou associada à contração voluntária de idosos conclui que se trata de um método de treinamento eficiente e seguro para uso nessa população.[245] Os protocolos utilizados possibilitaram a melhora do estado fisiológico do idoso, considerando o nível funcional e molecular, o que levou a melhores performances de marcha e equilíbrio, especialmente nos menos ativos. Quase todos os parâmetros de força, equilíbrio e marcha não mostraram que a EENM foi menos eficiente do que a contração voluntária tradicional. Segundo os autores, a EENM pode ser vista como uma nova técnica de treinamento, segura e eficiente entre os idosos e deve ser utilizada com mais frequência, associada ou não ao treinamento voluntário tradicional. A estimulação elétrica neuromuscular poderia até ser eficiente o suficiente para diminuir o número de quedas e, assim, melhorar a qualidade de vida dos idosos.

Antes da prescrição da EENM, o profissional deve refletir sobre os benefícios esperados para essa terapia. Entendemos que o resultado da estimulação elétrica, com objetivo de condicionamento muscular, depende das condições morfológicas e metabólicas apresentadas pelo tecido muscular, onde os melhores resultados ocorrerão em pacientes que apresentem graus distintos de dor, cinesiofobia, déficit do controle motor, limitação articular etc. Assim, pacientes com restrição na execução da contração voluntária máxima seriam bons candidatos a EENM, principalmente nas primeiras sessões de treinamento, ou enquanto persistir a causa da limitação da CIVM.

Considerando os estudos experimentais, Guirro et al.[246] e Silva et al.[247] destacam a importância do controle glicêmico para os músculos esqueléticos. Os autores observaram que a estimulação elétrica em diferentes protocolos foi capaz de aumentar as reservas de glicogênio do músculo sóleo normal ou desnervado de ratos, restabelecendo parcialmente a homeostasia energética dos músculos desnervados. Na mesma linha de pesquisa, Filiputti et al.[248] avaliaram a eletroestimulação sobre a capacidade de sintetizar glicogênio dos músculos sóleo e gastrocnêmio de ratos, quando submetidos ao tratamento com dexametasona. Os parâmetros utilizados para a estimulação consideraram o pulso quadrático bifásico, 50 Hz, duração de 0,3 ms, T_{ON}-T_{OFF} (5 s) sendo aplicado por eletrodos percutâneos, por 20 min/dia, durante 15 dias, sendo a concentração da dexametasona de 0,1 mg/kg/dia. Os resultados mostram que a estimulação elétrica promoveu uma expressiva melhora nas condições energéticas das fibras musculares, minimizando o comprometimento metabólico ocasionado pelo tratamento com a dexametasona.

Correntes aussie, interferencial pré--modulada e russa

A faixa de frequência compreendida entre 1.000 e 10.000 Hz é denominada de média ou alta frequência. Esses termos são utilizados e definidos similarmente na literatura[44] e têm sido considerados apropriados para descrever a estimulação elétrica que é usada para o treinamento de força ou analgesia.

As correntes aussie, interferencial pré-modulada e russa são classificadas como de média frequência, apresentando 1.000, 2.000 e 2.500 Hz, respectivamente, quando utilizadas para estimulação neuromuscular. A falta de capacidade do sistema nervoso periférico para transmitir essas frequências exige que elas sejam moduladas em baixa frequência. Neste aspecto, pode ser observado na Figura 26 que as envoltórias são diferentes, senoidal para a interferencial pré-modulada e quadrática (*burst*) para a aussie e a russa.

A envoltória senoidal é obtida com a modulação total da intensidade (100%), isto é, inicia-se em zero, atinge o máximo da intensidade determinada e retorna a zero, em um período predeterminado (milissegundo ou segundo), dependendo da frequência da envoltória selecionada, que pode variar entre 1 e 100 Hz na maioria dos equipamentos. Por se tratar de uma envoltória senoidal, não há necessidade de repouso entre elas.

A corrente russa, proposta pelo médico russo Yakov M. Kots na década de 1970, com o objetivo de fortalecimento muscular, apresentava pulso alternado de 2.500 Hz, modulado em *burst* com duração de 10 milissegundos (ms) e intervalo *interburst* (repouso) de igual valor, gerando uma frequência de 50 Hz. Equipamentos atuais permitem que a frequência da corrente varie entre 1 e 150 Hz.

O pesquisador Alex Ward idealizou a corrente aussie no início deste século, tendo como corrente de base o pulso alternado de 1.000 Hz, indicado para a estimulação neuromuscular, modulado em *burst* com duração de 2 milissegundos e intervalo *interburst* (repouso) variável (998-6,3 ms), os quais geram frequências entre 1 e 120 Hz.

A diminuição da impedância elétrica promovida pela corrente de média frequência pode ser justificada em função da pele atuar como uma barreira capacitiva, considerando que sua impedância capacitiva é inversamente proporcional à frequência da corrente alternada.[249]

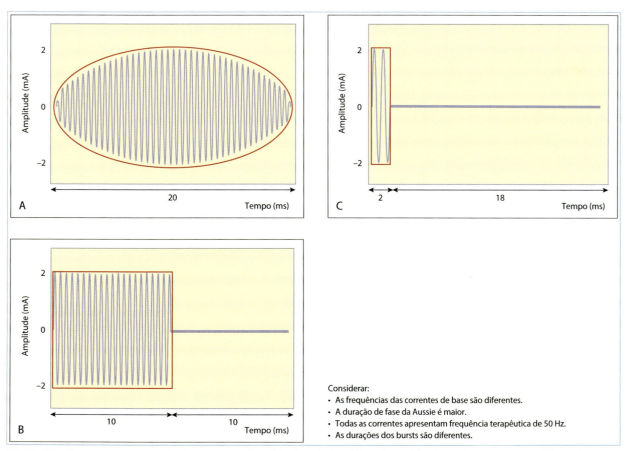

FIGURA 26 Esquema representativo das correntes de média frequência. (A) Interferencial pré-modulada, (B) russa e (C) aussie.

A expectativa criada sobre o comportamento das correntes de média frequência nos tecidos biológicos pode ser consequência de uma interpretação mal conduzida de modelos teóricos. Alon[250] contesta a relação entre a impedância da pele e a frequência da corrente elétrica, atribuindo as suas alterações à duração de fase. Assim, o autor relata que qualquer onda monofásica ou bifásica sofrerá a mesma impedância da corrente de média frequência se as durações das fases forem iguais. Contrariando tal afirmativa, os resultados de Bolfe e Guirro[251] demonstram a influência de correntes de baixa e média frequência na oposição ao fluxo elétrico, uma vez que foram obtidos valores distintos de impedância aplicando-se correntes com a mesma duração de fase. Esse quadro reafirma a necessidade de maior conhecimento sobre a interação das correntes elétricas terapêuticas, de baixa e média frequência disponíveis no mercado, com os tecidos biológicos.

Com o objetivo de avaliar a taxa de fadiga induzida eletricamente no músculo esquelético de indivíduos saudáveis, foi utilizada uma corrente alternada com frequência entre 1 e 15 kHz (*burst* e intervalo *interburst* de 10 milissegundos – 50 Hz, modulada em subida, sustentação e repouso de 1,5, 3,0 e 1,5 segundos), sendo aplicada no músculo extensor do punho por 10 min. O declínio no torque com o tempo foi analisado em termos de componentes de fadiga "rápida" e "lenta". Os autores interpretaram que o declínio rápido do torque é decorrente da atividade da fibra muscular de contração rápida e o declínio lento das fibras resistentes à fadiga. Com essa interpretação, na faixa de frequência de 1-10 kHz, a proporção de fibras resistentes à fadiga que contribuem para o torque aumenta, devido à diminuição seletiva das fibras de fadiga rápida. Com esses resultados, os autores sugerem a utilidade potencial da corrente alternada de média frequência para estimulação elétrica neuromuscular.[252]

Com a disponibilidade da corrente aussie nos aparelhos comerciais, vários estudos surgiram comparando o torque e o desconforto gerados pelas correntes de média frequência. Um dos primeiros estudos envolveu a estimulação elétrica neuromuscular dos extensores do punho, com o objetivo de avaliar diferentes frequências (500, 1.000, 2.000, 4.000, 5.000, 10.000 e 20.000 Hz), moduladas em *burst*, na geração do torque. Os resultados mostraram que para a produção máxima de torque a frequência de 1 kHz foi sugerida como a mais eficiente.[253] Apesar dos autores não relacionarem esses achados aos parâmetros físicos, esse resultado pode ser decorrente da duração da fase de 500 microssegundos apresentada pela corrente alternada de 1.000 Hz, utilizada frequentemente nos equipamentos de baixa frequência. Para efeito de comparação, a corrente russa e a interferencial pré-modulada apresentam fases de 200 μs e 250 μs, respectivamente. Nesse contexto, o valor menor da fase está associado à necessidade de uma maior intensidade para se atingir o limiar motor, considerando a relação entre a duração da fase e a intensidade para os diferentes limiares.

Com o objetivo de comparar as correntes de média frequência utilizadas para o condicionamento muscular, indivíduos saudáveis foram submetidos a terapia com as correntes aussie, russa e pulsadas. Os resultados indicaram a melhora de torque e conforto com a estimulação da corrente aussie.[254]

A literatura pode apresentar certa divergência entre os vários autores em função dos protocolos utilizados nos programas de estimulação elétrica neuromuscular. Como já abordado, a frequência, intensidade, duração da fase, relação entre o tempo de contração e repouso, período de análise, ângulo do segmento, entre outros parâmetros envolvidos no treinamento, podem influenciar nos resultados. Essas variáveis devem ser cuidadosamente analisadas nos resultados de um experimento ou na comparação entre vários.

Para Cabric et al.,[255] alguns autores relatam ter encontrado modificações morfofuncionais (aumento na porção nuclear) em músculos treinados com estimulação elétrica. Assim, pesquisaram estimulação com corrente de média frequência (2.500 Hz) e alta intensidade por 19 dias, esperando mudanças morfológicas no tecido muscular. Os autores concluíram que:

1. a estimulação elétrica leva à hipertrofia das fibras musculares (tipo II – 50% e tipo I – 20%);
2. o volume nuclear interno teve um aumento tecidual de 25%;
3. o tamanho e o volume das fibras musculares estão completamente relacionados com o volume dos mionúcleos;
4. o aumento da atividade das células leva à hipertrofia celular, paralelamente ao aumento da atividade nuclear;
5. fibras maiores significam menos fibras por unidade de volume e de área, então o número de núcleos por fibra deve estar aumentado e o aumento do volume nuclear indica o aumento do número de núcleos, individualmente, durante a estimulação;
6. o tipo e a frequência da estimulação são essenciais para os efeitos nos mionúcleos;
7. o aumento na porção mitocondrial foi muito maior nas fibras tipo II que nas de tipo I, o que pode demonstrar que o regime de estimulação com média frequência e alta intensidade de corrente estaria mais orientado para a potência que para a resistência; e
8. em geral as correntes de média frequência e alta intensidade têm maior efeito sobre as fibras do tipo II.

A ampla revisão realizada por Selkowitz[44] apresenta e discute as maiores descobertas e observações acerca dos efeitos da estimulação elétrica de média frequência no fortalecimento do músculo quadríceps femoral em indivíduos sadios, além de organizar os vários resultados em 10 conclusões:

1. o treinamento isométrico com estimulação elétrica aumenta significativamente a força isométrica do músculo quadríceps em determinadas posições;
2. o treinamento isométrico com estimulação elétrica aumenta significativamente a força isocinética em determinadas velocidades;
3. não está claro se existem diferenças significativas nas alterações de força isométrica ou isocinética entre indivíduos dos sexos masculino e feminino após treinamento com estimulação elétrica;
4. não há diferença significativa no aumento de força isométrica entre os grupos de treinamento usando estimulação elétrica sozinha, contração voluntária sozinha, ou estimulação elétrica e contração voluntária simultaneamente;
5. o aumento na força isométrica de um grupo treinado somente com estimulação elétrica é significativa e positivamente correlacionado com a intensidade da contração-treino (torque representado como uma porcentagem da contração isométrica voluntária máxima);
6. o aumento na força isométrica para um grupo usando somente estimulação elétrica pode depender do tempo de duração da contração-treino;
7. podem existir limites máximos para a intensidade e para o tempo de duração das contrações-treino com a estimulação elétrica, podendo ser afetados por fatores neuromusculares e de fadiga das fibras musculares;
8. nenhuma associação entre o aumento de força e as mudanças fisiológicas musculares devido ao treino com estimulação elétrica foi demonstrada na literatura até hoje;
9. o aprendizado motor também pode influenciar no aumento de força devido à estimulação elétrica;
10. não há relação consistente entre intensidade de corrente tolerada e o torque produzido durante a contração.

McMiken et al.,[256] comparando dois programas de tratamento, sendo um a contração isométrica voluntária máxima e outro a estimulação elétrica, por um período de 10 dias, observaram um aumento de 25% no grupo de contração isométrica e de 22% para estimulação elétrica, ressaltando que não houve diferença entre os mesmos. Contrariamente a esses resultados, Delitto et al.[232] observaram um ganho de força maior em grupo de estimulação elétrica (2.500 Hz, modulado a 50 Hz, com intensidade máxima tolerada) do que no grupo treinado com contração voluntária.

O estudo de Guirro[257] analisou o efeito de dois protocolos de estimulação elétrica neuromuscular (EENM) na atividade elétrica dos músculos flexores da mão, bem como da força de 24 voluntárias divididas igualmente em 4 grupos (EENM de baixa frequência em 45° de flexão ou extensão da mão e EENM de média frequência em 45° de flexão ou extensão). Ambos os protocolos utilizaram o pulso quadrático bifásico simétrico, com T_{ON}-T_{OFF} de 5 segundos, sendo a média frequência a 2.500 Hz e duração de 100 μs (modulada em 50 Hz) e a baixa frequência a 50 Hz com pulso de 300 μs. A estimulação foi de 30 minutos diários, perfazendo um total de 15 sessões. Os sinais foram analisados durante uma contração isométrica voluntária máxima de quatro segundos. A estimulação foi realizada nas posições de 45° de flexão ou extensão da mão, sendo que em cada grupo os sinais foram coletados tanto na flexão quanto na extensão de 45°. Os resultados demonstraram que a EENM proporcionou aumento da força para todos os grupos analisados ($p < 0,05$). A frequência do espectro foi analisada por meio da frequência mediana e da densidade espectral de potência, as quais indicaram um aumento da frequência mediana para o grupo estimulado a 50 Hz, na posição de flexão, sendo o sinal coletado tanto em flexão quanto em extensão. Para os mesmos grupos, houve diminuição da frequência quando estimulados a 2.500 Hz. Pode-se concluir que a EENM promoveu aumento da força muscular em todos os protocolos analisados e diferentes protocolos da EENM alteram diferentemente a frequência mediana e a densidade espectral de potência do espectro de frequência do sinal eletromiográfico. As alterações ocorridas no domínio da frequência podem ser justificadas primeiramente pelas diferentes frequências aplicadas, baixa ou média, as quais apresentam ciclos de trabalho diferentes. O ciclo de trabalho da corrente de média frequência pode ser calculado pela expressão I e o de baixa frequência pela expressão II, apresentados no Quadro 2.

QUADRO 2 Expressões para o cálculo do ciclo de trabalho da corrente de média frequência

Ciclo de trabalho (CT) das correntes excitomotoras

Expressão I

$$CT = \frac{ip \times 0,7}{2} \times K$$

Onde:
ip = intensidade de pico
0,7 = valor eficaz da envoltória senoidal
K = constante de tempo
2 = relação efetiva do ciclo (50%)

Expressão II

$$CT = \frac{ip \times 0,6}{20} \times K$$

Onde:
ip = intensidade de pico
0,6 = duração das fases
K = constante de tempo
20 = repouso do pulso

Considerando a mesma intensidade de pico e o mesmo tempo de aplicação, os valores dos ciclos de trabalho apresentados pela corrente de baixa frequência representam 8,5% do ciclo da corrente de média frequência, repercutindo assim nas diferentes respostas geradas por esses estímulos. O pequeno ciclo de trabalho da corrente de baixa frequência pode ser o responsável pela não alteração do RMS.

São vários os benefícios dos programas de fortalecimento muscular utilizados pela fisioterapia. Esses programas surgem da necessidade de se estabelecer as funções de um músculo quando ele apresenta sua força diminuída, ou então para se ter um melhor rendimento em um determinado esporte.[200]

Currier & Mann[258] analisaram os efeitos da estimulação elétrica em quatro diferentes grupos experimentais: estimulação elétrica, estimulação elétrica associada ao exercício voluntário, exercício isométrico voluntário e grupo controle. O protocolo de treinamento consistiu em 10 contrações tetânicas intermitentes do músculo quadríceps da coxa por 16 segundos, seguidas de 50 segundos de repouso. O treinamento foi de três dias por semana durante cinco semanas. Todos os três grupos apresentaram aumento significativo de força, quando comparados ao controle, apesar de que nenhuma diferença significativa foi encontrada entre os grupos treinados.

Em um esforço para melhorar o torque muscular, alguns pesquisadores têm escolhido intensidades de estimulação elétrica pela sensação individual experimentada pelo voluntário. Outros têm pré-selecionado as intensidades de estimulação que produzem níveis específicos de torque em uma proporção entre 60% e 87% da contração isométrica voluntária máxima (CIVM). Em outros estudos, a frequência dos pulsos tem variado de 50 a 2.000 Hz. Essas frequências produzem contrações musculares tetanizantes e, quando relacionadas com intensidades suficientes de estimulação elétrica (produzindo contrações equivalentes a 33% da CIVM), aumentam o torque produzido no músculo sadio.

O conforto durante a estimulação elétrica é fator fundamental para o seu sucesso, podendo até limitar a sua aplicação.[220,259] Soo et al.[260] relataram que alguns indivíduos referiram dores nas coxas logo após o treinamento com estimulação elétrica. Essas dores ocorreram após a primeira ou segunda sessão, mas se mantiveram por dois ou três dias. Dores musculares também têm sido relatadas por outros pesquisadores que utilizaram a estimulação elétrica. A dor muscular resultante do exercício induzido eletricamente pode ser similar àquela experimentada inicialmente por indivíduos ao participarem de novo exercício ativo resistido. Tal fato pode ser devido à magnitude da contração muscular. Neste contexto, Stefanovska & Vodovnik[261] analisaram diferentes padrões de estímulo e concluíram que diferentes fibras musculares, com diferentes níveis de fadiga, foram recrutadas em cada tipo de estimulação, sendo a fadiga muscular induzida principalmente pela duração da atividade muscular.

Geralmente, parece ser necessário aumentar a intensidade da corrente para aumentar o torque da contração muscular. De Domenico & Strauss[262] testaram essa hipótese e relataram ser verdadeira. Provavelmente haverá momentos específicos, no entanto, em que essa relação não se manterá; isto é, quando a intensidade é aumentada e tem-se diminuído o rendimento do torque gerado; talvez por causa da co-contração resultante do abrupto aumento da intensidade da corrente, ou em decorrência do desenvolvimento da fadiga. Indivíduos relataram resistir a uma contração por estimulação elétrica percebidamente muito forte (usualmente uma sensação de desconforto da contração). Essa resistência, segundo os autores, possivelmente manifesta a co-contração. Um grande aumento na intensidade da corrente de uma estimulação para outra não necessariamente produz um aumento proporcional no torque.

Há evidências da necessidade de uma maior intensidade de corrente com o treinamento progressivo, apesar de poucos estudos documentarem a variação da intensidade da corrente elétrica aplicada. Foi observado que a resistência do tecido diminuiu após a estimulação dos músculos abdominais de indivíduos sadios, possivelmente por um aumento na condutividade.[263]

Nos experimentos de Guirro[264] e Guirro et al.[223] foram observadas alterações sempre crescentes da intensidade intra ou interestimulações. O protocolo utilizado pelos autores consistia no aumento da intensidade em 1,0 miliampère (mA) a cada período de 5 minutos (intrassessão), além de sempre iniciarem a sessão seguinte na intensidade igual ou superior à sessão anterior (intersessão), sempre respeitando a sensação da voluntária. Esse procedimento permitiu que a contração muscular fosse mantida dentro de um padrão de uniformidade durante todo o período de estimulação, sempre no seu nível máximo (Figura 27). Este modelo experimental contempla uma das teorias de Delitto & Snyder-Mackler[228] que sustenta e explica o aumento da força muscular decorrente da estimulação elétrica. Os autores discutem que o aumento da força muscular pela estimulação elétrica envolve o mesmo mecanismo do exercício voluntário, ou seja, o aumento da força depende do aumento da carga funcional. Já para Selkowitz,[44] o aumento na força isométrica para um grupo muscular treinado somente com estimulação elétrica apresenta correlação positiva com a intensidade da contração desenvolvida.

Variações da intensidade podem ser observadas no decorrer de um programa de estimulação elétrica. No caso apresentado na Figura 27 houve uma diminuição importante na intensidade da corrente elétrica no grupo estimulado com baixa frequência no décimo primeiro dia. Isso ocorreu, segundo o autor, provavelmente pelo estresse, uma vez que todas as voluntárias eram universitárias e iriam realizar uma prova de conhecimentos no dia seguinte.

Na década de 1970 foi atribuído à corrente russa um ganho de força muscular de 40% quando aplicada em atletas russos de elite.[265] O protocolo consistia na estimulação de 10 segundos (ON) com repouso de 50 segundos (OFF), durante 10 minutos no período de nove dias consecutivos ou dezenove dias alternados. Os autores não observaram diferenças nos resultados quando compararam os períodos de estimulação. A falta de documentação e a dificuldade de acesso aos estudos de Kots não permitiram que os seus resultados fossem reproduzidos.

Laughman et al.[266] têm indicado aumentos na força entre 13 e 22%, utilizando vários protocolos de estimulação elétrica. A Figura 28 apresenta os resultados de dois protocolos de estimulação elétrica (baixa e média frequência) aplicados por Guirro.[257] Os dados obtidos tanto com a corrente de baixa quanto de média frequência, independentemente do posicionamento da mão para a estimulação (45° de flexão ou 45° de extensão) ou coleta dos sinais (45° de flexão ou 45° de extensão) demonstram ganhos significativos de força desenvolvida nas quatro posições de análise. O ganho de força, independentemente do posicionamento, pode ter sido devido ao fato da estimulação elétrica promover uma despolarização sincrônica,[201,267] a qual leva a um recrutamento máximo e simultâneo das unidades motoras, ao contrário do que ocorre com o exercício voluntário, o qual promove um recrutamento assincrônico[228] e que, quando feito isometricamente, promove um ganho de força somente na posição treinada.[268-272]

Para Selkowitz,[273] a estimulação elétrica isolada, em posição isométrica, promove aumento de força isométrica, determinando também uma maior capacidade do indivíduo em tolerar contrações mais fortes e longas. Observou-se que não existe correlação significativa entre a intensidade da corrente tolerada durante a estimulação elétrica e o torque produzido pela contração, sendo essa variabilidade devida à interferência do sistema nervoso central (sensibilidade e percepção emocional, desconforto e ansiedade), à fadiga e à impedância elétrica de cada indivíduo.

Várias citações relatam a ocorrência da hipertrofia muscular com o treinamento de força por meio da contração voluntária, alterando assim a área de secção transversal do músculo e a sua força,[274-277] além de outras alterações morfofuncionais, as quais, geradas pela estimulação elétrica, representariam o seu principal fator de ganho de força,[231,255] ou que isso ocorreria após um programa de estimulação elétrica máxima, baseada sempre na sensação de máxima tolerância do voluntário.[278] Por outro lado, vários autores observaram que o aumento de força após treinamento com estimulação elétrica não apresenta uma hipertrofia proporcionalmente correlata, sugerindo que parte desse aumento é devido ao aprendizado motor, i.e., à facilitação neural que levaria a um padrão mais eficiente de recrutamento das unidades

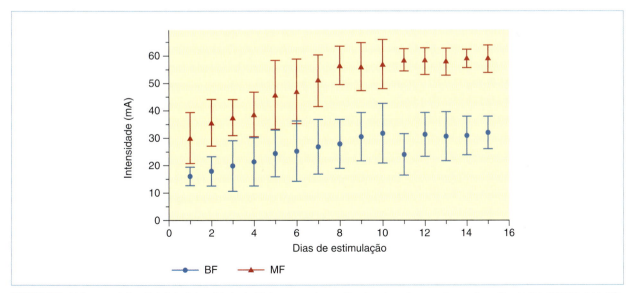

FIGURA 27 Valores médios (±dp) da intensidade (mA) das correntes aplicadas durante o programa de estimulação elétrica, nos diferentes protocolos, n = 12. BF: baixa frequência; MF: média frequência. Dados de Guirro.[264]

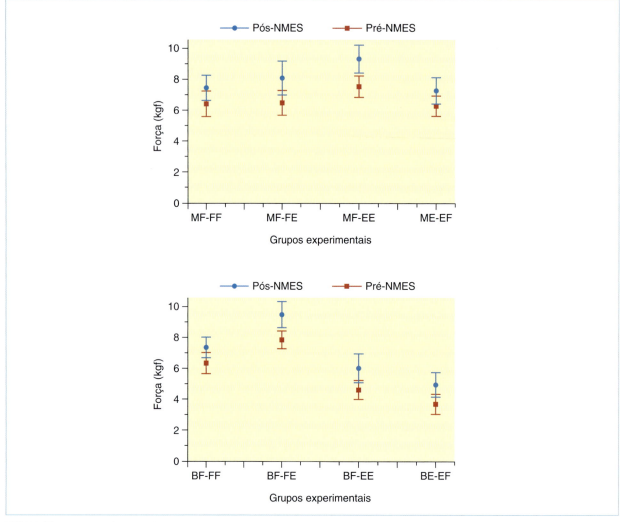

FIGURA 28 Valores médios da força muscular (±dp) dos grupos eletroestimulados em baixa (BF) ou em média frequência (MF), na posição de flexão (F) ou extensão (E), sendo o sinal coletado na posição de flexão (F) ou extensão (E) da mão, n = 6. *p < 0,05. Dados de Guirro.[264]

motoras, tendo um maior número de impulsos disparando a uma maior frequência.[44,279-281]

Independentemente da hipertrofia, inúmeros estudos observaram aumento da força desenvolvida por músculos esqueléticos quando estimulados eletricamente por meio de eletrodos percutâneos.[224,229,257,276] Povilonis & Mizuno[282] referem ainda que mudanças metabólicas, como aumento do fosfato de creatina, diminuição do consumo da adenosina trifosfato intramuscular e alterações no pH intracelular ocorrem com a estimulação elétrica e que o aumento da força muscular se dá em virtude dessas adaptações orgânicas.

A frequência mediana do espectro de potência do sinal mioelétrico pode ser um indicativo da fadiga muscular.[202,283,284] Sobre esse aspecto Orchardson[285] demonstrou que a excitabilidade da membrana diminui quando o pH intracelular diminui. A diminuição do pH intracelular pode ser em decorrência da estimulação elétrica, uma vez que foi observada uma diminuição significativa da adenosina trifosfato e do fosfato de creatina, além de um aumento do lactato, após estimulação por 6 minutos, com 15 segundos de contração seguida de um mesmo período de intervalo.[14]

Foi ratificado que a frequência mediana diminui quando há resíduos de lactato no fluido extracelular, podendo acarretar maior número de fibras musculares contraídas, oclusão da corrente sanguínea, bem como a existência proporcionalmente maior de fibras de contração rápida.[286] Está bem estabelecido que a capacidade de transporte máximo da glicose do músculo esquelético está fortemente correlacionada com a composição e o tipo de fibra.[287] Assim, os efeitos estimulantes de ambos, insulina e exercício, sobre o transporte de glicose são mais evidentes em fibras oxidativas dos tipos I e IIa (tais como o sóleo e a porção vermelha do gastrocnêmio) que em fibras do tipo IIb glicolíticas (porção branca do gastrocnêmio).[288,289] Entretanto, uma grande diferença no quadro surge quando a relação entre o transporte de glicose e a composição da fibra muscular é examinada na contração muscular eletricamente induzida.

De fato, a taxa de transporte da glicose tem sido reportada como sendo similar ou maior nas fibras do tipo IIb quando comparadas com as IIa durante estimulação elétrica.[246,290] Roy et al.[291] hipotetizaram que é possível que uma translocação diferencial de transportadores GLUT-4 para a superfície da célula seja a base da maior capacidade de resposta das fibras do tipo IIb à estimulação elétrica. Seus resultados concluíram que a contração induzida eletricamente estimulou a translocação do GLUT-4 nos túbulos transversos, sendo proporcionalmente maior na porção branca do músculo gastrocnêmio do que na porção vermelha. Para Hennig et al.[292] esse paradoxo pode ser explicado por um recrutamento diferenciado de fibras musculares entre exercícios e estimulação elétrica. Assim, fibras do tipo I são mais ativas que as do tipo IIb durante contração voluntária de intensidade moderada, assim como os motoneurônios que inervam os tipos de fibras têm frequências de disparo e padrões de impulso distintos *in vivo*.[292] Enquanto as fibras do tipo I são ativadas por pacotes longos com baixa frequência de impulso que ocupam cerca de 25-35% do tempo total de estimulação, as fibras do tipo II são caracterizadas por pacotes mais curtos de uma frequência mais alta que ocorrem por cerca de 5% do tempo. Em contraste, a estimulação elétrica supramáxima recruta todos os tipos de fibras para o mesmo nível de qualquer músculo.

Com referência às alterações do metabolismo muscular decorrente da estimulação elétrica, vários pesquisadores já analisaram diferentes níveis de respostas. Etgen et al.[293] têm observado que concomitante ao aumento na atividade contrátil muscular induzida pela estimulação elétrica da inervação motora periférica, ocorre elevação na população do transportador de insulina tipo 4 (GLUT 4) na membrana das fibras, elevando a captação de glicose que pode ser oxidada e liberada na forma de lactato, alanina ou piruvato, ou direcionada para formação de glicogênio.[294] Experimentos que utilizaram estimulação elétrica crônica em baixa frequência em músculos de contração rápida constataram alterações no padrão das contrações e no metabolismo da fibra.[295] Dentre as alterações observadas, a principal é o expressivo aumento das enzimas responsáveis pela fosforilação e oxidação da glicose.[296]

Durante a atividade muscular, as necessidades energéticas são expressivamente superiores às observadas no repouso, sendo necessário ajustar o suprimento de substratos metabólicos à demanda. Sendo assim, as reservas começam a ser mobilizadas concomitantes à elevação na atividade neuroendócrina.[297] Em se tratando das reservas de glicogênio, diversos estudos têm sido realizados na última década. Acredita-se que o inusitol trifosfato (IP3), liberando cálcio do retículo sarcoplasmático decorrente da estimulação muscular, aumenta a atividade da fosforilase *b*, resultando na ativação da fosforilase (de *b* para *a*), com consequente depleção do glicogênio muscular. No repouso, a fosforilase quinase está inativa (forma *b*) devido às baixas concentrações citosólicas de cálcio.[298] Conlee et al.,[299] estimulando eletricamente músculos isolados de ratos, observaram que, após contrações contínuas capazes de provocar pequena ou nenhuma fadiga, porém suficientes para manter a liberação do cálcio do retículo sarcoplasmático, a fosforilase quinase tornou-se inativa, com consequente inibição da glicogenólise. Para o pesquisador, a redução na atividade da fosforilase *a* pode ser atribuída ao aumento na concentração de metabólicos no tecido muscular submetido à contração. Outra hipótese, segundo o autor, se fundamenta na regulação alostérica da fosforilase *b* que poderia desempenhar papel fisiológico na glicogenólise, associada à presença do AMPc, amplamente distribuído no citoplasma. Essa hipótese ainda associa o fato de que, no repouso, a fosforilase *b* está inativa pela presença tanto do ATP como da glicose-6-fosfato em elevadas concentrações. Durante o aumento das contrações musculares ocorre a redução desses metabólitos, assim como elevação do AMPc, que ativa a fosforilase *b*. Em condições fisiológicas essa enzima é estimulada pelo AMPc por ativação da proteína quinase *a*.[300] Todas essas adaptações do tecido muscular à estimulação elétrica restabelecem parcialmente a homeostasia energética dos músculos eletroestimulados, favorecendo assim um melhor condicionamento.

O aumento na força de contração produzido por aumentos na frequência de disparo é independente daquele produzido pelo aumento da intensidade; assim, os sistemas de estimulação elétrica neuromuscular podem empregar uma combinação desses dois fatores para regular a força de contração muscular. De um ponto de vista prático, a fadiga das fibras musculares é resultado direto da frequência de disparo, de modo que uma alta frequência de estimulação irá eventualmente resultar em diminuição da força de contração.

Parker et al.[230] concluíram que a corrente alternada de média frequência promoveu uma diminuição do pico do torque absoluto, o que sugere uma fadiga seletiva nas fibras musculares de contração rápida. Já Adeyanju & Akanle[301] analisaram o efeito da fadiga dos músculos flexores da mão de atletas com diferentes níveis de resistência ou potência em contrações isométricas voluntárias máximas (CIVM), seguidas de uma estimativa de força de 25%, 50% e 75% da CIVM. A fadiga dos músculos flexores da mão foi induzida por exercício que correspondia a 20% da CIVM por um período de 40 segundos. Os resultados mostraram que as estimativas de força dos atletas de potência foram significativamente maiores que dos de resistência para os três níveis, destacando que os atletas de resistência eram coerentes ao menor nível e os atletas de potência ao maior.

O efeito do treinamento submáximo com estimulação elétrica ou contração voluntária no músculo adutor do polegar foi analisado após um programa de treinamento diário que consistiu em 10 séries de 20 contrações isotônicas a 60-65% da CIVM por seis semanas.[302] O aumento de força encontrado durante a estimulação elétrica não foi associado às mudanças nos índices de tetania no desenvolvimento da tensão e nem na tensão de relaxamento. Esse estudo indica que a estimulação elétrica aumenta a força da contração muscular pela mudança de processos periféricos associados a eventos intracelulares, sem modificar o comando nervoso da contração. Como uma hipótese, os autores colocam que, durante treinamento com contrações voluntárias submáximas, uma elevação no número de unidades motoras recrutadas e/ou sua frequência de disparo ocorreu de forma a manter o nível de tensão desenvolvida pelas sessões de treinamento diário. No treinamento por estimulação elétrica submáxima não há evidência experimental de alguma adaptação funcional das unidades motoras recrutadas durante essas contrações. Além disso, a estimulação elétrica não aumentou a resistência do músculo em relação à fadiga, a qual ocorreu no treinamento por contrações voluntárias.

Stefanovska & Vodovnik[261] analisaram diferentes padrões de estímulo (forma de pulso e frequência) após a aplicação de dois protocolos de estimulação elétrica e pelas respostas de torque obtidas concluíram que diferentes fibras musculares, com diferentes níveis de fadiga, foram recrutadas em diferentes modalidades de estimulação. Ainda, segundo os autores, a fadiga muscular é principalmente induzida pela duração da atividade muscular e é aumentada pela frequência da estimulação. Sob baixa frequência, pulsos quadráticos produziram contração de fibras musculares de contração lenta e de baixa fatigabilidade, diferentemente dos estímulos senoidais de alta frequência, que causaram fadiga rapidamente no músculo estimulado.

Os resultados de Guirro[257] confirmam a relação entre a forma de pulso e o tipo de unidade motora recrutada, o que pode ser observado nos grupos que apresentaram alterações da frequência mediana. Sendo a modulação em intensidade da corrente de média frequência uma senoide e tendo-se uma diminuição da frequência mediana, pode-se supor que houve um recrutamento seletivo das fibras musculares mais suscetíveis à fadiga (fibras do tipo II), ao passo que para a corrente de baixa frequência com pulso quadrático, a frequência mediana aumentou, caracterizando assim uma menor fadiga muscular, talvez pelo recrutamento mais efetivo das fibras musculares oxidativas (fibras do tipo I). Assim, o número de unidades motoras estimuladas é diferente nos dois procedimentos de estimulação elétrica. A proposição de que as pequenas unidades motoras não são estimuladas pela média frequência é sustentada pelo resultado de que essa estimulação não aumentou a resistência muscular à fadiga, que é uma contribuição específica das pequenas unidades motoras, estimuladas preferencialmente com as baixas frequências. Assim, a diferença nas respostas é uma consequência direta das diferentes frequências de estímulo, causando diferentes graus de fadiga muscular. A corrente de média frequência promoveu uma diminuição na frequência mediana, indicando fadiga muscular, ao passo que na baixa frequência ocorreu aumento da frequência, com consequente diminuição da fadiga.

Nessa discussão, há de se ressaltar que a distribuição das diferentes fibras musculares não é uniforme. As unidades motoras compostas de fibras do tipo I são as mais numerosas e requerem um maior suporte metabólico, sendo, portanto, localizadas mais profundamente nos músculos. Já as unidades compostas de fibras tipo II, que utilizam a glicólise, são mais próximas da superfície, onde a vascularização é menor. Nesse sentido, a estimulação elétrica neuromuscular, quando aplicada com eletrodos transcutâneos, tem a possibilidade de recrutar preferencialmente as fibras musculares do tipo II, por serem mais superficiais.[303]

Outro ponto de discussão é a funcionalidade do movimento proporcionado pela estimulação elétrica. Para Benton et al.,[304] o aumento da intensidade de movimento da mão de pacientes hemiplégicos eletroestimulados pode ser um reflexo do aumento da força ou uma melhora nas características da fadiga dos músculos extensores dada pelo condicionamento.

Os espectros eletromiográficos analisados por Gerdle et al.[305] e Haag[306] após estimulação elétrica demonstraram aumentos na sexta sessão, no mesmo período em que houve um aumento da força. A hipótese plausível é que a aquisição da força é significativa somente após a fase de fadiga ter sido concluída, o que pode ser chamado de fase de recuperação da fadiga. Para os autores, essa recuperação do espectro eletromiográfico após a fase de fadiga pode ser atribuída à habilidade do sangue venoso em remover metabólitos acumulados como um resultado da isquemia e do metabolismo anaeróbio durante as primeiras cinco sessões. Essa mudança de tendência central do espectro para a alta frequência pode ser interpretada como um recrutamento progressivo de unidades motoras com fibras de grande diâmetro, recrutamento seletivo de fibras do tipo II, unidades motoras novas e aumento de velocidade de condução intramuscular.

ESTIMULAÇÃO ELÉTRICA DE MÚSCULOS DESNERVADOS

O contexto da estimulação elétrica muscular neste livro objetiva a sua utilização nos músculos que apresentam a inervação periférica íntegra. A sua aplicação em músculos desnervados é um tema à parte, onde seria necessário apresentar e discutir os vários resultados disponíveis na literatura, os quais muitas vezes não apresentam similaridade nos resultados em função dos diferentes graus e tempos de lesão, protocolos de estimulação ou de análise utilizados.

Os resultados apresentados pela literatura no que se refere à estimulação elétrica *in vivo* são bastantes contraditórios. Diferentes técnicas (embora todas recebam a mesma denominação) podem produzir resultados completamente diferentes. Por essa razão, Nelson & Currier[307] sugerem uma maior atenção quando se discute a estimulação elétrica de músculos desnervados, devendo ser considerados os seguintes parâmetros:
- forma do pulso utilizado;
- duração do pulso;
- tipo de contração utilizada para estimular o músculo;
- força de contração induzida;
- número de contrações produzidas por período de tratamento;
- duração de cada contração;
- tempo de repouso entre as contrações;
- número de sessões por dia;
- número de sessões de tratamento por semana;
- período de tempo entre a desnervação e o início do tratamento;
- período de tempo pós-desnervação considerado pelo estudo.

Não podemos deixar de considerar ainda que a espécie utilizada, bem como a tipagem muscular nos diferentes estudos experimentais, também podem interferir nos resultados.

Nos casos em que há suspeita de lesão nervosa periférica deve-se obrigatoriamente realizar o exame eletrodiagnóstico de estímulo, que fornecerá parâmetros para os procedimentos terapêuticos, tais como duração mínima da fase (cronaxia) e as intensidades mínimas (reobase e acomodação), bem como o diagnóstico (índice de acomodação). O índice de acomodação é calculado pela razão entre a acomodação e a reobase, onde valor igual ou superior a 3,0 indica inervação íntegra; valor entre 1,0 e 2,9, lesão nervosa periférica parcial; e menor que 1,0, lesão nervosa periférica total.

Nos casos em que não há lesão do tecido nervoso (neuropraxia) e sim somente uma interrupção funcional do estímulo, os parâmetros não variam em relação ao músculo inervado, podendo-se utilizar as correntes excitomotoras disponíveis nos equipamentos comumente empregados na estimulação elétrica neuromuscular. Já nos casos em que há lesão nervosa (axonotmese e neurotmese) as fibras musculares desnervadas não responderão às correntes com pequena duração da fase (geralmente 300 a 500 µs), uma vez que tanto a cronaxia quando a reobase tenderão a aumentar. Nesses casos, além das alterações nos parâmetros físicos da corrente, a forma do pulso deve ser triangular ou exponencial. A maior duração da fase proporciona nos pulsos triangulares uma subida lenta, permitindo assim uma habituação das fibras musculares que mantém a inervação íntegra.

Orientações e precauções

- A EENM deve ser indicada preferencialmente nos casos em que a contração muscular voluntária está comprometida, o que poderia restringir o seu condicionamento.
- Programas de fortalecimento com EENM para músculos saudáveis podem ser uma opção, no entanto sabe-se que não promovem ganho de força adicional quando comparados ao treinamento com contração voluntária máxima.
- Nas primeiras sessões de um programa de estimulação elétrica neuromuscular, a intensidade da corrente deve ser elevada aos poucos, uma vez que a estimulação elétrica é uma experiência sensorial nova para a maioria dos pacientes.
- O eletrodo ativo deve ser posicionado sobre os pontos motores ou ventre do músculo a ser estimulado.
- Na obesidade, uma grande camada de gordura pode efetivamente isolar o nervo a ser estimulado pelo eletrodo transcutâneo. O resultado será um limiar motor alto, requerendo uma alta intensidade para se conseguir o efeito desejado, o que pode promover uma sensação desconfortável.
- No caso de diabéticos ou de outros pacientes que apresentem neuropatias periféricas, a estimulação elétrica

pode não ser capaz de promover a resposta muscular desejada.

- O uso de correntes despolarizadas para a estimulação dos músculos da face parece ser o caminho mais indicado para que não ocorra comprometimento da restauração ou do dente pelo componente galvânico, quando da aplicação de correntes polarizadas (ver "Galvanismo intraoral").
- Hipertrofia e aumento da potência muscular, se aplicada com intensidade adequada, contribuem no processo de hipertrofia e ganho de potência de um músculo debilitado.
- A vasodilatação muscular e os reflexos de estimulação sensorial propiciam uma melhora na irrigação local, aumentando a irrigação sanguínea.
- As sucessivas contrações e relaxamentos musculares, bem como dos movimentos articulares, favorecem o retorno venoso e linfático. Essa ação é mais efetiva se o membro a ser tratado estiver em posição de drenagem e a estimulação elétrica for realizada sob força compressiva.
- A estimulação elétrica neuromuscular deve ser realizada de forma modulada, alternando-se tempos de passagem da corrente com períodos de repouso, para minimizar a fadiga muscular.
- Quando a estimulação elétrica for realizada imediatamente após a galvanização ou a iontoforese, deve-se ter cuidado para não posicionar os eletrodos muito próximos da área estimulada anteriormente com a corrente galvânica, principalmente sobre o ânodo, devido à hiperpolarização da área sob o eletrodo.
- Na confirmação de uma lesão nervosa periférica, a estimulação elétrica muscular só deve ser indicada após a realização e análise do exame de eletrodiagnóstico de estímulo.

Pontos motores

O ponto motor se caracteriza por ser uma área macroscópica, preferencial para a estimulação dos músculos esqueléticos superficiais. Ele está usualmente localizado na área onde o nervo penetra no epimísio.

Para Machado,[308] o ponto motor do músculo corresponde ao ponto na superfície da pele onde o ramo motor do nervo penetra no músculo. Esse ponto é o de menor resistência à passagem da corrente elétrica, permitindo, assim, a maior excitabilidade do músculo.[309]

O estímulo limiar para o músculo será sempre menor nesses pontos. Em decorrência da menor impedância à passagem da corrente, o ponto motor se torna um local preferencial para a estimulação elétrica em função de dois importantes parâmetros: o limiar motor apresenta-se diminuído; como consequência, a intensidade de corrente necessária para a contração muscular vai ser menor, ao passo que o limiar sensitivo encontra-se elevado; e consequentemente, o paciente terá uma percepção diminuída ao estímulo.

Os mapas de pontos motores (Figuras 30 a 37) mostram suas localizações aproximadas, porém certa exploração local deve ser efetuada para o conhecimento de sua posição individual.

No local de inervação da fibra muscular, o nervo perde sua bainha de mielina e forma uma dilatação que se coloca dentro de uma depressão na superfície da fibra. Essa estrutura microscópica é denominada junção neuromuscular (Figura 29).

A contração das fibras musculares esqueléticas é comandada pelos nervos motores. Esses nervos ramificam-se dentro do tecido conjuntivo do epimísio, onde cada nervo origina numerosas ramificações, e uma fibra nervosa pode inervar uma única fibra muscular ou então se ramificar e inervar até centenas de fibras musculares.

CORRENTES ANALGÉSICAS

Diante dos inúmeros recursos eletrofísicos disponíveis atualmente para a neuromodulação da dor, o objetivo deste tópico é apresentar uma base para o uso da estimulação elétrica transcutânea, envolvendo os mecanismos de ação, função e precauções necessárias para a prática clínica.

O uso de estimulação elétrica para o controle da dor remonta aos tempos antigos. O primeiro uso terapêutico de eletricidade para modular o sistema nervoso foi descrito por Scribonius Largus em seu livro *Compositiones Medicae*. Ele descreve o caso de Anteros, que apresentava dor no membro inferior decorrente de gota e que, após pisar ao acaso em um peixe torpedo (elétrico), notou melhora na dor. Scribonius percebeu que poderia haver um uso terapêutico para a eletricidade e a aplicava em dores crônicas como cefaleias.[310] Em suas descrições, Scribonius lança os fundamentos da neuromodulação elétrica do sistema nervoso central.

O início da estimulação elétrica para a dor é coincidente com o início da própria eletroterapia.[2] A despeito do seu tão longo uso, porém, somente em 1965, com a publicação da teoria da comporta por Melzack e Wall, a neuroestimulação passou a ser aplicada com uma base científica.

Segundo proposto por Melzack & Wall,[311] tanto as fibras de grande quanto as de pequeno diâmetro projetam-se para a substância gelatinosa e para as primeiras

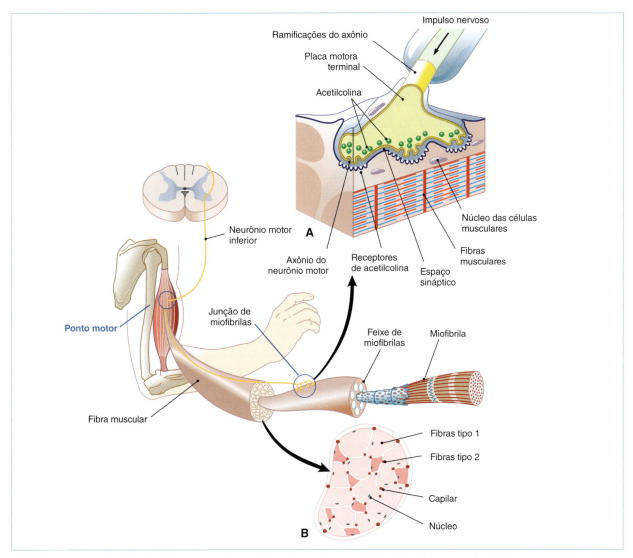

FIGURA 29 Representação da integração entre os sistemas nervoso e musculoesquelético, com destaque para o ponto motor e a junção neuromuscular.

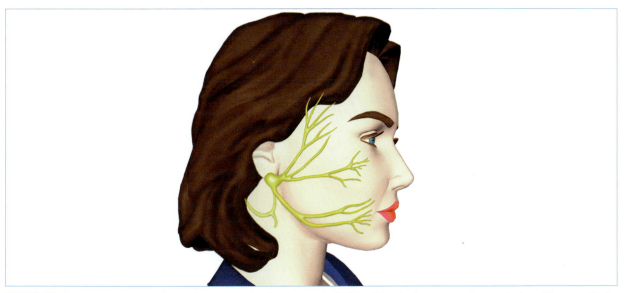

FIGURA 30 Distribuição do nervo facial. Troncos temporofacial e cervicofacial, evidenciando os ramos temporal, zigomático, mandibular e cervical.

160 FISIOTERAPIA DERMATOFUNCIONAL

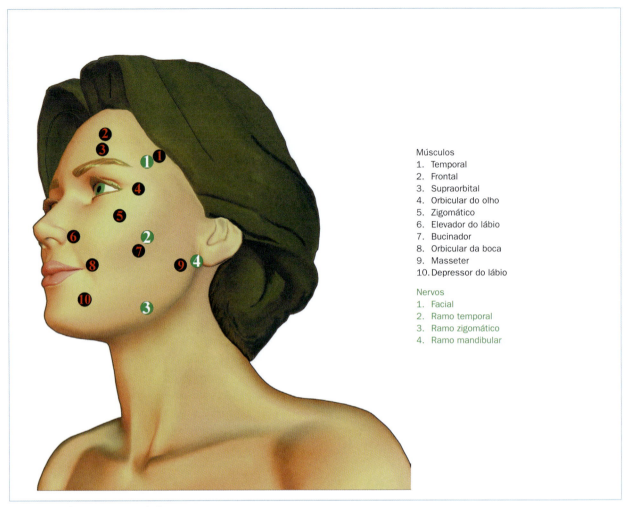

Músculos
1. Temporal
2. Frontal
3. Supraorbital
4. Orbicular do olho
5. Zigomático
6. Elevador do lábio
7. Bucinador
8. Orbicular da boca
9. Masseter
10. Depressor do lábio

Nervos
1. Facial
2. Ramo temporal
3. Ramo zigomático
4. Ramo mandibular

FIGURA 31   Pontos motores da face.

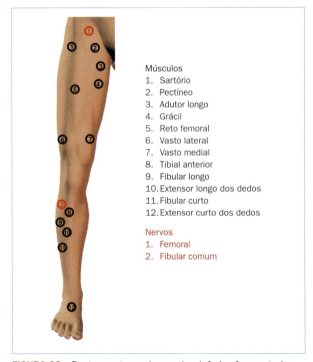

Músculos
1. Sartório
2. Pectíneo
3. Adutor longo
4. Grácil
5. Reto femoral
6. Vasto lateral
7. Vasto medial
8. Tibial anterior
9. Fibular longo
10. Extensor longo dos dedos
11. Fibular curto
12. Extensor curto dos dedos

Nervos
1. Femoral
2. Fibular comum

FIGURA 32   Pontos motores do membro inferior, face anterior.

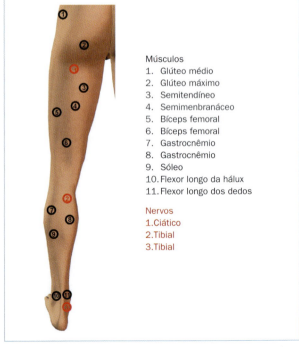

Músculos
1. Glúteo médio
2. Glúteo máximo
3. Semitendíneo
4. Semimenbranáceo
5. Bíceps femoral
6. Bíceps femoral
7. Gastrocnêmio
8. Gastrocnêmio
9. Sóleo
10. Flexor longo da hálux
11. Flexor longo dos dedos

Nervos
1. Ciático
2. Tibial
3. Tibial

FIGURA 33   Pontos motores do membro inferior, face posterior.

CAPÍTULO 6 ELETROTERAPIA **161**

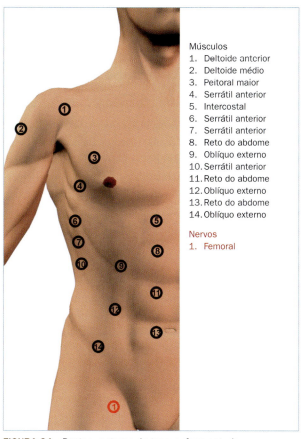

FIGURA 34 Pontos motores do tronco, face anterior.

Músculos
1. Deltoide anterior
2. Deltoide médio
3. Peitoral maior
4. Serrátil anterior
5. Intercostal
6. Serrátil anterior
7. Serrátil anterior
8. Reto do abdome
9. Oblíquo externo
10. Serrátil anterior
11. Reto do abdome
12. Oblíquo externo
13. Reto do abdome
14. Oblíquo externo

Nervos
1. Femoral

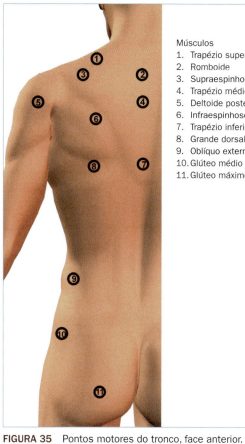

FIGURA 35 Pontos motores do tronco, face anterior.

Músculos
1. Trapézio superior
2. Romboide
3. Supraespinhoso
4. Trapézio médio
5. Deltoide posterior
6. Infraespinhoso
7. Trapézio inferior
8. Grande dorsal
9. Oblíquo externo
10. Glúteo médio
11. Glúteo máximo

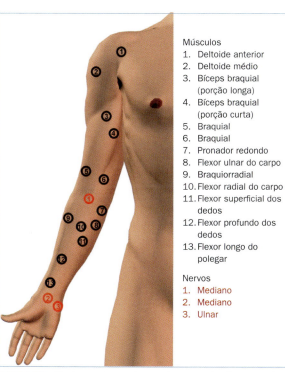

FIGURA 36 Pontos motores do membro superior, face anterior.

Músculos
1. Deltoide anterior
2. Deltoide médio
3. Bíceps braquial (porção longa)
4. Bíceps braquial (porção curta)
5. Braquial
6. Braquial
7. Pronador redondo
8. Flexor ulnar do carpo
9. Braquiorradial
10. Flexor radial do carpo
11. Flexor superficial dos dedos
12. Flexor profundo dos dedos
13. Flexor longo do polegar

Nervos
1. Mediano
2. Mediano
3. Ulnar

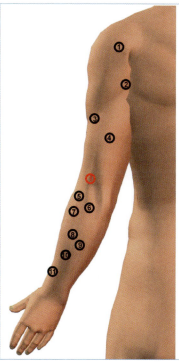

FIGURA 37 Pontos motores do membro superior, face posterior.

Músculos
1. Deltoide posterior
2. Tríceps braquial (porção longa)
3. Tríceps (porção lateral)
4. Tríceps (porção medial)
5. Extensor radial longo do carpo
6. Extensor ulnar do carpo
7. Extensor radial curto do carpo
8. Extensor comum dos dedos
9. Abdutor longo do polegar
10. Extensor próprio do indicador
11. Extensor longo do polegar

Nervo
1. Radial

células de transmissão central. O efeito inibitório exercido pela substância gelatinosa sobre os terminais das fibras aferentes é exacerbado pela atividade nas fibras de grande diâmetro e deprimido pela atividade das fibras de pequeno diâmetro. O estímulo central segue para o sistema de controle do portão, com as células T se projetando para as células de entrada do sistema de ação (Figura 38).

Em 1978, Wall reexaminou a teoria do controle do portão à luz de treze anos de pesquisa neurofisiológica adicional. Ele confirmou que a substância gelatinosa geralmente desempenha um papel importante na organização do impulso nociceptivo. Entretanto, notou que todos os neurônios nociceptivos do corno dorsal recebiam impulsos inibitórios de regiões do encéfalo. Ele concluiu que a teoria em seus detalhes originais não poderia mais ser sustentada, mas que os conceitos subjacentes ainda eram válidos quando restabelecidos em uma forma mais básica.[312]

Ainda com relação à modulação da dor, Fields apresentou em 1987 uma versão revisada da hipótese da teoria das comportas.[313] Essa hipótese foca as interações no corno dorsal da medula espinhal. Na Figura 39 o autor apresenta os quatro elementos neurais importantes para o controle da dor. A modificação apresentada, em relação à proposta por Melzack & Wall,[311] é a existência de um interneurônio inibitório que é ativado pelas fibras de grande diâmetro, cuja atividade inibe diretamente a célula de transmissão, reduzindo assim a intensidade da dor percebida. Outro ponto fundamental é que o estímulo originário do nociceptor inibe o interneurônio inibitório secundariamente, excitando a célula transmissora. O diagrama demonstra que a dor percebida é o resultado do equilíbrio dos impulsos provenientes de aferentes primários mielinizados e amielínicos.

Estimulação elétrica nervosa transcutânea

A estimulação elétrica nervosa transcutânea (EENT ou TENS – *transcutaneous electrical nerve stimulation*) possibilita a variação dos parâmetros físicos da corrente (duração de fase, frequência e modulações, além da intensidade) para os diferentes protocolos já estabelecidos, podendo ser direcionados para o controle da dor em diferentes estágios. Esse termo também pode ser utilizado quando qualquer estimulação elétrica é aplicada com eletrodos percutâneos, independentemente da sua ação terapêutica.

O termo TENS é amplamente utilizado pelos fisioterapeutas e tem sido adotadp como homônimo de estimulação analgésica. No Brasil, inclusive, alguns equipamentos comercializados para fins de analgesia são registrados com o nome de TENS. Os equipamentos de TENS disponibilizam pulso bifásico, podendo ser simétrico ou assimétrico, com frequência e duração de fase variáveis. Pope et al.[314] relatam que se trata de um recurso largamente disponível, sendo que 92% dos profissionais dispõem dessa modalidade de recurso eletroterapêutico.

A TENS apresenta uma ação terapêutica específica, sendo definida pela Associação Americana de Fisioterapia como aplicação da estimulação elétrica na pele para controle da dor.[315] Segundo as autoras, a eficácia clínica da TENS é controversa, com alguns estudos apoiando, enquanto outros refutam seu uso clínico. Embora seja utili-

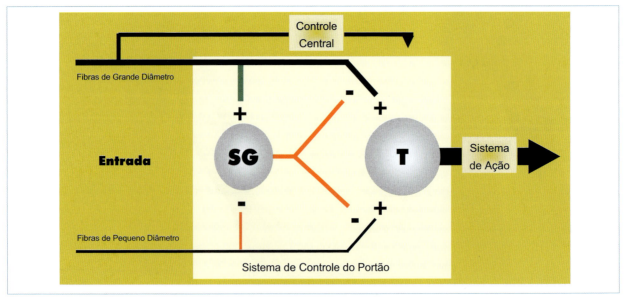

FIGURA 38 Diagrama esquemático da teoria do controle do portão dos mecanismos da dor. SG: substância gelatinosa; T: célula de transmissão; +: excitação; -: inibição. Fonte: adaptada de Melzack & Wall.[311]

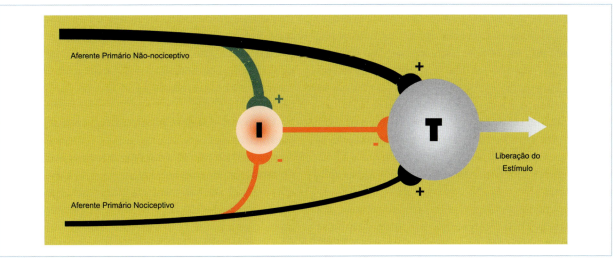

FIGURA 39 Diagrama esquemático da hipótese de controle das comportas. I: interneurônio inibitório; T: célula de transmissão; +: excitação; -: inibição. Fonte: adaptada de Fields, 1987.[313]

zada por profissionais de saúde há décadas, os mecanismos pelos quais a TENS produz analgesia ou reduz a dor só recentemente estão sendo elucidados.

A TENS com finalidade de alívio da dor é uma das modalidades mais simples da eletroterapia, com grande espectro de aplicações. É um valioso recurso físico para o alívio sintomático da dor, seja ela proveniente de lesões agudas ou mesmo decorrente de processos crônicos.[316] A sua utilização está bastante difundida, sendo uma das técnicas mais utilizadas no campo de eletroterapia.

A TENS consiste na aplicação de eletrodos percutâneos com o objetivo de excitar as fibras nervosas. É uma corrente elétrica com forma de onda tipicamente bifásica, simétrica ou assimétrica, que pode ser transmitida através da pele sem solução de continuidade. Sendo a TENS uma corrente elétrica bifásica, ela pode ser aplicada por longos períodos, uma vez que essa forma de onda diminui a possibilidade de ocorrerem alterações químicas no sítio de colocação dos eletrodos.[317] Ela emprega pulsos com ampla faixa de frequência que podem variar de 1 a mais de 100 Hz (hertz) e durações de fase também variáveis, que podem ser breves ou não, dependendo do protocolo de estimulação que se queira utilizar.[317,318]

Estão bem documentados na literatura atual os diferentes protocolos da TENS. A estimulação em frequências de 1 a 200 hertz (Hz) é utilizada para a diminuição da dor. As frequências entre 50 e 100 Hz têm se mostrado mais efetivas para a maioria dos indivíduos que recebem TENS de alta frequência e as frequências entre 2 e 3 Hz para os indivíduos que recebem TENS de baixa frequência.[319] Na medida em que a frequência é diminuída, um período mais longo é necessário antes do início do alívio, mas os efeitos são mais duradouros.[320]

Outro parâmetro a ser considerado é a duração da fase, a qual deve ser apropriada para estimular os nervos-alvo. Fibras de baixo limiar são mais bem estimuladas com durações entre 50 e 100 micro ssegundos (µs), e as fibras de alto limiar, entre 150 e 300 µs.[319]

Além do tamanho da fibra nervosa, sua localização também influencia a sequência de propagação do estímulo, sendo excitadas, inicialmente, aquelas mais próximas ao local de colocação dos eletrodos por receberem uma densidade de corrente mais alta. Portanto, a estimulação percutânea elicia, inicialmente, as fibras nervosas Aβ, que transmitem sensações táteis, de pressão e propriocepção, seguidas das fibras Aα, que transmitem respostas motoras, e por fim, as fibras Aδ e fibras tipo C, com informações referentes à dor.[321]

Em associação com a frequência e a duração da fase, a intensidade também deve ser controlada. Embora a intensidade do estímulo seja ajustada de acordo com a tolerância do paciente, ela deve ser suficiente para promover parestesia na área dolorosa sem estimular a contração muscular na TENS de alta frequência e forte o suficiente para exibir contrações musculares rítmicas na baixa frequência. Em ambos os protocolos, o nível de estimulação deve ser sempre mantido ao longo de toda a sessão, sendo o aumento da intensidade a estratégia mais utilizada.

A frequência de pulso é um dos principais determinantes dos resultados analgésicos quando se aplica TENS. No entanto, as configurações ideais ainda não estão totalmente estabelecidas. Com o objetivo de comparar os efeitos de diferentes frequências da TENS, no limiar e na tolerância à dor por pressão, Çıtak Karakaya et al.[322] analisaram correntes com duração de fase de 110 µs e frequências de 60 ou 150 Hz aplicadas no antebraço de voluntários saudáveis, em dois dias consecutivos, em ordem aleatória. O limiar e a tolerância foram medidos antes, durante (15 e 30 minutos) e 30 minutos após o término da aplicação. Os resultados demonstraram que os valores de limiar e tolerância à dor por pressão foram maiores na frequência de 150 Hz, em todos os momentos. No entanto, nenhuma interação frequência *versus* tempo ou alterações dependentes do tempo foram encontradas para as medidas de desfecho. Esses achados indicam que a TENS convencional a 150 Hz pode ser uma opção para as aplicações clínicas.

Na mesma linha, Chen e Johnson[323] destacam que a frequência da TENS é um parâmetro-chave quando se busca o controle da dor. Esse estudo comparou a TENS aplicada a 3 e 80 Hz na dor por pressão em voluntários saudáveis, de forma cruzada. A intensidade foi padronizada em um nível forte não doloroso. Um algômetro foi usado para medir o limiar de dor para cada frequência antes e durante 20 minutos da aplicação. Uma elevação significativa no limiar de dor em relação à linha de base foi encontrada para a frequência de 80 Hz após 10 e 20 minutos. Os autores sugerem que as taxas mais altas de frequência resultaram em uma entrada aferente mais forte para o sistema nervoso central, possibilitando uma maior inibição segmentar da transmissão nociceptiva de neurônios de segunda ordem, em concordância com a teoria das comportas. Os resultados de Woolf et al.[324] indicam em seu experimento que a inibição do reflexo de movimento da cauda de ratos por TENS de alta frequência não é tão grande em animais espinalizados em comparação com animais sem lesão, sugerindo que tanto a inibição segmentar quanto a descendente estão envolvidas na analgesia produzida pela TENS de alta frequência.

Uma ressalva deve ser levantada quando se utilizam recursos físicos analgésicos em voluntários saudáveis que não apresentam quadros álgicos previamente à aplicação da corrente. Visando discutir esse ponto, Chen e Johnson[325] avaliaram os efeitos da TENS na dor promovida pela imersão da mão em água gelada em voluntários saudáveis. Durante cada ciclo experimental, a mão não dominante foi imersa em banho de água morna por 5 min (32°C) para padronizar a temperatura das mãos. Em seguida, a mão foi imersa em água gelada a 1°C. Os voluntários relataram a primeira sensação de dor, sendo o limiar da dor pelo frio registrado como o tempo desde a imersão da mão na água fria até o relato de dor, sendo mantida no banho frio por mais 10 segundos. A intensidade da dor pelo frio foi registrada imediatamente após a mão ser retirada da água gelada usando uma escala visual analógica, com medições subsequentes com 5 e 15 minutos após a TENS ter sido ligada. Os resultados indicam que as duas frequências produziram um aumento significativo no limiar de dor e diminuição da intensidade da dor em relação à linha de base pré-TENS dentro de 5 minutos após a TENS ser ligada. Somado a isso, a frequência de 3 Hz foi mais efetiva nos tempos de 5 e 15 min de TENS, quando comparada a 80 Hz.

Um ponto que deve ser discutido para a seleção dos parâmetros da corrente analgésica é o mecanismo que gerou a dor. No caso de a dor estar associada à diminuição do fluxo sanguíneo, a baixa frequência da corrente pode ser uma opção de tratamento. Demonstrou-se que a TENS a 4 Hz, mas não a 100 Hz, aumenta a temperatura da mão quando aplicada nas faces medial e lateral da superfície dorsal da mão.[326] A TENS a 4 Hz, quando comparada a 110 Hz, foi capaz de aumentar o fluxo sanguíneo local quando aplicada à pele da região anterior do antebraço, conforme avaliado por fluxometria laser Doppler.[327] Foi demonstrado que a TENS de baixa frequência inibe o fluxo simpático através das vias serotonérgicas e noradrenérgicas centrais, levando à vasodilatação cutânea e muscular sistêmica.[328,329] A TENS de baixa frequência também é usada para indivíduos com insuficiência circulatória, como fenômeno de Raynaud ou polineuropatia diabética.[330,331] Em todos esses estudos a TENS foi administrada em intensidades que geraram contrações musculares, e uma ação de bomba muscular pode ter contribuído para o aumento no fluxo sanguíneo.

Com o atual nível de desenvolvimento tecnológico, há possibilidade dos equipamentos geradores da TENS serem microprocessados, possibilitando assim a geração de pulsos dentro de padrões controlados. Outro fator importante são as modulações, ou seja, alterações no padrão de geração dos pulsos que podem ser na intensidade, na frequência ou em ambas.

Os protocolos da TENS são descritos em função da duração e da frequência de pulso. Os mais utilizados na prática clínica incluem a TENS de baixa ou alta frequência, a breve-intensa e a modulada em *burst*.

Quando os pulsos são gerados em uma frequência alta (50-200 Hz) e duração relativamente pequena (≤ 100 μs), a estimulação é chamada de TENS de alta frequência ou convencional. É utilizada comumente para síndromes de dor aguda, incluindo o controle da dor na incisão pós-cirúrgica. O seu principal inconveniente é a habituação ou adaptação neural, uma diminuição na percepção do estímulo sensorial que ocorre à medida em que o nervo se torna menos excitável, com aumento do seu limiar de despolarização, decorrente do estímulo contínuo ou repetitivo padronizado. Essa habituação pode ser controlada ajustando um dos três parâmetros físicos – intensidade, duração da fase e/ou frequência –, sendo o aumento da intensidade a ação frequentemente utilizada. Quando disponíveis no equipamento, as modulações também podem minimizar a adaptação neural.

A geração de pulsos em baixa frequência (≤ 10 Hz) e duração de fase relativamente ampla (150-200 μs) é denominada TENS de baixa frequência ou acupuntura. A sua principal indicação é para o controle de dores crônicas. Por promover contrações musculares fortes e rítmicas, pode desencadear algum desconforto na área de estimulação que já se apresenta com dor. A sua vantagem está no grande efeito residual que pode durar horas.

A estimulação conhecida como TENS breve-intensa utiliza pulsos de alta frequência com duração maior, sendo utilizada para o debridamento de feridas, remoção de suturas, mobilização articular ou em outros procedimentos que possam promover dor.

A modulação em envelopes quadráticos de baixa frequência (1-5 Hz) a partir da TENS de alta frequência é denominada TENS *burst*. A vantagem é que as contrações musculares ocorrem em uma intensidade mais baixa e mais confortável, quando comparada à TENS de baixa frequência, além de não ocorrer a habituação ao estímulo. Essa modalidade é indicada quando a TENS de baixa frequência não é tolerada ou a TENS convencional apresenta uma grande habituação sensorial.

As modulações são utilizadas para evitar os aspectos negativos da habituação nas diferentes formas de estimulação, podendo ser designadas como TENS modulada em intensidade, quando a intensidade apresenta variações cíclicas ao longo do tempo de aplicação; TENS modulada em frequência, no caso de a frequência apresentar variações; e por fim, TENS modulada em intensidade e frequência simultaneamente. Os efeitos das modulações podem ser mais bem percebidos na TENS convencional, uma vez que essa modalidade apresenta um alto índice de habituação sensorial.

Com relação ao processo de habituação sensorial, pode-se dizer que em resposta a quase todos os tipos de estímulo os receptores podem detectar o percentual de mudança de um sinal em uma gama de variadas intensidades de estímulo. Em nível celular, isso requer que as células-alvo sofram um processo de habituação ou dessensibilização, de forma que quando são expostas a um estímulo uniforme de alta frequência e longa duração, sua resposta a ele diminui. Desse modo, a célula ajusta reversivelmente sua sensibilidade ao estímulo.

Segundo Alberts et al.,[332] o processo de habituação em geral é modulado por dois canais iônicos do cone axonal – canais de Ca^{2+} controlados por voltagem e canais de K^+ ativados por Ca^{2+}. Eles agem em conjunto para diminuir a resposta da célula à estimulação prolongada e invariável.

Os canais de Ca^{2+} abrem quando um potencial de ação é disparado, permitindo transitoriamente a entrada de Ca^{2+} no cone axonal. O canal de K^+ ativado por Ca^{2+} abre em resposta a um aumento da concentração de Ca^{2+} na face citoplasmática da membrana da célula nervosa. O mecanismo da habituação ocorre quando um estímulo invariável é aplicado por longo tempo, gerando uma série prolongada de potenciais de ação. Cada potencial de ação permite um breve influxo de Ca^{2+} através dos canais de Ca^{2+} controlados por voltagem, de modo que a concentração intracelular de Ca^{2+} gradualmente aumenta até um nível alto o suficiente para abrir os canais de K^+ ativados por Ca^{2+}. O aumento resultante na permeabilidade da membrana ao K^+ torna mais difícil despolarizar a membrana, aumentando o tempo entre um potencial de ação e o seguinte.

A ação dessa corrente nos tecidos biológicos humanos está fundamentada na teoria das comportas, na qual Melzack & Wall[311] descrevem que a excitação de fibras mielínicas, de grosso diâmetro (Aβ), bloqueiam ou inibem a transmissão de impulsos dolorosos conduzidos por fibras de pequeno diâmetro (fibras Aδ e C), na substância cinzenta do corno posterior da medula espinhal.

Durante as últimas décadas, a estimulação elétrica (EE) para o tratamento da dor vem sendo amplamente estudada e as suas ações estabelecidas nas diversas condições. Com base na teoria das comportas e especialmente após a publicação do primeiro artigo sobre a aplicação da estimulação elétrica por Wall & Sweet,[333] muitos outros artigos relacionados à pesquisa da dor experimental e clínica foram publicados. Embora o modelo da teoria do controle da comporta não pareça convincente em todos os aspectos,[334] a ideia fundamental sobre a modulação das fibras C (aferentes nociceptivas não mielinizadas) pela atividade das fibras Aβ (aferentes não nociceptivas mielinizadas) permanece reconhecida.

Um segundo mecanismo de analgesia é relatado por Goldstein,[335] que descreve a existência de um mecanismo intrínseco no qual é levada em conta a liberação de opioides endógenos (encefalina e endorfina) encontrados nos neurônios segmentares da medula espinhal e nas vias descendentes liberadoras de serotonina e noradrenalina. O autor relata que os impulsos aferentes ativadores da medula espinhal podem gerar atividade nesse sistema intrínseco, que irá liberar encefalina e endorfina, inibindo assim a função evocada pelas fibras Aδ e C, controlando seletivamente a dor. A representação esquemática dessas vias pode ser observada na Figura 40, onde o estímulo nociceptivo é controlado por uma sinapse inibitória do neurônio descendente. Para Thompson,[336] há evidências de que a encefalina pode bloquear a transmissão nociceptiva por um mecanismo pós-sináptico que envolve a hiperpolarização da membrana.

A TENS é um recurso amplamente utilizado no tratamento ambulatorial da dor, sendo seu uso viável em todas as situações dolorosas, estando indicada tanto para os casos agudos quanto crônicos. É uma modalidade de tratamento não invasiva cuja função principal é proporcionar analgesia, embora benefícios secundários como sedação e aumento de temperatura tissular local possam ser observados.[337,338]

Verificou-se que a estimulação com frequência de 100 Hz reduz a liberação espinhal de neurotransmissores excitatórios, glutamato e aspartato, através da ativação de receptores opioides delta.[339]

Em um estudo conduzido por Wessberg et al.,[340] pode-se observar a eficácia da terapia com TENS com os resultados obtidos no tratamento das disfunções dolorosas miofasciais. Os pesquisadores obtiveram um índice de 95% de alívio imediato da dor logo após o tratamento e 86% de alívio um ano depois do final das terapias.

Geissler & McPhee,[341] utilizando um microestimulador com frequência de pulso e intensidade variáveis, aplicaram TENS nos músculos masseter, digástrico, temporal e esternocleidomastóideo de 337 pacientes com dor crônica decorrente de espasmo muscular. A frequência de pulso utilizada foi de 20 Hz e a voltagem foi regulada gradualmente no microestimulador para evitar habituação da corrente. A sequência de estimulação foi uma série de até 4 sessões para cada paciente, com intervalos semanais. Os resultados se mostraram animadores, uma vez que 215 pacientes (63,3%) ficaram completamente livres da dor.

Pode-se considerar que a aplicação da TENS em alta ou baixa frequência promove a redução da hiperalgesia e/ou analgesia pela liberação de opioides endógenos no sistema nervoso central, envolvendo os mecanismos de antinocicepção na região rostroventromedial do bulbo e na medula espinhal. DeSantana et al.[342] destacam que no mesencéfalo, a substância cinzenta periaquedutal promove analgesia mediada por opiáceos, assim como na parte rostroventromedial do bulbo; essas regiões participam do mecanismo de analgesia da TENS.

Observa-se que diferentes receptores de opioides são ativados para obtenção da analgesia com a TENS de alta ou baixa frequência.[343] Frequências baixas, normalmente abaixo de 10 Hz, ativam os receptores opioides mi e altas frequências, acima de 50 Hz, ativam os receptores opioides delta.[344,345]

Clinicamente, Solomon et al.[346] já haviam demonstrado que, em pacientes que tomaram opioides suficientes para se tornarem tolerantes à morfina, a TENS foi ineficaz na redução da dor pós-operatória. No entanto, os parâmetros de estimulação não foram fornecidos, não sendo possível a discussão dos protocolos utilizados.

Experimentos animais utilizando o modelo de inflamação da articulação do joelho[347] demonstraram que aplicações repetidas da TENS de baixa e alta frequência leva ao desenvolvimento de tolerância à TENS e tolerância cruzada aos agonistas opioides. Assim, a TENS é ineficaz se a tolerância à morfina estiver presente e mostra tolerância a opioides com uso repetido.

Estimulações com baixa frequência (≤ 10 Hz) têm demonstrado um aumento mais evidente dos níveis de endorfina e encefalina, sendo a analgesia revertida pelo naloxone. Estudo de Kalra et al.[348] demonstrou que a microinjeção de naloxone na medula rostroventral bloqueia a analgesia produzida pela baixa frequência, mas não a

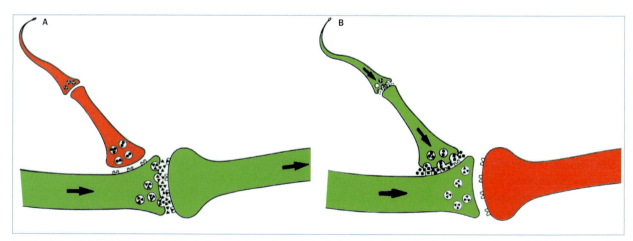

FIGURA 40 Representação esquemática do mecanismo de controle da transmissão nociceptiva de uma sinapse inibitória do neurônio descendente. Em vermelho: neurônio inativo; em verde: neurônio ativo. (A) Propagação do estímulo nociceptivo para o neurônio aferente secundário após liberação da substância P na fenda sináptica. (B) Interneurônio encefalinérgico ativo, bloqueando o estímulo nociceptivo. Fonte: adaptada de Thompson, 1984.[336]

produzida pela TENS de alta frequência. Em contraste, a microinjeção de naltrindole bloqueia a analgesia produzida pela TENS de alta frequência, mas não de baixa frequência. Assim, conclui-se que a TENS de baixa e alta frequência produz analgesia pela ativação dos receptores opioides-μ (mi) e δ (delta), respectivamente.

Como a utilização da TENS está restrita à estimulação não invasiva, a escolha do local de estimulação efetiva para a colocação dos eletrodos fica reduzida, uma vez que o posicionamento dos eletrodos pode influenciar o percentual de sucesso da terapia, sendo necessários alguns cuidados. Um ponto a ser destacado é a região onde são colocados os eletrodos, a qual necessita ter uma boa condutividade elétrica, eliminando-se a maioria das proeminências ósseas e áreas cobertas por grande quantidade de pelos. Outro ponto é que a área eleita deve estar relacionada anatômica e fisiologicamente com a dor.[318] É preciso determinar se a dor tem origem em estruturas superficiais ou profundas e se ela é local, referida ou irradiada. A dor superficial é geralmente bem localizada e não irradia, ocorrendo quase imediatamente após o incidente precipitador. A dor profunda é geralmente difusa, difícil de localizar e percebida em áreas diferentes de seu ponto de origem.[319]

A seleção do posicionamento dos eletrodos depende da origem da dor e do protocolo de estimulação. Ao utilizar a TENS convencional, os melhores resultados são observados quando a área de parestesia engloba a dor. Os eletrodos da TENS acupuntura devem priorizar os miótomos segmentarmente relacionados, devendo ser posicionados sobre os pontos motores da musculatura relacionada ou sobre o ponto mais superficial dos nervos mistos ou motores que inervam o músculo. A colocação dos eletrodos na TENS *burst* depende do componente de estimulação que está sendo enfatizado. Caso se deseje parestesia, os eletrodos podem ser colocados como na TENS convencional ou, se a meta é contração muscular, podem ser empregados como a TENS acupuntura.

Outras áreas de estimulação incluem diretamente os nervos sensitivos, pontos de acupuntura, dermátomos relacionados, plexos nervosos e pontos-gatilho, entre outros. Todas essas áreas apresentam uma baixa impedância à passagem da corrente elétrica.

A maioria dos equipamentos de TENS permite o ajuste da duração da fase e da frequência da corrente, além da intensidade. Alguns apresentam frequências fixas, o que restringe o espectro de ação da TENS, não permitindo, assim, a aplicação de diferentes protocolos.

Na prática clínica pode-se observar alguns erros na utilização da TENS que podem comprometer a eficácia da terapia, e que podem e devem ser evitados. Primeiramente, a fixação dos eletrodos; a utilização de fitas adesivas que não garantem uma fixação efetiva deles à pele pode dificultar a transmissão do estímulo elétrico no local da dor, por deficiência no contato eletrodo-pele. Outro fator a se considerar é a colocação de pouco ou muito gel nos eletrodos, uma vez que pouco gel irá propiciar uma má condução do estímulo elétrico e muito gel pode dificultar a fixação dos eletrodos à pele.[341]

A possibilidade de associação de recursos físicos que apresentam a mesma ação terapêutica tem sido proposta por profissionais clínicos há décadas. No entanto, algumas vezes não são observados os mecanismos de ação dos recursos isolados que podem ser antagônicos, como a TENS e a crioterapia, onde a primeira necessita da integridade do sistema nervoso periférico para promover a analgesia e a segunda proporciona a diminuição da velocidade de condução nervosa. Em 2008, Santuzzi et al.[349] avaliaram a atividade elétrica do nervo femoral, em repouso e durante a aplicação isolada, e associada a TENS e crioterapia em ratos. Depois da fixação dos eletrodos no terço inferior da coxa direita, foram aplicadas TENS (50 Hz, 10 mA) por cinco minutos e crioterapia isolada e terapia associada por dez minutos. Os resultados indicaram que a associação entre as modalidades analgésicas não invasivas atenua significativamente os efeitos produzidos pela TENS isoladamente sobre a atividade elétrica do nervo femoral de ratos anestesiados.

Em 2003, Solomon et al.[350] publicaram um estudo onde associaram a TENS ao calor e ao frio, gerando 6 grupos experimentais (*sham*, frio, calor, TENS, TENS + frio, TENS + calor). A algometria foi aplicada sobre o dermátomo de L4 (região da tíbia). Os resultados demonstraram que somente a associação da TENS + calor apresentou limiares superiores para a pressão aplicada com algômetro e para o limiar de desconforto.

A literatura tem demonstrado que a dor muscular de início tardio induzida por exercício não tem sido controlada com a TENS. O objetivo do estudo de Craig et al.[351] foi avaliar a eficácia hipoalgésica da TENS na fase aguda (72 h) da dor muscular de início tardio induzida experimentalmente (DMIT). A TENS de baixa (200 microssegundos; 4 Hz) e alta frequência (200 microssegundos; 110 Hz) foi testada na DMIT induzida nos músculos flexores de cotovelo não dominante por meio de exercícios excêntricos repetidos. As avaliações consistiram em medição da flexão, extensão e ângulo de repouso do cotovelo, limiar/sensibilidade da dor mecânica e dor diariamente, além do Questionário de Dor de McGill apenas no terceiro dia. Os resultados não fornecem nenhuma evidência convincente para quaisquer efeitos hipoalgésicos mensuráveis da TENS sobre a DMIT nos parâmetros de estimulação usados.

Outro aspecto importante diz respeito ao recurso eleito para a terapia quando existe um processo inflamatório provocando a dor. Neste caso, a conduta a ser indicada é a utilização de agentes eletrofísicos anti ou pró-inflamatórios em um primeiro momento da terapia, devendo a TENS ser utilizada preferencialmente nos casos em que o espasmo muscular é um fator importante do quadro clínico, uma vez que a diminuição da dor pode romper o ciclo de dor-espasmo-dor, podendo assim agir na causa do sintoma doloroso.

Corrente interferencial

Na década de 1950, em Viena, o físico austríaco Hans Nemec idealizou a corrente interferencial sob a justificativa de reduzir as respostas sensoriais promovidas pelas correntes de baixa frequência.

A hipótese apresentada por Nemec era o uso de dois circuitos de média frequência, com uma diferença na faixa das frequências terapêuticas criando um efeito de modulação de baixa frequência no tecido e, assim, sendo capaz de produzir efeitos fisiológicos semelhantes às correntes de baixa frequência com menor desconforto.[352] O uso de duas correntes próximas de 4.000 Hz foi proposto para superar a impedância da pele e permitir a penetração da corrente nos tecidos mais profundos.[353]

As correntes interferenciais comercialmente disponíveis podem ser divididas em pré-modulada e vetorial (verdadeira). As diferenças ocorrem desde a eletrônica necessária para a sua geração, a aplicação, bem como algumas indicações clínicas, onde a pré-modulada é indicada como excitomotora e antálgica e a vetorial somente como antálgica.

A corrente pré-modulada, também denominada heródina, é gerada a partir de uma corrente portadora alternada ou bifásica simétrica de média frequência (2.000 ou 4.000 Hz) modulada em 100% da intensidade, com frequência ajustável da modulação entre 1 e 200 Hz, gerando assim uma envoltória senoidal de baixa frequência. A envoltória possibilita que a corrente gerada, de baixa frequência, desenvolva respostas eletrofisiológicas nas células e tecidos semelhantes às correntes de baixa frequência.

A indicação da corrente pré-modulada é dependente da frequência da modulação, que pode variar de 1 a 200 Hz. Para a excitação neuromuscular se preconizam frequências entre 1 e 10 Hz para promover contração muscular não tetânica e de 20 a 100 Hz para a contração tetânica. Para aplicações que visam a analgesia, a utilização de baixas frequências (≤ 10 Hz) indica respostas equivalentes a TENS de baixa frequência, o mesmo ocorrendo para a utilização de frequências acima de 50 Hz, podendo ser comparada à TENS de alta frequência.

A corrente interferencial vetorial ou verdadeira é produzida a partir da interferência de duas correntes portadoras alternadas de média frequência geradas por dois circuitos isolados, com diferentes frequências, aplicadas por quatro eletrodos na superfície da pele. Supõe-se que a interferência das correntes de média frequência ocorra no interior dos tecidos.

O local, a forma e o grau da interferência gerada pelas correntes interferenciais não estão totalmente esclarecidos. Geralmente, assume-se que a interferência ocorra dentro das bordas dos quatro eletrodos.[354] Inicialmente acreditava-se também que a estimulação máxima ocorria profundamente na intersecção dos dois pares de eletrodos no caso da interferencial verdadeira e superficialmente, próximo aos eletrodos, no caso da pré-modulada.[355] No que se refere a forma e grau, foi avaliado o espalhamento da interferência em um meio homogêneo, a água,[356] e observou-se que a estimulação mínima ocorreu na intersecção dos dois circuitos (ângulo de 90°) e a estimulação máxima ocorreu ao longo das diagonais (ângulo de 45°) entre os dois circuitos. Esse estudo não conseguiu propor como a interferência se comportaria nos tecidos biológicos. Isso é importante porque o tecido biológico, ao contrário da água, é um meio heterogêneo e oferece impedância irregular à corrente elétrica. Assim, quando a IFC é aplicada ao tecido biológico, a heterogeneidade, a orientação da fibra nervosa sob os eletrodos e as características de impedância dos tecidos podem resultar em um padrão complexo e completamente diferente de fluxo de corrente daquele em um meio aquoso.[354]

Os dados referentes à área de estimulação indicavam inicialmente que a interferência ocorria dentro das bordas dos quatro eletrodos, com a maior estimulação ocorrendo na intersecção dos dois pares de eletrodos.[357] No entanto, estudo de Beatti et al.[358] indicou tensões externas a 5 cm de distância das bordas do eletrodo. Isso sugere que a estimulação IFC se estende para fora dos quatro eletrodos. Esse achado levanta a possibilidade de a interferência atingir tecidos fora das bordas dos eletrodos, que podem não ser objetivo do tratamento. Outro resultado importante dos autores foi o registro de tensões mais baixas na interferencial verdadeira no meio dos quatro eletrodos, e as tensões mais altas no local externo em todas as profundidades. Esses achados contradizem a crença generalizada dos anos de 1990 de que a estimulação máxima ocorria no ponto de intersecção dos quatro eletrodos e próximo a ele. Esses resultados apoiam os resultados de Treffene[356] que, apesar de ter analisado a distribuição da corrente em meio homogêneo, também observou que a maior estimulação ocorria nas diagonais entre os dois circuitos de média frequência.

Para interferencial verdadeira, os estudos mais atuais indicam que a área de tratamento deve estar localizada em um caminho diagonal (ângulo de aproximadamente 45°) entre os circuitos de média frequência, fora da borda do eletrodo, quando dispostos para se cruzarem em ângulos retos. Já no caso da pré-modulada, a modulação máxima de batimento foi observada em linha com o circuito próximo ao eletrodo.

As diferenças na duração das fases, em função da diferença de frequência entre as duas correntes possibilitam a sua redução para baixa frequência, dentro da faixa de aplicação terapêutica, sendo a sua principal indicação os quadros álgicos. A utilização de correntes de média frequência é o que justifica a sua menor sensibilidade. Considerando que a frequência de uma corrente é inversamente proporcional ao seu período e a impedância cutânea é dependente da frequência da corrente, pode-se constatar que:
- a corrente bifásica com 4.000 Hz possui pulsos com fases de 125 μs, muito próximos ao utilizado na TENS;
- a média frequência possibilita uma baixa impedância à passagem de corrente pela pele, sendo possível o aumento da sua intensidade mantendo níveis confortáveis de estimulação.

A sobreposição das duas correntes de média frequência possibilita a soma algébrica das suas intensidades após a sua passagem pela pele. Os princípios físicos envolvidos são as interferências construtiva e destrutiva, as quais possibilitam desde a duplicação até a anulação da sua intensidade (Figura 41). A possibilidade de valores intermediários entre o máximo e mínimo da intensidade é graças à diferença de frequência entre ambas, onde a sua subtração determinará a frequência da corrente interferencial vetorial, além de possibilitar a sua modulação em intensidade, conhecida como envelope ou batimento.

Todos os equipamentos disponíveis hoje no mercado possibilitam a utilização de modulações em frequência e intensidade, além daquela formada em decorrência da interferência das correntes de média frequência. A variação da frequência possibilita uma menor habituação por parte dos nervos sensitivos, aumentando assim a eficácia da estimulação para os casos álgicos. A faixa de variação da frequência pode variar de 5 a 150 Hz, dependendo do modelo e do fabricante do equipamento. Em alguns, a faixa é livre, isto é, o terapeuta pode selecionar quaisquer valores para a varredura da frequência, ao passo que em outros, a faixa é predeterminada em função da aplicação terapêutica, a exemplo de 5 a 25 Hz para dores crônicas e de 100 a 150 Hz para agudas.

A modulação em intensidade na corrente vetorial pode ser aplicada de forma fixa (vetor manual) ou automática (vetor automático), possibilitando a alteração da intensidade de um dos canais, proporcionalmente à intensidade máxima registrada no painel do equipamento. Deste modo, o padrão de interferência não será estático e sim variável no tempo, o que permitirá uma maior área de abrangência do campo elétrico (Figura 42).

A aplicação da corrente interferencial verdadeira pressupõe a utilização de quatro eletrodos, preferencialmente de silicone-carbono, acoplados à pele com gel hidrossolúvel. A condição básica para a ocorrência da interferência é a disposição perpendicular entre os eletrodos dos diferentes canais, os quais possibilitarão a sobreposição das duas correntes de média frequência em um ângulo reto.

Para a disposição coplanar e simétrica dos eletrodos, teoricamente, a máxima interferência, para um campo homogêneo, é a área compreendida na diagonal e equidistante entre dois eletrodos, formando uma figura geométrica semelhante a uma pétala de flor.[359] Na prática, os tecidos biológicos sob os eletrodos apresentam diferentes resistências, não sendo possível determinar com precisão o local da interferência. No entanto, como já abordado, a abrangência do campo elétrico da corrente interferencial é mais ampla, compreendendo além da região entre os eletrodos.

Nos casos em que não há especificidade da área a ser estimulada, deve-se posicionar os quatro eletrodos de forma a abranger todo o segmento, garantindo assim a sobreposição do campo elétrico da corrente. Neste caso recomenda-se a utilização do vetor automático. Nas situações em que a área a ser estimulada é circunscrita, o posicionamento dos eletrodos deve ser dirigido pelo vetor resultante, isto é, a interferência deve ocorrer sobre a área predefinida, utilizando-se o vetor manual.

A área de abrangência das correntes interferenciais – pré-modulada e vetorial (verdadeira) – nos tecidos biológicos sempre instigou os pesquisadores. Alguns estudos têm sido conduzidos nessa temática, com destaque para o modelo experimental proposto por Beatti et al.,[358] que investigaram a profundidade de penetração da corrente interferencial (CI) nos tecidos moles e a área sobre a qual ela se espalha durante a aplicação clínica. Foram utilizadas correntes pré-modulada a 90 Hz e "verdadeira" modulada nas frequências de 4, 40 e 90 Hz, aplicadas por meio de quatro eletrodos, em uma configuração de quadrante, na coxa medial distal de cada participante em diferentes momentos. A tensão induzida pelas correntes foi testada

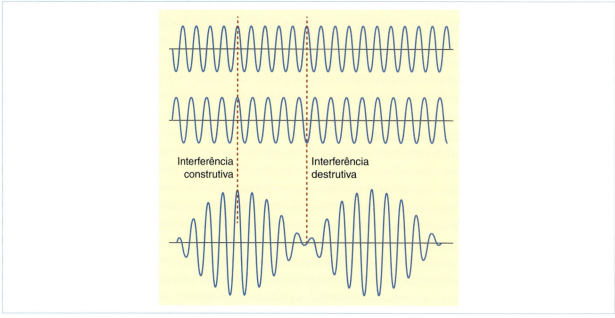

FIGURA 41 Esquema representativo da geração da corrente interferencial vetorial.

em três locais (meio dos quatro eletrodos, em linha com um circuito e fora dos quatro eletrodos) e três profundidades (pele, tecido subcutâneo e muscular) usando três eletrodos de agulha conectados a um sistema de aquisição de dados. Todas as tensões foram maiores em todas as profundidades e locais em comparação com a linha de base. As tensões diminuíram com a profundidade e as tensões mais baixas de todas as correntes foram registradas no meio dos quatro eletrodos, com a tensão mais alta para vetorial sendo registrada fora dos quatro eletrodos. A pré-modulada tinha a tensão mais alta em linha com um circuito. Em termos de tensões registradas mais altas, as vetoriais foram mais eficientes do que a pré-modulada ao direcionar os tecidos mais profundos.

Ao utilizar a estimulação elétrica para a redução do quadro álgico, observa-se que existem vários parâmetros a serem considerados nos equipamentos. Para Palmer et al.[360] a frequência da corrente em 4 KHz é um parâmetro importante para determinar o efeito analgésico e concluíram que a média frequência, modulada entre 1 e 100 Hz, não alterou a resposta elétrica do nervo, mas se comparada a estímulos de baixa frequência mostrou-se mais eficaz quando aplicada sobre o nervo mediano no antebraço. Com o objetivo de avaliar esse parâmetro, Johnson e Tabasam[361] utilizaram a média frequência (4 KHz), modulada entre 20 e 200 Hz, e constataram que não houve diferença quantitativa sobre o efeito analgésico.

Ao analisar a profundidade do estímulo elétrico, Ozcam et al.[363] observaram que a frequência portadora de 4 KHz, pré-modulada em 50 Hz mostrou-se mais eficaz quando comparada à corrente interferencial vetorial (verdadeira) com os mesmos parâmetros de estimulação.

Johnson e Tabasan[361] compararam os efeitos analgésicos da TENS (100 Hz e 200 μs de fase) com a corrente interferencial (frequência portadora de 4.000 Hz modulada em 100 Hz) em sujeitos com dor isquêmica induzida pelo torniquete. A conclusão do estudo demonstrou que ambas as estimulações obtiveram analgesia e não houve diferenças significativas entre as correntes.

As correntes interferenciais possibilitam inúmeras combinações entre a frequência da portadora e a frequência da modulação. As diferentes frequências moduladas foram analisadas por Johnson e Tabasam,[362] que aplicaram a corrente interferencial com frequências moduladas em 20, 60, 100, 140, 180 e 220 Hz em sujeitos com dor induzida pelo frio. Os autores concluíram que as estimulações nas diferentes frequências promoveram analgesia, porém não houve diferenças entre as mesmas.

Os efeitos da corrente interferencial verdadeira (vetorial) e da corrente interferencial pré-modulada foram testados.[363] Os autores delinearam o estudo de modo que os participantes foram expostos a quatro condições diferentes, escolhidas para avaliar duas diferenças fundamentais entre as (1) correntes pré-moduladas ou de amplitude constante aplicadas na pele e (2) correntes cruzadas ou paralelas. Os limiares sensorial, motor e doloroso; o torque máximo induzido eletricamente e relatos subjetivos de desconforto relativo foram registrados para cada uma das quatro condições. Razões de limiar motor para sensorial foram subsequentemente calculadas para avaliar a eficiên-

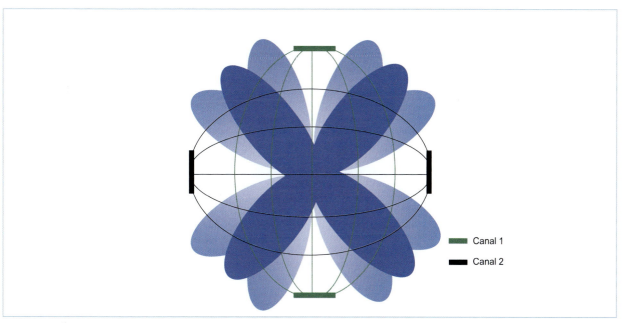

FIGURA 42 Área de abrangência do campo elétrico da corrente interferencial vetorial com modulação em intensidade (vetor automático), considerando uma resistência uniforme para toda a área de estimulação.

cia de profundidade da estimulação. Os principais resultados indicam que as correntes cruzadas (verdadeiras) não tinham nenhuma vantagem sobre as correntes paralelas (pré-moduladas) em termos de relação de limiar sensorial e motor, torque máximo induzido eletricamente ou conforto, e que a corrente pré-modulada produziu valores de torque mais elevados e menos desconforto do que a corrente de amplitude constante (verdadeira). Os resultados indicam que a pré-modulada, fornecida por meio de dois eletrodos grandes, pode ser clinicamente mais eficaz do que o arranjo com quatro eletrodos.

Em um estudo amplo, que objetivou analisar o efeito da corrente interferencial a 100 Hz na hipernocicepção, causada após indução de inflamação articular, e se o sistema opioidérgico estava envolvido no mecanismo de ação para produção de antinocicepção na região rostoventromedial do bulbo e na medula espinhal, Cruz[364] observou que, assim como a morfina, a corrente interferencial tem potencial antinociceptivo em modelo pré-clínico de artrite do joelho induzido por carragenina. No entanto, esse efeito não é mediado por receptores opioides mi e delta em regiões supraespinhal e espinhal.

REFERÊNCIAS BIBLIOGRÁFICAS

1. Kane K, Taub A. A history of local electrical analgesia. Pain. 1975;1:125-8.
2. Stillings D. A survey of the history of electrical stimulation for pain to 1900. Med Instrum. 1975;9:255-9.
3. Piccolino M. Animal electricity and the birth of electrophysiology: the legacy of Luigi Galvani. Brain Res Bul. 1998;46(5):381-407.
4. Duchenne GB. Physiology of motion. Filadélfia: J. B. Lippincott Company; 1949.
5. Okuno E, Caldas IL, Chow C. Física para ciências biológicas e biomédicas. São Paulo: Ed. Harbra; 1986.
6. Lindermann K, Teirich-Leube H, Heipertz W. Tratado de rehabilitacion – Termoterapia. Tomo I. Ed. Labor; 1970. p.42-51.
7. Gutmann AZ. Fisioterapia actual. 2. ed. Barcelona: Jims; 1980.
8. Guyton AC. Tratado de fisiologia médica. 9. ed. Rio de Janeiro: Guanabara Koogan; 1997.
9. Johnston RM, Kasper S. Compound nerveaction potentials produced by signal from clinical stimulators. Phys Ther. 1986;66:85(abstract).
10. Reilly JP, Freeman VT, Larkin WD. Sensory effects of transiet electrical stimulation: evaluation with a neuroelectric model. IEEE Trans Biomed Eng. 1985;32:1001-11.
11. Kantor G, Alon G, Ho HS. The effects of selected stimulus waveforms on pulse and phase characteristics at sensory and motor thresholds. Physical Therapy. 1994;(74)10:951-59,962-70.
12. Bowman BR, Backer LL. Effects of waveform parameters on comfort during transcutaneous neuromuscular electrical stimulation. Annals of Biomedical Engineering. 1985;1(13):59-74.
13. Snyder-Mackler L, Robinson AJ. Electrical stimulation and circulation. In: Clinical electrophysiology. Baltimore: Williams & Wilkins; 1989. p.231-43.
14. Eriksson E, Haggmark T, Kiessling H. et al. Effect of electrical stimulation on human skeletal muscle. J Sport Med. 1981;2(1):18-22.
15. Milner M, Quanbury AO, Basmajian JV. Surface electrical stimulation of the lower limb. Arch Phys Med Rehabil. 1970;51:540-8.
16. Gorman PH, Mortimer JT. The effect of stimulus parameters on the recruitment characteristics of direct nerve stimulation. IEEE Trans Biomed Eng. 1983;30:407-14.
17. Bowman BR, Backer LL. Effects of waveform parameters on comfort during transcutaneous neuromuscular electrical stimulation. Annals of Biomedical Engineering. 1985;1(13):59-74.
18. Kantor G, Alon G, Ho HS. The effects of selected stimulus waveforms on pulse and phase characteristics at sensory and motor thresholds. Physical Therapy. 1994;(74)10:951-59,962-70.

19. Gorman PH, Mortimer JT. The effect of stimulus parameters on the recruitment characteristics of direct nerve stimulation. IEEE Trans Biomed Eng. 1983;30:407-14.
20. Alon G. Principles of electrical stimulation. In: Nelson RM, Currier DP (eds.). Clinical electrotherapy. East Norwalk, Conn.: Appleton and Lange; 1987. p.29-80.
21. Alon, G, DeDomenico, G. High voltage stimulation: an integrated approach to clinical electrotherapy. Chattanooga, Teen.: Chattanooga Corp; 1987. caps.7-11.
22. Bowman BR, Backer LL. Effects of waveform parameters on comfort during transcutaneous neuromuscular electrical stimulation. Annals of Biomedical Engineering. 1985;1(13):59-74.
23. Snyder-Mackler L, Garrett M, Roberts M. A comparison of torque-generating capabilities of three different electrical stimulating currents. J Orthop Sports Phys Ther. 1989;8:297-301.
24. Reilly JP, Freeman VT, Larkin WD. Sensory effects of transiet electrical stimulation: evaluation with a neuroelectric model. IEEE Trans Biomed Eng. 1985;32:1001-11.
25. Bhadra N, Peckham HP. Peripheral nerve stimulation for restoration of motor function. J Clin Neurophysiol. 1997;5(14):378-93.
26. Li CL, Bak A. Excitability characteristics of the A− and C− fibers in a peripheral nerve. Exp Neurol. 1976;(1)50:67-79.
27. Guirro R, Bevilaqua-Grosso D, Molina D, Silva R, Bérzin F, Montebello MIL. Correlation between electromyographic activity and strength of the plexor muscles of the wrist. XVI International Symposium on Biomechanics in Sports, Proceedings I; 1998. p.473-6.
28. Guirro RRJ, Guirro ECO, Souza NTA. Sensory and motor thresholds of transcutaneous electrical stimulation are influenced by gender and age. PM&R. 2015;7:42-7.
29. Barbosa MB, Montebelo MIL, Guirro ECO. Determinação dos limiares de percepção sensorial e de resposta motora nas diferentes fases do ciclo menstrual. Revista Brasileira de Fisioterapia. 2007;11:443-9.
30. Kantor G, Alon G, Ho HS. The effects of selected stimulus waveforms on pulse and phase characteristics at sensory and motor thresholds. Phy Ther. 1994;74(10):951-62.
31. Woodcock AH, Taylor PN, Ewins DJ. Long pulse biphasic electrical stimulation of denervated muscle. Artif Organs. 1999;23(5):457-9.
32. Heneine IF. Biofísica básica. Editora Atheneu; 2010.
33. Bolfe VJ, Guirro RRJ. Resistência elétrica dos géis e líquidos utilizados em eletroterapia no acoplamento eletrodo-pele. Revista Brasileira de Fisioterapia. 2009;13:499-505.
34. Reilly JP. Electrical stimulation and electropathology. New York: Cambridge University Press; 1992.
35. Kyle UG, Bosaeu I, De Lorenzo AD, Deurenberg P, Elia M, Gómez JM, et al. Bioelectrical impedance analysis − part I: review of principles and methods. Clin Nutr. 2004;23(5):1226-43.
36. Gerleman DG, Barr JO. Instrumentação e segurança do produto. In: Nelson RM, Hayes KW, Currier DP. Eletroterapia clínica. 3. ed. Barueri: Manole; 2003. p.15- 53.
37. Chizmadzhev YA, Kuzmin PI, Weaver JC, Potts RO. Skin appendageal macropores as a possible pathway for electrical current. J Investig Dermatol Symp Proc. 1998;3(2): 48-52.
38. Yamamoto Y. Measurement and analysis of skin electrical impedance. Acta Derm Venereol Suppl (Stockh). 1994;185:34-8.
39. Bolfe VJ, Ribas SI, Montebelo MIL, Guirro RRJ. Comportamento da impedância elétrica dos tecidos biológicos durante estimulação elétrica transcutânea. Revista Brasileira de Fisioterapia. 2007;11:153-9,.
40. Faes TJC, Van Der Meij HA, Munck JC, Heethaar RM. The electric resistivity of human tissues (100Hz − 10MHz): a meta-analysis of review studies. Physiol Meas. 1999;20:R1-R10.
41. Foster KR, Lukaski HC. Whole-body impedance − what does it measure? Am J Clin Nutr. 1996;64:388s-96s.
42. Scott O. Stimulative effects. In: Kitchen S, Bazin S. Clayton's electrotherapy. WB Saunders Company; 1996. p.116-24.
43. Savage B. Interferencial therapy. London: Faber and Faber Limited; 1984.
44. Selkowitz DM. High frequency electrical stimulation in muscle strengthening. Am J of Sports Med. 1989;7(1):103-11.
45. Moreno-Aranda J, Seireg A. Electrical parameters for over the skin muscle stimulation. J Biomech. 1981;14:579-85.
46. Guirro RRJ, de Oliveira Guirro EC, Sousa NTA. Sensory and motor thresholds of transcutaneous electrical stimulation are influenced by gender and age. PM & R (Philadelphia, 2009): The Journal of Injury, Function and Rehabilitation. 2014;7:42-7.
47. Kahn J. Iontoforese. In: Principles and practice of electrotherapy. 2. ed. Churchill Livinstone; 1991. p.119-35.
48. Lieber RI, Kelly MJ. Factors influencing quadriceps femoris muscle torque using transcutaneous neuromuscular electrical stimulation. Phys Ther. 1991;71(10):715-23.
49. Nelson HE, Smith MB, Bowman BR, Waters RL. Electrode effectiveness during transcutaneous motor stimulation. Arch Phys Med Rehabil. 1980;61(2):73-7.
50. Nolan MF. Conductive differences in electrodes used with transcutaneous electrical nerve stimulation devices. Phys Ther. 1991;71:746-51.
51. Daley AJ, Hennessy D, Cullinan J, Thorpe S, Alexander R. Potential micro-organism transmission from the re-use of 3M Red Dot adhesive electrocardiograph electrodes. J Hosp Infect. 2005;61:264-5.
52. Lambert I, Tebbs SE, Hill D, Moss HA, Davies AJ, Elliott TS. Interferential therapy machines as possible vehicles for cross-infection. J Hosp Infect. 2000;44:59-64.
53. Schabrun S, Chipchase L, Rickard H. Are therapeutic ultrasound units a potential vector for nosocomial infection? Physiother Res Int. 2006;11:61-71.
54. Pérez-Fernández T, Llinares-Pinel F, Troya-Franco M, Fernández-Rosa L. Analysis of the microbiota of the physiotherapist's environment. Arch Phys Med Rehabil. 2020 Oct;101(10):1789-95.
55. Bolfe VJ. Estudo da impedância dos eletrodos de silicone-carbono, agentes de acoplamento e tecidos biológicos. Dissertação (Mestrado em Fisioterapia). Piracicaba: Universidade Metodista de Piracicaba; 2007.
56. Beard RB, Hung BN, Schmukler R. Biocompatibility considerations at stimulating electrode interfaces [abstract]. Ann Biomed Eng. 1992;20(3):395-410.
57. Sagi-Dolev AM, Prutchi D, Nathan RH. Three-dimensional current density distribuition under surface stimulation electrodes. Med Biol Eng Comp. 1995;33:403-8.
58. Barker A, Jaffee L, Vanable J Jr. The glabrous epidermis of cavies contains a powerful battery. Am J Physiol. 1982;242:R258-366.
59. Foulds L, Barker A. Human skin battery potentials and their possible role in wound healing. Br J Dermatol. 1983;109:515-22.
60. Wilcott R. Adaptive value of aromal sweating and epidermal mechanism relating to skin potential and skin resistance. Psychophysiology. 1966;2:249-54.
61. Eltinge E, Cragoe E Jr, Vanable J Jr. Effects of amiloride analogues on adult Notophthalmus viridescens limb stump currents. Comp Biochem Physiol. 1986;89A:39-44.
62. ASM − Metals handbook. v. 11. 9. ed. Metals Park, Ohio. 1986. p.670-681.
63. ASM − Metals handbook. v. 13. 9. ed. Metals Park, Ohio. 1986. p.1324-33.
64. Dumoulin J, Bischop G. Eletrotherapie. 4. ed. Paris: Maloine; 1980.
65. Kim A, Green PG, Rao G, Guy RH. Convective solvent flow across the skin during iontophoresis. Pharm Res. 1993;10:1315-20.
66. Cotta H, et al. Tratado de rehabilitacion. Tomo II. Barcelona: Ed. Labor; 1974. p.42-112.
67. Hriever W, Diamond LE. Electromotive force and electric currents caused by metallic dental fillings. J Dent Res. 1952;31:205.
68. Marshall GW Jr, Jackson BL, Marshall SJ. Copper rich and conventional amalgam restorations after clinical use. J Am Dent Assoc. 1980;100:43.
69. Bradley P. Electrolyte action around bone pins in the "halo" frame. Br Dent J Oral Surg. 1969;7:69.

70. Reed GJ, Willman W. Galvanism in the oral cavity. J Am Dent Assoc. 1940;27:1471.
71. Helmstaedter A. The history of electrically assisted transdermal drug delivery ("iontophoresis"). Pharmazie. August 2001.
72. Gratieri T, Kalia YN. Mathematical models to describe iontophoretic transport in vitro and in vivo and the effect of current application on the skin barrier. Advanced Drug Delivery Reviews. 2013;65(2):315-29.
73. Kalaria DR, Singhal M, Patravale V, Merino V, Kalia YN, Simultaneous controlled iontophoretic delivery of pramipexole and rasagiline in vitro and in vivo: Transdermal polypharmacy to treat Parkinson's disease. European Journal of Pharmaceutics and Biopharmaceutics. 2018;127:204-12.
74. Kalia YN, Naik A, Garrison J, Guy RH. Iontophoretic drug delivery. Adv Drug Deliv Rev. 2004;56:619-58.
75. Wang Y, Zeng L, Song W, Liu J. Influencing factors and drug application of iontophoresis in transdermal drug delivery: an overview of recent progress. Drug Deliv Transl Res. 2021 Jan 23.
76. Low J,Reed, A. Electrotherapy explained – principles and practice. 3. ed. Oxford: Butterworth Heinemann; 2000.
77. Jacobson S, Stephen R, Sears W. Development of a new drug delivery system (iontophorests). Salt Lake City, UT: University of Utah; 1980.
78. Raviere B. Six annees de pratique dé ionisation de mucopolysaccharidases. G. M. de France, 77; 1970.
79. Chien YW, Lelawongs P, Siddiqui O, Sun Y, Shi WM. Facilitated transdermal delivery. J Control Release. 1990;13:263-78.
80. Cullander C, Guy R. Transdermal delivery of peptides and proteins. Adv Drug Deliv Ver. 1992;8:291-329.
81. Wang Y, Thakur R, Fan Q, Michniak B. Transdermal iontophoresis: combination strategies to improve transdermal iontophoretic drug delivery. Eur J Pharm Biopharm. 2005;60(2):179-91.
82. Xiang TX, Anderson BD. Influence of chain ordering on the selectivity of dipalmitoylphosphatidylcholine bilayer membranes for permeant size and shape. Biophys J. 1998;75:2658-71.
83. Geinoz S, Guy RH, Testa B, Carrupt PA. Quantitative structure-permeation relationships (QSPeRs) to predict skin permeation: a critical evaluation. Pharm Res. 2004;21:83-92.
84. Cevc G, Vierl U. Nanotechnology and the transdermal route. A state of the art review and critical appraisal. J Control Release. 2010;141(3):277-99.
85. Johnson C, Shuster S. The patency of sweat ducts in normal looking skin. Br J Dermatol. 1970;83:367-73.
86. Moser K, Kriwet K, Naik A, Kalia YN, Guy RH. Passive skin penetration enhancement and its quantification in vitro. Eur J Pharm Biopharm. 2001;52:103-12.
87. Ogiso T, Shiraki T, Okajima K, et al. Transfollicular drug delivery: penetration of drugs through human scalp skin and comparison of penetration between scalp and abdominal skins in vitro. J Drug Target. 2002;10:369-78.
88. Cevc G. Lipid suspensions on the skin. Permeation enhancement, vesicle penetration, and transdermal drug delivery. Crit Rev Ther Drug Carrier Syst. 1996;13:257-88.
89. Jadoul A, Doucet J, Durand D, Preat V. Modifications induced on stratum corneum after in vitro iontophoresis: ATR–FTIR and X-ray scattering studies. J Control Release. 1996;42:165-73.
90. Craane-van Hinsberg IWHM, Verhoef JC, Spies F, et al. Electroperturbation of the human skin barrier in vitro (II): effects on stratum corneum lipid ordering and ultrastructure. Microsc Res Tech. 1997;37:200-13.
91. Williams AC, Barry BW. Penetration enhancers. Adv Drug Deliv Ver. 2004;56:603-18.
92. Femenía-Font A, Padula C, Marras F, Balaguer-Fernández C, Merino V, López-Castellano A, et al. Bioadhesive mono-layer film for the in vitro transdermal delivery of sumatriptan succinate. J Pharm Sci. 2006;95(7):1561-9.
93. Bucks D, Maibach HI. Occlusion does not uniformly enhance penetration in vivo. In: Bronaugh RL, Maibach HI (eds.). Percutaneous absorption; Drugs-cosmetics-mechanisms-methodology. 3. ed. New York: Marcel Dekker; 1999.
94. Cornwell PA, Barry BW, Stoddart CP, Bouwstra JA. Wide-angle X-ray diffraction of human stratum corneum: effects of hydration and terpene enhancer treatment. J Pharm Pharmacol. 1994;46(12):938-50.
95. Van Hal DA, Jeremiasse E, Junginger HE, Spies F, Bouwstra F. Structure of fully hydrated human stratum corneum: a freeze fracture electron microscopy study. J Invest Dermatol. 1996;106:89-95.
96. Elias PM, Tsai J, Menon GK, Holleran WM, Feingold KR. The potential of metabolic interventions to enhance transdermal drug delivery. JID Symp Proc. 2002;7:79-85.
97. Juluri A, Narasimha Murthy S. Transdermal iontophoretic delivery of a liquid lipophilic drug by complexation with an anionic cyclodextrin. J Control Release. 2014 Sep 10;189:11-8.
98. Petrilli R, Lopez RFV. Physical methods for topical skin drug delivery: concepts and applications. Braz J Pharm Sci. 2018;54.
99. Kalia YN, Naik A, Garrison J, Guy RH. Iontophoretic drug delivery. Adv Drug Deliv Rev. 2004;56:619-58.
100. Dixit N, Bali V, Baboota S, Ahuja A, Ali J. Iontophoresis – an approach for controlled drug delivery: a review. Curr Drug Deliv. 2007;4(1):1-10.
101. Pikal MJ. The role of electroosmotic flow in transdermal iontophoresis. Adv Drug Deliv Rev. 2001;46(1-3):281-305.
102. Dhote V, Bhatnagar P, Mishra PK, Mahajan SC, Mishra DK. Iontophoresis: a potential emergence of a transdermal drug delivery system. Sci Pharm. 2012;80(1):1-28.
103. Ita K. Percutaneous transport of psychotropic agents. J Drug Deliv Sci Technol. 2017;39:247-59.
104. Manabe E, Numajiri S, Sugibayashi K, Morimoto Y. Analysis of skin permeation-enhancing mechanism of iontophoresis using hydrodynamic pore theory. J Control Release. 2000;66(2-3):149-58.
105. Kim KT, Lee J, Kim MH, Park JH, Lee JY, Song JH, et al. Novel reverse electrodialysis-driven iontophoretic system for topical and transdermal delivery of poorly permeable therapeutic agents. Drug Deliv. 2017;24(1):1204-15.
106. Kalia YN, Naik A, Garrison J, Guy RH. Iontophoretic drug delivery. Adv Drug Deliv Rev. 2004;56:619-58.
107. Zuo J, Du L, Li M, Liu B, Zhu W, Jin Y. Transdermal enhancement effect and mechanism of iontophoresis for non-steroidal anti-inflammatory drugs. Int J Pharm. 2014;466(1-2):76-82.
108. Davis A F. Getting the dose right in dermatological therapy. In: Walter KA, Roberts MS (eds.). Dermatologic, cosmeceutic, and cosmetic development: therapeutic and novel approaches. New York: Informa Healthcare; 2008. p.197-213.
109. Alexander A, Dwivedi S, Ajazuddin, Giri TK, Saraf S, Tripathi DK. Approaches for breaking the barriers of drug permeation through transdermal drug delivery. J Control Release. 2012;164(1):26-40.
110. Paudel KS, Milewski M, Swadley CL, Brogden NK, Ghosh P, Stinchcomb AL. Challenges and opportunities in dermal/transdermal delivery. Ther Deliv. 2010;1(1):109-31.
111. Stahl J, Wohlert M, Kietzmann M. Microneedle pretreatment enhances the percutaneous permeation of hydrophilic compounds with high melting points. BMC Pharmacol Toxicol. 2012;13:5.
112. Noh G, Keum T, Seo J.-E, Bashyal S, Eum N.-S, Kweon MJ, et al. Iontophoretic transdermal delivery of human growth hormone (hGH) and the combination effect of a new type microneedle, Tappy Tok Tok®. Pharmaceutics. 2018;10:153.
113. Singh P, Maibach HI. Topical iontophoresis drug delivery in vivo historical development, devices and future perspectives. Dermatology. 1993;187:235-8.
114. Davalos R, Mir L, Rubinsky B. Tissue ablation with irreversible electroporation. Annals Biomed Eng. 2005;33(2): 223-31.
115. Rubinsky B, Onik G, Mikus P. Irreversible electroporation: a new ablation modality-clinical implications. Technology in Cancer Research and Treatment. 2007;6(1):37-48.

116. Prausnitz MR, Bose VG, Langer R, Weaver JC. Electroporation of mammalian skin: a mechanism to enhance transdermal drug delivery. Proc Natl Acad Sci. 1993;90(22):10504-8.
117. Bommannan DB, Tamada J, Leung L, Potts RO. Effect of electroporation on transdermal iontophoretic delivery of luteinizing hormone releasing hormone (LHRH) in vitro. Pharm Res. 1994;11(12):1809-14.
118. Charman RA. Bioelectricity and electrotherapy – towards a new paradigm. Physiotherapy. 1990;76:502-8.
119. Picker RI. Current trends: low-volt pulsed microamperage stimulation: part II – clin. management. Phys Ther. 1989;9:28-83.
120. Robinson KR. Digby's receipts. An Med History. 1925;7:216-9.
121. Weiss DS, et al. Electrical stimulation and wound healing. Arch Dermatol. 1990;126:222-5.
122. Borgens RB. What is the role of naturally produced electric current in vertebrate regeneration and healing? Int Review Citol. 1982;76:245-98.
123. Burr HS, Harvey SC, Taffel M. Bio-electric correlates of wound healing. Yale J Biol Med. 1938;11:103-7.
124. Goldin H. The effects of diapulse on the healing of wounds: a double-blind randomized controlled trial in man. British J Plast Surgery. 1981;34:267-70.
125. Jeran M, et al. PEMF stimulation of skin ulcers of venous origin in humans, preliminary report of a double blind study. J Bioelectr. 1987;6:181-8.
126. Kirsch DL, Lerner FN. Microcurrent electrical therapy (MET). Am Acad of Pain Manage. 1998;551-3.
127. Mulder GD. Treatment of open-skin wounds with electric stimulation. Arch Phys Med Rehabil. 1991;72:375-7.
128. Assimacopoulos D. Wound healing promotion by use of negative electric current. Annals of Surg. 1968;34:423-31.
129. Carey LC, Lepley D. Effect of continuous direct electric current on healing wounds. Surg Forum. 1962;13:33-5.
130. Gault WR, Gatesn PF. Use of low intensity direct current in management of ischemic skin ulcers. Phys Ther. 1976;56:265-9.
131. Barron JJ, Jacobson WE. Treatment of decubitus ulcers of leg due to chronic venous insufficiency: preliminary report of three cases. Am J Surg. 115:683-7.
132. Carley PJ, Wainapel SF. Electrotherapy for acceleration of wound healing: low intensity direct current. Arch Phys Med Rehabil. 1985;66:443-6.
133. Kaada B, Flatheim E, Woie L. Low-frequency transcutaneous nerve stimulation in mild/moderate hypertension. Clin Phys. 1991;11:161-8.
134. Rowley BA, McKenna JM, Chase GR, Wolcott LE. The influence of electrical current on an infecting microorganism in wounds. An New York Acaad Sci. 1974;238:543-51.
135. Dayton PD, Palladino SJ. Electrical stimulation of cutaneous ulcerations: a literature review. J Am Pediat Med Assoc. 1989;79:318-21.
136. Bourguignon GJ, Bourguignon LY. Electric stimulation of protein and DNA synthesis in human fibroblasts. FASEB Journal. 1987;8:398-402.
137. Adey WR. Tissue interactions with non-ionizing electromagnetic fields. Physiol Rev. 1981;61:435-514.
138. Vodovnik, L, Karba, R. Treatment of chronic wounds by means of electric and electromagnetic fields. Med Biol Eng And Comput. 1992;30:257-66.
139. Stromberg BV. Effects of electrical currents on wound contraction. An Plast Surg. 1988;21:121-3.
140. Byl NN, Mackenzie AL, West JM, et al. Pulsed microamperage stimulation, a controlled study of healing of surgically induced wounds in Yucatan pigs. Phys Ther. 1994;74:201-15.
141. Leffman DJ, Arnall DA, Holmgreen PR, Cornwall MW. Effect of microamperage stimulation on rate of wound healing in rats. A histological study. Phys Ther. 1994;74:195-200.
142. Lundberg T, Kiatasson J, Samuelson U. Effect of electrical nerve stimulation on healing of ischaemic skin flaps. The Lancet. 1988;24:712-4.
143. Gurtner GC, Werner S, Barrandon Y, Longaker MT. Wound repair and regeneration. Nature. 2008;453:314-21.
144. Schreml S, Klein SM, Babilas P, Karrer S. Wound dressings in chronic wound herapy. Phlebologie. 2013;42:189-96.
145. Kaur S, Lyte P, Garay M, Liebel F, Sun Y, Liu JC, et al. Galvanic zinc-copper microparticles produce electrical stimulation that reduces the inflammatory and immune responses in skin. Arch Dermatol Res. 2011;303:551-62.
146. Cook HA, Morales M, La Rosa EM, Dean J, Donnelly MK, McHugh P, et al. Effects of electrical stimulation on lymphatic flow and limb volume in the rat. Phys Ther. 1994;74:1040-6.
147. Demir H, Balay H, Kirnap M. A comparative study of the effects of electrical stimulation and laser treatment on experimental wound healing in rats. J Rehabil Res Dev. 2004;41:147-54.
148. Demidova-Rice TN, Durham JT, Herman IM. Wound healing angiogenesis: Innovations and challenges in acute and chronic wound healing. Adv Wound Care. 2012;1:17-22.
149. Jung M, Lord MS, Cheng B, Lyons JG, Alkhouri H, Hughes JM, et al. Mast cells produce novel shorter forms of perlecan that contain functional endorepellin: A role in angiogenesis and wound healing. J Bio Chem. 2013;288:3289-304.
150. Zhao M, Bai H, Wang E, Forrester JV, McCaig CD. Electrical stimulation directly induces pre-angiogenic responses in vascular endothelial cells by signaling through VEGF receptors. J Cell Sci. 2004;117:397-405.
151. Vieira AC, Reid B, Cao L, Mannis MJ, Schwab IR, Zhao M. Ionic components of electric current at rat corneal wounds. PLoS One. 2011;6:e17411.
152. Jennings J, Chen D, Feldman D. Transcriptional response of dermal fibroblasts in direct current electric fields. Bioelectromagnetics. 2008;29:394-405.
153. Sugimoto M, Maeshige N, Honda H, Yoshikawa Y, Uemura M, Yamamoto M, et al. Optimum microcurrent stimulation intensity for galvanotaxis in human fibroblasts. J Wound Care. 2012;21:5-10.
154. Pabst HW. Tratamiento de los transtornos circulatorios perifericos con corrientes pulsatiles de frequencia modulada. Separata n.3, 4 de 1961 de Archv fur Physikalische Therapie, Balneologie und Klimatologie.
155. Ratajczak B, et al. Effectiveness of diadynamic currents and transcutaneous electrical nerve stimulation in disc disease lumbar part of spine. Journal of Back and Musculoskeletal Rehabilitation. 2011;24(3):155-9.
156. de Carvalho A, Fungueto E, Canzi I, Barbieiro C, de Moraes V, Bertolini G, et al. Correntes diadinâmicas de Bernard e iontoforese no tratamento da dor lombar. Fisioterapia em Movimento. 2017;18(4).
157. Can F, Tandoğan R, Yilmaz I, Dolunay E, Erden Z. Rehabilitation of patellofemoral pain syndrome: TENS versus diadynamic current therapy for pain relief. The Pain Clinic. 2003;15(1):61-8.
158. Bolel K, Hizmetli S, Akyüz A. Sympathetic skin responses in reflex sympathetic dystrophy. Rheumatol Int. 2006;26:788-91.
159. Gomes RC, Brandino HE, de Sousa NT, Santos MF, Martinez R, Guirro RR. Polarized currents inhibit in vitro growth of bacteria colonizing cutaneous ulcers. Wound Repair Regen. 2015;23:403-11.
160. Snyder AR, Perotti AL, Lam KC, Bay RC. The influence of high-voltage electrical stimulation on edema formation after acute injury: a systematic review. J Sport Rehabil. 2010 Nov;19(4):436-51.
161. Stralka SW, Jackson JA, Lewis AR. Treatment of hand and wrist pain: A randomized clinical trial of high voltage pulsed, direct current built into a wrist splint. AAOHN Journal. 1998;46(5):233-6.
162. Bettany JA, Fish DR, Mendel FC. High-voltage pulsed direct current: effect on edema formation after hyperflexion injury. Arch Phys Med Rehabil. 1990;71:677-81.
163. Bettany JA, Fish DR, Mendel FC. Influence of high voltage pulsed direct current on edema formation following impact injury. Phys Ther. 1990;70:219-224.

164. Taylor K, Fish DR, Mendel FC, Burton HW. Effect of a single 30-minute treatment of high voltage pulsed current on edema formation in frog hind limbs. Phys Ther. 1992;72:63-8.
165. Mendel FC, Wylegala JA, Fish DR. Influence of high voltage pulsed current on edema formation following impact injury in rats. Phys Ther. 1992;72:673-88.
166. Griffin JW, Newsome LS, Stralka SW, Wright PE. Reduction of chronic posttraumatic hand edema: A comparison of high voltage pulsed current, intermittent pneumatic compression, and placebo treatments. Phys Ther. 1990;70:279-86.
167. Dolan MG, Mycahskiw AM, Mendel FC. Cool-water immersion and high-voltage electric stimulation curb edema formation in rats. J Athl Train. 2003;38(3):225-30.
168. Peters EJ, Lavery LA, Armstrong DG, Fleichili JG. Electric stimulation as an adjunct to heal diabetic foot ulcers: a randomized clinical trial. Arch Phys Med Rehabil. 2001;82(6):721-5.
169. Goldman R, Brewley B, Zhoul L, Golden M. Electrotherapy reverse inframaleolar ischemia: a retrospective observational study. Adv Skin Wound Care. 2003;16(2):79-89.
170. Garcia LB, Guirro ECO, Montebello MIL. Effects of high-voltage electrical stimulation in postmastectomy bilateral lymphedema: case report. Fisioterapia e Pesquisa. 2007;14(1):67-71.
171. Dolan MG, Mychaskiw AM, Mattacola CG. Effects of coolwater immersion and high-voltage electric stimulation for 3 continuous hours on acute edema in rats. Journal of Athletic Training. 2003;38(4):325-9.
172. Dolan MG, Mychaskiw AM, Mendel FC. Cool-water immersion and high-voltage electric stimulation curb edema formation in rats. Journal of Athletic Training. 2003;38(3):225-30.
173. Karnes JL, Mendel FC, Fish DR. Effects of low voltage pulsed current on edema formation in frog hind limbs following impact injury. Phys Ther. 1992;72:273-8.
174. Taylor K, Fish DR, Mendel FM, Burton HW. Effect of electrically induced muscle contractions on posttraumatic edema formation in frog hind limbs. Phys Ther. 1992;72:127-32.
175. Reed BV. Effect of high voltage pulsed electrical stimulation on microvascular permeability to plasma proteins. Phys Ther. 1988;68(4):491-95.
176. Karnes JL, Mendel FC, Fish DR, Burton HW. High-voltage pulsed current: its influence on diameters of histamine-dilated arterioles in hamster cheek pouches. Arch Phys Med Rehabil. 1995;76:381-6.
177. Fish D, Mendel FC, Schultz AM, Gottstein-Yerke LM. Effect of anodal high voltage pulsed current on edema formation in frog hind limbs. Phys Ther. 1991;71(10):724-33.
178. Taylor K, Mendel FC, Fish DR, Hard R, Burton HW. Effect of high-voltage pulsed current and alternating current on macromolecular leakage in hamster cheek pouch microcirculation. Phys Ther. 1997;77(12):1729-40.
179. Becker RO, Murray DG. A method for producing cellular dedifferentiation by means of very small electrical currents. Trans N Y Acad Sci. 1967;29(5):606-15.
180. Guo A, Song B, Reid B, Gu Y, Forrester JV, Jahoda CA, et al. Effects of physiological electric fields on migration of human dermal fibroblasts. J Invest Dermatol. 2010;130(9):2320-7.
181. Sebastian A, Syed F, Perry D, Balamurugan V, Colthurst J, Chaudhry IH, et al. Acceleration of cutaneous healing by electrical stimulation: degenerate electrical waveform down-regulates inflammation, up-regulates angiogenesis and advances remodeling in temporal punch biopsies in a human volunteer study. Wound Rep Reg. 2011;19(6):693-708.
182. Gentzkow GD, Miller KH. Electrical stimulation for dermal wound healing. Clinics in Podiatric Medicine and Surgery. 1991;8(4):827-41.
183. Houghton PE, Kincaid CB, Lovell M, Campbell KE, Keast DH, Gail-Woodbury M, et al. Effect of electrical stimulation on chronic leg ulcer size and appearance. Phys Ther. 2003;83:17-28.
184. Gardner SE, Frantz RA, Schimidt FL. Effect of electrical stimulation on chronic wound healing: a meta-analysis. Wound Rep Reg. 1999;7:495-503.
185. Gomes RC, Guirro ECO, Gonçalves AC, Farina Junior JÁ, Murta Junior LO, Guirro RRJ. High voltage electric stimulation of the donor site of skin grafts accelerates the healing process. A randomized blind clinical trial. BURNS. 2018;44:636-45.
186. Davini R, Nunes CV, Guirro ECO, Guirro RRJ. Estimulação elétrica de alta voltagem: uma opção de tratamento. Revista Brasileira de Fisioterapia, Brasil. 2005;9(3):249-56.
187. Barker AT, Jaffe LF, Vanable JW. The glabrous epidermis of cavies contains a powerful battery. Am J Physiol. 1982;242:R358-R366.
188. Nuccitelli R, Nuccitelli P, Li C, Narsing S, Pariser DM, Lui K. The electric field near human skin wounds declines with age and provides a noninvasive indicator of wound healing. Wound Repair Regen. 2011 Sep-Oct;19(5):645-55.
189. Nuccitelli R. A role for endogenous electric fields in wound healing. Curr Top Dev Biol. 2003;58:1-26.
190. Stancik LM, Stancik DM, Schmidt B, Barnhart DM, Yoncheva YN, Slonczewski JL. pH-dependent expression of periplasmic proteins and amino acid catabolism in Escherichia coli. J Bacteriol. 2002;184(15):4246-58.
191. Yokoyama I, Nakano T, Morita C, Arai Y, Hirayama T, Aoki H. Establishment of gold standard for electrolyzed sodium chloride solution in desinfection. Bulletin of the Osaka Medical College. 2007;53(1):11-9.
192. Issa-Zacharia A, Kamitani Y, Morita K, Iwasaki K. Sanitization potency of slightly acidic electrolyzed water against pure cultures of Escherichia coli and Staphylococcus aureus, in comparison with that of other food sanitizers. Food Control. 2010;21(5):740-5.
193. Szuminsky NJ, Albers AC, Unger P, John GE. Effect of narrow, pulsed high voltages on bacterial viability. Phys Ther. 1994;74(7):660-7.
194. Kincaid BC, Lavoie KH. Inhibition of bacterial growth in vitro following stimulation with high voltage, monophasic, pulsed current. Physical Therapy. 1989;69(8):651-5.
195. Gomes RC, Brandino HE, Alves de Sousa NT, Santos MF, Martinez R, de Jesus Guirro RR. Polarized currents inhibit in vitro growth of bacteria colonizing cutaneous ulcers. Wound Repair and Regeneration. 2015;23:403-11.
196. Goldman RJ, Brewley BI, Golden MA. Electrotherapy reoxygenates inframalleolar ischemic wounds on diabetic patients: a case series. Adv Skin Wound Care. 2002;15(3):112-20.
197. Stralka SW, Jackson JA, Lewis AR. Treatment of hand and wrist pain. A randomized clinical trial of high voltage pulsed, direct current built into a wrist splint. AAOHN J. 1998;46(5):233-6.
198. Rajfur J, et al. Efficacy of selected electrical therapies on chronic low back pain: A comparative clinical pilot study. Med Sci Monit. 2017;23:85-100.
199. Carvalho CS. Ação da polaridade na estimulação elétrica transcutânea para o tratamento de áreas doadoras de enxertos autógenos em pacientes queimados: estudo clínico randomizado cego. Dissertação. Ribeirão Preto: Faculdade de Medicina de Ribeirão Preto da USP/Programa de Pós-graduação em Reabilitação e Desempenho Funcional; 2015.
200. Noronha MA, Camargo LC, Minamoto VB, Castro CES, Salvini TF. O efeito da estimulação elétrica neuromuscular (NMES) no músculo tibial anterior do rato. Rev Bras Fisioterapia. 1997;2(2):71-6.
201. Henneman E. Recruitment of motoneurons: the size principle. Program Clin Neurophysiol. 1981;9:26-60.
202. Thomas NR. The effect of fatigue and TENS on the EMG mean power frequency. Front Oral Physiol. 1990;7:162-70.
203. Blair E, Erlanger J. A comparison of the characteristics of axons through their individual electrical responses. Am J Physiol. 1933;106:524-64.
204. Bickel CS, Gregory CM, Dean JC. Motor unit recruitment during neuromuscular electrical stimulation: a critical appraisal. Eur J Appl Physiol. 2011 Oct;111(10):2399-407.

205. Gregory CM, Bickel CS. Recruitment patterns in human skeletal muscle during electrical stimulation. Phys Ther. 2005;85:358-64.
206. Collins DF. Central contributions to contractions evoked by tetanic neuromuscular electrical stimulation. Exerc Sport Sci Ver. 2007;35:102-9.
207. Magladery JW. Some observations on spinal reflexes in man. Pflügers Arch. 1955;261:302-21.
208. Collins DF, Burke D, Gandevia SC. Large involuntary forces consistent with plateau-like behavior of human motoneurons. J Neurosci. 2001;21:4059-65.
209. Henneman E. Relation between size of neurons and their susceptibility to discharge. Science. 1957;126:1345-7.
210. Baldwin ER, Klakowicz PM, Collins DF. Wide-pulse-width, high frequency neuromuscular stimulation: implications for functional electrical stimulation. J Appl Physiol. 2006;101:228-40.
211. Bergquist AJ, Clair JM, Collins DF. Motor unit recruitment when neuromuscular electrical stimulation is applied over a nerve trunk compared with a muscle belly: triceps surae. J Appl Physiol. 2011 Mar;110(3):627-37.
212. Collins DF, Burke D, Gandevia SC. Sustained contractions produced by plateau-like behaviour in human motoneurones. J Physiol. 2002;538(Pt 1):289-301.
213. Buchthal F, Schmalbruch H. Contraction times of reflexly activated motor units and excitability cycle of the H-reflex. Prog Brain Res. 1976;44:367-76.
214. Collins DF. Central contributions to contractions evoked by tetanic neuromuscular electrical stimulation. Exercise and Sport Sciences Reviews. 2007;35(3):102-9.
215. Dean JC, Yates LM, Collins DF. Turning on the central contribution to contractions evoked by neuromuscular electrical stimulation. J Appl Physiol. 2007;103:170-6.
216. Maffiuletti NA. Physiological and methodological considerations for the use of neuromuscular electrical stimulation. Eur J Appl Physiol. 2010 Sep;110(2):223-34.
217. Garnett R, Stephens JA. Changes in the recruitment threshold of motor units produced by cutaneous stimulation in man. J Physiol. 191;311:463-73.
218. Cambridge NA. Electrical apparatus used in medicine before 1900. Proc R Soc Med. 1977;70:635-41.
219. Kantor G, Alon G, HO HS. The effects of selected stimulus waveforms on pulse and phase characteristics at sensory and motor thresholds. Physical Therapy. 1994;74(10):951-9,962-70.
220. Baker LL, Bowman BR, McNeal DR. Effects of waveform on comfort during neuromuscular electrical stimulation. Clin Orthop Relat Res. 1988;233:75-85.
221. Milner M, Quanbury AO, Basmajian JV. Surface electrical stimulation of the lower limb. Arch Phys Med Rehabil. 1970;51:540-8.
222. Pichon F, Chatard JC, Martin A, Cometti G. Electrical stimulation and swimming performance. Med Sc Sports and Exerc. 1995;27(12):1671-6,
223. Guirro R, Nunes CV, Davini R. Comparação dos efeitos de dois protocolos de estimulação elétrica neuromuscular sobre a força muscular isométrica do quadríceps. Revista de Fisioterapia da Universidade de São Paulo. 2000;7(1/2):10-5.
224. Araújo RC. Contribuição para o estudo do efeito do treinamento com estimulação elétrica neuromuscular sobre a força e a atividade eletromiográfica. Dissertação de Mestrado. São Paulo: Universidade de São Paulo; 1993.
225. Eriksson E, Haggmark T, Kiessling H, et al. Effect of electrical stimulation on human skeletal muscle. J Sport Med. 1981;2(1):18-22.
226. Montes Molina R, Tabernero Galan A, Martin Garcia MS. Spectral electromyographic changes during a muscular strengthening training based on electrical stimulation. Electromyogr Clin Neurophysiol. 1997;37:287-95.
227. Willians R, Morrissey MC, Brewster CE. The effect of electrical on quadriceps strength and thigh circumference in menisectomy patients. J Orthop Sports Phys Ther. 1986;3:143-7.
228. Delitto A, Snyder-Mackler L. Two theories of muscle strenght argumentation using percutaneous electrical stimulation. Phys Ther. 1990;70:158-64.
229. Snyder-Mackler L, Delitto A, Stralka SW, Bailey SL. Use of electrical stimulation to enhance recovery of quadriceps femoris muscle force production in patients following anterior cruciate ligament reconstruction. Phys Ther. 1994;74(10):901-6.
230. Parker MG, Berhold M, Brown R, Hunter S, Smith MR, Runhling RO. Fatigue response in human quadriceps femoris muscle during high frequency electrical stimulation. JOSPT. 1986;7(4):145-53.
231. Munsat TL, McNeal DR, Waters RL. Effect of nerve stimulation on human muscle. Arch Neurol. 1976;33:608-17.
232. Delitto A, Robinson AJ. Electrical stimulation techniques and aplications. In: Snyder-Mackler l, Robinson AJ. Clinical electrophysiology. Baltimore: Williams & Wilkins; 1989. p.95-138.
233. Binder-Macleod SA, McDermond LR. Changes in the force-frequency relationship of the human quadriceps femoris muscle following electrically and voluntarily induced fatigue. Phys Ther. 1992;72(2):95-104.
234. Kramer J, Lindsay D, Magee D, Mendrik S, Wall T. Comparison of voluntary and electrical stimulation contraction torques. J Orthop Phys Ther. 1984;6:324-31.
235. Wasmley RP, Vossys JA. Comparison of torque generated by knee extension with a maximal voluntary muscle contraction vis-a-vis electrical stimulation. J Orthop Sports Phys Ther. 1984;1:10-7.
236. Gracanin F, Trnkcozy A. Optimal stimulus parameters for minimum pain in the chronic stimulation of innervated muscle. Arch Phys Med Rehabil. 1975;56(6):243-9.
237. Weber JR. Estimulação neuromuscular funcional. In: Delisa JA. Medicina de reabilitação – princípios e prática. v.1. São Paulo: Ed. Manole; 1992.
238. Duchateau J, Hainaut K. Training effects of sub-maximal electrostimulation in a human muscle. Med Sci Sports and Exerc. 1988;20(1):99-104.
239. Draper V, Ballard L. Electrical stimulation versus electromyographic biofeedback in the recovery of quadriceps femoris muscle function following anterior cruciate ligament surgery. Phys Ther. 1991;71(6):455-65.
240. Villar FAS, Mendonça GLF, Santos HH, Brasileiro JS, Alencar JF, Ferreira JJA, et al. Avaliação da capacidade de aferir torque voluntários da cadeira de Bonnet adaptada e comparação de torques gerados por dois tipos de estimulação elétrica neuromuscular. Anais do VII Congresso Brasileiro de Biomecânica; 1997. p.465-72.
241. Baker LL, Parker K. Neuromuscular electrical stimulation of the muscles surrounding the shoulder. Phys Ther. 1986;66(12):1930-7.
242. Backer L, Yeh CH, Wilson D, et al. Electrical stimulation of wrist and fingers for hemiplegic patients. Phys Ther. 1979;59(12):1495-9.
243. Pandyan AD, Powell J, Futter C, Granat MH, Stott DJ. Effects of electrical stimulation on the wrist of hemiplegic subjects. Physiotherapy. 1996;82(3):184-8.
244. Abdelmoty E, Fishbain DA, Goldberg M, Cutler R, Zaki AM, Rosonoff RS, et al. Functional electrical stimulation treatment of postradiculopath associated muscle weakness. Arch Phys Med Rehabil. 1994;75:680-6.
245. Langeard A, Bigot L, Chastan N, Gauthier A. Does neuromuscular electrical stimulation training of the lower limb have functional effects on the elderly?: A systematic review. Experimental Gerontology. 2017;91:88-98.
246. Guirro R, Silva CA, Polacow MLO, Campos MR, Tanno AP, Silva HC, et al. Efeito da metformina e da eletroestimulação sobre as reservas de glicogênio dos músculos sóleo e gastrocnêmio desnervados. Estudo experimental em ratos. Revista Brasileira de Fisioterapia. 1998;suplemento especial;3:73.
247. Silva CA, Guirro R, Polacow MLO, Silva HC, Tanno AP, Rodrigues D. Efeito da metformina ou eletroestimulação sobre as reservas de glicogênio do músculo sóleo normal ou desnervado. Rev Bras Fisioterapia. 1999;3(2):55-60.

248. Filiputti E, Silva CA, Guirro R. Metformina e eletroestimulação minimizam a resistência à insulina desencadeada pelo tratamento com dexametasona. Anais do VIII Congresso de Iniciação Científica da UNIMEP/CNPq; 2000. p.41-2.
249. Ozcan J, Ward AR, Robertson VJ. A comparison of true and premodulated interferential currents. Arch Phys Med Rehabil. 2004;85(3):409-15.
250. Alon G. Principles of electrical stimulation. In: Nelson RM, Currier DP. Clinical electrotherapy. California: Appleton & Lange; 1987. p. 29-80.
251. Bolfe VC, Ribas SI, Montebelo MIL, Guirro RRJ. Comportamento da impedância elétrica dos tecidos biológicos durante estimulação elétrica transcutânea. Revista Brasileira de Fisioterapia. 2007;11:153-9.
252. Ward AR, Robertson VJ. The variation in fatigue rate with frequency using kHz frequency alternating current. Medical Engineering & Physics. 2000;22(9):637-46.
253. Ward AR, Robertson VJ, Ioannou H. The effect of duty cycle and frequency on muscle torque production using kilohertz frequency range alternating current. Medical Engineering & Physics. 2004;26:569-79.
254. Ward AR, Oliver WG, Buccella D. Wrist extensor torque production and discomfort associated with low-frequency and burst-modulated kilohertz-frequency currents. Physical Therapy. 2006;86(10):1360-7.
255. Cabric M, Appel HJ, Resie A. Fine structural changes in electrostimulated human skeletal muscle: evidence for predominant effects on fast muscle fibres. Eur J Appl Physiol. 1988;57:1-5.
256. McMiken, D.F, Tedd-Smith, M, Thompson, C. Strengthening of human quadriceps muscles by cutaneous electrical stimulation. Scand. J. Rehab. Med. 15:25-8, 1983.
257. Guirro R. Análise da atividade elétrica e da força dos músculos flexores da mão após estimulação elétrica neuromuscular. Tese de doutorado. Piracicaba: Programa de Pós-Graduação em Biologia e Patologia Buco-Dental da Faculdade de Odontologia de Piracicaba, Unicamp; 2000.
258. Currier DP, Mann R. Muscular strenght development by electrical stimulation in healthy individuals. Phys Ther. 1983;63:915-21.
259. Delitto A, Strube MJ, Shulman AD, Minor SD. A study of discomfort with electrical stimulation. Phys Ther. 1992;72:410-24.
260. Soo CL, Currieir DP, Threlkeld A. Augmenting voluntary torque of healthy muscle by optimization of electrical stimulation. Phys Ther. 1988;68(3):333-7.
261. Stefanovska A, Vodovnik L. Change in muscle force following electrical stimulation. Scand J Rehab Med. 1985;17:141-6.
262. De Domenico G, Strauss GR. Maximum torque production in the quadriceps femoris muscle group using a variety of electrical stimulators. Aust J Physiother. 1986;31:51-6.
263. Alon G. Principles of electrical stimulation. In: Nelson RM, Currier DP (eds.). Clinical electrotherapy. East Norwalk, Conn.: Appleton and Lange; 1987. p.29-80.
264. Guirro ECO, Ferreira AL, Guirro R. Efeitos da estimulação ultra-sônica pulsada de baixa intensidade no processo cicatricial. Estudo experimental em ratos. Revista Ciência e Tecnologia. 1995;8(4/2):37-47.
265. Kots YM, Xvilon VA, Trenirovka mishechnoj sili metodom elektrostimuliastsii: soobschenie 2, trenirovka metodom elektricheskogo razdrazenii mishechi. Teor Pract Fis Cult. 1971;4:66-72.
266. Laughman RK, Youdas JW, Garrett TR, Chao EYS. Strength changes in the normal quadriceps femoris muscle as a result of electrical stimulation. Phys Ther. 1983;62(4):494-9.
267. Trimble MH, Enoka RM. Mechanism underlining the training effects associated with neuromuscular electrical stimulation. Phys Ther. 1991;71:273-82.
268. Atha J. Strengthening muscle. Exerc Sport Sci Rev. 1981;9:1-73.
269. Gardner GW. Specificity of changes of the excirsed and non-excirsed limb following isometric training. Res Q. 1963;34:98-101.
270. Hakkinen K, Alen M, Komi P. Changes in isometric force and relaxation time, electromyographic and muscle fibre characteristics of human skeletal muscle during strength training and detraining. Acta Physiol Scand. 1985;s125:573-85.
271. Lieber RL, Bodine-Fowler SC. Skeletal muscle mechanics: implications for rehabilitation. Phys Ther. 1993;73(12):844-56.
272. Muller EA. Influence of training and inactivity on muscle strength. Arch Phys Med Rehabil. 1970;51:449-62.
273. Selkowitz DM. Improvement in isometric strength of the quadriceps femoris muscle after training with electrical stimulation. Phys Ther. 1985;65(2):186-96.
274. Brook GA, Fahey TD. Exercise physiology: human bioenergetics and its application. New York: John Wiley & Sons; 1984.
275. MacDougall JD, Elder GCB, Sale DG, et al. Effects of strenght training and immobilization of human muscle fibers. Eur J Appl Physiol. 1980;43:25-34.
276. Saltin B, Gollnick PD. Skeletal muscle adaptability: significance for metabolism and performace. In: Peachey LD, Adrian RH, Geiger SR. (eds.). Handbook of physiology: section 10: skeletal muscle. Bethesda: MD Americam Physiological Society; 1983. p.555-631.
277. Throstensson A. Muscle strength, fiber types and enzyme activities in man. Acta Physiol Scand. 1976;supl.443:1-45.
278. Snyder-Mackler L, Delitto A, Stralka SW, Bailey SL. Use of electrical stimulation to enhance recovery of quadriceps femoris muscle force production in patients following anterior cruciate ligament reconstruction. Phys Ther. 1994;74(10):901-6.
279. Hakkinen KPV, Komi P. Electromyographic changes during strength training and detraining. Med Sci Sports Exerc. 1983;15:455-60.
280. McNair PJ, Depledge J, Brettkelly M, Stanley SN. Verbal encouragement: effects on maximum effort voluntary muscle action. Br J Sports Med. 1996;30,243-5.
281. Rutherford O, Jones D. The role of learning and coordination in strength training. Eur J. Appl. Physiol. 1986;55:100-5.
282. Povilonis E, Mizuno M. Energy metabolism of the gastrocnemius and soleus muscles during isometric voluntary and electrically induced contractions in man. J Physiol. 1998;2:593-602.
283. Brody LR, Pollock MT, Roy SH, et al. pH-induced effects on median frequency and conduction velocity of the myoelectric signal. J Appl Physiol. 1991;71:1878-85.
284. Lindstron L, Hellsing G. Masseter muscle fatigue in man objectively quantified by analysis of myoelectric signal. Arch Oral Biol. 1983;8:297-301.
285. Orchardson R. The generation of nerve impulses in mammalian aons by changing the concentrations of the normal constituints of extracellular fluid. J Physiol. 1978;275:177-89.
286. Stulen FB, DeLuca CJ. Frequency parameters of the myoelectric signal as a measure conduction velocity. IEEE Trans Biomed Eng. 1981;28:515-23.
287. Megeney LA, Neufer GL, Tan MH, et al. Effects of muscular activity and fiber composition on glucose transport and glut 4. Am J Physiol. 1993;264:583-93.
288. Marette A, Richardson T, Balon M, et al. Abundance, localization and insulin-induced translocation of glucose transporters in red and white muscle. Am J Physiol. 1992;263:443-52.
289. Walberg-Henriksson H. Glucose transport into skeletal muscle. Influence of contratile activity, insulin, catecolamines and diabetes melitus. Acta Physiol Scand Suppl. 1987;564:1-80.
290. Brozinick JT Jr, Etgen J, Yaspelkis BB, et al. Contraction-activated glucose uptake is normal in insulin-resistant muscle of the obese Zucker rat. J Appl Physiol. 1992;28:382-7.
291. Roy D, Jóhannsson E, Bonen A. et al. Electrical stimulation induces fiber type-specific translocation of glut 4 to t tubules in skeletal muscle. Issue. 1998;2:311-7.
292. Hennig R, Lomo T. Firing patterns of motor units in normal rats. Nat. 1985;314:164-6.
293. Etgen GJ, Farrar RP, Ivy JL. Effect of chronic electrical stimulation on glut 4 protein content in fast-twitch muscle. Am J Physiol. 1993;264:816-9.
294. Henriksen EJ, Bourney RE, Rodnick KJ, Koranyi L, Permutt MA, Holloszy JO. Glucose transport protein content and glucose transport capacity in rat skeletal muscle. Am J Physiol. 1990;259:593-8.

295. Pette D, Vrbova G. Invited review: neural control of phenotypic expression in mammaliam muscle fibers. Muscle & Nerve. 1985;8:676-89.
296. Walters TJ, Sweeney HL, Farrar RP. Influence of electrical stimulation on fast-twitch muscle in aging rats. J Apll Physiol. 1991;71:1921-8.
297. Yamaguchi N. Symphatoadrenal system in neuroendocrine control of glucose: mechanism involved the liver, pancreas and adrenal gland. Can J Physiol Pharmacol. 1992;70:167-206.
298. Eckert R, Randall D, S'Augustine G. Muscle and movement. In: Animal physiology mechanisms and adaptation. 3. ed. New York: W.I.E. Freeman and Company; 1988. p.329-67.
299. Conlee RK, McLane JA, Rennie MJ, Winder WW, Holloszy JO. Reversal of phosphorylase activation in muscle despite continued contractile activity. Am J Physiol. 1979;237:291-6.
300. Murray RK, Granner DK, Mayes PA, Rodwell VW. Harper: bioquímica. 6. ed. São Paulo: Atheneu; 1991.
301. Adeyanju SA, Akanle OO. Fatigue characteristics of champion power and endurance athletes during force estimation. J Sports Med Phys Fitness. 1996;36:90-4.
302. Duchateau J, Edstron L, Grimby L. Effect of exercise on the motor unit. Muscle & Nerve. 1986;9:104-26.
303. Ghez C. Muscle: effectors of the motor system. In: Kandell ER, Schwartz JH, Jessel TM. Principles of neural science. 3. ed. Apleton & Lange;1991. p.548-63.
304. Benton LA, Baker LL, Bowman, et al. Functional electrical stimulation – A practical clinical guide. Califórnia: Rancho Los Amigos Rehabilitation Engineering Centre; 1981.
305. Gerdle B, Henriksson-Larsen K, Lorentzon R. et al. Dependence of the mean power frequency of the electromyogram on muscle force and fibre type. Acta Physiol Scand. 1991;142:457-65.
306. Haag GM. Comparison of different estimators of eletromyographic spectral shifts during work when applied on short test contractions. Med Biol Eng Comput. 1991;29:511-6.
307. Nelson RM, Currier DP. Clinical electrotherapy. Los Altos: Appleton & Lange; 1987.
308. Machado A. Neuroanatomia funcional. Rio de Janeiro: Livraria Atheneu; 1987.
309. Cox AM, et al. Effect of eletrode placement and rest interval between contractions on isometric knee extension torques induced by electrical stimulation at 100 hz. Physiot. 1986;38:20-7.
310. Pellegrino ED, Pellegrino AA. Humanism and ethics in roman medicine: Translation and commentary on a text of Scribonius Largus. Literature and Mediane. 1988;7:22-38.
311. Melzack R, Wall P. Pain mechanisms: a new theory. Science. 1965;150:971-9.
312. Wall PD. The gate control theory of pain mechanisms: a reexamination and restatement. Brain. 1978;101:1-18.
313. Fields HL. Pain. New York: McGraw-Hill; 1987. p.28-40.
314. Pope GD, Mockett SP, Wright JP. A survey of electrotherapeutic modalities: Ownership and use in the NHS in England. Physiotherapy. 1995;81(2):82-91.
315. Sluka KA, Walsh D. Transcutaneous electrical nerve stimulation: basic science mechanisms and clinical effectiveness. J Pain. 2003 Apr;4(3):109-21.
316. Guirro R, Da Silva LM, Borin SH, Damasceno MP, Guirro E. Efeito da TENS na dor pós-operatória cardíaca e na função pulmonar. Estudo de caso. Revista Brasileira de Fisioterapia. 1997;2(1):1-5.
317. Murphy GJ. Physical medicine modalities and trigger point injections in the management of temporomandibular disorders and assessing treatment outcome. Oral Surg Oral Med Oral Pathol Oral Radiol Endod. 1997;83(1):118-22.
318. Lampe G. Estimulação elétrica nervosa transcutânea. In: O'Sullivan SB, Schimitz TJ (eds.). Fisioterapia: avaliação e tratamento. São Paulo: Manole; 1993. p.739-60.
319. Mannheimer JS, Lampe GN. Clinical transcutaneous electrical nerve stimulation. Filadélfia: FA Davis; 1984.
320. Richard RL. Causalgia: a centennial review. Arch Neurol. 1967;16:339-45.
321. Laitinen LV, Eriksson TA. Electrical stimulation in the measurement of cutaneous sensibility. Pain. 1985 Jun;22(2):139-50.
322. Çıtak Karakaya İ, Karakaya MG, Erğun E, Elmalı S, Fırat T. Effects of different frequencies of conventional transcutaneous electrical nerve stimulation on pressure pain threshold and tolerance. J Back Musculoskelet Rehabil. 2014;27(2):197-201.
323. Chen CC, Johnson MI. An investigation into the hypoalgesic effects of high- and low-frequency transcutaneous electrical nerve stimulation (TENS) on experimentally-induced blunt pressure pain in healthy human participants. J Pain. 2010 Jan;11(1):53-61.
324. Woolf CJ, Mitchell D, Barrett GD: Antinociceptive effect of peripheral segmental electrical stimulation in the rat. Pain. 1980;8:237-52.
325. Chen CC, Johnson MI. A comparison of transcutaneous electrical nerve stimulation (TENS) at 3 and 80 pulses per second on cold-pressor pain in healthy human participants. Clin Physiol Funct Imaging. 2010 Jul;30(4):260-8.
326. Scudds R, Helewa A, Scudds R. The effects of transcutaneous electrical nerve stimulation on skin temperature in asymptomatic subjects. Phys Ther. 1995;75:621-8.
327. Cramp AF, Gilsenan C, Lowe AS, Walsh DM. The effect of high- and low-frequency transcutaneous electrical nerve stimulation upon cutaneous blood flow and skin temperature in healthy subjects. Clin Physiol. 2000;20:150-7.
328. Kaada B, Vikmo H, Rosland G, Woie L, Opstad PK. Transcutaneous nerve stimulation in patients with coronary arterial disease: haemodynamic and biochemical effects. Eur Heart J. 1990;11:447-53.
329. Kaada B, Flatheim E, Woie L. Low-frequency transcutaneous nerve stimulation in mild/moderate hypertension. Clin Physiol. 1991;11:161-8.
330. Kaada B. Vasodilation induced by transcutaneous nerve stimulation in peripheral ischemia (Raynauds phenomenon and diabetic polyneuropathy). Eur Heart J. 1982;3:303-14.
331. Kaada B, Eielsen O. In search of mediators of skin vasodilation induced by transcutaneous nerve stimulation: II. Serotonin implicated. Gen Pharmacol. 1983;14:635-41.
332. Alberts B, Bray D, Lewis J, Raff M, Roberts K, Watson JD. Biologia molecular da célula. 3. ed. São Paulo: Artes Médicas; 1997.
333. Wall PD, Sweet WH. Temporary abolition of pain in man. Science. 1967;155:108-9.
334. Nathan PW. The gate-control theory of pain, a critical review. Brain. 1976;99:123-58.
335. Goldstein A. Opioid peptides (endorphins) in pituitary and brain. Science. 1976;193:1081-7.
336. Thompson JW. Pain: mechanisms and principles of management. In: Grimley-Evans J, Caird FI. Advanced geriatric medicine 4. London: Churchill Livingstone; 1984. p.3-16.
337. Katch EM. Application of transcutaneous electrical nerve stimulation in dentistry. Anesthesy Progress. 1986;33:156-60.
338. Phero JC, Raj P, McDonald JS. Transcutaneous electrical nerve stimulation and myoneural therapy for the management of chronic myofascial pain. Dent Clin North Am. 1987;23:703-31.
339. Sluka KA, Vance CGT, Lisi TL. High-frequency, but not low-frequency, transcutaneous electrical nerve stimulation reduces aspartate and glutamate release in the spinal cord dorsal horn. Journal of Neurochemistry. 2005;95(6):1794-801.
340. Wessberg A, Carroll WL, Dinham R, Wolford M. Transcutaneous electrical stimulation as an adjunt in the management of myofascial pain – dysfunction syndrome. Journal Prosthetetic Dentistry. 1981;45(3):307-14.
341. Geissler PR, McPhee PM. Electrostimulation in the treatment of pain in the mandibular dysfunction syndrome. Journal Prosthetic Dentistry. 1986;14(2):62-4.
342. DeSantana JM, Da Silva LFS, Resende MA, Sluka KA. Transcutaneous electrical nerve stimulation at both high and low frequencies activates ventrolateral periaqueductal grey to decrease mechanical hyperalgesia in arthritic rats. Neuroscience. 2009;163(4):1233-41.

343. Sluka KA, Walsh D. Transcutaneous electrical nerve stimulation: basic science mechanisms and clinical effectiveness. J Pain. 2003 Apr;4(3):109-21.
344. Sluka KA, Deacon M, Stibal A, Strissel S, Terpstra A. Spinal blockade of opioid receptors prevents the analgesia produced by TENS in arthritic rats. J Pharmacol Exp Ther. 1999;289:840-6.
345. Kalra A, Urban MO, Sluka KA. Blockade of opioid receptors in rostral ventral medulla prevents antihyperalgesia produced by transcutaneous electrical nerve stimulation (TENS). J Pharmacol Exp Ther. 2001;298:257-63.
346. Solomon RA, Viernstein MC, Long DM. Reduction of postoperative pain and narcotic use by transcutaneous electrical nerve stimulation. Surgery. 1980;87:142-6.
347. Chandran P, Sluka KA. Development of opioid tolerance with repeated TENS administration. Pain. 2003;102:195-201.
348. Kalra A, Urban MO, Sluka KA. Blockade of opioid receptors in rostral ventral medulla prevents antihyperalgesia produced by transcutaneous electrical nerve stimulation (TENS). J Pharmacol Exp Ther. 2001;298:257-63.
349. Santuzzi CH, Gonçalves WLS, Rocha SS, et al. Efeitos da crioterapia, estimulação elétrica transcutânea e da sua associação na atividade elétrica do nervo femoral em ratos. Braz J Phys Ther. 2008;12(6).
350. Solomon J, Shebshavich VM, Adeler R, et al. The effects of TENS, heat, and cold on the pain thresholds induced by mechanical pressure in healthy volunteers. Neuromodulation. 2003;6(2):102-7.
351. Craig JA, Cunningham MB, Walsh DM, Baxter GD, Allen JM. Lack of effect of transcutaneous electrical nerve stimulation upon experimentally induced delayed onset muscle soreness in humans. Pain. 1996 Oct;67(2-3):285-9.
352. Ozcan J, Ward AR, Robertson VJ. A comparison of true and premodulated interferential currents Arch Phys Med Rehab. 2004;85:409-15.
353. Jarit GJ, Mohr KJ, Waller R, Glousman RE.The effects of home interferential therapy on post-operative pain, edema, and range of motion of the knee. Clin J Sport Med. 2003;13:16-20.
354. Ward AR, Electrical stimulation using kilohertz-frequency alternating current. Phys Ther. 2009;89:181-90.
355. Goats GC. Interferential current therapy. Br J Sport Med. 1990;24:87-92.
356. Treffene RJ. Interferential fields in a fluid medium. Aust J Physiother. 1983;29:209-16.
357. Nemec H. Interferential therapy: a new approach in physical medicine. Br J Physiother. 1959;12:9-12.
358. Beatti A, Rayner A, Chipchase L, Souvlis T. Penetration and spread of interferential current in cutaneous, subcutaneous and muscle tissues, Physiotherapy. 2011;97(4):319-26.
359. DeDomenico G. Basic guidelines for interferential therapy. Sydney, Austrália: Theramed Books; 1981.
360. Palmer ST, Martin DJ, Steedman WM, Ravey J. Alteration of interferential current and transcutaneous electrical nerve stimulation frequency: Effects on nerve excitation. Archives of Physical Medicine and Rehabilitation. 1999;80(9):1065-71.
361. Johnson MI, Tabasam G. An investigation into the analgesic effects of interferential currents and transcutaneous electrical nerve stimulation on experimentally induced ischemic pain in otherwise pain-free volunteers. Physical Therapy. 2003;83(3):208-23.
362. Johnson MI, Tabasam G. A single-blind investigation into the hypoalgesic effects of different swing patterns of interferential currents on cold-induced pain in healthy volunteers. Archives of Physical Medicine and Rehabilitation. 2003;84(3):350-7.
363. Ozcan J, Ward AR, Robertson VJ. A comparison of true and premodulated interferential currents 1. Archives of Physical Medicine and Rehabilitation. 2004;85(3):409-15.
364. Cruz KML. O efeito antinociceptivo da corrente interferencial não é mediado por receptores opioides mu e delta espinhais e supraespinhais em ratos artríticos. Dissertação. São Cristóvão: Programa de Pós-Graduação em Ciências Fisiológicas – Universidade Federal de Sergipe; 2014.

CAPÍTULO 7

Ultrassom terapêutico

> **Pontos-chave**
>
> ▶ O ultrassom terapêutico é transmitido sob a forma de ondas longitudinais e requer um meio material para o seu deslocamento.
> ▶ São variáveis envolvidas no processo de atenuação das ondas mecânicas, como as emitidas pelo ultrassom, a absorção, a reflexão, a refração e a difração.
> ▶ A profundidade de penetração da energia ultrassônica nos tecidos biológicos varia inversamente com a sua frequência.
> ▶ Importante parâmetro a ser considerado em qualquer aplicação terapêutica é a quantidade de energia ultrassônica a ser depositada no tecido biológico, a qual depende da intensidade e do tempo de aplicação.

Dentre os agentes eletrofísicos, o ultrassom terapêutico (UST) apresenta um grande volume de estudos que envolvem a modulação do processo inflamatório e consequentemente a reparação de lesões musculoesqueléticas, ósseas e dermatológicas. Esse ponto pode justificar o erro de grande número de fisioterapeutas que esperam que o UST gere respostas a médio e longo prazo, quando a sua principal ação está voltada para o processo de reparação tecidual, no curto prazo. Com o uso adequado por um profissional competente, o ultrassom pode fornecer vários benefícios para o tratamento de distensões, entorses, cicatrização de tecidos e dor.

Apesar da ampla possibilidade de aplicação, o UST é um recurso pouco compreendido e, portanto, subutilizado. Infelizmente, na maioria das vezes ele é aplicado por profissional com pouco conhecimento dos parâmetros físicos e/ou com pouco domínio sobre o equipamento. Raramente profissionais consultam a literatura sobre ultrassom, ficando na dependência de treinamento realizado por seus colegas de trabalho. Se parâmetros errados e dosimetria inadequada forem aplicados ao paciente, pode haver resultados insignificantes ou mesmo adversos.[1]

O ultrassom envolve a onda mecânica com frequência acima do limite audível pelo ouvido humano, que é de 20 KHz (Figura 1). A sua energia é transmitida pelas vibrações das moléculas do meio através do qual a onda se propaga, gerando oscilações rítmicas na mesma frequência do gerador ultrassônico, ao comprimir e expandir os tecidos.

O equipamento de UST consiste em um gerador de corrente elétrica alternada de alta frequência, conectado a uma cerâmica piezoelétrica sintética que se deforma na presença de um campo elétrico. É caracterizado por apresentar frequências de 1,0 ou 3,0 mega-hertz (MHz), com intensidades entre 0,1 e 3,0 watts por centímetro quadrado (W/cm^2), com regimes de pulso contínuo e/ou pulsado, podendo apresentar frequências de 16, 48 e 100 Hz e ciclos de trabalho de 10, 20 ou 50%, para o regime pulsado (Figura 2). Como o comprimento de onda depende da frequência, encontramos os valores de 1,5 e 0,5 mm para as frequências de 1,0 e 3,0 MHz, respectivamente, para o meio aquoso.

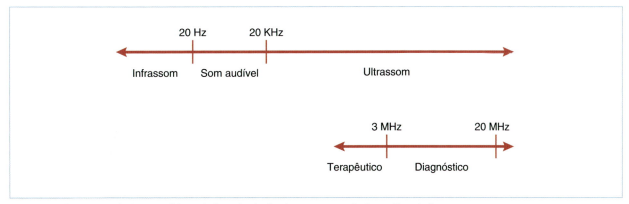

FIGURA 1 Espectro acústico e as faixas de frequência do ultrassom terapêutico e diagnóstico.

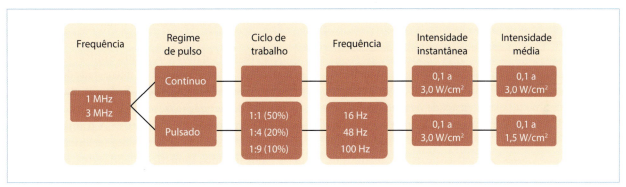

FIGURA 2 Parâmetros do ultrassom terapêutico.

O UST é transmitido sob a forma de ondas longitudinais, o que requer um meio material para o seu deslocamento. A propagação da onda se dá como uma perturbação na posição de equilíbrio dos átomos do material, de forma que o meio não é submetido a qualquer deslocamento permanente. A energia é transmitida pelas vibrações das moléculas do meio por onde a onda está se propagando, transportando energia do transdutor até o tecido-alvo.

O som e o ultrassom são vibrações elásticas, com amplitude e comprimento de onda determinados, capazes de se propagarem através de gases, líquidos e sólidos, embora com velocidades diversas, em relação a cada meio e, portanto, com comprimentos de ondas diferentes.

A onda é um fenômeno natural que tem por finalidade a transferência de energia de um ponto a outro, pelo movimento das partículas. Pode ser produzida por um elemento vibrador, que pode ser um cristal, uma corda de instrumento musical ou uma corda vocal.[2] Todos esses elementos causam variações na densidade ou pressão do meio ao seu redor, promovendo compressões e expansões nos tecidos.

As ondas ultrassônicas são geradas por transdutores ultrassônicos, ou simplesmente transdutores que convertem, no caso do ultrassom terapêutico, a energia elétrica em energia mecânica, graças à característica piezoelétrica da cerâmica.

O efeito piezoelétrico foi descoberto pelos irmãos Pierri e Jacques Curie, em 1880, e consiste na propriedade de certos cristais de emitir pequenas quantidades de eletricidade quando são comprimidos ou tracionados, em decorrência das variações das dimensões físicas do material. Trata-se basicamente da conversão de energia mecânica em energia elétrica (efeito piezoelétrico direto). Posteriormente, por análises termodinâmicas, foi observada a existência do efeito piezoelétrico inverso que consiste no aparecimento de uma deformação do material quando submetido a um campo elétrico. Por volta de 1947, foi descoberto que cerâmicas ferroelétricas de titanato de bário, polarizadas, apresentavam o efeito piezoelétrico, marcando o início da geração das piezocerâmicas.

Ao se colocar um material piezoelétrico em um campo elétrico, as cargas da rede cristalina interagem com o mesmo e produzem tensões mecânicas. Certos cristais, como o quartzo e a turmalina, são piezoelétricos, no entanto, pelo menor custo, o material utilizado nos transdutores terapêuticos é a cerâmica sintética composta de titanato zirconato de chumbo (PZT), a qual se deforma na presença de um campo elétrico alternado. O PZT varia a sua forma na dependência do pulso ser positivo (espessura) ou negativo (diâmetro), Figura 3.

Nos equipamentos de ultrassom terapêutico somente a onda longitudinal é utilizada, uma vez que os tecidos moles do corpo humano podem ser considerados como um fluido e as ondas de polarização transversal propagam-se somente em meios sólidos.[2]

Quando a onda encontra uma interface entre dois meios diferentes, parte dela é refletida e parte é transmitida. A onda refletida na interface retorna através do meio incidente com a mesma velocidade com que se aproximou dela. A onda transmitida pode sofrer refração ou difração ao se propagar após a interface, com velocidade característica do segundo meio.

ATENUAÇÃO

Assim que a onda ultrassônica atravessa um meio homogêneo, como uma suspensão biológica, por exemplo, há um decréscimo de sua intensidade na medida em que a distância da fonte sonora aumenta. Quando essa energia passa de uma molécula a outra, parte dela se perde, tendo como causas os fatores geométricos e os mecanismos de absorção ou dispersão da onda. Os fatores geométricos levam em conta as dimensões da fonte sonora, o comprimento da onda e a presença de superfícies refletoras. Os mecanismos que ocasionam perda de energia devido à dispersão e absorção da onda sonora possuem características diferentes nos gases, líquidos e sólidos. No caso dos líquidos, a atenuação deve-se principalmente à viscosidade e aos mecanismos que envolvem absorção e relaxamento molecular, enquanto a dispersão da energia se deve à presença das heterogeneidades, como partículas em suspensão, turbulência ou pequenas bolhas.[3,4]

Dentre as variáveis envolvidas no processo de atenuação das ondas mecânicas, devemos considerar:

1. Absorção: a onda penetra no meio irradiado e é retida, produzindo calor.
2. Reflexão: mudança na direção da onda quando atinge uma superfície a um determinado ângulo e com certa frequência e é devolvida para direção oposta.
3. Refração: a onda sofre um desvio de sua trajetória ao atravessar a superfície de separação de dois meios, os quais possuem diferentes velocidades de propagação.
4. Difração: ocorre quando as ondas contornam uma estrutura cuja dimensão é da mesma ordem de grandeza que o seu comprimento de onda.

A atenuação de uma onda ultrassônica obedece a lei exponencial $I = I_0 \, e^{-2\alpha X}$, onde I é a intensidade do ultrassom após atravessar uma espessura X de um material com coeficiente de atenuação α, sendo I_0 a intensidade inicial e e a base dos logaritmos naturais.[2] A transmissão das vibrações ultrassônicas às células dos tecidos gera dentro delas e nos líquidos intersticiais ondas de compressão e descompressão que atuam sobre as membranas celulares e produzem variação na densidade do meio. Nas regiões onde a densidade é mínima as ondas são denominadas de rarefação, e onde é máxima, de compressão.

A atenuação é decorrente da divergência do feixe sonoro, bem como da sua absorção, a qual é convertida em calor. Carstensen e Schwan[5] demonstraram que a absorção ultrassônica ocorre primariamente nas proteínas teciduais, embora elementos estruturais, como as membranas celulares, sejam

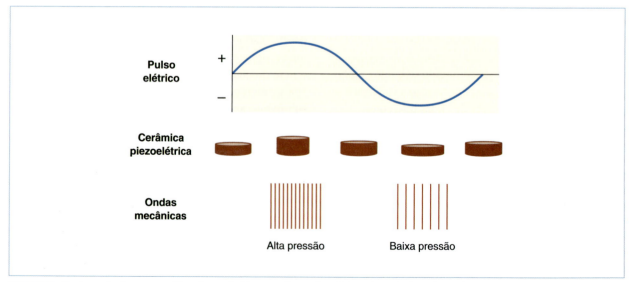

FIGURA 3 Representação esquemática das variações nas dimensões físicas da cerâmica piezoelétrica quando submetida a corrente elétrica, gerando ondas de alta e baixa pressão.

responsáveis por um pequeno grau de absorção. Assim, os tecidos apresentam diferentes graus de absorção do ultrassom, sendo o sangue o de menor absorção, seguido por gordura, nervo, ventre muscular, pele, tendão, cartilagem e osso.[6]

O coeficiente de atenuação do ultrassom aumenta com a frequência, razão pela qual existe um limite máximo na frequência a ser empregada. Quanto mais alta, maior é a atenuação das ondas nos tecidos. O coeficiente de atenuação é dependente do coeficiente de absorção (Tabela 1).

A profundidade de penetração da energia ultrassônica nos tecidos biológicos varia inversamente com a sua frequência. As ondas ultrassônicas que estão situadas na faixa terapêutica penetram de 3 a 5 centímetros nos tecidos moles. Allen e Battye[7] demonstraram que o ultrassom com frequência de 6 MHz não ultrapassa a pele.

TABELA 1 Coeficientes de absorção dos diferentes meios e tecidos nas frequências de 1,0 e 3,0 MHz para a energia ultrassônica

Meios de propagação	Coeficientes de absorção	
	1,0 MHz	3,0 MHz
Ar (20°C)	2,76	8,28
Cartilagem	1,16	3,48
Tendão	1,12	3,36
Pele	0,62	1,86
Tecido muscular		
▪ feixe perpendicular	0,76	2,28
Gordura	0,14	0,42
Água	0,,0006	0,0018

Dados de Hoogland, 1989.[8]

Os dados referentes aos coeficientes de absorção apresentados na Tabela 1 mostram que o ar e a água são os dois meios com o maior e o menor índice, respectivamente. Isso nos possibilita deduzir que o ar é o meio de menor propagação da onda ultrassônica. Outro meio que merece destaque é a gordura, onde o coeficiente de absorção é baixo, decorrente da homogeneidade do tecido, e consequentemente gera pequeno efeito terapêutico. Em todos os meios pode-se observar que a absorção é maior para frequências de 3,0 MHz, e isso decorre do fato de que o tempo de relaxamento das estruturas biológicas é menor, o que implica na maior absorção de energia.

Quando as impedâncias acústicas de dois meios são similares, quase toda a intensidade incidente é transmitida, por essa razão usa-se o gel como meio de acoplamento. Em contrapartida, nas interfaces teciduais, podem ocorrer reflexões e refrações, além da absorção do feixe, promovendo alterações bruscas de temperatura, por exemplo, na interface músculo-osso.

A velocidade do ultrassom é o produto de sua frequência pelo seu comprimento de onda, sendo mais elevada quando o meio é menos deformável, apresentando valores de 340 m/s no ar e de 1.500 m/s na água. O produto da velocidade das ondas sonoras pela densidade do meio nos dá a impedância acústica, que descreve a natureza do material, isto é, a facilidade com que as moléculas se movem em relação às outras.

As ondas ultrassônicas que atingirão uma determinada região dependerão de uma série de fatores a serem considerados, como: intensidade, frequência, regime de pulso, área do transdutor, tempo de aplicação, técnica de aplicação e agente de acoplamento.

INTENSIDADE

A intensidade é definida como a quantidade de energia que passa em uma unidade de área na unidade de tempo, sendo o watt por metro quadrado (W/m^2) a sua unidade no Sistema Internacional, mas como a área de radiação efetiva do transdutor é dada em centímetro quadrado (cm^2), é convenção na aplicação do ultrassom terapêutico a unidade ser W/cm^2. A Norma Técnica ABNT NBR IEC 60601-2-5:2012 limita a intensidade máxima do UST em 3,0 W/cm^2.[9]

O primeiro parâmetro a ser considerado em qualquer aplicação terapêutica é a quantidade de energia ultrassônica a ser depositada no tecido biológico, a qual depende da intensidade e do tempo de aplicação. Lembrando que a intensidade ultrassônica sofre atenuação à medida que o feixe se propaga, devendo ser preestabelecida para que se possa atingir os tecidos em diferentes profundidades. Não existem regras sólidas e fixas que definem a intensidade ótima a ser utilizada, deve-se em geral buscar a energia necessária para obter o efeito terapêutico desejado. Estudos atuais têm indicado que a intensidade ou a energia aplicadas devem apresentar valores maiores que aqueles comumente utilizados.

Dois conceitos devem ser agregados nesse item, a intensidade média espacial e média temporal (SATA – *spatial average temporal average*) e a intensidade média espacial e de pico temporal (SATP – *spatial average temporal peak*). A primeira equivale à intensidade média espacial ao longo do tempo, considerando os ciclos de repetição do ultrassom pulsado, e a segunda considera somente a intensidade total emitida durante um pulso do ultrassom, independentemente do tempo de irradiação. Os valores das diferentes intensidades se equivalem no caso do ultrassom contínuo, devendo-se ter uma atenção especial no caso do regime pulsado, quando a SATP será sempre maior que a SATA (Figura 4).

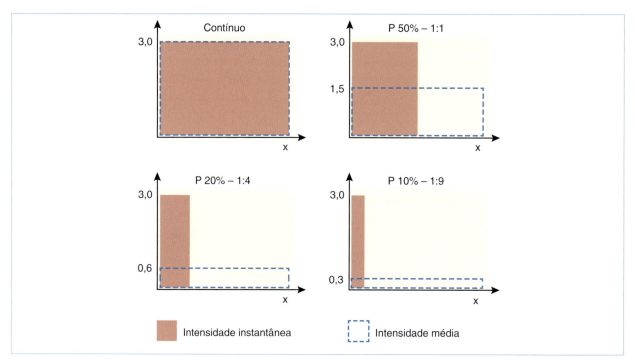

FIGURA 4 Representação das intensidades instantânea e média (W/cm²) nos regimes de pulso contínuo e pulsado (P), nos ciclos de trabalho de 50%, 20% e 10%.

A partir da intensidade pode-se obter o valor da potência da radiação ultrassônica emitida, que é o produto da intensidade pela área de radiação efetiva (A_{RE}), a qual pode variar de 3,5 a 5 cm² entre os fabricantes nacionais. Alguns transdutores utilizados na área de dermatofuncional, que utilizam mais de uma cerâmica no transdutor, podem apresentar áreas superiores a 10 cm², o que pode aumentar a potência do equipamento, mas não a sua intensidade. O transdutor padrão, que utiliza uma cerâmica, traz uma A_{RE} próxima a 4 cm² para a maioria dos equipamentos nacionais.[10] Existem ainda equipamentos que apresentam inúmeras cerâmicas, o que permite a aplicação estacionária do transdutor, uma vez que a excitação das cerâmicas se dá de forma sequencial, predefinida pelo equipamento (Figura 5).

As normas brasileiras e internacionais de segurança relacionadas ao ultrassom terapêutico recomendam um limite máximo para a intensidade ultrassônica emitida visando proteger o paciente contra efeitos biológicos desfavoráveis. Como já apresentado, a intensidade instantânea é limitada ao máximo de 3,0 W/cm², para ambos os regimes de pulso. No entanto, um aspecto de segurança que não é considerado nesses limites é a ocorrência de altas intensidades espaciais instantâneas dentro do feixe, que podem causar danos para os tecidos e, portanto, devem ser evitadas. Neste sentido, manutenções preventivas periódicas devem ser realizadas.

Apesar da simplicidade e da fácil execução do teste de cavitação, a grande maioria dos usuários clínicos do ultrassom terapêutico não o utiliza como rotina. A periodicidade sugerida é de uma vez por semana, quando o responsável pelo equipamento poderá detectar alterações da intensidade emitida pelo transdutor. Os procedimentos para a realização desse teste devem considerar a quantidade da água sobre a superfície metálica do transdutor (1,0 mL), a lenta e constante elevação da intensidade, bem como a qualidade da cavitação. A cavitação deve ser visível na intensidade de 0,1 W/cm² e apresentar crescimento constante com o aumento da intensidade, considerando o regime contínuo. Apesar da sua análise ser predominantemente qualitativa, o teste de cavitação pode fornecer uma indicação da intensidade emitida pelo transdutor, onde na potência de 5,5 a 6,0 W, a qual corresponde a uma intensidade entre 1,3 e 1,5 W/cm², pode-se observar a nebulização da água, desde que a frequência de oscilação da cerâmica esteja dentro da normalidade (1,0 ± 10% MHz) e o regime de pulso seja o contínuo (Figura 6).

A *International Eletrotechnical Commission Publication* (IEC 601-2-5, 1984)[11] estabeleceu, em meados da década de 1980, as normas particulares de aferição exigidas para a segurança do ultrassom, onde a potência acústica de saída, a intensidade efetiva e a intensidade máxima temporal não deveriam apresentar variações superiores a 30% dos valores indicados no painel dos equipamentos. Em

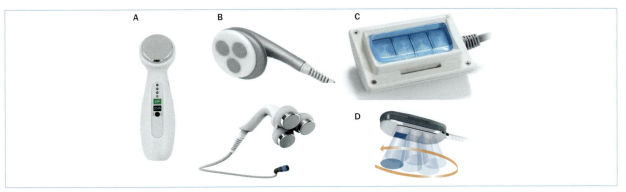

FIGURA 5 Modelos de transdutores de ultrassom terapêutico com diferentes números de cerâmicas piezoelétricas. (A) Uma cerâmica; (B) três cerâmicas; (C) quatro cerâmicas; (D) seis cerâmicas.

publicação mais recente, os limites dos valores da intensidade não devem variar mais de 20% daqueles apresentados no painel.[9]

A *American Standards Association* (ASA Z24.18-1956) descreve que a característica da potência do ultrassom terapêutico deve ser conservada dentro de um limite de ±15%, assim como a intensidade máxima instantânea em ±20%. A norma cita ainda que as intensidades médias devem ser fornecidas.

O feixe ultrassônico apresenta um comportamento não homogêneo, o qual pode ser expresso por um coeficiente de não uniformidade, sendo expresso pela relação de não uniformidade do feixe (R_{NF} ou BNR – *beam nonuniformity ratio*), a qual indica a qualidade do feixe ultrassônico emitido pelo transdutor, pois avalia sua tendência em produzir picos de pressão local. Esse coeficiente não deve ser maior do que 8,[9] que representa a razão entre a intensidade de pico espacial e média temporal e a intensidade média espacial e média temporal em um plano perpendicular ao seu feixe, para ambos os regimes de pulso.

Tratamentos eficazes geralmente têm uma relação conhecida de dose-resposta. Até agora, nenhuma relação dose-resposta para a terapia com UST foi identificada.[12] A autora relata que ainda são fornecidos poucos detalhes na maioria dos estudos para identificar uma relação entre a dosagem e as respostas ao tratamento. Uma janela de tratamento aparentemente eficaz de ultrassom pulsado revelou-se ilusória em um exame mais minucioso. As conclusões indicam que sem uma relação dose-resposta conhecida, os usuários de ultrassom terapêutico podem apenas adivinhar qual dosagem pode ser eficaz para um paciente e como modificá-la. Nesse contexto, é necessária uma breve discussão sobre o termo "dose" quando relacionado ao UST.

Dosimetria é a determinação de uma dose, ou tipo similar de quantidade física, que caracteriza o agente físico quanto ao seu potencial ou interação real com o material biológico de interesse. O objetivo da dosimetria ultrassônica é relacionar magnitudes de quantidades específicas, como intensidade, pressão acústica, deslocamento de partículas etc., com a probabilidade de ocorrência de uma alteração biológica. No campo da dosimetria ultrassônica a unidade mais utilizada em bioefeitos ultrassônicos e estudos biofísicos é a intensidade, talvez pela conveniência, porque se entende como ela é medida.[13,14] No entanto, a intensidade não é uma medida de dose.

Normalmente, dose conota algo que é dado ou transmitido de maneira quantitativa. A história de outras formas de radiação documentou que definir dose ou conceitos semelhantes à dose é difícil, especialmente quando o objetivo é incluir todas as variáveis físicas e biológicas possíveis.

FREQUÊNCIA

A frequência do ultrassom é uma das variáveis físicas que determinam a profundidade de penetração que a onda mecânica pode atingir, juntamente com as características dos tecidos, que envolvem a sua quantidade de água e de proteínas.

A literatura indica que a baixa frequência é mais efetiva para as estruturas localizadas mais profundamente, enquanto frequências maiores são preferencialmente utilizadas para o tratamento de tecidos superficiais. Os coeficientes de absorção variam tanto para os diferentes tecidos como para as frequências do UST. Conhecendo-se os valores dos coeficientes de absorção dos tecidos (Tabela 1) pode-se estimar os valores da profundidade, onde se obtém metade da intensidade incidente – profundidade de meia intensidade ($P_{mi} = 0{,}69\ a^{-1}$) –, bem como a profundidade máxima ($P_{mx} = 2{,}3\ a^{-1}$) – profundidade onde a intensidade inicial está reduzida a 10%.

Apesar dos cálculos que envolvem a profundidade de meia intensidade, para os tecidos biológicos, os resultados não representam a complexidade da irradiação *in vivo*.

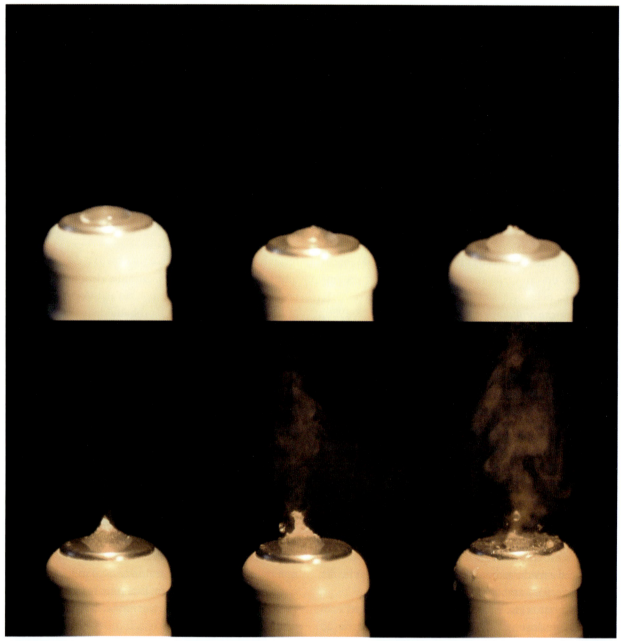

FIGURA 6 Teste da cavitação. O aumento da cavitação deve-se ao aumento da intensidade do ultrassom, possibilitando a formação de névoa em intensidade próxima de 1,5 W/cm² na frequência de 1 MHz, no regime contínuo.

Assim, os valores em milímetros são utilizados na prática clínica para estimar a profundidade na qual o ultrassom apresenta metade da intensidade emitida pelo transdutor (Tabela 2).

Os valores da profundidade de meia intensidade disponíveis na literatura apresentam variações entre os diferentes autores, muito provavelmente decorrentes da metodologia aplicada na sua quantificação. A Tabela 2 traz os dados compilados de quatro publicações de 1978 a 1996,[15-19] indicando valores entre 48,0 e 153,0 mm para o tecido adiposo, 9,0 a 28,0 mm para o ventre muscular e de 6,2 mm para o tendão e 6,0 mm para a cartilagem para a frequência de 1 MHz. Pode ser observado também que na frequência de 3 MHz os valores para o tecido adiposo variam entre 16 e 26,4 mm, 3,0 a 7,7 mm para o ventre muscular e 2,0 mm para o tendão e a cartilagem.

Draper et al.[20] descreveram os efeitos térmicos do ultrassom em espessuras de 1 e 2 meios valores para ultrassom de 1 MHz e 3 MHz. Embora não tenham sugerido diretamente que o dobro da espessura da camada de meio valor seja usado como um limite de profundidade a ser irradiado, essa noção é popular e parece ser uma diretriz

TABELA 2	Valores (mm) da profundidade de meia intensidade e profundidade máxima para os diferentes tecidos nas frequências de 1 e 3 MHz					
Tecidos	Profundidade de meia intensidade (mm)				Profundidade máxima (mm)
	Hoogland (1986[15])	Ward (1986[16])	MacDiarmid e Burns (1987[17])	Ter Haar (1978,[18] 1996[19])	Hoogland (1986[15])
1 MHz					
Osso	2,1	0,4	–	15	8,0
Cartilagem	6	–	–	–	–
Tendão	6,2	–	–	–	–
Músculo	9	28	9	10-20	30,0
Gordura	50	153	48	50	165,0
Pele	11	–	–	40	37,0
3 MHz					
Osso	–	0,04	–	5	3,0
Cartilagem	2	–	–	–	–
Tendão	2	–	–	–	–
Músculo	3	7,7	3	30-60	10,0
Gordura	16,5	26,4	16	16	55,0
Pele	4	–	–	25	12,0

para selecionar a frequência de ultrassom com base na profundidade de penetração desejada.

REGIME DE PULSO

Existem dois regimes de pulso comumente empregados na prática clínica do ultrassom terapêutico, o contínuo e o pulsado. O primeiro é conhecido desde a década de 1950, quando teve início o uso do UST, já o segundo foi desenvolvido em meados de 1960, com o intuito de possibilitar o uso de intensidades instantâneas mais elevadas, sem o aumento dos efeitos secundários.[21] Para a produção de onda contínua, uma corrente elétrica com voltagem alternada e frequência predeterminada é aplicada ao material piezoelétrico no interior do transdutor, resultando na emissão de uma onda contínua na mesma frequência. Já para produzir onda pulsada, a voltagem alternada recebe pequenas e repetidas interrupções.[22]

Para o regime pulsado deve-se considerar o fator de operação, que é a relação entre a duração do sinal e o intervalo de repetição, definido pela razão entre a duração (td) e o período de repetição (T), como apresentado na Figura 7.

A geração da onda pulsada varia segundo a taxa de repetição dos pulsos, sendo os fatores de operações mais utilizados de 1:1, 1:4 ou 1:9. Outra forma de variar a emissão da onda ultrassônica é alterar a sua intensidade ao longo do tempo, em uma frequência predeterminada (modulação em amplitude), possibilidade disponível em poucos modelos de equipamentos. Os fatores de operação são predeterminados pelos fabricantes e definem a porcentagem da intensidade média emitida pelo regime contínuo. No caso da relação 1:1, equivale a dizer que esse fator de operação vai emitir 50% em média do total emitido pelo regime contínuo, mantendo-se a frequência, a intensidade instantânea e o tempo de aplicação (Figura 8).

A emissão da onda pulsada pode trazer inúmeras inconsistências no que se refere à relação duração/repouso do ciclo de repetição e a geometria da envoltória temporal. Ferrari et al.,[23] analisando essas variáveis, dependendo da disponibilidade de cada modelo, observaram padrões diferentes do esperado; para o ciclo de 5% (0,5:9,5) foram avaliados 10 equipamentos, sendo que nenhum atendeu a norma. Vinte e um equipamentos foram avaliados no ciclo de 10% (1:9), e desses, 20 estavam fora dos limites de tolerância. Na avaliação do ciclo de 20% (1:4) de 24 equipamentos, 19 não contemplaram a norma e, por fim, 16 equipamentos foram avaliados no ciclo de 50% (5:5), e dentre eles 13 apresentaram-se fora da norma. No que se refere à geometria da envoltória, que deveria ser retangular, foram observadas diferentes formas como apresentadas na Figura 9.

Para definir uma onda pulsada, além do fator de operação é necessária a pré-seleção da frequência de repetição da onda, a qual pode ser de 16, 48 ou 100 Hz (Figura 10). Esses parâmetros são independentes, isto é, pode-se utilizar diferentes fatores de operação com diferentes frequências. Segundo Low e Reed,[24] a frequência de 16 Hz parece atuar principalmente no sistema de cálcio intracelular. Já a frequência de 100 Hz é indicada quando a dor é o sinal

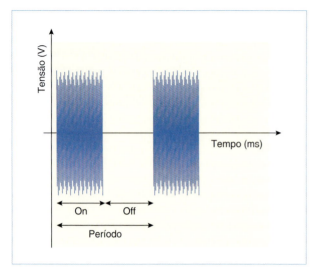

FIGURA 7 Ciclo de trabalho, com duração do ciclo (ON), repouso (OFF) e período de repetição, no regime pulsado 1:1.

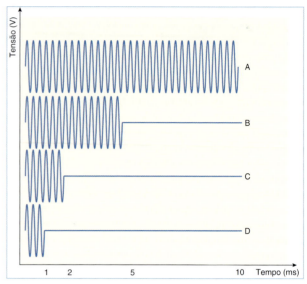

FIGURA 8 Representação da onda ultrassônica nos regimes: (A) contínuo e (B) pulsado 1:1 (50%), (C) pulsado 1:4 (20%) e (D) pulsado 1:9 (10%).

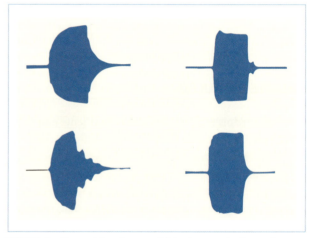

FIGURA 9 Geometrias das envoltórias temporais das ondas moduladas encontradas no regime pulsado que não contemplam a norma NBR/IEC 1689. Dados de Ferrari et al, 2010.[23]

mais evidente. Não foram encontradas justificativas na literatura até o momento para o uso da frequência de 48 Hz.

Em alguns equipamentos é possível modular a intensidade do UST para o regime contínuo, onde a intensidade variará de zero até o limite selecionado no painel, em uma frequência predeterminada que pode ser de 1 a 200 Hz.

Os efeitos térmicos e não térmicos do UST prevalecerão de acordo com a energia irradiada. Nesse sentido, só ocorrerá aumento de temperatura nos casos em que a intensidade e o tempo de aplicação do UST são elevados, com o detalhe que o transdutor deve estar estacionário, para minimizar a dissipação da energia aplicada. Em seu estudo, Draper et al.[20] apresentam aumento da temperatura após aplicação do ultrassom terapêutico utilizando a aplicação estacionária.

Quase todos os equipamentos geradores de ultrassom podem emitir o regime contínuo ou pulsado. Como pode ser observado na Tabela 3, a manutenção do mesmo nível da intensidade instantânea na forma pulsada proporciona uma intensidade média menor, quando comparada com a contínua. Assim, por exemplo, a intensidade média ao longo do tempo de um feixe contínuo de 1,0 W/cm^2 pode ser de 0,5 W/cm^2 no ciclo 1:1; 0,2 W/cm^2 no de 1:4; e de somente 0,1 W/cm^2 quando o ciclo for de 1:9. Por outro lado, se formos aplicar a mesma quantidade de energia acústica em um paciente, isto é, a mesma intensidade média no tempo, então a intensidade instantânea em cada ciclo tem de ser progressivamente aumentada. Para manter a intensidade média de 0,2 W/cm^2, a intensidade instantânea tem que ser elevada para 0,4 W/cm^2 no ciclo pulsado de 1:1 ou mesmo para 1,0 W/cm^2 no ciclo de 1:4, podendo chegar até 2,0 W/cm^2 no ciclo de 1:9. Neste caso, em que o valor da intensidade média é mantido constante, os efeitos do aquecimento são praticamente os mesmos em todas as variações, devendo-se considerar que a possibilidade de promover cavitação instável aumenta com o aumento da intensidade instantânea.

O regime de pulso deve ser apropriado com a ação desejada. Em geral, efeitos não térmicos, como a força de radiação, cavitação estável e o microfluxo, podem ser obtidos utilizando-se o regime pulsado, no qual a intensidade instantânea sempre será maior que a intensidade média. Por outro lado, o regime contínuo proporciona, além dos efeitos mecânicos, um efeito térmico mais pronunciado, desde que a energia depositada seja maior.

Ao analisar o efeito térmico dos regimes pulsado (3 MHz, 1,0 W/cm^2, ciclo de trabalho de 50%, por 10 mi-

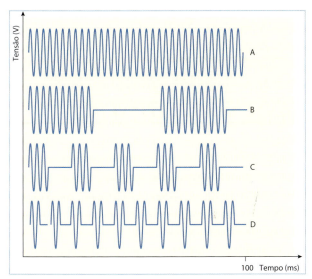

FIGURA 10 Representação gráfica da emissão do ultrassom nos regimes (A) contínuo e pulsados na relação de 1:1 (50%), nas frequências de 16 Hz (B), 48 Hz (C) e 100 Hz (D), considerando um período de 100 ms.

TABELA 3 Relação entre os valores da intensidade instantânea e média do ultrassom terapêutico para os regimes de pulso contínuo (C) e pulsado (P)

Instantânea	Intensidades (Wcm⁻²) Média			
	Contínua	*P 1:1	*P 1:4	*P 1:9
0,2	0,2	0,1	0,04	0,02
0,5	0,5	0,25	0,1	0,05
1,0	1,0	0,5	0,2	0,1
1,5	1,5	0,75	0,3	0,15
2,0	2,0	1,0	0,4	0,2

* Pulsado.

nutos) e contínuo (3 MHz, 0,5 W/cm², por 10 minutos) na temperatura intramuscular, a uma profundidade de 2 cm no gastrocnêmio humano, não foi encontrada diferença significativa entre os dois regimes.[25] Esses resultados indicam que a intensidade média temporal e média espacial é uma variável importante de UST quando pretende gerar efeitos térmicos.

Resultados de Ngonga-Alfredo[26] em estudo experimental com phantoms mimetizadores de tecidos adiposo e muscular demonstraram que a temperatura não foi influenciada pelo regime do pulso contínuo ou pulsado quando utilizada a mesma intensidade média (I_{SATA}) e frequência do UST, bem como o tempo de irradiação. No entanto, a elevação da I_{SATA} e da frequência promoveu aumento da temperatura, com maiores valores na área central do phantom, com diminuição média de 50% a 1,0 cm do ponto central.

Obviamente, se a mesma intensidade média for utilizada nos regimes contínuo ou pulsado, vai ocorrer intensidade instantânea maior no modo pulsado; assim, essa intensidade mais alta poderá causar efeitos benéficos ou lesivos ao tecido, dependendo da fase do processo inflamatório, bem como do tecido irradiado, quando comparado com o regime contínuo.

As relações entre as intensidades média e instantânea para o regime pulsado devem ser de domínio do usuário do ultrassom terapêutico. A não atenção para esse fato pode implicar em procedimentos clínicos ineficientes ou promover novas lesões aos tecidos já comprometidos. Um pré-requisito para a utilização dos regimes pulsados é saber qual intensidade (instantânea ou média) está sendo apresentada no painel do equipamento, uma vez que equipamentos mais antigos não apresentam uma padronização.

A norma NBR/IEC 1689: Ultrassom – Sistemas de fisioterapia – Prescrições para desempenho e métodos de medição na faixa de frequências de 0,5 MHz a 5 MHz, publicada em 1998 pela Associação Brasileira de Normas Técnicas, determinava que a intensidade do painel deveria ser a instantânea. A atualização dessa norma pela ABNT NBR IEC 60601-2-5:2012: Equipamento eletromédico – Parte 2-5: requisitos particulares para a segurança básica e desempenho essencial dos equipamentos de fisioterapia por ultrassom,[9] traz que indicadores quantitativos devem ser fornecidos no painel do equipamento e devem apontar a potência de saída e a intensidade eficaz para o modo de operação em onda contínua ou a intensidade máxima-temporal e a potência máxima de saída-temporal para o modo de operação em amplitude modulada.

O local mais indicado para buscar essa informação é o manual do usuário, muitas vezes não lido ou mesmo mal interpretado pelo profissional. Toda essa discussão pode ser mais bem entendida na Tabela 4. No item A é apresentada a intensidade instantânea no painel e observa-se que a intensidade média para os diferentes regimes pulsados 1:1, 1:4 e 1:9 apresenta valores de 0,5, 0,2 e 0,1 W/cm², respectivamente. Neste caso, o erro vai repercutir na ineficiência do tratamento, visto que na relação 1:9 a intensidade emitida é dez vezes menor do que a pretendida. No caso inverso – item B, quando a intensidade média é apresentada no painel do equipamento, deve-se ter um cuidado redobrado, visto que as intensidades instantâneas podem chegar a níveis lesivos aos tecidos, caso o equipamento as tenha disponíveis.

TABELA 4	Valores da intensidade do ultrassom terapêutico emitida pelo transdutor para os diferentes regimes de pulso. A) Intensidade instantânea é apresentada no painel do equipamento e B) intensidade média é apresentada no painel do equipamento			
A	Intensidades (W/cm²)			
Instantânea – painel	Média – emitida no transdutor			
	Contínuo	*P 1:1	*P 1:4	*P 1:9
1,0	1,0	0,5	0,2	0,1
B	Intensidades (W/cm²)			
Média – painel	Instantânea – emitida no transdutor			
	Contínuo	* P 1:1	* P 1:4	* P 1:9
1,0	1,0	2,0	5,0#	10,0#

* Pulsado. # O valor da intensidade instantânea é limitado a 3,0 W/cm² pela ABNT NBR IEC 60601-2-5:2012.9

TEMPO DE APLICAÇÃO

Outra variável bastante importante a ser considerada na aplicação do UST é o tempo de aplicação que está relacionado com a área a ser irradiada, isto é, quanto maior a área da lesão a ser tratada, maior o tempo despendido para a terapia ultrassônica. Oakley[27] apresenta uma norma geral de um ou dois minutos para cada 10 cm², sugerindo ainda que o tempo pode ser aumentado para um máximo de três minutos se o tratamento estiver promovendo efeito favorável. Recomenda-se também dividir a área a ser irradiada pela área de radiação efetiva (A_{RE}) do transdutor, o que possibilitaria um tempo mais próximo do real, já que está sendo considerada a área emissora do transdutor. Nesse caso, o tempo de aplicação também segue 2 minutos por A_{RE} em média, podendo chegar até 4 minutos. Existe uma íntima relação entre o tempo de aplicação e a intensidade do feixe ultrassônico, os quais são inversamente proporcionais. Para minimizar o risco de lesão celular os valores do tempo de exposição e da intensidade utilizada devem ser considerados.

O produto do tempo pela potência fornece como resultado a energia média, que também pode ser um parâmetro para quantificar a aplicação do ultrassom terapêutico. Cabe destacar que a mesma energia pode ser gerada com valores bastante divergentes, seja da potência ou do tempo (Figura 11).

Ensaios clínicos mais recentes demonstram que a aplicação de energias maiores tem gerado respostas terapêuticas mais efetivas, o que indica que a potência do ultrassom e/ou o tempo de aplicação devem ser ampliados. A revisão sistemática conduzida por Alexander et al.[28] indicou que energias superiores a 2.200 J por sessão geraram respostas positivas quanto à dor no ombro, independente do regime de pulso. A revisão traz que pesquisas envolvendo protocolos de tratamento com baixos níveis de energia de ultrassom não abordam adequadamente se o ultrassom pode melhorar os distúrbios do ombro.

ÁREA DE RADIAÇÃO EFETIVA (A_{RE})

Muitos pesquisadores têm discutido o fato de que as medidas da área de radiação efetiva (ARE) podem diferir consideravelmente das especificadas pelos fabricantes.[29-31] Essas medidas podem ser identificadas por meio de um hidrofone, sistema bastante complexo que não se encontra disponível para uso rotineiro.

A A_{RE} compreende todos os pontos nos quais a intensidade ultrassônica é igual ou superior a 5% da intensidade ultrassônica máxima espacial, expressa em centímetros quadrados.[32] Existem dois padrões que especificam métodos para a medida do A_{RE}. O *Food and Drug Administration* (FDA) (U.S. Federal Register 1978) se aplica aos equipamentos utilizados nos EUA e o *International Electrotechnical Comission Document* 150 (IEC 1984) é aplicado para equipamentos utilizados em todo o mundo. Ambos definem diferentes métodos de medida, os quais podem gerar diferentes áreas de radiação efetiva para o mesmo transdutor.

A área de radiação efetiva geralmente é menor que a área da face metálica do transdutor, variando entre 3,5 e 5 cm², tendo como valor mais frequente 4 cm² para a maioria dos equipamentos nacionais. O usuário dos equipamentos de ultrassom terapêutico deve ter a clareza de que um transdutor com área de acoplamento maior (face metálica) não necessariamente tem uma A_{RE} maior, a qual

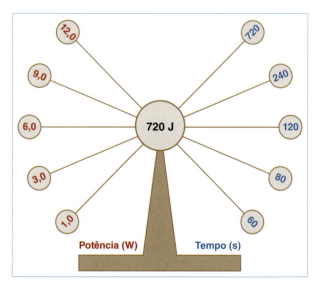

FIGURA 11 Produto de diferentes valores de potência (W) e tempo (s), gerando a mesma energia (J).

dependerá da área da cerâmica geradora do ultrassom, bem como da potência produzida.

Estudo[23] constatou que das 14 empresas fabricantes de ultrassom terapêutico do mercado brasileiro, somente duas tinham disponível o tanque acústico para medições de rotina, considerado como padrão-ouro na avaliação do campo acústico.

A distribuição do feixe ultrassônico pode ser observada na face metálica do transdutor, seguindo os mesmos procedimentos do teste de cavitação em baixa intensidade. O profissional deve analisar no ambiente clínico, de forma qualitativa, a área de radiação do ultrassom, buscando uma analogia com a área de radiação efetiva mensurada pelo tanque acústico. A área de cavitação na face metálica do transdutor deve ser observada quando da realização do teste de cavitação em uma intensidade baixa. A cavitação da água deve ser distribuída de forma abrangente pela face metálica e apresentar uma pequena concentração no centro (Figura 12A), o que pode indicar uma área de radiação dentro dos parâmetros definidos pelo fabricante. A Figura 12B indica um deslocamento da cavitação para a borda do transdutor, indicando irregularidade no feixe ultrassônico, provavelmente por um comprometimento da cerâmica.

Na Figura 13, observa-se uma pequena área de radiação, onde o feixe ultrassônico está concentrado em uma pequena área do transdutor. Com o aumento da intensidade há um aumento da cavitação, que se concentra em duas colunas de água (Figura 13C), o que caracteriza um feixe extremamente irregular, bem como uma área extremamente restrita de radiação, o que leva a uma menor potência de saída.

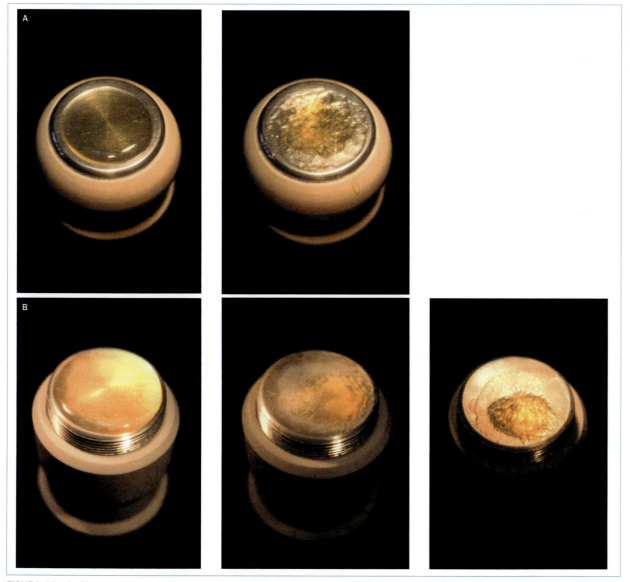

FIGURA 12 Análise qualitativa da área de radiação do feixe ultrassônico. (A) Campo acústico homogêneo e centralizado e (B) campo acústico irregular, com área não centralizada.

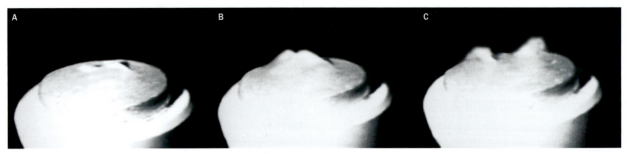

FIGURA 13 Análise qualitativa do campo acústico do feixe ultrassônico. Campo acústico bastante irregular. (A) Intensidade baixa, (B) intensidade média e (C) intensidade alta.

AFERIÇÃO

A energia aplicada pelo ultrassom terapêutico é o produto da potência irradiada pelo tempo de tratamento. Neste contexto, é importante que a intensidade média espacial e média temporal emitida pelo transdutor esteja a mais próxima possível daquela selecionada no painel do equipamento.

A maior ou menor ação desse tipo de radiação sobre os tecidos biológicos depende grandemente da intensidade utilizada, a qual não raramente apresenta erros de calibração capazes de promover a ineficiência do tratamento ou até mesmo novas lesões aos tecidos irradiados. Logo, o equipamento deve ser aferido periodicamente para assegurar que os padrões de segurança estejam corretos.[33] Infelizmente não se adotam procedimentos metrológicos para a devida aferição desses equipamentos.[17,31,33] Isso ocorre por não existir uma cultura metrológica entre os usuários,[10,23,34] pelo número restrito de equipamentos de medição disponíveis e por não haver, até o momento, uma normalização nacional que regulamente tais procedimentos.

Sendo o ultrassom um dos recursos físicos mais utilizados pelos profissionais fisioterapeutas no tratamento das mais diversas afecções do sistema musculoesquelético e tegumentar,[17,35,36] a quantidade de energia total depositada deve ser sempre mensurada. Essa energia é dependente dos seguintes parâmetros: potência acústica, tempo, frequência da onda e área de radiação efetiva do transdutor.[37]

Na Tabela 5 são resumidos os itens de prescrições de segurança indicados na norma vigente, com seus respectivos limites permitidos:

Além de garantir ao usuário que o equipamento foi realmente calibrado, a imagem obtida pelo mapeamento do campo acústico (Figura 14) pode servir de controle de qualidade para as indústrias, que poderiam monitorar o processo de montagem do transdutor, bem como dos materiais utilizados na sua fabricação.

Estudos do desempenho de equipamentos de ultrassom em clínicas de Fisioterapia têm apresentado um quadro alarmante de uma proporção substancial de equipamentos não funcionantes ou funcionando parcialmente,[10,23,31] ainda que estejam em uso rotineiro. Talvez isso ocorra porque não é possível ver ou sentir a energia ultrassônica sob condições normais de uso. Para McDiarmid e Burns,[17] um equipamento útil para o controle de qualidade do ultrassom é a balança acústica (Figura 15).

Guirro et al.[10] analisaram 31 equipamentos em uso nas clínicas e departamentos de Fisioterapia pelo método da força de radiação, nos regimes contínuo e pulsado, na frequência de 1 MHz, em diferentes níveis de intensidade. Como resultado, observaram que três equipamentos emitiam potência zero em todas as intensidades aferidas e a maioria dos equipamentos apresentou perdas em torno de 50%, chegando alguns, nas intensidades mais elevadas, a 90%, quando comparadas as intensidades apresentadas no painel com as efetivamente emitidas. Para o regime contínuo houve uma diminuição da in-

TABELA 5 Prescrições para segurança e declaração de desempenho segundo a norma ABNT NBR IEC 60601-2-5:2012[9]

Prescrição para segurança	Variação permitida
Potência de saída declarada	± 20%
Intensidade eficaz	± 30%
Área de radiação efetiva (A_{RE})	± 20%
Intensidade efetiva absoluta	≤ 3,0 W/cm²
Frequência acústica de trabalho	± 10%
Relação de não uniformidade do feixe (R_{NF})	< 8 (30%)
Intensidade máxima do feixe	< 24 W/cm²
Tipo de feixe	Divergente ou colimado
Pulsado: duração de pulso, período de repetição de pulso, fator de operação e relação entre a potência de saída máxima temporal e a potência de saída	± 5%
Forma de onda de modulação	Retangular

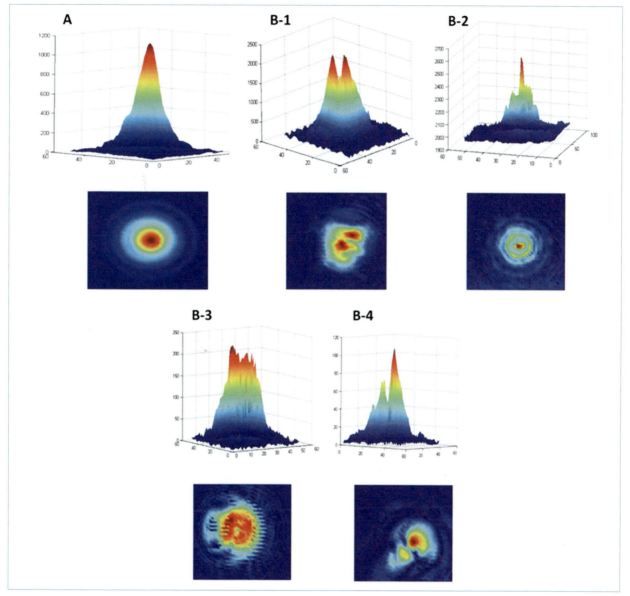

FIGURA 14 Imagens do feixe acústico de equipamentos de ultrassom terapêutico obtidas pelo hidrofone no último ponto de máxima pressão (Z4). Linha superior: imagem em 3 dimensões, indicando a forma geométrica de cone. Linha inferior: último ponto de máxima pressão (Z4), com concentração de energia no centro (vermelho). (A) Formas geométricas regulares e (B) formas geométricas irregulares, indicando feixes não centralizados. Imagens de Ferrari et al., 2010.[23]

tensidade emitida que variou de 3,1% a 100,0%, e de 40,0% a 100,0% para o regime pulsado (Figura 16). Os autores mencionam que entre as principais causas que levam à diminuição da energia emitida e, portanto, a uma ineficiência no tratamento, estão: 1) despolarização espontânea da cerâmica; 2) despolarização devido a campo elétrico alternado; 3) fadiga na cola de interface; 4) desajuste gradual da sintonia de frequência; e 5) outras perdas por refração, reflexão e atrito interno. Essas são as principais, sem levarmos em conta alterações temporais de características técnicas em componentes que fazem parte do circuito eletrônico que aciona os trans-

dutores. Mesmo com tecnologia avançada, esses fenômenos tendem a ocorrer, fato que justifica uma avaliação periódica da performance dos equipamentos em função do seu uso.

Em estudo similar realizado nos Estados Unidos[38], foram avaliados 83 equipamentos de UST usados em clínicas e considerados em funcionamento pelos fisioterapeutas responsáveis. Os parâmetros analisados foram: potência de saída nas intensidades 0,5, 1,0, 1,5 e 2,0 W/cm^2 e exatidão do temporizador nos intervalos de 5 e 10 min. Dos 83 equipamentos, 39% apresentaram-se fora dos padrões de calibração em pelo menos uma medição de intensidade, e

9% não emitiram nenhuma potência nas diferentes intensidades avaliadas. Quanto aos temporizadores, 100% dos digitais apresentaram-se dentro das normas e 52% dos analógicos estavam fora dos padrões.

Equipamentos novos também foram avaliados no Brasil com objetivo de verificar se havia o cumprimento da norma (IEC 601-2-5), respeitando o limite de tolerância de variação de 30% na intensidade acústica.[39] Foram avaliados 48 equipamentos de 8 modelos de 6 diferentes indústrias nacionais, no modo contínuo e pulsado. Os resultados mostraram que embora os equipamentos fossem novos, 5 modelos analógicos apresentaram variações maiores que 30% na intensidade real comparada com a indicada no painel.

Com o objetivo de facilitar o acesso à quantificação da energia ultrassônica emitida pelos equipamentos terapêuticos, Guirro et al.[34] proposuram metodologia inédita para a aferição dos equipamentos. A proposta surgiu devido à escassez da balança de pressão de radiação nas assistências técnicas, bem como o seu alto custo de importação. A viabilidade do método está fundamentada na maior disponibilidade das balanças semianalíticas nas universidades, onde é possível organizar um serviço que contemple a microrregião. Utilizando-se uma balança semianalítica (Figura 17), os autores destacam a praticidade da aferição, o baixo custo e o fácil acesso à balança, bem como a sua precisão.

Ferrari et al.[23] avaliaram 33 equipamentos nacionais que estavam em uso em clínicas e consultórios de Fisioterapia. Com base na norma NBR/IEC 1689 pode-se concluir que: 1) em todas as intensidades avaliadas mais de 55% dos equipamentos estavam fora da norma; 2) para a área de radiação efetiva, somente 1/3 dos equipamentos atenderam aos limites permitidos; 3) 3 equipamentos apresentavam relação de não uniformidade do feixe acima de 8; 4) na avaliação da frequência, 12,5% dos equipamentos de 1 MHz não contemplavam a norma, enquanto na frequência de 3 MHz todos a contemplavam; 5) mais de 70% dos equipamentos não apresentaram fator de modulação dentro dos limites permitidos, sendo que no pulsado a 5% nenhum estava de acordo com a norma (Tabela 6). Segundo os autores, apesar de alguns equipamentos apresentarem um ou mais parâmetros dentro dos limites permitidos, os resultados do

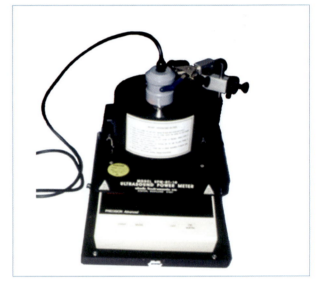

FIGURA 15 Balança de pressão de radiação produzida pela Ohmic Intruments, modelo UPM-DT-10.

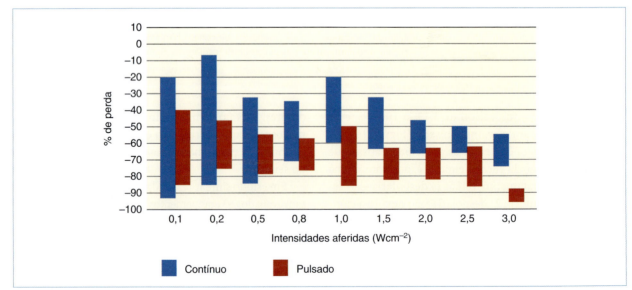

FIGURA 16 Porcentagem da perda da energia ultrassônica emitida pelo transdutor, quando comparada à indicação do painel do equipamento. Dados de Guirro et al., 1997.[10]

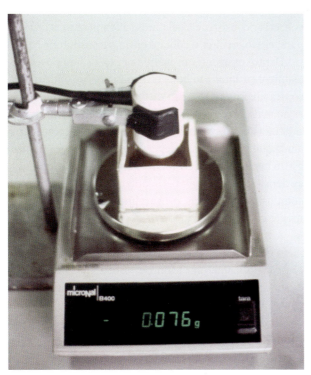

FIGURA 17 Sistema para aferição da energia ultrassônica utilizando balança semianalítica. Fonte: Guirro et al., 1996.[34]

presente estudo permitem concluir que nenhum dos equipamentos apresentou todos os parâmetros em conformidade com a NBR/IEC 1689, o que reforça a necessidade das empresas fabricantes e das que prestam serviço de manutenção aos equipamentos de UST incluírem o mapeamento do campo acústico como procedimento de rotina.

Os transdutores são responsáveis por grande parte dos erros gerados entre a intensidade aferida e a apresentada no painel dos aparelhos. Visando confirmar esse fato, Johns et al.[40] mensuraram a A_{RE}, a potência total e a R_{NF} de 7 modelos idênticos de transdutores de ultrassom de um mesmo fabricante para determinar o grau de variabilidade intrafabricante. Além disso, utilizaram a tecnologia *Schlieren* para verificar se ela poderia ser usada para demonstrar diferenças entre campos produzidos por dispositivos terapêuticos. Todos os transdutores avaliados satisfizeram as exigências para especificações da A_{RE} e potência total de saída. Entretanto, houve variabilidade na extensão da média de intensidade espacial e nas características do campo acústico, o que pode contribuir para divergências encontradas nos resultados de estudos clínicos.

Com o objetivo de controlar melhor a emissão da energia ultrassônica, atualmente vários modelos, de diferentes indústrias, possuem sistemas de controle para a leitura da energia. Podem ser encontrados desde dispositivos de leitura da cerâmica, como retroalimentação ao sistema gerador, controles de temperatura e sistema de aferição com sensor piezoelétrico. Essas inovações só são possíveis graças à transferência da tecnologia analógica para a digital. Nesse sentido, é mais seguro para o paciente e para o fisioterapeuta o uso de equipamentos digitais, os quais poderão garantir uma maior fidedignidade da energia emitida.

AGENTES DE ACOPLAMENTO

A propagação da energia ultrassônica nos tecidos biológicos depende principalmente de dois fatores: caracte-

TABELA 6 Parâmetros avaliados, mediana, limites mínimo e máximo e porcentagem dos equipamentos dentro dos limites permitidos pela norma IEC 1689 (Dados de Ferrari et al., 2010).[23]

Parâmetros avaliados	Mediana	Limites		% de equipamentos na norma
		Mínimo	Máximo	
Intensidade				
0,1 W/cm²	0,13	0,00	0,44	21,7%
0,5 W/cm²	0,44	0,01	1,73	34,5%
1,0 W/cm²	0,88	0,03	3,62	41,4%
1,5 W/cm²	1,33	0,03	5,03	44,8%
2,0 W/cm²	1,73	0,03	5,37	31,0%
2,5 W/cm²	0,83	0,04	2,12	12,5%
3,0 W/cm²	0,88	0,08	2,34	0,0%
ERA (cm²)	3,64	1,15	7,64	32,26%
BNR	2,80	1,61	9,49	100%
Intensidade máxima (W/cm²)	6,57	3,22	28,47	100%
Frequência de operação				
1 MHz	1,14	0,92	1,22	89,7%
3 MHz	2,98	3,01	3,09	100%
Fator de modulação				
5% (0,5:9,5)	0,63:9,55	0,39:8,75	0,84:10,32	
10% (1:9)	1,21:8,81	0,79:7,67	2,38:10,13	
20% (1:4)	2,33:7,79	1,45:5,21	4,82:8,65	
50% (5:5)	5,46:4,78	2,71:3,13	6,80:8,40	

rísticas de absorção dos tecidos e reflexão da energia ultrassônica nas interfaces de diferentes impedâncias acústicas. Assim, há necessidade da utilização de um meio de acoplamento entre o transdutor e a pele, pois a onda ultrassônica não se propaga no ar.[41] O agente de acoplamento deve ser aplicado entre a pele e o transdutor a fim de igualar as impedâncias acústicas dos diferentes meios.

O objetivo do acoplamento é substituir o ar existente entre o transdutor e o segmento corporal que está sendo irradiado, com um material com impedância acústica entre a do metal do transdutor e a da superfície da pele. Adicionalmente, o acoplamento deve ser suficientemente viscoso para agir como um lubrificante entre o transdutor e a pele, ser estéril para se evitar qualquer forma de contaminação e não apresentar bolhas de ar no seu interior, o que favoreceria a atenuação do feixe.

Os agentes de acoplamento são utilizados nas aplicações do ultrassom terapêutico em virtude deste não se propagar no ar, fazendo com que os coeficientes de atenuação entre os dois meios envolvidos – metal/pele – se tornem similares, e assim quase toda a intensidade incidente seja transmitida. Os materiais com maior eficiência são o gel hidrossolúvel e a água desgaseificada.

A análise da transmissividade na interface entre o metal do transdutor e o ar indica que quase a totalidade da onda incidente na interface sofre reflexão. Por isso, para que a transmissão da energia ultrassônica ocorra de maneira adequada, entre o transdutor e a área a ser tratada, faz-se necessária a utilização de um meio de acoplamento que impeça a formação de camadas ou bolhas de ar nessa região.[42]

Existe uma grande variedade de agentes de acoplamento utilizados na prática clínica, que podem ser: gel, glicerina, água desgaseificada e parafina líquida, entre outros. As razões para o uso de um determinado tipo de agente tem sido questionada e investigada.[43,44] A partir dessas pesquisas percebeu-se que um grande número dos agentes de acoplamento utilizados não transmitia a intensidade esperada.

Docker et al.[45] consideram que os agentes acoplantes possuem duas funções: reduzir a ressonância (eco) e promover a lubrificação entre o transdutor e a pele. Williams[36] reforça a função do meio de acoplamento que é excluir o ar existente entre o transdutor e o tecido cutâneo, possibilitando que a onda ultrassônica chegue à região a ser tratada. Por isso, o autor aponta alguns critérios para se procurar um meio de acoplamento ideal, como: impedância acústica similar à do tecido a ser irradiado, baixo coeficiente de absorção, disponibilidade, baixo custo e aceitabilidade geral.

Para Meidan et al.,[22] um meio de acoplamento ideal deve exibir coeficiente de absorção similar ao da água e conservar consistência gelatinosa à temperatura corpórea para, então, manter o contato entre o transdutor e a pele.

Dentre os agentes de acoplamento, os líquidos, especialmente a água, são bons transmissores de onda ultrassônica, mas os sólidos são melhores, pois suas moléculas estão mais próximas umas das outras e dessa forma transmitem a energia mais facilmente.[46] Há de se considerar ainda que a transmissão depende da elasticidade do meio, assim como de sua densidade. Para Reid e Cummings,[47] as densidades dos agentes acoplantes, assim como suas composições químicas, provavelmente interferem diretamente na transmissividade.

A transmissão da onda ultrassônica através de um meio de acoplamento está relacionada às características desse meio. Cameron e Monroe[48] salientam a necessidade de uma seleção cuidadosa do material acoplante. Docker et al.[45] apontam ainda algumas considerações estéticas que devem ser pensadas quando não há outras diferenças entre os agentes como: odor, o modo como ele se espalha e a cor.

Estudo realizado por Williams[36] mostrou que o glicerol e o propileno glicol, os quais possuem alta viscosidade e baixo coeficiente de absorção, podem ser usados como meios de acoplamento, assim como os óleos leves (exceto alguns com alto coeficiente de absorção e que acarretam maior dificuldade em sua remoção ao final da sessão de tratamento). Para ele, os cremes (emulsão de óleos leves em água) não apresentam vantagens nem desvantagens quando comparados às preparações com base em água ou óleo.

Um fator que pode alterar a transmissão da energia ultrassônica através dos acoplantes é a frequência utilizada nos aparelhos de UST. Outro fator que também afeta a transmissividade é a espessura da camada do agente de acoplamento. Qualquer produto pode ser utilizado na terapia ultrassônica pela técnica de contato direto, quando é aplicada uma fina camada. Isso porque o efeito do coeficiente de atenuação não age significativamente quando são utilizadas camadas finas de acoplamento.[42]

Griffin[49] analisou a transmissividade e a mudança da temperatura na glicerina, no óleo mineral e na água (da rede de abastecimento). Para isso, utilizou a técnica de imersão e adotou as seguintes distâncias entre transmissor e receptor: 0,5, 1,0, 2,0, 3,0, 4,0 e 5,0 cm. Para cada distância foram usadas as intensidades: 0,1, 0,5, 1,0, 1,5 e 2,0 W/cm^2. Com isso, observou que a transmissividade através da água foi significativamente maior quando comparada aos meios não aquosos, em todas as intensidades e distâncias estudadas. Além disso, houve um aumento maior da temperatura nos meios não aquosos. Esse maior aumento foi obtido com a glicerina. Na prática, temos que considerar que a espessura do material de acoplamento utilizado é de alguns milímetros.

Estudo analisou 14 agentes de acoplamento, sendo que os autores consideram que para um acoplante ser mais apropriado, ele precisa que suas características de viscosidade e transmissividade sejam altas, tenha odor agradável ou neutro, baixo custo, além de suscetibilidade a bolhas e atenuação baixas. Todos esses itens foram analisados e permitiram concluir que os acoplantes em forma de óleo apresentam uma alta taxa de atenuação da onda, ao contrário das formulações em gel.

Garnet e David[43] demonstraram que a energia transmitida nos diferentes meios foi sempre inferior à incidente. Os autores citam uma taxa de 19,06% de transmissão da energia ultrassônica para a parafina líquida, 67,65% para a glicerina e 72,6% para o gel hidrossolúvel. Docker et al.[45] reafirmam a eficiência do gel, tendo a parafina líquida como ineficiente.

Apesar da glicerina não ter apresentado nenhuma perda de energia ultrassônica no modelo experimental proposto por Guirro et al.,[50] a sua não indicação como meio de acoplamento ainda deve ser mantida, por tratar-se de um material no estado líquido que não apresenta uma boa retenção sobre a pele e consequentemente não oferece um bom contato entre o transdutor e a pele do paciente, principalmente na presença de pelos no local. Pelos resultados, mantém-se a indicação do gel hidrossolúvel.

Existem várias técnicas de acoplamento que podem ser realizadas em uma terapia com ultrassom, sendo a sua escolha dependente da área a ser tratada. De acordo com Casarotto et al.,[42] o método direto é aquele usado em superfícies lisas, onde o acoplamento (gel, óleo mineral, vaselina, pomadas ou cremes) é colocado entre a pele e o transdutor. O método indireto pode ser realizado de duas maneiras: técnica de imersão (a área a ser tratada e o transdutor ficam submersos em um recipiente com água) e técnica do balão de água (um balão de látex é preenchido com água e colocado entre o transdutor e a área a ser tratada). Essas duas técnicas são empregadas quando a superfície é irregular.

Com o objetivo de conhecer a transmissividade do UST nos meios intermediários de acoplamento, Guirro et al.[50] realizaram a aferição da transmissividade de colimadores, balões e luvas de látex e concluíram que independentemente dos meios intermediários utilizados ocorre uma excessiva atenuação da intensidade da onda ultrassônica. Dessa forma, os autores contraindicam esses meios para aplicações terapêuticas de US e recomendam o uso da técnica subaquática (imersão) nas áreas onde o acoplamento não é satisfatório. Um ponto a ser destacado nessa técnica refere-se às superfícies corporais irradiadas pelo ultrassom que se apresentam, na maioria das vezes, convexas. Essa geometria pode interferir na penetração da onda mecânica nos tecidos, uma vez que a superfície emissora do transdutor é plana e deveria ser acoplada a outra superfície plana, visando minimizar a reflexão e a refração da onda incidente. Por esse motivo, orienta-se que o transdutor esteja em contato com a pele, de preferência exercendo uma pressão.

Na literatura, encontram-se também artigos que utilizam outros tipos de agentes de acoplamento, como, por exemplo, curativos oclusivos. Em 1987, Brueton e Campbell[51] realizaram um estudo avaliando o Geliperm® como um agente de acoplamento estéril. Geliperm® é um gel impermeável a bactérias, contendo 96% de água, usado para cobrir fraturas expostas, úlceras de decúbito e queimaduras, entre outros ferimentos. Os parâmetros do UST foram: frequência de 1 MHz, intensidade de 0,5 W/cm^2 e regime contínuo. Primeiramente o experimento foi feito sem o Geliperm® e depois com este interposto entre a balança de radiação e o transdutor, sendo que as amostras (3,3 mm de espessura e 5 cm^2) ficavam submersas em água durante o experimento. Sob essas condições, as amostras de Geliperm® permitiram a transmissão de 95% da potência incidente, mostrando ser um acoplante eficiente com UST, sem que haja risco de infecção ou irritação mecânica causada pelo movimento do transdutor.

Pringle[52] investigou a transmissividade acústica de curativos oclusivos, pois dessa forma, o UST poderia ser aplicado sobre feridas abertas. No experimento utilizou um UST com frequências de 1 e 3 MHz e os curativos (Geliperm®, 2nd Skin®, Opsite® e Granuflex film®). Os valores da transmissividade foram comparados à água, obtendo-se para 1 MHz: Granuflex®: 80%, Opsite®: 98%, 2nd Skin®: 99% e Geliperm®:100%. Com 3 MHz os resultados obtidos foram: Granuflex®: 73%, Opsite®: 98%, 2nd Skin®: 100% e Geliperm®: 100%. Com isso, foi possível concluir que o UST pode ser aplicado sobre soluções de continuidade, tendo como meio de acoplamento os curativos avaliados nesse estudo. Essas pesquisas, apesar de muito restritas, são de grande importância pela influência que esses agentes exercem sobre a dose terapêutica efetiva, podendo então ser mais um dos fatores causadores da redução da intensidade do ultrassom terapêutico que incide no paciente.

TÉCNICAS DE APLICAÇÃO DO ULTRASSOM

Aplicação direta

A aplicação direta pode ser realizada quando a superfície a ser irradiada é minimamente plana, sem grandes irregularidades, permitindo um perfeito contato de toda a superfície metálica do transdutor com a pele. Nesta técnica de aplicação pode-se utilizar como agente de acoplamento, além do gel hidrossolúvel, formulações farmacológicas com fins terapêuticos para tratamentos específicos, fonoforese, sendo que a base dessa formulação deve ser preferencialmente o gel.

Aplicação subaquática

Sendo a água um meio de acoplamento, a imersão do segmento corporal possibilita uma boa exposição da área a ser irradiada pelo feixe ultrassônico. Essa técnica é indicada para as regiões de contornos irregulares, ou áreas que não permitem o contato do transdutor com a pele. A água pode servir de meio de acoplamento, uma vez que a onda ultrassônica apresenta uma boa transmissividade, sendo que a água desgaseificada apresenta uma performance melhor pela diminuição dos gases dissolvidos. A princípio, todos os transdutores de UST podem ser submersos na água, por exigência da norma técnica. No entanto, deve-se consultar o manual de instrução do usuário sobre a blindagem do transdutor para a aplicação subaquática. Transdutores antigos ou mesmo recentes que não são revisados periodicamente não devem ser utilizados nessa forma de aplicação, sem antes se ter a garantia que mantêm a sua blindagem para a água.

O campo ultrassônico divide-se em duas regiões distintas: o campo próximo e o campo distante. É no campo próximo, ou zona de Fresnel, onde ocorre a maior convergência do feixe e maior variação da intensidade, enquanto no campo distante, ou zona de Fraunhofer, existe maior uniformidade e divergência do feixe. Neste contexto, deve ser lembrado que o local da lesão a ser irradiado deve compreender o campo próximo (zona de Fresnel) do feixe acústico, que no transdutor circular estende-se até a distância que equivale à razão entre o raio da cerâmica ao quadrado e o comprimento de onda (r^2/λ), tendo como referência a face do transdutor.[4] No caso da terapia subaquática, esse campo admite até 10,4 cm de distância do transdutor, considerando a frequência de 1 MHz (λ = 1,5 mm na água) e o diâmetro de 2,5 cm da cerâmica de PZT. Apesar dessa distância, recomenda-se o acoplamento do transdutor com a pele, o que possibilita um paralelismo entre a face do transdutor e a pele, propiciando a incidência da onda mecânica perpendicularmente à pele, minimizando assim a reflexão e a refração (Figura 18).

Considerando os tecidos biológicos, grande parte da intensidade do ultrassom é atenuada até 5 centímetros de profundidade, o que a coloca no campo próximo, para a maioria das frequências e tamanhos de cerâmicas utilizados na prática clínica.

Nas aplicações subaquáticas o material do recipiente que contém a água, no qual vai ser realizada a terapia, deve ser considerado. O recipiente de plástico pode ser utilizado diretamente na terapia, ao passo que recipientes metálicos devem ser forrados com uma manta de borracha para evitar as reflexões que possam ocorrer do feixe ultrassônico, incontroladas tanto para o paciente quanto para o terapeuta caso ele esteja com a mão imersa.

Aplicação por meios intermediários

Se a intenção do fisioterapeuta é utilizar os meios intermediários em situações em que a convergência ou o contato do feixe são necessários, devido ao fato da superfície corporal ser pequena ou irregular, não é recomendado nenhum meio confeccionado de látex ou mesmo o uso de colimadores acoplados ao transdutor. Guirro et al.[50] realizaram um estudo com o objetivo de

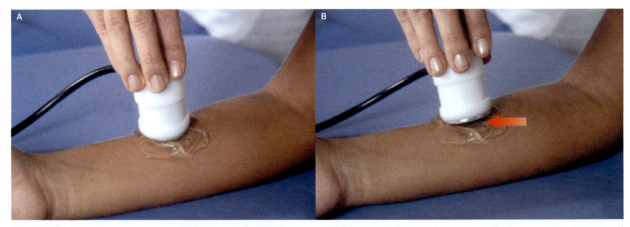

FIGURA 18 Acoplamento entre o transdutor e a pele. (A) O correto posicionamento do transdutor perpendicular ao segmento corporal e (B) a leve inclinação do transdutor possibilita o aparecimento de cunha de ar (seta).

verificar a efetividade dos colimadores cônico e cilíndrico, do balão e da luva de látex na transmissão da energia ultrassônica. O acoplamento dos meios ao transdutor foi realizado com o gel hidrossolúvel com diferentes quantidades para os colimadores. Os resultados mostraram uma transmissividade média de 21% para a luva, 18% para o balão e 20% para o colimador cilíndrico, em comparação à água. No que se refere ao colimador cônico, a transmissão diferiu entre as duas quantidades de gel utilizadas, 21% (1,5 mL) e 33% (2,5 mL), independentes das fixações. Na ausência do gel, em ambos os colimadores, não houve transmissão da onda ultrassônica. A conclusão é que nenhum dos aparatos testados deve ser utilizado como meio intermediário entre o transdutor e a área a ser irradiada. Segundo os autores, a atenuação dos colimadores pode ter ocorrido por três fatores: a reflexão e refração na interface transdutor-colimador, a absorção pelo metal que compõe o colimador, e ainda os resultados demonstram que o colimador cônico apresentava uma atenuação menor que o cilíndrico e isso pode estar relacionado à sua geometria, já que todas as outras variáveis foram mantidas constantes. Em relação aos artefatos de látex, supõe-se que a borracha tenha sido o fator atenuante da onda mecânica, uma vez que se excluiu a atenuação do gel e a água. As diferenças entre o balão e a luva de látex se devem à espessura do material, bem como à qualidade dos materiais.

Nos casos de lesões cutâneas, onde não é recomendado o acoplamento direto entre o transdutor e o tecido a ser irradiado, sugere-se o uso de curativos oclusivos comerciais ou filme de policloreto de vinila (PVC). Salienta-se a necessidade de colocar soro fisiológico entre o filme e a solução de continuidade e gel hidrossolúvel entre o filme e o transdutor de ultrassom. Como esse filme é bastante delgado e permite um bom acoplamento com o tecido, a quantidade de ultrassom absorvido por ele pode ser desconsiderada, assumindo assim que a totalidade da energia ultrassônica será transmitida.

Independentemente da técnica de aplicação, o transdutor deve ser mantido sempre perpendicular à área a ser tratada, o que minimiza a reflexão e a refração da onda. Para a maioria dos tratamentos, o transdutor deve estar em constante movimento e deve ser mantido em completo contato com o agente de acoplamento, evitando assim a formação de cunhas de ar.

Nos casos em que se busca a aplicação de alta intensidade ultrassônica em uma área circunscrita, o transdutor pode permanecer estacionário por pequenos períodos, que não excedem 3,0 minutos. Quando a intensidade aplicada estiver próxima de 1,0 W/cm^2, o paciente poderá relatar uma sensação de queimação sob o transdutor, que deverá ser movimentado lentamente em torno do seu próprio eixo sem, no entanto, dissipar a energia que está sendo irradiada.

Para minimizar a perda da energia e tornar a terapia mais eficaz, alguns equipamentos emitem um sinal sonoro e/ou luminoso quando o transdutor está acoplado parcialmente. Esses sensores, além de maximizar a penetração da onda ultrassônica nos tecidos biológicos, minimizam o desgaste da cerâmica, por reduzirem a reflexão da onda na interface metal-ar, a qual geraria ondas estacionárias sobre a cerâmica, promovendo o seu aquecimento e, assim, alterando a frequência da cerâmica piezoelétrica.

MECANISMOS DE INTERAÇÃO

Enquanto no passado seu uso principal era como agente de aquecimento, atualmente são as respostas "não térmicas" as mais exploradas. O uso predominante do ultrassom terapêutico está voltado para o reparo de tecidos e tratamento de lesões de partes moles, onde as evidências apoiam sua aplicação nas fases inflamatória, proliferativa e de remodelação.

Com uma história de mais de seis décadas, a utilização do ultrassom terapêutico (UST) sobre os tecidos lesionados, visando acelerar a reparação, é amplamente estudada e clinicamente praticada.[43] Os efeitos terapêuticos da exposição ao ultrassom têm sido descritos na literatura para a recuperação de ligamentos, espasmo muscular, tendinite, rigidez articular, fratura óssea e cartilagem.[54-56] Com base nos seus efeitos cicatriciais, o UST também tem sido utilizado para o desbridamento e a aceleração do processo de cicatrização de feridas,[57-59] o rejuvenescimento da pele,[60,61] a regeneração do nervo periférico,[62-64] e para melhorar a resistência e elasticidade dos tecidos cicatriciais.[65]

O ultrassom, por meio de seus mecanismos térmico e não térmico, tem sido implicado no estímulo de cicatrização dos tecidos moles. Tecidos densos, que apresentem grandes moléculas de proteína como o colágeno, podem experimentar temperaturas elevadas, resultando em vários benefícios terapêuticos que incluem extensibilidade/flexibilidade aumentada do colágeno na cicatriz,[65] tendões[66] e articulações,[67] diminuição da dor e do espasmo devido ao aquecimento dos músculos[68] e raízes nervosas,[63,64] e possível aumento no fluxo sanguíneo para ajudar a resolução de processos inflamatórios crônicos. O papel dos mecanismos não térmicos do ultrassom na regeneração e reparo de tecidos moles também tem sido amplamente estabelecido. Em nível celular, é apresentada a hipótese de que mudanças nas taxas de difusão e permeabilidade dos íons na membrana,[69-71] devido ao microfluxo e à cavitação estável, podem estimular as células por regulação da sinalização molecular. Especificamente, a aplicação do UST tem demonstrado aumento da síntese proteica, incluindo a de colágeno,[72,73] que é essencial para os mecanismos de reparação celular.

Na vasta literatura sobre a ação do ultrassom em meio biológico, atribuíram-se os efeitos benéficos ou deletérios a quatro mecanismos físicos:
- efeito térmico;
- cavitação;
- força de radiação;
- microfluxo acústico.

Tornou-se convenção agrupar os efeitos celulares do ultrassom nas categorias térmicas e mecânicas. Para que o efeito seja de origem puramente térmica, teria de ser atingido também por aquecimento não acústico.[74] A autora complementa que em níveis de dosagens terapêuticas, as categorias não são independentes e se torna claro que as mudanças térmicas e mecânicas podem ocorrer simultaneamente.

Efeito térmico

Sempre que a energia ultrassônica é propagada em um material atenuante, como o tecido biológico, a amplitude da onda diminui com a distância. Essa atenuação se deve à absorção ou dispersão. A absorção é um mecanismo que representa a porção da energia das ondas que é convertida em calor, e a dispersão pode ser considerada como a porção que muda de direção. Como o meio pode absorver energia para produzir calor, um aumento de temperatura pode ocorrer, desde que a taxa na qual o calor é produzido seja maior do que a taxa na qual o calor é removido.[75] O mecanismo térmico é relativamente bem compreendido porque o aumento da temperatura produzida pelo ultrassom pode ser calculado usando técnicas de modelagem matemática e foi estimado para uma variedade de condições de exposição.[75,76]

A taxa de absorção aumenta exponencialmente com a frequência do ultrassom. De acordo com Dyson,[35] para se obter efeitos terapêuticos do ultrassom pelo aquecimento sem lesão, a temperatura do tecido tem de se manter entre 40 e 45 graus Celsius (°C) por aproximadamente cinco minutos. Essa temperatura produz um temporário aumento da extensibilidade de estruturas colágenas, como tendões, ligamentos e cápsulas articulares, diminuindo a rigidez articular e a dor. Produz uma reação inflamatória suave, incluindo um temporário acréscimo da circulação sanguínea.

Hogan et al.[77] relatam que, quando um tecido crônico isquêmico é irradiado com ultrassom, novos capilares são formados e a circulação é restabelecida em uma proporção mais rápida do que na ausência desse recurso terapêutico.

Na mesma linha de pesquisa, Dionísio e Volpon[78] analisaram a ação do ultrassom terapêutico sobre a vascularização após lesão muscular aguda. A metodologia constou da lesão bilateral por esmagamento do músculo reto femoral de coelhos, os quais foram submetidos a irradiação ultrassônica por 10 dias consecutivos com intensidade de 0,5 W/cm^2 por 5 minutos, na frequência de 1 MHz e regime pulsado (50%). Os autores não observaram diferenças no padrão da vascularização (artérias e arteríolas) entre os lados tratados e não tratados, sugerindo que o ultrassom terapêutico não promoveu mudanças no padrão após aplicação precoce em lesão muscular. A não concordância desses resultados com os de Hogan et al.[77] pode ser em decorrência do período de análise pós-lesão – aguda e crônica – utilizado pelos autores.

É possível aumentar a temperatura da pele da mão, por meio do incremento da circulação, para mais de 3°C se a irradiação for realizada no gânglio estrelado. Segundo a autora, um efeito similar pode ser obtido no pé se a região inguinal for estimulada pelo ultrassom, sendo justificado pelas respostas desencadeadas pelo controle nervoso da circulação.[79]

O efeito térmico é relatado na literatura em regimes de tratamento bastante específicos.[80-82] A prevalência do efeito térmico do ultrassom sobre os mecânicos ocorre somente nas intensidades superiores a 1 W/cm^2, no modo contínuo, nas frequências de 1 ou 3 MHz.

Dyson[83] relatou que não existem dados científicos ou clínicos que justifiquem a utilização do ultrassom terapêutico com intensidades acima de 1 W/cm^2, visto que intensidades mais elevadas podem ser lesivas. No entanto, estudos mais recentes indicam que os resultados positivos do UST são mais evidentes quando a energia aplicada é maior, envolvendo intensidade e tempo maiores.

A elevação de temperatura mediada pelo UST está relacionada com o aumento do tempo de aplicação e/ou da intensidade utilizada, podendo trazer respostas benéficas ou deletérias ao organismo. Essa elevação da temperatura tecidual pelo UST ocasionará um incremento do fluxo sanguíneo local, amplificando a permeabilidade da membrana e distensão das fibras colágenas, conduzindo a um aumento da capacidade de regeneração de tecidos lesados e da sua elasticidade.[35] O usuário tem que ter claro que o aquecimento é decorrente da energia depositada e não do regime de pulso, isto é, tanto o regime contínuo quanto o pulsado promovem o mesmo aquecimento tecidual, quando a energia aplicada por área for a mesma.

A atividade celular saudável depende de reações químicas que ocorrem em local e velocidade adequados. As taxas das reações químicas e, portanto, da atividade enzimática dependem da temperatura. O efeito geral da temperatura na atividade enzimática é descrito pela relação conhecida como coeficiente de temperatura, ou regra Q10.[84] Muitas reações enzimáticas têm um Q10 próximo a 2 ou 3, o que significa que para cada aumento de 10°C na temperatura, a atividade enzimática dobra ou triplica; uma descrição mais física dos efeitos da temperatura dependentes da taxa é o conceito de energia de ativação de Arrhenius.[85] Uma consequência imediata de um aumento de temperatura é o aumento nas taxas de reação bioquímica. No entanto, quando a temperatura se torna suficientemente alta (≥ 45°C), as enzimas desnaturam. Posteriormente, a atividade enzimática diminui e, finalmente, cessa, o que pode ter um impacto significativo na estrutura e função celular.

Se ocorrer dano durante a exposição do tecido à temperatura elevada, a extensão dele dependerá da duração da exposição, bem como do aumento de temperatura alcançado. Os efeitos prejudiciais *in vitro* são geralmente observados em temperaturas de 39-43°C, se mantidos por um período suficiente; em temperaturas mais altas (> 44°C) pode ocorrer coagulação de proteínas. Esses efeitos foram documentados em estudos experimentais de morte celular induzida pelo calor em culturas de linhagens de células normais e cancerosas.[86] Essas observações sugerem uma relação logarítmica entre o tempo e a temperatura para a morte devido ao aumento da temperatura.

Foi indicada uma relação semelhante para o tempo *versus* temperatura para a morte induzida termicamente de tumores e tecidos normais de animais e humanos. Os dois pontos importantes abordados neste estudo são: 1) a 40°C, exposições de longa duração (5-100 h) são necessárias para a morte celular induzida termicamente, e 2) temperaturas apreciavelmente abaixo de 40°C não apresentam efeitos adversos irreversíveis detectados.[87]

As possíveis variações da temperatura também foram analisadas por Guirro[88] em preparações de bactérias *in vitro*. A autora observou que a utilização da energia ultrassônica na intensidade de 1,0 W/cm², nas frequências de 1 MHz e 3 MHz, com tempos de aplicação de 15 e 30 minutos, não promoveram alterações na temperatura ou no pH.

Cavitação

Quando uma onda de ultrassom se propaga no tecido, uma tensão mecânica é induzida, promovendo mudanças relativas nas dimensões ou na forma do corpo que é submetido ao estresse. A deformação é significativa perto de bolhas de gás ou vapor, daí o interesse na cavitação induzida por ultrassom. O termo "cavitação" é utilizado para descrever a formação de cavidades ou bolhas no meio líquido, contendo quantidades variáveis de gás ou vapor. No caso de células ou macromoléculas em suspensão aquosa, o ultrassom pode alterá-las estrutural e/ou funcionalmente por meio da cavitação.[2]

A cavitação consiste na formação e movimentação de gases ou bolhas em fluidos, como resultado de mudanças da pressão induzidas pelo ultrassom. São facilmente produzidas *in vitro* e existem evidências de que podem ser produzidas *in vivo*.[89]

Kimmel[90] traz em sua revisão conceitos importantes relacionados à cavitação. Ele contextualiza que, quando expostas a um campo de ultrassom, as bolhas se expandem e contraem de acordo com a pressão ambiente variável devido à compressibilidade do gás. As bolhas são geradas a partir microbolhas, tão pequenas quanto alguns nanômetros. As bolhas crescem lentamente devido ao acúmulo de quantidades incrementais de gás em cada período, quando mais gás entra na bolha por difusão do líquido circundante durante sua fase de expansão do que sai durante a contração. Esse fenômeno é conhecido como "difusão retificada" e ocorre quando a intensidade do ultrassom é baixa. A alta intensidade pode causar uma expansão repentina e um colapso rápido em um único período em menos de um microssegundo. Quando submetida a uma onda acústica de propagação, cada bolha é empurrada para longe do transdutor e duas bolhas vizinhas são empurradas para se aproximarem uma da outra.

O uso do UST baseia-se, em parte, em seu efeito de aquecimento (efeito térmico), promovido pela absorção da energia da onda ultrassônica. Embora genericamente os resultados benéficos dos efeitos do ultrassom apontem para os efeitos térmicos, os efeitos não térmicos, resultantes principalmente da cavitação, são marcantes na estimulação celular e em microrganismos, alterando a permeabilidade de membranas.[88,91]

O mecanismo pelo qual altas intensidades de ultrassom causam mudanças químicas em sistemas líquidos tem, recentemente, atraído muita atenção principalmente pela formação de radicais livres, como, por exemplo, na dissociação das moléculas de água durante o processo da cavitação. Os radicais livres são formados provavelmente pelas descargas elétricas geradas pelo vapor d'água no interior das cavidades ou pela dissociação térmica provocada pelo colapso das bolhas geradas pela cavitação.[92,93]

As bolhas se originam em materiais em locais denominados "locais de nucleação", cuja natureza e fonte exatas não são bem compreendidas em um meio complexo, como o tecido. Sob estimulação ultrassônica, a bolha oscila e, em níveis de pressão ultrassônica suficientemente altos, pode entrar em colapso. A cavitação gerada pelo ultrassom produz intensas ondas de choque, aumentos instantâneos de temperatura e pressão e efeitos químicos no meio, que são gerados pelo colapso das cavidades ou microbolhas e que podem mudar a estrutura terciária das proteínas.[94-96] Essas alterações na estrutura das proteínas podem ser resultado da quebra das ligações dissulfeto e pontes de hidrogênio, que são enfraquecidas pelos efeitos das ondas acústicas e pela cavitação gerada pelo ultrassom. Essa mudança pode ser uma das responsáveis pela ativação de sítios enzimáticos necessários para o funcionamento de um sistema lítico, que poderia favorecer mudanças na permeabilidade.

Há evidências de que o UST pode exercer efeitos celulares não térmicos na ausência de ondas estacionárias, ou pelo menos independentemente de sua presença. Sob condição apropriada, a irradiação ultrassônica de líquidos pode conduzir à formação de bolhas muito pequenas, que podem ser levadas a oscilar no campo ultrassônico. Essa oscilação pode ocorrer de uma forma estável, aumentando ou diminuindo em volume, segundo as variações de pressão no campo, sendo chamada de cavitação estável. Segundo a autora, as cavitações estáveis são basicamente não térmicas. A cavitação pode resultar em fenômenos elétricos e químicos e em destruição mecânica, quando neste último caso as cavidades se colapsam ou quando as bolhas de gás crescem, até ficarem suficientemente grandes para vibrar em ressonância com as ondas sonoras.[74]

A cavitação pode ser dividida em duas categorias gerais: cavitação estável e cavitação instável ou transiente. Cavitação estável está associada com a vibração dos corpos gasosos que oscilam geralmente de forma não linear, dentro de um mesmo equilíbrio, sendo que são relativamente permanentes, e podem ficar oscilando por muitos ciclos de pressão acústica.[97] Quando tais oscilações volumétricas estão estabilizadas, as bolhas de gás produzem um fluxo ou ondulações no meio, conhecidas como micro-ondulações acústicas.

Grande variedade de bolhas ativas oscilantes podem ser classificadas como cavitação estável, em resposta à regularidade das mudanças de pressão, induzidas pela passagem das ondas ultrassônicas, ou cavitação instável ou transiente, quando há uma violenta implosão de bolhas, se o pico da intensidade for suficientemente alto. Somente a cavitação estável pode ser considerada terapêutica, visto que seus efeitos são basicamente não térmicos.

Ao contrário, a cavitação instável pode promover danos teciduais decorrente das altas temperaturas e pressões geradas em razão da liberação de energia no instante da ruptura da bolha de ar. O colapso dessas bolhas libera energia que pode romper as ligações moleculares, provocando a produção de radicais livres, íons hidrogênio (H^+) e íons hidroxila (OH^-), altamente reativos. Segundo Todd,[98] os radicais livres produzidos ligam-se rapidamente a outros compostos ou solutos presentes na água (reações secundárias).

Posteriormente, dependendo das condições, outros produtos são formados, incluindo peróxido de hidrogênio, oxigênio singleto e íons superóxido, todos conhecidos como espécies reativas de oxigênio (ROS). O peróxido de hidrogênio, por exemplo, é uma molécula muito reativa que pode causar a destruição de grandes moléculas, como as proteínas, e atua como um amplificador ao induzir a geração de outros radicais livres com extensa bioatividade.[99]

A cavitação transiente, que dura menos de um ciclo, produz uma atividade muito intensa, provocada pelo colapso dessas cavidades ou bolhas, que causam intensas ondas de choque ou campos de cisalhamento hidrodinâmico, produzindo pulsos de alta pressão e temperatura que ocorrem em um período muito curto (da ordem de microssegundos), liberando quantidades apreciáveis de energia que podem causar a ruptura do material.[93,100] Esses pulsos de alta temperatura e pressão podem alcançar temperaturas da ordem de 10^4 K (Kelvin) e pressões da ordem de 10^6 atmosferas,[101] sendo esse efeito cavitacional de curto período considerado a causa de lise celular *in vitro*. Essa modalidade cavitacional, se produzida em um organismo, pode induzir bioefeitos *in vivo*.[102]

Além da vibração, é comum se referir aos três tipos principais de translocações da bolha em um meio infinito: 1) movimento de deslocamento das bolhas para longe do transdutor, em uma onda de propagação (força primária);[103] 2) aproximação das bolhas umas sobre as outras para formar a aglutinação (forças secundárias, também conhecidas como forças de Bjerknes);[104] (3) movimento direcionado das bolhas em direção aos nós e antinodos em uma onda estacionária e prendê-los nesses pontos. Bolhas maiores que o diâmetro de ressonância acumulam em nós de pressão mínima, enquanto bolhas menores são aprisionadas em antinodos de pressão máxima.[103]

Sob efeito da micromassagem os gases existentes nos tecidos podem se aglutinar em pequenas bolhas de ar que oscilam no campo ultrassônico, fenômeno denominado cavitação. Essa oscilação pode permanecer de forma estável, aumentando ou diminuindo o volume das bolhas segundo as variações de pressão no campo, o qual pode apresentar um efeito terapêutico. Porém, altas mudanças de pressão (altas intensidades instantâneas) e temperatura produzidas no local podem conduzir ao colapso dessas bolhas, induzindo a desintegração dos tecidos adjacentes e a produção de radicais livres.[105]

A cavitação pode provocar alteração estrutural ou funcional em células biológicas ou macromoléculas. Em estudos recentes foram observadas alterações na dupla camada lipídica do estrato córneo, que podem ser decorrentes do efeito cavitacional promovido pela fonoforese.[106,107] A pressão negativa no tecido durante a rarefação pode fazer com que os gases dissolvidos ou capturados se juntem para formar pequenas bolhas. Essas bolhas podem ser levadas pelo campo ultrassônico a oscilar, aumentando ou diminuindo o seu volume, segundo as variações de pressão do campo.

A ocorrência de cavitação e seu comportamento dependem de muitos fatores, incluindo: a pressão ultrassônica; se o campo ultrassônico é focado ou desfocado, pulsado ou contínuo; em que grau existem ondas estacionárias; e a natureza e o estado do material e seus limites. Experimentalmente, como a cavitação provavelmente afetaria apenas uma ou algumas células, seria extremamente difícil detectar um efeito biológico adverso, a menos que os eventos de cavitação estivessem disseminados em um grande volume de tecido.

Cavidades de ar podem ser formadas no meio líquido durante a fase de rarefação das ondas sonoras. Durante a fase seguinte, de compressão, essas cavidades podem se colapsar, liberando alta concentração de energia sob a forma de ondas de choque. Durante a fase de compressão, quando a superfície da bolha de gás é relativamente pequena, o gás move-se para fora da bolha. Na fase de rarefação, quando a bolha é expandida e sua superfície se torna relativamente grande, o gás move-se para dentro da bolha. A quantidade de gás passando para dentro e para fora da bolha é proporcional à superfície da bolha e, sendo assim, há um ganho maior de gás movendo-se para dentro da bolha. A cavitação pode resultar em fenômenos elétricos, químicos ou mesmo mecânicos, e neste último as bolhas podem se colapsar ou vibrar em ressonância com o campo ultrassônico.[105] A ocorrência de cavitação pode ser minimizada pela movimentação constante do transdutor.

Guirro[88] relatou que os resultados observados em seu experimento demonstraram que houve interferência na multiplicação bacteriana mediada por ultrassom sem ocorrer interferência do efeito térmico, uma vez que a temperatura foi mantida constante durante as estimulações. Segundo a autora, essa interferência provavelmente deve estar associada aos mecanismos físicos desencadeados pelos efeitos mecânicos associados a essa modalidade de energia.

Dentre os efeitos não térmicos, a cavitação tem sido relatada como um importante mecanismo passível de promover efeitos deletérios nos tecidos biológicos.[108-112]

Forças mecânicas são conhecidas por afetar a função das células endoteliais, podendo promover a formação de arteríolas e artérias (arteriogênese) no tecido muscular. Mizrahi et al.[113] estudam o papel angiogênico do ultrassom no fenótipo das células endoteliais *in vitro*. O UST foi aplicado em células endoteliais aórticas bovinas (BAECs) com frequência de 1 MHz. O aumento da taxa de proliferação das células endoteliais e a maior migração nas culturas esferoides podem ser observados. A estimulação de células endoteliais em monocamadas pode ser atribuída à cavitação estável e ao microfluxo contínuo, que são induzidos por microbolhas, segundo os autores. Esses resultados possibilitam a aplicação segura e não invasiva do ultrassom para a regeneração vascular.

Embora importante na entrega intracelular mediada por ultrassom, ao facilitar a ruptura da membrana celular e o aumento da permeabilidade da barreira,[114] nenhuma evidência direta está disponível para correlacionar a cavitação da microbolha com o aumento da permeabilidade da membrana na bolha única e no nível de célula única.[115] Neste estudo, os autores desenvolveram uma nova abordagem combinando técnicas ópticas, ultrassônicas e eletrofisiológicas para controlar a localização espacial das atividades de microbolhas em relação à célula e para medir simultaneamente a resposta celular resultante. Essa abordagem oferece uma oportunidade única para induzir impactos controlados nas células e investigar como a cavitação está correlacionada com a mudança de permeabilidade da membrana celular de forma determinística. Resultados espaço-temporais correlacionados de bolha de cavitação e permeabilidade de membrana, obtidos neste estudo, demonstram diretamente que a mudança na permeabilidade da membrana foi associada com atividades de microbolhas impulsionadas por ultrassom, incluindo colapso ou compressão da bolha na membrana dependendo da amplitude e duração do ultrassom.

Já havia sido demonstrado anteriormente que a bolha que sofre pequena oscilação (cavitação estável) pode gerar permeação da membrana.[116]

Força de radiação

As forças de radiação (pressão acústica) podem deslocar, distorcer e/ou reorientar partículas intercelulares, ou mesmo células, com relação às suas configurações normais. O feixe ultrassônico exerce uma pressão de radiação na membrana, que provavelmente contribui para o aumento da difusão de eletrólitos através da membrana. Essa pressão depende da intensidade do campo ultrassônico, da orientação da membrana relativa à direção de propagação da onda, da área de superfície na qual o feixe é aplicado e das propriedades elásticas dos meios em contato.[117]

Evitando-se a cavitação instável, a força de radiação produz uma alteração na permeabilidade da membrana celular, facilita o fluxo sanguíneo, o suprimento de oxigênio e nutrientes, e aumenta o metabolismo celular, dentre outros efeitos.[117] O mesmo autor salienta que a intensidade do feixe ultrassônico não é uniforme, e a distribuição não homogênea da energia no fluido produz um microfluxo, sendo este responsável pela diminuição da camada de difusão, aumentando assim a velocidade de difusão de eletrólitos através da membrana.

O efeito final das ondas sobre as células depende sobretudo da qualidade das vibrações e, em menor grau, da elasticidade do tecido; tanto mais danificável, menos elástico.

Microfluxo acústico

Muitos efeitos do ultrassom são permeados pelo incremento da difusão de substâncias através de membranas. Ao atravessar os tecidos ou suspensões biológicas, o feixe ultrassônico promove movimentos unidirecionais e circulares no fluido biológico. Esses movimentos podem, por um lado, danificar macromoléculas e células[4,118] e, por outro, alterar o ritmo de difusão de partículas e a permeabilidade de membranas.[35,119]

O fluido componente de uma suspensão biológica pode entrar em movimento circulatório, denominado microfluxo acústico. A esse efeito estão associadas tensões hidrodinâmicas grandes o suficiente para causar danos às células e macromoléculas suspensas. O microfluxo é a circulação constante do fluido induzida por forças de radiação.

O microfluxo acústico é resultado da pressão de radiação exercida pela onda ultrassônica quando se desloca através de um meio compressível como uma suspensão de célula ou tecido.[74]

ULTRASSOM TERAPÊUTICO NO PROCESSO INFLAMATÓRIO

Os mecanismos fisiológicos que envolvem a resposta dos tecidos moles lesados à terapia ultrassônica consistem em três estágios sobrepostos do processo inflamatório: inflamação aguda (inicial ou tardia), subaguda (proliferação) e crônica (remodelamento).

Harvey et al.[120] relacionaram os mecanismos fisiológicos envolvidos no processo de reparação de tecidos moles (inflamação aguda, proliferação e remodelação) quando submetidos ao ultrassom. Há um consenso no sentido de que o ultrassom pode acelerar a resposta inflamatória, promovendo a liberação de histamina, macrófagos e monócitos, além de incrementar a síntese de fibroblastos e colágeno.

Fase aguda

A fase aguda é intensa nas doze primeiras horas após a lesão, podendo se estender até o terceiro dia. Quando um tecido mole precisa ser reparado, as plaquetas sanguíneas e os mastócitos do conjuntivo tornam-se ativos, liberando substâncias que iniciam o reparo. Essas substâncias incluem agentes quimiotáxicos, que atraem os leucócitos polimorfonucleares e os monócitos para o sítio da lesão.

Está demonstrado por experimentos in vivo[121] e em meio de cultura[122] que o ultrassom estimula a liberação de grânulos pelos mastócitos, e são esses grânulos que contêm os agentes quimiotáxicos. A degranulação dos mastócitos pode ser iniciada pelo aumento intracelular de íons cálcio.[123] Foi sugerido por Dyson[54] que perturbações da membrana celular, induzidas pelo ultrassom, podem aumentar o influxo de cálcio nos mastócitos. Os monócitos apresentam uma atividade fagocitária, mas a sua principal função parece ser a liberação de substâncias quimiotáxicas e de fatores de crescimento, que são essenciais para a formação do tecido de reparação.[124] Essas substâncias, quando liberadas no fluido intersticial, estimulam as células mesenquimatosas indiferenciadas, os fibroblastos e as células endoteliais a formarem um tecido rico em colágeno e bem vascularizado (tecido de granulação), que é essencial para acelerar o reparo.

Há evidências de que a estimulação da síntese de proteína induzida por ultrassom está associada a um aumento na permeabilidade lisossomal. Os lisossomos contêm enzimas hidrolíticas, e o aumento na permeabilidade dessas membranas pode resultar no aumento hidrolítico ativo no interior das células, o que poderá estimular a síntese de proteína, por exemplo aumentando a utilidade das substâncias precursoras no interior das células induzidas pelo microfluxo do feixe ultrassônico no meio, que pode ser o responsável pela mudança de permeabilidade.[125]

O tecido muscular também pode ser beneficiado pela estimulação ultrassônica. Menezes et al.[126] analisaram o efeito do ultrassom terapêutico (1 MHz, pulsado 1:5, 0,5 W/cm^2) sobre a lesão muscular aguda de coelhos. A irradiação foi realizada durante 10 dias consecutivos, sendo o músculo contralateral utilizado para controle. Os resultados demonstraram que houve diferença significativa na deformação máxima, carga e deformação no limite de proporcionalidade e na energia na fase de deformação elástica. Os autores concluíram que a aplicação do ultrassom pode melhorar na reparação da lesão muscular aguda.

Os efeitos do ultrassom terapêutico em sistemas biológicos têm sido amplamente investigados, no entanto, os efeitos sobre as células endoteliais são pouco conhecidos. Estudo de Hsu e Huang[127] utilizando os parâmetros de 1 MHz, pulsado 1:4, e quatro diferentes intensidades de pico (0,5, 1,0, 1,6 e 2 W/cm^2) estimularam células endoteliais por 10 minutos por dia. Os resultados mostraram que o tratamento por 6 dias com ultrassom nas intensidades de 1,6 e 2 W/cm² aumentou o óxido nítrico e liberação de Ca⁺⁺ a partir de células endoteliais, mas não promoveu o crescimento celular. Além disso, a estimulação do ultrassom mudou a morfologia e a orientação celular, bem como aumentou a secreção de matriz extracelular das células endoteliais.

Fase subaguda

A fase subaguda geralmente se sobrepõe ao final da fase inflamatória, iniciando-se geralmente após três dias da lesão. Nela, há uma intensa proliferação de fibroblastos e de células endoteliais, que formam os novos vasos sanguíneos.

Mummery[128] observou *in vitro* um aumento do influxo de cálcio em fibroblastos expostos ao ultrassom. O autor explica que isso ocorreu devido a um aumento temporário da permeabilidade da membrana celular e que o cálcio atua como um mensageiro para a célula, informando que mudanças extracelulares ocorreram e que uma resposta reparadora deve ser realizada. Segundo o pesquisador, os efeitos observados com a baixa intensidade acústica foram causados pelo microfluxo acústico, possivelmente na presença de cavitação estável, e não pelo efeito térmico.

Os fibroblastos, células essenciais para a produção de tecido de granulação saudável e tecido mole, têm sido examinados em alguns aspectos. Fibroblastos expostos à energia ultrassônica, em níveis terapêuticos, podem ser estimulados à maior síntese de colágeno, aumentando assim a força de tensão dos tecidos moles.[120] Existem evidências de que a estimulação da síntese proteica induzida pelo ultrassom é associada com um aumento na permeabilidade do lisossomo.[119] Para Webster et al.,[129] o aumento da síntese de colágeno *in vitro* está relacionado com a forma do pulso; sendo assim, o ultrassom contínuo com intensidade de 0,5 W/cm² aumentou em 20% a quantidade de colágeno, ao passo que no regime pulsado o aumento foi de 30%, quando irradiado com a mesma intensidade.

Szego[125] observou que o aumento na permeabilidade lisossômica conduz a uma acentuada síntese proteica. Se as membranas limitantes dessas organelas são estabilizadas com cortisol, então um tratamento subsequente com o ultrassom não deve estimular a síntese proteica.

Fase crônica

A deposição inicial de fibras colágenas em resposta à lesão tecidual ocorre aparentemente ao acaso. Durante a remodelação, um processo que pode levar meses, o arranjo e o tipo de colágeno são mudados. O colágeno do tipo III é substituído por colágeno do tipo I, em resposta ao estresse mecânico a que o tecido está submetido. A remodelação continua até que o tecido colágeno atinja características semelhantes às do tecido anterior à lesão. As características ideais do tecido antes da lesão dificilmente serão supridas pelo tecido cicatricial, que é fraco e pouco elástico, em comparação ao tecido não lesado.

Experimentos utilizando o ultrassom em processos cicatriciais tardios demonstraram melhora das propriedades mecânicas desse tecido.[130] Outros trabalhos concluíram que o tecido cicatricial pode se tornar mais resistente e mais elástico, sendo que a propriedade de resistência é atribuída ao aumento da produção de colágeno, enquanto que o aumento na elasticidade parece estar associado com a mudança na disposição das fibras colágenas atribuída ao seu uso.[131]

Em estudo experimental realizado por Enwemeka[131] com o ultrassom terapêutico a uma frequência de 1 MHz sobre lesões de tendões, foi observado um significativo aumento da tensão e da capacidade de absorver energia, concluindo assim que a energia ultrassônica acelerou o processo de cura.

A irradiação sobre osteossíntese requer alguns cuidados. Por serem confeccionadas em metal, apresentam impedância acústica diferente da do osso ou dos tecidos moles, constituindo-se em interfaces artificiais. Neste caso, o efeito térmico pode ser observado devido à produção de um padrão de ondas estacionárias e a sua focalização, decorrente da reflexão, produz um aumento da energia ultrassônica. A irradiação com ultrassom nas intensidades de 1,0 a 2,5 W/cm², com incrementos de 0,5 W/cm², promove um aumento de temperatura nos tecidos cutâneo, muscular e ósseo, bem como na placa metálica implantada nos primeiros cinco minutos, tendendo à estabilização após esse período.[132] O aumento de temperatura não excedeu os 3°C, em média, em nenhuma das aplicações. Mesmo com um pequeno aumento da temperatura, o resultado da microscopia revelou necrose de coagulação na epiderme, derme, subcutâneo e no músculo esquelético, talvez decorrente das altas intensidades aplicadas com consequente formação de ondas estacionárias, uma vez que o transdutor permaneceu parado sobre a placa metálica durante a aplicação.

Para a maioria dos profissionais clínicos, a aplicação do ultrassom sobre as epífises de crescimento dos ossos longos é considerada contraindicação. Para Pessina,[133] não há na literatura trabalho experimental ou clínico que tenha demonstrado efeito lesivo ou benéfico dessa modalidade de energia na cartilagem de crescimento. Visando esclarecer essa dúvida, a autora desenvolveu um extenso trabalho onde analisou de forma qualitativa e quantitativa a cartilagem da epífise de crescimento proximal de coelhos jovens. O protocolo utilizado foi o ultrassom pulsado (1:4) de 1 MHz, com intensidade de 0,535 W/cm^2 por 10 dias, utilizando-se o membro contralateral para controle. Para a microscopia de luz foram analisadas as características morfológicas, a disposição das camadas e as características da substância intercelular. A fluorescência óssea também foi utilizada para quantificar a neoformação óssea, além da morfometria microscópica da área total, espessura e contagem de células correspondentes a cada camada da placa de crescimento e morfometria macroscópica. Os resultados demonstraram que não houve nenhuma alteração entre o lado tratado e o não tratado para quaisquer que fossem os parâmetros analisados.

Um tema bastante explorado na área clínica é a possível ação do ultrassom terapêutico sobre o tecido adiposo. Alguns estudos têm sido apresentados na literatura com o intuito de esclarecer as possíveis respostas à estimulação ultrassônica. Miwa et al.[134] analisaram o efeito da aplicação de ultrassom sobre a lipólise do abdome de ratos. A região abdominal foi submetida a diferentes frequências (160 a 1.090 KHz) e intensidades (100 a 225 mW/cm^2) durante 10 minutos. Observou-se que dois intervalos de frequência foram destacados, em 100 KHz e entre 300-500 KHz, eficazes para a mobilização de gordura. Para a intensidade, a melhor resposta ocorreu próximo a 100 mW/cm^2. Os resultados demonstraram aumento na concentração de ácidos graxos livres plasmáticos e norepinefrina no fluido extracelular do tecido adiposo perirrenal. Esses resultados sugerem que a aplicação do ultrassom estimula a mobilização local da gordura decorrente de um aumento na secreção de noradrenalina, sendo dependente da frequência e intensidade. Cabe destacar que as frequências utilizadas, com exceção de 1.090 KHz, não são encontradas nos equipamentos de ultrassom terapêutico utilizados na prática clínica do fisioterapeuta.

EFEITOS TERAPÊUTICOS

O ultrassom terapêutico (UST) é o agente eletrofísico mais empregado na Fisioterapia, com destaque nas especialidades de Dermatologia, Traumato-ortopedia e Esportiva. Um estudo realizado com 171 fisioterapeutas australianos que atuam na área esportiva demostrou que 95% dos entrevistados relataram o uso de UST em lesões ligamentares agudas e 89% em lesões ligamentares crônicas, seguidas de lesões musculares (88% agudas e 91% crônicas) e tendíneas (63% agudas e 76% crônicas). Para situações agudas, os terapeutas predominantemente utilizaram o UST pulsado, com uma intensidade média no intervalo de 0,51-1,5 W/cm^2. Em comparação, para condições crônicas, os fisioterapeutas utilizaram mais comumente o UST contínuo, em intensidades médias de 1,0-2,0 W/cm^2.[135]

Investigações científicas têm sido executadas a fim de elucidar a influência do UST em compostos orgânicos e em estruturas biológicas.[136]

Dyson[35] salienta que o tratamento com o ultrassom somente pode ser seguro se o terapeuta dispõe de profundo conhecimento do processo envolvido. O tratamento com ultrassom induz mudanças fisiológicas, como no reparo de tecidos lesados, e também pode reduzir a dor, desde que seja aplicado de maneira apropriada. Um tratamento impróprio pode não apenas ser ineficaz, mas também prejudicial, colocando o paciente em risco.

Sabe-se que o ultrassom tem uma série de ações sobre sistemas biológicos, e nem todas estão completamente elucidadas. Basicamente, deve-se considerar a ação mecânica, associada ou não à térmica, onde a energia cinética do tecido é transformada em energia térmica.

A utilização de diferentes frequências está relacionada à profundidade que o feixe ultrassônico pode atingir,[44] além de se ter uma indicação a favor da frequência de 3 MHz para a fonoforese.[137]

Os estudos experimentais iniciam a irradiação ultrassônica após 24 horas da lesão.[10,138] Esse período é reforçado por Dyson e Parookes,[139] com a justificativa de que o estímulo ultrassônico é mais eficiente quando utilizado durante os quinze primeiros dias após o trauma, isto é, durante a fase inflamatória e o começo da fase proliferativa da cicatrização.

A terapia ultrassônica vem sendo utilizada clinicamente para promover a cicatrização de feridas provocadas por pressão e para preparar a pele para enxertos em úlceras tróficas, em ambos os casos com efeitos benéficos. Em feridas por pressão foi observada a efetividade do US no alívio da congestão, limpando as áreas de necrose e promovendo a cicatrização e recuperação da pele saudável, a qual apresentou espessura normal e sem aderências, com evolução aproximadamente normal.[140] A principal contraindicação relacionada à irradiação de úlceras está centrada no fato de que a utilização do ultrassom em processos infecciosos pode acelerar a proliferação e disseminação de bactérias patogênicas, justificando estudos *in vitro*.

Foi constatado por Abranson et al.[141] que o fluxo sanguíneo arterial periférico pode ser aumentado. Haar e Daniels[89] demonstraram que o fluxo sanguíneo pode apresentar estase celular se o vaso estiver exposto a ondas estacionárias. Neste caso, as células sanguíneas tornam-se envolvidas em agrupamentos de faixas de ondas espaçadas em intervalos de meio comprimento de onda.

Segundo Lehmann e Hohlfeld,[142] o metabolismo tecidual pode ser modificado. Constatou-se também que há um acentuado aumento na permeabilidade das membranas biológicas e alterações nos potenciais de membrana. A permeabilidade das membranas biológicas é alterada não somente pelo efeito de aquecimento da energia ultrassônica, mas também por efeitos não térmicos ocorridos durante a exposição à onda ultrassônica, os quais aceleram a velocidade de difusão dos íons através da membrana.

Dyson et al.,[143] no estudo sobre a regeneração do tecido lesado da orelha de coelhos, relatam uma maior dilatação do retículo endoplasmático rugoso e dos fibroblastos dos tecidos tratados. As diferenças no aumento de temperatura produzido pelas diferentes intensidades não foram estatisticamente significantes, mostrando que a regeneração nos tecidos tratados não ocorreu por efeito térmico, caracterizando assim, provavelmente, maior síntese proteica, particularmente de colágeno.

Harvey et al.,[120] estimulando cultura de fibroblasto humano com ultrassom, submetida à pressão de uma atmosfera, verificaram um aumento da síntese de colágeno. Esse resultado não foi observado quando a pressão foi aumentada para duas atmosferas durante a irradiação das células. Da mesma forma, o aumento da pressão na ausência do ultrassom não proporcionou alterações na síntese de colágeno. Resultado semelhante já havia sido descrito por Ross,[144] o qual relatou que a irradiação ultrassônica poderia intensificar a síntese de fibroblastos, células de vital importância no processo de reparação dos tecidos.

Para Szego,[145] os fibroblastos têm sido estudados detalhadamente e há evidências de que a estimulação da síntese de proteínas está associada ao aumento na permeabilidade lisossomal. O aumento da permeabilidade dessas membranas pode resultar em um aumento hidrolítico ativo no interior das células.

Óxido nítrico

O UST vem sendo descrito como um recurso físico capaz de favorecer o aumento da expressão de osteoblastos, a vascularização tecidual e angiogênese por meio da liberação de óxido nítrico. Postula-se que o mecanismo de liberação do óxido nítrico em decorrência do UST é pautado no aumento da tensão de cisalhamento dos fluidos das células endoteliais, estimulando a liberação de Ca^{++} intracelulares, com consequente aumento da atividade enzimática endotelial para a geração de óxido nítrico.[146,147]

É sabido que o aumento do óxido nítrico promove um efeito cíclico favorável para a neovascularização que se inicia com a proliferação de células endoteliais, seguida do aumento dos capilares sanguíneos, vasodilatação capilar, induzindo o aumento do fluxo sanguíneo, resultando em uma maior tensão de cisalhamento nas paredes dos vasos. Essas alterações estimulam a arteriogênese e angiogênese por brotamento do capilar, sendo essa uma boa opção terapêutica para reparação tecidual ou isquemia.[148,149] Nesse sentido, Sugita et al.[150] investigaram várias intensidades do UST (490 KHz) por meio de medição em tempo real da concentração de óxido nítrico nos músculos adutores da coxa de coelhos. Os resultados demonstraram um aumento na concentração de óxido nítrico em 1,25%, 10,6% e 20,1%, com a temperatura máxima do músculo aumentada em 0,5°C, 0,7°C e 0,8°C, nas intensidades de 0,21, 0,35 e 0,48 W/cm^2, respectivamente.

Em estudo realizado por Reher et al.,[151] foram utilizados dois equipamentos de UST, o convencional (1 MHz, pulsado, testado em quatro intensidades de 0,1 a 1,0 W/cm^2) e o de baixa frequência (45 KHz, contínuo, também testado em quatro intensidades de 5 a 50 mW/cm^2), em culturas celulares de osteoblastos humanos, durante 5 minutos de tratamento. Os resultados demonstram que o UST produziu um aumento significativo de óxido nítrico e prostaglandinas em ambos os equipamentos. Não havia nenhuma diferença entre os dois equipamentos em relação à síntese de prostaglandina. Nesse sentido, Tang et al.[146] investigaram o efeito do UST pulsado 1,5 MHz na intensidade de 30 mW/cm^2, durante 20 minutos de estimulação em culturas de células osteoblásticas humanas, encontrando resultados positivos no aumento da síntese de óxido nítrico, sendo importante para a formação óssea.

Sistema imune

Durante a fase de inflamação do processo de cura, o ultrassom pode ativar as células imunes a migrarem para o sítio de lesão. Já foi demonstrada a indução ultrassônica na degranulação dos mastócitos e liberação da histamina em modelos de lesão *in vivo*.[30,152] Em um estudo relacionado, foi observado que o ultrassom pode estimular a liberação de fatores mitogênicos de macrófagos e fibroblastos, resultando no reforço à proliferação.[18]

Tecido ósseo

Energia ultrassônica pode interferir nos processos de reparação de estruturas profundas, como o tecido ósseo. O uso do ultrassom para o tratamento de fraturas e/ou pseudoartroses tem sido investigado por vários pesquisadores há décadas.[139,153-155] Os estudos demonstraram evidências de que o ultrassom pode acelerar o reparo ósseo.

Para Silva,[156] a aplicação de um campo acústico pode determinar a ação de um campo elétrico no nível da membrana celular, o que leva a um afastamento da condição de equilíbrio eletroquímico, com o surgimento de uma densidade de corrente iônica para o interior da célula. O autor ressalta ser possível, por meio da aplicação do ultrassom na região da fratura óssea, um aumento no influxo de certos íons envolvidos com o próprio ciclo celular, podendo-se esperar uma diminuição no tempo necessário para a consolidação de uma fratura óssea, em função da maior disponibilidade intracelular de tais íons.

A colocação de cargas elétricas na superfície celular decorrente da aplicação da energia ultrassônica pulsada, segundo Becker,[157] mantém a polarização elétrica média enquanto durar o estímulo. Essa polarização faz com que os osteoblastos alterem seus potenciais de membrana, permitindo um bombeamento de íons e a captação de nutrientes. As células atuam, então, como um transdutor biológico, onde o estímulo elétrico produz uma maior atividade mitótica das células, as quais se agruparão segundo polaridades compatíveis com sua natureza, isto é, os osteoblastos serão atraídos pelo polo negativo e os osteoclastos pelo polo positivo, promovendo, assim, o reparo ósseo segundo o processo de retroalimentação negativa.

Devido às propriedades bioelétricas do osso, a carga mecânica que nele atua por ação de forças hemodinâmicas age como estímulo externo, fazendo com que a matriz extracelular óssea se deforme, induzindo campos elétricos intramoleculares. De acordo com esse sinal elétrico, o osso operará mudanças materiais de maneira adequada quanto a quantidade, tempo e direções necessárias à regeneração, remodelamento e crescimento ósseo, segundo o processo de retroalimentação negativa. Isto é, à medida que mais material vai se formando, aumentará a resistência ao estímulo, como um exemplo típico da lei de Wolff.[153]

A lei de Wolff relaciona o crescimento ósseo às tensões e deformações localizadas no osso; isto é, a capacidade do osso de adaptar-se às mudanças de tamanho, forma e estrutura depende das tensões mecânicas aplicadas. Se a tensão diminui, ocorre a reabsorção do osso periosteal e subperiosteal com a consequente diminuição em resistência e rigidez. Se o osso é sujeito a altas e consistentes tensões mecânicas, concernentes a um índice fisiológico normal, pode ocorrer uma hipertrofia do osso periosteal e subperiosteal, com um aumento na densidade óssea.

Neste contexto, Bassett[158] menciona que a regeneração e o remodelamento ósseo podem ser explicados em face dos efeitos de transdução de energia elástica em elétrica, associando mesmo um vetor permanente de polarização elétrica na direção do crescimento ósseo. Essa polarização deve-se à orientação dos dipolos formados pelas moléculas de tropocolágeno, na mesma direção desenvolvida pelas suas fibrilas. Parece então que, ligado à estimulação mecânica, necessária e indispensável para o desenvolvimento do tecido ósseo, está associado um mecanismo de transdução mecânico-elétrico.

Os estímulos pulsados de ultrassom produzem cargas elétricas que, a despeito da drenagem natural devida ao meio condutor, se acumulam na superfície do tecido ósseo. Com o estímulo elástico do ultrassom, foi mostrado que o potencial induzido pelo efeito piezoelétrico é negativo. Com o campo elétrico assim formado, poderá haver uma maior atividade mitótica das células situadas na vizinhança, as quais, de acordo com sua função, se agruparão nos sítios de sinal elétrico e pH compatíveis com sua natureza.[153] A colocação de cargas elétricas na superfície celular decorrente da aplicação da energia ultrassônica pulsada mantém a polarização elétrica média enquanto durar o estímulo.[157] Essa polarização faz com que os osteoblastos alterem seus potenciais de membrana, permitindo um bombeamento de íons e a captação de nutrientes. As células atuam, então, como um transdutor biológico, onde o estímulo elétrico produz uma maior atividade mitótica das células, as quais se agruparão segundo polaridades compatíveis com sua natureza.

Diante do fato apontado fica mais fácil entender a ação de alguns tipos de estímulos, corrente elétrica e o ultrassom, como agentes estimuladores do crescimento ósseo. No caso específico do ultrassom, a energia mecânica seria a fonte estimuladora do aparecimento de campos elétricos no tecido ósseo, dada a propriedade piezoelétrica por ele apresentada.

A aceleração da consolidação da fratura com uso do US está relacionada ao tipo de fratura, modulação do aparelho de ultrassom e fase de reparo em que será estimulada. O modo de US efetivo para tal resultado deve ser pulsado, com intensidade de 30 mW/cm^2 e aplicado de forma estacionária.[159] Essa descrição é compatível com o LIPUS (*Low-intensity pulsed ultrasound*), descrito mais adiante neste capítulo.

Anteriormente, Dyson e Parookes[139] propuseram a utilização do US pulsado de 1,5 MHz, com intensidade de 0,5 W/cm^2 para acelerar o reparo da fratura. Os resultados indicaram que a irradiação deve ser realizada na fase inflamatória (até a segunda semana pós-fratura). Em outro estudo, Pilla et al.[160] demonstraram que o US de baixa intensidade, 0,3 W/cm^2, com regime pulsado, foi suficiente para aumentar a resistência óssea dos segmentos tratados já no décimo sétimo dia pós-lesão. Ao contrário, a intensidade de 1,5 W/cm^2 inibe o reparo ósseo.[161] O estímulo ultrassônico nesta fase significa benefícios no reparo, devido à liberação de mediadores químicos que estimulam o influxo inflamatório de células para o local da fratura, incentivando a invasão de leucócitos, polimorfonucleares e células mononucleares com a função de remover tecidos impróprios para organizar o hematoma. A liberação mais importante para a consolidação das fraturas é de fator de crescimento e novos agentes químicos.[159]

Em um estudo sobre a síntese de proteínas colágenas e não colágenas, utilizando-se ultrassom pulsado 1:4, com frequência de 3 MHz, por 5 minutos em cultura óssea, foi relatado que na intensidade de 0,1 W/cm² houve uma formação significativa de osso, incluindo a síntese de colágeno e proteínas não colágenas. Entretanto, quando a intensidade foi aumentada para 1,0 e 2,0 W/cm², a síntese das proteínas foi inibida.[162] Os autores relataram ainda que não houve variação da temperatura na baixa intensidade, apresentando um incremento de 1,8°C para a intensidade de 2,0 W/cm².

A energia ultrassônica pode favorecer a reparação óssea de pacientes submetidos a tração para crescimento. Imediatamente após a aplicação do ultrassom houve um aumento dos componentes minerais do osso, sendo que o estímulo com baixa intensidade diminui o tempo de consolidação da fratura, favorecendo o crescimento ósseo e duplicando a força do calo ósseo, acelerando assim a sua formação.[163]

Os fibroblastos e os macrófagos são ativados precocemente na reparação de uma fratura, portanto, a cavitação estável promovida pela irradiação ultrassônica pode causar mudanças dentro das células, o que pode ter acelerado a reparação da fratura.[164] Esses estudos respaldam o uso do ultrassom terapêutico na reparação óssea.

Fontes-Pereira et al.[165] investigaram os efeitos do ultrassom pulsado a 20%, 1 MHz, com intensidade de 0,2 W/cm², aplicado de forma estacionária por 10 minutos sobre a tíbia fraturada de ratos e constataram que essa modalidade de terapia promove aceleração da reparação óssea, confirmada pela radiografia, quando comparado a um grupo controle não tratado.

Revisão sistemática com meta-análise composta por 23 ensaios clínicos, considerando todos os tipos de fraturas e de ossos, concluiu que o ultrassom estimula a cicatrização óssea em fraturas recentes. Além disso, os autores identificaram fraca evidência da eficácia do ultrassom terapêutico pulsado na cicatrização óssea em fraturas com consolidação atrasada, pseudoartroses e distração osteogênica, indicando que não foi possível reunir os dados devido à escassez de estudos suficientes com medidas de resultados semelhantes.[166]

Sistema osteoligamentar

A lesão ligamentar é uma condição musculoesquelética comum em diversas modalidades esportivas, representando sérios problemas para os atletas, tanto de forma aguda em termos de afastamento da prática esportiva, bem como cronicamente em termos de frouxidão articular e doença articular degenerativa.[167-170] Está bem estabelecido que a ruptura parcial ligamentar pode ser curada espontaneamente ao longo do tempo, mas as propriedades biomecânicas e a composição do colágeno não são restauradas e permanecem inferiores aos ligamentos normais por longos períodos ou talvez indefinidamente.[171]

A utilização do ultrassom terapêutico em lesões de tecidos moles, como cartilagem, ligamentos e tendões, está amplamente contextualizada entre as pesquisas e tratamentos atuais. Nota-se um aumento no número de estudos que buscam elucidar questões pouco discutidas em torno desse recurso terapêutico, bem como de suas características físicas e parâmetros de aplicação.

Dentre inúmeras disfunções articulares e ligamentares relacionadas aos esportes, algumas têm sido o foco atual de pesquisas clínicas e laboratoriais utilizando o UST, como tendinopatias, osteoartrite, lesões na junção osteotendínea, patologias meniscais e ligamentares.

No estudo de Rodenberg et al.,[172] vários tratamentos fisioterapêuticos são descritos para as tendinopatias, como massagem de tecidos moles, mobilização e fricção dos tecidos, crioterapia, terapia laser de baixa intensidade, terapia por ondas de choque extracorpórea, terapia por ultrassom e fonoforese.

A terapia por ultrassom pode ser usada em diferentes tendinopatias, incluindo calcânea e patelar. Um estudo realizado por Klaiman et al.[173] em relação à utilização de ultrassom em comparação com a fonoforese no tratamento de condições musculoesqueléticas concluiu que ambos os tratamentos atuam na diminuição da dor e no aumento da tolerância à pressão, mas a utilização de fonoforese não promove um incremento desses benefícios.

Há estudos conflitantes na literatura quanto à eficácia dessas modalidades no tratamento das tendinopatias. Uma revisão sistemática identificou seis estudos adequadamente controlados e quatro deles não relataram melhora em comparação com os controles.[174]

Ainda segundo Rodenberg et al.,[172] outra revisão sistemática identificou oito ensaios clínicos controlados, dos quais três demonstraram benefícios com ultrassom terapêutico utilizado no tratamento de epicondilite lateral e tendinite calcificada do supraespinhoso.

Outra aplicação do UST está relacionada com o tratamento da osteoartrite. Zhang et al.[175] têm demonstrado que o UST aumenta a ossificação endocondral na cicatrização de ossos fraturados. De acordo com Mukai et al.,[176] há indícios de que o UST é responsável pelo aumento da promoção da expressão de mRNA de colágeno tipo II e fator transformador de crescimento (TGF)-β em condrócitos.[154] Assim, ele é capaz de promover a ossificação endocondral por meio da ativação dos condrócitos, promovendo assim a melhora do estado patológico gerado na osteoartrite.

O UST está entre as terapias utilizadas na área ortopédica, e é clinicamente usado para tratar fraturas com descontinuidade e lesões cartilaginosas[154]. Com intensidade menor que 100 mW/cm^2, tensões mecânicas recebidas no tecido ósseo promovem a neoformação óssea, possivelmente por induzir a proliferação de condrócitos.[177,178]

Estudo de Lu et al.[179] que utilizou o UST (< 100 mW/cm^2) traz que pode haver uma característica capaz de regular o fator de crescimento endotelial vascular, expressando na fase inicial da cicatrização e posteriormente na condrogênese. Além disso, alguns estudos *in vitro* demonstraram que o UST pode potencialmente proteger a cartilagem, inibindo a metaloproteinase de matriz-13, da expressão do mRNA, e estimular a proliferação de condrócitos e a produção da matriz dos condrócitos.[180,181]

Naito et al.[182] trabalharam em seus experimentos com ultrassom no tratamento de lesões cartilaginosas em ratos Sprague-Dawley com 10 semanas de idade. A osteoartrite foi induzida cirurgicamente na articulação do joelho e os animais permaneceram em tratamento por 28 dias após cirurgia, tendo como parâmetros: 30 mW/cm^2, 1,5 MHz com 200 ms *burst* a 1,0 KHz. A articulação com osteoartrite induzida foi tratada com UST durante 20 min/dia. Os resultados mostraram que a utilização do UST quando comparado com o grupo placebo provocou maior produção de colágeno tipo II, o que sustenta a hipótese de regeneração tecidual no local da lesão.

Já Reher et al.[151] e Wang et al.[183] observaram que o UST produz tensões micromecânicas nos tecidos, o que provoca um aumento da produção de óxido nítrico e da ativação de fator-1α indutor de hipóxia, induzindo assim a expressão de fatores de crescimento endotelial e osteoblastos. Isso pode levar à estimulação da angiogênese, que desempenha um papel importante na reparação óssea precoce e ossificação endocondral.

A cicatrização do tendão dentro do túnel ósseo após o transplante do ligamento cruzado anterior (LCA) é um processo biológico complexo, ainda mal esclarecido. A osteointegração dos enxertos dos tendões utilizados para a substituição do LCA pode ser insatisfatória e pode estar associada com flacidez pós-operatória. A cicatrização da junção osteotendínea (JOT) ocorre por meio da incorporação óssea no tecido da interface fibrovascular que inicialmente se forma entre o tendão e o osso.[184] Desse ponto de vista, o UST torna-se imprescindível como ferramenta para acelerar o processo cicatricial, como mostra o estudo.

A manutenção da integridade da JOT durante o processo de cicatrização tem sido tratada pela adoção de uma série de diferentes medidas, sendo o US um recurso que pode ser utilizado. O UST com estimulação a 30 mW/cm^2 tem sido utilizado para melhorar a cicatrização óssea em fraturas com descontinuidade na junção tendão-osso.[185] A absorção da energia do ultrassom depende da atenuação da onda nos tecidos irradiados, energia essa que fornece um estímulo mecânico imediato para a proliferação dos osteoblastos, ossificação e valorização de mineralização *in vitro*.[151,186,187] A melhora na cicatrização da JOT se deve ao crescimento progressivo na deposição de fibras de colágeno, à mineralização e à maturação dos tecidos cicatriciais no local do enxerto.[188-190] Segundo Ying et al.,[184] o UST não só é capaz de aumentar a osteogênese e a maturação do tecido cicatricial do tendão, como também de restaurar a zona de fibrocartilagem na JOT após uma reconstrução ligamentar, atuando assim no processo final de cicatrização da JOT.

Considerando somente o tecido ligamentar, estudos têm demonstrado efeitos benéficos do UST no processo de cicatrização. Warden et al.[171] analisaram o efeito individual e combinado do UST e anti-inflamatório não esteroide (AINE) na cicatrização do ligamento colateral medial do joelho em um modelo animal. Os resultados demonstraram que o UST pulsado de 1 MHz, com intensidade média de 100 mW/cm^2, aplicado por 20 minutos, 5 dias por semana, durante 12 semanas, apresentou efeitos positivos após 2 semanas de intervenção nos ligamentos tratados, que se apresentaram 34,2% mais fortes, 27,0% mais rígidos e com um poder de absorver energia 54,4% maior do que os não tratados. Os ligamentos do grupo AINE apresentaram poder de absorção de energia 33,3% menor do que os ligamentos do grupo UST. Com base nesses testes de propriedades mecânicas do ligamento, os autores sugerem que UST pode ser utilizado clinicamente após lesão aguda ligamentar para facilitar o retorno mais precoce para a atividade, ao passo que os AINEs devem ser evitados. Esse estudo concluiu que UST e AINE não atuam sinergicamente na cicatrização do ligamento.

Há evidências em estudos *in vitro* que sugerem que o ultrassom pode estimular mecanicamente fibroblastos, induzindo sua proliferação e a produção de colágeno.[191,192] Sparrow et al.[193] mostraram melhor cicatrização do ligamento colateral medial de coelhos tratados com UST contínuo de 1 MHz, intensidade de 0,3 W/cm^2, aplicado por 10 minutos em dias intercalados durante 3 e 6 semanas. Os testes revelaram que os ligamentos tratados com ultrassom tiveram em média 8,61% mais colágeno tipo I em 3 semanas e 6,91% mais colágeno tipo I em 6 semanas em relação aos não tratados. Já os testes mecânicos revelaram resistência a carga (39,5%) e absorção de energia (69,1%) significativamente superiores para as amostras em 6 semanas do UST.

Foram analisados os níveis do fator transformador de crescimento beta-1 (TGF-β_1) durante um período de dez dias, com aplicação diária do UST sobre a cicatrização do ligamento colateral medial *in vivo*.[194] Neste estudo foi utilizado o UST pulsado de 3 MHz de frequência, nas intensidades de 0,5 e 2,3 W/cm² durante 5 minutos. As análises do TGF-β_1 foram realizadas no primeiro, quinto e décimo dias de terapia, sendo observado um aumento significativo dos níveis de TGF-β_1 no subgrupo de dose elevada no quinto e décimo dia. No entanto, no décimo dia de registro, foi observada uma expressão significativamente mais elevada de TGF-β_1 do que no quinto dia. Os achados sugerem que o UST possa aumentar o reparo do ligamento por autorregulação do grau de TGF-β_1, em uma aplicação de alta dose. Em estudo anterior esses autores utilizaram o UST nos mesmos parâmetros físicos para tratar lesões do ligamento colateral medial com inflamação aguda, demonstrando o aumento dos níveis de prostaglandina e leucotrieno na aplicação de alta intensidade do UST. Essas substâncias são mediadores pró-inflamatórios indesejáveis no processo de reparação tecidual, podendo ser esse um efeito antagônico ao esperado durante o tratamento. Sendo assim, espera-se sempre que durante toda a reabilitação sejam respeitadas as fases do processo de reparação tecidual. Com isso, fica claro que o UST é um bom recurso fisioterapêutico a ser utilizado no processo de reparação ligamentar, desde que sejam sempre levados em consideração os parâmetros físicos a serem utilizados, a periodicidade do tratamento, a profundidade do ligamento-alvo e os seus efeitos térmicos e atérmicos.

Tecido muscular

As lesões do tecido muscular são comuns no ambiente esportivo, variando o tipo e a localização de acordo com a modalidade esportiva praticada. De um modo geral, as lesões mais prevalentes são contusão, estiramento e mialgias.[195-197]

Considerando o potencial terapêutico do ultrassom nas lesões, uma série de estudos vêm sendo desenvolvidos com foco sobre o tecido muscular.

Para que resultados satisfatórios com a utilização do UST sejam obtidos, uma grande gama de estudos foi desenvolvida em modelo animal, uma vez que a heterogeneidade das lesões em humanos em torno de sua localização, tamanho, tipo de músculo ou células musculares lesionadas, tempo de lesão, prática ou não de atividades físicas, dentre outros, impossibilita uma amostra populacional satisfatória e que combine todas essas características necessárias a uma pesquisa científica.

Cada vez mais o uso do UST torna-se viável clinicamente para o tratamento de lesões musculares, já que é um recurso barato, de fácil aplicação e com um número reduzido de contraindicações.

Lesões musculares de proporções de 1 cm de largura por 0,3 mm de profundidade foram criadas no músculo gastrocnêmio de ratos Wistar machos e adultos jovens, sob efeito de anestesia. Esses animais receberam terapia por US durante 14 dias, com sessões de 5 minutos, utilizando os parâmetros de 1 MHz de frequência, ERA de 3,5 cm², regime de pulso 1:1 (50%), duração do pulso de 5 milissegundos e frequência de repetição de 100 Hz, o que gerou uma dose média de 0,57 W/cm².[198] Demonstram nos resultados que as células musculares dos grupos tratado e controle não apresentaram a mesma formação do músculo íntegro, pré-lesão. No entanto, o grupo tratado apresentou fibras colágenas mais espessas na zona de regeneração, assim como um alinhamento mais regular dessas fibras e dos miotubos, condizendo com outros relatos da literatura. Portanto, pode-se dizer que o tratamento com UST desempenha não só um papel no aumento de fibras colágenas, mas principalmente na organização e orientação, desempenhando um papel fundamental e benéfico no processo de remodelação da arquitetura muscular esquelética, resultando em um melhor desempenho biomecânico.

As perturbações aos processos que regulam a ativação, proliferação e/ou diferenciação de células-satélites após a lesão podem prejudicar a capacidade de regeneração muscular.[199-201] Nesse contexto, foi utilizado o UST pulsado na frequência de 1,0 MHz, intensidade de 0,8 W/cm², área de radiação efetiva 1 cm², 50% ciclo de trabalho de 1:1, duração do pulso de 5 ms, durante 6 minutos, nos tempos 2, 12, 24, 48 horas após o trauma muscular. Os tempos foram escolhidos em função do pico de produção de ocitocinas pró-inflamatórias após a lesão. Como resultado, obtiveram o aumento nos níveis de TNFα no grupo lesão quando comparado ao grupo sem lesão. A utilização do DMSO ou mesmo do US separadamente não altera o nível de TNFα. No entanto, US + DMSO levou a uma diminuição significativa (2,2 vezes) nos níveis de TNFα e das interleucinas 1β (IL-1β), demonstrando que a utilização desses recursos somados é benéfica e eficaz no controle do processo inflamatório de lesões musculares.[202]

Alguns estudos visam traçar um paralelo entre o efeito do UST aplicado em amostras experimentais (*in vitro*) e em amostras humanas e/ou de animais (*in vivo*). Chan et al.[203] realizaram experimentos comparando a aplicação do ultrassom em amostras *in vitro* e *in vivo*. Nas amostras *in vitro*, células precursoras ou subclones de mioblastos de ratos foram irradiadas por onda ultrassônica durante 20 minutos diários durante oito dias, sendo analisado o crescimento celular de miogenina e actina nos intervalos de 2, 4, 6 e 8 dias. Da mesma forma, o UST foi aplicado em 5 grupos de ratos que sofreram lesão controlada no músculo gastrocnêmio, sendo que um grupo era controle, onde o aparelho não era ligado, e outros quatro grupos recebiam o tratamento por 20 minutos diários em números de dias diferentes, sendo 7, 14, 21 e 28 dias, respectivamente. Utilizaram os parâmetros de intensidade de 30 mW/cm^2, frequência de 1,5 MHz, ERA de 5,3 cm, pulso de 200 microssegundos e repetição a 1,0 KHz. Foi observado um aumento da proliferação das células mioblásticas nos dias 6 e 8 de coleta. Os animais submetidos ao tratamento foram avaliados morfologicamente, mostrando que o número de fibras musculares, bem como sua organização, tiveram resultados positivos principalmente nos grupos 14, 21 e 28 dias. Além disso, realizaram uma avaliação fisiológica das propriedades contráteis do músculo após a terapia, sendo que apresentaram uma melhora significativa das propriedades de força no grupo tratado em relação ao controle nos períodos de 21 e 28 dias. Portanto, sugere-se que o uso do UST melhora a formação da fibra muscular nos músculos lesionados, bem como desenvolve um melhor desempenho fisiológico, sendo que esse efeito é dose-dependente.

Podemos considerar o grande potencial do uso do UST na redução do tempo de cicatrização, na reorganização das fibras musculares e fibras de colágeno e consequentemente na melhora fisiológica, biomecânica e clínica das lesões musculares.

Fonoforese

A administração transdérmica de medicamentos oferece várias vantagens, contrapondo problemas associados à administração oral e injeções hipodérmicas, por meio da aplicação de medicamentos à pele. Além disso, os sistemas transdérmicos não são invasivos e podem ser autoadministrados, com possibilidade de fornecer liberação por longos períodos. No entanto, existem limitações associadas aos sistemas de distribuição transdérmica de medicamentos, sendo a principal a pele, que se apresenta como uma barreira física. Maiores detalhes podem ser encontrados na revisão de Prausnitz e Langer,[204] que explora os métodos de primeira, segunda e terceira geração da administração transdérmica, incluindo intensificadores químicos, microagulhas, ablação térmica, microdermoabrasão, eletroporação e ultrassom.

Fonoforese ou sonoforese são termos que descrevem a habilidade do ultrassom terapêutico de incrementar a penetração de agentes farmacologicamente ativos através da pele.[205] Trata-se de uma eficiente alternativa de transporte de substâncias além da utilização medicamentosa por via oral ou injeções intradérmicas.[107] Benson e McElnay[137] definem fonoforese como o uso do ultrassom para dirigir moléculas de fármacos através da pele. Segundo Benson et al.,[206] essa técnica envolve a aplicação de formulações tópicas sobre a pele na área a ser tratada associada à irradiação de energia ultrassônica.

As primeiras tentativas de utilizar ondas acústicas de ultrassom para auxiliar na penetração de drogas no tecido cutâneo foram feitas na década de 1950. Apesar da ampla discussão da fonoforese na Fisioterapia, persistem dúvidas quanto à relevância e eficácia desse método. Apesar de sua popularidade, a questão das condições subjacentes à eficácia do tratamento da fonoforese ainda não foi abordada de forma adequada. As áreas de interesse específicas incluem:

1. Parâmetros de tratamento a serem seguidos.
2. Formas de dosagem adequadas de medicamentos para assegurar a propagação das ondas de ultrassom.
3. Princípios da homeostasia e outros processos fisiológicos que desempenham um papel decisivo na obtenção dos efeitos biológicos e terapêuticos da terapia por ultrassom.[207]

O transporte de substâncias mediada por ultrassom é tido como um método eficiente de administração localizada de drogas, genes e outros compostos através de células e tecidos.[208] Há várias evidências de que o ultrassom possa promover a penetração de substâncias químicas, uma vez que o feixe ultrassônico é capaz de alterar os potenciais de membrana. Lota & Darling[209] observaram um aumento da condutância da membrana ao potássio. Efeitos semelhantes foram mostrados na pele de rã[210] e no músculo cardíaco.[211,212]

O mecanismo envolvido na penetração de substâncias decorrente da propagação do ultrassom na pele envolve o aquecimento e a cavitação, e esses mecanismos podem estar ligados, pois a cavitação pode causar aquecimento.[213] A consequência geral é o aumento da permeabilidade da pele devido ao aumento da fluidez dos lipídios intercelulares por aquecimento ou estresse mecânico e/ou pelo aumento do espaço intercelular, ou pela criação de orifícios permanentes ou transitórios através dos corneócitos e queratinócitos como consequência da cavitação e/ou direcionando as substâncias através da pele permeabilizada. Esse aumento na permeabilidade da pele às drogas pode não persistir após o final da irradiação.[214]

Vários fenômenos podem explicar o aumento da temperatura na superfície e dentro da pele exposta ao ultrassom. Quando uma onda ultrassônica atravessa a pele ou outro tecido, a onda diminui gradualmente à medida que se propaga. Esse fenômeno de atenuação é explicado por três mecanismos, absorção, reflexão e dispersão, e depende da frequência da onda e da densidade e heterogeneidade do tecido. A atenuação da pele é quatro vezes maior do que a dos tecidos moles,[215,216] e isso se deve à sua heterogeneidade.

Existem várias vantagens na utilização dessa modalidade de tratamento, dentre elas, a ação localizada da droga, com consequente ausência de efeitos colaterais decorrentes de ações sistêmicas, caso a droga não tenha esse tipo de ação.[217,218] Outra vantagem dessa forma de tratamento é a somatória dos efeitos inerentes do ultrassom associados aos efeitos da droga.[219] A técnica apresenta ainda a vantagem de que o medicamento a ser introduzido não necessita ter carga elétrica, isto é, ser polarizado. A utilização da onda ultrassônica para a penetração de drogas através da pele pressupõe a utilização do pulso contínuo.

Saad e Hahn[220] e Underwood et al.[221] sugerem que o ultrassom ativa, potencializa ou aumenta a efetividade de alguns fármacos. Na mesma linha de raciocínio, diversos autores investigaram o ultrassom como um potencial facilitador na transferência e absorção de drogas.[222,223]

Vários tipos de drogas como corticoides e anti-inflamatórios têm sido administrados via fonoforese. A habilidade do ultrassom de promover a penetração de lidocaína no músculo quadríceps femoral de coelhos já havia sido documentada desde a década de 1930. Nessa linha, a efetividade da fonoforese com salicilatos a 10% foi comprovada em estudos clínicos.[224]

Griffin et al.[225] utilizaram a fonoforese nas mais diversas patologias, com um estudo duplo-cego, valendo-se de um placebo, contrastando com a utilização de hidrocortisona. Em 68% dos casos tratados com hidrocortisona e ultrassom, houve marcado decréscimo da dor e aumento da amplitude de movimento do segmento em questão, sendo que nos casos tratados com placebo, apenas 28% apresentaram quadro semelhante.

O efeito da fonoforese com papaína e dimethyl sulfoxido (DMSO) sobre ferimentos purulentos de um pequeno grupo de pacientes apresentou resultados satisfatórios, uma vez que o tempo de regeneração tecidual foi duas vezes menor no grupo tratado.[226]

Há várias décadas, estudos de laboratórios têm investigado a possibilidade da utilização do ultrassom em associação a drogas no tratamento do câncer. Dentro dessa linha de pesquisa, foi analisada a ação do ultrassom com citotoxinas quimioterapêuticas[227,228] e agentes não tóxicos associados ao ultrassom em terapias de tumores *in vivo*.[229-231]

A cavitação ultrassônica é tida como responsável pela permeabilização de células e tecidos de interesse para aplicações farmacêuticas.[232,233] O aumento da permeabilidade da membrana promovida pelo ultrassom é considerado o fator que torna possível a maior penetração de fármacos no organismo.

Diante do fato de que o *S. aureus* e a *E. coli* são reconhecidamente agentes infecciosos de grande importância nas úlceras de decúbito, Guirro[88] procurou elucidar os bioefeitos induzidos pelo ultrassom terapêutico em ambas as bactérias *in vitro*, em diferentes intensidades (0,5 e 0,8 W/cm^2) e frequências (1 e 3 MHz) da onda ultrassônica contínua, em diferentes tempos (5 e 15 minutos). A autora concluiu que a ação do ultrassom é dependente dos vários parâmetros físicos controlados no presente experimento. Quando o ultrassom foi associado às drogas às quais as bactérias eram resistentes (tetraciclina ou ácido nalidíxico), foi observada uma grande inibição da proliferação bacteriana, justificada pela penetração da droga, auxiliada pela radiação ultrassônica.

Poucos produtos apresentam as características apropriadas para a fonoforese, sendo os géis o tipo mais apropriado de formulação para essa terapia.[234,235] Os achados desses estudos indicam que existe grande variação nos coeficientes de transmissão nas diferentes preparações farmacológicas tópicas. Embora cientificamente não comprovado, parece lógico que somente alguns produtos com boas características de transmissão ultrassônica possuam condições físicas ótimas necessárias para a fonoforese, sendo que as preparações tópicas com baixo índice de transmissão podem diminuir a efetividade da terapia ultrassônica. Os autores mediram o coeficiente de transmissão da energia ultrassônica em um modelo experimental no qual a formulação farmacológica era interposta entre o transdutor e superfície de medição, sendo os dados apresentados na Tabela 7.

Pelos dados expostos, podemos observar de imediato que as formulações na forma de gel apresentam uma porcentagem de transmissão maior do que na forma de creme ou unguento. Outro ponto de destaque é a frequência do ultrassom utilizado, o qual apresentou, em todas as formulações, um maior índice de transmissão para as frequências maiores.

A lidocaína está disponível em diferentes formas, como loção, gel, creme e spray. É utilizada para aliviar a dor local e como anestésico em pequenas cirurgias. O gel de lidocaína tópico foi testado com o ultrassom pulsado ou contínuo para induzir o efeito anestésico. Os resultados indicam que o efeito da lidocaína no bloqueio sensorial foi aumentado pelo uso de ultrassom terapêutico (1 MHz e 1 W/cm²) contínuo e pulsado (1:4), sendo maior para o pulsado. Os autores indicam que a cavitação desempenha um papel importante no aumento da permeação de lidocaína por ultrassom, sendo responsável por uma maior penetração do medicamento.[236]

A permeação da lidocaína através da pele humana aparentemente pode ser intensificada por fonoforese, melhorando a anestesia de superfície.[237] A lidocaína tem sido usada na fonoforese em concentração de 1% a 10%. Em geral, lidocaína a 1% a 2% é usada para injeção.[238-239]

Griffin et al.[225] utilizaram a fonoforese nas mais diversas patologias, com uma técnica placebo e a outra utilizando hidrocortisona. Em 68% dos casos tratados com hidrocortisona, houve decréscimo da dor e aumento da amplitude de movimento do segmento em questão, sendo que nos casos tratados com placebo apenas 28% mostraram quadro semelhante.

Em seu artigo de revisão sobre fonoforese, Byl[219] relata que 75% dos resultados obtidos nas pesquisas demonstram a efetividade do método. Alguns estudos cujos resultados são considerados desfavoráveis devem ser analisados com muito critério, uma vez que as metodologias não estão de acordo com as normas que regem a investigação científica, com problemas como: ausência de controle, falta de calibração do equipamento, falta de observação sobre a transmissibilidade da droga, dentre outros.

Na área de Dermatologia, a fonoforese é utilizada principalmente com enzimas de difusão. Neste caso, a dose deve ser cuidadosamente selecionada, uma vez que as enzimas se desnaturam em temperaturas acima do limite suportável. O aumento da permeabilidade promovida pelo ultrassom possibilita a maior penetração de fármacos no organismo.

Deve ser tomado certo cuidado durante a aplicação da fonoforese, já que pode acentuar a penetração transdérmica do fármaco enquanto promove o efeito terapêutico do US e, com o aumento da penetração do fármaco, pode-se aumentar os benefícios ou malefícios clínicos promovidos pelo medicamento no organismo.[48]

Os mecanismos pelos quais o UST acentua a penetração de fármacos ainda não estão muito bem esclarecidos, mas suas propriedades térmicas e não térmicas devem ser consideradas. O aquecimento provocado pelo UST aumenta a energia cinética das moléculas do fármaco e da membrana celular, dilata os pontos de entrada dos folículos pilosos e glândulas sudoríparas e aumenta a circulação na área irradiada. As características mecânicas não térmicas do UST podem aumentar a difusão de fármacos pela oscilação em alta velocidade das células, mudanças no potencial de repouso da membrana celular e ruptura da membrana de algumas células da área irradiada. A cavitação é uma propriedade mecânica do UST que pode alterar o transporte de fármacos decorrente do estresse mecânico, elevação da temperatura ou aumento da reatividade química que ocasiona.[219] Cavitação, segundo ter Haar,[55] é a produção de bolhas, que oscilam, em um líquido. Ela pode ser de dois tipos: estável (as bolhas se expandem e se contraem em um estado estável) e transiente (as bolhas se expandem culminando com seu colapso, que é decorrente do aumento da temperatura local e da pressão).

O resultado geral do aumento da permeabilidade da pele decorre do estresse mecânico aumentado e/ou pela criação de cavidades permanentes ou temporárias através de corneócitos e queratinócitos.[240] Também pode ser devido a efeitos térmicos.[241] Foi demonstrado que a cavitação (criação de microbolhas de ar dividindo as moléculas dentro dos queratinócitos com o uso do ultrassom) pode ter um papel maior do que a hipertermia transitória; isso é induzido pelos efeitos térmicos de ultrassom e geralmente não é significativo.[242-245]

A oscilação de pequenas bolhas de gás pode aumentar o transporte transdérmico, perturbando as moléculas da bicamada lipídica do estrato córneo.[245] Além disso, a oscilação das bolhas gera tensões mecânicas nas paredes dos vasos sanguíneos nas proximidades, sem causar nenhum dano ao tecido. Portanto, a permeação dos vasos é aumentada tanto estrutural quanto fisiologicamente.[246] O ultrassom terapêutico também muda a via de porosidade da pele, aumentando os raios dos poros da pele, reduzindo a natureza tortuosa desses poros e criando mais poros.[245]

Para Meidan et al.,[22] as variáveis que podem alterar a eficácia da fonoforese são os parâmetros de tratamento, que são dependentes de ideias subjetivas de fisioterapeutas.

TABELA 7 Porcentagem de transmissão da energia ultrassônica para diferentes produtos a diferentes frequências

Produto	Princípio ativo	0,75 MHz	1,5 MHz	3,0 MHz
Feldene gel	Piroxican	74,67 ± 5,33	108,00 ± 2,67	108,00 ± 5,33
EMLA creme	Lidocaína	83,47 ± 0,57	90,40 ± 0,16	94,53 ± 1,27
Intralgin gel	Benzocaína	87,33 ± 0,29	11,40 ± 0,54	120,27 ± 0,50
Xilocaína unguento	Lidocaína	1,73 ± 0,26	2,00 ± 0,00	0,00 ± 0,00
Stiedex creme	Dexametazona	11,07 ± 0,33	1,87 ± 0,57	11,47 ± 1,75
Dipresone creme	Betametasona	1,47 ± 0,44	11,07 ± 0,95	14,67 ± 0,59

Dados resumidos de Benson e McElnay, 1988.[235]

Em 1992, Cameron e Monroe[48] realizaram um estudo com 77 fisioterapeutas do norte da Califórnia, no qual foi aplicado um questionário sobre a utilização da fonoforese. Do total, 77% dos fisioterapeutas afirmaram usar regularmente a fonoforese durante o tratamento de seus pacientes. O fármaco mais utilizado por esses profissionais foi a hidrocortisona, nas concentrações de 10 e 1%, sendo a primeira concentração utilizada por 81% dos entrevistados. Os meios de transmissão mais utilizados foram o creme (46%) e creme misturado com gel para ultrassom (44%). Além disso, as autoras avaliaram a transmissão do US através de alguns meios, usando uma balança de força de radiação (Ohmic – UPM 30) e um UST (Chattanooga Intelect 700). O aparelho de US gerava uma potência de 0-3 W/cm², em uma frequência de 1 MHz e A_{RE} de 8,5 cm², sendo que o transdutor era coberto por uma camada de 5 mm de agente acoplante. Como resultado, os acoplantes utilizados foram divididos em dois grupos: boa transmissão (transmissão maior que 80%) e transmissão ruim (menor que 40%). Os géis corticosteroides, creme de metil salicilato e outros meios especialmente formulados para serem usados com US se encaixaram no primeiro grupo e os géis de US misturados com pó de acetato de hidrocortisona, no segundo. As autoras acreditam que o gel de US misturado com hidrocortisona transmitiu pouco porque as partículas do fármaco geram reflexão do US.

Parizotto et al.[247] apresentaram uma meta-análise com o intuito de averiguar a relevância e a confiabilidade da fonoforese nas desordens musculoesqueléticas e sua utilização clínica. Para isso, selecionaram 56 artigos de 1954 a 2001, que foram submetidos a critérios de inclusão e exclusão, resultando em apenas 6 artigos. Acreditando-se que a metodologia relatada pudesse ser adequada para obter conclusões sobre a utilização da fonoforese como recurso terapêutico, foram elaborados parâmetros para avaliação: grupo controle, estudo duplo-cego, estudo aleatório, fármaco – tipo de anti-inflamatório (esteroidal ou não), fármaco manipulado na forma de gel, valor de concentração do fármaco no gel, calibração do equipamento de ultrassom, 10 amostras no mínimo, 10 sessões no mínimo, modo de emissão das ondas acústicas do equipamento (contínuo ou pulsado), frequência do transdutor, intensidade, tempo/A_{RE} e mensuração da dor. Para a execução da meta-análise, esses parâmetros funcionaram como filtros, verificando a relevância e confiabilidade desses artigos. Após esses procedimentos, os autores observaram que nenhum estudo seguiu inteiramente os critérios propostos, e por isso eles colocam em dúvida a relevância e a confiabilidade dos resultados obtidos em razão das falhas no processo de elaboração da pesquisa ou omissão de parâmetros que eles acreditam serem importantes. Além disso, sugerem que novas investigações sejam feitas a fim de estabelecer as condições ideais para o uso da fonoforese.

A literatura tem revelado que a aplicação de ultrassom terapêutico (1-3 MHz) com intensidades de até 2 W/cm² aumenta o transporte transdérmico de medicamentos, embora normalmente por um fator inferior a 10. A utilização de ultrassom de baixa frequência (20 KHz) tem evidenciado aumentos de transporte transdérmico até 1.000 vezes maiores do que aqueles induzidos pelo ultrassom terapêutico.

Experimentos de permeação *in vitro* (epiderme de cadáver humano) e *in vivo* (pele de rato sem pelo) foram realizados para avaliar o efeito do ultrassom de baixa frequência (20 KHz, 125 mW/cm²) no transporte transdérmico.[248] Os resultados demonstraram melhora no transporte transdérmico de vários permeantes (estradiol, ácido salicílico, corticosterona, sacarose, aldosterona, água e butanol) através da pele de cadáver humano por um fator na faixa de 3 a 3.000 e o do ácido salicílico através da pele de rato sem pelos *in vivo* por um fator de até 300. Em um nível mecanístico, os autores hipotetizam que a aplicação de ultrassom de baixa frequência aumenta o transporte transdérmico através de canais aquosos no estrato córneo gerado pelo desordenamento da bicamada induzida por cavitação.

CONTRAINDICAÇÕES DO ULTRASSOM TERAPÊUTICO

- Sobre o útero gravídico: em virtude da possibilidade de cavitação no líquido amniótico e da ocorrência de malformações no feto.
- Diretamente sobre o coração: pela possibilidade de modificação no potencial de ação e de suas propriedades contráteis.
- Diretamente sobre tumores: pode-se acelerar o crescimento e/ou as metástases.
- Globo ocular: pela possibilidade de cavitação.
- Diretamente sobre endopróteses: o cimento acrílico possui um alto coeficiente de absorção e os componentes à base de polímeros poderiam sofrer ação dos efeitos térmicos.
- Diretamente sobre implantes metálicos: pela existência de interfaces que poderão aumentar o índice de reflexão do feixe ultrassônico, bem como a temperatura na interface tecido-metal.
- Processos infecciosos: pelo risco de disseminação.
- Tromboflebites e varizes: pela deficiência circulatória e pelo risco de promover embolias.

ULTRASSOM PULSADO DE BAIXA INTENSIDADE – LIPUS

O ultrassom pulsado de baixa intensidade (*Low-intensity pulsed ultrasound* – LIPUS) para a reparação de fraturas foi desenvolvido inicialmente por Duarte[153] com parâmetros fixos (1,5 MHz, 30 mW/cm², pulsado com *burst* de 200 µs a 1,0 KHz de repetição), sendo indicado o tempo de 20 minutos de irradiação de forma estacionária (Figura 19). Foi estudado inicialmente com intuito de estimular o crescimento ósseo, com efeitos animadores na consolidação de diferentes tipos de fratura e pseudoartrose. Também tem sido utilizado na cicatrização de feridas cutâneas crônicas, com resultados positivos para vários processos celulares, incluindo proliferação celular, migração e angiogênese, além de aumento da viabilidade do retalho musculofasciocutâneo transverso (TRAM) e redução da área de necrose.[249-254]

A consolidação da fratura requer a proliferação e migração de células osteogênicas para o calo da fratura. Dentre as possibilidades de recursos físicos para promover a consolidação da fratura, a terapia com ultrassom pulsado de baixa intensidade (LIPUS) é bem reconhecida como um procedimento benéfico que permite o tratamento de fraturas sem invasão cirúrgica.

Guirro et al.[138] demonstraram, em um estudo experimental, que a força tênsil da musculatura abdominal de ratos foi aumentada com a irradiação da energia ultrassônica de baixa intensidade. A autora observou que há uma abreviação na resolução do processo inflamatório que inicialmente era de polimorfonucleares, passando a mononucleares. O aumento na resistência da cicatrização também foi observado concomitantemente ao aparecimento de grande número de fibroblastos jovens e maduros, além da neoformação de vasos.

O processo de consolidação da fratura ocorre em quatro estágios consecutivos: inflamação, formação de calo mole, formação de calo duro e remodelação óssea. Os resultados de estudos experimentais em células ou animais sugerem que o LIPUS pode acelerar o processo de cicatrização, influenciando todos os estágios da consolidação da fratura. Especificamente, observa-se que as tensões mecânicas resultantes das ondas de pressão acústica estimulam a expressão e o funcionamento de células e moléculas envolvidas no processo de cicatrização.

As integrinas desempenham um papel particularmente importante na modulação da sinalização celular envolvida na consolidação da fratura.[255] Atuando como mecanorreceptores, as proteínas integrinas reagem às vibrações e mudanças de pressão criadas pelo LIPUS no ambiente celular. Esses estímulos mecânicos aumentam as aderên-

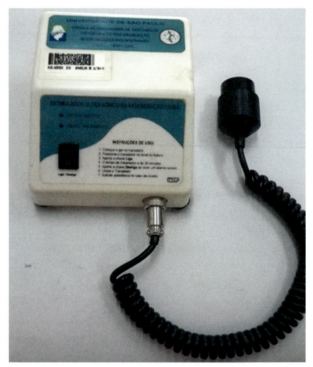

FIGURA 19 Ultrassom pulsado de baixa intensidade (LIPUS) desenvolvido pela Faculdade de Engenharia Elétrica de São Carlos – USP.

cias focais (aglomerados de integrinas) nos fibroblastos e a expressão do mRNA da integrina nos osteoblastos.[256,257] Essas alterações aumentam a sensibilidade das respectivas células ao movimento no ambiente e aumentam sua capacidade de sinalização intracelular.[255] O resultado mais significativo da sinalização intracelular induzida em osteoblastos é a ativação intensificada da enzima ciclooxigenase-2 (COX-2).[258] Isso resulta em um aumento na produção de prostaglandina E2, um leucotrieno crítico para a mineralização efetiva durante a ossificação endocondral do calo mole.[259]

LIPUS também causa expressão aumentada de genes osteogênicos precoces, incluindo osteonectina, osteopontina e fator de crescimento da insulina-1. Eles desempenham um papel importante para garantir a diferenciação adequada dos osteoblastos.[260]

A indução de ossificação em falhas ósseas obtidas experimentalmente em coelhos, preenchidas ou não com hidroxiapatita e estimuladas com o ultrassom pulsado de baixa intensidade foi analisada por Guirro et al.[155] O resultado radiológico revelou um aumento do calo ósseo e uma maior espessura da cortical em todas as diáfises estimuladas. A análise macroscópica demonstrou que as falhas preenchidas com hidroxiapatita e estimuladas com ultrassom apresentaram-se em fases de ossificação mais avançadas do que o controle, porém, quando comparadas com as osteotomias vazias, estas apresentavam processo de reparação mais evidente, independente da estimulação. A histopatolologia ratificou os resultados anteriores, destacando a orientação do tecido neoformado (Figura 20). O autor concluiu que a energia ultrassônica pulsada de baixa intensidade mostrou ser um recurso eficaz na aceleração do processo de ossificação e que a hidroxiapatita apresenta uma baixa taxa de osteoindução, quando comparada com a falha óssea vazia.

Kumagai et al.[261] discutem que a maioria dos estudos sobre consolidação de fraturas focalizou a contribuição de progenitores locais no local da fratura, ou células transplantadas derivadas de osso esponjoso ou medula óssea. O foco recente tem sido direcionado para a possível contribuição dos progenitores osteogênicos circulantes que são recrutados para o local da fratura.[261] Vários estudos sugeriram que as células progenitoras do tecido conjuntivo osteogênico podem se deslocar através da circulação sistêmica, embora a extensão em que as células osteogênicas circulantes contribuam para o reparo normal da fratura esteja apenas começando a ser caracterizada. Trabalhos anteriores com um modelo de camundongo parabiótico mostraram que as células osteogênicas circulantes no local de uma fratura fibular e o direcionamento de células osteogênicas através da circulação aumentam durante o período entre 7 e 14 dias após a fratura. Os resultados de Kumagai et al.[261] revelaram que o LIPUS estimula o deslocamento das células circulantes 2 semanas após a fratura, o que parece implicar que o LIPUS acelera a consolidação da fratura por recrutamento de células osteogênicas circulantes, sendo limitado até o estágio inicial da formação de calo duro.

A ossificação endocondral intensificada por LIPUS também resulta em uma área maior e maior extensão de formação de calo ósseo por deposição mineral aumentada. Essas alterações são demonstradas por um menor gap de fratura após LIPUS, bem como aumento da massa óssea cortical.[262] Estudos também demonstraram aumento da fagocitose durante a inflamação, formação acelerada de calosidades e mineralização catalisada após a administração de LIPUS.[263]

Clinicamente, estudos randomizados têm avaliado a eficácia do LIPUS em aumentar a taxa de consolidação de fraturas. A revisão sistemática conduzida por Mundi et al.[264] incluiu sete estudos, sendo que três observaram redução no tempo de cicatrização, enquanto quatro não. Os autores discutem esse possível conflito, destacando que nos três estudos com resultados significativos a terapia com ultrassom ou placebo começou cedo, dentro de sete dias da lesão ou após a estabilização do paciente. Em contraste, um dos estudos iniciou a irradiação após a terceira semana pós-operatória e nos demais o tempo médio entre o início dos sintomas e a terapia adjuvante foi de 29 dias. Esses resultados indicam que o LIPUS deve ter a sua aplicação iniciada o mais precoce possível.

Leighton et al.[265] conduziram uma meta-análise de 13 estudos incorporando 1.441 fraturas com atraso de consolidação e demonstraram uma taxa geral de cura de 82% (77-87%). Quando o período igual ou superior a 8 meses foi usado como limite de não união, a taxa de cura foi estimada em 84% (77-91%). Eles concluíram que as não

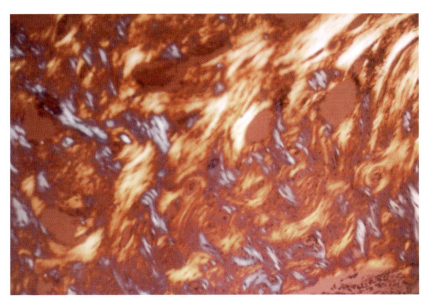

FIGURA 20 Fotomicrografia de corte transversal da falha óssea do rádio de coelho. Amostra de 6 semanas estimulada com ultrassom pulsado de baixa intensidade. Fonte: Guirro et al., 1999.[155]

uniões hipertróficas se beneficiaram mais do que as não uniões atróficas biologicamente inativas e que o LIPUS é uma alternativa à cirurgia para o tratamento de não uniões de fraturas.

As respostas de células e tecidos ao ultrassom pulsado de baixa intensidade parecem ser desencadeadas por uma cascata de sinais moleculares que promovem proliferação celular, adesão, migração, diferenciação e produção de matriz extracelular, além de induzir angiogênese e regeneração de tecidos, porém são necessários mais estudos clínicos controlados para fundamentar adequadamente suas aplicações e potenciais benefícios, que certamente dependem de variáveis físicas como frequência, intensidade e regime de pulso, bem como duração e tipo de disfunção tecidual.

ULTRASSOM MICROFOCADO

O ultrassom microfocado ou ultrassom focado de alta intensidade (*High Intensity Focused Ultrasound* – HIFU) tem sido utilizado em vários procedimentos clínicos (inclusive tratamentos de tumores) com diferentes parâmetros físicos, entretanto, nesta obra será abordado somente o uso dermatológico do instrumento. A face côncava do transdutor é capaz de fornecer energia térmica controlada, via transcutânea, em várias profundidades do tegumento, ao mesmo tempo em que preserva os tecidos subjacentes (Figura 21).[266]

O mecanismo envolve um feixe convergente de ondas ultrassônicas que se concentra em um ponto focal, gerando no tecido-alvo os efeitos termomecânicos. As ondas mais dispersas, próximas ao transdutor, são transmitidas pelos tecidos sem gerar aquecimento seletivo, uma vez que apresentam menor densidade de energia, quando comparadas ao ponto focal. Os equipamentos exclusivos para a área de Dermatologia apresentam ponto focal superficial e intensidades menores, bem como ausência de sistemas de mapeamento da aplicação, quando comparados com os equipamentos para controle de tumores.

O transdutor plano do ultrassom terapêutico gera um campo acústico cilíndrico cônico que não permite que a intensidade transmitida aos tecidos seja concentrada em um ponto focal. A introdução de um disco côncavo na face do transdutor possibilita que o feixe ultrassônico seja usado para centralizar a energia de forma altamente convergente. As propriedades da energia sonora permitem que ela seja focada com intensidade muito alta em locais específicos e em um espaço muito pequeno abaixo da epiderme.

Diferentemente da energia gerada pela radiofrequência, o ultrassom microfocado pode penetrar no tecido sem aquecer as estruturas superficiais da pele, permitindo temperaturas de tratamento mais altas. No ponto focal, as ondas sonoras geram vibrações moleculares, resultando em calor. Dependendo dos níveis de energia aplicados, a temperatura no ponto focal aumenta rapidamente para acima de 60°C, causando coagulação do tecido e desnaturação do colágeno; no entanto, a temperatura imediatamente acima e abaixo da zona focal permanece relativamente inalterada.[267] Ao contrário da energia gerada por radiofrequência, o ultrassom focado pode aquecer tecidos mais profundos entre 60 e 70°C sem danificar a pele. Para que um equipamento de radiofrequência atinja altas temperaturas, o resfriamento da superfície é necessário para proteger a pele.[268]

Estudos com laser ou radiofrequência indicaram que quando o colágeno é exposto a temperaturas entre 60 e 65°C ele sofre desnaturação, representada principalmente pela perda da sua estrutura tridimensional. A nova síntese de colágeno foi observada após 30 dias e a nova

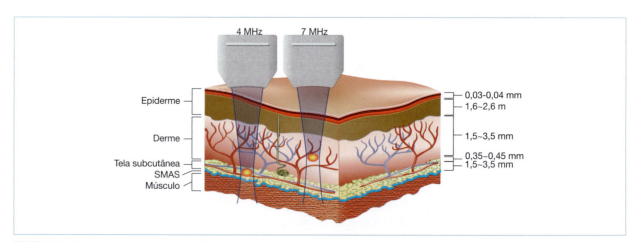

FIGURA 21 Ilustração indicando a relação entre a frequência do ultrassom microfocado e os pontos focais gerados na derme e no sistema músculo-aponeurótico superficial (SMAS).

síntese de colágeno e elastina em 10 semanas, juntamente com deposição de ácido hialurônico.[269,270]

Aumentar a frequência do ultrassom aumenta a atenuação da onda e a geração de calor, mas diminui a profundidade de penetração.[271] As frequências de 4 e 7 MHz foram consideradas mais úteis para a deposição de calor. A escolha da frequência de ultrassom focalizado é, portanto, específica da aplicação e representa um equilíbrio entre a profundidade de tratamento desejada e a taxa de aquecimento.

Os estudos pré-clínicos realizados em cadáveres humanos não fixados[272] observaram zonas de coagulação térmica discretas e reproduzíveis em profundidades de até 7,8 mm, em análises histológicas, enquanto a pele e o tecido circundante não foram afetados. Um maior grau de retração do tecido foi observado com o aumento da energia. Em um estudo semelhante, as amostras de pele de cadáveres foram expostas a uma potência de até 45 W a 7,5 MHz com uma distância focal nominal de 4,2 mm da face do transdutor.[273] Ajustando os parâmetros de exposição ao tratamento, foi possível criar lesões coaguladas individuais e altamente confinadas até uma profundidade de 4 mm na derme. Esses estudos indicam que um padrão preciso de zonas de coagulação térmica individuais pode ser alcançado na derme profunda aplicando o transdutor sequencialmente em diferentes locais de exposição, com possibilidade de aplicação não invasiva da pele.

Os resultados das biópsias de 11 pacientes antes e dois meses após irradiação foram analisados. A avaliação histológica demonstrou maior colágeno dérmico com espessamento da derme e menor ondulação das fibras elásticas na derme reticular após o tratamento.[274]

A fisiologia da pele foi avaliada pré e pós-irradiação, utilizando medidas biofísicas não invasivas. A temperatura da pele permaneceu em uma faixa fisiológica e nenhum aumento significativo foi observado no terceiro dia após o tratamento. Os valores de perda de água transepidérmica, hidratação e eritema foram estáveis e não mostraram diferenças significativas nas medições de curto e longo prazo. Na quarta semana após um único tratamento, a elasticidade bruta e líquida diminuiu significativamente, apresentando elevação na décima segunda e vigésima quarta semana. O edema foi reabsorvido sem sequelas. Para todos os pacientes, a dor diminuiu logo após o tratamento. Nenhum evento adverso ocorreu durante o período de acompanhamento de 24 semanas. Os autores concluíram que o tratamento com ultrassom microfocado foi bem tolerado e não altera a função de barreira epidérmica ou a fisiologia da pele. O aumento significativo na elasticidade da pele após um único tratamento reflete melhora na função do tecido dérmico.[275]

O uso do ultrassom microfocado no rejuvenescimento, com intuito de melhora do aspecto e contorno da pele com perda de elasticidade, ocorre por indução de dano térmico seletivo no tecido-alvo, promovendo aumento da atividade fibroblástica e consequente incremento de fibras colágenas na cicatrização do tecido afetado. Desta forma, os resultados são mais bem observados após meses da aplicação do procedimento terapêutico. É considerado um procedimento com ação mais profunda, quando comparado a outros com a mesma finalidade terapêutica, como a radiofrequência.[276]

A revisão sistemática e meta-análise sobre o uso do ultrassom microfocado no rejuvenescimento da face e pescoço envolvendo 17 estudos e 477 participantes apontou como possíveis ocorrências decorrentes do tratamento o desenvolvimento de edema e eritema, além de nenhum caso de hiperpigmentação relacionado. Os resultados envolvem principalmente respostas a curto prazo, apontando o procedimento como seguro, com efeito moderado no rejuvenescimento da face e pescoço.[277]

O ultrassom microfocado tem sido utilizado desde o início dos anos 2000 para melhorar a frouxidão leve a moderada da pele e dos tecidos moles do rosto e pescoço. Poucas complicações têm sido relatadas, no entanto efeitos adversos frequentes incluem desconforto momentâneo durante a sessão de tratamento, eritema e edema transitório e hematomas ocasionais, podendo ser relatada disestesia transitória com duração de 3 a 10 dias. O uso inadequado da técnica provoca algumas ocorrências como a hiperpigmentação pós-inflamatória, observada um mês após o tratamento; dormência ao longo da mandíbula após o tratamento das bochechas e submento foi relatada no dia seguinte à irradiação, evoluindo espontaneamente após 2 meses, e padrões cutâneos lineares estriados se resolveram espontaneamente.

Apesar de sua raridade, eventos adversos graves secundários a essa técnica são possíveis e podem ser subnotificados. Friedman et al.[278] descrevem cinco pacientes que desenvolveram bolhas, erosão/ulceração, edema do tecido cutâneo ou subcutâneo com atrofia resultante e/ou necrose cutânea após sessão única de ultrassom microfocado.

Para Hitchcock et al.,[279] em todos os casos em que o equipamento foi utilizado corretamente, os eventos de segurança relatados tenderam a ser transitórios, de natureza leve e resolvidos sem sequelas.

Uma queixa frequente durante a aplicação tem sido a dor. Dor moderada a intensa pode limitar a quantidade de energia aplicada, diminuir as áreas de tratamento ou aumentar os tempos de duração do tratamento. Anestésicos tópicos podem fornecer algum alívio. Embora a inflamação seja um componente necessário da neocolagênese após o tratamento com ultrassom microfocado, não se sabe se o uso crônico de anti-inflamatórios não esteroides pode interferir no resultado final.

Contraindicações do ultrassom microfocado

- Dermatites.
- Acne.
- Herpes.
- Sobre glândulas.
- Sobre implantes metálicos.
- Sobre preenchimentos.

TERAPIA SONODINÂMICA

Como uma nova modalidade terapêutica não invasiva combinando ultrassom de baixa intensidade e sonossensibilizadores, a terapia sonodinâmica (TSD) é promissora para a translação clínica devido à sua alta capacidade de penetração no tecido para tratar lesões mais profundas intratáveis por terapia fotodinâmica (TFD), que sofre da limitação principal de baixa profundidade de penetração no tecido da luz.

Atualmente os estudos envolvendo a TSD estão centrados no tratamento do câncer, o qual utiliza ultrassom com frequência e intensidade dentro da faixa do ultrassom terapêutico, mas no entanto apresenta as ondas focadas.

Considera-se que a eficácia e a viabilidade do TSD dependem não apenas do desenvolvimento de um aparelho de ultrassom estável, mas também da triagem de sonossensibilizadores com boa especificidade e segurança. Para dar uma perspectiva do desenvolvimento de equipamentos TSD, as principais tecnologias são discutidas de acordo com cinco aspectos, incluindo configurações de dose ultrassônica, triagem de sonossensibilizador, posicionamento do tecido-alvo, monitoramento de temperatura e detecção de espécies reativas de oxigênio (ERO).[280]

Como uma estratégia não invasiva, a terapia sonodinâmica que utiliza sonossensibilizadores para gerar espécies reativas de oxigênio tem recebido um interesse significativo nos últimos anos devido à sua capacidade de quebrar a barreira de profundidade.[281]

Até agora, o mecanismo mais reconhecido é a produção de ERO induzida por sonossensibilizadores durante a aplicação do US.[282] Após absorver a energia do US, os sonossensibilizadores poderiam ser ativados para produzir ERO incluindo oxigênio singlete, radicais hidroxila, ânion superóxido ou peróxido de hidrogênio.[283,284] Diferentes tipos de ERO são gerados com a seleção de diferentes sonossensibilizadores. Por exemplo, a hematoporfirina pode produzir oxigênio singlete para matar as células tumorais.[285] Enquanto isso, óxido de titânio e óxido bimetálico são relatados para gerar oxigênio singlete e radicais hidroxila para aumentar a eficiência da TSD.[286,287]

Os efeitos mecânicos incluem principalmente o efeito de cavitação e o efeito de sonoporação. A cavitação pode ser dividida em cavitação estável e cavitação inercial de acordo com o colapso das bolhas durante o US. Sob baixa pressão sonora (< 0,1 MPa), as bolhas geralmente exibem cavitação estável, que é uma contração e expansão periódicas das bolhas de gás. Uma vez que a pressão sonora é suficientemente alta, as bolhas entram em colapso instantaneamente, o que é chamado de cavitação inercial,[288] que pode produzir emissões acústicas, microfluxo, jatos e ondas de choque[289,290] que levam a danos mecânicos. Além disso, por meio da dissociação térmica da água, o efeito da cavitação também produziria espécies reativas de oxigênio.[282]

O efeito de sonoporação refere-se à formação de poros na membrana celular sob irradiação do ultrassom. Esses poros formados permitem a transferência de moléculas e nanopartículas para as células, que pode ser utilizada para aumentar a captação e o acúmulo de moléculas de drogas, genes ou nanopartículas no interior dos tecidos.[291]

TERAPIA POR ONDAS DE CHOQUE EXTRACORPÓREA

A terapia por ondas de choque extracorpórea (TOCE) se caracteriza por ondas acústicas de baixa frequência com pulsos curtos (micro ou nanosegundos) de alta pressão que transportam energia ao se propagar, promovendo um aumento abrupto de pressão no tecido-alvo, seguido de uma pressão negativa (Figura 22). Na fase positiva, as ondas podem interagir com os tecidos biológicos gerando reflexão, refração, difração e absorção nas diferentes interfaces e tecidos, dependentes da densidade do meio e do comprimento de onda. Durante a fase negativa, a onda gera cavitação nas interfaces dos tecidos, o que resulta na formação de bolhas de ar. As bolhas de ar então implodem em alta velocidade, produzindo uma segunda onda ou microjatos de fluido.[292]

As ondas de choque podem se propagar através de tecidos de impedância acústica semelhante sem perda significativa de energia. As impedâncias acústicas da gordura, do músculo e da água são semelhantes, ao passo que há uma grande diferença nas impedâncias do ar, tecido pulmonar e ósseo.

A velocidade do som e a densidade específica do meio são utilizadas para calcular a impedância acústica de cada meio de propagação. McClure e Dorfmüller[293] trazem valores da impedância acústica de diferentes tecidos (Tabela 8), bem como os percentuais de reflexão e trans-

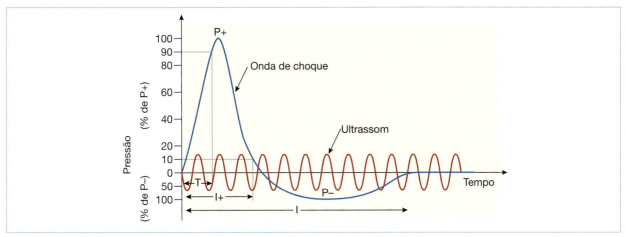

FIGURA 22 Representação das pressões exercidas pelas ondas sonoras – ultrassom e ondas de choque.

TABELA 8 Velocidade de propagação, densidade e impedância acústica do meio para os diferentes tecidos

Meios de propagação	Velocidade do som [m/s] Mín.	Máx.	Densidade específica [g/cm³]	Impedância acústica [kg/s·m²] * 10⁻⁶ Mín.	Máx.
Ar	330	343	0,0013	0,000429	0,000446
Pulmão	650	1.160	0,4	0,260	0,464
Gordura	1.476		0,928	1.370	
Água	1.492		0,998	1.489	
Músculo	1.545	1.630	1.06	1.638	1.728
Medula óssea	1.700		0,97	1.649	
Osso	2.700	4.100	1.8	4.860	7.380

Dados de McClure e Dorfmüller, 2003.[293]

TABELA 9 Valores calculados da densidade de energia refletida e transmitida de uma frente de onda plana sendo deslocada da água para os tecidos em um ângulo de 90°

Tecido	Densidade de energia (% refletida) A partir de	para	Densidade de energia (% transmitida) A partir de	Para
Ar	99,9		0,1	
Pulmão	49	28	51	72
Gordura	0,2		99,8	
Água	0		100	
Músculo	0,2	0,6	99,8	99,4
Medula óssea	0,3		99,7	
Osso	28	44	72	56

Dados de McClure e Dorfmüller, 2003.[293]

missão das densidades de energia das ondas mecânicas (Tabela 9).

Para minimizar as mudanças na impedância acústica durante a transferência de energia do gerador para o paciente, o ar deve ser removido. O acoplamento deve ser realizado com gel hidrossolúvel, o mesmo utilizado na aplicação do ultrassom terapêutico. A perda de energia devido ao acoplamento inadequado causa reflexo na superfície da pele e pode estimular os receptores mecânicos, causando dor. Assim, maximizar o acoplamento reduz a dor durante o tratamento.[294]

Diferentes equipamentos podem gerar ondas de choque com transmissão radial ou focal, sendo a radial utilizada na prática clínica para o gerenciamento de condições musculoesqueléticas ou dermatológicas.

A onda de choque radial tem a característica de se propagar radialmente a partir do aplicador pneumático ou magnético onde a perda de energia transmitida ao tecido pode ser estimada pelo valor do raio de propagação ($1/r2$), à medida que penetra no tecido. Quando a distância entre a fonte e o alvo é dobrada, a densidade de energia se reduz a um quarto da energia inicial. O tempo de geração da onda de pressão radial positiva é da ordem de microssegundos, sendo indicada para o tratamento de tecidos superficiais (Figura 23). Alguns autores não consideram as ondas radiais como "verdadeiras", denominando-as pulso radial, em função das suas características de tempo de geração e pressão transmitida.

A onda de choque focal pode ser produzida por aplicadores eletromagnéticos, eletro-hidráulicos ou piezoelé-

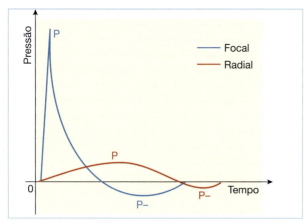

FIGURA 23 Representação da relação entre o tempo de geração e a pressão gerada pelas ondas de choque focal e radial.

tricos, concentrando a energia gerada em um ponto distante da fonte, com o tempo de elevação da pressão em nanossegundos, podendo ser utilizada em tecidos profundos. McClure e Dorfmuller[293] demonstraram que as ondas radiais geram campos de pressão que se estendem até 40 mm na água. Os autores acrescentam que as ondas balísticas podem gerar pressões de 0,1 a 1 MPa e durações de pulso de 1 a 5 ms. Quando comparadas com as ondas de choque focal, as pressões máximas são 100 vezes menores e as durações dos pulsos são 1.000 vezes maiores.

Por outro lado, os campos de pressão gerados via onda focal podem penetrar a uma distância até duas vezes mais profunda. Essas observações dependem do equipamento e das configurações de energia utilizadas, mas permanece o fato de que as ondas de choque focalizadas se propagam mais e têm maior impacto nos tecidos localizados mais profundamente no corpo (Figura 24).

A literatura traz um ponto relacionado à geração da onda de choque que merece ser destacado. Chitnis e Cleveland[295] apontam que pode ser um equívoco se referir à onda radial como uma terapia por ondas de choque real porque, tecnicamente, tais dispositivos não geram ondas de choque com velocidades adequadas. Os seus resultados demonstraram, em dois equipamentos eletro-hidráulicos, que o tempo de subida de uma onda focal foi de 25-40 ns, enquanto para o dispositivo radial foi de 600 ns. Segundo Cleveland,[296] os equipamentos de onda radial não têm os recursos físicos regulares de ondas de choque, como tempo de subida curto, pressão de pico alta e não linearidade. Isso pode ser atribuído ao fato de que a velocidade do som no tecido é em torno de 1500 m/s, enquanto no equipamento de onda radial a aceleração do projétil produz velocidades proximais de 20 m/s, o que é insuficiente para gerar uma onda de choque real.[293]

A intensidade no ponto focal da onda de choque, medida como densidade de energia em mJ/mm^2/impulso, pode influenciar os efeitos da terapia. Na prática clínica, as TOCEs podem ser divididas em diferentes níveis de densidade de energia (variando de 0,001 a 0,5 mJ/mm^2).[297-298] Nesse sentido, a dose de energia total, calculada pelo produto da densidade de energia por impulso × número de impulsos das ondas de choque, é considerada uma referência mais adequada para a determinação da dosagem. Vários estudos investigaram a eficácia da TOCE em tendinopatias de membros inferiores e superiores por meio de revisões sistêmicas ou meta-análises, no entanto os efeitos gerais combinados de tipos de ondas de choque e níveis de dosagem ainda não estão totalmente esclarecidos.

A densidade de energia da onda de choque tem sido considerada nas aplicações clínicas. Liao et al.[299] consideraram o valor de corte de 0,12 mJ/mm^2 para identificar diferentes níveis de energia em aplicações clínicas, associado ao valor de 2.000 impulsos por sessão de tratamento. Assim, valores menores que 240 mJ/mm^2 foram considerados de baixa dose e acima de 240 mJ/mm^2, alta dose. Os resultados mostraram que o subgrupo de alta dose exerceu efeitos significativos na redução da dor e melhora funcional na maioria dos períodos de *follow-up*, diferentemente da baixa dose, que não exerceu efeitos significativos na redução da dor com a onda focada. Já a onda radial apresentou diminuição da dor e melhora funcional nas duas doses.

Estudos comparando os efeitos de diferentes tipos de ondas de choque e níveis de densidade de energia têm revelado resultados não coincidentes quando são comparados diferentes protocolos.[300-303] Alguns estudos compararam os tipos de ondas de choque considerando somente a densidade de energia aplicada por impulso, sem considerar a densidade de energia total aplicada, uma vez que o número e o intervalo entre as aplicações podem interferir na resposta terapêutica, que devem compor a energia total aplicada durante o período da terapia. Assim, a comparação entre as ondas de choque focada ou radial só tem sentido se as demais variáveis forem mantidas entre os diferentes grupos.

Essa terapia tem mostrado resultados promissores no tratamento de diversas afecções. Atuando como um estímulo mecânico, acredita-se que a TOCE auxilia no processo de reparação por meio de mecanotransdução.[304] As respostas biológicas incluem regeneração de tecidos, cicatrização de feridas, angiogênese e remodelação óssea.[305-307] Além disso, também pode aliviar a dor por meio da analgesia de hiperestimulação.[308-310]

Além da ação mecânica sobre os tecidos, a cavitação aumenta a permeabilidade das membranas celulares e a

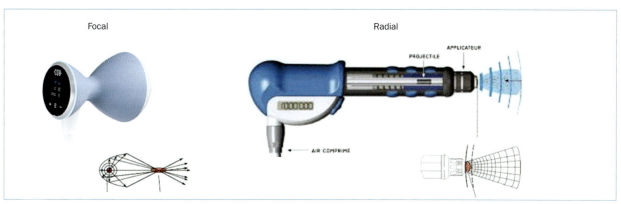

FIGURA 24 Transdutores de ondas de choque – focal e radial.

ionização de moléculas biológicas. Equipamentos de TOCE induzem impulsos acústicos que reduzem a expressão de metaloproteinases de matriz e interleucinas pró-inflamatórias e promovem o processo de cicatrização, aumentando a expressão de fatores de crescimento, bem como a liberação de citocinas anti-inflamatórias, justificando a sua aplicação.[311-312]

O estímulo físico desencadeia reações bioquímicas, com a liberação de biomoléculas como trifosfato de adenosina (ATP) para a ativação das vias de sinalização celular.[313] Na sequência, podem ocorrer alterações nas funções dos canais iônicos nas membranas celulares e a mobilização do cálcio,[314] promovendo modulação na angiogênese, no processo anti-inflamatório e cicatrização de lesões de tecidos mole e ósseo.

Estudo de Abe et al.[315] analisou as respostas decorrentes da onda de choque de baixa energia (0,1 mJ/mm², 200 impulsos, 1 Hz) aplicada nos dias 1, 3 e 5 após o infarto agudo do miocárdio de ratos. Os autores demonstraram efeitos anti-inflamatórios, além de seus efeitos angiogênicos, destacando que a terapia aumentou a infiltração de macrófagos M2, sugerindo a mudança de polaridade do fenótipo de macrófago de M1 para M2. Esses resultados indicam, para o infiltrado celular, o potencial regenerativo da onda de choque. Nesse contexto, a revisão de Minutti et al.[316] discute que o macrófago expressa dois fenótipos principais, M1 e M2, dependendo do sinal químico fornecido, sendo o M1 estimulado por agentes microbianos, assumindo uma ação pró-inflamatória, e o M2 dependente da resposta imune, com resposta anti-inflamatória, tipicamente caracterizada por um aumento na biossíntese das interleucinas. A resposta do tipo 2 é conhecida por estar diretamente envolvida nos processos regenerativos após a lesão e os macrófagos eliciam seu papel protetor principalmente pela promoção da angiogênese por meio da liberação de citocinas e fatores de crescimento. Pesce et al.[317] acrescentam que o macrófago M2 também está envolvido na estimulação da proliferação e reparo celular por meio da síntese de poliamina e colágeno, além de outras funções de remodelação tecidual.

A neuroproteção foi investigada após a aplicação das ondas de choque de baixa energia em modelos animais, com destaque para a preservação da função neuronal e vascular. Mais especificamente, foi demonstrado que, em baixa intensidade da TOCE, induz a liberação de fator de crescimento endotelial vascular (VEGF), suprime a apoptose e reduz o dano axonal derivado de lesão nervosa,[318] promove a inervação nervosa nos tecidos da pele,[319] induz a expressão da proteína-43 associada ao crescimento, bem como ativa o fator de transcrição 3,[320] e ativa e induz a proliferação de células de Schwann, que desempenham um papel fundamental na manutenção axonal e apoiam a regeneração dos nervos.[321]

O mecanismo teorizado para promover analgesia via hiperestimulação indica que a onda de choque desencadeia a liberação de endorfinas e outras moléculas analgésicas, ativando o sistema inibitório descendente.[322] A modulação condicionada da dor permanece um paradigma experimental, dependente do estado da função do sistema inibitório descendente. Isso significa que em um sistema nociceptivo padrão, a quantidade de dor gerada por um estímulo nociceptivo primário será reduzida durante e após a apresentação de um segundo estímulo nociceptivo, levando à ativação da analgesia endógena.[323-324] Uma vez que os efeitos analgésicos das ondas de choque são mais evidentes quando a densidade de energia máxima tolerável pelo paciente é aplicada, é, portanto, razoável creditar analgesia para a ativação do sistema inibitório descendente.[325]

A terapia por ondas de choque foi comparada com o *dry needling* (agulhamento seco) em pontos-gatilho miofasciais.[326] Os autores observaram que ambos os recursos foram efetivos para diminuições significativas na escala visual analógica, limiar de dor à pressão e pontuações do Índice de Incapacidade do Pescoço em todos os períodos após o tratamento. Não houve diferenças significativas entre o grupo de terapia por ondas de choque extracorpórea radial e o grupo de agulhamento seco.

Peters et al.[327] investigaram a eficácia clínica e radiológica de diferentes níveis de energia da onda de choque (E1 – 0,15 mJ/mm^2 ou E2 – 0,44 mJ/mm^2) na tendinite calcificada de ombro, com intervalo de 6 semanas entre as aplicações, até a resolução dos sintomas, com o máximo de cinco aplicações. Os resultados indicaram que os participantes do grupo com menor energia (E1) apresentaram menos dor durante o tratamento, mas necessitaram de um maior número de sessões em comparação com E2 e no acompanhamento de 6 meses mostraram calcificação residual e recorrência da dor (87%). Os indivíduos do grupo E2 não apresentaram calcificação residual ou recorrência da dor, e o tratamento simulado não foi efetivo. Esses resultados reforçam a necessidade de estudos que possam indicar a janela terapêutica de energia a ser aplicada.

A importância do acompanhamento a longo prazo dos ensaios clínicos pode ser visualizada no estudo de Malliaropoulos et al.[328] Os autores avaliaram retrospectivamente um protocolo de ondas de choque radial individualizado para o tratamento de tendinopatia calcificada sintomática do ombro, considerando o número de sessões, número de impulsos, pressão e frequência. Os resultados mostraram diminuições significativas nas pontuações da escala visual analógica (EVA) em todos os estágios de acompanhamento consecutivos, com redução de 52% na EVA média imediatamente após o tratamento, de 62% em 1 mês e de 75% em 3 meses. Além disso, também foi observado que o tratamento se tornou cada vez mais bem-sucedido ao longo do tempo, passando de uma taxa de sucesso de 12% imediatamente após o tratamento para uma taxa de sucesso de 92% em 1 ano de acompanhamento. A melhora dos sintomas foi mantida em 1 ano, com uma redução média de VAS de 88% da linha de base em 12 meses. A taxa de recorrência em 1 ano foi de 7%, dos quais 93% dos ombros não apresentavam outros sintomas que necessitassem de tratamentos adicionais. Em resumo, os autores demonstram altas taxas de sucesso e baixas taxas de recorrência em 1 ano de acompanhamento.

As ondas de choque apresentam um recurso em potencial para o tratamento da osteonecrose da articulação do quadril.[329] Wang et al.[330] revelaram que o tratamento por ondas de choque promove maior angiogênese e remodelação óssea do que o controle. A análise histopatológica indicou que pacientes cujos quadris foram tratados exibiam osso mais viável e menos necrose, maior concentração celular e aumento da atividade celular, incluindo células fagocíticas. No nível molecular, as ondas de choque promoveram um aumento significativo no vWF, VEGF, CD 31, Wnt3 e PCNA, enquanto diminuiu a molécula de adesão celular vascular e Dickkopf (DKK-1) em comparação com aqueles sem tratamento antes da cirurgia. Os autores concluem que parece que a aplicação de ondas de choque resulta em efeitos de regeneração nos quadris com osteonecrose da cabeça femoral.

Em 2011, Yin et al. investigaram ainda mais essa ferramenta e combinaram a aplicação de células do estroma da medula óssea coletadas com ondas de choque.[331] Os autores coletaram as células da cavidade da medula óssea do fêmur proximal de seis pacientes com osteonecrose. O grupo tratado com ondas de choque mostrou aumentos significativos na proliferação celular, VEGF, fosfatase alcalina, BMP-2, fator de transcrição relacionado ao runt 2 (RUNX2) e osteoclastos nas expressões de mRNA. Esse estudo revelou o forte potencial desse recurso em aumentar os efeitos angiogênicos e osteogênicos de células específicas.

Em relação à segurança e eficácia desta técnica aplicada ao tecido ósseo, foram realizados estudos, mas nenhuma fissura induzida por ondas de choque ou microdanos foi observada no osso. Pelo contrário, foi sugerido que a formação óssea aumentada pode ser atribuída à osteogênese sensível a ondas de choque em vez de danos à arquitetura óssea.[332]

A adipogênese, processo celular que contribui para a expansão do tecido adiposo na obesidade, foi avaliada após a aplicação das ondas de choque. O estudo estimulou as células 3T3L-1 e pré-adipócitos primários humanos para diferenciação com ou sem ondas de choque.[333] Os resultados indicaram diminuição do acúmulo de gotículas de lipídios intracelulares em pré-adipócitos humanos primários e células 3T3-L1 após 11-12 dias de diferenciação. Os níveis dos principais fatores de transcrição adipogênicos como o receptor γ ativado por proliferador de peroxissoma (PPARγ) e as proteínas de ligação ao intensificador CCAAT (C/EBPα) foram menores em pré-adipócitos primários humanos tratados e células 3T3L-1 após 12-13 dias de diferenciação do que em células não tratadas. O tratamento por ondas de choque induziu a liberação de trifosfato de adenosina extracelular (ATP) extracelular de pré-adipócitos e diminuiu os níveis de monofosfato de adenosina cíclico intracelular (cAMP), conhecidos por afetar a diferenciação dos adipócitos. Os pré-adipócitos tratados com ondas de choque mostraram um nível mais alto de β-catenina e menor expressão de PPARγ do que as células não tratadas. Os autores sugerem uma ampla discussão sobre o uso potencial das ondas de choque para a obesidade.

Knobloch e Kraemer[334] conduziram uma meta-análise envolvendo a onda de choque no tratamento do fibroedema geloide, denominado por eles celulite. Os autores concluem que há evidências crescentes de que tanto a onda de choque radial quanto a focal e a combinação de ambas são capazes de melhorar o grau de celulite. Normalmente, foram estudados seis a oito tratamentos uma ou duas vezes por semana. Os autores trazem ainda, com base nas pontuações da avaliação de qualidade da ferramenta de índice de qualidade,[335] um intervalo alto de 22-82 pontos para os onze estudos incluídos, com uma média de 57 pontos. Com base nessa avaliação, uma grande heterogeneidade em termos de qualidade dos artigos foi evidente nos estudos que envolvem a celulite e as ondas de choque.

A literatura que envolve a onda de choque e o fibroedema geloide ainda é muito incipiente, sendo na maioria séries de casos ou estudos transversais que não permitem a extrapolação dos resultados. Além disso, a maioria dos artigos sobre essa temática não traz resultados de ensaios clínicos, o que indica a necessidade de estudos mais robustos.

A onda de choque focada foi aplicada por seis sessões (2.000 impulsos, 0,35 mJ/mm^2, 5 dias na semana) nas regiões glúteas e da coxa, associada ao treinamento de força para os músculos extensores da coxa, com o objetivo de analisar o aspecto macroscópico da celulite. O grupo controle recebeu ondas de choque sham e realizou o treinamento de força. Os resultados foram avaliados pela Escala de Severidade da Celulite com base em fotografias padronizadas. Os resultados do grupo intervenção indicaram valores de 10,9 ± 3,8 pré e 8,3 ± 4,1 após 12 semanas e o grupo placebo foi de 10,0 ± 3,8 pré e 10,1 ± 3,8 após 12 semanas, indicando diferença entre os grupos, com melhores resultados para o grupo intervenção.[336]

A associação das ondas de choque foi analisada por Nasser et al.[337] A aplicação da onda focal (0,56-1,24 mJ/mm^2 e 1.500 impulsos) foi seguida da radial (2,6-5 bar, 16 Hz e 3.000 impulsos) em oito sessões, duas vezes por semana, sendo a paciente acompanhada por 12 semanas. Os autores observaram redução da circunferência da coxa e da espessura da camada de gordura subcutânea medida por ultrassom.

Outras aplicações envolvem a reparação de tecidos moles. Wang et al.[338] avaliaram a eficácia da TOCE no tratamento de úlcera de pé diabético crônica. A TOCE focada foi aplicada a cada 2 semanas para um total de três tratamentos ao longo de 6 semanas usando um dispositivo de ondas de choque eletro-hidráulico (0,11 mJ/mm^2 e 300 + 100 pulsos/cm^2 de ferida). Todos os pacientes receberam o mesmo regime local de tratamento de feridas, que incluía limpeza e creme de sulfadiazina de prata. No final do estudo (3 meses), as lesões tratadas com ondas de choque cicatrizaram completamente em 31% dos casos, melhoraram em 58% e permaneceram inalteradas em 11%, em comparação com 22% completamente curadas, 50% que melhoraram e 28% inalteradas. O exame histomorfológico das amostras de biópsia mostrou menor concentração de células e menor proliferação e atividade celular no grupo controle. Melhoria significativa foi observada na perfusão do fluxo sanguíneo local no grupo TOCE, assim como a análise imuno-histoquímica mostrou um aumento significativo na expressão do óxido nítrico sintase endotelial, fator de crescimento endotelial vascular e antígeno nuclear de proliferação celular. Os autores não observaram quaisquer eventos adversos e complicações após TOCE.

Ottomann et al.[339] aplicaram TOCE em feridas traumáticas agudas e queimaduras com tamanho mínimo de 200 cm^2 que exigiam enxerto de pele de espessura parcial. Além da terapia-padrão, uma única sessão de onda de choque foi realizada imediatamente após a coleta do enxerto e entregue no intraoperatório no local doador do paciente anestesiado. A onda de choque foi gerada por uma fonte eletro-hidráulica desfocada (0,1 mJ/mm^2 e 100 pulsos/cm^2) da área de superfície da área doadora. O tempo médio total da terapia foi de 13 minutos. Gel hidrossolúvel estéril foi aplicado sobre uma película de plástico estéril. O desfecho primário foi o tempo para completar a cicatrização do local doador, definido como > 95% de reepitelização. O tempo médio de internação foi de 15 dias, com seguimento de 12 semanas após a alta hospitalar. Todas as áreas doadoras cicatrizaram, mas uma reepitelização significativamente mais rápida foi documentada no grupo de onda de choque (13,9 ± 2,0 dias) do que no grupo controle (16,7 ± 2,0 dias).

De acordo com a revisão de Dymarek et al.,[340] no caso de feridas crônicas, as sessões de TOCE variaram entre uma ou duas vezes por semana, bem como uma vez a cada 2 semanas. O número total de sessões de tratamento variou entre três e seis. No entanto, em alguns estudos a terapia foi continuada por um período mais longo, entre 10 e 30 sessões. Em estudos que incluíram pacientes que apresentaram lesões pós-cirúrgicas agudas, uma única sessão intraoperatória de tratamento foi aplicada. O tempo médio de uma única sessão de foi de 1 a 3 minutos, dependendo do tamanho da lesão. A duração de uma única sessão intraoperatória no caso de feridas agudas variou entre 10 e 13 minutos.

Um número crescente de estudos clínicos demonstra que a terapia por ondas de choque extracorpórea é um método não invasivo viável para melhorar a cicatrização de feridas crônicas. Nesse contexto, Zhang et al.[341] apresentam como resultados da revisão sistemática e meta-análise que o uso da TOCE como um complemento ao tratamento de feridas pode acelerar significativamente o processo de cicatrização prejudicado de feridas crônicas. Comparada com o tratamento de controle, a onda de choque aumentou acentuadamente a taxa de cicatrização de feridas em 1,86 vez e a porcentagem da área de cicatrização de feridas em 30,46%. Além disso, o tempo de cicatrização da ferida foi reduzido em 19 dias em pacientes com feridas crônicas. Não foram observadas complicações graves ou efeitos adversos secundários. Os autores sugerem que a TOCE pode ser um complemento ao tratamento de feridas, podendo melhorar o processo de cicatrização de feridas crônicas, quando comparada ao tratamento-padrão sozinho. Destacam também que mais estudos randomizados de alta qualidade e bem controlados são necessários para avaliar a eficácia da TOCE na prática clínica.

A hiperplasia da cicatriz hipertrófica é uma das complicações mais comuns após a queimadura. Enquanto o mecanismo exato permanece desconhecido, o fenômeno é caracterizado pela proliferação patológica do tecido cicatricial causada por processos anormais de cicatrização e maturação da cicatriz.[342] Embora os queratinócitos epidérmicos normais interajam ativamente com os fibroblastos dérmicos,[343] pouco se sabe se os queratinócitos vistos em cicatrizes hipertróficas desempenham um papel particular na proliferação cicatricial. Um estudo usando um modelo de pele humana de engenharia de tecido mostrou que queratinócitos patológicos na epiderme induzem a formação de matriz endotelial fibrótica e inibem os fatores de degradação da matriz extracelular, resultando na formação de cicatriz hipertrófica.[344] Visando analisar os mecanismos moleculares subjacentes ao uso da terapia por ondas de choque extracorpórea em queratinócitos derivados de tecido cicatricial hipertrófico, Cui et al.[345] analisaram a expressão de marcadores de proliferação, marcadores de ativação, marcadores de diferenciação e fatores de apoptose, e os reguladores de proliferação/diferenciação foram investigados em comparação com aqueles em queratinócitos derivados de tecido normal da pele. Os resultados indicaram que as ondas de choque alteraram o padrão molecular de proliferação, ativação, diferenciação e apoptose, bem como reguladores de proliferação/diferenciação. Em conclusão, o presente estudo demonstrou que a onda de choque extracorpórea regula dinamicamente a proliferação, ativação e diferenciação de queratinócitos originados de tecido cicatricial hipertrófico, suportando parcialmente os efeitos clínicos benéficos da terapia por ondas de choque para cicatriz hipertrófica pós-queimadura.

A maioria dos estudos envolvendo a TOCE fornece dados suficientes para permitir a repetição do protocolo de intervenção. No entanto, existem diferenças quanto a gerador, dosagem, frequência e duração da intervenção. A heterogeneidade de tais parâmetros dificulta a comparação dos estudos e a padronização da aplicação de diferentes protocolos. A determinação da densidade de energia, o número de pulsos e a frequência aplicada são parâmetros para atingir os objetivos propostos, sendo considerados aspectos importantes dos resultados obtidos. Infelizmente, muitos parâmetros-chave são relatados de forma incompleta nos estudos. Além disso, o período de acompanhamento dos ensaios clínicos é relativamente curto.

Contraindicações das ondas de choque

A terapia por ondas de choque, apesar de não ser invasiva e apresentar bons níveis de segurança, não está isenta de cuidados ou contraindicações. Dentre as contraindicações devemos considerar:

- Gestantes e crianças.
- Processos infecciosos.
- Portadores de distúrbios de coagulação.
- Neoplasias.
- Sobre próteses e/ou implantes.
- Sobre ou próximo de marca-passo cardíaco.
- Sobre os pulmões.

REFERÊNCIAS BIBLIOGRÁFICAS

1. Draper DO, Jutte SL, Knight KL. Therapeutic ultrasound: The art and science. Baltimore: Wolters Kluwer; 2020.
2. Okuno E, Caldas IL, Chow C. Física para ciências biológicas e biomédicas. São Paulo: Ed. Harbra; 1986.
3. Freederick JR. Ultrasonic engineering. New York: John Wiley & Sons; 1965.
4. Wells PNT. Biomedical ultrasonics. London: Academic Press; 1977.
5. Carstensen EL, Li K, Schwan HP. Determination of the acoustic proprieties of blood and its components. J Acoust Soc Am. 1953;25:286.
6. Frizzel LA, Dunn F. Biophysics of ultrasound. In: Lehmann JF. Therapeutic heat and cold. Baltimore: Williams & Wilkins; 1982.
7. Allen KGR, Battye CK. Performance of ultrasonic therapy instrument. Physiotherapy. 1978;64(6):174-9.
8. Hoogland R. Ultrasound therapy. 2. ed. Delft: Enraf-Nonius; 1989.
9. ABNT NBR IEC 60601-2-5:2012: Equipamento eletromédico. Parte 2-5: requisitos particulares para a segurança básica e desempenho essencial dos equipamentos de fisioterapia por ultrassom. Rio de Janeiro: ABNT; 2012.
10. Guirro R, Serrão F, Elias D, Bucalon AJ. Calibration of therapeutic ultrasound equipment. Physiotherapy. 1997;83(8):419-22.
11. International Eletrotechnical Commission Publication 601-2-5. Particular requirements for the safety of ultrasonic therapy equipment. Genève: IEC; 1984.
12. Robertson VJ. Dosage and treatment response in randomized clinical trials of therapeutic ultrasound. Physical Therapy in Sport. 2002;3(3):124-33.
13. IEEE. IEEE guide for medical ultrasound field parameter measurements. Nova York: IEEE; 1990.
14. Lewin PA, Schafer MA. Ultrasound: measurements and instrumentation. In: Non-ionizing radiation: Proceedings of the Second Inter-

national Non-Ionizing Radiation Workshop. Canadian Radiation Protection Association. 1992. p. 189-208.
15. Hoogland, R. Ultrasound therapy. 1. ed. Delft: Enraf-Nonius; 1986.
16. Ward AR. Electricity fields and waves in therapy. Marrickville, Australia: Science Press; 1986.
17. McDiarmid T, Burns PN. Clinical applications of therapeutic ultrasound. Physiotherapy. 1987;73:155-61.
18. Ter Haar G, Dyson M, Talbert D. Ultrasonically induced contractions in mouse uterine smooth muscle in vivo. Ultrasonics. 1978;16(6):275-6.
19. Ter Haar G. Electrophysical principles. In: Kitchen S, Bazin S. Clayton's electrotheraphy. 10. ed. Philadelphia: WB Saunders; 1996.
20. Draper DO, Castel JC, Castel D. Rate of temperature increase in human muscle during 1 MHz and 3 MHz continuous ultrasound. J Orthop Sports Phys Ther. 1995;22:142-50.
21. Johannsen F, Gam AN. Ultrasound therapy in musculoskeletal disorders: a meta-analysis. Pain. 1995;63:85-91.
22. Meidan VM, Walmsley AD, Irwin WJ. Phonophoresis – is it a reality? International Journal of Pharmaceutics. 1995;118:129-49.
23. Ferrari CB, Andrade MAB, Adamowski JC, Guirro RRJ. Evaluation of therapeutic ultrasound equipments performance. Ultrasonics. 2010;50:704-9.
24. Low J, Reed A. Electrotherapy explained – principles and practice. 3. ed. Oxford: Butterworth Heinemann; 1999.
25. Gallo JA, Draper DO, Brody LT, Fellingham GW. A comparison of human muscle temperature increases during 3-MHz continuous and pulsed ultrasound with equivalent temporal average intensities. J Orthop Sports Phys Ther. 2004 Jul;34(7):395-401.
26. Ngonga Alfredo DM. Efeitos dos parâmetros dosimétricos do ultrassom terapêutico na transmissividade e temperatura de phantoms mimetizadores de tecidos e desenvolvimento do aplicativo DUST para estimar a dose. Tese de doutorado. PPG em Reabilitação e Desempenho Funcional – FMRP/USP; 2020.
27. Oakley S. Biophysical effects of ultrasound at therapeutic intensities. Physiotherapy. 1978;64:169.
28. Alexander LD, Gilman DR, Brown DR, Brown JL, Houghton PE. Exposure to low amounts of ultrasound energy does not improve soft tissue shoulder pathology: a systematic review. Phys Ther. 2010 Jan;90(1):14-25.
29. Allen KG, Battye CK. Performance of ultrasonic therapy instruments. Physiotherapy. 1978;64(6):174-9.
30. Fyfe MC, Chahl LA. Mast cell degranulation – A possible mechanism of action therapeutic ultrasound. Ultrasound in Medicine and Biology. 1982;8(supl.1):62.
31. Hekkenberg R, Reibold R, Zepiri B. Evaluation of ultrasound therapy devices. Physiotherapy. 1986;72:390-5.
32. Bhagwandin N. Characterization of the acoustic output of therapeutic ultrasound equipment. Fisioterapie. 1992;48(1):4-6.
33. Docker MF. A review of instrumentation available for therapeutic ultrasound. Physiotherapy. 1987;73:4.
34. Guirro RRJ, Elias D, Serrão FV, Bucalon AJ. Dosimetria de aparelhos de ultra-som terapêutico utilizando balança semi-analítica. Revista Brasileira de Fisioterapia. 1996;1(2):79-82.
35. Dyson M. Mechanisms involved in therapeutic ultrasound. Physiotherapy. 1987;73:116.
36. Williams R. Production and transmission of ultrasound. Physiotherapy. 1987;73:113-6.
37. Repacholi MH, Benwell DA. Using surveys of ultrasound therapy devices to draft performance standards. Health Physics. 1979;36:679-86.
38. Artho PA, Thyne JG, Warring BP, Willis CD, Brismée JM, Latman NS. A calibration study of therapeutic ultrasound units. Phys Ther. 2002;82(3):257-63.
39. Guirro RRJ, Santos SCB. Evaluation of the acoustic intensity of new ultrasound therapy equipament. Ultrasonics. 2002;39:553-7.
40. Johns LD, Straub SJ, Howard SM. Analysis of effective radiating area, power, intensity, and field characteristics of ultrasound transducers. Arch Phys Med Rehabil. 2007;88(1):124-9.
41. Benson S. Volume changes in organs induced by the local application of external heat and cold and by diathermy. Arch Phys Ther. 1934;15:133.
42. Casarotto RA, Adamowski JC, Fallopa F, Bacanelli F. Coupling agents in therapeutic ultrasound: acoustic and thermal behavior. Archives Physical Medicine and Rehabilitation. 2004;85:162-5.
43. Garnet EC, David CR. Efficiency of ultrasound coupling agents. Physiotherapy. 1977;63:8,255-7.
44. Burns PN, McDijarmid T. Clinical applications of therapeutic ultrasound. Physiotherapy. 1987;73:155-62.
45. Docker M, Foulkes DJ, Patrick MK. Ultrasound cuplants for physiotherapy. Physiotherapy. 1982;68(4):124-5.
46. Wood EC, Becker PD. Massagem de Beard. 3. ed. São Paulo: Manole; 1984.
47. Reid DC, Cummings GE. Efficiency of ultrasound coupling agents. Physiotherapy. 1977;63(8):255-7.
48. Cameron MH, Monroe LG. Relative transmission of ultrasound by media customarily used for phonophoresis. Physical Therapy. 1992;72(2):142-8.
49. Griffin JE. Transmissiveness of ultrasound through tap water, glycerin and mineral oil. Physical Therapy. 1980;60(8):1011-6.
50. Guirro R, Cancelieri AS, Sant'anna I. Avaliação dos meios intermediários utilizados na aplicação do ultra-som terapêutico. Brazilian Journal of Physical Therapy. 2001;5(2):1-4.
51. Brueton RN, Campbell B. The use of geliperm as a sterile coupling agent for therapeutic ultrasound. Physiotherapy. 1987;73(12):653-4.
52. Pringle DW. Therapeutic ultrasound: Acoustic transmissiveness of wound dressings. Physiotherapy. 1995;81(4):240.
53. Nyborg W. Biological effects of ultrasound: development of safety guidelines. Part II: general review. Ultrasound Med Biol. 2001;27(3):301-33.
54. Dyson M. Therapeutic applications of ultrasound. In: Nyborg WL, Ziskin MC (eds.). Biological effects of ultrasound (Clinics in diagnostic ultrasound). Edimburgo; Churchill Livingstone; 1985. p.121-33.
55. Ter Haar G. Basic physics of therapeutic ultrasound. Physiotherapy. 1987;73(3):110-3.
56. Ter Haar G. Therapeutic ultrasound. European Journal of Ultrasound. 1999;9:3-9.
57. Uhlemann C, Heinig B, Wollina U. Therapeutic ultrasound in lower extremity wound management. Int J Lower Extremity Wounds. 2003;2(3):152.
58. Stanisic M, et al. Wound debridement with 25 kHz ultrasound. Adv Skin Wound Care. 2005;18(9):484-90.
59. Breuing K, et al. Early experience using low-frequency ultrasound in chronic wounds. Ann Plast Surg. 2005;55(2):183-7.
60. Klopotek P. Method and apparatus for therapeutic treatment of skin with ultrasound, 6113559, 2000.
61. Hissong J, Dinger F. Methods of skin rejuvenation using high intensity focused ultrasound to form an ablated tissue area containing a plurality of lesions, US 6595934 B1, 2003.
62. Mourad P, et al. Ultrasound accelerates functional recovery after peripheral nerve damage. Neurosurgery. 2001;48(5):1136-40.
63. Crisci A, Ferreira A. Low-intensity pulsed ultrasound accelerates the regeneration of the sciatic nerve after neurotomy in rats. Ultrasound Med Biol. 2002;28(10):1335-41.
64. Chang C, Hsu S. The effects of low-intensity ultrasound on peripheral nerve regeneration in poly (DL-lactic acid-co-glycolic acid) conduits seeded with Schwann cells. Ultrasound Med Biol. 2004;30(8):1079-84.
65. Enwemeka C, Rodriguez O, Mendosa S. The biomechanical effects of low-intensity ultrasound on healing tendons. Ultrasound Med Biol. 1990;16(8):801-7.
66. Reed B, Ashikaga T. The effects of heating with ultrasound on knee joint displacement. J Orthop Sports Phys Ther. 1997;26(3):131-7.
67. Rantanen J, et al. Effects of therapeutic ultrasound on the regeneration of skeletal myofibers after experimental muscle injury. Am J Sports Med. 1999;27(1):54.

68. Paul W, Imig C. Temperature and blood flow studies after ultrasonic irradiation. Am J Phys Med. 1955;34:370-5.
69. Mortimer A, Dyson M. The effect of therapeutic ultrasound on calcium uptake in fibroblasts. Ultrasound Med Biol. 1988;14(6):499-506.
70. Ryaby J, et al. Low intensity pulsed ultrasound increases calcium incorporation in both differentiating cartilage and bone cell cultures. Trans Orthop Res Soc. 1989;14(15.1).
71. Ramirez A, et al. The effect of ultrasound on collagen synthesis and fibroblast proliferation in vitro. Med Sci Sports Exerc. 1997;29(3):326-32.
72. Dinnot M, Young S, Crumt A. The significance of membrane changes in the safe and effective use of therapeutic and diagnostic ultrasound. Phys Med Biol. 1989;34(11):1543-52.
73. Fyfe M, Chahl L. Mast cell degranulation and increased vascular permeability induced by 'therapeutic' ultrasound in the rat ankle joint. Br J Exp Pathol. 1984;65(6):671-6.
74. Dyson M. Non-thermal cellular effects of ultrasound. British Journal of Cancer. 1982;45:165-71.
75. National Council on Radiation Protection and Measurements. Exposure criteria for medical diagnostic ultrasound, I: Criteria based on thermal mechanisms, Report No. 113. Bethesda, MD: NCRP; 1992.
76. National Council on Radiation Protection and Measurements. Biological effects of ultrasound: mechanisms and clinical implications. NCRP Report No. 74. Bethesda, MD: NCRP; 1983.
77. Hogan RDB, Burke KM, Franklin TD. The effect of ultrasound on the microvascular hemodynamics in skeletal muscle: effects during ischemia. Microvascular Research. 1982;23:370-9.
78. Dionísio VC, Volpon JB. Ação do ultra-som terapêutico sobre a vascularização pós-lesão muscular experimental em coelhos. Brazilian Journal. 1999;4:19-25.
79. Patrick M. Aplications of pulsed therapeutic ultrasound. Physiotherapy. 1978;64:103-4.
80. Paaske WP, Hovind H, Seyerson P. Influence of therapeutic ultrasonic irradiation on blood flow in human cutaneous, subcutaneous and muscular tissues. Scandinavian Journal in Clinical Laboratory Investigation. 1973;31:298-394.
81. Baker R, Bell GW. The effect of therapeutic modalities on blood flow in the human calf. Journal Orthopaedic Sports in Physical Therapy. 1991;13:23-7.
82. Byl N, Mackenzie AM, West JA, Witney J, Hunt TK. Low-dose ultrasound effects on wound healing: a controlled study with Yucatan pigs. Archives Physical in Medicine and Rehabilitation. 1992;73:656-64.
83. Dyson M. Role ultrasound in wound healing. In: Kloth LC, McCulloch JM, Feedar JA (eds.). Wound healing: alternatives in management. Filadélfia: FA Davis; 1990. p.259-85.
84. Hille B. Ion channels of excitable membranes. Sunderland, MA: Sinauer Associates, Inc.; 2001.
85. Dewhirst MW, Viglianti BL, Lora-Michiels M, Hanson M, Hoppes PF. Basic principles of thermal dosimetry and thermal thresholds for tissue damage from hyperthermia. Int J Hyperthermia. 2003;19:267-94.
86. Hornback NB. Hyperthermia and cancer: Human clinical trial experience, vols. I and II. Boca Raton, FL: CRC Press; 1984.
87. Dickson JA, Calderwood SK. Temperature range and selective sensitivity of tumors to hyperthermia: a critical review. In: Jain RK, Gullino PM (eds.). Thermal characteristics of tumors: Applications in detection treatment. New York: Annals of the New York Academy of Sciences; 1980. p.180-205.
88. Guirro ECO. Bioefeitos induzidos por ultrassom em Staphylococcus aureus e Escherichia coli. estudo in vitro. Tese de Doutoramento. Rio Claro: Instituto de Biociências do Campus de Rio Claro, Universidade Estadual Paulista; 1999.
89. Haar GR, Daniels S. Evidence for ultrasonically induced cavitacion in vivo. Physics in Medicine and Biology. 1981;26:1145.
90. Kimmel E. Cavitation bioeffects. Critical Reviews in Biomedical Engineering. 2006;34(2):105-61.
91. Revell WJ, Roberts MG. Ultrasound effects on miniature end plate potential discharge frequency are contingent upon acoustic environment. Ultrasonics. 1990;28:149-54.
92. Doty P, Macgill BB, Ric SA. The proprieties of sonic fragments of desoxyribose nucleic acid. Biochemistry. 1958;44:433-8.
93. Hughes DE, Nyborg WL. Cell disruption by ultrasound. Science. 1962;138:108-14.
94. Miethchen R. Selected applications of sonochemistry in organic chemistry. Ultrasonics. 1973;20(3):241-50.
95. Braginskaya FI. Quantitative study of the effects of ultrasound on biochemical systems. Sovietic Physical Acoustic. 1974;21(4):323-7.
96. Braginskaya FI, Dunn F. Low intensity ultrasonic effects on yeast hexokinase. Radiation Environment Biophysics. 1990;29:47-56.
97. Neppiras EA. Acoustic cavitation series: part one. Ultrasonics. Janeiro 1984.
98. Todd JH. Measurement of chemical activity of ultrasonic cavitation in aqueus solutions. Ultrasonics. 1970;235-8.
99. Yu T, Wang Z, Mason TJ. A review of research into the uses of low level ultrasound in cancer therapy. Ultrason Sonochem. 2004;11(2):95-103.
100. Pritchard NJ, Hughes DE, Peacocke AR. The ultrasonic degradation of biological macromolecules under conditions of stable cavitation. Theory, methods, and application to deoxyribonucleic acid. Biopolymers. 1966;4:259-73.
101. Margulis MA. Sonoluminescence and sonochemical reactions in cavitation fields. Ultrasonics. 1985;23:157-69.
102. Liu D, Yang R, Yan X, Mcdoo DJ. Hydroxyl radical generated in vivo kill neurons in the rat spinal cord: electrophysiological, histological and neurochemical results. Journal Neurochemistry. 1994;62(37).
103. Leighton TG. The acoustic bubble. San Diego: Academic Press; 1997.
104. Dayton PA, Morgan KE, Klibanov AL, Brandenburger G, Nightingale KR, Ferrara KW. A preliminary evaluation of the effects of primary and secondary radiation forces on acoustic contrast agents. IEEE Trans Ultrason Ferroelectr Freq Control. 1997;44(6):1264-77.
105. Maxwell L. Therapeutic ultrasound: its effects on the cellular and molecular mechanisms of inflammation and repair. Physiotherapy. 1992;78:421-6.
106. Mitragory S, Blankschtein D, Langer R. Effects of ultrasound on the skin. Pharmacology Research. 1996;13:411-20.
107. Mitragory S, Edwads DA, Blankchtein D, Langer R. Enhancing effects of ultrasound. Pharmacology Science. 1995;84:697-706.
108. Clark PR, Hill CR. Physical and chemical aspects of ultrasonic disruption of cells. Journal of the Acoustical Society of America. 1969;47:649-53.
109. Leake ES, et al. Ultrasonic effects on alveolar macrophages in suspension. J Clin Ultrasound. 1980;8:465-72.
110. Ciaravino V, Miller MW, Kaufman GE. The effect of 1 MHz ultrasound on the proliferation of syncronized chinese hamster v-79 cells. Ultrasound in Medicine & Biology. 1981;7:175-84.
111. Vivino AA, Boraker DK, Muller D, Nyborg W. Stable cavitation at low ultrasonic intensities induces cell death and inhibbits H-TdR incorporation by com-A-stimulated murine limphocytes in vitro. Ultrasound in Medicine & Biology. 1985;11:751-9.
112. Gambihler S, Delius M, Brendel W. Biological effects of shock waves: cell disruption, viability, and proliferation of L1210 cells exposed to shock waves in vitro. Ultrasound in Medicine & Biology. 1990;16(6):587-94.
113. Mizrahi N, Seliktar D, Kimmel E. Ultrasound-induced angiogenic response in endothelial cells. Ultrasound in Med Biol. 2007;33(11):1818-29.
114. Mayer CR, Geis NA, Katus HA, Bekeredjian R. Ultrasound targeted microbubble destruction for drug and gene delivery. Expert Opin Drug Deliv. 2008;5:1121-38.
115. Zhou Y, Yang K, Cui J, Ye JY, Deng CX. Controlled permeation of cell membrane by single bubble acoustic cavitation. Journal of Controlled Release. 2012;157:103-11.

116. van Wamel A, Kooiman K, Harteveld M, Emmer M, ten Cate FJ, Versluis M, et al. Vibrating microbubbles poking individual cells: drug transfer into cells via sonoporation. J Control Release. 2006;112:149-55.
117. Lenart A, Auslander C. The effect of ultrasound on diffusion througher membranes. Ultrasonics. 1980 setembro:216-8.
118. Nyborg WL, Miller DL, Saad AH. Biophysical implications of bubble dynamics. Apply Science Research. 1982;38:17-24.
119. Dyson M, Suckling J. Stimulation of tissue repair by ultrasound – A survey of the mechanisms involved. Physiotherapy. 1978;64:105-8.
120. Harvey W, Dyson M, Pond JB, Grahame R. The in vitro stimulation of protein synthesis in human fibroblasts by the therapeutic levels of ultrasonic in medicine. Excepta Medica. 1975:10-21.
121. Fyfe MC, Parnell SM. The importance of measurement of effective transducer radiating area in the testing and calibration of "therapheutic" ultrasonic instruments. Health Physis. 1982;43:3,377-81.
122. Hashih I. The effects of ultrasound therapy on post-operative inflammation (PhD-tesis). London: University of London; 1986. Apud Dyson M. Mechanisms involved in therapeutic ultrasound. Physiotherapy. 1987;73:117.
123. Yurt RW. Role of the mast cell in trauma. In: Linnen P, Hildick S. The surgical wounds. Filadélfia: Lea and Febiger; 1981. p.37-62. Apud Dyson M. Mechanisms involved in therapeutic ultrasound. Physiotherapy. 1987;73:116.
124. Clark RAF. Cutaneous tissue repair basic biologic considerations. Journal of the Am Inst of Dermatol. 1985;13:701.
125. Szego CM. The lysosome as a mediator of hormone action. Recent Progress in Hormone Research. 1974;30:171.
126. Menezes DF, Volpon JB, Shimano AC. Aplicação de ultra-som terapêutico em lesão muscular experimental aguda. Brazilian Journal. 1999;4(1):27-31.
127. Hsu S, Huang T. Bioeffect of ultrasound on endothelial cells in vitro. Biomol Eng. 2004;21(3-5):99-104.
128. Mummery CL. The effect of ultrasound on fibroblasts in vitro (PhD tesis). London: University of London; 1978. Apud Dyson M. Mechanisms involved in therapeutic ultrasound. Physiotherapy. 1987;73:116.
129. Webster DF, Pond JB, Dyson M, Harvey W. The role of cavitation in the in vitro stimulation of protein synthesis in human fibroblasts by ultrasound. Ultrasound Med Biol. 1978;4:343-51.
130. Bierman W. Ultrasound in the treatment of scars. Archives of Physical Medicine. 1954;35:209.
131. Enwemeka CS. The effects of therapeutic ultrasound on tendon healing – A biochemical study. American Journal of Physical Medicine and Rehabilitation. 1989;69:283-7.
132. Garavello I. Medida da variação da temperatura por termografia em tecidos ósseo e muscular e em placa metálica implantada, após irradiação ultra-sônica terapêutica. Estudo experimental em coelhos. Dissertação de Mestrado. Ribeirão Preto: Faculdade de Medicina de Ribeirão Preto – USP; 1992.
133. Pessina AL. Aplicação do ultra-som terapêutico na cartilagem de crescimento proximal de tíbia de coelho. Brazilian Journal. 1998;3(supl.):38.
134. Miwa H, Kino M, Han LK, Takaoka K, Tsujita T, Furuhata H, et al. Effect of ultrasound application on fat mobilization. Pathophysiology. 2002;9:13-9.
135. Warden SJ, McMeeken JM. Ultrasound usage and dosage in sports physiotherapy. Ultrasound in Medicine & Biology. 2002;28(8):1075-80.
136. Brayman AA, Miller MW. Bubble cycling and standing waves in ultrasonic cell lysis. Ultrasonic in Medicine & Biology. 1992;18:411-20.
137. Benson HAE, McElnay JC. Transmission of ultrasound energy through topical pharmaceutical products. Physiotherapy. 1988;74(11):587.
138. Guirro ECO, Ferreira AL, Guirro R. Efeitos da estimulação ultrassônica pulsada de baixa intensidade no processo cicatricial. Estudo experimental em ratos. Revista Ciência e Tecnologia. 1995;8(4/2):37-47.
139. Dyson M, Parookes M. Stimulation of bone repair by ultrasound. Ultrasound in Med and Biol. 1983;supl2:61-6.
140. Dyson M, Franks C, Suckling J. Stimulation of healing of varicose ulcers by ultrasound. Ultrasonics. 1976;14(5):232-6.
141. Abranson DI, Burnett C, Bell Y, Tuck S, Rejal H, Fleischer CJ. Changes in blood flow oxygen uptake and tissue temperature produced by therapeutic physical agents in effects of ultrasound. Am J Phys Med. 1960;39:51.
142. Lehmann J, Hohlfeld R. Der gewebestoff wechsel nach ultrescholl und warmeeinwirkung. Strahlentherapie. 1952;87:544.
143. Dyson M, et al. Stimulation of tissue regeneration by pulsed plane-wave ultrasound. IEE Transaction on Sonics and Ultrasonics. 1970;17:133-40.
144. Ross R. The fibroblasts and wound repair. Biological Review. 1968;43:51-96.
145. Szego H. The action of ultrasound on fibroblasts. Acustica. 1974;36:100-3.
146. Tang CH, Lu DY, Tan TW, Fu WM, Yabg RS. Ultrasound induces hypoxia-inducible factor-1 activation and inducible nitric-oxide synthase expression through the integrin/integrin-linked kinase/Akt/mammalian target of rapamycin pathway in osteoblasts. The Journal of Biological Chemistry. 2007;282(35):25406-15.
147. Toyama Y, Sasaki KI, Tachibana K, Ueno T, Kajimoto H, Yokoyama S. Ultrasound stimulation restores impaired neovascularization-related capacities of human circulating angiogenic cells. Cardiovascular Research. 2012;95:448-59.
148. Yu J, Demuinck ED, Zhuang Z, Drinane M, Kauser K, Rubanyi GM, et al. Endothelial nitric oxide synthase is critical for ischemic remodeling, mural cell recruitment, and blood flow reserve. Proc Natl Acad Sci. 2005;102:10999-1004.
149. Rissanen TT, Korpisalo P, Markkanen JE, Liimatainen T, Orde´n MR, Kholova I, et al. Blood flow remodels growing vasculature during vascular endothelial growth factor gene therapy and determines between capillary arterialization and sprouting angiogenesis. Circulation. 2005;112:3937-46.
150. Sugita Y, Mizuno S, Nakayama N, Iwaki T, Murakami E, Wang Z, et al. Nitric oxide generation directly responds to ultrasound exposure. Ultrasound in Medicine and Biology. 2008;34(3):487-93.
151. Reher P, Harris M, Whiteman M, Hai HK, Meghji S. Ultrasound stimulates nitric oxide and prostaglandin E2 production by human osteoblasts. Bone. 2002;31(1):236-41.
152. Dyson M, Luke D. Induction of mast cell degranulation in skin by ultrasound. Ultrasonics, Ferroelectrics and Frequency Control, IEEE Transactions. 1986;33(2):194-201.
153. Duarte LR. The stimulation of bone growth by ultrasound. Arch Orthop Traum Surgery. 1983;101(3):153-9.
154. Xavier CAM, Duarte LR. Estimulação ultra-sônica do calo ósseo. Aplicação clínica. Rev Bras Ortop. 1983;18:73.
155. Guirro R, Ferreira AL, Guirro ECO. The use of hydroxiapatite associated with low intensity pulsed ultrasonic stimulation in the correction of bone failure. An experimental study with rabbits. Brazilian Journal of Morphological Sciences. 1999;16(1):45-53.
156. Silva OL. Estudo do mecanismo de ação do ultra-som na estimulação do crescimento ósseo. Dissertação de mestrado. São Carlos: Escola de Engenharia de São Carlos – USP; 1977.
157. Becker RO. Stimulation of partial limb regeneration in rats. Nature. 1972;235:109-11.
158. Bassett CAL. Biophysical principles affecting bone structure. In: Bourne GH (ed.). Biochemistry and physiology of bone. New York; Academic Press; 1971. p.1-76.
159. Warden SJ, Bennel KL, McMeeken JM, Wark JD. Acceleration of fresh fracture repair using sonic accelerated fracture healing system (SAFHS). A review. Calcified Tissue International. 2000;66:157-63.
160. Pilla AA, Mont MA, Nasser PR, Khan SA, Figueiredo M, Kaufmanm JJ, et al. Non-invasive low-intensity pulsed ultrasound accelerates bone healing in the rabbit. J Orthop Traumatol. 1990;4:246-53.
161. Tsai CL, Chang WH, Liu TK. Preliminary studies of duration and intensity of ultrasonic treatments on fracture repair. Chinese J. Physiology. 1992;35:21-6.

162. Reher P, Elbeshir E-NI, Harvey W, Meghji S, Harris M. The stimulation of bone formation in vitro by therapeutic ultrasound. Ultrasound Med Biol. 1997;8:1251-8.
163. Sato W, Matsushita T, Nakamura K. Acceleration of increase in bone mineral content by low-intensity ultrasound. Energy in leg lengthning. J Ultrasound Med. 1999;18:699-702.
164. Wang SJ, Lewallen DG, Bolander ME, Chao EY, Ilstrup DM, Greenleaf JF. Low intensity ultrasound treatment increases strength in a rat femoral fracture model. J Orthop Res. 1994;12:40-7.
165. Fontes-Pereira AJ, Teixeira RC, Oliveira AJB, Waldesmand R, Pontes F, Barros RSM, Negrão JNC. The effect of low-intensity therapeutic ultrasound in induced fracture of rat tibiae. Acta Ortop Bras. 2013; 21(1): 18-22.
166. Bashardoust Tajali S, Houghton P, MacDermid JC, Grewal R. Effects of low-intensity pulsed ultrasound therapy on fracture healing: a systematic review and meta-analysis. Am J Phys Med Rehabil. 2012 Apr;91(4):349-67.
167. Agel J, Olson DE, Dick R, Arendt EA, Marshall SW, Sikka RS. Descriptive epidemiology of collegiate women's basketball injuries: National Collegiate Athletic Association Injury Surveillance System, 1988-1989 through 2003-2004. Journal of Athletic Training. 2007;42(2):202.
168. Dick R, Hertel J, Agel J, Grossman J, Marshall SW. Descriptive epidemiology of collegiate men's basketball injuries: National Collegiate Athletic Association Injury Surveillance System, 1988-1989 through 2003-2004. Journal of Athletic Training. 2007;42(2):194.
169. Van Den Bekerom MP, Kerkhoffs GM, McCollum GA, Calder JD, Van Dijk CN. Management of acute lateral ankle ligament injury in the athlete. Knee Surgery, Sports Traumatology, Arthroscopy. 2013;21(6):1390-5.
170. Roach CJ, Haley CA, Cameron KL, Pallis M, Svoboda SJ, Owens, BD. the epidemiology of medial collateral ligament sprains in young athletes. The American Journal of Sports Medicine. 2014.
171. Warden SJ, Avin KG, Beck EM. Low-intensity pulsed ultrasound accelerates and a nonsteroidal anti-inflammatory drug delays knee ligament healing. The American Journal of Sports Medicine. 2006;34(7):1094-102.
172. Rodenberg RE, Bowman E, Ravindran R. Overuse injuries. Prim Care. 2013;40(2):453-73.
173. Klaiman M, Shrader J, Danoff J, et al. Phonophoresis against ultrasound treatment not common musculoskeletal conditions. Medicine & Science in Sports & Exercise. 1998;30(9):1349-55.
174. Andres BM, Murrell GA. Treatment of tendinopathy. what works, what does not, and what is on the horizon. Clinical Orthopaedics and Related Research. 2008;466(7):1539-54.
175. Zhang ZJ, Huckle J, Francomano CA, Spencer RG. The influence of pulsed low-intensity ultrasound on matrix production of chondrocytes at different stages of differentiation: an explants study. Ultrasound in Medicine & Biology. 2002;28(11):1547-53.
176. Mukai S, Ito H, Nakagawa Y, Akiyama H, Miyamoto M, Nakamura T. Transforming growth factor-β1 mediates the effects of low-intensity pulsed ultrasound in chondrocytes. Ultrasound in Medicine & Biology. 2005;31(12):1713-21.
177. Wiltink A, Nijweide PJ, Oosterbaan WA, Hekkenberg RT, Helders PJ. Effect of therapeutic ultrasound on endochondral ossification. Ultrasound in Medicine & Biology. 1995;21(1):121-7.
178. Ikeda K, Takayama T, Suzuki N, et al. Effects of low-intensity pulsed ultrasound on the differentiation of C2C12 cells. Life Sciences. 2006;79(20):1936-43.
179. Lu H, Qin L, Cheung W, Lee K, Wong W, Leung K. Low-intensity pulsed ultrasound accelerated bone-tendon junction healing through regulation of vascular endothelial growth factor expression and cartilage formation. Ultrasound in Medicine & Biology. 2008;34(8):1248-60.
180. Li N, Rivéra-Bermúdez MA, Zhang M, et al. LXR modulation blocks prostaglandin E2 production and matrix degradation in cartilage and alleviates pain in a rat osteoarthritis model. Proc Natl Acad Sci U S A. 2010 Feb 23;107(8):3734-9.
181. Ito A, Zhang X, Yamaguchi S, Aoyama T, Akiyama H, Kuroki H. Low-intensity pulsed ultrasound inhibits messenger RNA expression of matrix metalloproteinase-13 induced by interleukin-1 beta in intensity-dependent manner on chondrocytes. Osteoarthritis Cartilage. 2012;20:S245e6,
182. Naito K, Watari T, Muta T, et al. Low-intensity pulsed ultrasound (LIPUS) increases the articular cartilage type II collagen in a rat osteoarthritis model. J Orthop Res. 2010;28(3):361-9.
183. Wang FS, Kuo YR, Wang CJ, Yang KD, Chang PR, Huang YT, et al. Nitric oxide mediates ultrasound-induced hypoxia-inducible factor-1α activation and vascular endothelial growth factor-A expression in human osteoblasts. Bone. 2004;35(1):114-23.
184. Ying ZM, Lin T, Yan SG. Low-intensity pulsed ultrasound therapy: a potential strategy to stimulate tendon-bone junction healing. Journal of Zhejiang University SCIENCE B. 2012;13(12):955-63.
185. El-Mowafi H, Mohsen M. The effect of low-intensity pulsed ultrasound on callus maturation in tibial distraction osteogenesis. International Orthopaedics. 2005;29(2):121-4.
186. Doan N, Reher P, Meghji S, Harris M. In vitro effects of therapeutic ultrasound on cell proliferation, protein synthesis, and cytokine production by human fibroblasts, osteoblasts, and monocytes. Journal of Oral and Maxillofacial Surgery. 1999;57(4):409-19.
187. Leung KS, Lee WS, Tsui HF, Liu PP, Cheung WH. Complex tibial fracture outcomes following treatment with low-intensity pulsed ultrasound. Ultrasound in Medicine & Biology. 2004;30(3):389-95.
188. Rodeo SA, Arnoczky SP, Torzilli PA, Hidaka C, Warren RF. Tendon-healing in a bone tunnel. A biomechanical and histological study in the dog. The Journal of Bone & Joint Surgery. 1993;75(12):1795-803.
189. Qin L, Fok P, Lu H, Shi S, Leng Y, Leung K. Low intensity pulsed ultrasound increases the matrix hardness of the healing tissues at bone-tendon insertion – a partial patellectomy model in rabbits. Clinical Biomechanics. 2006;21(4):387-94.
190. Leung KS, Qin L, Fu LK, Chan CW. A comparative study of bone to bone repair and bone to tendon healing in patella-patellar tendon complex in rabbits. Clinical Biomechanics. 2001;25(1):35-9.
191. Oliveira RF, Oliveira DAAP, Soares CP. Effect of low-intensity pulsed ultrasound on l929 fibroblasts. Arch Med Sci. 2011;7:224-9.
192. Zhou S, Schmelz A, Seufferlein T, Li Y, Zhao J, Bachem MG. Molecular mechanisms of low intensity pulsed ultrasound in human skin fibroblasts. Journal of Biological Chemistry. 2004;279(52):54463-9.
193. Sparrow KJ, Finucane SD, Owen JR, Wayne JS. The effects of low-intensity ultrasound on medial collateral ligament healing in the rabbit model. The American Journal of Sports Medicine. 2005;33(7):1048-56.
194. Leung MCP, Ng GYF, Yip KK. Therapeutic ultrasound enhances medial collateral ligament repair in rats. Ultrasound in Medicine & Biology. 2006;32(3):449-52.
195. Moreira P, Gentil D, Oliveira C. Prevalência de lesões na temporada 2002 da Seleção Brasileira Masculina de Basquete. Clínica. 2003;22:22.
196. Vital R, Silva HGPV, Sousa RPA, Nascimento RB, Rocha EA, Miranda HF. Lesões traumato-ortopédicas nos atletas paraolímpicos. Rev Bras Med Esporte. 2007;13(3):165-8.
197. Ribeiro RN, Vilaça F, Oliveira HU, Vieira LS, Silva AA. Prevalência de lesões no futebol em atletas jovens: estudo comparativo entre diferentes categorias. Revista Brasileira de Educação Física e Esporte. 2007;21(3):189-94.
198. Piedade MCB, Galhardo MS, Battlehner CN, Ferreira MA, Caldini EG, De Toledo OMS. Effect of ultrasound therapy on the repair of gastrocnemius muscle injury in rats. Ultrasonics. 2008;48(5):403-11.
199. Farnebo S, Lars-Erik K, Ingrid S, Sjögren F, Folke S. Continuous assessment of concentrations of cytokines in experimental injuries of the extremity. International Journal of Clinical and Experimental Medicine. 2009;2(4):354.
200. Smith C, Kruger MJ, Smith RM, Myburgh KH. The inflammatory response to skeletal muscle injury: Illuminating complexities. Sports Medicine. 2008;38:947-69.

201. Tidball JG, Villalta SA. Regulatory interactions between muscle and the immune system during muscle regeneration. American Journal of Physiology-Regulatory, Integrative and Comparative Physiology. 2010;298(5):R1173-R1187.
202. Engelmann J, Vitto MF, Cesconetto PA, Silveira PC, Possato JC, Pinho RA, et al. Pulsed ultrasound and dimethysulfoxide gel treatment reduces the expression of pro-inflammatory molecules in an animal model of muscle injury. Ultrasound Med Biol. 2012;38(8):1470-5.
203. Chan YS, Hsu KY, Kuo CH, Lee SD, Chen SC, Chen WJ, et al. Using low-intensity pulsed ultrasound to improve muscle healing after laceration injury: an in vitro and in vivo study. Ultrasound in Medicine & Biology. 2010;36(5):743-51.
204. Prausnitz MR, Langer R. Transdermal drug delivery. Nat Biotechnol. 2008 Nov;26(11):1261-8.
205. Williams AR. Phonophoresis an in vivo evaluation using three topical anaesthetic. Ultrasonics. 1990;28:137-41.
206. Benson HAE, McElnay JC. Topical non-steroidal anti-inflammatory products as ultrasound couplants: Their potential in phonophoresis. Physiotherapy. 1994;80(2):74-6.
207. Goraj-Szczypiorowska B, Zajac L, Skalska-Izdebska R. Evaluation of factors influencing the quality and efficacy of ultrasound and phonophoresis treatment. Ortop Traumatol Rehabil. 2007 Sep-Oct;9(5):449-58.
208. Liu J, Thomas NL, Prausnitz MR. Non-invasive assesment and control of ultrasound-mediated membrane permeabilization. Pharmaceutical Research. 1998;15(6).
209. Lota M, Darling R. Changes in permeability of the red blood cell membrane in homogeneous ultrasound field. Archives Physical Medical Rehabilitation. 1955;36:282-7.
210. Coble AJ, Dunn F. Ultrasonic production of reversible changes in the electrical parameters of isiolated frog skin. Journal Acoustic American. 1976;60:225-9.
211. Mortimer AJ, Dyson M. The effect of therapeutic ultrasound on calcium uptake in fibroblasts. Ultrasound Med Biol. 1988;6:499-506.
212. Mortimer AJ, Trollope BJ, Villeneuve EJ. Ultrasound enhanced diffusion of oxygen through isolated frog skin. Journal Medicine Ultrasound. 1988;6.
213. Holt RG, Roy RA. Measurements of bubble-enhanced heating from focused MHz-frequency ultrasound in a tissue-mimicking material. Ultrasound Med Biol. 2001;27:1399-412.
214. Boucaud A, Machet L, Garrigue MA, Vaillant L, Patat F. A practical use of low frequency ultrasound for rapid and reproducible transdermal delivery of insulin. Atlanta: IEEE Ultrasonics Symp; 2001.
215. Goss SA, Fritzell L, Dunn F. Comprehensive compilation of empirical ultrasonic properties of mammalian tissues. J Acoust Soc Am. 1978;64:423-57.
216. Goss SA, Johnson RL, Dunn F. Ultrasonic absorption and attenuation of high frequency sound in mammalian tissue. Ultrasound Med Biol. 1979;5:181-6.
217. Chien YW. Developmental concepts and practice in transdermal therapeutic systems. In: Chien YW. Transdermal controlled systemic medications. vol.31. New York: Marcel Dekker Inc.; 1987. p.25-82.
218. Bronaugh RL, Maibach HI, Chien YW. In vitro percutaneous absortion: principles, fundamentals, and applications. Ann Arbor: CRC Press; 1991. p.280.
219. Byl N. The use of ultrasound as an enhancer for transcutaneous drug delivery: phonophoresis. Physical Therapy. 1995;75(6):539-53.
220. Saad AH, Hahn GM. Heat transfer in biogineering and medicine. Am Soc Mech Eng Press. 1987.
221. Underwood HR, Burdette EC, Ocheltree KB, Magin RL. Ultrasound and pharmacological agents. International Journal of Hyperthermia. 1987;3:257-67.
222. Tachibana K, Tachibana S. Agents chemother. Journal Pharmaceutical Pharmacology. 1991;43:270-1.
223. Saxena J, et al. Agents chemoter. Journal Biomaterial Apply. 1993;7:227-96.
224. Ciccone CD, Leggin BG, Callamaro JJ. Effects of ultrasound and trolamine salicylate phonophoresis on delayed–onset muscle soreness. Phys Ther. 1991;71:666-8.
225. Griffin JE, Echternach JL, Prince RE, Touchstone JC. Patients treated with ultrasonic driven hidrocortisone and with ultrasound alone. Phys Therapy. 1967;47:594.
226. Martinian IA, Nagapetian KHO, Amirian SS. Papain phonophoresis in the treatment of suppurative wounds and inflamatory processes. Khirurgia. 1990;9:74-6.
227. Kremakau FW, Kaufmann JS, Walker MM, Burch PG, Spurr CL. Ultrasonic enhancement of nitrogen mustard cytotoxicity in mouse leukemia. Cancer. 1976;37:1643-7.
228. Saad AH, Hahn GM. Ultrasound enhanced toxity on chinese hamster ovary cells in vitro. Cancer Research. 1989;49:5931-4.
229. Uememura S, Yumita N, Nishigaki R. Enhancement of ultrasonically induced cell damage by a galium-porphyrin complex, ATX 70. Journal Cancer Research. 1993;84:582-8.
230. Kessel D, Jeffers JB, Cain CA. Porphyrin-induced enhancement of ultrasound cytoxicity. International Radiation Biology. 1994;66:221-8.
231. Jeffers RQ, Feng JB, Hunt JW, Kessel D, Cain CA. Dimethylformamide as an enhancer of cavitation-induced cell lysis in vitro. Journal Acoustic Society American. 1995;97:669-76.
232. Suslick KS. Homogeneous sonochemistry. Ultrasound. 1989:123-63.
233. Barnett SB, Walsh DA, Angles JA. Novel approach to evaluate the interaction of pulsed ultrasound with embyonic development. Ultrasonics. 1994;28:166-70.
234. Benson HAE, et al. Influence of ultrasound on the percutaneous absorption of nicotinate esters. Pharm Res. 1991;8:204-9.
235. Benson HAE, McElnay JC, Harland R. Use of ultrasound to enhance percutaneous absorption of benzidamine. Physical Therapy. 1989;69(2):113-8.
236. Ebrahimi S, Abbasnia K, Motealleh A, Kooroshfard N, Kamali F, Ghaffarinezhad F. Effect of lidocaine phonophoresis on sensory blockade: pulsed or continuous mode of therapeutic ultrasound? Physiotherapy. 2012 Mar;98(1):57-63.
237. Zempsky WT, Hoath SB, Rosen D, Sullivan JE, Salazar G. Lidocaine iontophoresis for safe and efficacious dermal anesthesia in children. Pediatr Res. 2002;51:464.
238. Minville V, N'Guyen L, Chassery C, Zetlaoui P, Pourrut JC, Gris C, et al. A modified coracoid approach to infraclavicular brachial plexus blocks using a double stimulation technique in 300 patients. Anesth Analg. 2005;100:263-5.
239. Taskaynatan MA, Ozgul A, Tan AK, Dincer K, Kalyon TA. Bier block with methylprednisolone and lidocaine in CRPS type I – a randomized, double blinded, placebo controlled study. Reg Anesth Pain Med. 2004;29:408-12.
240. Machet L, Boucaud A. Phonophoresis: efficiency, mechanism and skin tolerance. Int J Pharm. 2002;243:1-15.
241. Kim TY, Jung DI, Kim Y, Yang JH, Shin SC. Anesthetic effects of lidocaine hydrochloride gel using low frequency ultrasound of 0.5 MHz. J Pharm Pharm Sci. 2007;10:1-8.
242. Kassan DG, Lynch AM. Physical enhancement of dermatologic drug delivery: iontophoresis and phonophoresis. J Am Acad Dermatol. 1996;34:657-66.
243. Chappelow J, Yang J. Defects generated in human stratum corneum specimens by ultrasound. Ultrasound Med Biol. 1998;24:705-10.
244. Mitragotri S, Farrell J. Determination of threshold energy dose for ultrasound induced transdermal drug transport. J Control Release. 2000;63:41-52.
245. Tang H, Mitragotri S. Theoretical description of transdermal transport of hydrophilic permeants: application to low frequency sonophoresis. J Pharm Sci. 2001;90:545-68.
246. Hynynen K. Focused ultrasound for blood-brain disruption and delivery of therapeutic molecules into the brain. Exp Opin Drug Deliv. 2007;4:27-35.

247. Parizotto NA, Koeke PU, Moreno BGD, Lourencin FTC. Utilização da fonoforese em desordens músculo-esqueléticas: uma meta-análise. Brazilian Journal. 2003;7(1):9-15.
248. Mitragotri S, Blankschtein D, Langer R. Transdermal drug delivery using low-frequency sonophoresis. Pharm Res. 1996 Mar;13(3):411-20.
249. Ahmadi F, McLoughlin IV, Chauhan S, ter-Haar G. Bio-effects and safety of low-intensity, low-frequency ultrasonic exposure. Prog Biophys Mol Biol. 2012;108(3):119-38.
250. Man J, Shelton RM, Cooper PR, Landini G, Scheven BA. Low intensity ultrasound stimulates osteoblast migration at different frequencies. J Bone Miner Metab. 2012;30(5):602-7.
251. Albuquerque FL, Neves LM, Guirro EC. Low-intensity pulsed ultrasound stimulation in different regions in the viability of myocutaneous flaps. J Ther Ultrasound. 2016;4:25.
252. de Lucas B, Pérez LM, Bernal A, Gálvez BG. Ultrasound therapy: experiences and perspectives for regenerative medicine. Genes (Basel). 2020 Sep 17;11(9):1086.
253. Rashid MS, Tourné Y, Teoh KH. The use of low intensity pulsed ultrasound in the foot and ankle. EFORT Open Rev. 2021;6(4):217-24.
254. de Lucas B, Pérez LM, Bernal A, Gálvez BG. Application of low-intensity pulsed therapeutic ultrasound on mesenchymal precursors does not affect their cell properties. PLoS One. 2021;16(2):e0246261.
255. Pounder NM, Harrison AJ. Low intensity pulsed ultrasound for fracture healing: A review of the clinical evidence and the associated biological mechanism of action. Ultrasonics. 2008;48:330-8.
256. Yang RS, Lin WL, Chen YZ, Tang CH, Huang TH, Lu BY, et al. Regulation by ultrasound treatment on the integrin expression and differentiation of osteoblasts. Bone. 2005;36:276-83.
257. Zhou S, Schmelz A, Seufferlein T, Li Y, Zhao J, Bachem MG. Molecular mechanisms of low intensity pulsed ultrasound on human skin fibroblasts. J Biol Chem. 2004;27:54463-9.
258. Kokubu T, Matsui N, Fujioka H, Tsunoda M, Mizuno K. Low intensity pulsed ultrasound exposure increases prostaglandin E2 production via the induction of cyclooxygenase-2 mRNA in mouse osteoblasts. Biochem Biophys Res Commun. 1999;256:284-7.
259. Tang CH, Yang RS, Huang TH, Lu DY, Chuang WJ, Huang TF, et al. Ultrasound stimulates cyclooxygenase-2 expression and increase bone formation through integrin, focal adhesion kinase, phosphatidylinositol 3-kinase, and Akt pathway in osteoblasts. Mole Pharmacol. 2006;69:2047-57.
260. Sena K, Leven RM, Mazhar K, Sumner DR, Virdi AS. Early gene response to low-intensity pulsed ultrasound in rat osteoblastic cells. Ultrasound Med Biol. 2005;31:703-8.
261. Kumagai K, Yamaguchi Y, Miyatake K, Tanabe H, Imai S, Saito T. Effect of Low-Intensity Pulsed Ultrasound (LIPUS) on endochondral ossification via the Wnt signaling pathway. J Orthop Trauma. 2017l;31(7):S4-S5.
262. Claes L, Willie B. The enhancement of bone regeneration by ultrasound. Progr Biophy Mole Biol. 2008;93:384-98.
263. Leung KS, Shi HF, Cheung WH, Qin L, Ng WK, Tam KF, et al. Low magnitude high frequency vibration accelerates callus formation, mineralization, and fracture healing in rats. J Orthop Res. 2009;27:458-65.
264. Mundi R, Petis S, Kaloty R, Shetty V, Bhandari M. Low-intensity pulsed ultrasound: Fracture healing. Indian J Orthop. 2009 Apr;43(2):132-40.
265. Leighton R, Watson JT, Giannoudis P, Papakostidis C, Harrison A, Steen RG. Cura de não união de fraturas tratadas com ultrassom pulsado de baixa intensidade (LIPUS): uma revisão sistemática e meta-análise. Prejuízo. 2017;48(7):1339-47.
266. White WM, Makin IR, Barthe PG, Slayton MH, Gliklich RE. Selective creation of thermal injury zones in the superficial musculoaponeurotic system using intense ultrasound therapy: a new target for noninvasive facial rejuvenation. Arch Facial Plast Surg. 2007;9:22-9.
267. Dubinsky TJ, Cuevas C, Dighe MK, Kolokythas O, Hwang JH. High-intensity focused ultrasound: current potential and oncologic applications. AJR Am J Roentgenol. 2008;190:191-9.
268. Gutowski KA. Microfocused ultrasound for skin tightening. Clinics in Plastic Surgery. 2016;43(3):577-82.
269. Hayashi K, Nieckarz JA, Thabit G III, et al. Effect of nonablative laser energy on the joint capsule: an in vivo rabbit study using a holmium: YAG laser. Lasers Surg Med. 1997;20(2):164-71.
270. Hantash BM, Ubeid AA, Chang H, et al. Bipolar fractional radiofrequency treatment induces neoelastogenesis and neocollagenesis. Lasers Surg Med. 2009;41(1):1-9.
271. ter Haar GT, Coussios C. High intensity focused ultrasound: physical principles and devices. Int J Hyperthermia. 2007;23:89-104.
272. White WM, Makin IR, Barthe PG, Slayton MH, Gliklich RE. Selective creation of thermal injury zones in the superficial musculoaponeurotic system using intense ultrasound therapy: a new target for noninvasive facial rejuvenation. Arch Facial Plast Surg. 2007;9:22-9.
273. Laubach HJ, Makin IR, Barthe PG, Slayton MH, Manstein D. Intense focused ultrasound: evaluation of a new treatment modality for precise microcoagulation within the skin. Dermatol Surg. 2008;34:727-34.
274. Suh DH, Shin MK, Lee SJ, Rho JH, Lee MH, Kim NI, et al. Intense focused ultrasound tightening in Asian skin: clinical and pathologic results. Dermatol Surg. 2011 Nov;37(11):1595-602.
275. Kerscher M, Nurrisyanti AT, Eiben-Nielson C, Hartmann S, Lambert-Baumann J. Skin physiology and safety of microfocused ultrasound with visualization for improving skin laxity. Clin Cosmet Investig Dermatol. 2019 Jan 14;12:71-9.
276. Izadifar Z, Izadifar Z, Chapman D, Babyn P. An introduction to high intensity focused ultrasound: Systematic review on principles, devices, and clinical applications. J Clin Med. 2020;9(2):460.
277. Ayatollahi A, Gholami J, Saberi M, Hosseini H, Firooz A. Systematic review and meta-analysis of safety and efficacy of high-intensity focused ultrasound (HIFU) for face and neck rejuvenation. Lasers Med Sci. 2020;35(5):1007-24.
278. Friedmann DP, Bourgeois GP, Chan HHL, Zedlitz AC, Butterwick KJ. Complications from microfocused transcutaneous ultrasound: Case series and review of the literature. Lasers Surg Med. 2018 Jan;50(1):13-9.
279. Hitchcock TM, Dobke MK. Review of the safety profile for microfocused ultrasound with visualization. J Cosmet Dermatol. 2014 Dec;13(4):329-35.
280. Gong Z, Dai Z. Design and challenges of sonodynamic therapy system for cancer theranostics: From equipment to sensitizers. Adv Sci (Weinh). 2021 Mar 12;8(10):2002178.
281. Zhao P, Deng Y, Xiang G, Liu Y. Nanoparticle-assisted sonosensitizers and their biomedical applications. Int J Nanomedicine. 2021 Jul 6;16:4615-30.
282. Lin X, Song J, Chen X, Yang H. Ultrasound activated sensitizers and applications. Angewandte Chemie Int Edition. 2020;59:14212-33.
283. Yang B, Chen Y, Shi J. Reactive Oxygen Species (ROS)-based nanomedicine. Chem Rev. 2019;119:4881-985.
284. Li H, Shi W, Huang W, et al. Carbon quantum dots/TiOx electron transport layer boosts efficiency of planar heterojunction perovskite solar cells to 19%. Nano Lett. 2017;17:2328-35.
285. Zhang H, Chen J, Zhu X, et al. Ultrasound induced phase-transition and invisible nanobomb for imaging-guided tumor sonodynamic therapy. J Mater Chem B. 2018;6:6108-21.
286. Gong F, Cheng L, Yang N, et al. Ultrasmall oxygen-deficient bimetallic oxide MnWOX nanoparticles for depletion of endogenous GSH and enhanced sonodynamic cancer therapy. Adv Mater. 2019;31:1900730.
287. Han X, Huang J, Jing X, et al. Oxygen-deficient black titania for synergistic/enhanced sonodynamic and photoinduced cancer therapy at near infrared-ii biowindow. Acs Nano. 2018;12:4545.
288. Duan L, Yang L, Jin Y, Yang F, Gu N. Micro/nano-bubble-assisted ultrasound to enhance the EPR effect and potential theranostic applications. Theranostics. 2020;10:462-83.
289. Coussios CC, Roy RA. Applications of acoustics and cavitation to noninvasive therapy and drug delivery. Annu Rev Fluid Mech. 2008;40:395-420.

290. Sankin GN, Simmons WN, Zhu SL, Zhong P. Shock wave interaction with laser-generated single bubbles. Phys Rev Lett. 2005;95:034051.
291. Tharkar P, Varanasi R, Wong WSF, Jin CT, Chrzanowski W. Nano-enhanced drug delivery and therapeutic ultrasound for cancer treatment and beyond. Front Bioeng Biotechnol. 2019;7:324.
292. Ogden J, Tóth-Kischkat A, Schultheiss R. Principles of shock wave therapy. Clin Orthop Relat Res. 2001;387:8-17.
293. McClure S, Dorfmüller C. Extracorporeal shock wave therapy: Theory and equipment. Clinical Techniques in Equine Practice. 2003;2(4):348-57.
294. Becker AJ, Stief CG, Truss MC, et al. Petroleum jelly is an ideal contact medium for pain reduction and successful treatment with extracorporeal shock wave lithotripsy. J Urol. 1999;161:18-22.
295. Chitnis P, Cleveland R. Acoustic and cavitation fields of shock wave therapy devices. AIP Conf Proc. 2006;829:440-4.
296. Cleveland R. The acoustics of shock wave lithotripsy. AIP Conf Proc. 2007;900(1).
297. Foldager CB, Kearney C, Spector M. Clinical application of extracorporeal shock wave therapy in orthopedics: focused versus unfocused shock waves. Ultrasound Med Biol. 2012;38:1673-80.
298. Schmitz C, Csaszar NB, Milz S, et al. Efficacy and safety of extracorporeal shock wave therapy for orthopedic conditions: a systematic review on studies listed in the PEDro database. Br Med Bull. 2015;116:115-38.
299. Liao CD, Tsauo JY, Chen HC, Liou TH. Efficacy of extracorporeal shock wave therapy for lower-limb tendinopathy: A meta-analysis of randomized controlled trials. Am J Phys Med Rehabil. 2018 Sep;97(9):605-19.
300. Foldager CB, Kearney C, Spector M. Clinical application of extracorporeal shock wave therapy in orthopedics: focused versus unfocused shock waves. Ultrasound Med Biol. 2012;38:1673-80.
301. Speed C. A systematic review of shockwave therapies in soft tissue conditions: focusing on the evidence. Br J Sports Med. 2014;48:1538-42.
302. Sun J, Gao F, Wang Y, et al. Extracorporeal shock wave therapy is effective in treating chronic plantar fasciitis: a meta-analysis of RCTs. Medicine (Baltimore). 2017;96:e6621.
303. van der Worp H, Zwerver J, Hamstra M, et al. No difference in effectiveness between focused and radial shockwave therapy for treating patellar tendinopathy: a randomized controlled trial. Knee Surg Sports Traumatol Arthrosc. 2014;22:2026-32.
304. Khan K, Scott A. Mechanotherapy: how physical therapists' prescription of exercise promotes tissue repair. Br J Sports Med. 2009;43(4):247-52.
305. Mittermayr R, Hartinger J, Antonic V. Extracorporeal shock wave therapy (ESWT) minimizes ischemic tissue necrosis irrespective of application time and promotes tissue revascularization by stimulating angiogenesis. Ann Surg. 2011;253(5):1024-32.
306. Vetrano M, d'Alessandro F, Torrisi M, Ferretti A, Vulpiani M, Visco V. Extracorporeal shock wave therapy promotes cell proliferation and collagen synthesis of primary cultured human tenocytes. Knee Surg Sports Traumatol Arthrosc. 2011;19(12):2159-68.
307. Wang C, Wang F, Yang K. Shock wave therapy induces neovascularization at the tendon–bone junction. A study in rabbits. J Orthop Res. 2003;21(6):984-9.
308. Hausdorf J, Lemmens M, Kaplan S. Extracorporeal shockwave application to the distal femur of rabbits diminishes the number of neurons immunoreactive for substance P in dorsal root ganglia L5. Brain Res. 2008;1207:96-101.
309. Hausdorf J, Lemmens M, Heck K. Selective loss of unmyelinated nerve fibers after extracorporeal shockwave application to the musculoskeletal system. Neuroscience. 2008;155(1):138-44.
310. Cheng J, Wang C. Biological mechanism of shockwave in bone. Int J Surg. 2015;24:143-6.
311. de Girolamo L, Stanco D, Galliera E, et al. Soft-focused extracorporeal shock waves increase the expression of tendon-specific markers and the release of anti-inflammatory cytokines in an adherent culture model of primary human tendon cells. Ultrasound Med Biol. 2014;40:1204-15.
312. Notarnicola A, Moretti B. The biological effects of extracorporeal shock wave therapy (ESWT) on tendon tissue. Muscles Ligaments Tendons J. 2012;2:33-7.
313. Weihs AM, Fuchs C, Teuschl AH. Shock wave treatment enhances cell proliferation and improves wound healing by ATP release-coupled extracellular signal-regulated kinase (ERK) activation. J Biol Chem. 2014;289(39):27090-104. Epub 2014 Aug 12.
314. Frairia R, Berta L. Biological effects of extracorporeal shock waves on fibroblasts. A review. Muscles Ligaments Tendons J. 2012;1(4):138-47.
315. Abe Y, Ito K, Hao K, Shindo T, Ogata T, Kagaya Y, et al. Extracorporeal low-energy shock-wave therapy exerts anti-inflammatory effects in a rat model of acute myocardial infarction. Circ J. 2014;78(12):2915-25.
316. Minutti C, Knipper J, Allen J, Zaiss D. Tissue-specific contrib of macrophages to ferida curar. Semin Cell Dev Biol. 2017;61:3-11.
317. Pesce J, Ramalingam T, Mentink-Kane M. Arginase-1 – Expressing macrophages suprime Th2 cytokine-driven inflammation and fibrose. PLoS Pathog. 2009;5(4).
318. Yahata K, Kanno H, Ozawa H. Low-energy extracorporeal shock wave therapy for promotion of vascular endothelial growth factor expression and angiogenesis and improvement of locomotor and sensory functions after spinal cord injury. J Neurosurg Spine. 2016;25(6):745-55.
319. Ohtori S, Inoue G, Mannoji C. Shock wave application to rat skin induces degeneration and reinnervation of sensory nerve fibres. Neurosci Lett. 2001;315(1-2):57-60.
320. Murata R, Ohtori S, Ochiai N. Extracorporeal shockwaves induce the expression of ATF3 and GAP-43 in rat dorsal root ganglion neurons. Auton Neurosci. 2006;128(1-2):96-100.
321. Griffin J, Thompson W. Biology and pathology of nonmyelinating Schwann cells. Glia. 2008;56(14):1518-31.
322. Saggini R, Di Stefano A, Saggini A, Bellomo R. Clinical application of shock wave therapy in musculoskeletal disorders: Part I. J Biol Regul Homeost Agents. 2015;29(3):533-45.
323. Yarnitsky D. Conditioned pain modulation (the diffuse noxious inhibitory control-like effect): its relevance for acute and chronic pain states. Curr Opin Anaesthesiol. 2010;23(5):611-5.
324. Xia W, Mørch C, Matre D, Andersen O. Exploration of conditioned pain modulation effect on long-term potentiation-like pain amplification in humans. Eur J Pain. 2017;21(4):645-57.
325. Chow I, Cheing G. Comparison of different energy densities of extracorporeal shock wave therapy (ESWT) for the management of chronic heel pain. Clin Rehabil. 2007;21(2):131-41.
326. Luan S, Zhu Z, Ruan J, Lin C, Ke S, Xin W, et al. Randomized trial on comparison of the efficacy of extracorporeal shock wave therapy and dry needling in myofascial trigger points. American Journal of Physical Medicine & Rehabilitation. 2019;98:8:677-84.
327. Peters J, Luboldt W, Schwarz W, Jacobi V, Herzog C, Vogl TJ. Extracorporeal shock wave therapy in calcific tendinitis of the shoulder. Skeletal Radiol. 2004 Dec;33(12):712-8.
328. Malliaropoulos N, Thompson D, Meke M. Individualized radial extracorporeal shock wave therapy (rESWT) for symptomatic calcific shoulder tendinopathy: a retrospective clinical study. BMC Muscoskel Disord. 2017;18(1).
329. Wang C, Yang Y, Huang C. Os efeitos da onda de choque nas concentrações sistêmicas do nível de óxido nítrico, angiogênese e fatores de osteogênese na necrose do quadril. Rheumatol Int. 2010;31(7):871-7.
330. Wang C, Wang F, Ko J. Extracorporeal shockwave therapy shows regeneration in hip necrosis. Reumatologia. 2007;47(4):542-6.
331. Yin T, Wang C, Yang K, Wang F, Sun Y. As ondas de choque aumentam a expressão do gene osteogenético em células do estroma da medula dos quadris com osteonecrose. Chang Gung Med J. 2011;34:367-74.
332. Chen Y, Kuo Y, Yang K, Wang C, Huang H, Wang F. A aplicação de ondas de choque aumenta a formação óssea sensível à proteína da toxina da tosse convulsa de defeito femoral segmentar em ratos. J Bone Miner Res. 2003;18(12):2169-79.

333. Cho W, Kim SY, Jeong M, Park WM. Shockwaves suppress adipocyte differentiation via decrease in PPARγ. Cells. 2020;9(166):1-18.
334. Knobloch K, Kraemer R. Extracorporeal shock wave therapy (ESWT) for the treatment of cellulite – A current metaanalysis. International Journal of Surgery. 2015;24-B:210-7.
335. Downs SH, Black N. The feasibility of creating a checklist for the assessment of the methodological quality both of randomised and non-randomised studies of health care interventions. J Epidemiol Community Health. 1998;52(6):377-84.
336. Knobloch K, Joest B, Krämer R, Vogt PM. Cellulite and focused extracorporeal shockwave therapy for non-invasive body contouring: a randomized trial. Dermatol Ther (Heidelb.). 2013;3(2):143-55.
337. Nasser AH, Dorizas AS, Shafai A, Sadick NS. A randomized, controlled clinical study to investigate the safety and efficacy of acoustic wave therapy in body contouring. Dermatol Surg. 2015;41(3):366-70.
338. Wang C, Wang F, Ko J. Extracorporeal shockwave therapy shows regeneration in hip necrosis. Reumatologia. 2007;47(4):542-6.
339. Ottomann C, Hartmann B, Tyler J, Maier H, Thiele R, Schaden W, et al. Prospective randomized trial of accelerated re-epithelization of skin graft donor sites using extracorporeal shock wave therapy. J Am Coll Surg. 2010;211(3):361-7.
340. Dymarek R, Halski T, Ptaszkowski K, Slupska L, Rosinczuk J, Taradaj J. Extracorporeal shock wave therapy as an adjunct wound treatment: a systematic review of the literature. Ostomy Wound Manage. 2014 Jul;60(7):26-39.
341. Zhang L, Weng C, Zhao Z, Fu X. Extracorporeal shock wave therapy for chronic wounds: A systematic review and meta-analysis of randomized controlled trials. Wound Repair Regen. 2017 Aug;25(4):697-706.
342. Aarabi S, Longaker MT, Gurtner GC. Hypertrophic scar formation following burns and trauma: New approaches to treatment. PLoS Med. 2007;4:e234.
343. Werner S, Krieg T, Smola H. Keratinocyte-fibroblast interactions in wound healing. J Invest Dermatol. 2007 May;127(5):998-1008.
344. Bellemare J, Roberge CJ, Bergeron D, Lopez-Vallé CA, Roy M, Moulin VJ. Epidermis promotes dermal fibrosis: role in the pathogenesis of hypertrophic scars. J Pathol. 2005 May;206(1):1-8.
345. Cui HS, Joo SY, Cho YS, Park JH, Ro YM, Kim JB, et al. Effect of extracorporeal shock wave therapy on keratinocytes derived from human hypertrophic scars. Sci Rep. 2021 Aug 27;11(1):17296.

CAPÍTULO 8

Fotobiomodulação

> **Pontos-chave**
> - O termo "fotobiomodulação" envolve uma modalidade de terapia de luz que utiliza formas não ionizantes de fontes de luz, incluindo lasers, LEDs e luz de banda larga, no espectro visível e infravermelho.
> - A profundidade de penetração está relacionada à absorção da onda nos diferentes estratos da pele.
> - Os efeitos terapêuticos benéficos incluem, mas não se limitam, ao alívio da dor ou inflamação, imunomodulação e promoção da cicatrização de feridas e regeneração de tecidos.

O termo "fotobioestimulação" foi descrito pela primeira vez por Endre Mester em 1967 na Universidade de Semmelweiss (Hungria), ao tentar repetir um experimento conduzido por Paul McGuff em Boston (EUA), com laser de rubi em tumores malignos, porém a potência do equipamento era menor do que a utilizada no estudo-base. Entretanto, observou os efeitos da exposição repetida do laser de baixa intensidade em experimentos conduzidos com o intuito de avaliar o efeito do recurso em tumores malignos e notou o crescimento acelerado de pelos em áreas em que foram removidos para implantação cirúrgica de tumores, bem como melhor cicatrização das feridas.[1,2]

Após aproximadamente 50 anos, o termo globalmente utilizado – *Low Level Laser Therapy* (LLLT) – foi modificado para fotobiomodulação.[3] Essa atualização foi necessária para incluir os diodos emissores de luz (LEDs), que apesar de não emitirem luzes coerentes, apresentam efeitos biológicos comparáveis aos de LLLT. Esses recursos, embora com resultados variados, apresentam efeitos importantes como cicatrização e analgesia, muito úteis na área de fisioterapia dermatofuncional.

O termo "fotobiomodulação" é aceito e adotado por várias sociedades profissionais internacionais, como a Associação Mundial de Laserterapia (*World Association for Laser Therapy* – WALT); a Associação Norte-americana de Terapia de Fotobiomodulação (*North American Association Photobiomodulation Therapy* – NAALT); SPIE Photonics West; Sociedade Americana de Lasers em Medicina e Cirurgia (*American Society of Lasers in Medicine and Surgery* ASLMS); e Sociedade Óptica da América (*Optical Society of America* – OSA).

A NAALT endossa e incentiva o uso dessa terminologia e define a terapia de fotobiomodulação como "forma de terapia de luz que utiliza formas não ionizantes de fontes de luz, incluindo lasers, LEDs e luz de banda larga, no espectro visível e infravermelho". É um processo não térmico que envolve cromóforos endógenos que provocam eventos fotofísicos (ou seja, lineares e não lineares) e fotoquímicos em várias escalas biológicas. Esxe processo resulta em efeitos terapêuticos benéficos, incluindo, mas não se limitando, ao alívio da dor ou inflamação, imunomodulação e promoção da cicatrização de feridas e regeneração de tecidos. No entanto, um número crescente de observações sugere que comprimentos de onda específicos da radiação eletromagnética abrangendo do espectro visível ao infravermelho próximo (400-1.100 nm) podem produzir efeitos fotofísicos e fotoquímicos e também modular os principais processos biológicos para atingir objetivos terapêuticos, como a proliferação celular, função mitocondrial e sinalização inflamatória.[4] Um esquema geral do mecanismo de ação da fotobiomodulação é apresentado na Figura 1, e envolve a citocromo C-oxidase na cadeia respiratória mitocondrial, com aumento da sua atividade enzimática, o que gera aumento do transporte de elétrons, potencial de membrana, ATP, AMPc, consumo de oxigênio, produção de espécies reativas de oxigênio, óxido nítrico e cálcio intracelular. Deve-se considerar ainda a presença de cascatas de fototransdução.

Laser e LED são acrônimos que significam respectivamente "amplificação de luz por emissão estimulada da radiação" e "diodo emissor de luz". A geração da onda eletromagnética depende da excitação dos elementos constituintes do material (sólido, líquido ou gasoso) por uma corrente elétrica, possibilitando a emissão de fótons.

Um átomo é constituído de um núcleo, com prótons e nêutrons, e da eletrosfera com os elétrons em órbita. Cada órbita do elétron possui um nível energético. Os elétrons ao se movimentarem em uma camada eletrônica não absorvem e nem emitem energia. Os elétrons de um átomo tendem a ocupar as camadas eletrônicas mais próximas do núcleo, isto é, as que apresentam menor quantidade de energia, e nenhuma forma de radiação ocorre quando os elétrons se mantêm em seus níveis orbitais. Quando submetido à energia eletromagnética, o elétron absorve energia e passa a ocupar um nível mais energético, uma camada mais externa, e nessas condições o átomo se torna instável. Os elétrons de um átomo excitado tendem a voltar para as camadas de origem e, quando isso ocorre, ele devolve, sob forma de onda eletromagnética, a energia anteriormente recebida. Um laser funciona desde que se consiga excitar um número mínimo de elétrons de determinado material para um nível de energia superior, de modo a se obter uma inversão de população (quando existem mais elétrons excitados do que elétrons no estado fundamental). Quando isso ocorre, estimulam-se alguns elétrons a emitirem seus fótons, o que vai iniciar um efeito em cascata de modo que o fóton emitido por um elétron estimula o elétron seguinte a emitir outro fóton de igual energia, comprimento de onda e fase, o que vai amplificando a emissão de feixes de luz de comprimento de onda definido e coerente.

O raio laser é gerado dentro de uma cavidade que recebe o nome de cavidade de Perot-Fabry. Essa cavidade consiste em uma câmara contendo um meio ativo (gasoso, líquido-corantes, semicondutores, excímeros, químicos e cristais), com tamanho e forma variando de acordo com o meio ativo e a potência do aparelho laser. Nesta câmara, dois espelhos com níveis de reflexão diferentes estão posicionados em suas extremidades, um totalmente reflexivo (100%) e o outro parcialmente reflexivo (98%). A diferença de capacidade de reflexão dos espelhos permite a saída da radiação de dentro da cavidade, formando o raio laser (Figura 2).

Para entender a interação de qualquer radiação com o tecido biológico é necessário em primeiro lugar conhecer a natureza física da radiação e secundariamente a natureza biofísica do meio incidente. Nosso organismo está submetido a vários níveis de radiação provenientes da atmosfera, porém nem todos geram respostas biológicas em níveis de exposição normal.

O LED é um diodo semicondutor (junção P-N) que quando energizado emite luz – por isso denominado diodo emissor de luz. O seu uso como recurso fototerapêutico é recente e foi dependente do avanço tecnológico

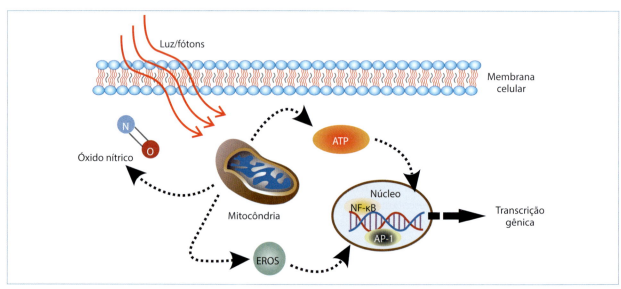

FIGURA 1 Mecanismo de ação da fotobiomodulação. Adaptada de Chung et al., 2012.[5]

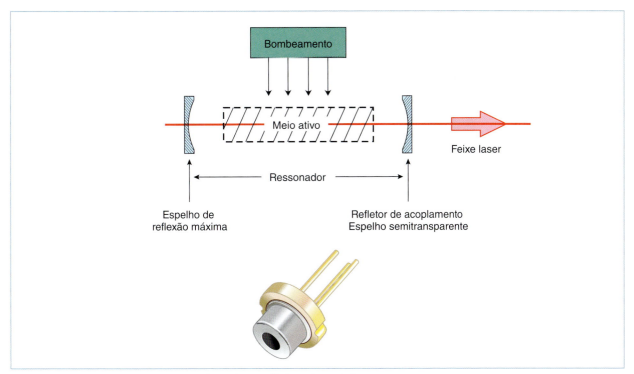

FIGURA 2 Esquema simplificado da geração do laser e diodo emissor de laser.

aplicado na sua fabricação. A luz emitida não é monocromática, mas consiste em uma banda espectral relativamente estreita, o que permite definir o comprimento de onda a ser aplicado.

A cor da luz emitida pelo LED depende do tipo de cristal utilizado e da impureza de dopagem com que o componente é fabricado, que consiste em introduzir em sua rede cristalina impurezas que aumentem a sua condutividade elétrica. O LED que utiliza o arseneto de gálio emite radiação infravermelha e, quando dopado com fósforo, a emissão pode ser vermelha ou âmbar, de acordo com a concentração. Hoje em dia, com o uso de outros materiais, consegue-se fabricar LEDs que emitem luz em uma ampla faixa do espectro (Tabela 1).

Com a redução do preço, seu alto rendimento e sua grande durabilidade, os LEDs tornaram-se ótimos substitutos dos diodos emissores de laser, possibilitando a fabricação de *clusters* exclusivos de LED ou com associação de LED e laser, o que possibilita a irradiação de grandes áreas (Figura 2), alguns com mais de 30 LEDs.

Existem também os LEDs brancos chamados RGB, e que são compostos por três *chips*, um vermelho (*Red*), um verde (*Green*) e um azul (*Blue*). Uma variação dos LEDs RGB são LEDs com um microcontrolador integrado, que permite que se obtenha uma ampla variação de cores utilizando apenas um LED. Nesse caso, a área de irradiação de cada cor pode ser menor que a área de irradiação total do LED.

TABELA 1 Materiais constituintes do LED, com os respectivos comprimentos de onda e cor da luz emitida

Material	Comprimento de onda	Cor
Arseneto de gálio e alumínio	880 ou 645 nm	Infravermelha ou vermelha
Fosfato de alumínio, índio e gálio	595 nm	Âmbar
Fosfato de gálio	565 nm	Verde
Nitreto de gálio	430 nm	Azul

A incorporação do laser como instrumento terapêutico tem sido acompanhada, em nosso meio, de um grande volume de estudos envolvendo desde a irradiação em culturas de células até a experimentação animal e ensaios clínicos, o que tem possibilitado delimitar as reais ações dessa forma de radiação. O laser é uma emissão de luz coerente, monocromática, com grande concentração de energia, capaz de promover alterações físicas e biológicas. A combinação do laser com LED, com diferentes comprimentos de onda, é possível nos aplicadores tipo *cluster* (Figura 3).

O funcionamento do laser baseia-se na emissão estimulada, um conceito introduzido por Einstein em 1917, porém o desenvolvimento do recurso terapêutico ocorreu apenas em 1960, configurando-se como um tipo de radiação eletromagnética visível que tem como principais características a monocromaticidade, coerência, direcionalidade e concentração de energia.

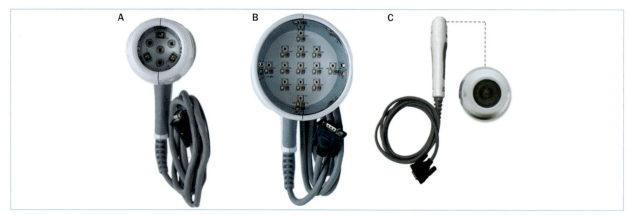

FIGURA 3 Aplicadores tipo *cluster* combinando diferentes comprimentos de onda. (A) LEDs + laser; (B) LEDs; (C) LED RGB.

A monocromaticidade decorre do fato de que a luz emitida possui um único comprimento de onda que oscila na mesma frequência e consequentemente apresenta uma única cor, diferentemente da luz branca, que é composta por sete cores (vermelho, alaranjado, amarelo, verde, azul, anil e violeta), onde cada cor corresponde a uma frequência. A coerência da emissão se dá pelo alinhamento das ondas eletromagnéticas no tempo e no espaço, na mesma frequência e direção, o que mantém uma relação de fase constante entre si, ou seja, não varia com o tempo. A direcionalidade dos fótons em um só sentido e a coerência de emissão são o que possibilita a elevada concentração de energia, base para a utilização da radiação laser como instrumento terapêutico ou cirúrgico.

O efeito promovido pela radiação laser é atribuído a diversos aspectos, embora ainda controverso, como a monocromaticidade da emissão, observando diversos efeitos em função do comprimento de onda e da dose utilizada.[6,7]

Não existem fundamentos físicos para concluir que os efeitos observados são devidos à coerência da radiação. A influência das radiações luminosas, coerentes ou não, sobre os componentes biológicos atestam que a coerência pouco interfere nos resultados, por considerar que após incidir sobre a superfície da pele o laser sofre refração, perdendo assim a coerência do feixe.

A pele possui cromóforos que têm coeficientes de espalhamento e absorção que são altamente dependentes do comprimento de onda.[8] As propriedades de espalhamento do tecido são devidas às propriedades de atenuação intrínsecas ao cromóforo e ao tamanho das partículas dentro do tecido que também controla o tipo de espalhamento que ocorre. A dispersão leva ao espalhamento da luz no tecido e à eventual redução da densidade de energia com o aumento da área de irradiação.

A coerência da luz também foi testada em meios de cultura em estudo[9] que comparou o efeito antimicrobiano relativo de LED de 405 nm não coerente e laser de 405 nm coerente em *Staphylococcus aureus* resistente à meticilina. Tanto a radiação LED quanto a laser nas exposições de 40-121 J/cm^2 resultaram na supressão significativa do crescimento bacteriano. O efeito antimicrobiano das duas fontes de luz, LED e laser, não foi significativamente diferente em cada exposição radiante em 35 dos 36 ensaios experimentais. A conclusão do estudo foi que a coerência da luz não parece desempenhar um papel significativo na resposta celular da bactéria, pois a resposta foi semelhante para ambos os recursos.

O laser de baixa potência tem sido usado desde o final dos anos 1980, inicialmente com potência de radiação muito baixa (2 a 5 mW), incluindo os lasers de hélio-neônio (HeNe) e arseneto de gálio (AsGa). A norma IEC 60825-1 *Edition* 1 indica que o limite máximo da potência dos lasers da classe 3B é de 500 mW. Atualmente, a maioria dos lasers utilizados nas intervenções fisioterapêuticas apresenta potências entre 30 e 200 mW por diodo. Já os LEDs podem chegar a 500 mW de potência.

Os lasers da classe 3B são potencialmente perigosos se um feixe direto ou a reflexão especular forem visualizados pelo olho desprotegido. Precauções devem ser tomadas para evitar a visualização direta do feixe e para controlar as reflexões especulares não intencionais, devendo ser aplicado em uma área controlada. As condições para a visualização segura de reflexos difusos para lasers visíveis da classe 3B envolve a distância de visualização mínima de 13 cm entre o anteparo reflexivo e a córnea e um tempo máximo de visualização de 10 segundos. A proteção ocular do profissional e do paciente é necessária se houver qualquer possibilidade de visualização do feixe refletido diretamente ou especularmente, ou de visualização de uma reflexão difusa.

É importante salientar que qualquer equipamento emissor de laser da área da saúde classe 3B deve estar em conformidade com IEC 60601-2-22. Cada produto deve ter afixadas uma etiqueta de advertência (Figura 4) e uma etiqueta explicativa contendo as palavras: radiação laser, evitar exposição ao raio, produto laser classe 3B.

Os parâmetros físicos a serem considerados nos equipamentos de laser ou LED envolvem o comprimento de onda, o regime de pulso, além da potência média ou instantânea, o ângulo de divergência e o diâmetro do feixe.

O comprimento de onda de uma fonte luminosa terapêutica tem uma relação positiva com a profundidade de penetração no tecido, permitindo atingir os cromóforos alvos, possibilitando assim a absorção dos fótons incidentes. O comprimento de onda é provavelmente a variável mais importante na fotobiomodulação, porque sem absorção não há resposta biológica. De acordo com a lei de Grotthuss-Draper, comumente chamada de "Primeira Lei da Fotoquímica", as reações fotoquímicas dependem da absorção de luz por um sistema.

Há um aumento perceptível na profundidade de penetração quando o diâmetro do feixe é aumentado de 1 a 5 mm antes de manter uma profundidade de penetração constante em aproximadamente 10 mm, quando a intensidade é reduzida para 1%, independentemente do aumento do diâmetro do feixe (Figura 5). A tendência mostra que um ponto crítico é alcançado para um diâmetro de 10 mm em que um aumento adicional não afeta a penetração da luz no tecido. Um diâmetro de feixe menor está associado a um espalhamento maior e, conforme o seu aumento, a propagação do fóton torna-se cada vez mais projetada para a frente até aquele ponto crítico onde o espalhamento no meio satura.

A profundidade do tecido a ser irradiado também depende da potência emitida pelos equipamentos. Com o objetivo de caracterizar os equipamentos e os procedimentos utilizados na terapia a laser de baixa potência, quarenta lasers alocados em 36 clínicas de fisioterapia foram avaliados.[11] Os equipamentos foram caracterizados com dados coletados dos manuais do proprietário, consulta direta aos fabricantes e questionário respondido pelos usuários. Um analisador de potência digital foi utilizado para aferir a potência média emitida. Os resultados indicaram que a maioria dos equipamentos era de AsGa (70,5%), seguidos pelo laser de HeNe (23,5%). A maioria (60%) era analógica e adquirida há mais de cinco anos. A maior parte dos equipamentos era submetida a 10 a 15 aplicações por semana e o nível de densidade mais utilizado foi de 2 J/cm^2 a 4 J/cm^2. Os óculos de proteção estavam disponíveis em apenas 19,4% das clínicas avaliadas. A associação entre as categorias analisadas demonstrou que a menor média de potência se correlacionou tanto com equipamentos adquiridos há mais de 5 anos quanto com tecnologia analógica. Como conclusão, os autores destacam que os equipamentos estavam desatualizados e a manutenção periódica não era frequente, o que refletiu na baixa potência aferida. Esses resultados devem considerar que os equipamentos foram produzidos entre os anos de 1990 e 2005, sendo a maioria com tecnologia analógica.

Os efeitos biológicos da FBM ocorrem pelos efeitos diretos da radiação luminosa e não como resultado do aquecimento. O seu poder de penetração não vai além de poucos milímetros, sendo que parte da sua energia é absorvida nos diferentes estratos da pele. As diferenças entre os equipamentos de laser terapêutico e cirúrgico são muitas, além dos diferentes comprimentos de onda, os quais determinam o limite de profundidade de penetração dos lasers de baixa potência (Figura 6).[12] A potência é um dos fatores que caracterizam a sua indicação, sendo necessária a potência de 1 a 5 W para a vaporização dos tecidos superficiais, de 5 a 20 W para incisões superficiais e de 20 a 100 W para incisões profundas.

Os efeitos não térmicos produzidos pela radiação luminosa de baixa intensidade são amplamente discutidos, no entanto, não estão totalmente fundamentados todos os mecanismos nem todos os elementos que participam da conversão da energia luminosa em energia bioquími-

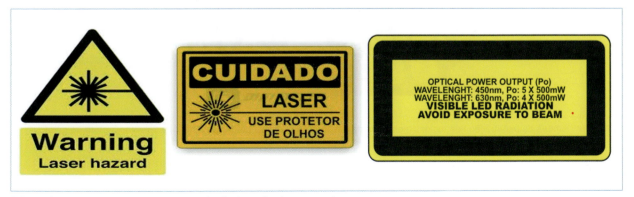

FIGURA 4 Etiquetas de advertência da radiação laser fixadas em equipamentos.

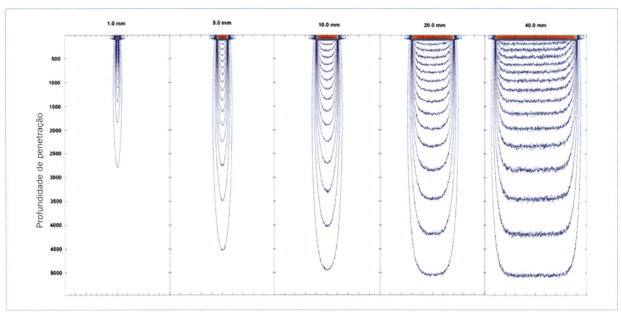

FIGURA 5 Perfis de penetração calculados para feixes de largura uniformes de 1, 5, 10, 20 e 40 mm, de fluência incidente igual, obtidos por simulação de Monte Carlo usando parâmetros de pele típicos para comprimentos de onda de 525-1.100 nm. (Dados de Ash et al., 2017.)[10]

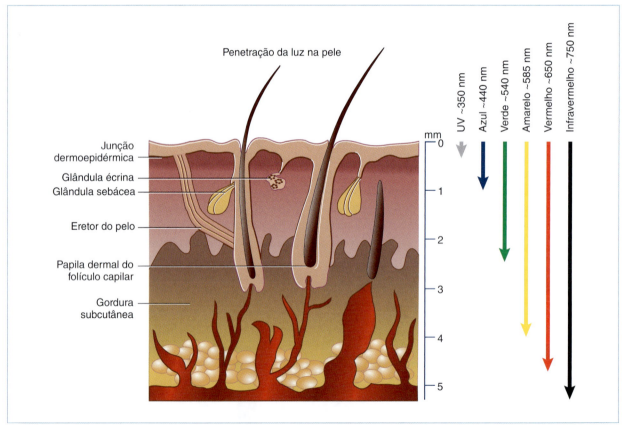

FIGURA 6 Limites de penetração nos tecidos biológicos da luz do laser de baixa potência em função do comprimento de onda.

ca, capaz de gerar processos tão distintos como o analgésico ou o bioestimulante. Já os possíveis efeitos térmicos relacionados aos recursos nas doses recomendadas pelas diretrizes do WALT, para condições musculoesqueléticas e inflamatórias, são considerados insignificantes (< 1,5°C) em pele clara, média e escura. No entanto, doses mais altas administradas com um laser 3B f (200 mW) são capazes de aumentar significativamente a temperatura da pele e esses efeitos fototérmicos podem exceder o limiar de dor térmica para humanos com cor de pele escura.[13]

As respostas desencadeadas pela radiação laser nos tecidos biológicos estão relacionadas com o comprimento de onda, o regime de pulso e o nível de energia depositado, os quais definem desde os efeitos bioestimulantes até os cirúrgicos (Tabela 2).

TABELA 2 Distribuição dos diferentes equipamentos com os seus respectivos comprimentos de onda, regime de trabalho e ações[14]

Material	Comprimento de onda	Regime de pulso	Indicação
Cristal			
Rubi	694 nm	P/C	Remoção de tatuagem e pelos
Alexandrite	755 nm	P	Remoção de pelos
Neodímio-YAG	1.064 nm	P	Coagulação de tumores
Hólmio-YAG	2.130 nm	P	Endodontia
Érbio-YAG	2.940 nm	P	Peeling
Semicondutor			
AlGaInP	630-685 nm	C	Bioestimulante
AsGaAl	780-870 nm	C	Bioestimulante
AsGa	904 nm	P	Bioestimulante
Gás			
Exímeros	193, 248, 308 nm	P	Cirurgia vascular e oftálmica
Argon	350-514 nm	C	Cirurgia oftálmica e dermatológica
Vapor de cobre	578 nm	P/C	Cirurgia dermatológica
CO_2	10.600 nm	P/C	Cirurgia dermatológica

C: contínuo; P: pulsado.

Os elementos geradores da radiação laser podem ser agrupados em três grandes categorias: cristais, semicondutores ou gás. Apesar dos diferentes estados da matéria, o princípio é o mesmo para todos. Os equipamentos de laser incialmente disponibilizados no mercado nacional eram gerados por gases – hélio-neônio (HeNe) – ou semicondutores – arseneto de gálio (AsGa). Com o desenvolvimento da tecnologia, novos diodos foram incorporados ao laser de baixa potência no mercado nacional, como o de alumínio-gálio-índio-fósforo (AlGaInP) e arseneto-gálio-alumínio (AsGaAl), os quais possuem características específicas (Tabela 3). Uma das vantagens dos equipamentos de AlGaInP e dos de AsGaAl está fundamentada no regime de pulso-contínuo e nos maiores valores da potência média emitida. A outra vantagem é decorrente do material gerador (semicondutores) estar na forma de um diodo, o que facilita o projeto do aparelho e minimiza o tamanho do aplicador, bem como a sua utilização, em relação ao gerado por gases (HeNe), já que não há necessidade da ampola de gás e/ou da fibra óptica. Várias empresas fabricantes de laser de baixa intensidade comercializam equipamentos com potências médias de 30 mW ou superiores no mercado nacional.

TABELA 3 Características físicas dos diferentes equipamentos de laser de baixa potência

Tipo de laser	Comprimento de onda	Regime de pulso	Feixe	Potência de pico
HeNe	632,8 nm	Contínuo	Visível	2 a 5 mW
AlGaInP	670,0 nm	Contínuo	Visível	15 a 100 mW
AsGaAl	830,0 nm	Contínuo	Não visível	30 a 100 mW
AsGa	904,0 nm	Pulsado	Não visível	15 a 70 W

O espectro eletromagnético, incluindo os comprimentos de onda dos lasers terapêuticos, está apresentado na Figura 7, o qual vai desde o ultravioleta até o infravermelho, passando pela luz visível. Na mesma figura, destaca-se a característica ionizante da radiação ultravioleta C.

A relação entre a profundidade da radiação laser e os tecidos biológicos é frequentemente relatada, sendo os estratos biológicos considerados uma grande barreira à penetração da radiação óptica. Em relação às diferentes profundidades, cabe ressaltar que diferentes estudos relacionam a profundidade de penetração com diferentes porcentagens de energia. A radiação laser pode atingir entre 9,7 e 14,2 mm com 1% da energia incidente.[15,16] Esses valores dependem do comprimento de onda e do fototipo da pele a ser irradiada.

Devido à complexa estrutura dos estratos cutâneos, há uma grande dificuldade na quantificação tanto da absorção quanto da penetração da radiação laser. São quatro os processos que podem estar presentes nos diferentes segmentos cutâneos: a reflexão, a absorção, a transmissão e a difusão (Figura 8).[17] A pele absorve cerca de 50% do laser incidente a cada 0,4-1,0 mm de tecido.

A reflexão pode ocorrer na interface entre os diferentes estratos, devido à diferença do índice de reflexão dos mesmos. Já a absorção envolve um processo bioquímico

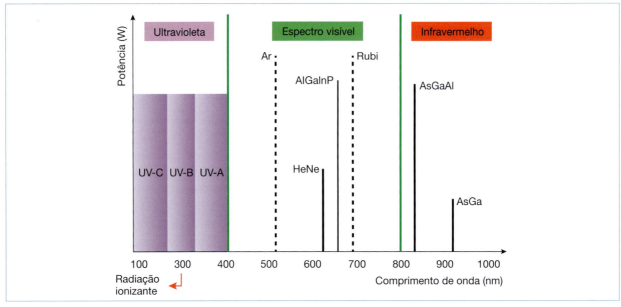

FIGURA 7 Diagrama dos diferentes comprimentos de onda eletromagnética.

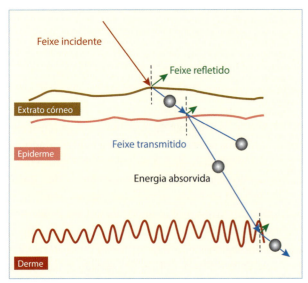

FIGURA 8 Esquema representativo do comportamento de um feixe de ondas nos diferentes estratos.

ou bioelétrico, mediado por diferentes tecidos, e dependerá do laser utilizado, uma vez que cada tecido absorve diferentes comprimentos de onda. Isso ocorre porque cada comprimento de onda possui um fototropismo positivo para determinados tecidos. Assim, os lasers de HeNe e AlGaInP são absorvidos por tecidos preferencialmente vermelhos e pela pele, enquanto os de AsGa e AsGaAl por tecidos preferencialmente brancos e translúcidos.

A transmissão é considerada o percurso da radiação nos diferentes estratos, e a difusão ocorre em parte pelas moléculas, fibras ou células no interior dos estratos. É dependente das dimensões das partículas que formam o estrato em relação ao comprimento da onda em que se emite a radiação.

A pele suína, em termos de estrutura geral, possui semelhanças marcantes com a pele humana, e por esse motivo tem sido a base para estudos como modelo de cicatrização de feridas, transporte transdérmico, toxicologia dérmica, radiação e efeitos UVB. Estudo[18] observou alta taxa de atenuação do laser (660 nm, 830 nm e 904 nm) para gordura e músculo de suínos, atingindo 100% para algumas espessuras da pele com comprimento de onda de 660 nm. As aplicações da radiação laser sobre a pele envolvem reflexão e um coeficiente de absorção específico para os diferentes comprimentos de onda.

Quando os níveis de energia dos *quantuns* sobrepassam os 4 elétron-volts (ev), pode-se levar à ruptura das ligações químicas dos compostos de carbono, hidrogênio ou nitrogênio, onde as forças de união são inferiores a 4 ev. Nesse caso há o efeito acumulativo da radiação. Porém, quando a radiação possui níveis de energia entre 1 e 4 ev, não é possível produzir tal ruptura, e sim um desprendimento dos elétrons, excitação eletrônica, que cessa imediatamente com o término da irradiação. Os elétrons desprendidos voltam ao seu estado estável de origem sem a possibilidade de apresentar efeitos acumulativos. As radiações com níveis energéticos inferiores a 1 ev promovem um efeito de vibração molecular com grande capacidade de penetração, promovendo um aumento de temperatura (Tabela 4).

TABELA 4	Níveis de energia necessários para promover diferentes respostas à radiação nos tecidos biológicos
Nível de resposta/radiação	Nível de energia
Vibração molecular	< 0,8 ev
Excitação do elétron	1,0 a 4,0 ev
Ionização	> 6,0 ev

As radiações laser atualmente utilizadas na prática clínica promovem somente uma excitação eletrônica, uma vez que o seu nível energético está abaixo de 4 ev (Tabela 5).

TABELA 5	Níveis de energia dos diferentes tipos de laser
Tipos de laser	Nível de energia
Infravermelho	0,0012 ev
Laser AsGa	1,37 ev
Laser HeNe	1,94 ev

A modelagem de Monte Carlo é um dos métodos estatísticos amplamente utilizados para o transporte de luz em meios biológicos turvos, como a pele humana. Um modelo de pele em várias camadas foi modelado com dois comprimentos de onda.[19] Os resultados indicaram que a profundidade de penetração aumenta com o aumento do comprimento de onda (relacionada à absorção da onda nos diferentes estratos da pele), com uma profundidade de penetração máxima calculada de 5,4 mm para o comprimento de onda de 750 nm. Os cálculos mostram que uma largura de feixe de 10 mm produz um nível de fluência em profundidades-alvo de 1-3 mm igual a 73-88% do nível de fluência nas mesmas profundidades produzidas por um feixe infinitamente largo de igual fluência incidente. Significa, portanto, que pouca penetração adicional é alcançada com aplicadores maiores. A distribuição da fluência no tecido e, portanto, a eficácia do tratamento dependem da geometria da iluminação e do comprimento de onda. Vale destacar que aplicadores maiores são indicados para a irradiação de áreas maiores, possibilitando uma redução no tempo total da aplicação.

Embora a radiação laser de baixa potência não tenha capacidade ionizante, isto é, não rompa ligações químicas, a sua propriedade de indução fotobiológica é capaz de provocar alterações bioquímicas, bioelétricas e bioenergéticas nas células.

A energia absorvida pode atuar de duas maneiras, estimulando a liberação de substâncias pré-formadas, como a histamina, serotonina e bradicinina, ou modificando as reações enzimáticas normais, tanto no sentido de excitação como de inibição. Por outro lado, inúmeras investigações têm confirmado que a radiação laser exerce um estímulo na produção de adenosina trifosfato (ATP) no interior das células, originando e promovendo a aceleração das mitoses, podendo também aumentar o monofosfato cíclico de adenosina (AMPc), mensageiro celular envolvido na regulação de vários processos fisiológicos, inclusive da contração muscular.[20-22]

O efeito bioquímico relacionado à FBM, em alguns casos, interfere na produção de certas substâncias, como as prostaglandinas. É um mecanismo bastante similar à inibição produzida por outros anti-inflamatórios. Também a analgesia produzida pode ser explicada, em parte, pela liberação de endorfina e serotonina.

A função da glândula tireoide e, consequentemente, na regulação do cálcio – medida por triiodotironina sérica (T3), tiroxina (T4) e os níveis de cálcio livre – foi quantificada após a irradiação laser em implante dentário em um modelo de coelho. Os resultados revelaram diferenças significativas nos níveis de T3 e cálcio entre os grupos experimentais, bem como diferenças significativas dentro do grupo nos níveis de T3, T4 e cálcio ao longo do tempo, apesar de não atingir valores anormais, indicando que o laser aplicado na mandíbula influenciou a função tireoidiana nesse modelo.[23]

Considerando que uma das causas de mortalidade por infecção decorrente da COVID-19 é o desconforto respiratório devido a uma resposta imune exagerada do hospedeiro, resultando em hiperinflamação e aumento de citocinas nos pulmões, a questão se a FBM poderia minimizar o processo inflamatório foi investigada. Nesse contexto, a exposição diária a dois intervalos de 10 minutos de luz infravermelha de intensidade moderada reduziu significativamente a resposta inflamatória induzida pela via de sinalização do receptor *toll-like receptor 4* (TLR4) em culturas de células humanas.[24] O estudo sugere que um mecanismo celular subjacente envolvendo a modulação de espécies reativas de oxigênio pode diminuir a resposta imune do hospedeiro após a exposição à luz infravermelha, levando à redução da inflamação.

Foi demonstrado também que a intervenção com FBM em ratos foi capaz de induzir uma resposta tecidual adequada capaz de modular os sinais do processo inflamatório na lesão pulmonar aguda, uma das principais complicações da COVID-19.[25]

Alguns relatos de caso têm sido publicados envolvendo a COVID-19, como ensaio clínico[26] em pequena escala com 10 pacientes randomizados para atendimento médico padrão ou atendimento médico padrão associado a fotobiomodulação adjuvante. O grupo FBM recebeu quatro sessões diárias de tratamento com luz infravermelha ao tecido pulmonar por meio de um laser. Os resultados dos pacientes foram medidos por meio de exames de sangue, radiografias de tórax, oximetria de pulso e ferramentas de pontuação validadas para pneumonia. Os resultados indicam que os pacientes com FBM apresentaram melhora nos índices pulmonares, recuperação rápida, não necessitaram de admissão na unidade de terapia intensiva (UTI) ou ventilação mecânica e não relataram sequelas em longo prazo cinco meses após o tratamento. No grupo controle, 60% dos pacientes foram admitidos na UTI para ventilação mecânica e apresentaram mortalidade geral de 40% e, no *follow up* de cinco meses, 40% do grupo controle apresentou sequelas de longo prazo.

Tem sido proposto que o FBM atue diretamente na cadeia de transporte de elétrons localizada na membrana mitocondrial, especificamente na enzima citocromo C-oxidase (CCO), também conhecida como complexo IV. A explicação mais aceita para os efeitos fotobiológicos benéficos da luz vermelha e infravermelha tem sido a "teoria CCO" amplamente estabelecida na década de 1990, a qual postula que a interação célula-luz responsável pelos efeitos de FBM observados ocorre inicialmente nos átomos de cobre redox-ativos do complexo CCO na cadeia de transporte de elétrons mitocondrial.[27,28]

A teoria CCO postulada na década de 1980[29] atesta que as posições dos picos no espectro de ação medido para uma variedade de mudanças celulares induzidas pela luz (incluindo síntese de DNA, síntese de RNA e fixação de células) eram praticamente idênticas. Essas descobertas sugeriram que um fotoacceptor celular universal poderia ser capaz de absorver esses comprimentos de onda específicos e produzir mudanças celulares que afetam vários compartimentos celulares. Os picos observados no espectro de ação estavam localizados nas faixas do azul (404 nm), vermelho (620 e 680 nm) e infravermelho próximo (760 e 820 nm) do espectro eletromagnético. Ainda não há uma compreensão clara, no entanto, dos eventos exatos que ocorrem dentro da cadeia de transporte de elétrons ou da enzima CCO durante a absorção de luz para produzir esses efeitos. Várias hipóteses foram propostas, incluindo a fotodissociação de óxido nítrico, mudanças nas propriedades redox do CCO com aceleração da transferência de elétrons, geração de superóxido e mudanças bioquímicas relacionadas ao aquecimento transiente de fotoacceptores irradiados. Outra explicação alternativa para os efeitos mitocondriais observados também poderia ser um aumento da eficiência do bombeamento de prótons CCO.[30,31]

A luz azul (400-500 nm) é conhecida por excitar flavinas e flavoproteínas, incluindo mononucleotídeo de flavina (FMN) e dinucleotídeo de flavina adenina (FAD),[32,33] sendo que uma família bem caracterizada de complexos contendo flavinas é chamada de "criptocromos". Notavelmente, os criptocromos têm sido amplamente documentados para absorver luz azul[34] e são propostos como envolvidos na regulação do ritmo circadiano em mamíferos.[35] Notavelmente, o FMN também é encontrado dentro do complexo I da cadeia de transporte de elétrons e é proposto que a luz azul fornece a energia de ativação para FMN para catalisar a redução de oxigênio (O_2) em superóxido (O_2-),[36] portanto, a luz azul é entendida como induzindo aumentos nos níveis de espécies reativas de oxigênio (EROs) circulantes.[37]

Porfirinas correspondem a um grupo de compostos orgânicos heterocíclicos encontrados complexados com proteínas que variam da hemoglobina às enzimas do citocromo p450, ao complexo IV da cadeia de transporte de elétrons (CCO).[38-40]

Parece que certos comprimentos de onda de luz podem induzir a liberação de óxido nítrico de fontes fotolábeis de armazenado, como nitrosil hemoglobina (HbNO), nitrosil mioglobina (MbNO), S-nitrosotióis (RSNO) ou complexos de dinitrosil ferro (DNIC). Este efeito é relatado muito maior com luz vermelha (670 nm) em comparação com alguns comprimentos de onda mais longos que foram examinados, incluindo 740 nm e 830 nm.[41,42] A luz azul (420-453 nm) demonstrou ser capaz de induzir a liberação de óxido nítrico a partir de S-nitrosoalbumina (SNO-Alb), HbNO e soluções aquosas de nitrito.[43]

Como os comprimentos de onda do vermelho e do infravermelho próximo, os comprimentos de onda do ultravioleta A (UV-A) são capazes de gerar oxigênio singletes, espécies reativas de oxigênio e, se a concentração desses radicais forem em quantidade suficiente, eles podem danificar o DNA.[44] No entanto, ERO em pequena quantidade podem ser benéficas para as células e estão comumente associadas a mecanismos propostos de PBM.[45] Na verdade, a produção de ERO é provavelmente influenciada por parâmetros radiométricos, a saber, comprimento de onda, irradiância, dose e o número de fótons liberados e novamente destacando a importância desses parâmetros. Podem ser chamadas de moléculas Janus, pois quando mantidas em níveis fisiológicos adequados, funcionam como moléculas sinalizadoras, regulando o estado redox e o metabolismo oxidativo.[46] Entretanto, quando presentes em excesso, são responsáveis por provocar danos oxidativos, causando a deterioração de DNA, proteínas e lipídeos.[47] Devido à sua capacidade de causar danos a macromoléculas, são consideradas como uma força primária no processo de senescência e um determinante da expectativa de vida.

Dentre as teorias que explicam o envelhecimento, destaca-se a teoria do estresse oxidativo, que propõe que as EROs sejam uma das principais causas da senescência celular.[48] São consideradas moléculas altamente reativas, e dentre elas estão o ânion superóxido (O_2^-), o radical hidroxila (OH⁻) e o peróxido de hidrogênio (H_2O_2). Existem diversas fontes geradoras, porém, a mitocôndria pode ser considerada a principal fonte a partir dos subprodutos do processo da respiração. A maior parte de ERO mitocondriais é gerada na cadeia transportadora de elétrons.[49] A energia necessária para realizar o processo de fosforilação oxidativa, processo no qual a adenosina difosfato (ADP) é fosforilada e convertida em adenosina trifosfato (ATP), é gerada por reações de oxirredução que ocorrem nos complexos proteicos da cadeia transportadora de elétrons da mitocôndria.

A produção de ERO instiga uma cascata de sinalização que leva à fosforilação de IκB, um inibidor do fator de transcrição pró-inflamatório NFκB. Em seu estado inativo, IκB está ligado a NFκB no citoplasma, no entanto, uma vez fosforilado, IκB se dissocia de NFκB e é direcionado ao proteassoma para degradação. Isso então permite a translocação de NFκB livre para a ligação do núcleo ao DNA e o início de uma série de alterações de transcrição gênica, produção de mRNA e expressão potencial a jusante de citocinas-chave, quimiocinas e fatores de crescimento, incluindo interlucina-8 (IL-8), IL-6 e fator de crescimento endotelial vascular.[50,51]

O fator de crescimento do endotélio vascular (*vascular endothelial growth factor* – VEGF) é outra molécula-chave modulada pela sinalização de NFκB e é um fator de crescimento central para a promoção de eventos angiogênicos. A ativação de EP4 induz a regulação positiva da expressão de VEGF e foram observados efeitos da PBM na expressão e atividade de VEGF. A irradiação de 830 nm em ratos com falhas ósseas induzidas promoveu aumentos significativos na expressão de COX2 e VEGF.[51] A expressão de VEGF também foi observada após irradiação do retalho musculocutâneo de ratos com 660 nm ou 830 nm.[52]

Outro mecanismo que envolve a PBM é a possibilidade de induzir a ativação da sinalização do fator de crescimento transformador-β (*transforming growth factor beta* – TGF-β), que se apresenta em três isoformas.[53] Ele foi amplamente documentado por seu importante papel nos processos de cicatrização de feridas[54] e na promoção da angiogênese e da fibrose.[55,56] Ele é secretado por uma variedade de tipos de células na forma inativa como TGF-β latente. A dissociação desse complexo para permitir a ativação de TGF-β livre pode ser induzida por estímulos de ativação, incluindo mudanças de calor e pH.[57,58] A fluência variando de 0,1-6 J/cm² com 904 nm foi avaliada, resultando que os parâmetros utilizados foram capazes de ativar o TGFβ1 latente.[59]

LUZ INTENSA PULSADA (LIP)

A luz intensa pulsada (LIP) se caracteriza pela emissão de luz de alta intensidade, policromática, não coerente e não colimada, incluindo feixe de luz com comprimentos de onda que variam de 400 nm a 1.200 nm, com duração de pulso de 2 a 200 ms. Os equipamentos atuais de LIP consistem em uma câmara contendo gás xenônio, a qual é atravessada por corrente elétrica que libera pulsos de energia na forma de energia luminosa por uma ponteira de safira ou quartzo. Por meio do uso de filtros, também chamados de *cut offs*, seleciona-se a faixa de comprimento de onda desejada: somente comprimentos de onda acima do filtro utilizado passam por ele e atingem a superfície cutânea. O mecanismo de atuação da LIP é baseado na captação de energia por cromóforos da pele que apresentam picos específicos de absorção de luz, cujo princípio é o da fototermólise seletiva.[60]

A ação da LIP é menos específica que dos lasers e geralmente menos eficiente, porém o menor custo e a diversidade de indicações (epilação, manchas, rejuvenescimento não ablativo) justificam a sua popularidade. Entretanto, em virtude do grande número de parâmetros que podem ser empregados com diferentes filtros, durações de pulso e fluência, o método exige grande experiência do usuário, podendo, caso não se considerem as restrições do método, produzir efeitos adversos, como hipercromias ou hipocromias, entre outros.[61]

A reação fotobiológica é a reação de defesa do organismo perante uma energia luminosa externa, iniciando um processo em cadeia tanto em extensão como em profundidade. Essa reação é diretamente proporcional à densidade de potência. Quanto maior for a densidade de potência, maior será a reação fotobiológica e consequentemente maior será a ação terapêutica. Por outro lado, a radiação luminosa, nos comprimentos de onda utilizados nos geradores de laser de baixa potência, é rapidamente absorvida pela melanina na epiderme e pela hemoglobina na derme e pela água em ambas (Figura 9),[62] o que limita em grande parte o seu poder de penetração nos tecidos biológicos, não indo além de poucos milímetros da superfície da pele. Indivíduos com maior concentração de melanina tendem a absorver uma maior parcela da luz, apresentando, portanto, uma menor penetração quando comparados aos indivíduos de pele clara.

No comprimento de onda entre 350-1.200 nm, a melanina é o principal absorvedor de radiação na epiderme, especialmente em comprimentos de onda mais curtos. Embora os cromóforos sanguíneos, como hemoglobina, oxiemoglobina e bilirrubina determinem a absorção dérmica de comprimentos de onda maiores que 320 nm, a dispersão pelas fibras de colágeno determina em grande parte a profundidade com que esses comprimentos de onda penetram na derme.[63]

INTERVENÇÕES TERAPÊUTICAS

A fotobiomodulação (FBM) é considerada o segundo recurso eletrofísico mais utilizado por fisioterapeutas, uma vez que pode ser aplicada em diversas condições que afetam o sistema tegumentar, entre outros sistemas do corpo. Pode ser utilizada para fornecer energia ao tecido, visando atingir seletivamente estruturas específicas, a fim de induzir o resultado terapêutico desejado. A escolha de parâmetros ópticos para uma aplicação específica não é simples. Para tanto, é preciso determinar o comprimento de onda, energia, tempo de exposição e fluência, os quais podem ser variados e induzir uma ampla gama de efeitos nos tecidos. Tradicionalmente, a luz vermelha e a infravermelha próxima têm sido usadas terapeuticamente, no entanto, estudos recentes indicam que outros comprimentos de onda dentro do espectro visível podem ser benéficos, incluindo luz azul e verde.[64,65] É importante salientar que a luz azul tem baixa profundidade de penetração através do tecido quando comparada com a luz vermelha ou infravermelha.[18,66]

A justificativa da ação da FBM sobre os tecidos biológicos com base em estudos de células ou substâncias que respondem a essa forma de radiação tem sido amplamente pesquisada, envolvendo as estruturas receptoras, bem como as suas respostas. Estudos de fotorreceptores têm direcionado as pesquisas nas últimas décadas, e podem ser divididos em primários (substâncias fotorreativas) e secundários (estruturas que respondem ao campo eletromagnético).

As respostas decorrentes da irradiação laser pode ser classificadas em primárias e secundárias. Os efeitos primários podem ser definidos como sendo as respostas celulares decorrentes da absorção da energia e os secundários como as alterações fisiológicas que não afetam somente a unidade celular, mas sim toda a série de tecido.

São apontados efeitos secundários relacionados à reparação tecidual:
- Aumento do tecido de granulação.
- Regeneração de fibras nervosas.
- Neoformação de vasos sanguíneos e regeneração dos linfáticos.
- Aumento do colágeno e de ligações cruzadas.
- Aumento da tensão de ruptura.
- Aceleração do processo de cicatrização.
- Incremento da atividade fagocitária dos linfócitos e macrófagos.

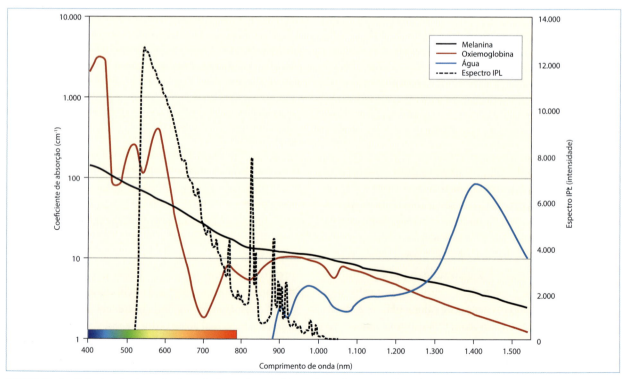

FIGURA 9 Coeficientes de absorção de melanina, oxiemoglobina e água. O espectro de emissão da luz intensa pulsada (IPL) foi sobreposto para referência.

A transmissividade do laser com diferentes comprimentos de onda foi avaliada[67] em treze curativos oclusivos frequentemente utilizados como cobertura para tratamento de lesões cutâneas. Os resultados mostraram que a transmissão do laser depende do material e da espessura do curativo oclusivo, bem como do comprimento de onda irradiado, sendo que maiores espessuras da amostra geraram maior atenuação e o comprimento de 904 nm apresentou maior transmissividade, quando comparado com 670 nm e 830 nm. Os autores destacam a possibilidade de utilização do filme de PVC nos casos de lesões cutâneas, em que é necessário o isolamento do aplicador para minimizar o risco de contaminação da lesão.

Os efeitos da terapia laser de baixa potência no reparo de feridas cirúrgicas recobertas por curativos oclusivos foram investigados.[68] Foram avaliados a reepitelização, o número de leucócitos, fibroblastos e fibrócitos, bem como a resistência à tração de incisão cirúrgica de ratos, irradiados por 7 ou 14 dias, com e sem curativo oclusivo. Os resultados demonstraram maior interferência do procedimento de tratamento com laser com sete dias de estimulação, e o curativo oclusivo não alterou seus efeitos relacionados à intervenção terapêutica.

Revisão narrativa[69] avaliou intervenções com FBM em úlceras de perna e observou que, na maioria dos estudos, a taxa de cicatrização foi melhor quando comparadas com o tratamento-padrão de feridas isoladas. No entanto, os autores destacam a necessidade de estudos de melhor qualidade. Nesse aspecto, uma revisão sistemática com meta-análise[70] investigou o potencial da intervenção no tratamento de úlceras de pé diabético, importante complicação da doença, e considerou o recurso eficaz e seguro para o tratamento da disfunção, bem como a necessidade de estudos bem delineados e de alta qualidade para permitir sua parametrização ideal para a prática clínica. O Capítulo 20 aborda questões adicionais sobre o uso da FBM em diferentes lesões cutâneas.

O efeito da luz de 470 nm na viabilidade de fibroblastos dérmicos humanos adultos e neonatais, células T de Jurkat e monócitos THP-1 foi avaliado.[71] Cada cultura foi irradiada com 0 J/cm^2, 3 J/cm^2, 55 J/cm^2 ou 110 J/cm^2. Não houve diferença significativa na concentração de células entre as culturas irradiadas e não irradiadas, e foram observadas alterações morfológicas progressivas nos fibroblastos à medida que a fluência de energia aumentava, sugerindo que altas doses devem ser evitadas em tratamentos com luz azul. Na mesma linha, o efeito da luz azul em 415 nm foi avaliado na proliferação de fibroblastos da pele humana normal, viabilidade, velocidade de migração e geração de ERO após exposições de 5 J/cm^2 a 80 J/cm^2, sendo que a proliferação relativa e a velocidade de migração diminuíram nas maiores energias aplicadas, em comparação com os controles não tratados. A produção de ERO aumentou e a viabilidade celular não foi alterada em todas as exposições.

Estudos *in vitro* e *ex-vivo* têm se mostrado úteis para a avaliação do efeito de luz azul, no entanto, o resultado clínico final depende de muitos parâmetros além da suscetibilidade *in vitro* e *ex-vivo*, pois existem muitos fatores não controlados que podem influenciar a relevância nessas condições, como os mecanismos de defesa local ou do hospedeiro nas condições *in vivo*, que podem atuar em sinergismo ou antagonismo com a intervenção terapêutica. O microambiente também pode ser bastante diferente entre as condições *in vivo* e *in vitro* e, como consequência, pode afetar a biossíntese dos cromóforos fotossensibilizadores endógenos e, subsequentemente, afetar os efeitos relacionados. Além disso, as propriedades ópticas do tecido humano são bastante diferentes daquelas dos meios *in vitro* e, portanto, afetam a distribuição da luz *in vivo*. As células microbianas *in vivo* geralmente se expõem a menores exposições da radiação, uma vez que a mesma atenua significativamente mais no tecido. Também para biofilmes, existem diferenças consideráveis nos padrões de filamentação, atividade extracelular da lipase e níveis de expressão de genes que codificam fatores envolvidos na adesão e virulência, que podem afetar a verificação de efeitos.[72,73]

A FBM com laser de baixa potência é uma opção promissora na prevenção e tratamento da mucosite orofaríngea (Capítulo 18), efeito colateral comum de muitas doenças oncológicas, visando analgesia e cicatrização das lesões. Entretanto, devido às propriedades de cicatrização de feridas relacionadas à estimulação de processos celulares, como proliferação, migração e diferenciação, é controverso o uso em locais suspeitos, principalmente quando o campo de irradiação coincide com o local afetado pelas células cancerígenas.

Como abordado no Capítulo 20, outra forma de intervenção terapêutica com FBM é a irradiação intravascular do sangue com laser (*intravascular laser irradiation of blood* – ILIB). É atribuída à ILIB ação sistêmica, culminando em efeitos positivos no processo de reparo tecidual, na modulação do processo inflamatório e na produção de analgesia.

Originalmente, o método ILIB foi desenvolvido para o tratamento de doenças cardiovasculares com a introdução de um cateter intravenoso na artéria radial em um membro superior, acoplado a uma fibra óptica com laser no comprimento de onda 630-640 nm com 3 a 5 mW de potência com tempos de aplicação entre 20 e 30 min. A melhora das propriedades reológicas do sangue, bem como a melhora da microcirculação e redução da área de infarto, foram observadas. No entanto, a técnica original é limitada por sua característica invasiva, restringindo assim sua aplicação de rotina em consultório. Entretanto, a técnica foi adaptada para irradiação transcutânea de laser ou LED realizada no punho.

São relatados efeitos positivos da técnica ILIB transcutânea como terapia adjunta no tratamento dos sintomas de pacientes com doenças crônicas sistêmicas, como o diabetes, no que diz respeito à modulação da inflamação, diminuindo os níveis de pró-citocinas inflamatórias e a dor e melhorando a qualidade de vida.[74] Nesse contexto, deve-se ter certa ressalva para a aplicação da técnica adaptada, uma vez que o número de estudos envolvendo esse protocolo ainda é limitado e não se tem como garantir nesse momento se os resultados das duas técnicas de aplicação se equivalem.

EPILAÇÃO

O termo "depilação" é definido como ato de aparar os pelos, sem removê-los completamente, como ocorre com o uso de lâminas e cremes depilatórios. Já o termo "epilação" se refere ao ato de retirar ou destruir o pelo por completo, desde a raiz, como acontece com o uso de ceras e fontes de luz ou lasers.

A epilação com o laser ou com a luz pulsada é decorrente da destruição da unidade do folículo piloso, utilizando a melanina como cromóforo. O sucesso do tratamento se baseia no entendimento das variáveis físicas do procedimento escolhido, correta seleção do tipo de pele que vai receber a aplicação, além dos cuidados pré e pós-tratamento.

O laser e a luz intensa pulsada utilizada para epilação atingem a melanina na haste e no bulbo folicular, podendo ocasionar manchas hipocrômicas ou hipercrômicas, principalmente nos indivíduos com fototipos de pele maiores. O resfriamento da epiderme com as ponteiras resfriadas dos aparelhos, gelo e sprays com criógenos diminui a chance de discromias e permite o aumento na fluência e eficácia da epilação. Os aparelhos mais indicados para a epilação a laser são o diodo pulsado 800 nm, rubi 694 nm, alexandrite 755 nm, Nd-YAG 1064 nm e a luz intensa pulsada entre 550-1.200 nm.

O laser rubi está indicado para pelos escuros em pacientes de pele clara (fototipos I-III). Parece que a eficácia do tratamento fica em torno de 20% a 60% de redução com uma única aplicação e de 50% a 78% após vários tratamentos. Já o laser de alexandrite geralmente é utilizado em pacientes com fototipos I-IV, embora possa também ser aplicado em pacientes com pele escura. Após várias sessões, muitos autores relatam eficácia de 74% a 78% na redução dos pelos. Entretanto, os lasers de alexandrite e diodo são mais seguros que o de rubi para peles mais escuras, uma vez que possuem maiores comprimentos de onda, sendo menos absorvidos pela melanina da epiderme. Em especial, o laser de diodo possui parâmetros de comprimento de onda, duração do pulso, fluência e sistema de resfriamento da epiderme que permitem sua utilização para epilação definitiva com boa eficiência e segurança. Os lasers de Nd:YAG operam com comprimento de onda de 1.064 nm. Esse comprimento permite menor absorção da luz pela epiderme, sendo uma opção para o tratamento de pacientes com fototipos altos. O tratamento combinado de lasers de alexandrite e Nd:YAG não oferece nenhum benefício adicional em relação ao laser de alexandrite sozinho.[75]

As complicações mais comuns de epilação com laser são hiperpigmentação, hipopigmentação, formação de vesículas, crostas, púrpura e erosões. Cicatrizes não são observadas com o laser de diodo com manejo adequado. As discromias são temporárias, mas podem durar meses (hipopigmentação). No caso de hiperpigmentação normalmente são recomendados produtos clareadores e no caso de hipopigmentação, a exposição solar gradual nas áreas afetadas é orientada.

Deve-se observar alguns cuidados necessários e extremamente importantes para a segurança do paciente e do terapeuta relacionados ao procedimento de epilação. Protetores oculares e/ou óculos que filtram o comprimento de onda específico que está sendo utilizado devem ser utilizados tanto pelo cliente como pelo fisioterapeuta. Para maior segurança, os equipamentos devem ser ligados sem extensões, em redes específicas utilizando estabilizadores de voltagem. Indivíduos que fazem uso de medicações fotossensibilizantes ou que tenham doenças fotossensíveis devem ter atenção especial, bem como avaliar os riscos inerentes ao procedimento. O uso de fotoproteção diária no local de tratamento é fundamental. Lesões benignas melanocíticas e tatuagens devem ser cobertas com um material branco opaco para evitar a absorção pela melanina durante o tratamento. Possível desconforto desencadeado em indivíduos com maior sensibilidade pode ser resolvido com o uso de anestésicos tópicos específicos.

PRINCÍPIO DE APLICAÇÃO CLÍNICA DA FOTOBIOMODULAÇÃO

Ao incidir um feixe de luz em qualquer superfície, necessariamente ocorrerá um processo de reflexão que será variável segundo o ângulo de incidência e o estado da superfície em que este incide. Se sobre a pele aplicarmos pomadas, líquidos ou simplesmente não eliminarmos sua própria secreção sebácea, todos esses elementos formarão uma barreira que irá incrementar a reflexão de qualquer feixe luminoso acima de seu nível de reflexão normal. A eliminação da secreção sebácea, assim como a incidência perpendicular da irradiação, aumenta a quantidade de energia absorvida. Os valores da reflexão promovida por um feixe totalmente perpendicular e dirigido para a pele isenta de oleosidade equivale a 4% a 7% da radiação incidente.[75]

A radiação incidente no globo ocular pode ser absorvida pela retina, podendo até causar cegueira. O olho é um órgão particularmente vulnerável em procedimentos terapêuticos na face, principalmente quando os dispositivos de proteção ocular não são utilizados, são inadequados, ou ainda são removidos durante o procedimento. Os danos causados na retina são variáveis, segundo a energia absorvida e a duração da exposição, acarretando uma perda de visão permanente ou temporária. Se a região lesada for a fóvea, zona de acuidade visual máxima da retina, a perda da visão útil será praticamente total. Uma lesão fora da fóvea afetará parcialmente a visão.[76-79]

Possíveis danos quanto à exposição dos olhos podem ocorrer em quatro situações distintas, dependendo das características físicas utilizadas (Figura 10).

Quanto à classificação dos equipamentos de laser, um padrão pode ser desenvolvido para uso em nível mundial, regional (continente ou parte dele) ou ainda nacional (único país). Os padrões internacionais têm um papel importante no comércio entre as nações e são a base de aceitação de um produto nos países que adotam padrões idênticos. Tais padrões não são leis ou regulamentações, apesar de poderem ser citados por elas, tornando-se, assim, legalmente obrigatórios.

O Padrão Internacional IEC 60825-1 é internacionalmente empregado na classificação de produtos laser, e trata basicamente da segurança dos produtos no que se refere aos danos causados aos olhos e à pele; além da classificação dos equipamentos laser e dos requisitos para sua utilização, é apontado um guia do usuário. Na Europa, o *Comité Européen de Normalisation Electrotechnique* (CENELEC) adota o padrão EN 60825-1:1994, que contém todo o IEC 60825-1:1993 com material regulatório complementar. Para o CENELEC, o padrão EN deve ser publicado e adotado por todos os países membros da União Europeia. O padrão é também adotado, com algumas pequenas modificações, pela Austrália (AS/NZS 2211.1) e Japão (JIS 6082-1). Os riscos referentes aos tipos de laser e a potência máxima emitida relativamente a cada uma das classes que compõem o referido padrão são apontados na Tabela 6.

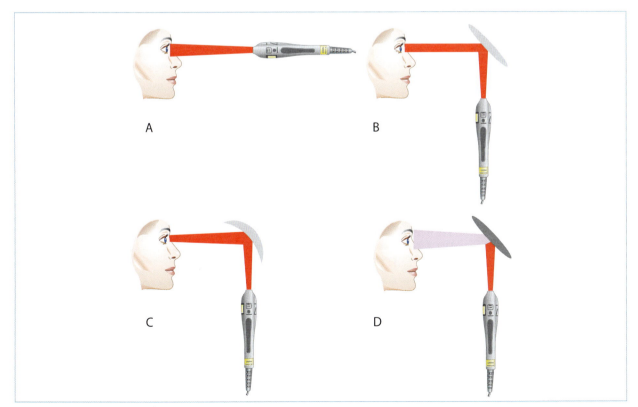

FIGURA 10 Possibilidades de danos oculares com intervenções terapêuticas envolvendo FBM com laser. (A) Observação direta do feixe de radiação. (B) Observação refletida por uma superfície plana espelhada. (C) Observação refletida por uma superfície curva espelhada. (D) Observação difusa refletida por uma superfície não espelhada.

TABELA 6 Padrões americanos ANSI Z136.1 e CDRH 21 CFR

Classe	Riscos	Laser	AEL
1	Não perigosos mesmo para longas exposições e com o uso de instrumentos óticos de aumento	Potência muito baixa ou encapsulados	40 µW
1M	Potencialmente perigosos aos olhos se observados por meio de instrumentos óticos	Potência muito baixa, colimado e de diâmetro grande ou altamente divergente	40 µW
2	Seguros para exposições não intencionais e observações não prolongadas (< 0,25 s)	Potência baixa e visível	1 mW
2M	Potencialmente perigosos aos olhos se observados por meio de instrumentos óticos	Potência baixa, visível, colimado e de diâmetro grande ou altamente divergente	1 mW
3R	Seguros quando manipulados com cuidado e potencialmente perigosos aos olhos se observados por meio de instrumentos óticos	Potência baixa	200 µW a 5 mW
3B	Perigosos aos olhos nus quando observados diretamente (feixe e reflexões especulares)	Potência média	5 mW a 500 mW
4	Perigosos para a pele e olhos, inclusive na observação de reflexões difusas	Potência alta	> 500 mW

Dados de *Handbook on Industrial Laser Safety*, 2001.

Houve várias iniciativas americanas de harmonizar os padrões adotados nos EUA com o padrão internacional. O *Center for Devices and Radiological Health* (CDRH), subordinado à *Food and Drug Administration* (FDA), subordinada ao *Department of Health and Human Services,* se comprometeu a unificar seus padrões com os estabelecidos pela IEC (60825-1:2001). A classificação dos produtos laser (CDRH) relacionada a riscos, comprimentos de onda e os tipos de laser relativos a cada classe são apontados na Tabela 7.

TABELA 7 Classificação de equipamentos laser segundo padrão do *Center for Devices and Radiological Health* (CDRH)

Classe	Riscos	λ (nm)	Laser
I	Não são considerados perigosos	180 a 1,0.10⁶	CW ou P
IIa	Considerados perigosos se observados em um intervalo de tempo superior ou igual a 1x10³ s	400 a 710	CW

(continua)

TABELA 7 Classificação de equipamentos laser segundo padrão do *Center for Devices and Radiological Health* (CDRH) *(continuação)*

Classe	Riscos	λ (nm)	Laser
II	Apresentam riscos crônicos à visão	400 a 710	CW
IIIa	Apresentam tanto riscos severos como crônicos à visão e riscos severos se observados diretamente por meio de instrumentos óticos	400 a 710	CW
IIIb	Apresentam riscos severos à visão e à pele nas exposições diretas	180 a 1,0.10⁶	CW ou P
IV	Apresentam riscos severos à visão e à pele nas exposições diretas ou indiretas	180 a 1,0.10⁶	CW ou P

Dados do *Code of Federal Regulations*, 2001.

O padrão de classificação de lasers adotado no Brasil é regulado pela Associação Brasileira de Normas Técnicas (ABNT) e envolve 49 comitês brasileiros e dois organismos de normalização setorial orientados para atender o desenvolvimento da tecnologia, além de participar efetivamente na normalização internacional e regional. Como parâmetros de segurança, os lasers são classificados segundo a norma IEC 60825-1 (Tabela 8).

TABELA 8 Parâmetros de segurança de lasers segundo norma IEC 60825-1

Classe	Riscos	Laser	Pmáx emitida
1	Não perigosos sob quaisquer circunstâncias	Visíveis e invisíveis	µW
2	Não perigosos uma vez que a observação direta aciona uma resposta de aversão natural à luz brilhante como piscar ou fechar os olhos	Visíveis	1 mW
3A	Perigoso se observado por meio de instrumentos óticos de aumento (lupas, binóculos, lunetas e telescópios)	Visíveis e invisíveis	5 mW
3B	Reflexões especulares e feixe direto perigosos mesmo quando observados a olho nu	Visíveis e invisíveis	0,5 W
4	Reflexões especulares ou difusas e feixe direto perigosos aos olhos e à pele	Visíveis e invisíveis	> 0,5 W

Dados do CERN – *European Laboratory for Particle Physics*. Safety Instructions, IS 22, 1994.

O uso de lasers de baixa potência como instrumento terapêutico com finalidade analgésica e anti-inflamatória bem como no reparo tecidual utilizado pelo fisioterapeuta já está estabelecido. A grande questão está na utilização de outros tipos de laser com finalidade de remoção de pelos e tratamentos de hipercromias.

Os lasers podem ser classificados em ablativos e não ablativos, sendo que os primeiros são considerados cirúrgicos ou de alta potência, os quais podem emitir pulsos superiores a 100 W de potência instantânea e gerar grande variação no gradiente de temperatura tecidual, levando à fotoablação. Os lasers não ablativos emitem potência na faixa de miliwatts e não geram mudanças de temperatura suficientes para causar efeitos fototérmicos.

Os efeitos colaterais do uso do laser de baixa potência são raros, e quando ocorrem, frequentemente são relacionados aos olhos e, em muitos casos, com sequelas mínimas.

A classe de risco para os equipamentos de laser terapêutico é 3B, dentro de uma escala que varia de 1 a 4, a qual pode proporcionar certo risco para os olhos. A faixa do espectro eletromagnético que pode desenvolver algum grau de lesão aos olhos, dependendo da energia irradiada, está entre 400 nm e 1.400 nm, a qual envolve todos os equipamentos de baixa potência. Por essa razão, o uso de óculos protetores passa a ser obrigatório tanto para o terapeuta quanto para o paciente, os quais devem possuir lentes que restringem a passagem de um determinado comprimento de onda. Neste sentido, a lente funcionaria como um filtro. O profissional deve estar atento para o comprimento de onda gerado pelo equipamento e aquele bloqueado pelos óculos, uma vez que, geralmente, as lentes filtram somente um comprimento de onda. Como exemplo, um filtro específico para o laser infravermelho (não visível) não deve ser utilizado para o laser vermelho (visível), uma vez que os diferentes equipamentos geram radiações em diferentes comprimentos de onda.

Para se ter a certeza de que os óculos utilizados na aplicação de determinado laser estão cumprindo com o seu papel de bloquear a radiação, o profissional deve testá-los. Nos casos em que a radiação é visível, basta posicionar a lente dos óculos entre o emissor do feixe e um anteparo (Figura 11). Quando o feixe não é visível, a lente dos óculos deve ser posicionada entre o emissor e o sensor do painel do equipamento. Nos dois casos, o feixe não deve atingir o anteparo e nem tampouco o sensor do painel, indicando a sua presença com bip sonoro ou mensagem no *display*, dependendo da marca ou modelo do equipamento.

O risco de qualquer intercorrência com o uso do laser pode ser minimizado com a adoção de procedimentos simples:

- O terapeuta deve posicionar o emissor a 90° em relação à superfície a ser irradiada, minimizando assim o índice de reflexão.
- Durante a irradiação, nem o terapeuta nem o paciente devem direcionar o campo de visão para o local de aplicação.
- Quanto maior o contato entre o emissor e a pele, menor a reflexão.
- O terapeuta pode envolver a área que está sendo irradiada com as mãos, minimizando assim o espalhamento da luz difusa, decorrente da reflexão do feixe.

Sabemos que o principal fator na obtenção de um bom resultado terapêutico é o correto diagnóstico aliado à escolha do melhor recurso para a terapia em questão. Segundo alguns autores, para se obter bons resultados com a FBM é necessário o conhecimento das seguintes variáveis:

- Densidade energética.
- Reação fotobiológica.
- Número e frequência das sessões.
- Forma de depositar a energia.

Densidade energética

É a relação entre a energia e a área, expressa em joules por centímetro quadrado (J/cm^2). Alguns fatores podem interferir na densidade de energia depositada.

Alguns equipamentos são dotados de aplicadores com fibra óptica, a qual proporciona uma maior comodidade para o terapeuta durante a aplicação. Fato que deve ser lembrado é que a quantidade de radiação emitida é menor do que a produzida no diodo, decorrente da perda na transmissão da radiação laser pela fibra. Nesses casos, deve-se consultar o manual do fabricante quanto à necessidade de correção dessa perda no painel do equipamen-

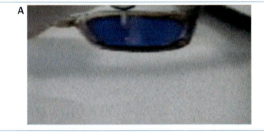
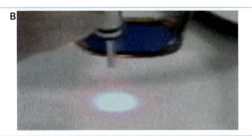

FIGURA 11 Teste para avaliar a efetividade dos óculos de proteção. A lente deve filtrar toda a irradiação incidente. (A) O posicionamento do emissor sobre a lente não deve permitir a transmissão do laser. (B) O feixe do laser torna-se visível quando irradiado diretamente sobre um anteparo.

to, para garantir que a dose selecionada no aparelho seja a que efetivamente está sendo emitida. Outro fator que pode proporcionar a diminuição da energia incidente no tecido é a divergência do feixe. Divergências superiores a 10° devem ser evitadas (Figura 12).

A densidade de energia não é a melhor variável quando consideramos a reprodutibilidade da aplicação da FBM. Como o seu cálculo considera a área do emissor/aplicador (cm^2), definida pelo fabricante, diferentes modelos e marcas de equipamentos podem utilizar diferentes áreas e, assim, gerar diferentes densidades de energia.

Considerando que a resposta terapêutica depende da energia absorvida e consequentemente da resposta biológica, a melhor variável é a energia, calculada pelo produto da potência (Watts) pelo tempo (segundos). Nesse caso, mesmo que os equipamentos sejam de diferentes modelos e marcas, com diferentes potências médias, sempre a energia calculada/aplicada será a mesma, uma vez que diferentes tempos de irradiação corrigirão as diferenças de potência, não dependendo da área do aplicador.

A Tabela 9 indica que diferentes equipamentos com a mesma potência média e diferentes áreas dos emissores/aplicadores podem emitir com diferentes tempos de irradiação as mesmas densidades de energia. Lembrando que o tempo de irradiação é calculado pelo equipamento, quando o operador seleciona a densidade de energia no painel. Nesses casos, as energias irradiadas serão diferentes, uma vez que os tempos de irradiação são diferentes. Observe que as mesmas densidades de energia podem gerar energias com valores bastante reduzidos (10%), o que pode comprometer as respostas biológicas, minimizando ou mesmo não gerando nenhuma resposta terapêutica.

TABELA 9 Cálculo da densidade de energia (J/cm^2) e da energia (J) para diferentes equipamentos, considerando a mesma potência média e diferentes áreas de irradiação do emissor/aplicador

Equipamentos	Potência média	Área do emissor	Tempo de aplicação	Densidade de energia	Energia
I	100 mW	0,20 cm^2	20 s	10 J/cm^2	2 J
II	100 mW	0,1 cm^2	10 s	10 J/cm^2	1 J
III	100 mW	0,02 cm^2	2 s	10 J/cm^2	0,2 J

O termo "potência" indica a quantidade de energia transmitida na unidade de tempo. A quantidade de energia emitida por um laser está diretamente relacionada com o tipo de emissão e com a potência real de saída. Todo gerador de radiação laser emitirá mais ou menos fótons segundo a sua potência de emissão, a qual será maior quanto maior for o aporte de energia por segundo. No caso do laser de emissão contínua, a identificação se fará somente pela potência de emissão, dado suficiente para calcular a capacidade de aporte de energia por segundo. Já no laser de geração ou emissão pulsada, são necessários três parâmetros para definir a quantidade de energia pro-

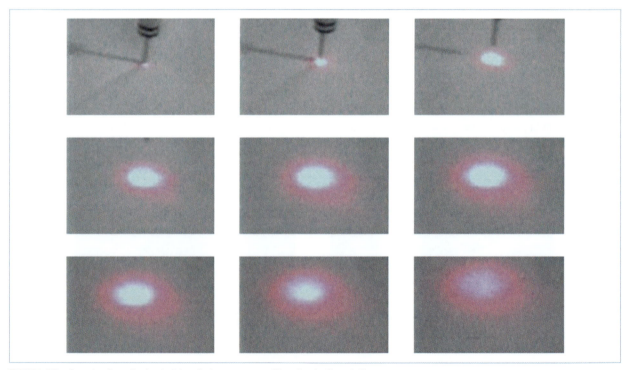

FIGURA 12 Grande divergência do feixe de laser com a utilização de fibra óptica.

TABELA 10	Cálculo da energia emitida pelos diferentes equipamentos de laser						
Diodo	Regime de pulso	Potência de pico	Frequência do pulso	Duração do pulso	Tempo de emissão	Energia emitida	
AsGaAl	Contínuo	30 mW	–	–	100 s	3,0 J
AsGa	Pulsado	30 W	1.000 Hz	200 ns	100 s	0,6 J

duzida: 1) potência de pico, 2) duração do pulso e 3) frequência do pulso (Tabela 10).

Com os dados selecionados na Tabela 10, pode-se notar que a capacidade de emissão de energia do laser de AsGa é menor do que a do laser de AsGaAl, mesmo apresentando uma alta potência de pico. Isso demonstra que a potência de pico não é o único fator a ser considerado nos cálculos da capacidade de aporte energético do laser de emissão pulsada. Portanto, deve-se conhecer os outros parâmetros (frequência e duração de pulso), os quais permitirão calcular a potência média.

O cálculo da dose de FBM deve ser efetuado após avaliação detalhada para cada tipo de lesão, relacionando-a com a profundidade, características teciduais, estágio da lesão e condições fisiológicas dos pacientes, como idade, fototipo de pele, grau de nutrição e hidratação, assim como o estado físico e imunológico do indivíduo. Deve-se destacar que o nível do suprimento sanguíneo na área a ser irradiada também pode ser um limitador para a aplicação da FBM. Entretanto, a dose mais adequada para intervenção com FBM, bem como a relação dose/efeito, ainda não está totalmente fundamentada.

Forma de depositar a energia

Atualmente, a maioria das intervenções com FBM são realizadas com a técnica de contato, uma vez que há uma perda expressiva de energia quando se afasta o aplicador do tecido. Já a técnica de varredura demanda um tempo de aplicação maior, por considerar toda a área a ser irradiada, além da dificuldade em manter a regularidade da aplicação, fato que pode inviabilizar o procedimento em áreas muito amplas.

A técnica de contato, além de mais segura, por reduzir a possibilidade de contato visual acidental com o feixe, também possibilita maior penetração das ondas eletromagnéticas na região-alvo. Cabe destacar que a aplicação de uma pressão axial do aplicador sobre a pele possibilita uma maior profundidade de penetração do feixe luminoso (Figura 13). Ao contrário do que se pregava, sempre que houver integridade do tecido cutâneo a aplicação deve ser de forma pontual, exercendo certa pressão, para possibilitar uma maior penetração da radiação eletromagnética, em função da aproximação dos tecidos e da menor absorção por parte das células sanguíneas, principalmente as hemácias.

A aplicação da técnica de contato em lesões de continuidade cutâneas deve ser mediada por material transmissor entre o aplicador e a lesão, evitando contato direto da sonda com a área, uma vez que ela não pode ser devidamente esterilizada.

A potência transmitida pela terapia com laser de baixa potência em curativos oclusivos com diferentes comprimentos de onda para o tratamento de lesões cutâneas foi avaliada.[80] A transmissão de radiação foi medida por um analisador de potência digital conectado a um emissor de laser com comprimentos de onda de 660 nm, 830 nm, e 904 nm e 30 mW em média, em treze diferentes curativos oclusivos interpostos entre o emissor do laser e o sensor analisador de potência, com 15 medidas feitas para cada curativo. A potência transmitida variou entre 98,6% e 0%, dependendo do material e comprimento de onda. Os curativos testados foram BioFill, Hydrofilm, Confeel Plus 3533, Confeel 3218, DuoDERM Extra Thin, Hydrocoll, Micropore Nexcare, fita CIEX, Emplasto Sábia, Combi-DERM, Band-aid, Actisorb Plus, além do filme de policloreto de vinila (PVC), e transmitidos com potência superior a 40% da potência incidente, independentemente do comprimento de onda indicado para a associação com FBM-

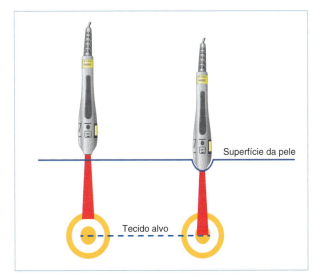

FIGURA 13 Aplicação pontual, indicando a maior penetração da fotobiomodulação quando há contato e pressão axial do aplicador com a superfície tecidual.

-laser. Os resultados apontaram que a transmissão do laser depende do material do curativo oclusivo e do comprimento de onda irradiado. Atualmente, o filme de PVC é o material mais utilizado para minimizar a contaminação de lesões abertas.

CUIDADOS E PRECAUÇÕES

- O ângulo de incidência deve ser sempre perpendicular à área a ser estimulada, minimizando a reflexão.
- A proteção ocular do terapeuta e do paciente deve ser obrigatória, devido à alta sensibilidade da retina e do globo ocular. O limite de segurança para a retina é de 0,01 J/cm².
- Não irradiar sobre o útero gravídico ou ovário, pois os seus efeitos não estão totalmente esclarecidos no que se refere à aplicação em humanos.
- A irradiação sobre glândulas deve ser evitada, pelo risco de hiperplasia ou aumento da sua função.
- Evitar intervenções terapêuticas com FBM em salas que refletem a luz, especialmente na presença de espelhos.
- A irradiação sobre neoplasias é contraindicada.
- As aplicações devem ser efetuadas sobre a pele isenta de cremes ou mesmo da secreção sebácea, que possam ter uma função refletora ou efeito fotossensibilizante, no caso de cremes.
- A associação de FBM com drogas fotossensíveis deve ser evitada.
- Cautela é recomendada em intervenções terapêuticas com FBM em tecidos com grau de infecção.

REFERÊNCIAS BIBLIOGRÁFICAS

1. McGuff PE, Deterling RA Jr, Gottlieb LS. Tumoricidal effect of laser energy on experimental and human malignant tumors. The New England Journal of Medicine. 1965;273:490-2.
2. Mester E, Szende B, Gärtner P. The effect of laser beams on the growth of hair in mice]. Radiobiol Radiother (Berl). 1968;9(5):621-6.
3. Hamblin MR. Photobiomodulation or low-level laser therapy. J Biophotonics. 2016 Dec;9(11-12):1122-4.
4. Hamblim M, Demidova TN. Mechanisms of low-level light therapy. Proceedings of SPIE – The International Society for Optical Engineering. 2006;6140:1-12.
5. Chung H, Dai T, Sharma SK, Huang YY, Carroll JD, Hamblin MR. The nuts and bolts of low-level laser (light) therapy. Ann Biomed Eng. 2012;40(2):516-33.
6. Karu T. Photobiology of low-power laser effects. Health Phys. 1989 May;56(5):691-704.
7. Moskvin SV. Only lasers can be used for low level laser therapy. Biomedicine (Taipei). 2017;7(4):22.
8. Anderson R, Parrish J. The optics of human skin. J Invest Dermatol 1981;77(1):13-9
9. Masson-Meyers DS, Bumah VV, Biener G, Raicu V, Enwemeka CS. The relative antimicrobial effect of blue 405 nm LED and blue 405 nm laser on methicillin-resistant Staphylococcus aureus in vitro. Lasers Med Sci. 2015;30(9):2265-71.
10. Ash C, Dubec M, Donne K, et al. Effect of wavelength and beam width on penetration in light-tissue interaction using computational methods. Lasers Med Sci. 2017;32:1909-18.
11. Guirro RR, Weis LC. Radiant power determination of low-level laser therapy equipment and characterization of its clinical use procedures. Photomed Laser Surg. 2009;27(4):633-9.
12. Clement M, Daniel G, Trelles M. Optimising the design of a broad band light source for the treatment of skin. J Cosmetic Laser Ther. 2005;7:177-89.
13. Joensen J, Demmink JH, Johnson MI, et al. The thermal effects of therapeutic lasers with 810 and 904 nm wavelengths on human skin. Photomed Laser Surg. 2011;29(3):145-53.
14. Tuner J, Hode L. Low level laser therapy. clinical practice and scientific background. Sweden: Prima Books; 1999.
15. Star WM. Light dosimetry in vivo. Phys Med Biol. 1997;42(5):763-87.
16. Roggan A, Bindig U, Wäsche W, et al. Action mechanisms of laser radiation in biological tissues. Applied Laser Medicine. 2003;73-127.
17. González MV, Cruañas JC. Comportamiento de la luz en la interaccion con los tejidos, en especial el laser de baja potencia. Centro de Documentación Laser de Meditec S/A. Barcelona; 1988. p. 6-21.
18. Barbosa RI, Guirro ECO, Bachmann L, Brandino HE, Guirro RRJ. Analysis of low-level laser transmission at wavelengths 660, 830 and 904 nm in biological tissue samples. J Photochem Photobiol B. 2020;209:111914.
19. Ash C, Dubec M, Donne K, et al. Effect of wavelength and beam width on penetration in light-tissue interaction using computational methods. Lasers Med Sci. 2017;32(8):1909-18.
20. Giuliani A, Lorenzini L, Gallamini M, et al. Low infrared laser light irradiation on cultured neural cells: effects on mitochondria and cell viability after oxidative stress. BMC Complement Altern Med. 2009;15;9:8.
21. Wu JY, Chen CH, Yeh LY, et al. Low-power laser irradiation promotes the proliferation and osteogenic differentiation of human periodontal ligament cells via cyclic adenosine monophosphate. Int J Oral Sci. 2013;5(2):85-91.
22. Ferraresi C, Kaippert B, Avci P, et al. Low-level laser (light) therapy increases mitochondrial membrane potential and ATP synthesis in C2C12 myotubes with a peak response at 3-6 h. Photochem Photobiol. 2015;91(2):411-6.
23. Weber JB, Mayer L, Cenci RA, et al. Effect of three different protocols of low-level laser therapy on thyroid hormone production after dental implant placement in an experimental rabbit model. Photomed Laser Surg. 2014;32(11):612-7.
24. Pooam M, Aguida B, Drahy S, Jourdan N, Ahmad M. Therapeutic application of light and electromagnetic fields to reduce hyper-inflammation triggered by COVID-19. Commun Integr Biol. 2021;14(1):66-77.
25. Macedo DB, Tim CR, Kido HW, et al. Influence of photobiomodulation therapy on the treatment of pulmonary inflammatory conditions and its impact on COVID-19. Lasers Med Sci. 2022;37(3):1921-9.
26. Vetrici MA, Mokmeli S, Bohm AR, Monici M, Sigman SA. Evaluation of adjunctive photobiomodulation (PBMT) for COVID-19 pneumonia via clinical status and pulmonary severity indices in a preliminary trial. J Inflamm Res. 2021;14:965-79.
27. Hamblin MR. Mechanisms and mitochondrial redox signaling in photobiomodulation. Photochem Photobiol. 2018;94(2):199-212.
28. Sanderson TH, Wider JM, Lee I, et al. Inhibitory modulation of cytochrome c oxidase activity with specific near-infrared light wavelengths attenuates brain ischemia/reperfusion injury. Sci Rep. 2018;8(1):3481.
29. Karu T. Primary and secondary mechanisms of action of visible to near-IR radiation on cells. J Photochem Photobiol B. 1999;49(1):1-17.
30. Pastore D, Greco M, Petragallo VA, Passarella S. Increase in <--H+/e- ratio of the cytochrome c oxidase reaction in mitochondria irradia-

ted with helium-neon laser. Biochemistry and Molecular Biology International. 1994;34(4):817-26.
31. Karu TI. Cellular and molecular mechanisms of photobiomodulation (low-power laser therapy). IEEE Journal of Selected Topics in Quantum Electronics. 2014;20(2):143-8.
32. The photocycle of a flavin-binding domain of the blue light photoreceptor phototropin. J Biol Chem. 2001;276(39):36493-500.
33. Swartz TE, Corchnoy SB, Christie JM, et al. The photocycle of a flavin-binding domain of the blue light photoreceptor phototropin. J Biol Chem. 2001 Sep 28;276(39):36493-500.
34. Bouly JP, Schleicher E, Dionisio-Sese M, et al. Cryptochrome blue light photoreceptors are activated through interconversion of flavin redox states. J Biol Chem. 2007;282(13):9383-91.
35. Sancar A. Regulation of the mammalian circadian clock by cryptochrome. J Biol Chem. 2004;279(33):34079-82.
36. Yang MY, Chang CJ, Chen LY. Blue light induced reactive oxygen species from flavin mononucleotide and flavin adenine dinucleotide on lethality of HeLa cells. J Photochem Photobiol B. 2017;173:325-32.
37. Cheon MW, Kim TG, Lee YS, Kim SH. Low level light therapy by Red-Green-Blue LEDs improves healing in an excision model of Sprague-Dawley rats. Personal and Ubiquitous Computing. 2013;17(7):1421-8.
38. Veerman EC, Van Leeuwen JW, Van Buuren KJ, Van Gelder BF. The reaction of cytochrome aa3 with (porphyrin) cytochrome c as studied by pulse radiolysis. Biochimica et Biophysica Acta. 1982;680(2):134-41.
39. Marengo-Rowe AJ. Structure-function relations of human hemoglobins. Proceedings (Baylor University Medical Center). 2006;19(3):239-45.
40. Ener ME, Lee Y-T, Winkler JR, Gray HB, Cheruzel L. Photooxidation of cytochrome P450-BM3. Proceedings of the National Academy of Sciences of the United States of America. 2010;107(44):18783-6.
41. Lohr NL, Keszler A, Pratt P, Bienengraber M, Warltier DC, Hogg N. Enhancement of nitric oxide release from nitrosyl hemoglobin and nitrosyl myoglobin by red/near infrared radiation: potential role in cardioprotection. Journal of Molecular and Cellular Cardiology. 2009;47(2):256-63.
42. Keszler A, Lindemer B, Hogg N, Weihrauch D, Lohr NL. Wavelength-dependence of vasodilation and NO release from S-nitrosothiols and dinitrosyl iron complexes by far red/near infrared light. Archives of Biochemistry and Biophysics. 2018;649:47-52.
43. Oplander C, Deck A, Volkmar CM, et al. Mechanism and biological relevance of blue-light (420-453 nm)-induced nonenzymatic nitric oxide generation from photolabile nitric oxide derivates in human skin in vitro and in vivo. Free Radical Biology & Medicine. 2013;65:1363-77.
44. Rastogi RP, Richa, Kumar A, et al. Molecular mechanisms of ultraviolet radiation-induced DNA damage and repair. J Nucleic Acids. 2010;6551:592980.
45. Day RM, Suzuki YJ. Cell proliferation, reactive oxygen and cellular glutathione. Dose Response. 2006 May 1;3(3):425-42.
46. Finkel T. Signal transduction by reactive oxygen species. J Cell Biol. 2011;194(1):7-15.
47. Cross CE, Halliwell B, Borish ET, Pryor WA, Ames BN, Saul RL, et al. Oxygen radicals and human disease. Ann Intern Med. 1987;107(4):526-45.
48. Harman D. Aging: a theory based on free radical and radiation chemistry. J Gerontol. 1956;11(3):298-300.
49. Murphy MP. How mitochondria produce reactive oxygen species. Biochem J. 2009;417(1):1-13.
50. Choi H, Lim W, Kim I, Kim J, et al. Inflammatory cytokines are suppressed by light-emitting diode irradiation of P. gingivalis LPS-treated human gingival fibroblasts: inflammatory cytokine changes by LED irradiation. Lasers Med Sci. 2012; 27(2):459-67.
51. Malavazi I, von Zeska Kress MR, Carazzolle MF. Effects of low-level laser therapy on the expression of osteogenic genes during the initial stages of bone healing in rats: a microarray analysis. Lasers Med Sci. 2015;30(9):2325-33.

52. das Neves LM, Leite GP, Marcolino AM, et al. Laser photobiomodulation (830 and 660 nm) in mast cells, VEGF, FGF, and CD34 of the musculocutaneous flap in rats submitted to nicotine. Lasers Med Sci. 2017;32(2):335-41.
53. Luo L, Sun Z, Zhang L, Li X, et al. Effects of low-level laser therapy on ROS homeostasis and expression of IGF-1 and TGF-β1 in skeletal muscle during the repair process. Lasers in Medical Science. 2013;28(3):725-34.
54. Penn JW, Grobbelaar AO, Rolfe KJ. The role of the TGF-β family in wound healing, burns and scarring: a review. International Journal of Burns and Trauma. 2012;2(1):18-28.
55. Ferrari G, Cook BD, Terushkin V, Pintucci G, Mignatti P. Transforming growth factor-beta 1 (TGF-beta1) induces angiogenesis through vascular endothelial growth factor (VEGF)-mediated apoptosis. Journal of Cellular Physiology. 2009;219(2):449-58.
56. Pyo SJ, Song WW, Kim IR, et al. Low-level laser therapy induces the expressions of BMP-2, osteocalcin, and TGF-β1 in hypoxic-cultured human osteoblasts. Lasers in Medical Science. 2013;28(2):543-50.
57. Liu RM, Desai LP. Reciprocal regulation of TGF-β and reactive oxygen species: A perverse cycle for fibrosis. Redox Biology. 2015;6:565-77.
58. Horimoto M, Kato J, Takimoto R, et al. Identification of a transforming growth factor beta-1 activator derived from a human gastric cancer cell line. British Journal of Cancer 1995;72(3):676-82.
59. Arany PR, Nayak RS, Hallikerimath S, et al. Activation of latent TGF-beta1 by low-power laser in vitro correlates with increased TGF-beta1 levels in laser-enhanced oral wound healing. Wound Repair and Regeneration. 2007;15(6):866-74.
60. Goldberg DJ. Current trends in intense pulsed light. Aesthetic Update. 2012;5(6):45-53.
61. González-Rodríguez AJ, Lorente-Gual R. Current indications and new applications of intense pulsed light. Actas Dermosifiliogr. 2015;106(5):350-64.
62. Ash C, Dubec M, Donne K, et al. Effect of wavelength and beam width on penetration in light-tissue interaction using computational methods. Lasers Med Sci. 2017;32:1909-18.
63. Anderson RR, Parrish JA. The optics of human skin. J Invest Dermatol. 1981;77(1):13-9.
64. Avci P, Gupta A, Sadasivam M, et al. Low-level laser (light) therapy (LLLT) in skin: stimulating, healing, restoring. Semin Cutan Med Surg. 2013;32(1):41-52.
65. Serrage H, Heiskanen V, Palin WM, et al. Under the spotlight: mechanisms of photobiomodulation concentrating on blue and green light. Photochem Photobiol Sci. 2019;18(8):1877-909.
66. Barolet D. Light-emitting diodes (LEDs) in dermatology. Semin Cutan Med Surg. 2008;27(4):227-38.
67. de Jesus Guirro RR, de Oliveira Guirro EC, Martins CC, Nunes FR. Analysis of low-level laser radiation transmission in occlusive dressings. Photomed Laser Surg. 2010;28(4):459-63.
68. Guirro ECO, de Lima Montebelo MI, de Almeida Bortot B, et al. Effect of laser (670 nm) on healing of wounds covered with occlusive dressing: a histologic and biomechanical analysis. Photomed Laser Surg. 2010;28(5):629-34.
69. Sutton E, Ganie S, Chan C, Kaur A, Nussbaum E. Photobiomodulation and diabetic foot and lower leg ulcer healing: A narrative synthesis. Foot (Edinb). 2021;48:101847.
70. Santos CMD, Rocha RBD, Hazime FA, Cardoso VS. A systematic review and meta-analysis of the effects of low-level laser therapy in the treatment of diabetic foot ulcers. Int J Low Extrem Wounds. 2021;20(3):198-207.
71. Bumah VV, Masson-Meyers DS, Awosika O, Zacharias S, Enwemeka CS. The viability of human cells irradiated with 470-nm light at various radiant energies in vitro. Lasers Med Sci. 2021;36(8):1661-70.
72. Mamalis A, Garcha M, Jagdeo J. Light emitting diode-generated blue light modulates fibrosis characteristics: fibroblast proliferation, migration speed, and reactive oxygen species generation. Lasers Surg Med. 2015;47(2):210-5.

73. Coenye T, Nelis HJ. In vitro and in vivo model systems to study microbial biofilm formation. J Microbiol Methods. 2010;83(2):89-105.
74. Tomé RFF, Silva DFB, Dos Santos CAO, et al. ILIB (intravascular laser irradiation of blood) as an adjuvant therapy in the treatment of patients with chronic systemic diseases-an integrative literature review. Lasers Med Sci. 2020;35(9):1899-907.
75. Khoury JG, Saluja R, Mitchel P Goldman MP. Comparative evaluation of long-pulse alexandrite and long-pulse Nd:YAG Laser Systems used individually and in combination for axillary hair removal. Dermatologic Surgery. 2008;34(5):665-70.
76. Morison WL. Cutaneous laser therapy: principles and methods. Arch Dermatol 1984;120(11):1528.
77. Huang A, Phillips A, Adar T, Hui A. Ocular injury in cosmetic laser treatments of the face. J Clin Aesthet Dermatol. 2018;11(2):15-8.
78. Rossi AM, Wilson B, Hibler BP, Drake LA. Nonphysician practice of cosmetic dermatology: a patient and physician perspective of outcomes and adverse events. Dermatol Surg. 2019;45:588-97.
79. Flegel L, Kherani F, Richer V. Review of eye injuries associated with dermatologic laser treatment. Dermatol Surg. 2022;48(5):545-50.
80. de Jesus Guirro RR, de Oliveira Guirro EC, Martins CC, Nunes FR. Analysis of low-level laser radiation transmission in occlusive dressings. Photomed Laser Surg. 2010;28(4):459-63.

CAPÍTULO 9

Actinoterapia

> **Pontos-chave**
> - O tempo de tratamento com radiação ultravioleta deve ser determinado de acordo com a proporção da dose de eritema mínimo (DEM).
> - A dosimetria acurada para ultravioleta em fotoquimioterapia é fundamental.
> - O uso de medicações fotossensibilizantes pode potencializar os efeitos da radiação ultravioleta.
> - Câmeras de bronzeamento são proibidas em muitos países.

RADIAÇÃO ULTRAVIOLETA

A história longa e anedótica da fototerapia teve início com o relato de uso da luz solar com finalidade terapêutica em cerca de 1400 a.C., e no tratamento de diversas doenças no século XIX.[1]

A radiação ultravioleta (RUV) foi descoberta por Riter e Wolorton em 1802, quando estudavam a decomposição do cloreto de prata pelo espectro solar, e perceberam que a reação ocorria também além do extremo violeta, sendo por esse motivo denominada de radiação ultravioleta. Está localizada na região do espectro eletromagnético entre a luz visível e o raio-X. Está compreendida entre 400 nm e 280 nm aproximadamente (Figura 1), e apesar de constituir apenas 10% de toda a radiação que chega à Terra, é a mais perigosa à saúde humana.

A RUV pode ser dividida em três partes do espectro, de acordo com a distância ou proximidade do espectro de luz visível, designadas como longas, médias ou curtas ou pelas letras A, B ou C. O espectro A é subdividido em UVA I (340-400 nm) e UVA II (320-340 nm). O espectro UVB, que corresponde a 311-312 nm, é denominado UVB *narrow-band*.[2]

A camada de ozônio atmosférica filtra toda a RUV-C e parte da RUV-B, sendo que nesse aspecto reside a preocupação das autoridades mundiais com relação à destruição dessa camada. Essa radiação pode estar presente também nas radiações emitidas por fontes artificiais.

Existem duas fontes básicas de radiação ultravioleta: a natural (sol) e as artificiais (p. ex., lâmpadas de quartzo).

A chegada das RUV à superfície terrestre ocorre em quantidades variáveis, dependendo não só da latitude em relação ao Equador, mas também da distância do Sol em relação à Terra, do ângulo de incidência dos raios solares sobre a região, da umidade, da proximidade do mar, do mês do ano, da presença ou ausência de nuvens ou poluição, entre outros. Dessa forma, quanto menor a distância entre o Sol e a Terra, maior é a quantidade de radiação incidente.

Em zonas tropicais, no verão, após clarear o dia, as UVA já estão presentes em pequena quantidade, das 6h30 às 17h30, enquanto as UVB somente vão irradiar em per-

RADIAÇÃO	ESPECTRO	SUBDIVISÃO	FREQUÊNCIA	COMPRIMENTO DE ONDA	EFEITOS
	Infravermelho		10^{13} Hz		TÉRMICO
	Luz Visível		10^{14} Hz	800 – 400 nm	LUMINOSO
Não Ionizante	Ultravioleta	UV-A	10^{15} Hz	400 – 320 nm	FOTOQUÍMICO
		UV-B		320 – 280 nm	
		UV-C	10^{16} Hz	280 – 100 nm	
Ionizante	Raio X		10^{17} Hz		

FIGURA 1 Espectro eletromagnético destacando a relação entre o comprimento de onda e os efeitos gerados.

centagem apreciável entre 9h e 15h, com um pico muito agressivo (eritematoso) por volta das 12h, quando o sol está na vertical. As radiações infravermelhas acompanham a luz durante o dia todo.

A RUV-C ou curta (100-280 nm) é retida pela camada de ozônio e, caso chegasse ao solo, acabaria com qualquer tipo de vida, exercendo uma arrasadora ação germicida e bactericida, com provável destruição da cadeia ecológica. Essa forma de radiação é encontrada em lâmpadas germicidas e em alguns arcos de solda, mas não na luz solar que atinge a superfície da Terra. Tem sido um dos recursos propostos pelo mercado para desinfecção de ambientes e superfícies em geral, sugerido inclusive para o combate, dentre outros microrganismos patogênicos, do novo coronavírus. Entretanto, os equipamentos devem conter dispositivos que protejam os usuários do contato direto com as radiações.

Mesmo à sombra, a RUV-B ou média (280-320 nm), que é a mais enérgica, atinge as camadas mais superficiais da derme, causando uma dilatação dos capilares sanguíneos, desencadeando o eritema actínico, causado pela liberação de histaminas, cuja intensidade varia de acordo com a sensibilidade individual e a duração da exposição. É também responsável pela pigmentação indireta da pele e espessamento da camada córnea.

A RUV-A ou longa (320-400 nm), denominada região da "luz negra", menos enérgica, chega até as camadas mais profundas (Figura 2) e estimula a produção de melanina, sendo, portanto, responsável pela pigmentação direta da pele (bronzeamento). Tem o poder eritematogênico reduzido quando isolada, mas pode ser desencadeado em resposta à sensibilização por certas drogas. No entanto, muito próximas à melanina encontram-se as fibras elásticas e colágenas, que uma vez atingidas, perdem as suas características normais e provocam o envelhecimento precoce da pele.[3]

A sensibilidade da pele humana à RUV varia consideravelmente em virtude da variação do estrato córneo da pele, onde a radiação é detida e convertida em comprimentos maiores, especialmente infravermelhos que são biologicamente inespecíficos, e da quantidade de pigmentação superficial.

O eritema decorrente da exposição à RUV é devido à liberação de substâncias que, por seus efeitos similares à histamina, são chamadas de histaminossimilares ou substância H de Lewis. A liberação dessa substância desencadeia tríplice resposta, que consiste na dilatação dos capilares decorrente da ação direta da substância H, dilatação das arteríolas devido ao reflexo axônico e exsudação de líquido nos tecidos causada pelo aumento de permeabilidade dos capilares. A intensidade do eritema varia consideravelmente segundo a intensidade da radiação.[3,4]

A pigmentação da pele também influencia a sensibilidade à RUV, sendo que as peles morenas são menos sensíveis. A sensibilidade ainda pode variar de acordo com a idade, e os muito jovens ou muito idosos são extremamente sensíveis aos efeitos dessa radiação.

Após a exposição da pele aos RUV nota-se o aparecimento de um eritema, e isso se observa quando a irradiação sobrepassa o limiar específico. É denominado dose de eritema mínimo (DEM) quando o eritema se apresentar rosáceo e for anulado com uma pequena pressão sobre o mesmo.[5,6]

Tendo em vista as variações que ocorrem durante o dia, sobre o espectro de luz solar, a DEM também varia com o sol.

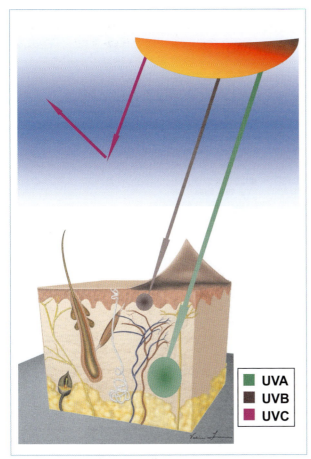

FIGURA 2 Ilustração representativa dos diferentes níveis de penetração da radiação ultravioleta.

A DEM, também denominada eritema de primeiro grau, pode ser usada como unidade de dosagem na prescrição da RUV.

O eritema de segundo grau, ou intenso, é causado por uma dose de cerca de duas vezes e meia a dose de um eritema mínimo. Ele representa um período de latência de 4 a 6 horas e pode ser um pouco doloroso, regredindo em 2 a 4 dias, e é seguido de descamação. O eritema de terceiro grau, ou grave, é causado por cerca de cinco doses de um eritema mínimo e apresenta um edema associado. O período de latência pode ser breve, cerca de duas horas, e é seguido por descamação acentuada.

O eritema de quarto grau, ou destrutivo, é produzido por cerca de dez DEM e é caracterizado adicionalmente pela formação de vesículas (bolhas superficiais).

EXPOSIÇÃO À RADIAÇÃO ULTRAVIOLETA

A resposta da pele à exposição à radiação ultravioleta é o bronzeamento (pigmentação da pele), espessamento ou hiperplasia da epiderme, e síntese de vitamina D.[7]

O bronzeamento é decorrente do incremento na produção e migração de melanina, estimulada principalmente por UVB, e em menor escala pela UVA. Envolve atividade enzimática e hormonal (hormônios adrenocorticotróficos, estrogênio e melanócito – estimulante da pituitária), e a extensão do efeito depende da dose e do tipo de radiação ultravioleta envolvida, além da pigmentação da pele.[8]

Em lugares abertos como na praia, no mar, no campo, recebemos, além das radiações diretas, uma percentagem apreciável de radiações refletidas, seja pela atmosfera ou pela superfície terrestre.

A água reflete 10% da RUV; a areia, molhada ou não, 15%; e a neve reflete 85%. O material náutico *fiberglass* branco reflete também as UV. A luz indireta ou difusa da atmosfera é rica em UV e pode aumentar em 50% as radiações recebidas. Na praia, na proteção aparente do guarda-sol, a quantidade de UV refletida não é desprezível, à qual se somam, quando o pano do guarda-sol é de poliamida ou de poliéster, as radiações diretas que atravessam em parte esses tecidos. O algodão não se deixa penetrar pelas UV, em contraposição ao comportamento das fibras sintéticas, que permitem a passagem de aproximadamente 60% da RUV incidente (Figura 3).

A exposição à luz solar é fundamental, uma vez que a radiação ultravioleta é responsável pela conversão da vitamina D ingerida na forma ativa, sendo esta responsável pela absorção e controle do cálcio (fundamental para os ossos); também exerce influência na função celular, imune, endócrina, intestinal, renal e cerebral.

PROTEÇÃO À RADIAÇÃO ULTRAVIOLETA

A exposição prolongada à RUV estimula a proliferação epidérmica por irritação química da camada germinativa, produzindo um espessamento do estrato córneo. Como se sabe, a única proteção na atmosfera contra os raios ultravioleta está sendo destruída dia a dia pelo homem. A exposição à radiação ultravioleta sem meios adequados de proteção pode ser danosa à pele e a saúde. As alterações induzidas podem ser atenuadas ou evitadas com o uso de roupas apropriadas, uso adequado de barreiras químicas e/ou físicas, mudanças de hábitos e cautela no uso de medicamentos fotossensibilizantes.

A excessiva exposição à radiação ultravioleta sem meios apropriados de proteção pode ser extremamente danosa à pele de indivíduos cujas defesas fotoprotetoras são deficientes. O efeito de queimadura por luz solar é bem conhecido, e os fotoprotetores são indicados para a prevenção dos efeitos agudos da exposição solar e consequentemente minimizar os danos tardios como a carcinogênese e o envelhe-

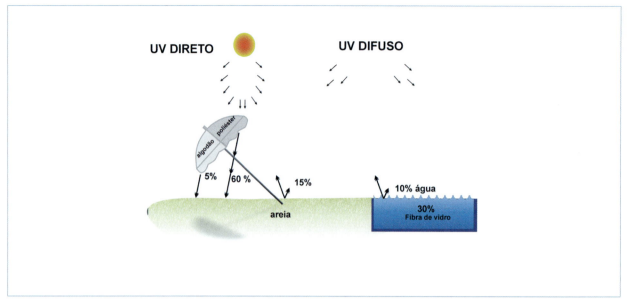

FIGURA 3 Esquema da percentagem de reflexão da radiação ultravioleta dos diversos materiais.

cimento cutâneo. Substâncias químicas que são utilizadas em diversos produtos pertencem a quatro grupos diferentes.[9]

Protetores químicos contendo agentes que absorvem a radiação podem ser altamente eficazes.[10,11] Os mediadores químicos do eritema UV-A e UV-B podem não ser os mesmos. Quando aplicados sobre a pele eles permanecem basicamente na camada córnea e exercem a sua ação graças à capacidade de absorver fótons de UV-B ou UV-A (fotoprotetores químicos – grupos de I a IV) ou bloquear a sua passagem (fotoprotetor físico – grupo V).

Existem vários tipos de filtros solares, alguns deles bloqueiam somente a RUV-A, outros somente a RUV-B e outros ainda protegem contra ambas as radiações, sendo os mais adequados.

Os fotoprotetores, comercializados como estratégia de prevenção de danos na pele desde 1928, desempenham um papel crítico na redução da incidência de doenças da pele humana induzidas pela radiação ultravioleta.[12-14]

Os filtros solares foram aprimorados por décadas com a inovação dos agentes fotoprotetores e exercem efeitos protetores adicionais aos efeitos produzidos pela radiação ultravioleta, protegendo contra riscos derivados da radiação infravermelha, luz azul e até mesmo a poluição. Entretanto, o uso de filtro solar pode produzir dermatite fotoalérgica e deficiência de produção de vitamina D. Assim, para uso eficiente, deve-se considerar o uso de produtos adequados para cada indivíduo.[15,16]

O ácido paraminobenzoico (PABA) em filtros solares e produtos pós-exposição solar, derivado do benzeno – que melhor utiliza as propriedades do anel aromático no filtro solar –, pode eventualmente produzir alergia em indivíduos que apresentam problemas com o uso de medicamentos, como penicilina e ácido acetilsalicílico, ou a outros medicamentos de estrutura molecular semelhante.[17]

Os filtros solares com PABA protegem a estrutura e as funções celulares da pele ao absorverem e dissiparem os raios que nela incidem, em virtude das características do benzeno, do anel aromático, presente. Essa estrutura molecular caracteriza-se por conter uma grande quantidade de elétrons instáveis. Quando a radiação solar incide sobre o filtro, ocorre um rearranjo dos elétrons, modificando as moléculas do benzeno, com isso absorvendo parte da radiação, e a outra parte acaba refletida pelo próprio filtro. Assim, somente cerca de 10% da radiação incidente chega a atingir a pele.

As moléculas de benzeno modificadas perdem parte de seu poder de proteção. Logo, quanto maior a quantidade de filtro aplicado sobre a pele, maior é o seu poder de proteção, porque mais radiação será consumida na tarefa de rearranjar os elétrons do anel aromático. Além disso, deve-se escolher o fator de proteção solar (FPS) mais adequado para cada tonalidade de pele.

Produtos comerciais devem ser rotulados com valores relacionados ao FPS que indicam por quanto tempo exercem proteção contra radiação ultravioleta. São considerados os FPS nas faixas de 6-10, 15-25, 30-50 e 50+, correspondendo à proteção baixa, média, alta e muito alta, respectivamente.[18]

A cor da pele exerce incontestável efeito fotoprotetor, determinando a sensibilidade à radiação ultravioleta.

TABELA 1 Lista de ativos e concentrações máximas permitidas no Brasil

Filtro	Outros nomes/INCI*	Cobertura	ANVISA**
PABA	4-Aminobenzoic acid	UVB	15
Padimato O	Ethylhexyl dimethyl PABA (EHDP)	UVB	8
N-Etoxi-4 aminobenzoato de etila	PEG-25 PABA	UVB	10
Mexoryl SO	Camphor benzalkonium methosulfate	UVB	6
Mexoryl SD	3-Benzylidene camphor	UVB	2
Eusolex 6300	4-methyl benzylidene camphor	UVB	4
Mexoryl SW	Polyacryamidomethyl benzylidene camphor	UVB	6
Mexoryl SL	Benzylidene camphor sulfonic acid	UVB	6% (expresso como ácido)
Cinoxate	Cinoxate	UVB	3
Neoheliopan E1000	Isoamyl p-methoxycinnamate	UVB	10
Parsol MCX	Ethylhexyl methoxycinnamate (OMC ou EHMC)	UVB	10
Neo Heliopan OS	Ethylhexyl salicilate (EHS)	UVB	5
Eusolex HMS	Homosalate	UVB	15
Neo Heliopan TES	Triethanolamine salicylate TEA salicilato	UVB	12
Parsol SLX	Polysilicone-15	UVB	10
Eusolex OCR	Octocrylene (OCR)	UVB	10 (expresso como ácido)
Neo Heliopan Hydro			
Eusolex 232	Phenylbenzimidazole sulfonic acid (PBSA)	UVB	8 (expresso como ácido)
Uvasorb HEB	Diethylhexyl butamido triazone (DBT)	UVB	10
Uvinul TI50	Ethylhexyl triazone (EH1)	UVB	5
Benzophenone-3 (Oxibenzona)	Benzophenone-3 (BP-3)	UVA/B	10
Benzophenone-4	Benzophenone-4 (acid) (BP-4)	UVA/B	10 (expresso como ácido)
Benzophenone-5	Benzophenone-5 (Na)	UVA/B	5% (expresso como ácido)
Benzophenone-8	Benzophenone-8	UVA/B	3
MerediMate	Menthyl anthranilate (MA)	UVA	
Avobenzone			
Parsol 1789	Butyl methoxy dibenzoyl methane (BMBM)	UVA	5
Neo Heliopan AP	Disodium phenyl dibenzimidazole tetrasulfonate (DPDT)	UVA	10% (expresso como ácido)
Mexoryl SX	Terephthalylidene dicamphor sulfonic acid (TDSA)	UVA	10 (expresso como ácido)
Uvinul A Plus	Diethylamino hydroxybenzoyl hexil benzoate (DHHB)	UVA	10
Mexoryl XL	Drometrizole trisiloxane (DTS)	UVA/B	15
Tinosorb S	Bis-ethylhexyloxyphenol methoxyphenyl triazine (BEMT)	UVA/B	10
Ttnosorb M	Methylene bis-benzotriazolyl tetramethylbutylphenol	UVA/B	10
Dióxido de titânio	Titanium dioxide	UVA/B	25
Óxido de zinco	Zinc oxide	UVA/B	25

Fonte: adaptada de Shaat NA. The Encyclopedia of ultraviolet filters. Allured Publishing Corporation; 2007.
*INCI: International Nomenclature of Cosmetic Ingredients. **Concentração máxima aprovada pela ANVISA.

O fototipo de pele, descrito pela escala de Fitzpatrick, é uma classificação clínica útil para determinar a sensibilidade da pele à radiação ultravioleta, sendo que quanto menor o fototipo, maior a suscetibilidade a queimaduras e desenvolvimento de câncer de pele decorrente da exposição.[19-21]

O fator de proteção solar de cada produto é calculado dividindo-se a dose mínima de ultravioleta capaz de provocar eritema na pele protegida com filtro solar, pela dose mínima de ultravioleta capaz de produzir eritema na pele desprotegida.

$$FPS = \frac{\text{DEM da pele protegida}}{\text{DEM da pele não protegida}}$$

Grupos específicos de indivíduos com pele de tonalidade mais clara requerem atenção especial em relação ao FPS, devendo-se considerar as características da exposição solar, da pele, bem como hábitos relacionados a diferentes medidas fotoprotetoras.

TABELA 2	Classificação dos fototipos de pele, com base na exposição à radiação ultravioleta			
Fototipo segundo Fitzpatrick	Cor da pele	Reação	Sensibilidade	Principais representantes
I	Branca clara	Sempre queima, nunca bronzeia	Muito sensível	Albinos e ruivos
II	Branca	Sempre queima, bronzeamento mínimo	Muito sensível	Loiros
III	Branca a morena-clara	Queima moderadamente, bronzeia discretamente	Sensível	Brancos
IV	Morena-escura	Queima o mínimo, sempre bronzeia bastante	Pouco sensível	Morenos e latinos
V	Parda	Raramente queima, bronzeia profusamente	Pouquíssimo sensível	Árabes, mediterrâneos, mestiços e asiáticos
VI	Negra	Nunca queima, pigmenta profusamente	Menos sensível	Negros

A aplicação de fotoprotetores deve seguir algumas recomendações, sendo que normalmente é recomendado que a primeira aplicação do produto seja efetuada, de maneira uniforme, pelo menos 15 minutos antes da exposição solar, entretanto, alguns produtos possuem ação imediata após a aplicação. Em relação à quantidade de produto, a "regra da colher de chá" (Figura 4), desenvolvida em 2002[22] e revisada em 2013,[23] indica a quantidade ideal de aplicação do filtro solar com base no número de colheres de chá relacionadas a diferentes regiões do corpo. A aplicação de um fotoprotetor em duas camadas seguidas, aproximando-se da quantidade de 2 mg/cm², também é outro tipo de recomendação.

Importante observar que a reaplicação de um filtro solar é relevante, pelo fato de haver redução do efeito protetor pela influência de vários fatores, como a formulação do protetor e as atividades exercidas pelo indivíduo.[24,25]

PIGMENTAÇÃO DA PELE

A pigmentação da pele é a proteção principal do organismo contra a ação da RUV. Aparece somente depois que a irradiação sobrepassar o limiar do eritema. Com a RUV longa pode-se provocar uma pigmentação direta sem eritema.

A pigmentação da pele decorre de um estímulo nos melanócitos que produzem a melanina, do grego antigo *melanos*, que significa "escuro", sendo conhecidos três tipos: as feomelaninas, ou melaninas vermelhas; as eumelaninas, ou melaninas escuras; e os tricocromos (tricossiderina ou tricomelanina), ou melaninas de cores amarela ou vermelha.[26,27]

Todas as melaninas são produzidas a partir da tirosina nos melanócitos, que são células que se encontram na camada basal da epiderme e são responsáveis pela produção de melanina.

Em todas as raças, a quantidade de melanócitos é praticamente a mesma. No rosto a quantidade varia entre 1.900 e 2.300 melanócitos por mm², e entre 1.000 e 1.500 para outras partes do corpo.

A diferença de cor entre a pele do branco, por mais bronzeada que esteja, e a pele do negro, é devida em parte pelo volume dos melanossomos, mas principalmente ao fato de que na pele branca, mesmo com uma forte melanogênese, não se obtém nada além de uma certa quantidade limitada de pigmento geneticamente predeterminada, que não atinge todas as camadas da epiderme, enquanto a pele negra conserva uma concentração densa de melanina em todos os níveis da epiderme, da camada basal até a camada córnea.

As eumelaninas produzidas formam uma camada protetora em relação às radiações UVB, enquanto as feomelaninas não possuem essa propriedade.

Poucos minutos após a exposição à radiação UV, a pele bronzeia-se devido à oxidação da melanina, já formada, distribuída na epiderme. Ao mesmo tempo, ocorre a estimulação dos melanócitos, havendo a formação de nova melanina por ação de foto-oxidação. Após 3 a 4 dias de irradiação, a nova melanina formada é então transferida da camada basal para os queratinócitos, para ser distribuída pelas camadas epidérmicas até a camada córnea, onde desempenhará seu papel fotoprotetor. O efeito fotoprotetor da melanina não se deve apenas às suas propriedades absorventes da radiação ultravioleta, mas também pela sua capacidade de captar radicais livres, formados pela ação da radiação, devido à sua estrutura polimérica.[28]

A produção e oxidação da melanina (bronzeamento) é um processo lento, que ocorre somente após várias exposições à radiação solar. Portanto, a pele deve ser protegida dos efeitos nocivos dessa radiação até que o bronzeamento se desenvolva e atue como proteção natural.

O escurecimento da pele por exposição à luz solar ocorre inicialmente devido a um fenômeno biofísico que leva a um escurecimento rápido de parte da melanina preexistente e, em uma segunda etapa, pela aceleração dos processos de biossíntese da melanina. É possível

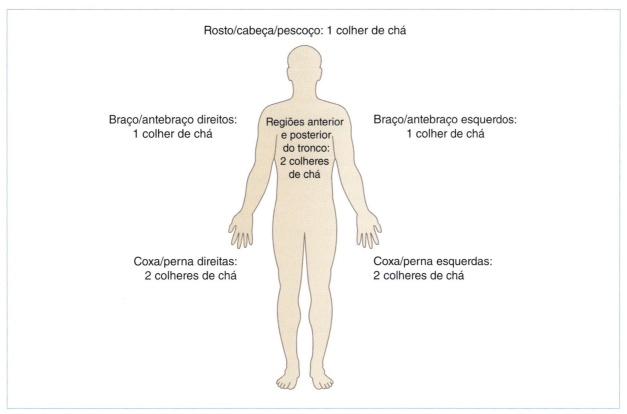

FIGURA 4   Regra da colher de chá para aplicação de filtro solar.

mudar artificialmente a cor da pele por meio de substâncias semelhantes ao mercúrio amoniacal, a hidroquinona e derivados, que atuam inibindo a síntese da melanina, com consequente despigmentação. Outras substâncias semelhantes à di-hidroxiacetona, quando aplicadas à pele, reagem com as proteínas da camada de queratina, tornando-a escura.

A ação da di-hidroxiacetona se limita à atuação tópica sobre as proteínas das últimas camadas da pele, causando uma reação de coloração, com resultado favorável do ponto de vista dermatológico e cosmético. O processo tem lugar nas camadas exteriores da epiderme, e recorda a chamada reação de Maillard, também conhecida como pardecimento não enzimático.[29] Nela, os açúcares redutores reagem com os aminoácidos, proteínas e peptídios, formando vários compostos amino e carbonila, que finalmente se convertem em melanoidinas marrons em virtude da sua polimerização. Reduz a incidência de doenças de pele relacionadas à exposição a radiação ultravioleta, uma vez que esta é reduzida com o uso de autobronzeadores.

A coloração resultante do processo de autobronzeamento cosmético aparece em aproximadamente duas horas. Embora o efeito da exposição da RUV não seja tão evidente até cerca de 72 horas (bronzeamento retardado), o processo começa mais cedo. São envolvidos aumento no número e tamanho de melanócitos funcionantes, melanogênese e transferência aumentada de melanossomos, a partir dos melanócitos, para os ceratinócitos. Como efeito local, também ocorre espessamento da camada córnea que pode ser entendida como sequela do eritema, fornecendo alguma proteção à exposição subsequente. O bronzeamento inicia-se dentro de poucos minutos, atingindo um máximo dentro de uma hora se a exposição continuar. Acredita-se que envolva a foto-oxidação da melanina pré-formada juntamente com alterações nos melanócitos e uma modificação de sua distribuição nessa localização.

Embora o uso de autobronzeadores tópicos ou em comprimidos reduza a exposição à radiação ultravioleta, não é isenta de riscos à saúde.[30,31]

DOENÇAS CAUSADAS PELA EXPOSIÇÃO SOLAR

Mudanças no estilo de vida durante as últimas décadas, concomitantes a um aumento na exposição à luz solar devido a atividades ao ar livre e piora dos hábitos de banho de sol, resultaram em aumento nas taxas de incidência, morbidade e mortalidade dos cânceres de pele e, portanto, representam uma preocupação significativa para a saúde pública. A exposição desnecessária ao sol e equipamentos de bronzeamento artificial são importantes riscos individuais atribuíveis.[32-34]

O câncer de pele é o tipo mais comum de câncer em populações de pele clara em muitas partes do mundo, e a radiação ultravioleta é o principal agente etiológico relacionado à promoção de danos ao DNA e mutações genéticas, que posteriormente levam ao desenvolvimento da doença.[35]

A história de exposição à luz solar relacionada à quantidade total de sol recebida ao longo dos anos e postura superexposta, resultando inclusive em queimaduras solares, é o fator de risco comportamental mais importante para o desenvolvimento de câncer de pele não melanoma e melanoma.

Embora o mecanismo ainda não tenha sido totalmente fundamentado, a imunossupressão induzida pela radiação ultravioleta é considerada um evento importante na carcinogênese cutânea. A exposição aos raios ultravioleta afeta adversamente o sistema imunológico da pele pela redução da função da célula apresentadora de antígeno, pela produção de citocinas imunossupressoras, bem como pelo contato modulador e reações de hipersensibilidade do tipo retardado.[36]

Como resultado da exposição crônica aos raios ultravioleta, ocorre a aceleração do envelhecimento cronológico da pele ou fotoenvelhecimento, com desenvolvimento de rugas marcantes, pigmentação irregular, perda da elasticidade, além de perturbação das funções da barreira cutânea.

A epidemiologia que implica a exposição aos raios ultravioleta como causa de tumores de pele e outras doenças é apoiada por evidências biológicas de que os danos causados pela radiação ultravioleta são dose-dependentes. Podem desencadear também na pele prurido actínico, urticária solar, xerodermia, reações eczematosas, melasma, efélides (sardas), além de ser fator de risco para o desenvolvimento de várias condições inflamatórias, alérgicas e autoimunes – respostas exacerbadas –, desencadeando acne, herpes simples e psoríase.[37-39]

A exposição à radiação ultravioleta, seja de origem solar ou artificial, promove riscos potenciais à saúde humana, visto que é um carcinógeno conhecido, sendo a exposição excessiva responsável por aumentar o risco de câncer de lábio, células basais, carcinoma de células escamosas da pele e melanoma cutâneo, particularmente em populações de pele clara. Também há evidências de que aumenta o risco de várias doenças oculares, incluindo catarata cortical, neoplasias conjuntivais e até mesmo melanoma ocular. Também pode estar envolvida em doenças autoimunes e virais, embora mais pesquisas sejam necessárias nessas áreas.

Em resumo, os efeitos deletérios da radiação ultravioleta dependem da duração e da frequência da exposição, da intensidade da radiação solar e da reação baseada na constituição genética, cor e fototipo da pele. Para um indivíduo de pele normal há cinco perigos da exposição solar:

- Os efeitos agudos (queimadura solar, fototoxicidade induzida por medicamentos);
- Os riscos a longo prazo da exposição descontrolada e repetida, resultando no desenvolvimento de modificações actínicas ou dermato-helioses (rugas, envelhecimento precoce da pele, adelgaçamento irregular da epiderme, telangiectasias, máculas hiperpigmentadas);
- O desenvolvimento de lesões pré-malignas (ceratoses solares) e malignas (carcinoma basocelular, carcinoma espinocelular e melanomas);
- A consequência do dano fotoquímico cumulativo aos olhos desprotegidos, resultando no escurecimento das lentes e formação de catarata nuclear, conjuntivite e fotoqueratite;
- Alteração da resposta imune e da função e distribuição dos componentes do sistema imunológico, causando uma incompetência imune seletiva.

FONTES DE RADIAÇÃO ULTRAVIOLETA

A principal fonte de radiação ultravioleta é o Sol, e não existe fonte completamente perfeita para substitui-lo, entretanto, foram desenvolvidas fontes artificiais com o objetivo de tratar diversas doenças.[40,41]

A vantagem das lâmpadas artificiais é que elas emitem uma quantidade constante de energia, não estando sujeitas a variações como o Sol, e a quantidade de energia emitida é muito grande, restringindo o tempo de exposição a alguns minutos.

As mais indicadas são as lâmpadas de arco de xenônio e as lâmpadas fluorescentes (*Sun Lamp-FS*). As primeiras emitem um espectro muito semelhante ao do Sol, mas irradiam apenas um pequeno campo, e sua manutenção é cara. As lâmpadas fluorescentes emitem um pouco de UVC, que necessita ser anulada com filtro de acetato de celulose, são fracas em UVA, o que não causa grandes distorções, porque a UVA contribui muito pouco no espectro eritemogênico solar.

Outro exemplo de fonte de radiação ultravioleta são as câmaras de bronzeamento. A utilização delas com finalidade estética, porém, é alvo de críticas da Organização das Nações Unidas (ONU), bem como da Organização Mundial da Saúde (OMS), pelo aumento da incidência de câncer de pele, dentre outras doenças, decorrente do uso desse recurso. A preocupação com a questão ocorre em vários países no mundo.

A Agência Nacional de Vigilância Sanitária (ANVISA) brasileira, do Ministério da Saúde, aprovou a Resolução n. 56, de 9 de novembro de 2009, que "Proíbe em todo território nacional o uso dos equipamentos para bronzeamento artificial, com finalidade estética, baseada na emissão da radiação ultravioleta". Importante destacar que a proibição não se aplica a tratamentos de doenças de forma supervisionada (§2°, art. 1°):

> Art. 1° Fica proibido em todo o território nacional a importação, recebimento em doação, aluguel, comercialização e o uso dos equipamentos para bronzeamento artificial, com finalidade estética, baseados na emissão de radiação ultravioleta.
>
> §1° Os equipamentos para bronzeamento artificial considerados nesta resolução são os aparelhos emissores de radiação ultravioleta (UV) destinados ao bronzeamento artificial estético.
>
> §2° A proibição não se aplica aos equipamentos com emissão de radiação ultravioleta, registrados ou cadastrados na ANVISA conforme regulamento sanitário aplicável, destinados a tratamento médico ou odontológico supervisionado.

O Brasil foi o primeiro país do mundo a proibir o uso da câmara de bronzeamento, induzindo políticas em saúde mundialmente relacionadas, consolidando, desta forma, o importante reconhecimento de que o meio mais eficiente de eliminar as doenças e outros agravos relacionados à exposição artificial à radiação ultravioleta com finalidade estética é a interrupção do uso de todos os tipos de equipamentos dessa natureza, uma vez que a tutela da saúde, bem como dos riscos relacionados, é dever do Estado, estabelecido em preceito constitucional.

AVALIAÇÃO E INTERVENÇÃO TERAPÊUTICA COM RADIAÇÃO ULTRAVIOLETA

A salubridade da luz solar é conhecida desde os tempos antigos, crucial para a síntese de vitamina D na pele e em outros aspectos fisiológicos da vida humana, como a geração da proteção de melanina para a pele.

A vitamina D é importante para a absorção de cálcio no trato intestinal, com reflexo direto no tecido ósseo. Na epiderme, o 7-desidrocolesterol é convertido em vitamina D (colecalciferol) pela radiação ultravioleta B, e em seguida, por meio de uma série de etapas no fígado e rins, em componente ativado da vitamina D. A exposição ao sol, mesmo por um período curto e

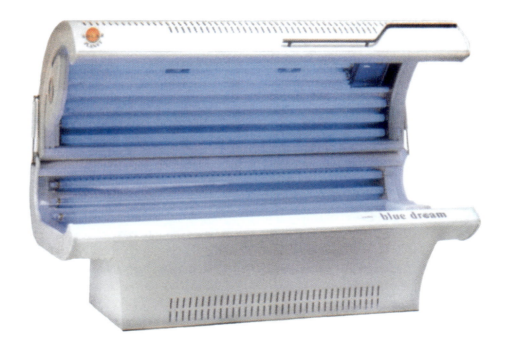

FIGURA 5 Câmera de bronzeamento à base de radiação ultravioleta, proibida pela ANVISA.

limitado, é suficiente para manter os níveis adequados de vitamina D.

É apontada uma possível relação inversa entre a exposição à radiação ultravioleta e o risco de linfoma não Hodgkin, câncer de cólon, mama e próstata, com possível relação com níveis séricos mais elevados de vitamina D estimulados pela exposição solar ao longo da vida.

A radiação ultravioleta B isolada ou associada a medicamentos é útil no tratamento de diversas doenças, particularmente no tratamento da deficiência de vitamina D, distúrbios afetivos sazonais, psoríase, vitiligo, sarcoidose, micoses, acne e várias outras doenças cutâneas, principalmente a denominada de faixa estreita, ou *narrow-band*, visto que as lâmpadas usadas têm espectro de emissão com pico entre 311 nm e 313 nm. São consideradas alternativas a UVB convencional e a fotoquimioterapia, associadas a efeitos colaterais significativos, além de aumentar o risco do desenvolvimento de neoplasias em indivíduos tratados por longo tempo ou com doses cumulativas altas, e que apresentam predisposição. Também produz menos queimaduras, envolve menor número de sessões e as remissões são mais prolongadas do que com o tratamento tradicional.[42]

FOTOQUIMIOTERAPIA

A denominação "fotoquimioterapia" é atribuída à terapia com qualquer psoraleno, oral ou tópico, associada a qualquer fonte de radiação, tanto artificial quanto solar.

A associação da radiação ultravioleta A, técnica com acrônimo PUVA (psoraleno + UVA), induz ao aumento de sensibilidade da pele aos raios ultravioleta. Também denominada "ação fotossensibilizante", é utilizada especialmente no manejo da psoríase e vitiligo desde 1947, e tem sido aplicada com eficiência nessas doenças. Também é utilizada em diferentes afecções dermatológicas, como eczema, urticária, líquen plano, doença do enxerto *versus* hospedeiro, urticária pigmentosa, linfoma de cutâneo de células T (micose fungoide) e desordens fotossensitivas (erupção polifórmica a luz, prurido actínico, dermatite actínica crônica).[43-47]

Psoralênicos são furocumarínicos tricíclicos que promovem reações fototóxicas na pele e são derivados de plantas e outros vegetais comuns como limão, figo, aspargos e gramíneas. O medicamento sintético é o 8-metoxipsoraleno (8-MOP), de uso oral ou tópico, indicado no tratamento de diversas dermatoses de difícil controle e alta incidência, cujas bases são imunológicas, mediadas pela ativação de cascatas imunomoduladoras, causadas pela absorção da radiação pelos cromóforos da pele, por meio de reação fotoquímica, com efeitos anti-inflamatórios, imunossupressores e proliferativos.[48,49]

Quando ativados pela radiação ultravioleta, os psoralenos promovem reações fototóxicas na pele e plexos vasculares superficiais, e a intensidade da reação depende de sua concentração e do tempo de exposição. Também normalizam a diferenciação de queratinócitos alterados, reduzem a proliferação epidérmica, deprimem a infiltração por diversas subpopulações de linfócitos, bem como a expressão e secreção de citocinas, explicando o efeito terapêutico em diferentes dermatoses.[50,51]

A fototerapia com radiação ultravioleta B (UVB) também pode ser associada a medicações tópicas ou sistêmicas (corticoides, calcipotriol, tazaroteno, antralina, acitretina), produzindo resultados mais animadores em quadros resistentes, com grande componente inflamatório, além de regressão mais rápida e duradoura do que UVB isolada.[52-54]

PROTOCOLOS DE ADMINISTRAÇÃO DE FOTOTERAPIA COM RADIAÇÃO ULTRAVIOLETA

A aplicação terapêutica segura com a radiação ultravioleta precede a determinação da DEM individual, que como apontado anteriormente, é a menor dose de energia necessária para produzir eritema leve 24 horas após a irradiação. Importante lembrar que a DEM depende do fototipo, bem como da sensibilidade individual, e é obtida pela exposição à radiação ultravioleta. A determinação da DEM também é denominada "teste de Saidman".

PROCEDIMENTOS PARA DETERMINAÇÃO DA DOSE ERITEMATOSA MÍNIMA (DEM)

- Estabelecer o equipamento para o teste de determinação da DEM para um indivíduo, que deve ser o mesmo que será utilizado no tratamento.
- Estabelecer a área a ser testada (preferencialmente áreas pouco expostas, como a face anterior do antebraço).
- Apoiar confortavelmente a área a ser testada, em seguida posicionar o instrumento (ver Figura 6) sobre a face anterior do antebraço. Fixar o instrumento na área a ser testada com auxílio de uma fita adesiva. A parte restante de onde o instrumento foi destacado deve ser encaixada na pele com o instrumento centralizado, com o objetivo de proteger a pele adjacente. A lâmpada deve ser posicionada perpendicularmente à área a ser tratada.
- A distância da lâmpada à área alvo depende do equipamento, sendo que a intensidade de alcance na pele

é proporcional à potência da lâmpada ao inverso do quadrado da distância entre a mesma e a pele, e o cosseno do ângulo de incidência do raio com o tecido, daí a importância de posicionar a lâmpada perpendicularmente à área de interesse. Importante observar a distância da lâmpada e a pele testada, uma vez que deve ser mantida a mesma para o tratamento.

- Proteger os olhos do paciente e do terapeuta com óculos adequados.
- Ligar a lâmpada inicialmente pelo tempo necessário para atingir a potência máxima, que varia entre diferentes equipamentos (1-10 minutos, geralmente). Em seguida, posicionar a lâmpada perpendicularmente ao instrumento de teste.
- Esquema de aplicação: posicione a lâmpada pré-aquecida e acesa sobre o instrumento de teste e exponha a pele sob as aberturas de forma sequenciada, com o auxílio de um cronômetro:
    - Exponha a pele na primeira abertura e estimule por 120 segundos;
    - Mantenha a pele exposta na primeira abertura. Exponha a pele na segunda abertura e estimule por 60 segundos;
    - Mantenha a pele exposta na primeira e segunda abertura. Exponha a pele na terceira abertura e estimule por 30 segundos;
    - Mantenha a pele exposta na primeira, segunda e terceira abertura. Exponha a pele na quarta abertura e estimule por 30 segundos.

O procedimento de teste apontado promove a estimulação de 240 segundos no primeiro orifício, 120 segundos no segundo orifício, 60 segundos no terceiro orifício, e 30 segundos no quarto orifício. Dessa maneira, o paciente deve observar a área por 24 horas, e para facilitar deve anotar em um formulário, conforme sugerido na Figura 7, sendo a DEM a menor dose que aparece em um período de 1 a 8 horas após a estimulação, e desaparece em 24 horas.[55]

CLASSIFICAÇÃO DA DOSE DE RADIAÇÃO ULTRAVIOLETA

A resposta individual decorrente da estimulação com radiação ultravioleta é classificada por:[56-58]
- Dose suberitemal (DSE): não produz eritema por 24 horas após exposição à radiação ultravioleta;
- Dose eritemal mínima (DEM): a menor dose que produz eritema dentro de 1 a 8 horas após exposição a radiação ultravioleta, e desaparece completamente dentro de 24 horas;
- Dose eritemal de primeiro grau (E_1): apresenta eritema que dura de 1 a 3 dias, e pode apresentar leve des-

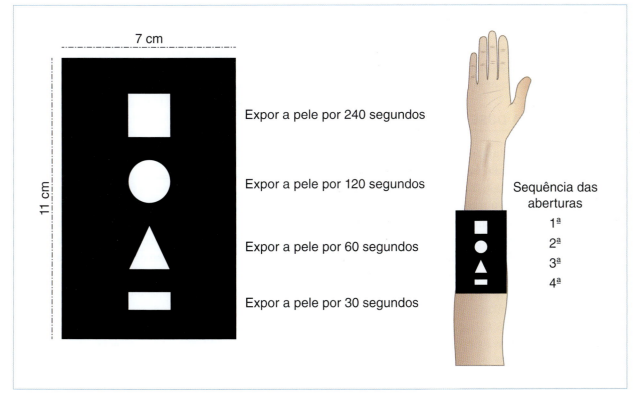

FIGURA 6 Instrumento e procedimento para a realização do teste da dose de eritema mínimo.

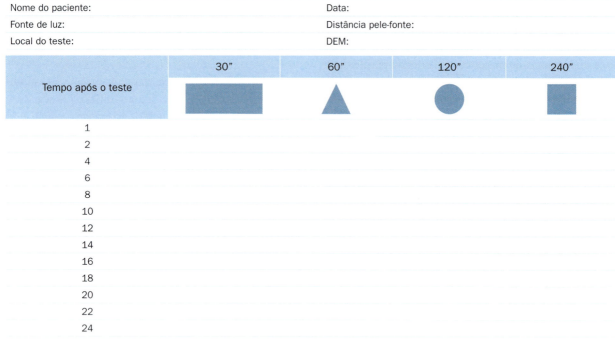

FIGURA 7 Formulário de acompanhamento do paciente para registro do teste da dose de eritema mínimo.

camação da pele. É característica da exposição a 2,5 vezes a DEM. Recomenda-se que seja aplicada em apenas 20% da superfície corporal;
- Dose eritemal de segundo grau (E_2): apresenta intenso eritema, associado a pigmentação, edema e descamação. Corresponde a 5 vezes a DEM, e aparece cerca de duas horas ou menos após a exposição à radiação ultravioleta;
- Dose eritemal de terceiro grau (E_3): apresenta eritema com severas bolhas, além de descamação e exsudação. Corresponde a cerca de 10 vezes a DEM.

PROGRESSÃO DA DOSE DE ULTRAVIOLETA

A frequência de tratamento depende do protocolo estipulado, sendo que a DEM pode ser repetida diariamente, a dose E_1 em dias alternados, e E_2 após 3 ou 4 dias.

Importante lembrar que a exposição à radiação ultravioleta promove espessamento da pele, bem como a pigmentação, que certamente funcionam como barreira à penetração da radiação em uma próxima exposição. Sendo assim, a dose referente ao tempo da DEM deve ser acrescida em 25% a cada sessão, com intuito de manter o nível de estimulação. A dose E_1 deve ser acrescida em 50% e E_2 em 75%. Importante salientar que o incremento da dose não é necessário se o tecido-alvo for em mucosa. Também se houver descontinuidade no tratamento, para cada sessão solicitada deve-se reduzir 25% do tempo de exposição da sessão anterior. Normalmente a duração do tratamento é de cerca de 15 a 20 sessões.[59,60]

Para fotoquimioterapia com psoralenos, a exposição à radiação ultravioleta deve ocorrer cerca de duas horas após a ingestão do medicamento, ou imediatamente após aplicação tópica. Recomenda-se que a medicação seja ingerida com alimentos, ou logo após sua ingestão, com o intuito de reduzir os efeitos gastrointestinais, além de melhorar a absorção da medicação. Recomenda-se evitar exposição solar por período de pelo menos 8 a 12 horas após a terapia, pela maior possibilidade de queimaduras. A interação medicamentosa tanto oral quanto tópica deve ser observada para evitar efeitos adversos.

PRECAUÇÕES E ORIENTAÇÕES

Diante de reações adversas, o tratamento envolvendo a radiação ultravioleta deve ser descontinuado:
- Olhos: o globo ocular é altamente sensível a essa radiação, sendo, portanto, necessária a proteção do terapeuta e do paciente. Caso não haja a devida precaução, poderão ocorrer conjuntivite, alterações ceratóticas na córnea e opacificação no cristalino;
- Distância do aparelho: a distância foco-pele deve ser de acordo com o equipamento envolvido. É importante observar as diferenças de distância entre a fonte de irradiação e os vários segmentos do paciente (mamas, glúteos etc.), caso contrário pode ocorrer irradiação excessiva nos segmentos mais próximos da fonte;

- Fotossensibilidade: é a condição que certas drogas ou substâncias presentes no organismo, durante a irradiação, causam aumentando a reação a ela e provocando uma dermatite grave. Uma sensibilidade anormal pode ocorrer em alguns indivíduos que fazem uso de certos medicamentos. Existem inúmeras substâncias fotossensibilizadoras na composição de loções e cosméticos;
- Áreas sensíveis: áreas de "pele fina", por exemplo úlceras indolentes curadas, cicatrizes e alguns enxertos são sensíveis, pois a principal proteção contra o eritema é a espessura do estrato córneo, que nesses casos é menor. Caso a irradiação seja corporal, recomenda-se cobrir a região genital;
- Reflexão: a reflexão que se produz na superfície cutânea varia amplamente segundo o comprimento de onda, sendo tanto maior a reflexão quanto maior for o comprimento da onda. A reflexão é menor quando a pele está hidratada. As paredes do local da terapia devem ser não refletoras;
- Dosagem: a DEM deve ser conhecida. Nos tratamentos nos quais a dose de irradiação é aumentada com a sequência das terapias, o local de proteção corpóreo deve ser o mesmo em todas as terapias. A densidade de radiação absorvida é maior quando o segmento corpóreo está perpendicular ao emissor de RUV, decrescendo de intensidade à medida que os raios se tornam oblíquos;
- Equipamento: a capacidade do envoltório de quartzo de transmitir RUV deteriora com o tempo, emitindo principalmente calor e luz visível. Isso ocorre porque a lâmpada começa a ficar opaca para os raios de menor comprimento de onda. Portanto, as lâmpadas devem ser trocadas quando se observar redução da potência pelo tempo de uso.

REFERÊNCIAS BIBLIOGRÁFICAS

1. Dale Wilson B, Moon S, Armstrong F. Comprehensive review of ultraviolet radiation and the current status on sunscreens. J Clin Aesthet Dermatol. 2012;5(9):18-23.
2. Roelandts R. The history of phototerapy: something new under the sun? J Am Acad Dermatol. 2002;46:926-30.
3. Gallagher RP, Lee TK. Adverse effects of ultraviolet radiation: a brief review. Prog Biophys Mol Biol. 2006;92(1):119-31.
4. Eaglstein WH, Weinstein GD. Prostaglandin and DNA synthesis in human skin: possible relationship to ultraviolet light effects. J Invest Dermatol. 1975;64(6):386-9.
5. Farr PM, Diffey BL. The erythemal response of human skin to ultraviolet radiation. Br J Dermatol. 1985;113(1):65-76.
6. Abel EA. Phototherapy: UVB and PUVA. Cutis. 1999;64: 339-42.
7. Pearse AD, Gaskell SA, Marks R. Epidermal changes in human skin following irradiation with either UVB or UVA. J Invest Dermatol. 1987;88(1):83-7.
8. Lavker RM, Gerberick GF, Veres D, Irwin CJ, Kaidbey KH. Cumulative effects from repeated exposures to suberythemal doses of UVB and UVA in human skin. J Am Acad Dermatol. 1995;32(1):53-62.
9. Bindu N, Cosmetic Ingredients Review Expert Panel. Final report on the safety assessment of stearoxy dimethicone, dimethicone, methicone, amino bispropyl dimethicone, aminopropyl dimethicone, amodimethicone, amodimethicone hydroxystearate, behenoxy dimethicone, C24-28 alkyl methicone, C30-45 alkyl methicone, C30-45 alkyl dimethicone, cetearyl methicone, cetyl dimethicone, dimethoxysilyl ethylenediaminopropyl dimethicone, hexyl methicone, hydroxypropyldimethicone, stearamidopropyl dimethicone, stearyl dimethicone, stearyl methicone, and vinyldimethicone. Int J Toxicol. 2003;22(Suppl 3):1-108.
10. Tsukahara K, Moriwaki S, Hotta M, Fujimura T, Sugiyama-Nakagiri Y, Sugawara S, et al. The effect of sunscreen on skin elastase activity induced by ultraviolet-A irradiation. Biol Pharm Bull. 2005;28(12):2302-7.
11. Dale Wilson B, Moon S, Armstrong F. Comprehensive review of ultraviolet radiation and the current status on sunscreens. J Clin Aesthet Dermatol. 2012;5(9):18-23.
12. Sambandan DR, Ratner D. Sunscreens: an overview and update. J Am Acad Dermatol. 2011;64:748-58.
13. Donglikar MM, Deore SL. Sunscreens: a review. Pharmacogn J. 2016;8:171-9.
14. Palm MD, O'Donoghue MN. Update on photoprotection. Dermatol Ther. 2007;20:360-76.
15. Ngoc LTN, Tran VV, Moon JY, Chae M, Park D, Lee YC. Recent trends of sunscreen cosmetic: an update review. Cosmetics. 2019;6(4):64.
16. Singer S, Karrer S, Berneburg M. Modern sun protection. Curr Opin Pharmacol. 2019;46:24-8.
17. Bruze M, Gruvberger B, Thulin I. PABA, benzocaine, and other PABA esters in sunscreens and after-sun products. Photodermatol Photoimmunol Photomed. 1990;7(3):106-8.
18. Schalka S, Reis VMSD. Sun protection factor: meaning and controversies. An Bras Dermatol. 2011;86:507-15.
19. Wolf K, Gschnait F, Honigsmann H, Konrad K, Parrish JA, Fitzpatrick TB. Phototesting and dosimetry for photochemotherapy. Br J Dermatol. 1977;96:1-10.
20. Fitzpatrick TB. The validity and practicality of sun-reactive skin types I through VI. Arch Dermatol. 1988;124:869-71.
21. Roberts WE. Skin type classification systems old and new. Dermatol Clin. 2009;27:529-33.
22. Schneider J. The teaspoon rule of applying sunscreen. Arch Dermatol. 2002;138:838-9.
23. Isedeh P, Osterwalder U, Lim HW. Teaspoon rule revisited: proper amount of sunscreen application. Photodermatol Photoimmunol Photomed. 2013;29:55-6.
24. Lautenschlager S, Wulf HC, Pittelkow MR. Photoprotection. Lancet. 2007;370:528-37.
25. Lowe NJ. An overview of ultraviolet radiation, sunscreens, and photo-induced dermatoses. Dermatol Clin. 2009;24:9-17.
26. Prota G. Recent advances in the chemistry of melanogenesis in mammals. J Inv Dermatol. 1980;75:122-7.
27. Solano F. Melanins: skin pigments and much more types, structural models, biological functions, and formation routes. New J Sci. 2014;1-28.
28. Morganroth PA, Lim HW, Burnett CT. Ultraviolet radiation and the skin. Am J Lifestyle Med. 2012;7(3):168-81.
29. Garone M, Howard J, Fabrikant J. A review of common tanning methods. J Clin Aesthet Dermatol. 2015;8(2):43-7.
30. Harnois C, Cortin P, Samson J, Boudreault G, Malenfant M, Rousseau A. Static perimetry in canthaxanthin maculopathy. Arch Ophthalmol. 1988;106(1):58-60.
31. Bluhm R, Branch R, Johnston P, Stein R. Aplastic anemia associated with canthaxanthin ingested for "tanning" purposes. JAMA. 1990;264(9):1141-2.
32. Hussein MR. Ultraviolet radiation and skin cancer: molecular mechanisms. J Cutan Pathol. 2005;32(3):191-205.

33. Rigel DS. Cutaneous ultraviolet exposure and its relationship to the development of skin cancer. J Am Acad Dermatol. 2008;58(5 Suppl 2):S129-32.
34. Hart PH, Norval M, Byrne SN, Rhodes LE. Exposure to ultraviolet radiation in the modulation of human diseases. Annual review of pathology: mechanisms of disease. Annu Rev Pathol. 2019;24(14):55-81.
35. Hönigsmann H, Diepgen TL. UV-induced skin cancers. J Dtsch Dermatol Ges. 2005;3(Suppl 2):S26-31.
36. Narayanan DL, Saladi RN, Fox JL. Review ultraviolet radiation and skin cancer. Internat J Dermatol. 2010;49:978-86.
37. Lewensohn R, Ringborg U, Wester U. Ultraviolett strålning kan ge hudcancer Fysikaliska och biologiska faktorer samverkar. Ultraviolet rays can cause skin cancer. Cumulative effect of physical and biological factors. Lakartidningen. 1992;89(17):1480-4.
38. Gallagher RP, Lee TK, Bajdik CD, Borugian M. Ultraviolet radiation. Chronic Dis Can. 2010;29(Suppl 1):51-68.
39. Glick BP. A global survey of the role of ultraviolet radiation and hormonal influences in the development of melasma. Yearbook of Dermatology and Dermatologic Surgery. 2011;266-8.
40. Shulze R. Einige versuche und bemerkungen zum problem der handelsublichen lichtschutzmittel (fortsetzung). Parfum Kosm. 1956;37:365-72.
41. Wiskemann AZ. Wertbestimmung handelsublicher llichtschutzmittel mit der osram-ultra-vitalux lampe. Strahlentherape. 1956;99:470-81.
42. Boztepe G, Akınç H, Sxahin S, Karaduman A, Evans SE, Erkin GI, et al. In search of an optimum dose escalation for narrowband UVB phototherapy: is it time to quit 20% increments? J Am Acad Dermatol. 2006;55:269-71.
43. Lerner AB, Denton CR, Fitzpatrick TB. Clinical and experimental studies with 8-methoxypsoralen in vitiligo. J Invest Dermatol. 1953;20:299-314.
44. El-Mofty M, Mostafa WZ, Bosseila M, Youssef R, Esmat S, El Ramly A, et al. A large scale analytical study on efficacy of different photo(chemo) therapeutic modalities in the treatment of psoriasis, vitiligo and mycosis fungoides. Dermatol Ther. 2010;23(4):428-34.
45. Mouli PC, Selvakumar T, Kumar SM, Parthiban S, Priya R, Deivanayagi M. Photochemotherapy: a review. Int J Nutr Pharmacol Neurol Dis. 2013;3:229-35.
46. Dogra S, Mahajan R. Phototherapy for mycosis fungoides. Indian J Dermatol Venereol Leprol. 2015;81(2):124-35.
47. Bae JM, Jung HM, Hong BY, Lee JH, Choi WJ, Lee JH, et al. Phototherapy for vitiligo: a systematic review and meta-analysis. JAMA Dermatol. 2017;153(7):666-74.
48. Buck HW, Magnus IAPA. The action spectrum of 8-methoxypsoralen for erythema in human skin. Br J Dermatol. 1960;72:249-55.
49. Pathak MA. Molecular aspects of drug photosensitivity with special emphasis on psoralen photosensitization reaction. J Natl Cancer Inst. 1982;69:163-70.
50. Bethea D, Fullmer B, Syed S, Seltzer G, Tiano J, Rischko C, et al. Psoralen photobiology and photochemotherapy: 50 years of science and medicine. J Dermatol Sci. 1999;19:78-88.
51. Wackernagel A, Hofer A, Legat FJ, Kerl H, Wolf P. Efficacy of 8-methoxypsoralen vs. 5-methoxypsoralen plus ultraviolet A therapy in patients with mycosis fungoides. Br J Dermatol. 2006;154:519-23.
52. Vun YY, Jones B, Al-Mudhaffer M, Egan C. Generalized pustular psoriasis of pregnancy treated with narrowband UVB and topical steroids. J Am Acad Dermatol. 2006;54(Suppl):S28-30.
53. Hartmann A, Lurz C, Hamm H, Brocker EB, Hofmann UB. Narrow-band UVB311 nm vs. broad-band UVB therapy in combination with topical calcipotriol vs. placebo in vitiligo. Int J Dermatol. 2005;44:736-42.
54. Guenther L. Tazarotene combination treatments in psoriasis. J Am Acad Dermatol. 2000;43(Supl):S36-42.
55. Taylor DK, Anstey AV, Coleman AJ, Diffey BL, Farr PM, Ferguson J, et al. Guidelines for dosimetry and calibration in ultravioleta radiation therapy: a report of a British Photodermatology Group Workshop. Br J Dermatol. 2002;146:755-63.
56. Low J. Quantifying the erythema due to UVR. Physiotherapy. 1986;72:60-4.
57. Heckman CJ, Chandler R, Kloss JD, Benson A, Rooney D, Munshi T, et al. Minimal Erythema Dose (MED) testing. J Vis Exp. 2013;(75):e50175.
58. Kraemer CK, Menegon DB, Cestari TF. Determination of the minimal phototoxic dose and colorimetry in psoralen plus ultraviolet A. radiation therapy. Photodermatol Photoimmunol Photomed. 2005;21:242-8.
59. Epstein JH. Phototherapy and photochemotherapy. N Engl J Med. 1990;322:1149-51.
60. Zanolli M. Phototherapy treatment of psoriasis today. J Am Acad Dermatol. 2003;49(suppl):S78-S86.

CAPÍTULO 10

Atividade física

Pontos-chave

- A taxa de aumento da força é dependente da natureza do exercício e de sua intensidade.
- O exercício circunscrito não é indicado para alterar depósitos localizados de gordura.
- Recomenda-se observar fases hormonais de mulheres na programação da intervenção terapêutica, bem como no planejamento de estudos.

A prática de atividade física tem feito parte do rol de comportamentos sociais do homem desde o início de sua existência. O que se verifica é que dependendo do momento histórico que se examina, e das próprias condições de cada época, os objetivos para os quais são direcionadas essas atividades se modificam. Consequentemente, as próprias formas de execução e os tipos de atividade física sofrem alterações, dependendo do objetivo para o qual são direcionados.

A preocupação em direcionar as atividades físicas mais enfaticamente para os cuidados em manter um corpo saudável parece ganhar força no período do Renascimento, quando juntamente com as profundas alterações culturais, artísticas, morais e de relações sociais, a beleza física e a saúde do corpo do homem começam a ser valorizadas. Assim, a evolução dos diversos tipos e formas de atividades físicas foram sofrendo alterações no decorrer do tempo.

Nos últimos anos, nota-se que os exercícios físicos começaram a constituir uma parte significativa da vida cotidiana das pessoas, com o objetivo de prevenção das doenças, desenvolvendo esportes competitivos ou de lazer, ou de manter um corpo esteticamente bonito.

Entretanto, a prática de atividade física parece ser afetada em tempos de pandemia. O distanciamento social imposto pela pandemia de COVID-19 teve alta influência na redução drástica nos hábitos relacionados à prática de atividade física, associados a mudanças na dieta e aumento do estresse, com impacto na incidência de obesidade e diabetes.[1,2]

A prática regular de atividade física tem papel fundamental na prevenção e no tratamento de doenças cardiovasculares como obesidade, hipertensão, diabetes e síndrome metabólica. O exercício físico também é apontado como ferramenta para ajudar o sistema imunológico contra COVID-19.[3]

A atividade física é um processo no qual a energia química é transformada em movimento e, inevitavelmente, em calor. Grande parte, cerca de 70% da energia utilizada pelo organismo converte-se em calor, que em seguida se perde principalmente pela pele e pelos pulmões. Mesmo com todos os mecanismos dissipadores de calor ativados, a temperatura corporal eleva-se de 1 a 1,5°C durante a atividade física. A magnitude do aumento da temperatura depende naturalmente da intensidade do exercício, mas também está relacionada a fatores individuais (mecanismos termorreguladores) e ambientais (temperatura e umidade). Neste contexto, não há estresses normais a que o corpo seja exposto que sequer se aproximem dos enormes esforços do exercício intenso.

As medidas fisiológicas e de desempenho em geral melhoram rapidamente durante a infância e alcançam um máximo entre o final da adolescência e os 30 anos de idade. A seguir, a capacidade funcional declina com a idade. As recomendações para o exercício físico não deveriam ser formuladas por alguns padrões elaborados arbitrariamente e baseados na idade cronológica do indivíduo. Pelo contrário, o conhecimento das experiências passadas e presentes da atividade física e uma avaliação cuidadosa da adaptabilidade individual em realizar esforços terão que proporcionar a estrutura básica para uma formulação inteligente de programas de atividade física.

Sabe-se que o homem necessita de uma atividade física complementar para desenvolver a capacidade funcional do seu sistema cardiorrespiratório. As atividades da vida diária não são suficientes para desenvolver um mínimo desejável de capacidade física aeróbia que melhore as funções cardiorrespiratórias e previna doenças degenerativas. O exercício aeróbio envolve exercícios submáximos, rítmicos, repetidos, dinâmicos, de grupos musculares amplos, sustentados por períodos prolongados, sem exaustão do sistema de transporte de oxigênio.

Na atualidade, estudos confirmam achados anteriores de que a prática de atividade física moderada é de grande importância para a prevenção primária de doenças crônicas, reduzindo diversas causas de mortalidade, além de ser determinante para o bem-estar físico e psicológico (Figura 1).[4-6]

O impacto econômico produzido pela inatividade física na população preocupa muitos países.[8-10]

A inatividade física no Brasil impacta significativamente o número de internações hospitalares e os custos relacionados, com diferenças na ocorrência dependendo do sexo e da região do país.[11]

As recomendações atuais sugerem uma única sessão diária de três a cinco vezes por semana. Não existem evidências científicas de que múltiplas sessões diárias proporcionem um melhor efeito de treinamento. Sabe-se que o treinamento físico é diferente quando um indivíduo corre 45 minutos por dia ou três corridas de quinze minutos, em um só dia, intercaladas. Os profissionais da atenção primária devem encorajar seus pacientes a praticar atividades físicas adequadas.

As recomendações atuais para atividade física de adultos são: pelo menos 150-300 minutos/semana com intensidade moderada ou 75-150 minutos por semana de atividade física aeróbica com intensidade vigorosa, podendo-se efetuar uma combinação equivalente de atividade aeróbia com intensidade moderada e atividade vigorosa; exercícios resistidos com carga moderada ou superior, que envolvam todos os principais grupos musculares por dois ou mais dias/semana; exercícios de equilíbrio e prevenção de quedas por pelo menos três vezes/semana.[12]

CONTRAÇÃO MUSCULAR

A contração muscular pode ser classificada em isotônica, quando há movimento articular do segmento em

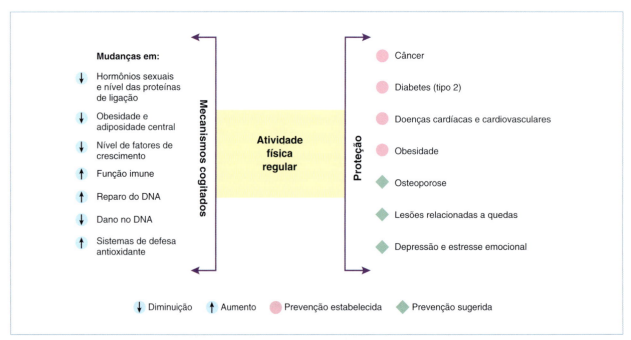

FIGURA 1 Efeitos protetores da atividade física para doenças crônicas e mecanismos biológicos cogitados por seus benefícios para a saúde. Adaptada de Kruk, 2007.[7]

questão, e isométrica, quando os segmentos articulares não são mobilizados. A contração isotônica pode ainda ser dividida em concêntrica, quando a origem e a inserção muscular se aproximam, e excêntrica, quando a origem e a inserção muscular se distanciam.

O componente excêntrico do trabalho dinâmico, caracterizado pelo alongamento do complexo músculo-tendão, dá início a um papel crítico na determinação de ocorrência e severidade do exercício induzido sem dor. Tem sido também demonstrado que as fibras do tipo II são predominantemente afetadas pela contração excêntrica. Apresenta diferentes características únicas quando comparada a outros tipos de contrações, que podem levar a adaptações únicas. Possui propriedades fisiológicas e mecânicas específicas. No entanto, se mal executado, pode causar dano muscular e desencadear a conhecida "dor muscular de início retardado", em inglês "*delayed-onset muscular soreness*" (DOMS).[13]

A força muscular é desenvolvida ao longo do crescimento normal do indivíduo, contemplando as necessidades cotidianas. À medida que o músculo se contrai e desenvolve tensão, ele exerce uma força. A quantidade de força produzida depende de uma variedade de fatores biomecânicos, fisiológicos e neuromusculares. A capacidade de força de um músculo está diretamente relacionada à sua área de secção fisiológica (secção transversal de todas as fibras). Outro fator importante que afeta a capacidade do músculo em relação à sua força é o recrutamento do número de unidades motoras durante o exercício, quando o maior número de unidades motoras ativadas produz maior força muscular.

Exercícios excêntricos produzem maior ganho de força, massa muscular e adaptações neurais, portanto, produzem aumento do potencial de produção de força e redução do consumo de energia durante sua realização.[14,15]

A unidade motora é a subdivisão funcional de um músculo, sendo definida como o número de fibras musculares inervadas por um único neurônio motor alfa. O tamanho das unidades motoras varia entre os músculos, unidades menores ocorrem onde é requerido controle preciso da ação muscular, por exemplo, nos músculos oculares. Todos os músculos, contudo, exibem considerável graduação em sua contração, e isso é conseguido pela atividade diferencial das unidades motoras. Em pequenas contrações, somente algumas unidades são recrutadas até que todas estejam ativas. A soma dessas atividades resulta em uma contração invariável de todo o músculo. Durante as atividades normais, em qualquer instante, o músculo consiste em uma mistura de unidades motoras em diferentes fases, algumas quiescentes e algumas sofrendo estimulação, sendo o estado global do músculo a somatória dessas atividades.

O tipo de contração muscular também influi no rendimento da potência do músculo, sendo a contração isotônica excêntrica a que produz o maior rendimento de força. A contração isotônica concêntrica é a que produz a menor força, ficando a contração isométrica em posição intermediária.[16,17]

Uma das possibilidades de aumento da força muscular é o comando verbal durante a execução da contração. Ele por si só aumenta a força de pico muscular. Também existe relação entre o volume da voz e a contração muscular, sendo possível melhorar a precisão e consistência dos métodos de exame e aumentar a eficácia terapêutica.[18-20]

A contração muscular resulta de interações cíclicas entre as proteínas contráteis miosina e actina, impulsionadas pela renovação do trifosfato de adenosina (ATP). Entretanto, vários eventos moleculares no processo de contração são mal compreendidos, incluindo a relação entre a geração de força e a liberação de fosfato no *turnover* de ATP.[21]

EXERCÍCIO RESISTIDO

São vários os benefícios dos programas de fortalecimento muscular utilizados pela fisioterapia. Eles surgem da necessidade de se estabelecer as funções de um músculo quando ele apresenta sua força diminuída, ou então para se ter um melhor rendimento em um determinado esporte.

É bem conhecido o fato que os sistemas musculoesqueléticos reagem e se desenvolvem em resposta a forças e sobrecargas aplicadas sobre eles.

O exercício resistido é uma forma de exercício ativo no qual uma contração muscular isotônica ou isométrica é resistida por uma força externa. Essa força externa pode ser aplicada manual ou mecanicamente.[22]

Durante muitos anos, acreditou-se que a força produzida pelos músculos fosse exclusiva da sua massa. Há décadas, acreditava-se que músculos hipertrofiados necessariamente desenvolveriam mais força, independentemente de outros fatores. Atualmente se reconhece que essa relação não é totalmente verdadeira. Já na década de 1970 essa hipótese começou a ser questionada. Um programa de treinamento para o desenvolvimento de força foi executado por mulheres jovens por um período de dez semanas, e observou-se que algumas voluntárias conseguiram dobrar a sua força para determinados exercícios com pesos, sem que se percebesse qualquer hipertrofia.[23]

A força desenvolvida por um músculo depende de vários fatores, como: índice de disparos do neurônio alfa, número de unidades motoras ativas no músculo, bem como o seu tamanho e o tipo, além do tempo da contração.

É importante reconhecer que é impossível desvincular o músculo do nervo. Nesse sentido, a magnitude da força gerada pelo músculo esquelético é obtida por meio de um ou mais dos seguintes processos:
- Aumento no número de unidades motoras recrutadas.
- Grau de ativação ou aumento da sincronização do estímulo elétrico.

No final da década de 1970, foi proposto um modelo de estudo que separava os mecanismos responsáveis pelo ganho de força em neurais e hipertrofia. Se o ganho na força for atribuído exclusivamente aos fatores neurais, tal como no bloqueio dos mecanismos inibitórios, dever-se-ia esperar um aumento na ativação eletromiográfica integrada máxima. Se, por outro lado, os ganhos na força só puderem ser atribuídos à hipertrofia muscular, dever-se-ia esperar um aumento na capacidade de produção de força, sem que ocorresse incremento na ativação eletromiográfica integrada máxima. Com esse modelo, os autores demonstraram em dois grupos, um feminino e outro masculino, que os fatores neurais eram os responsáveis pela maior proporção dos ganhos iniciais da força, enquanto a hipertrofia seria o fator dominante após um período de três a cinco semanas pós-início do treinamento.[24]

Parece existir relação com o papel do sistema nervoso no desenvolvimento de força, visto que os mecanismos neurais contribuem de forma significativa para os aumentos observados na força em períodos curtos de treinamento.[25]

A resistência usualmente utilizada é a mecânica, a qual é aplicada por equipamentos que variam a carga, por meio da graduação de pesos e o ângulo imposto ao movimento. São os exercícios utilizados nos centros de condicionamento com a finalidade de promover o aumento da força e a hipertrofia muscular em determinados grupos musculares. O torque instantâneo é o produto da força muscular e do comprimento do braço de alavanca; portanto, quanto maior o braço de alavanca músculo-tendinoso, maior será a carga gerada.

A frequência do treino de resistência parece exercer influência nos resultados obtidos, uma vez que frequências mais altas de treinamento são traduzidas em maiores ganhos de força muscular.[26,27]

O exercício resistido é indicado para melhorar a função física, desenvolvendo o aumento da força muscular e da resistência à fadiga.

HIPERTROFIA MUSCULAR

A força desenvolvida por um músculo, em contração isométrica, varia de acordo com o seu comprimento; quando ele se apresenta em posições de extremo encurtamento ou alongamento gera menor tensão, enquanto o comprimento intermediário seria seu comprimento ótimo, gerando a tensão tetânica máxima, definindo a relação comprimento-tensão, a qual determina que a tensão gerada por um músculo esquelético é função direta da superposição entre os miofilamentos de actina e miosina. Próximo ao comprimento ótimo, a tensão passiva do músculo é quase zero; caso o músculo seja mais alongado, a tensão passiva aumenta drasticamente; quando esse alongamento está em parâmetros fisiológicos, a tensão passiva pode promover força de resistência através de estruturas que, desta forma, não fazem parte da interação actina-miosina. Assim, existe muita incerteza nos estudos de fisiologia acerca da definição da angulação de uma articulação na qual o músculo desenvolva maior torque. Só existe um consenso de que não coincide com o ângulo de maior momento de força.

A hipertrofia muscular representa uma resposta normal ao treinamento físico, sendo caracterizada por um aumento no tamanho das fibras musculares individualmente.

Muitos fatores envolvem o processo de hipertrofia muscular, sendo que a tensão mecânica e o dano muscular, bem como o estresse metabólico, podem desempenhar um papel no crescimento muscular induzido pelo exercício.[28]

Quando o músculo esquelético é submetido a um estímulo de sobrecarga, são produzidas perturbações nas miofibrilas e matriz extracelular relacionadas, fato que desencadeia uma série de eventos miogênicos que levam a um aumento no tamanho e nas quantidades das proteínas miofibrilares contráteis actina e miosina, e do número total de sarcômeros em paralelo. Assim, ocorre aumento do diâmetro das fibras individuais e, portanto, resulta em um aumento na área da secção transversal do músculo.[29]

Hipertrofia muscular e hiperplasia muscular envolvem conceitos distintos, visto que, durante a hipertrofia, os elementos contráteis aumentam e a matriz extracelular se expande para apoiar o crescimento, e pode ocorrer pela adição de sarcômeros em série ou em paralelo. A maior parte da hipertrofia induzida por exercício subsequente aos programas tradicionais de treinamento de resistência resulta de um aumento de sarcômeros e miofibrilas adicionados em paralelo. Já a hiperplasia resulta em um aumento no número de fibras dentro de um músculo.[30,31]

Parece ocorrer consistente hipertrofia das fibras musculares com o treinamento de força, o que suspeita-se resultar de um aumento no número de miofibrilas em uma dada fibra muscular, uma vez que ocorre um aumento da síntese proteica e uma diminuição de sua degradação. Isso é evidente em todos os tipos de fibras, sendo maior nas de contração rápida que nas de contração lenta.[424] Também são relatadas como acompanhando o aumento de força, as alterações metabólicas, tais como aumento do glicogênio, fosfato de creatina, trifosfato de adenosina, difosfato de adenosina, creatina e enzimas do ciclo de Krebs nos músculos. Tem sido observado ainda um aumento de força sem evidências de hipertrofia de fibras musculares. Assim como quando ocorre hipertrofia, o aumento da força não é proporcional ao aumento da área das fibras.[32,33]

Hipertrofia das fibras não parece ser uma consequência necessária ou consistente do treinamento de força. Postula-se que esse aumento de força, particularmente aquele que ocorre precocemente, seja em parte o resultado de mecanismos neurológicos, como o aumento de recrutamento. Neste contexto, foi observado um aumento na atividade eletromiográfica após o treinamento de força, ocorrendo o maior aumento nas primeiras semanas de treinamento.[34]

Alguns estudos sustentam que parte do efeito do treinamento está no aprendizado motor ou na facilitação neural em função de um número maior de unidades motoras disparando impulsos, por um aumento na taxa de impulsos ou por um padrão mais eficiente de recrutamento.[35,36]

A taxa de aumento da força também é dependente da natureza do exercício e de sua intensidade.[37] A taxa de ganho de força depende do estado inicial do músculo e do ponto entre o máximo e o mínimo da escala de força onde o indivíduo se encontra no início do programa de treinamento.

A efetividade do programa de exercícios resistidos relaciona-se: 1) à velocidade com que o exercício é executado – a atividade eletromiográfica e o torque diminuem à medida que o músculo se contrai em velocidades maiores, porque o músculo não tem tempo para desenvolver um pico de tensão; 2) ao tipo de contração muscular – o músculo produz um maior rendimento de força quando se contrai excentricamente contra resistência; e 3) à intensidade do exercício – dependente da estrutura física individual e da carga a ser imposta, pois o aumento nos níveis de tensão irá desenvolver hipertrofia e aumento do recrutamento das fibras.

A manutenção da massa muscular esquelética desempenha um papel fundamental na saúde e na qualidade de vida. A carga mecânica é um dos reguladores mais potentes da massa muscular esquelética e existe uma compreensão razoavelmente clara da macroscopia e alterações microscópicas que ocorrem quando o ambiente mecânico é alterado. No entanto, muito pouco se sabe sobre as adaptações ultraestruturais que impulsionam essa resposta; não foram respondidas até mesmo questões sobre se a hipertrofia da miofibra induzida por carga mecânica é mediada por um aumento no tamanho das miofibrilas preexistentes e/ou um aumento no número de miofibrilas.[38-40]

O crescimento compensatório em resposta ao exercício é um importante mecanismo de adaptação dos músculos esqueléticos, pois assim eles se tornam capazes de movimentar cargas mecânicas mais pesadas. O aumento da massa muscular é principalmente o resultado do aumento do tamanho da fibra muscular (hipertrofia da fibra). Se o aumento do número de fibras (hiperplasia) também contribui para o crescimento compensatório ainda é questão de debate.[41]

Existe a crença de que o aumento na ingestão de proteínas possa trazer benefícios, como facilidade no aumento de massa muscular. Ainda existe controvérsia sobre a suplementação proteica relacionada a atividade física (Capítulo 3, "Fontes de energia"). Estudo[42] observou que o aumento da ingestão proteica acima de três vezes o nível recomendado não exerceu qualquer efeito no sentido de aprimorar a capacidade de trabalho durante treinamento intensivo.

É a apontada resposta transiente relacionada ao incremento de proteína na dieta de atletas, entretanto, um ensaio de balanço de nitrogênio seria recomendado para evitar qualquer ingestão excessiva de proteína. Parece que uma ingestão diária equilibrada de proteínas diária seria suficiente para compensar a degradação da proteína muscular do treinamento de exercício e sua ressíntese nas horas seguintes, em comparação com a absorção inadequada de alguns subprodutos específicos.[43,44]

EXERCÍCIO LOCALIZADO

O exercício localizado é difundido como capaz de influenciar na redução de depósitos de gordura em áreas envolvidas nas atividades. O conceito anedótico de redução de gordura direcionada ou "redução localizada" é popularmente reconhecido, visto que parece perfeitamente razoável presumir a "queima de gordura" envolvida na área ao redor dos músculos trabalhados, entretanto, embora haja divergências, carece de fundamentação adequada.

O conhecimento acerca do suprimento de energia indica que o exercício estimula a mobilização de ácidos graxos por meio de hormônios transportados pelo sangue para atuarem sobre depósitos de gordura em todo o organismo. As áreas de maior concentração de gordura ou de atividade enzimática provavelmente fornecem a maior quantidade dessa energia. Parece que existe uma perda de gordura subcutânea generalizada independente do sexo em resposta ao exercício localizado ou circunscrito, apoiando a noção de que a redução localizada não ocorre como resultado do treinamento de resistência.[45,46]

Estudo[47] observou a ação do exercício circunscrito sobre os depósitos de gordura corporal. Foram efetuadas biópsias no tecido adiposo das regiões glútea, abdominal e subescapular antes e após um período de treinamento progressivo de 27 dias, com exercícios abdominais. Os participantes do treinamento realizavam uma média de 185 exercícios abdominais por dia, em comparação com um grupo que não se exercitava. Após o treinamento, as células adiposas na região abdominal não foram alteradas quando comparadas às células adiposas das regiões glútea e subescapular, que praticamente não foram exercitadas. Também não foram encontradas alterações significativas nas pregas cutâneas, nas circunferências, nem no conteúdo total de gordura avaliado por pesagem subaquática.[47,48]

O exercício localizado, em resumo, pode contribuir para a mobilização de gordura corporal geral, sendo então indicado principalmente com a finalidade de fortalecimento direcionado para a musculatura envolvida. Importante lembrar que a musculatura não consegue utilizar diretamente triglicerídeos como combustível, ou seja, a gordura deve ser fragmentada em glicerol e ácidos graxos livres, que então penetram na corrente sanguínea. Sendo assim, a gordura fragmentada, para ser utilizada como combustível durante exercícios prolongados, pode vir de qualquer parte do corpo, não apenas da parte que está sendo mais exercitada.

TREINAMENTO INTERVALADO DE ALTA INTENSIDADE

O treinamento intervalado de alta intensidade, em inglês *high-intensity interval training* (HIIT), envolve atividade vigorosa intercalada com períodos de baixa atividade ou repouso, visando induzir uma resposta fisiológica aguda importante. Envolve atividade física por ≥ 20 min, envolvendo 80-95% do consumo de oxigênio de pico (VO_{2pico}), ou > 90% da frequência cardíaca máxima ($FC_{máx}$), com tempo de recuperação suficiente para permitir que o intervalo subsequente seja completado na intensidade desejada.[49,50]

São observados frequentemente protocolos de exercícios HIIT para o controle de doenças metabólicas, envolvendo ciclismo, caminhada e corrida, principalmente realizados em bicicletas ergométricas e esteiras, mas também são apontadas estratégias com *cross-training* e *elipticals*, que são opções razoáveis para alguns. Evidentemente, há uma variação clara em toda a literatura e ainda precisa ser determinado se existe um ideal para o gerenciamento de doenças metabólicas.[51]

A frequência de aplicação do HIIT mais interessante é de três vezes por semana, avaliada mais facilmente pela classificação do esforço percebido. Intervalos entre 1 e 4 minutos são mais agradáveis e toleráveis. O tempo total gasto em intervalos deve ser de 10 a 20 minutos por sessão, e preferencialmente com atividades que envolvam grande massa muscular.[52]

O benefício cardiovascular do HIIT supera o benefício metabólico e induz perda de peso moderada, entretanto, não são apontados benefícios adicionais a protocolos de exercícios estabelecidos para tal função. Entretanto, é indicado como eficaz no controle glicêmico de indivíduos portadores de diabetes tipo 2,[53-56] e parece ser seguro mesmo para cardiopatas.[57,58]

ALTERAÇÕES ADAPTATIVAS DO EXERCÍCIO

Sistema musculoesquelético

É bem conhecido o fato que o sistema musculoesquelético reage e se desenvolve em resposta a forças e sobrecargas aplicadas sobre ele. Há um aumento do fluxo sanguíneo muscular devido ao aumento nas demandas de oxigênio. A redistribuição do fluxo sanguíneo que ocorre durante o exercício de forma que os músculos ativos recebam a maior proporção do débito cardíaco resulta: da vasoconstrição reflexa das arteríolas que irrigam as áreas inativas do corpo (órgãos viscerais); da vasodilatação reflexa das arteríolas que irrigam os músculos ativos; e da vasodilatação nos músculos ativos causada por aumento da temperatura local, aumento da concentração do dióxido de carbono e dos níveis de ácido lático. Ocorre também a hipertrofia muscular, e um aumento nas forças de ruptura dos ossos, ligamentos e tendões.

O exercício é indicado para melhorar a função física, desenvolvendo o aumento da força muscular e da resistência à fadiga. A taxa metabólica de repouso contribui com uma grande porcentagem do gasto energético diário. Pode desencadear a perda de peso por aumentar a taxa metabólica, opondo-se à diminuição da taxa metabólica que ocorre com a restrição energética.

Um efeito significativo do exercício regular prolongado e intenso é a diminuição das concentrações plasmáticas de insulina, com a melhora da tolerância à glicose. Esse efeito tem sido interpretado como uma sensibilidade aumentada da insulina, sendo observado quer haja, ou não, redução da gordura corporal. Assim, o exercício regular pode ser uma medida terapêutica adjunta aceitável para pacientes diabéticos obesos com sinais de insensibilidade à insulina.[59-64]

O exercício aeróbio de intensidade moderada a alta, envolvendo grupos maiores de músculos, parece ser forma de atividade física mais eficaz no controle da obesidade. É indicada a frequência de pelo menos 150-180 minutos semanais. Os exercícios de resistência também mostraram ter algum impacto significativo na redução do peso corporal.[65]

Alongamento muscular

O profissional deve buscar subsídios para entender a fisiopatologia da lesão, bem como a regeneração dos músculos esqueléticos. Esses conceitos permitirão entender por que o tecido muscular apresenta plasticidade, ou seja, capacidade de adaptação a determinada demanda, assim como os limites dessa plasticidade. A plasticidade dos músculos esqueléticos pode ser, de modo geral, atribuída a algumas características da fibra muscular, como o fato da fibra muscular ser multinucleada. Na periferia da fibra muscular, a lâmina basal da fibra muscular é responsável por uma série de eventos sequenciais sempre que há alteração do padrão fisiológico da fibra muscular; a interação trófica entre o sistema nervoso e os músculos esqueléticos.

Há certas situações, após o desenvolvimento pós-natal normal, nas quais um músculo tem de se adaptar a um novo comprimento funcional. Consequentemente, torna-se muito importante conhecer como e quanto os músculos em desenvolvimento e já adultos são capazes de se adaptar a uma alteração no comprimento funcional. Procedimentos cirúrgicos envolvendo o transplante de tecido muscular são empregados.

Durante o desenvolvimento pós-natal, os ossos da maioria das espécies animais aumentam consideravelmente de comprimento, e isso, obviamente, é acompanhado por um aumento no comprimento dos músculos. Entretanto, as fibras musculares não podem se alongar tanto quanto o corpo do músculo. Em alguns músculos as fibras se dispõem obliquamente ao seu eixo longo e, por conseguinte, parte do aumento do comprimento muscular deve-se a um aumento no diâmetro das fibras. Mesmo nos músculos em que as fibras não correm paralelamente ao eixo longo, parece haver um certo rearranjo delas durante o desenvolvimento. Nestes casos, os tendões estendem-se um pouco mais para os músculos à medida que eles se desenvolvem, de modo que as junções miotendinosas tomam-se mais interpenetrantes. Contudo, as fibras da maioria dos músculos alongam-se consideravelmente durante o crescimento pós-natal. Esse alongamento está associado principalmente a um aumento no número de sarcômeros em série ao longo das miofibrilas e, por conseguinte, no número de sarcômeros em série ao longo do comprimento das fibras.[66,67]

A maneira pela qual as miofibrilas aumentam de comprimento é fascinante. Obviamente, deve haver adição de novos sarcômeros às miofibrilas existentes; todavia, durante algum tempo vem sendo debatido o ponto, ou pontos, onde os sarcômeros são acrescentados à miofibrila.

Parece que as miofibrilas crescem intersticialmente; em outras palavras, novos sarcômeros são acrescentados às miofibrilas em pontos ao longo de seu comprimento. A evidência para essa teoria baseia-se no fato de que os sarcômeros de miofibrilas adjacentes estão frequentemente fora de alinhamento, devido a ligeiras diferenças nos comprimentos dos sarcômeros. Portanto, para um certo comprimento da fibra muscular, algumas das miofibrilas terão um sarcômero adicional, e esse fato é tomado como evidência de que um sarcômero foi inserido. Todavia, a fim de inserir novos sarcômeros desse modo, seria necessário que a miofibrila se dividisse transversalmente, além de também envolver modificações consideráveis no retículo sarcoplasmático e no sistema de túbulos transversos.[68]

Estudos apontam que o processo de alongamento compreende a adição seriada de sarcômeros nas terminações das miofibrilas preexistentes.[69-71]

Não é apenas o número de sarcômeros que deve aumentar durante o crescimento, mas outros componentes do músculo também devem aumentar em número ou tamanho. Parece não haver informações sobre o modo pelo qual algumas partes, por exemplo, o sarcolema das fibras, aumentam com o mesmo, que continua a crescer após o estágio em que já não há aumento no comprimento da fibra muscular, e as fibras de maior diâmetro possuem mais núcleos. Portanto, o aumento no número de núcleos parece estar associado com um aumento no perímetro das fibras, bem como no comprimento.[72]

A elevação do número de núcleos das fibras não parece resultar de mitose dos núcleos preexistentes. Pelo contrário, certas células conhecidas como células-satélites funcionam com as fibras em crescimento e doam seus núcleos para elas. Essas células podem ser observadas associadas a fibras musculares, particularmente em músculos jovens, e elas, na realidade, localizam-se sob a membrana basal das fibras. A porcentagem de núcleos de células satélites em relação a núcleos de fibras musculares cai em cerca de oito vezes entre o nascimento e a maturidade, no músculo subclávio do rato. A maioria dos núcleos marcados encontram-se nas terminações das fibras, e um número significativamente maior de núcleos é acrescido à terminação proximal do músculo do que à terminação distal. Esse fato sugere que as células-satélites fornecem os núcleos adicionais necessários para o crescimento longitudinal e transverso das fibras musculares, e que o crescimento muscular ocorre principalmente em um polo do músculo, em vez de ambas as terminações.[73-75]

O músculo adulto tem capacidade de se adaptar a um comprimento funcional em poucas semanas. O músculo estriado é um tecido muito adaptável, mostrando, em particular, que o número de sarcômeros e consequentemente o comprimento da fibra muscular são ajustados ao comprimento funcional do músculo.[76-77]

Para que haja amplitude de movimento normal é necessário haver mobilidade e flexibilidade dos tecidos moles que circundam a articulação, ou seja, músculos, tecido conjuntivo e pele, além da mobilidade articular. A mobilidade adequada dos tecidos moles e articulações parece ser também um fator importante na prevenção de novas lesões ou mesmo recorrentes. As condições que podem levar ao encurtamento adaptativo dos tecidos moles ao redor de uma articulação e perda subsequente da amplitude de movimento incluem:

- imobilização prolongada;
- mobilidade restrita;
- doenças do tecido conjuntivo ou neuromusculares;
- processos patológicos nos tecidos devido a trauma;
- deformidades ósseas congênitas e adquiridas.

Os tecidos moles então perdem sua elasticidade e plasticidade normal, resultando em perda da amplitude de movimento. À medida que o músculo se encurta, ele não é mais capaz de produzir o pico de tensão e desenvolve-se uma fraqueza com retração. A perda de flexibilidade, independente da causa, pode também provocar dor. A força muscular pode também ser alterada quando o tecido mole se encurta devido à adaptação que ocorre com o tempo. À medida que o músculo perde sua flexibilidade normal, ocorre também uma alteração na relação comprimento-tensão do músculo.

Os tecidos moles que podem restringir a mobilidade articular são os músculos, o tecido conjuntivo e a pele. Cada um apresenta qualidades próprias que afetam sua extensibilidade, ou seja, sua capacidade de alongar-se. Quando procedimentos de alongamento são aplicados a esses tecidos, a velocidade, intensidade e duração da força de alongamento irão afetar a resposta dos diferentes tecidos. Tanto as características mecânicas dos tecidos contráteis e não contráteis quanto as propriedades neurofisiológicas do tecido contrátil afetam a resposta do alongamento.

Existe divergência entre diferentes métodos de alongamento, bem como efeitos com diferentes protocolos. No entanto, os benefícios associados a programas de treinamento, inclusive a facilitação neuromuscular proprioceptiva (FNP), são praticamente unanimidade.[78-80]

CLASSIFICAÇÃO DO NÍVEL DE ATIVIDADE FÍSICA

São descritos vários métodos para a avaliação do nível de atividade física habitual, classificados em subjetivos e objetivos, sendo relatadas pelo menos 50 técnicas diferentes com essa finalidade. Metodologias objetivas recentes envolvem avaliações por meio de acelerômetros, pedômetros, sistemas de GPS, além de outros dispositivos de captura de movimento. Entretanto, os métodos subjetivos destacam-se pelo baixo custo e facilidade de aplicação, como o *International Physical Activity* (IPAQ), desenvolvido em 1998 pela Organização Mundial da Saúde (OMS), com intuito de avaliar a prática de atividade física em indivíduos de 18 a 65 anos de idade por meio de um instrumento padronizado. É apresentado em versões curta ou longa, validadas para várias línguas, inclusive para o português (Brasil), ambas com boa confiabilidade e reprodutibilidade.[81-84]

O IPAQ permite a classificação dos indivíduos de forma categórica e numérica. A classificação da versão curta em medidas categóricas está apontada na Figura 2. A classificação numérica envolve avaliação com base no gasto energético que permite o cálculo dos minutos por semana por atividade em equivalente metabólico da atividade física (METs). São consideradas atividades vigorosas as que variam de 5,5 a 8 METs, e moderadas de 3,3 a 4 METs. Para análise contínua, consideram-se: caminhada = 3,3 METs; atividade moderada = 4,0 METs; e atividade vigorosa = 8,0 METs, com o cálculo expresso em MET/minutos/semana.[85]

O questionário de atividade física habitual de Baecke (*Baecke Questionnaire of Habitual Physical Activity* – BQHPA), composto por 16 questões para a mensuração da atividade física habitual dos últimos 12 meses, envolve três domínios: ocupacional (oito questões), exercícios físicos no lazer (quatro questões) e atividades de lazer e locomoção (quatro questões), além do escore total de atividade física. Desenvolvido inicialmente para adultos jovens, foi modificado posteriormente para idosos. Foi validado para a língua portuguesa inicialmente para idosos, e posteriormente para homens adultos. É estruturado em escala de Likert, tipo de escala de resposta psicométrica, de fácil entendimento e preenchimento (Figura 3).[86-89]

Foram inseridas na padronização de Baecke a classificação dos níveis de gasto energético (múltiplo da taxa metabólica em repouso – METs), das atividades físicas ocupacionais e das modalidades de exercícios físicos, utilizando para tanto o estudo de Ainsworth et al.[90]

O cálculo de cada categoria é efetuado somando-se os pontos das questões relacionadas a atividade física ocu-

CLASSIFICAÇÃO DO NÍVEL DE ATIVIDADE FÍSICA IPAQ

1. **MUITO ATIVO:** aquele que cumpriu as recomendações de:
   a. VIGOROSA: ≥ 5 dias/sem e ≥ 30 minutos por sessão
   b. VIGOROSA: ≥ 3 dias/sem e ≥ 20 minutos por sessão + MODERADA e/ou CAMINHADA: ≥ 5 dias/sem e ≥ 30 minutos por sessão.

2. **ATIVO:** aquele que cumpriu as recomendações de:
   a. VIGOROSA: ≥ 3 dias/sem e ≥ 20 minutos por sessão; ou
   b. MODERADA ou CAMINHADA: ≥ 5 dias/sem e ≥ 30 minutos por sessão; ou

   Qualquer atividade somada: ≥ 5 dias/sem e ≥ 150 minutos/sem (caminhada + moderada + vigorosa).

3. **IRREGULARMENTE ATIVO:** aquele que realiza atividade física, porém insuficiente para ser classificado como ativo pois não cumpre as recomendações quanto à frequência ou duração. Para realizar essa classificação somam-se a frequência e a duração dos diferentes tipos de atividades (caminhada + moderada + vigorosa). Este grupo foi dividido em dois subgrupos de acordo com o cumprimento ou não de alguns dos critérios de recomendação:

   IRREGULARMENTE ATIVO A: aquele que atinge pelo menos um dos critérios da recomendação quanto à frequência ou quanto à duração da atividade:
   a. Frequência: 5 dias/semana ou
   b. Duração: 150 min/semana

   IRREGULARMENTE ATIVO B: aquele que não atingiu nenhum dos critérios da recomendação quanto à frequência nem quanto à duração.

4. **SEDENTÁRIO:** aquele que não realizou nenhuma atividade física por pelo menos 10 minutos contínuos durante a semana.

Exemplos:

Indivíduos	Caminhada F	Caminhada D	Moderada F	Moderada D	Vigorosa F	Vigorosa D	Classificação
1	–	–	–	–	–	–	Sedentário
2	4	20	1	30	–	–	Irregularmente ativo A
3	3	30	–	–	–	–	Irregularmente ativo B
4	3	20	3	20	1	30	Ativo
5	5	45	–	–	–	–	Ativo
6	3	30	3	30	3	20	Muito ativo
7	–	–	–	–	5	30	Muito ativo

F: frequência; D: duração.

FIGURA 2 Classificação do nível de atividade física IPAQ.

Questionário de atividade física habitual

Por favor, circule e resposta apropriada para cada questão pensando nos últimos 12 meses:

1. Você pratica ou praticou esporte ou exercício físico nos últimos 12 meses: sim/não
Qual esporte ou exercício físico você pratica ou praticou mais frequentemente? _____
– Quantas horas por semana? _____
– Quantos meses por ano? _____
Se você faz ou fez um segundo esporte ou exercício físico, qual o tipo? _____
– Quantas horas por semana? _____
– Quantos meses por ano? _____

2. Em comparação com outros da minha idade, eu penso que minha atividade física durante as horas de lazer é:
muito maior/maior/a mesma/menor/muito menor — 5 4 3 2 1

3. Durante as horas de lazer eu suo:
muito frequentemente/frequentemente/algumas vezes/raramente/nunca — 5 4 3 2 1

4. Durante as horas de lazer eu vejo pratico esporte ou atividade física:
nunca/raramente/algumas vezes/frequentemente/muito frequentemente — 1 2 3 4 5

5. Durante as horas de lazer eu vejo televisão:
nunca/raramente/algumas vezes/frequentemente/muito frequentemente — 1 2 3 4 5

6. Durante as horas de lazer eu ando:
nunca/raramente/algumas vezes/frequentemente/muito frequentemente — 1 2 3 4 5

7. Durante as horas de lazer eu ando de bicicleta:
nunca/raramente/algumas vezes/frequentemente/muito frequentemente — 1 2 3 4 5

8. Durante quantos minutos por dia você anda a pé ou de bicicleta indo e voltando do trabalho, escola ou compras? — 1 2 3 4 5
< 5/5-15/16-30/31-45/> 45
Total em minutos:

FIGURA 3 Questionário de atividade física habitual.

pacional, exercício físico no lazer e locomoção, apresentando um escore total que corresponde à soma do resultado final de todas as categorias (Figura 4).

IMPLICAÇÕES NO DESEMPENHO DE EXERCÍCIOS NAS MULHERES

As implicações no desempenho de exercícios nas mulheres relacionadas às alterações flutuantes das concentrações de hormônios sexuais endógenos ao longo do ciclo menstrual são controversas.[91-93]

A influência do estrogênio e da progesterona sobre os efeitos metabólicos durante o repouso e o exercício é alvo de estudos, entretanto, as alterações metabólicas decorrentes da variação fisiológica natural dos hormônios sexuais em mulheres eumenorreicas são variáveis. Sabe-se que existem discrepâncias na oxidação de gordura entre homens e mulheres, e parece ocorrer maior oxidação de gordura em exercícios de intensidades mais altas em mulheres do que em homens.[94]

Importante observar a influência hormonal a que mulher está sujeita, tanto no planejamento de intervenções terapêuticas, quanto no planejamento de estudos.[95,96]

Fórmulas para cálculo dos escores do questionário Baecke de AFH
Exercícios físicos no lazer (EFL)
Cálculo da primeira questão referente à prática de esportes/exercícios físicos:
▪ Intensidade (tipo de modalidade) = 0,76 para modalidades com gasto energético leve ou 1,26 para modalidades com gasto energético moderado ou 1,76 para modalidades com gasto energético vigoroso (determinado pela resposta do tipo de modalidade: o gasto energético da modalidade deve ser conferido no compêndio de atividades físicas de Ainsworth)
▪ Tempo (horas por semana) = 0,5 para menos de uma hora por semana ou 1,5 entre maior que uma hora e menor que duas horas por semana ou 2,5 para maior que duas horas e menor que três horas por semana ou 3,5 para maior que três e até quatro horas por semana ou 4,5 para maior que quatro horas por semana (determinado pela resposta das horas por semana de prática)
▪ Proporção (meses por ano) = 0,04 para menor que um mês ou 0,17 entre um e três meses ou 0,42 entre quatro e seis meses ou 0,67 entre sete e nove meses ou 0,92 para maior que nove meses (determinado pela resposta dos meses por ano de prática)
Para o cálculo do escore desta questão, os valores devem ser multiplicados e somados: Modalidade 1 = (Intensidade*Tempo*Proporção) + Modalidade 2 = (Intensidade*Tempo*Proporção)
Para o valor final, será estipulado um escore de acordo com os valores obtidos na fórmula:
0 (sem exercício físico) = 1/entre 0,01 até < 4 = 2/entre 4 até < 8 = 3/entre 8 até < 12 = 4/≥ 12,00 = 5
Os escores das questões dois a quatro serão obtidos de acordo com as respostas das escalas de Likert. O escore final de EFL deverá ser obtido de acordo com a fórmula especificada abaixo:
Escore de EFL = $\dfrac{\text{questão 1 + questão 2 + questão 3 + questão 4}}{4}$
Atividades físicas de lazer e locomoção (ALL)
Os escores das questões cinco a oito serão obtidos de acordo com as respostas das escalas de Likert. O escore final de ALL deverá ser obtido de acordo com a fórmula especificada abaixo:
Escore de ALL = $\dfrac{(6 - \text{questão 5}) + \text{questão 6} + \text{questão 7} + \text{questão 8}}{4}$
Escore total (ET) = EFL + ALL

FIGURA 4 Fórmulas para cálculo dos escores do questionário Baecke de atividade física habitual (AFH).

REFERÊNCIAS BIBLIOGRÁFICAS

1. Bentlage E, Ammar A, How D, Ahmed M, Trabelsi K, Chtourou H, et al. Practical recommendations for maintaining active lifestyle during the COVID-19 pandemic: A systematic literature review. Int J Environ Res Public Health. 2020 Aug 28;17(17):6265.
2. Ruiz-Roso MB, Knott-Torcal C, Matilla-Escalante DC, Garcimartín A, Sampedro-Nuñez MA, Dávalos A, et al. COVID-19 lockdown and changes of the dietary pattern and physical activity habits in a cohort of patients with type 2 Diabetes Mellitus. Nutrients. 2020;4;12(8):2327.
3. da Silveira MP, da Silva Fagundes KK, Bizuti MR, Starck É, Rossi RC, de Resende E, et al. Physical exercise as a tool to help the immune system against COVID-19: an integrative review of the current literature. Clin Exp Med. 2021;21(1):15-28.
4. Haskell WL. Physical activity and disease prevention: past, present, and future, exercise and sport sciences. Reviews. 2003;31(3):109-10.
5. Nunan D, Mahtani KR, Roberts N, Heneghan C. Physical activity for the prevention and treatment of major chronic disease: an overview of systematic reviews. Systematic Reviews. 2013;2(1):56.
6. Anderson E, Durstine JL. Physical activity, exercise, and chronic diseases: a brief review. Sports Med Health Sci. 2019;S2666-3376(19)-30006-X.
7. Kruk J. Physical activity in the prevention of the most frequent chronic diseases: an analysis of the recent evidence. Asian Pac J Cancer Prev. 2007;8(3):325-38.
8. Colditz GA. Economic costs of obesity and inactivity. Med Sci Sports Exerc. 1999;31 Suppl 1:S663-7.
9. Scarborough P, Bhatnagar P, Wickramasinghe KK, et al. The economic burden of ill health due to diet, physical inactivity, smoking, alcohol and obesity in the UK: an update to 2006-07 NHS costs. Journal of Public Health. 2011;33(4):527-35.
10. Katzmarzyk PT. The economic costs associated with physical inactivity and obesity in Ontario. Fitness Journal of Canada. 2011;4(4):31-40.

11. Bielemann RM, Silva BGC, Coll CV, et al. Impacto da inatividade física e custos de hospitalização por doenças crônicas. Rev Saúde Pública. 2015;49:75.
12. Yang YJ. An overview of current physical activity recommendations in primary care. Korean J Fam Med. 2019;40(3):135-42.
13. Hody S, Croisier JL, Bury T, Rogister B, Leprince P. Eccentric muscle contractions: risks and benefits. Front Physiol. 2019;10:536.
14. Jonsson P, Alfredson H. Superior results with eccentric compared to concentric quadriceps training in patients with jumper's knee: a prospective randomized study. Br J Sports Med. 2005;39:847-50.
15. Roig M, Shadgan B, Reid WD. Eccentric exercise in patients with chronic health conditions: a systematic review. Physiother Can. 2008;60:146-60.
16. Overend TJ, Versteegh TH, Thompson E, Birmingham TB, Vandervoort AA. Cardiovascular stress associated with concentric and eccentric isokinetic exercise in young and older. J Gerontol A Biol Sci Med Sci. 2000;55(4):177- 82.
17. Vallejo AF, Schroeder ET, Zheng L, Jensky NE, Sattler FR. Cardiopulmonary responses to eccentric and concentric resistance exercise in older adults. Age Ageing. 2006;35:291-7.
18. Johansson CA, Kent BE, Shepard KF. Relationship between verbal command volume and magnitude of muscle contraction. Phys Ther. 1983;63(8):1260-5.
19. McNAIR PJ, Depledge J, Brettkelly M, Stanley SN. Verbal encouragement: effects on maximum effort voluntary muscle action. Br J Sports Med. 1996;30:243-5.
20. Belkhiria C, de Marco G, Driss T. Effects of verbal encouragement on force and electromyographic activations during exercise. Journal of Sports Medicine and Physical Fitness. Edizione Minerva Medica. 2018;58(5):750-7.
21. Månsson A, Rassier D, Tsiavaliaris G. Poorly understood aspects of striated muscle contraction. Biomed Res Int. 2015;2015:245154.
22. Hellembrandt FA, Houtz SJ. Mechanisms of training in man experimental demonstration of the averload principle. Phys Ther Rev. 1956;36:371.
23. Wilmore JH. Alterations in strength, body composition and anthropometric measumerents consequent to a 10-week weight training program. Med Sci Sports. 1974;6:133-8.
24. Moritani T, De Vries HA. Neural factors versus hypertrophy in the time course of muscle strength gain. Am J Phys Med. 1979;58:115-30.
25. Enoka RM. Muscle strength and its development: new perspectives. Sports Med. 1988;6:146-68.
26. Grgic J, Schoenfeld BJ, Davies TB, Lazinica B, Krieger JW, Pedisic Z. Effect of resistance training frequency on gains in muscular strength: A systematic review and meta-analysis. Sports Med. 2018 May;48(5):1207-20.
27. Lieber RL, Bodine-Fowler SC. Skeletal muscle mechanics: implications for rehabilitation. Phys Ther. 1993;73(12):844-56.
28. Schoenfeld BJ. The mechanisms of muscle hypertrophy and their application to resistance training. J Strength Cond Res. 2010;24(10):2857-72.
29. Toigo M, Boutellier U. New fundamental resistance exercise determinants of molecular and cellular muscle adaptations. Eur J Appl Physiol. 2006;97:643-63.
30. Tesch PA, Larsson L. Muscle hypertrophy in bodybuilders. Eur J Appl Physiol Occup Physiol. 1982;49:301-6.
31. Paul AC, Rosenthal N. Different modes of hypertrophy in skeletal muscle fibers. J Cell Biol. 2002;18:156:751-60.
32. Penman KA. Human striated muscle ultrastructural changes accompanying increased strength without hypertrophy. Res Q. 1970;41:418-24.
33. Bickel CS, Slade J, Mahoney E, Haddad F, et al. Time course of molecular responses of human skeletal muscle to acute bouts of resistance exercise. J Appl Physiol. 2005;98:482-8.
34. Goto K, Ishi, N, Kizuka T, Takamatsu K. The impact of metabolic stress on hormonal responses and muscular adaptations. Med Sci Sport Exerc. 2005;37:955-63.
35. Bloomer RJ, Ives JC. Varying neural and hypertrophic influences in a strength program. Strength Cond J. 2000;22:30.
36. Rutherford O, Jones D. The role of learning and coordination in strength training. Eur J Appl Physiol. 1986;55:100-5.
37. MacDonagh MJN, Davies CTM. Adaptive response of mammalian skeletal muscle to exercise with high loads. Eur J Appl Physiol. 1984;52:139-55.
38. Taylor NAS, Wilkinson JG. Exercise-induced skeletal muscle growth: hypertrophy or hiperplasia? Sports Med. 1986;3:190-200.
39. McCall GE, Byrnes WC, Dickinson A, et al. Muscle fiber hypertrophy, hyperplasia, and capillary density in college men after resistance training. J Appl Physiol. 1996;81(5);2004-12.
40. Reggiani C, Kronnie TT. Hyperplasia in exercise-induced muscle growth? Basic Appl Myol. 1999;9(6):289-92.
41. Jorgenson KW, Phillips SM, Hornberger TA. Identifying the structural adaptations that drive the mechanical load-induced growth of skeletal muscle: a scoping review. Cells. 2020;9(7):1658.
42. Consolazio CF, et al. Protein metabolism during intensive physical training in young adult. Am J Clin Nutr. 1975;28:29.
43. Tipton KD, Wolfe RR. Exercise, protein metabolism and muscle growth. J Sport Nutrition and Exercise Metabolism. 2001;11:109-32.
44. Poortmans JR, Carpentier A. Protein metabolism and physical training: any need for amino acid supplementation? Nutrire. 2016;41:21.
45. Gwinup G, et al. Thickness of subcutaneous fat and activity of underlying muscles. Ann Intern Med. 1971;74:408.
46. Kostek MA, Pescatello LS, SEIP RL, et al. Subcutaneous fat alterations resulting from an upper-body resistance training program. Med Sci Sports Exerc. 2007;39(7):1177-85.
47. Katch FI, Clarkson PM, Kroll W, et al. Effects of sit up exercise training on adipose cell size and adiposity. Res Q Exerc Sport. 1984;55:242.
48. Horowitz JF. Fatty acid mobilization from adipose tissue during exercise. Trends Endocrinol Metab. 2003;14:386-92.
49. Burgomaster KA, Hughes SC, Heigenhauser GJF, et al. Six sessions of sprint interval training increases muscle oxidative potential and cycle endurance capacity in humans. J Appl Physiol. 2005;98:1985-90.
50. Gibala MJ, Little JP, Macdonald MJ, Hawley JÁ. Physiological adaptations to low-volume, high-intensity interval training in health and disease. J Physiol. 2012;590:1077-84.
51. Fex A, Leduc-Gaudet J-P, Filion M-E, et al. Effect of elliptica high intensity interval training on metabolic risk factor in pre- and type 2 diabetes patients: a pilot study. J Phys Act Health. 2015;12:942-6.
52. Cassidy S, Thoma C, Houghton D, Trenell MI. High-intensity interval training: a review of its impact on glucose control and cardiometabolic health. Diabetologia. 2016;60(1):7-23.
53. Tjønna AE, Lee SJ, Rognmo Ø, et al. Aerobic interval training versus continuous moderate exercise as a treatment for the metabolic syndrome: A pilot study. Circulation. 2008;118:346-54.
54. Madsen SM, Thorup AC, Overgaard K, Jeppesen PB. High intensity interval training improves glycaemic control and pancreatic β cell function of type 2 diabetes patients. PLoS One. 2015;10:1-24.
55. Fex A, Leduc-Gaudet J-P, Filion M-E et al. Effect of elliptical high intensity interval training on metabolic risk factor in pre- and type 2 diabetes patients: a pilot study. J Phys Act Health. 2015;12:942-6.
56. Jelleyman C, Yates T, O'Donovan G, et al. The effects of high-intensity interval training on glucose regulation and insulin resistance: a meta-analysis. Obes Rev. 2015;16:942-61.
57. Guiraud T, Juneau M, Nigam A, et al. Optimization of high intensity interval exercise in coronary heart disease. Eur J Appl Physiol. 2010;108:733-40.
58. Guiraud T, Nigam A, Juneau M, et al. Acute responses to high-intensity intermittent exercise in CHD patients. Med Sci Sports Exerc. 2011;43:211-7.
59. Björntörp P, et al. The effect of physical training on insulin production in obesity. Metabolism. 1970;19:631.
60. You T, Arsenis NC, Disanzo BL, Lamonte MJ. Effects of exercise training on chronic inflammation in obesity: current evidence and potential mechanisms. Sports Med. 2013;43(4):243-56.

61. Wirth A, Wabitsch M, Hauner H. The prevention and treatment of obesity. Dtsch Arztebl Int. 2014;111(42):705-13.
62. Yumuk V, Tsigos C, Fried M, Schindler K, Busetto L, Micic D, et al., Obesity Management Task Force of the European Association for the Study of Obesity. European guidelines for obesity management in adults. Obes Facts. 2015;8(6):402-24.
63. Alamuddin N, Bakizada Z, Wadden TA. Management of obesity. J Clin Oncol. 2016;34(35):4295-305.
64. Bray GA, Heisel WE, Afshin A, Jensen MD, Dietz WH, Long M, et al. The science of obesity management: An Endocrine Society scientific statement. Endocr Rev. 2018;39(2):79-132.
65. Ruban A, Stoenchev K, Ashrafian H, Teare J. Current treatments for obesity. Clin Med (Lond). 2019;19(3):205-12.
66. Goldspink G. Sarcomere length during the post-natal growth of mammalian muscle fibres. J. Cell Sci. 1968;3:539-48.
67. Willians P, Goldispink G. Longitudinal growth of striated muscle fibers. J Cell Sci. 1971;9:751-67.
68. Ruska H, Edwards GA. A new cytoplamatic pattern in striated muscle fibres and the possible relation to growth. Growth. 1957;21:73-88.
69. Ishikawa H. The fine structure of the myo-tendon junction in some mammalian skeletal muscle. Arch Histol Jap. 1965;25:275-96.
70. Kityakara A, Angevine DM. A study of pattern of post-embryonic growth of m. gracilis in mice. Dev Biol. 1963;8:322-40.
71. Mackay B, Harrop TJ, Muir AR. The fine structure of the muscle tendon junction in the rat. Acta Anat. 1969;73:588-604.
72. Griffin GE, Willians PE, Goldspink G. Region of longitudinal growth in striated muscle fibres. Nature (Lond.). 1973;232:28-38.
73. Shafiq SA, Gorycki MA, Mauro A. Mitosis during post-natal growth in skeletal and cardiac muscle of the rat. J Anat. 1968;103:135-41.
74. Moss FB, LE Blond CP. Satellite cells as the source of nuclei in muscles of growing rats. Anat. Rec. 1971;170:421-36.
75. Aziz-Ullhah F, Goldispink G. Distribuition of mitotic nuclei in the biceps brachii of the mouse during post-natal growth. Anat Rec. 1974;179:115-8.
76. Gajdosik RL. Passive extensibility of skeletal muscle: review of the literature with clinical implications. Clin Biomech (Bristol, Avon). 2001;16(2):87-101.
77. Helmi C, Behm DG, Negra Y, Granacher U. Acute effects of static stretching on muscle strength and power: an attempt to clarify previous caveats. Frontiers in Physiology. 2019;10:1468.
78. Szafraniec R, Chromik K, Poborska A, Kawczyński A. Acute effects of contract-relax proprioceptive neuromuscular facilitation stretching of hip abductors and adductors on dynamic balance. Peer J. 2018;6:e6108.
79. Hotta K, Behnke BJ, Arjmandi B, et al. Daily muscle stretching enhances blood flow, endothelial function, capillarity, vascular volume and connectivity in aged skeletal muscle. J Physiol. 2018;596(10):1903-17.
80. Nakamura M, Sato S, Murakami Y, et al. The comparison of different stretching intensities on the range of motion and muscle stiffness of the quadriceps muscles. Front Physiol. 2021;11:628870.
81. Ainsworth BE, Haskell WL, Whitt MC, Irwin ML, Swartz AM, Strath SJ, et al. Compendium of physical activities: an update of activity codes and MET intensities. Med Sci Sports Exerc. 2000;32(9 Suppl):S498-504.
82. Kolt GS. The complexity of measuring physical activity and sedentary behavior. J Sci Med Sport. 2013;16(1):1.
83. Sylvia LG, Bernstein EE, Hubbard JL, Keating L, Anderson EJ. Practical guide to measuring physical activity. J Acad Nutr Diet. 2014;114(2):199-208.
84. Matsudo SM, Araújo T, Matsudo VKR, Andrade D, Andrade E, Oliveira LC, et al. Questionário Internacional de Atividade Física (IPAQ). Estudo de validade e reprodutibilidade no Brasil. Rev Bras Ativ Fís Saúde. 2001;6(2): 5-18.
85. Craig CL, Marshall AL, Sjöström M, Bauman AE, Booth ML, Ainsworth BE, et al. International physical activity questionnaire: 12-country reliability and validity. Med Sci Sports Exerc. 2003 Aug;35(8):1381-95.
86. Baecke JA, Burema J, Frijters JE. A short questionnaire for the measurement of habitual physical activity in epidemiological studies. Am J Clin Nutr. 1982;36(9):936-42.
87. Voorrips LE, Ravelli AC, Dongelmans PC, Deurenberg P, van Staveren WA. A physical active questionnaire for the elderly. Med Sci Sports Exerc. 1991;23(8):974-9.
88. Mazo GZ, Mota J, Benedetti TRB, Barros MVG. Validade concorrente e reprodutibilidade: teste-reteste do Questionário de Baecke modificado para idosos. Rev Bras Ativ Fís Saúde. 2001;6(1):5-11.
89. Florindo AA, Latorre MRDO. Validation and reliability of the Baecke Questionnaire for the evaluation of habitual physical activity in adult men. Rev Bras Med Esporte. 2003;9(3):121-8.
90. Ainsworth BE, Haskell WL, Whitt MC, Irwin ML, Swartz AM, Strath SJ, et al. Compendium of physical activities: an update of activity codes and MET intensities. Med Sci Sports Exerc. 2000 Sep;32(9 Suppl):S498-504.
91. McNulty KL, Elliott-Sale KJ, Dolan E, et al. The effects of menstrual cycle phase on exercise performance in eumenorrheic women: a systematic review and meta-analysis. Sports Med. 2020;50:1813-27.
92. Frandsen J, Pistoljevic N, Quesada JP, et al. Menstrual cycle phase does not affect whole body peak fat oxidation rate during a graded exercise test. J Appl Physiol. 2020;128:681-7.
93. Carmichael MA, Thomson RL, Moran LJ, Wycherley TP. The impact of menstrual cycle phase on athletes performance: a narrative review. Int J Environ Res Public Health. 2021;18:1667.
94. Chenevière X, Borrani F, Sangsue D, Gojanovic B, Malatesta D. Gender differences in whole-body fat oxidation kinetics during exercise. Applied Physiology, Nutrition, and Metabolism. 2011;36(1):88-95.
95. Janse de Jonge X, Thompson B, Han,A. Methodological recommendations for menstrual cycle research in sports and exercise. Medicine & Science in Sports & Exercise. 2019;51(12):2610-7.
96. Benton MJ, Hutchins AM, Dawes JJ. Effect of menstrual cycle on resting metabolism: A systematic review and metaanalysis. PLoS ONE. 2020;15(7):e0236025.

Parte 3 Tratamentos

O sucesso do tratamento de qualquer doença ou disfunção depende essencialmente do conhecimento aprofundado da fisiopatologia relacionada. Nesta terceira e última seção, o propósito é promover uma revisão da etiopatogenia e dos possíveis tratamentos envolvidos no contexto da Fisioterapia Dermatofuncional.

A identificação de distúrbios que envolvem diretamente ou indiretamente o tegumento deve ser efetuada por meio de uma avaliação habilidosa, estabelecendo metas realistas, baseadas nos problemas, e então delimitando um plano de tratamento.

A partir do conhecimento prévio da histopatologia e dos possíveis efeitos que os recursos terapêuticos disponíveis apresentam, o fisioterapeuta terá condições de elaborar o programa de tratamento que melhor se enquadre às necessidades de cada paciente.

Os tópicos abordados nesta seção não visam esgotar por completo os temas, mas sim ser uma apresentação, o que dá oportunidade de encontrar fatos importantes, às vezes desconhecidos.

Conteúdo

Capítulo 11
Envelhecimento

Capítulo 12
Obesidade

Capítulo 13
Fibroedema geloide – FEG (celulite)

Capítulo 14
Estrias atróficas cutâneas

Capítulo 15
Cicatriz hipertrófica e queloide

Capítulo 16
Cosmetologia

Capítulo 17
Cirurgia plástica

Capítulo 18
Oncologia

Capítulo 19
Queimaduras

Capítulo 20
Disfunções vasculares periféricas e lesões cutâneas

Capítulo 21
Termografia infravermelha

CAPÍTULO 11

Envelhecimento

> **Pontos-chave**
> - O envelhecimento da pele é um processo biológico complexo e multifatorial.
> - O conhecimento profundo de parâmetros físicos relacionados a diferentes recursos é fundamental para intervenções terapêuticas seguras e efetivas.
> - O treinamento de resistência é altamente eficaz para aumentar a força muscular máxima e a função neuromuscular em pacientes idosos.

O fenômeno biológico do envelhecimento representa a última das três fases do ciclo vital do organismo, sendo as duas primeiras a infância e a maturidade.

Para a Organização das Nações Unidas (ONU), determinar uma idade para classificar o indivíduo como idoso é arbitrário, e a classificação difere entre países desenvolvidos e países em desenvolvimento, sendo que normalmente o corte é de 60 anos para se referir à população mais velha. Embora existam definições comumente utilizadas da velhice, não há acordo geral sobre a idade em que uma pessoa envelhece.

Envelhecer é um processo natural que ocorre desde que nascemos, porém fica mais evidente após a terceira idade. A característica do envelhecimento está relacionada diretamente com a qualidade de vida à qual o organismo foi submetido.

O homem é um ser biopsicossocial, portanto, passível de ser influenciado pelo ambiente físico, político e cultural em que vive, o qual pode facilitar ou dificultar seu processo de adaptação, acelerando ou retardando o processo de envelhecimento.

A idade funcional também pode ser utilizada como critério de envelhecimento, na medida em que avalia a idade de acordo com o desempenho em diferentes atividades. Embora o método cronológico seja mais utilizado, isoladamente não é totalmente eficaz, uma vez que indivíduos com a mesma idade cronológica podem apresentar discrepâncias físicas, funcionais, mentais e de saúde.

A manifestação fisiológica do envelhecimento é a deterioração gradual da função e capacidade de resposta aos estresses ambientais. Essa manifestação está relacionada tanto a uma redução no número total das células do organismo quanto ao funcionamento desordenado das muitas células que permanecem. A maior parte dos estudos em torno do assunto não é executada de forma prospectiva em seres humanos, mas sim em espécies com curto período de vida. Esse fato vem facilitar a elucidação das alterações bioquímicas e/ou teciduais que ocorrem tanto com o passar do tempo como com a aplicação de terapêuticas que visem conservar a qualidade de vida.

O envelhecimento de seres pluricelulares representa um caráter predeterminado geneticamente, como se pode observar no comportamento de células diferenciadas, quando separadas do organismo e mantidas em cultura; em geral, após uma média de cinquenta divisões sobrevém alteração nuclear e citoplasmática, e a cultura se extingue. O número de divisões também se relaciona com o período normal de vida das espécies das quais as células foram obtidas, e pode ser influenciada pela manipulação do meio químico de algumas células (por exemplo, a adição de grandes quantidades de vitamina E), que pode resultar em cento e vinte vezes mais divisões antes que as mitoses cessem.

Dentre as mais recentes descobertas com relação ao envelhecimento, destaca-se a influência da proteína denominada estomatina na paralisação de divisões celulares; seu controle pode influenciar o envelhecimento celular. É detectada em cultura de fibroblastos e outras células que não mais se dividem, como as células musculares esqueléticas.

Além da degeneração inerente das macromoléculas e dos fatores ambientais, é muito provável que a morte celular possa ser resultado da influência de um tecido ou órgão sobre outro.

MODIFICAÇÕES MORFOLÓGICAS E FUNCIONAIS DO ENVELHECIMENTO

No envelhecimento fisiológico, todos os processos involutivos são harmônicos; a diminuição da função cardiocirculatória ocorre paralelamente com a redução da atividade respiratória, e as duas com a queda do metabolismo, e assim por diante. O fenômeno metabólico mais evidente do envelhecimento parece ser, no entanto, o retardamento da síntese de proteínas, em virtude do qual se estabelece um desequilíbrio entre a formação e a degradação.

A redução dos componentes proteicos das células e do interstício corresponde a um menor conteúdo de água no organismo. Esses fenômenos ocorrem paralelamente com a involução das funções endócrinas, a menor funcionalidade do DNA e RNA, a depressão da síntese de hemoglobina e a redução paulatina da função eritropoética da medula óssea. A qualidade e a velocidade das regenerações são deprimidas, a cicatrização é mais demorada e o declínio metabólico geral corresponde a um menor consumo de oxigênio e menor produção de dióxido de carbono e calor. Assim, o organismo tende a se tornar hipotérmico.

Com o envelhecimento, a pele tende a se tornar delgada, e em alguns locais enrugada, seca e ocasionalmente escamosa.

A pele que ficou exposta às intempéries por muito tempo mostra alterações que são mais graves do que aquelas devidas somente ao envelhecimento normal.

O melanócito tende a atrofiar com o envelhecimento, daí os cabelos frequentemente tornarem-se grisalhos e a pele manchada, o que ocorre pela redução da produção de pigmentos em certas áreas. Com o passar dos anos, também os receptores sensitivos responsáveis pela percepção de dor, calor e pressão tornam-se menos sensíveis e menos numerosos, bem como as glândulas sebáceas e sudoríparas, que são reduzidas em número e função.

A perda de massa e força muscular (sarcopenia) envolve processos celulares subjacentes que desencadeiam enfraquecimento de fatores anabólicos, além do aumento da expressão de fatores inflamatórios e outros agentes que contribuem para o catabolismo muscular. Os processos moleculares se manifestam na perda da área da seção transversal da fibra muscular, perda da inervação e mudanças adaptativas nas proporções das unidades motoras lentas e rápidas no tecido muscular. Em última análise, essas alterações se traduzem em alterações no volume da massa muscular, além da força e função, que promovem redução do desempenho físico, bem como aumento do risco de lesões e quedas.[1]

Mudanças estruturais na junção neuromuscular acompanham o envelhecimento. Além disso, parece que os paradigmas comportamentais e as vias de sinalização, envolvidos na longevidade, também afetam a estabilidade da junção neuromuscular e a sarcopenia.[2]

ENVELHECIMENTO DA PELE

O envelhecimento da pele, associado à redução de atividade de autofagia e anormalidades da pigmentação da pele, é desencadeado por vários mecanismos moleculares, incluindo estresse oxidativo, mutações e danos do DNA mitocondrial, encurtamento dos telômeros, alterações hormonais e comprometimento da autofagia. O denominado sistema autofágico, fundamental para a homeostase tissular, tem como função eliminar macromoléculas citoplasmáticas e organelas disfuncionais, identificadas como envolvidas no envelhecimento da pele.[3-6]

A degeneração senil ocorre de preferência sobre regiões do tegumento que se acham expostas às intempéries, como a face, pescoço, dorso das mãos e antebraços. A pele enruga, fica flácida e hiperpigmentada, provocando o agravamento ou exagero dos sulcos e pregas naturais das regiões comprometidas. A essas mudanças clínicas, histológicas e funcionais da pele secundárias a danos causados pela exposição solar crônica denomina-se fotoenvelhecimento.[7]

O fotoenvelhecimento, ou envelhecimento extrínseco, parece também estar relacionado a outros fatores ambientais como a poluição do ar, ambiente e luz visível/infravermelha, e o fototipo da pele, a etnia, bem como o sexo, interferem no processo relacionado.[8,9]

O envelhecimento intrínseco da pele envolve decréscimo de mastócitos dérmicos, fibroblastos, produção de colágeno, achatamento da junção dermoepidérmica, bem como achatamento da epiderme anteriormente ondulada com interdigitação recíproca com papilas dérmicas ricas em capilares, além de alterações subcutâneas adicionais na pele da face, alterações biomecânicas decorrentes da mímica facial, que por meio de movimentos musculares repetidos, promovem uma espécie de impressão linear na pele denominada linhas de expressão, que associadas a fatores intrínsecos, desencadeiam as rugas.[10-12]

ETIOLOGIA DO ENVELHECIMENTO

O estudo das causas do envelhecimento é um campo no qual existem muitas teorias, tantas quanto os investigadores. Foram levantadas várias teorias a respeito do processo envolvido, e é provável que algumas delas encerrem parte da verdade; não obstante, as causas e a natureza íntima do fenômeno permanecem obscuras.

Embora o envelhecimento seja muito estudado, ainda não se sabe qual a exata natureza das alterações anatômicas, histológicas e funcionais que ocorrem, assim como não se conhece exatamente o mecanismo biológico que determina tais alterações.

São muitas as teorias publicadas sobre as possíveis etiologias do envelhecimento, que de uma forma ou outra tentam explicar as causas do envelhecimento. Porém, uma leitura dedicada permitirá apreciar que uma teoria se relaciona com a outra, não definindo que o caminho das explicações esteja livre, e menos ainda nos permite assegurar que essas explicações sejam definitivas.

Apesar de extensas pesquisas, nenhuma única e definitiva teoria sobre o envelhecimento ganhou aceitação geral. A despeito de evidências de observações puras ou experimentais para apoiar cada hipótese, permanece uma questão significativa: a alteração observada é uma causa direta do envelhecimento ou meramente o resultado de alterações que ocorrem em nível mais fundamental?

Teoria do estresse

A teoria do estresse aponta que a vitalidade e a resiliência, associadas a uma homeostase fisiológica e morfológica substancial, determinada por genes de resistência ao estresse, promovem eficiência metabólica e melhor adaptação ao estresse. Além da questão genética, também estão envolvidos estressores ambientais no envelhecimento.[13-15]

Considerando-se as consequências metabólicas de ambientes estressantes, a teoria dos radicais livres envolve a teoria geral do envelhecimento relacionado ao estresse. Estudos também sugerem que os genes relacionados ao estresse podem desempenhar papéis importantes no desenvolvimento de doenças como a doença de Alzheimer.[16,17]

O declínio da resiliência biológica, ou capacidade de recuperação, é considerado como manifestação-chave do envelhecimento, que pode aumentar a vulnerabilidade, limitando a longevidade, mesmo sem doenças crônicas envolvidas.[18]

Teoria do relógio biológico

Foi um dos primeiros conceitos emitidos para explicar o fenômeno do envelhecimento, afirmando que o organismo possui um relógio que determinaria quando se inicia o envelhecimento e marcaria as datas em que suas características se fariam mais visíveis.

Os seus defensores concluíram recentemente que o controle se faria no nível hormonal, com centro regulador situado no cérebro. Acredita-se simultaneamente que estariam localizados no nível dos ácidos nucleicos (DNA e RNA), encarregados da transmissão do código genético e da síntese proteica.

Muitos conceitos ainda necessitam ser elucidados para a consolidação definitiva desta teoria, como a identificação e a localização exata do relógio biológico.

Teoria da multiplicação celular

Esta teoria foi exposta no livro *Biology of Ageing*, de Hayflick,[19] e defende a tese de que todas as células do organismo (exceto as cerebrais) possuem uma capacidade intrínseca de se multiplicar.

A capacidade reprodutiva finita de fibroblastos humanos *in vitro* exemplifica que a capacidade de multiplicação vai reduzindo com o tempo, até a sua parada total. Daí a fundamentação da teoria, de que o envelhecimento é uma consequência do desgaste das células no processo fisiológico de multiplicação.

A limitação da teoria da multiplicação celular é justificada pelo fato de que a redução na capacidade de multiplicação funciona mais como consequência do envelhecimento do que como causa, pois os mecanismos que determinam a diminuição dessa capacidade ainda não estão inteiramente desvendados.

Teoria das reações cruzadas de macromoléculas

A teoria das reações cruzadas de macromoléculas baseia-se no princípio ortomolecular, que considera que o organismo humano é formado por trilhões de moléculas definidas, cujo equilíbrio é determinado pela conservação da normalidade. Porém, por reações cruzadas, essas moléculas perdem suas características, produzindo alterações tissulares que condicionam o processo de envelhecimento. Considera que existem no organismo humano centenas de agentes produtores de reações cruzadas, uma parte de origem exógena (poluição, fumo, estresse, água, radiações etc.) e outra de origem endógena (aldeídos, os radicais lipídicos, os superóxidos etc.).[20]

Como o colágeno é o elemento de maior abundância no organismo, ele seria o principal alvo das reações cruzadas, pelo acúmulo de proteínas reticuladas, que por consequência danifica células e tecidos, retardando processos corporais que resultam no envelhecimento.[21]

Teoria dos radicais livres

A teoria do envelhecimento justificada pela ação dos radicais livres é considerada viável. Propõe que o superóxido, além de outros radicais livres, desencadeia danos a componentes macromoleculares da célula, promovendo danos acumulados em células que eventualmente interferem no funcionamento de órgãos. Macromoléculas, como ácidos nucleicos, lipídios, açúcares e proteínas, são suscetíveis ao ataque dos radicais livres.[22,23]

Parece que o oxigênio em altas concentrações pode ser tóxico para vários tecidos, entre eles o cérebro, coração e pulmão. A denominação "radicais livres" apareceu na década de 50. Classicamente, define-se como radical livre toda molécula que tem um elétron ímpar em sua órbita externa. São moléculas altamente instáveis, assim como altamente reativas; possuem uma vida média muito curta.

Como se sabe, todas as moléculas de componentes químicos estáveis devem conter em sua órbita externa um número par de elétrons, sem o que serão componentes instáveis e de vida curta, e passam a buscar o elétron faltante, sacrificando outros componentes químicos que cedem o elétron (fenômeno de óxido-redução).

A produção dos radicais livres está vinculada à quebra da paridade da órbita externa das moléculas por agentes externos (poluição, raios ultravioletas, raios-X etc.) ou por reações internas do organismo.

Quando dois radicais livres se encontram, as duas moléculas deixam de agir como radicais livres; agora, quando um radical livre reage com uma molécula normal, imediatamente desencadeia uma reação em cascata, formando um número sem fim de radicais livres, que só termina na presença de agentes antioxidantes. Convém enfatizar que o soro sanguíneo, os líquidos teciduais e as células-alvo possuem mecanismos protetores antioxidantes contra radicais potencialmente prejudiciais.

Os agentes antioxidantes promovem a homeostasia do organismo, defendendo-o da agressão dos radicais livres. Quando a produção de radicais livres é superior à dos agentes antioxidantes, iniciam-se processos que degeneram a integridade celular e consequentemente começam a abalar a estrutura geral do organismo. Assim sendo, a influência dos radicais livres reside no equilíbrio entre a produção e inativação dessas moléculas por células e tecidos.

Atualmente existe uma gama de agentes antioxidantes exógenos utilizados com a finalidade de inibir a formação de radicais livres, podendo-se citar: vitaminas E, A e C (Capítulo 16, "Cosmetologia"), minerais como o selênio, magnésio e manganês, alimentos como cebola e alho, além de medicamentos, entre outros.

O ciclo metabólico da formação dos radicais livres é formado por três etapas, chamadas sucessivamente de iniciação, propagação e finalização.

Para produzirem efeitos deletérios, os radicais livres atuam sobre diferentes componentes celulares para, de uma forma ou de outra, destruir a integridade celular e condicionar dessa maneira a isquemia inicial e posterior necrose, o que vai dar início a processos degenerativos. Dentre as organelas e componentes celulares que maior atrativo representam para os radicais livres destacam-se: proteínas, ácidos nucleicos, moléculas componentes do citosol e os lipídios da membrana celular.

Dentre os componentes do tecido extracelular, que são facilmente vítimas dos radicais livres, destacam-se principalmente: o colágeno e o ácido hialurônico.

Vivemos em um ambiente rico em oxigênio, onde várias espécies de oxigênio reativo são regularmente geradas através da exposição à luz ultravioleta, à poluição e à inflamação.[24] O oxigênio reativo ameaça constantemente a integridade das estruturas celulares e da matriz extracelular da pele, podendo contribuir para o aparecimento de mutações que resultam em câncer de pele.

A participação dos radicais livres no envelhecimento celular sugere que modificações químicas da membrana mitocondrial condicionadas pela participação dos radicais livres são a chave mais importante para explicar o processo.

Foram demonstradas alterações representadas por redução da eficiência da cadeia respiratória e da produção de energia, assim como por produção de compostos como o malonaldeído, que reage com o DNA mitocondrial determinando assim a inibição das divisões mitocondriais. Todos esses parâmetros estão ligados ao processo do envelhecimento.

Essa teoria foi estudada experimentalmente em animais de laboratório, onde foi possível constatar a maior sobrevida dos animais suplementados por antioxidantes, assim como a diminuição da produção de peróxidos mitocondriais e de malonaldeídos.

Alterações condicionadas pelos radicais livres dentro do organismo e que se relacionam com o envelhecimento seriam:

- Acúmulo de alterações oxidativas nas moléculas de longa vida como colágeno, elastina e material cromossômico.
- Destruição de mucopolissacarídeos pela degradação oxidativa.

- Acúmulo de resíduos metabólicos inertes pela oxidação polimerizante, reações essas que envolvem lipídios, particularmente os poli-insaturados e proteínas.
- Mudanças na integridade da membrana celular.
- Fibrose arteriolocapilar.

Revisão sobre o assunto[25] aponta que a sinalização de espécies reativas de oxigênio é provavelmente a via enzimática/genética mais importante responsável pelo desenvolvimento da senescência celular e envelhecimento do organismo, e que pode ser considerada como uma proposta adicional à teoria do radical livre de envelhecimento.

Teoria do desgaste

A teoria do desgaste faz analogia do corpo humano como uma "máquina" que se desgasta com o uso, como qualquer outra. Durante o longo tempo de vida, as várias "peças" (órgãos, sistemas) são solicitadas repetidas vezes em diferentes funções, e para tanto, utilizam sua capacidade de adaptação (hipertrofia, hiperplasia etc.), que pode causar lesões não reparadas completamente. Esses episódios são reparados, porém deixam resquícios que se somam e não mais permitem o funcionamento completo dos mecanismos homeostáticos; desse modo, o nível de prestações declina até chegar a um ponto de ruptura.

Conforme essa teoria, o envelhecimento resultaria da soma dos tantos pequenos "desgastes" dos vários componentes do organismo, que não permitiriam um ajuste completo.

Sob uma perspectiva evolucionária, a teoria do desgaste é refutada com embasamento no fato de que o organismo possui uma certa "permissão" para deterioração, por contar com sistemas de reparo e regeneração perfeitamente adequados. Sendo assim, o envelhecimento não é um processo de desgaste, e focar na sinalização dos sistemas de reparo e regeneração é mais interessante.[26]

Teoria imunológica e outras teorias

A teoria imunológica define que respostas decorrentes do sistema relacionado diminuem com o envelhecimento, contribuindo para o aumento da incidência de diferentes doenças crônicas, associada a um componente inflamatório (envelhecimento inflamatório).

Embora seja observada a influência de alterações relacionadas ao envelhecimento no sistema imunológico, como elas ocorrem não está claramente determinado.

A inflamação também é apontada como uma via que correlaciona o envelhecimento e as doenças relacionadas à idade. A teoria sugere que os danos ao DNA e o estresse oxidativo são os mecanismos mais críticos no envelhecimento da pele, e ambos estão interligados com a inflamação.[27]

Existem muitas outras teorias propostas que interagem entre si de maneira complexa, com intuito de desvendar as causas do envelhecimento, no entanto, ainda não há consenso sobre essa questão. É possível observar que o objetivo das diferentes teorias do envelhecimento propostas é compreender o fenômeno, vislumbrando a possibilidade de promover um envelhecimento saudável, bem como aumentar a expectativa de vida.[28,29]

ENVELHECIMENTO CUTÂNEO

O órgão humano que mais revela o envelhecimento é a pele, sendo que é a mais estudada nos processos que levam ao envelhecimento.

O processo de envelhecimento se dá de forma gradual, e não poupa qualquer tipo de tecido. O colágeno, componente fundamental do tecido conjuntivo (Capítulo 1), torna-se gradualmente mais rígido, e a elastina, outro componente do mesmo tecido, vai perdendo a sua elasticidade natural devido à redução do número de fibras elásticas e de outros componentes do tecido conjuntivo. O declínio das funções do tecido conjuntivo faz com que as camadas de gordura sob a pele não consigam manter-se uniformes e a degeneração das fibras elásticas, aliada à menor velocidade de troca e oxigenação dos tecidos, provoca a desidratação da pele, dando como resultado as rugas.

O envelhecimento cutâneo resulta de dois processos biológicos distintos que podem ocorrer simultaneamente, envelhecimento intrínseco e extrínseco.

O envelhecimento intrínseco da pele envolve alterações na estrutura do tecido, e clinicamente a pele apresenta xerose (menor produção de sebo = pele seca), desidratação e menor elasticidade quando comparada a uma pele jovem. Também apresenta ocrodermia (palidez), atrofia epidérmica e dérmica, número reduzido de mastócitos e fibroblastos (menor produção de fibras, principalmente colágenas), bem como achatamento da junção dermoepidérmica, que apresenta funções de ancoragem e adesão, além de importante papel na nutrição da epiderme, que é desprovida de vasos e depende da passagem de nutrientes e de água através da membrana basal. Sendo assim, essa alteração promove aumento da fragilidade e redução da nutrição cutânea senil.[30]

Já a pele envelhecida extrinsecamente, por influências ambientais que se sobrepõem a fatores inerentes ao envelhecimento intrínseco, ocorre principalmente por exposição crônica a radiação ultravioleta e/ou tabagismo. É caracterizada por xerose e rugas profundas, hiperpigmentação mosqueada (manchada) e uma perda acentuada de elasticidade e recuo. Afeta principalmente regiões expostas à radiação ultravioleta como a face (responsável em 80% do envelhecimento), tórax e superfícies extensoras dos membros superiores.[31-34]

Observa-se na pele cronicamente fotoenvelhecida uma ruptura considerável de fibras elásticas, além de abundante material elastótico distrófico na derme reticular, considerada uma característica definidora. Esse acúmulo de material de elastina amorfa que é imunopositivo para tropoelastina e fibrilina-1 é denominado "elastose solar". A fibrilina-1 é um dos primeiros constituintes da rede microfibrilar a ser danificada pela energia solar, portanto, é considerada um marcador precoce de fotoenvelhecimento.[35-37]

RUGAS

As linhas de tensão (Capítulo 1) fornecem a base para o enrugamento da pele. Elas ocorrem no corpo todo, mas só quando a pele perde a sua elasticidade, com o avançar dos anos, é que elas formam rugas permanentes. A função dessas linhas é fornecer à pele certo grau de extensibilidade em direções correspondentes às demandas naturais da região.

Feixes de tecido fibroso entremeado com fibras elásticas asseguram o elemento extensível na maior parte do corpo, mas em certas áreas, como no rosto, as fibras musculares estão ligadas diretamente à pele (derme). As rugas pronunciadas devem-se usualmente à atividade muscular. Algumas rugas são congênitas, enquanto outras, particularmente do rosto, são adquiridas, ou pelo menos exacerbadas, por uma vida inteira de atividade muscular associada a certas expressões faciais.

As rugas podem ser classificadas segundo a avaliação clínica em:
- Rugas profundas (sulcos ou rugas permanentes);
- Rugas superficiais.

As rugas profundas não sofrem modificações quando a pele é esticada, como ocorre nas rugas superficiais. Elas são decorrentes essencialmente da ação solar e se apresentam, na maioria dos casos, na pele exposta, ao contrário das finas que são encontradas preferencialmente na pele não exposta e são decorrentes do envelhecimento cutâneo cronológico. Nas rugas profundas permanentes existem fibras elásticas grossas e tortuosas, além da elastose na derme, sendo que as alterações são restritas quase que exclusivamente à área das rugas. Na ruga superficial há diminuição ou perda das fibras elásticas na derme papilar, sendo as fibras finas e enroladas, não havendo diferença entre a área da ruga e a sua vizinhança.

As rugas podem ser divididas em três categorias:[38]
- Dobras e rugas gravitacionais (ptose);
- Rugas finas;
- Rugas de expressão.

As linhas de expressão podem ser enquadradas em uma outra categoria, as das chamadas rugas dinâmicas, são decorrentes de movimentos repetitivos dos chamados músculos da expressão facial, e aparecem com o movimento.

As rugas estáticas aparecem mesmo na ausência de movimento (Figura 1), e pode-se entendê-las como a fadiga das estruturas que constituem a pele, em decorrência da repetição de movimentos. Ainda existem as rugas gravitacionais, que da mesma forma que as descritas anteriormente, decorrem da flacidez do envelhecimento facial, que em conjunto com as outras diversas alterações culmina com a ptose das estruturas da face. As rugas estáticas atingem as mesmas estruturas que as dinâmicas: ao redor dos olhos, horizontais na fronte (testa), glabelares verticais, sulco nasogeniano (do nariz ao lábio), pequenas rugas peribucais.

As rugas palpebrais podem ser classificadas em três graus, de acordo com as faixas etárias e sua progressão. As rugas de primeiro grau ocorrem em indivíduos na segunda década de vida, representam o tipo de ruga mais incipiente, localizam-se nas pálpebras superiores e, às vezes, ocasionam pequenas linhas próximas ao ângulo lateral do olho. As rugas de segundo grau aparecem na terceira e quarta décadas de vida, e as rugas de terceiro grau ocorrem geralmente em indivíduo a partir da quinta década de vida, existindo concomitantemente a alterações histológicas e biomecânicas da pele.

As rugas são observadas em toda a superfície cutânea, sendo mais pronunciadas nas áreas desnudas, o que mostra a importância da irradiação solar no agravamento da atrofia fisiológica.

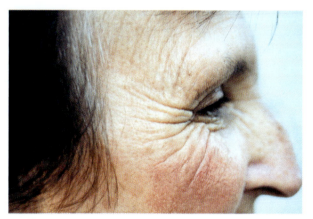

FIGURA 1 Presença de rugas estáticas nas áreas frontal e orbicular. Fonte: acervo pessoal.

Naturalmente, como o tipo genético da pele, fatores hormonais, nutricionais, vasculares, climáticos, intoxicações e tratamentos eventuais poderão influir no aspecto saudável ou no seu envelhecimento precoce.

As características senis da pele variam de acordo com os tipos:

- Hipertrófica: a pele se apresenta mais grossa, infiltrada, flácida e distendida com coloração amarelo-parda, além da tendência a rugas profundas;
- Atrófica: a pele se caracteriza por ser fina, seca e rica em manchas pigmentares.

Histologicamente há uma redução dos componentes da derme. As alterações principais são as do tecido elástico e do colágeno (degeneração basófila e granular) e a elastose. Existe uma tendência à desorganização celular epidérmica, menor número de células em cada camada e descontinuidade da camada granulosa. Na derme há diminuição das fibras colágenas e perda da clássica estriação longitudinal, perda de moléculas de água, redução da substância fundamental, e o tecido elástico torna-se inelástico por torção e fragmentação. As glândulas apresentam diminuição da sua secreção, assim como as glândulas sudoríparas. A vascularização se apresenta com discreta esclerose dos vasos, com diminuição dos vasos papilares e hipodérmicos. A interdigitação característica da junção dermoepidérmica torna-se mais aplanada com o envelhecimento, concorrendo assim para uma diminuição das linhas de tensão.[38,39]

Várias são as alterações estruturais da pele no envelhecimento além das rugas (periorais, perioculares etc.), manchas senis, lesões actínicas, alterações na textura e elasticidade, entre outras. Os três principais componentes da derme, substância fundamental amorfa, fibras elásticas e colágenas, demonstram deterioração com a idade. A redução progressiva das fibras elásticas resulta em uma pele que quando esticada, não retorna à sua forma natural. O componente colágeno também é alterado com a idade, estando reduzido na pele envelhecida, resultando em diminuição de força.[40]

A Figura 2 indica as principais alterações da pele relacionadas com a faixa etária que ocorrem na face e no pescoço, entre as quais destacam-se:

- Região frontal: rugas glabelares e transversais.
- Região orbital: atonia e ptose das pálpebras, bolsas gordurosas palpebrais.
- Região nasal: rugas transversais da raiz nasal, queda da ponta nasal, exacerbação do ângulo nasolabial.
- Região malar e terço médio da face: apagamento da eminência malar, depressão do sulco nasolabial, ptose facial, pregas e rugas em geral.
- Região bucal: rugas periorais e queda do ângulo labial.
- Região do mento: apagamento da linha mandibular, pregas submandibulares, "mento de bruxa" correspondente à queda do mesmo e flacidez de pele.
- Região cervical: acúmulo de tecido adiposo entre a mandíbula e o osso hioide, pregas transversais profundas, linhas e rugas verticais desde a margem da mandíbula até o terço superior do tórax.

Avaliação da pele facial envelhecida

Existem diferentes métodos quantitativos desenvolvidos para a avaliação do efeito inerente a diferentes técnicas de rejuvenescimento da pele facial, que envolvem desde moldes de silicone até impressões em resina epóxi, examinados por meio de microscopia, bem como análise de imagens por computador.[41,42]

Diferentes propostas de classificação de rugas surgiram para estabelecimento do efeito de diferentes recursos terapêuticos (Tabelas 1 a 3).

TABELA 1	Classificação de Hamilton das mudanças no contorno da pele do rosto				
Envelhecimento facial	Morfologia clínica	Localização do tecido	Localização clínica	Etiologia	Tratamento ideal
A	Pregas	Muscular	Pregas nasolabiais, pescoço, pálpebras	Perda de tônus, gravidade	Ritidectomia, blefaroplastia
B	Sulcos	Musculocutâneo	Testa, linhas do sorriso	Expressões faciais repetidas	Substâncias preenchedoras, injetáveis, implantes
C	Rugas	Cutâneo	Bochechas, pé-de-galinha, perioral	Envelhecimento intrínseco, fotoenvelhecimento	Resurfacing, *laser*, *peeling* químico
D	Combinação				Abordagem combinada

Fonte: adaptada de Hamiton.[43]

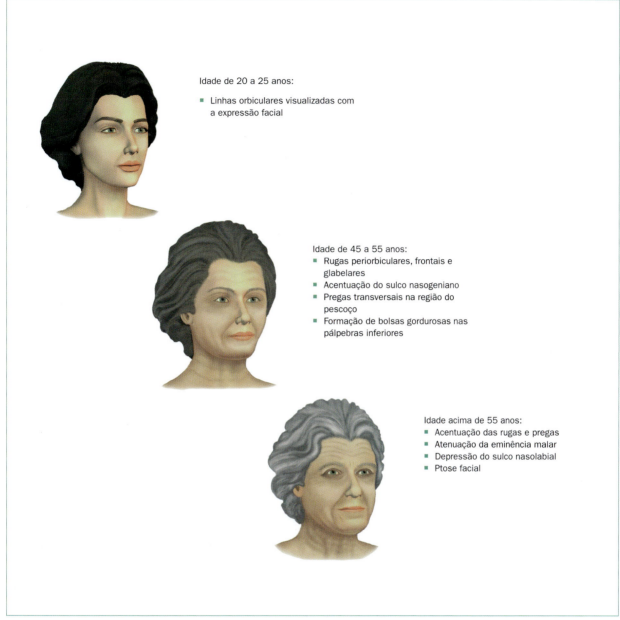

FIGURA 2 Alterações decorrentes do envelhecimento, nas diferentes faixas etárias.

TABELA 2		Classificação de Fitzpatrick de rugas faciais (periorais e periorbitais)	
Classe	Escore	Rugas	Grau de elastose
I	1-3	Rugas leves	Leve (mudanças leves na textura com linhas na pele sutilmente acentuadas)
II	4-6	Rugas com profundidade leve a moderada, quantidade moderada de linhas	Moderado (elastose papular distinta, pápulas individuais com translucência amarelada, discromia)
III	7-9	Rugas leves a profundas, linhas numerosas, com ou sem redundância de pregas	Grave (elastose confluente e multipapular, cútis romboidal pálida e amarelada espessa)

Fonte: adaptada de Fitzpatrick, et al.[44]

TABELA 3	Classificação das rugas faciais		
Rugas faciais		Classe	Descrição
Linhas horizontais na testa		0	Sem rugas
Sulcos glabelares		1	Rugas apenas perceptíveis
Linhas periorbitais			
Linhas pré-auriculares		2	Rugas rasas
Linhas nas bochechas		3	Rugas moderadamente profundas
Pregas nasolabiais		4	Rugas profundas com bordas bem definidas
Linhas radiais no lábio superior			
Linhas radiais no lábio inferior		5	Rugas muito profundas com pregas redundantes
Linhas de "marionete"			
Vinco labiomental			
Dobras horizontais no pescoço			

Fonte: Lemperle, et al.[45]

A avaliação das principais alterações estruturais observadas na face pode ser efetuada por análise fotográfica em diferentes categorias (Figura 3).

Parâmetros de rugosidade também podem ser avaliados por meio de profilometria (avaliação por meio de instrumento de medição do perfil de uma superfície, a fim de quantificar sua rugosidade). As dimensões críticas como passo, curvatura e planicidade são calculadas a partir da topografia da superfície.[47]

Uma análise mais detalhada do relevo característico da superfície da pele também pode ser baseada nos parâmetros de textura usados para descrever muitas estruturas naturais. Esses tipos de parâmetros podem ser extraídos das imagens em níveis de cinza de uma impressão da superfície da pele (réplica), ampliada em um microscópio, fotografada com uma câmera CCD e posteriormente submetida à análise de imagem por um computador digital.[48]

Existem ainda equipamentos que avaliam a pele por captura *in vivo* da superfície (VisioScan®), por câmera digital com iluminação ultravioleta incidente de forma angular, sendo a avaliação das rugas efetuada por meio do padrão de sombra observado.[49]

Estudo recente[50] avaliou a contribuição do terço inferior do rosto para a idade percebida por meio da observação de indivíduos com máscaras, baseando-se no fato que há indícios de que alterações isoladas na parte média e no terço inferior da face contribuem significativamente para a percepção geral da idade facial. Diante da disseminação da doença coronavírus em 2019 (COVID-19) e o uso obrigatório de máscaras, os autores levantaram a hipótese de que cobrir o terço inferior da face com uma máscara fará com que a pessoa pareça mais jovem. O grupo com máscara parecia mais jovem e tinha menores escores de avaliação geral e de rugas visíveis quando com-

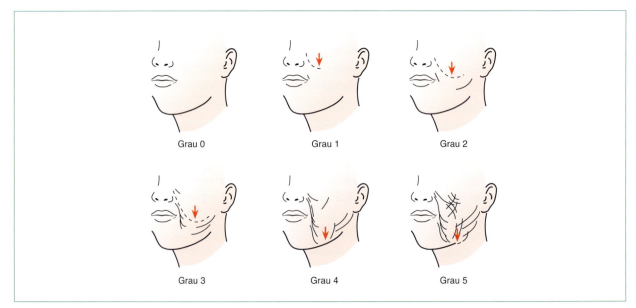

FIGURA 3 Classificação do nível de envelhecimento da face por análise fotográfica. Grau 0: pele jovem, sem flacidez. Grau 1: leve flacidez. Grau 2: suave flacidez. Grau 3: moderada flacidez. Grau 4: severa flacidez. Grau 5: flacidez muito intensa. Fonte: adaptada de Tsukahara, et al.[46]

parado com o grupo sem máscara. Todos os subgrupos pareciam mais jovens com a máscara, exceto pacientes com idade cronológica de 18 a 40 anos e pacientes com IMC > 35, confirmando a hipótese.

ABORDAGENS TERAPÊUTICAS

Recursos tópicos

O fenômeno natural que envolve o envelhecimento humano afeta todo o corpo, influenciado por fatores endógenos e exógenos, e como abordado anteriormente, embora os mecanismos subjacentes à patogênese do envelhecimento da pele não sejam totalmente conhecidos, diferentes propostas para retardar ou minimizar os processos envolvidos são apontadas.

O aspecto da pele é considerado um dos principais fatores que representam a percepção de "saúde" em humanos, pois fornece as primeiras marcas óbvias da passagem do tempo, visto que os sinais de envelhecimento de órgãos internos são macroscopicamente mascarados e, sendo assim, várias estratégias de tratamento são desenvolvidas.

O tratamento das rugas apresenta uma conotação mais preventiva que curativa, uma vez que o envelhecimento apresenta caráter fisiológico. Por constituir um caráter fisiológico, as rugas não podem ser evitadas, embora existam medidas para retardá-las.

Como a exposição à radiação ultravioleta (UV) desempenha um papel crucial no envelhecimento da pele, sua redução é a medida mais importante na prevenção do fotoenvelhecimento. O controle dos efeitos deletérios da exposição da pele à radiação UV é efetuada por meio de filtros solares (Capítulo 9).

O desempenho de um protetor solar pode ser calculado com o auxílio de uma ferramenta digital de simulação desenvolvida pela BASF *Care Creations*® (https://www.carecreations.basf.com/products-formulation/sunscreen-simulator) que pode ser acessada gratuitamente na Internet e permite avaliação de parâmetros de desempenho conhecidos (FPS, proteção UVA, fotoestabilidade), além de cálculos para proteção contra a irradiação de luz azul e a geração de radicais livres. A segurança e a eficácia desses produtos são definidas principalmente pelo tipo e concentração dos filtros empregados, bem como a formulação do produto.

Nos últimos anos, as demandas dos consumidores por produtos antienvelhecimento aumentaram consideravelmente, levando a um crescimento robusto no mercado relacionado. Portanto, estudos mais aprofundados são necessários para entender os mecanismos de envelhecimento da pele e avaliar a eficácia dos produtos para proteger os consumidores em todo o mundo, fornecendo-lhes formulações seguras e eficazes.

São considerados agentes antienvelhecimento antioxidantes, terapia de reposição hormonal e vitaminas, entre outros. Embora controversa, a terapia de reposição hormonal é utilizada de forma sistêmica ou tópica com o objetivo de retardar ações deletérias do envelhecimento.[51]

Estratégias para aumentar a penetração de produtos na pele, incluindo intensificadores físicos, químicos ou de biomateriais, e formulações baseadas em transportadores, são intensamente estudadas. Os dois grupos principais de agentes que podem ser usados como componentes de cremes antienvelhecimento são os antioxidantes e reguladores celulares.[52]

São considerados antioxidantes vitaminas, polifenóis e flavonoides, que podem atuar na redução da degradação do colágeno, pela diminuição da concentração de radicais nos tecidos. Os reguladores celulares podem ser exemplificados por produtos à base de retinóis, peptídeos, hormônios (incluindo fatores de crescimento) e botânicos, exceto polifenóis, que agem diretamente no metabolismo do colágeno e estimulam a produção de colágeno e fibras elásticas.

As vitaminas C, B e E são antioxidantes importantes pela capacidade de penetrar na pele devido ao pequeno peso molecular. Estudos clínicos comprovaram que a proteção antioxidante é maior com a combinação de vitaminas do que da forma isolada.[53,54]

Os produtos com vitamina A pertencem à família dos retinoides e são considerados padrão-ouro na prevenção e no tratamento de pele fotodanificada/envelhecida.

Polipeptídeos ou oligopeptídeos são compostos por aminoácidos ácidos, com efeito no incremento do metabolismo dérmico. A idebenona, composto orgânico da família das quinonas, é considerada análogo sintético da coenzima Q10 e atua clinicamente na redução da aspereza da pele e de linhas da pele. Análises imuno-histoquímicas apontam redução na interleucina-1β, interleucina-6 e MMP-1 e aumento no colágeno I após aplicação tópica de seis semanas em concentrações de 0,5% e 1%.[55,56]

A aplicação tópica de polifenóis do chá verde, como epigalocatequina galato, antes que a exposição aos raios ultravioleta leve a um aumento da dose mínima de eritema, diminui o número de células de Langerhans e reduz os danos do DNA à pele. Outros polifenóis que atuam como antioxidantes são as isoflavonas de soja e ácido α-lipoico.[57,58]

Ao colágeno, foram atribuídos os efeitos de combate à flacidez e de rejuvenescimento da pele. Com isso, o colágeno em pó despertou tanta euforia que hoje é vendido em clínicas de beleza como sendo um produto inócuo, quase milagroso. No entanto, não existe comprovação científica de nenhum dos efeitos atribuídos a ele. Sabe-se, porém, que seu uso indevido pode levar à morte. Em 1976, nos Estados Unidos, o livro *The Last Chance Diet*, que pregava uma dieta de baixíssimas calorias suplementada por colágeno hidrolisado, provocou 58 mortes por desequilíbrio hidroeletrolítico e alterações cardíacas.

O colágeno nada mais é do que uma molécula de proteína (Capítulo 3, "Fontes de energia") sintetizada pelos fibroblastos (Capítulo 1) que está presente em quase todos os tecidos do organismo. Ao ser hidrolisado, para se obter um pó, o colágeno é quebrado em moléculas menores (aminoácidos), perdendo suas características iniciais, passando a ser uma proteína comum. Além disso, ao ser absorvido, os aminoácidos constituintes podem ir para qualquer parte do organismo, não havendo evidências de que ele seja depositado na pele.

O colágeno em pó é desaconselhado para os indivíduos que apresentem insuficiência renal ou doenças metabólicas do fígado, pois a proteína em excesso pode sobrecarregar esses órgãos.

O uso de produtos tópicos à base de colágeno ou elastina com intuito de incrementar o conteúdo dessas proteínas na pele é apenas mito, uma vez que a pele não absorve macromoléculas e portanto esse tipo de produto possui apenas função hidratante superficial. O poder de penetração pode aumentar com processos como a hidrolisação.

Peelings

Peelings são métodos utilizados na ablação de camadas de pele com intuito de induzir uniformização e firmeza da pele, como resultado dos mecanismos de regeneração e reparo após a inflamação da epiderme e da derme decorrente de processos químicos ou físicos. Podem produzir após várias semanas da aplicação de procedimentos terapêuticos a "renovação cutânea" com o retorno da arquitetura epidérmica, distribuição uniforme de melanócitos, homogeneização da espessura da membrana basal, incremento de fibras no tecido conjuntivo. Os mecanismos envolvidos com os efeitos desencadeados pelos procedimentos não estão completamente elucidados.

Peeling químico

Os *peelings* químicos podem ser classificados em três categorias: superficiais [α-β-, lipo-hidroxiácidos (HA), ácido tricloroacético (TCA) 10-30%], que produzem descamação das camadas epidérmicas, sem ultrapassar a camada basal; de média profundidade (TCA de 30 a 50%), que atingem a derme reticular superior; e os profundos (TCA > 50%, fenol), que penetram na derme reticular inferior.[59,60]

A profundidade do *peeling* não depende apenas da substância usada, mas de sua concentração, pH da solução, bem como do tempo de aplicação. As características de estabilidade, penetração e toxicidade são amplamente reconhecidas para a maioria das substâncias utilizadas. A profundidade da intervenção terapêutica se correlaciona com os efeitos colaterais potenciais, como hiperpigmentação, lentigos solares, risco de infecções pós-operatórias, especialmente herpéticas.

Peelings superficiais causam descamação, aumentam a atividade epidérmica de enzimas, levam à epidermólise e esfoliação. Já os de média profundidade promovem coagulação de proteínas de membrana, e os profundos coagulam proteínas e produzem epidermólise completa, bem como reestruturação da camada basal e restauração da arquitetura da derme, produzindo melhora significativa no aspecto da pele.[61-63]

Peeling físico

Atribui-se a denominação do procedimento "*peeling* físico" a tratamentos cosméticos com efeito abrasivo na pele, por meio de produtos providos com substâncias microgranuladas ou equipamentos de microdermoabrasão, por meio de projeção de microcristais, probe de esfoliação (*peeling* diamante) associado a pressão negativa, ou ultrassônico. A profundidade da esfoliação depende do número de manobras executadas no tecido alvo, do tipo de pele, tipo de ponteira, intensidade da pressão negativa (vácuo), podendo desencadear reações como apenas um eritema em procedimentos superficiais, hiperemia, edema e até sangramento em procedimentos mais profundos.[64-67]

Tratamentos de microdermoabrasão são utilizados como recurso auxiliar no rejuvenescimento facial, especialmente associados a ácidos, em sequelas de acne, estrias atróficas, bem como no incremento da permeabilidade cutânea.[68-71]

A reavaliação de procedimentos de microdermoabrasão, potencialmente úteis como coadjuvantes em diversos tratamentos, aponta para a necessidade de ensaios clínicos bem planejados e estudos baseados em parâmetros de avaliação objetivos.[72,73]

Fotobiomodulação, luz intensa pulsada e radiofrequência

Para melhor compreensão dos possíveis efeitos da fotobiomodulação em alterações teciduais relacionadas ao envelhecimento é importante relembrar conceitos (Capítulo 8) como a classificação de *lasers*, que podem ser classificados em ablativos e não ablativos, sendo que os primeiros são considerados cirúrgicos ou de alta potência, os quais emitem potências em watts gerando grande variação no gradiente de temperatura tecidual e levando à fotoablação. Os *lasers* não ablativos emitem potência na faixa de miliwatts, não gerando mudanças de temperatura suficiente para causar efeitos fototérmicos, produzindo estimulação ou inibição dependendo dos parâmetros aplicados.

A intervenção terapêutica denominada *resurfacing* é um procedimento realizado com laser ablativo (CO_2 e Erbium YAG – granada de ítrio e alumínio, do inglês *yttrium aluminium garnet*) que visa o rejuvenescimento da pele por meio da indução de lesão epidérmica ou dérmica seguida de regeneração, resultando em melhora de rugas e pigmentação da pele, dentre outros.[74]

Lasers de *resurfacing* podem ser categorizados como ablativos ou não ablativos e fracionados ou não fracionados. Intervenção não fracionada envolve uma sessão, remove toda a camada superficial da pele e requer sedação ou anestesia. *Resurfacing* superficial pode ser realizado com anestésico tópico, enquanto tratamentos mais profundos são realizados sob bloqueios de nervos, sedação intravenosa ou anestesia geral. Já o procedimento com *laser* fracionado preserva a pele, mas com resultados mais discretos e demanda geralmente mais de uma sessão (3 a 5, com intervalo de 30 a 45 dias) para resultados satisfatórios. O efeito clínico de ambos os procedimentos é decorrente predominantemente de fibroplasia (ou neocolagenização). A indicação deve ser avaliada cuidadosamente em pacientes com história de cicatrizes e Fitzpatrick tipo V ou superior.[75,76]

Procedimentos ablativos requerem cuidados intensivos pós-tratamento, tempo de inatividade prolongado e podem levar a complicações como eritema de longa duração, dor, infecção, sangramentos, secreção, queimaduras, hiper ou hipopigmentação e cicatrizes.[77-78] Revisão recente[79] considera as intervenções como modalidade superior, segura e eficaz no tratamento do fotoenvelhecimento.

Embora a taxa geral de complicações associadas ao *resurfacing* cutâneo fracionado a *laser* seja muito menor do que com as técnicas ablativas tradicionais, também são observados efeitos adversos, que podem ocorrer mesmo com a melhor tecnologia e cuidados. A prevenção, a detecção e o tratamento de complicações são fundamentais.

A absorção da luz *laser* depende do cromóforo presente no tecido e do comprimento de onda utilizada. Define-se cromóforo como grupo de átomos que dá cor a uma substância e absorve luz com um comprimento de onda específico no espectro do visível. Os principais cromóforos endógenos da pele são a oxi-hemoglobina e desoxi-hemoglobina, melanina, carotenos, água e proteínas.

A teoria da fototermólise seletiva[80] considera que algumas estruturas do corpo são capazes de captar mais calor e energia que outras quando são submetidas a exposição por uma luz, desencadeando, portanto, ação seletiva de alvos na pele, com lesões térmicas pouco significativas em componentes teciduais adjacentes. Alterações mediadas termicamente podem ser confinadas a alvos pigmentados do nível de organelas subcelulares, como em melanossomas, por exemplo, a estruturas maiores de tecido, como os vasos sanguíneos, por manipulação apropriada do comprimento de onda e duração do pulso.

Procedimentos alternativos não ablativos no rejuvenescimento envolvem efeitos colaterais e cuidados pós-operatórios mínimos, além de tempo de inatividade. *Lasers* e LEDs de baixa potência ou intensidade podem incrementar a microcirculação, a produção fibroblástica e a perfusão vascular na pele, alterar o fator de crescimento derivado das plaquetas (PDGF), o fator de crescimento transformador (TGF-β1) e inibir a apoptose.[81-83]

A terapia fotodinâmica (TFD), forma especial de fotoquimioterapia, envolve a combinação de uma fonte de luz e um agente fotossensibilizador para induzir danos aos tecidos por meio da geração de oxigênio singlete (forma mais reativa). Possui indicação para lesões de ceratoses actínicas, carcinoma basocelular, doença de Bowen, bem como para dermatoses não neoplásicas, como as alterações relacionadas ao fotoenvelhecimento.[84]

A produção de intermediários reativos de oxigênio, como oxigênio *singlet*, depende da concentração, da localização do fotossensibilizante no tecido alvo, assim como da dose de luz utilizada. Tanto as lâmpadas de amplo espectro quanto os LEDs constituem fontes de luz adequadas aos efeitos citotóxicos da terapia fotodinâmica.[85]

A intervenção terapêutica com TFD no fotoenvelhecimento envolve a associação do ácido 5-aminolevulínico (ALA) com a luz vermelha (630 nm) de um diodo emissor de luz (LED), que induzem incremento da produção de metaloproteinase 1 e 3 (MMP1; MMP3) em culturas de fibroblastos dérmicos humanos. Também desenvolve redução na expressão do mRNA do colágeno tipo I, sem alterar o mRNA do colágeno tipo III, que permanece quantitativamente inalterado.[86-89]

Intravenous laser irradiation of blood (ILIB)

O termo em inglês *intravenous laser irradiation of blood* (acrônimo ILIB) consiste na irradiação de células do sangue em diversas condições agudas e crônicas,[90,91] sendo apontadas diferentes técnicas, intervenção direta e indireta.

A técnica ILIB originalmente descrita é a técnica direta, em que um cateter intravenoso é inserido em um dos membros superiores, acoplado a uma fibra óptica e associado a fotobiomodulação com *laser* de baixa intensidade visível, com diferentes comprimentos de onda, por um período de 10 minutos para cada comprimento, totalizando 30 minutos, direta e continuamente no local da aplicação, com intuito de efeito sistêmico. Artigos relacionados à técnica também utilizam o acrônimo ILIB significando *intravascular laser irradiation of blood*.[92-96]

A técnica não invasiva de ILIB, também denominada transcutânea, indireta ou modificada, envolve a aplicação do *laser* vermelho ou infravermelho na região da artéria radial, ou acuponto PC 6 por cerca de 30 minutos.[97]

Embora as técnicas ILIB sejam apontadas como efetivas em diversas doenças/disfunções, inclusive para rejuvenescimento, há necessidade de ensaios clínicos de qualidade, com parâmetros físicos estabelecidos, bem como revisões sistemáticas e metanálises para fundamentar adequadamente a técnica em diferentes condições clínicas.

Luz intensa pulsada

A luz intensa pulsada (LIP), como apontado anteriormente, às vezes é equivocadamente apontada como *laser*. Sua ação é menos específica que os *lasers*, e geralmente menos eficiente, porém o menor custo e a diversidade de indicações (epilação, manchas, rejuvenescimento não ablativo) justificam a popularidade. Entretanto, em virtude do grande número de parâmetros que podem ser empregados com diferentes filtros, durações de pulso e fluência, o método exige grande experiência do usuário, podendo, caso não se considerem as restrições do método, produzir efeitos adversos, como hipercromias e hipocromias, entre outros.[98-100]

Os efeitos adversos relacionados à LIP como as discromias (hipopigmentação ou hiperpigmentação) podem ser totalmente evitados quando da indicação adequada e aplicação da técnica seguindo critérios de faixa de comprimentos de onda da emissão luminosa. Para eficácia do tratamento e segurança da intervenção, deve-se avaliar as configurações de tratamento para cada paciente, de acordo com seu tipo de pele e características biofísicas do sintoma apresentado.[101,102]

Radiofrequência

A radiofrequência (RF), radiação eletromagnética na faixa de frequência de 3-300 GHz, promove efeitos considerados térmicos, visto que dispositivos nessas faixas de frequência promovem aquecimento em camadas específicas da pele. O aquecimento dérmico pode causar degeneração do colágeno. melhorando clinicamente a aparência de flacidez cutânea leve a moderada. Além do rejuvenescimento da pele, é utilizado no tratamento de cicatrizes, redução de pelos, lesões vasculares e acne inflamatória.[103]

Ao contrário dos *lasers*, a RF não tem como alvo cromóforos específicos por fototermólise seletiva. O incremento da temperatura tecidual ocorre como resultado de diferentes resistências do tecido ou impedância à corrente eletromagnética. Desta forma, o calor é produzido quando a resistência inerente dos tecidos converte a corrente elétrica em energia térmica.

Existem diversas gerações de equipamentos que podem ser administradas por meio de dispositivos monopolares, que correspondem à primeira geração e envolvem um eletrodo com corpo aterrado para fluxo de corrente unidirecional através da pele e atingem uma maior profundidade. Dispositivos bipolares correspondem à segunda geração de equipamentos, sendo que envolvem tudo em uma única ponteira; também existem sistemas híbridos, que associam ambos os sistemas.

Enquanto a RF monopolar penetra através de todas as camadas do tecido e cria lesão tecidual mais profunda, a bipolar é mais localizada e oferece tratamento mais superficial, além de ser menos dolorosa.

A RF que passa por três ou mais eletrodos é denominada tripolar e confere aplicação mais homogênea e melhor efeito térmico e, portanto, menor risco de queimaduras. Existe ainda a radiofrequência fracionada, que utiliza microagulhas como eletrodos, com objetivo de fornecer energia fracionada diretamente para a derme reticular, protegendo as estruturas anexas.

O rejuvenescimento da pele por meio de RF produz rigidez da pele por meio da contração controlada do colágeno dérmico e neocolagênese sem lesão tegumentar. Dispositivos relacionados são capazes de atingir maiores profundidades de lesão térmica com penetração do tecido no nível da derme e até a camada subcutânea. Entretanto, como os outros recursos terapêuticos, estudos adicionais são necessários para elucidar as configurações de tratamento ideais específicas para cada sistema, identificar os candidatos mais adequados para o tratamento, bem como descobrir novas aplicações.[104]

Importante salientar que os pacientes devem ser instruídos de que os resultados completos do tratamento são esperados por volta de seis meses a um ano após a intervenção terapêutica. Os eventos adversos mais comuns são edema, parestesias e hematomas, que geralmente desaparecem em 1-2 meses após aplicação do procedimento.

Tratamentos com RF devem ser evitados em indivíduos com osteossínteses ou doenças que possam interferir negativamente no processo desencadeado. Mesmo quando utilizada como modalidade terapêutica única, a radiofrequência parece atender as expectativas de reduzir os efeitos do envelhecimento cutâneo, entretanto, parece que os resultados são menos efetivos em indivíduos com idade muito avançada.[105]

Ultrassom microfocado

O ultrassom focalizado de alta intensidade (*high-intensity focused ultrasound,* HIFU) é amplamente utilizado para o rejuvenescimento cutâneo, e como os outros equipamentos anteriormente abordados, atua de forma não invasiva. As ondas mecânicas do equipamento conseguem atingir as camadas mais profundas da pele, produzindo contração do colágeno por aquecimento. A energia é focada em um ponto abaixo da superfície da pele e concentrada em uma área de cerca de 1 mm cúbico por ponto. O aumento da temperatura produz pequenos pontos de coagulação térmica a uma profundidade de até 5 mm, sem danificar as camadas mais superficiais da pele. Pode ser associado a outros recursos como a radiofrequência.[106,107]

Além da coagulação tecidual, o aquecimento produzido pelo ultrassom microfocado promove a desnaturação das fibras colágenas, produzindo a contração dessas fibras, além de estimular a neoformação de colágeno no tecido alvo, promovendo assim uma contração tecidual com efeito "*lifting*" imediato, com efeito residual que se prolonga por meses, com pico do efeito em torno do quarto ou quinto mês após estimulação, período no qual a produção de colágeno se encontra em estágio máximo, resultando em melhora importante da flacidez tecidual em diferentes pontos de aplicação (Figura 4).

Diferente do enrijecimento cutâneo produzido por radiofrequência, o ultrassom microfocado pode aquecer tecidos mais profundos sem aquecer a pele, permitindo a transmissão de energias mais altas. É indicado para flacidez de pele leve a moderada sem nenhuma condição subjacente que possa interferir na resposta ao procedimento.

Foram relatados casos de hipopigmentação, sendo assim, deve ser usado com cautela em pacientes com Fitzpatrick tipos V ou VI. Assim como o enrijecimento da pele por radiofrequência, o ultrassom microfocado demonstrou ser menos eficaz em pacientes mais idosos, com disfunções relacionadas à idade mais graves.[108]

Normalmente o procedimento com ultrassom microfocado é realizado após a aplicação do anestésico tópico, uma vez que o tratamento pode produzir dor de característica moderada a intensa. São consideradas também algumas opções de anestesia adicional como bloqueios de nervos, gás de óxido nitroso e ansiolíticos orais. Foram observados após o tratamento edema, eritema e hematomas transitórios, autolimitados. Também foram registradas hipocromias e paresia do nervo motor, especificamente nos ramos temporais e marginais da mandíbula do nervo facial, com resolução em aproximadamente seis semanas após a intervenção terapêutica.

Meta-análise[109] sobre o ultrassom microfocado apontou melhora moderada objetiva e pontuação de satisfação subjetiva. Os estudos incluídos não apresentaram *follow-up* de acompanhamento longo. A conclusão do estudo é que é um procedimento seguro em curto prazo e tem um efeito moderado no rejuvenescimento das áreas da face e pescoço.

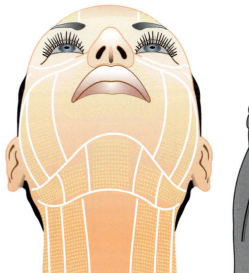
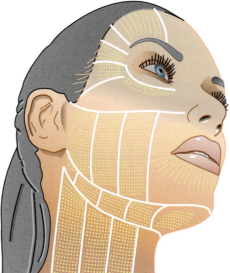

FIGURA 4 Sugestão de áreas de tratamento com ultrassom microfocado para rejuvenescimento facial. Fonte: modificada de Farber, et al.[110]

Microagulhamento

O microagulhamento (*microneedling*) é uma opção terapêutica para o tratamento de cicatrizes, rítides, rugas, estrias atróficas e outras afecções da pele. É aplicado por meio de instrumentos cilíndricos dotados de microagulhas, com opções de agulhas com diferentes comprimentos que determinam a profundidade da ação, sendo que a aplicação envolve o rolamento do instrumento em áreas alvo da pele, produzindo microperfurações (Figura 5). O tratamento também pode ser efetuado por meio de dispositivo eletrônico em forma de caneta que possui configurações ajustáveis para controlar a velocidade e a profundidade de penetração da agulha.[111,112]

As microperfurações cutâneas desencadeiam um processo inflamatório controlado, induzindo a atividade fibroblástica, com consequente neocolagenização e melhora da firmeza e aspecto da pele.

A técnica de aplicação do microagulhamento envolve preparação meticulosa da pele para reduzir o risco de infecções superficiais. Usa-se anestésico tópico, como lidocaína 30%, por aproximadamente 20 a 30 minutos antes do procedimento terapêutico.

Dependendo do local específico a ser tratado, geralmente é útil dividir a região em quadrantes visando uma aplicação precisa e uniforme, com diferentes comprimentos de agulhas. Por exemplo, em geral a pele da testa, pálpebras inferiores e ponte nasal é tratada com agulha de profundidades variando de 0,5 a 1,0 mm, enquanto bochechas, regiões periorais, cicatrizes ou estrias em várias partes do corpo são tipicamente tratadas com profundidades de agulha de 1,5 a 3,0 mm. Como regra geral, a pele mais espessa ou mais fibrótica pode ser tratada com agulhas de maior profundidade.

O procedimento de microagulhamento é facilitado com uma tração suave da pele com a mão de apoio, enquanto a outra aplica o dispositivo de forma perpendicular à pele, com movimentos em várias direções, repetindo em média de três a seis vezes no mesmo local, ou até que ocorra sangramento, que indica finalização do tratamento. O procedimento pode ser repetido a cada duas a quatro semanas, até que o efeito desejado seja alcançado. Podem ocorrer efeitos adversos primários como hematomas, eritema e irritação autolimitados. Os efeitos colaterais são considerados mínimos e apresenta a vantagem de promover menor tempo de inatividade.[113,114]

A despigmentação já foi uma complicação temida em fototipos de pele mais escura (Fitzpatrick IV, V, VI), mas é raramente vista na ausência de exposição à luz ultravioleta em áreas de tratamento com microagulhamento.[115,116]

O microagulhamento apresenta resultados notáveis quando utilizado de forma isolada ou quando associado a produtos tópicos ou radiofrequência. Quando comparado com outros tratamentos, mostrou resultados semelhantes, mas foi preferido devido aos efeitos colaterais mínimos e menor tempo de inatividade.

Estudos de revisão sobre o microagulhamento[117-119] apontam que o procedimento parece ser uma opção terapêutica geral, eficaz e segura para inúmeras condições dermatológicas. Ensaios clínicos controlados maiores e mais randomizados são necessários para fornecer maiores dados sobre o uso do mesmo para diferentes condições dermatológicas em diferentes tipos de pele.

Eletroterapia

Estimulação mioelétrica

A sarcopenia, como citado anteriormente, é caracterizada pela perda generalizada e progressiva da força e massa muscular esquelética, e faz parte do processo normal de envelhecimento, cuja extensão apresenta caráter individual e decorre de uma combinação de fatores hormonais, neurológicos e nutricionais, além do nível de atividade física e de composição corporal do indivíduo.

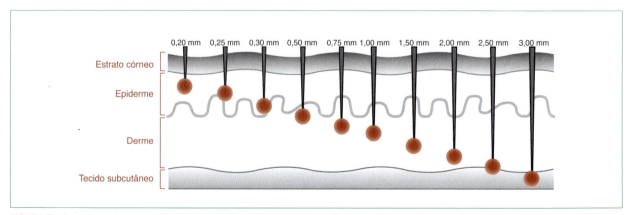

FIGURA 5 Relação entre o comprimento da agulha de instrumentos utilizados para procedimento de microagulhamento e a pele.

Pode ser parcialmente revertida com o fortalecimento muscular ativo ou por meio de estimulação elétrica. Embora vários fatores possam influenciar nos resultados, o treinamento de resistência pode promover hipertrofia muscular em homens e mulheres de todas as idades.[120-124]

O envelhecimento facial está, em parte, associado à atrofia da gordura subcutânea e diminuição do tônus da musculatura.[125] A estimulação elétrica neuromuscular pode produzir incremento da força, inclusive com mudança na espessura de músculos, e como consequência, promove aspecto rejuvenescido. De forma geral, a musculatura de todo o corpo pode se beneficiar da estimulação elétrica, associada a cinesioterapia para ganho de massa muscular.[126-130]

O pulso utilizado para a estimulação muscular pode apresentar algumas modulações que tornarão o estímulo mais agradável. Nos protocolos para fortalecimento muscular as modulações comumente utilizadas são em amplitude e em trens de pulso. A variação na amplitude do pulso possibilita uma contração muscular mais "fisiológica", uma vez que o recrutamento das unidades motoras é proporcional à amplitude da corrente. Já os trens de pulso retardam o aparecimento da fadiga muscular, visto que o músculo trabalha em ciclos de contração-relaxamento. Nos equipamentos mais modernos pode-se encontrar a modulação em freqüência, também utilizada em alguns programas de fortalecimento muscular (Capítulo 6).

A frequência ótima para a estimulação muscular tetânica é próxima de 50 Hz. A utilização de correntes de média frequência preconiza a modulação em baixa frequência, tendo a seu favor ser mais agradável no nível sensitivo.

Em termos da resposta motora muscular, quanto maior a intensidade da corrente, maior a força de contração. Isso se faz entender pelo fato de que o aumento da amplitude da corrente aumenta o número de unidades motoras em atividade. Portanto, para que se consiga os efeitos decorrentes do fortalecimento muscular, a intensidade da corrente necessita ser de tal magnitude que possibilite uma contração muscular vigorosa.

Não se pode deixar de destacar os pontos motores, que são áreas ótimas para a estimulação dos músculos esqueléticos. O estímulo limiar para o músculo será menor nesses pontos. Em decorrência da menor resistência à passagem da corrente, o ponto motor se torna um local preferencial para a estimulação elétrica em função de dois importantes parâmetros: o limiar motor apresenta-se diminuído, como consequência a intensidade de corrente necessária para a contração muscular vai ser menor; ao passo que o limiar sensitivo encontra-se elevado, e consequentemente o paciente terá uma percepção diminuída ao estímulo.

No caso de estimulação de um grupo muscular, a colocação dos eletrodos sobre os pontos motores ainda deve ser recomendada, buscando-se os pontos que melhor se relacionam à área a ser estimulada, isto é, o campo elétrico deve abranger os músculos envolvidos na contração (Figura 6A). Na impossibilidade, os eletrodos devem ser posicionados nos ventres musculares ou nas regiões onde os nervos periféricos são mais superficiais. Como exemplo, pode-se observar na Figura 6B que os eletrodos de um dos canais (fios vermelhos) estão posicionados um na região inguinal e outro no ponto motor do músculo vasto medial. A colocação na região inguinal visa atingir o nervo femoral, responsável pela inervação dos músculos em questão. O outro par de eletrodos é posicionado sobre os pontos motores dos músculos reto femoral e vasto lateral.

Os eletrodos podem ainda apresentar uma disposição que acompanha o sentido das fibras musculares, como no caso das Figuras 7A e 7B, onde os eletrodos do canal vermelho são dispostos ao longo do músculo reto do abdome.

Os efeitos produzidos no músculo pela estimulação elétrica, se controladas todas as variáveis, são semelhantes àqueles produzidos pela contração voluntária: há um aumento do metabolismo muscular, uma maior oxigenação

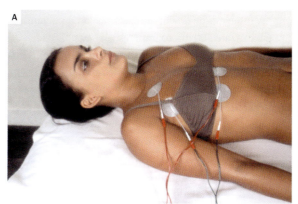
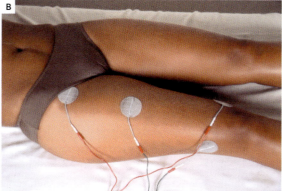

FIGURA 6 Colocação de eletrodos para estimulação elétrica neuromuscular. (A) Músculo peitoral maior e (B) músculo quadríceps femoral.

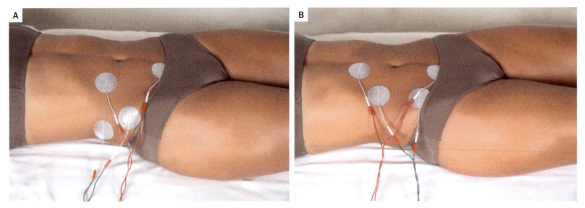

FIGURA 7 Colocação de eletrodos para estimulação elétrica neuromuscular. (A) Músculo oblíquo externo do abdome e (B) músculo reto do abdome.

com maior liberação de resíduos metabólicos, dilatação das arteríolas e um consequente aumento da irrigação sangüínea do músculo, melhorando assim a sua nutrição e prevenindo a sua hipotrofia fisiológica.

Galvanopuntura

A galvanopuntura é um procedimento terapêutico, também descrito pelo termo em inglês *eletrolifting*, que visa a atenuação de rugas e linhas de expressão, baseado nos efeitos fisiológicos decorrentes do microagulhamento associado à corrente galvânica (Capítulo 6).

O efeito de incremento circulatório inerente à corrente galvânica, especialmente na polaridade negativa, associado à lesão da pele decorrente do microagulhamento, desencadeia um processo inflamatório, que por sua vez aumenta a atividade fibroblastica e promove melhora do aspecto de atrofias cutâneas, como rugas e estrias.[131]

Para a realização da galvanopuntura, há necessidade de um eletrodo ativo especial, que consiste em uma fina agulha, necessária para que haja a concentração da corrente, ocorrendo assim o carreamento de partículas hidratadas para a região pericatódica, sustentada por uma haste do tipo caneta, sendo o eletrodo dispersivo do tipo placa.

Sabe-se que nas regiões pontiagudas de condutores existe uma maior concentração de cargas, o que acarreta um campo elétrico mais intenso nas suas proximidades, podendo provocar o escoamento de cargas elétricas através deles, onde se deve ter o cuidado para não provocar lesões, pela concentração delas.

O procedimento técnico consiste na estimulação da região afetada até que sejam observados hiperemia e edema. A estimulação química dos capilares da pele determina uma hiperemia ativa e o consequente aumento da circulação local. Desta forma, são intensificados os processos metabólicos, a nutrição, a função e a regeneração do tecido subepidérmico.

Os procedimentos técnicos para a execução da galvanopuntura podem ser divididos em três grupos:
- Deslizamento da agulha dentro no local afetado (Figura 8).
- Penetração da agulha em pontos adjacentes e no interior da depressão cutânea.
- Escarificação: método de deslizamento da agulha no local afetado, que diferencia-se porque a agulha é posicionada a noventa graus, ocasionando uma lesão do tecido.

Embora as rugas também correspondam histologicamente a uma atrofia de pele, a lesão por agulhas nas regiões acometidas promove desconforto. Por isso, alguns terapeutas preferem a técnica de deslizamento, sem a penetração. Porém, para resultados mais efetivos, o estímulo físico ocasionado pela penetração da agulha desencadeia um processo de inflamação aguda, que da mesma forma que o tratamento das estrias, é de grande interesse no nível de regeneração tecidual.

As três técnicas produzem resultados animadores, atenuando sobremaneira as rugas e linhas de expressão. Entretanto, as duas técnicas que desencadeiam um processo inflamatório (invasiva e de escarificação) proporcionam resultados mais rápidos.

A intensidade da corrente utilizada na galvanopuntura é baixa, até 300 microampères, e a sensibilidade cutânea em diferentes áreas deve ser testada, uma vez que existem diferenças que podem interferir diretamente no conforto da aplicação. Como a hidratação local também é alterada pelos efeitos polares inerentes à corrente, é comum o relato de incremento de sensibilidade à corrente com amplitudes menores no decorrer das sessões.

Quando o terapeuta utiliza fotobiomodulação após a aplicação da galvanopuntura, com o objetivo de acelerar o processo, os resultados são praticamente nulos, pois o procedimento (Capítulo 8) desencadeia uma ação anti-inflamatória, interferindo assim nas reações desejáveis produzidas pela corrente galvânica (Capítulo 6).

Fatores relacionados ao procedimento de galvanopuntura:

- O procedimento deve ser efetuado na pele limpa.
- A intensidade ou amplitude da corrente é dada pela sensibilidade do paciente, sendo diferente em regiões distintas.
- Avaliar a sensibilidade à estimulação elétrica em diferentes áreas.
- O período de intervenção terapêutica depende da resolução do processo inflamatório envolvido.
- Evitar procedimentos que possam interferir no processo inflamatório desencadeado.
- O tempo de reação (hiperemia e/ou edema) varia de acordo com a capacidade reacional do indivíduo.
- Por se tratar de corrente de baixa intensidade (microampères), os efeitos são localizados.
- Indivíduos com a pele seca poderão relatar menor sensibilidade à corrente nas primeiras aplicações, já que a resistência de sua pele à passagem de corrente está aumentada.
- Evitar exposição direta ao sol sem filtro solar.
- Procedimentos prévios como microdermoabrasão ou aplicação de corrente polarizada no local da aplicação da galvanopuntura podem incrementar o processo inflamatório, o que é desejável.

Eletrocautério

Trata-se de outro procedimento utilizado com intuito de rejuvenescimento facial por meio de resposta de corrente de lesão tecidual desencadeada por eletrocautério.

A aplicação de lesões semicirculares por eletrocautério na área infraorbital apresentou resultado interessante em estudo,[132] com provável resposta decorrente de processo inflamatório induzido. Entretanto, como outras técnicas de tratamento da pele envelhecida, deve ser melhor investigada.

Mobilização tecidual

A mobilização tecidual (Capítulo 4) efetuada por terapia manual ou com uso de acessórios é vastamente utilizada em procedimentos que visam rejuvenescimento, e embora controversa,[133] parece que existem efeitos relacionados interessantes além do incremento da permeação de produtos, e a explicação passa pela mecanobiologia.

Ligações específicas entre um estímulo físico e uma resposta molecular são a chave para avaliação e compreensão de efeitos decorrentes de procedimentos aplicados na pele, e certamente são uma tarefa extremamente complexa que ainda permanece inacabada.

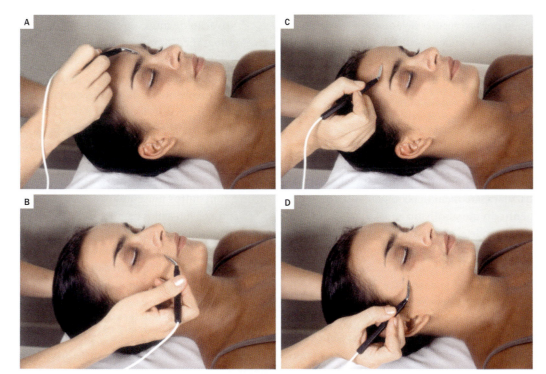

FIGURA 8 Aplicação da galvanopuntura em diferentes áreas. (A) Região glabelar – linhas verticais. (B) Região nasal – sulco nasogeniano. (C) Região frontal – linhas transversais. (D) Região orbital – linhas periorbitais.

Moléculas biofisicamente ativas (actina, miosina, queratinas, colágeno, elastina etc.) podem ser potencialmente alteradas por um estresse mecânico, e podem ser beneficiadas por estímulos desencadeados por massagem, sendo que quase todos os órgãos exibem responsividade mecânica imediata ao recurso, em proporção direta ao estresse mecânico aplicado. A pele, especificamente, gera uma resposta biológica decorrente de estimulação mecânica no tecido, principalmente de fibroblastos.[134-138]

A massagem aplicada na pele é capaz de alterar o fluxo sanguíneo periférico e a função do sistema nervoso autônomo,[139,140] porém os efeitos da massagem no envelhecimento da pele ainda precisam ser melhor investigados.

Estudo[141] investigou efeitos inerentes à intervenção com terapia manual e instrumental nos atributos clínicos relacionados ao envelhecimento, em protocolo *in vivo* e *ex vivo*. Ambos os procedimentos produziram redução significativa na gravidade de vários atributos clínicos, incluindo rugas faciais globais e textura da pele após 4 semanas e 8 semanas de tratamento em comparação com a linha de base.

Estudos com *ex vivo*[142,143] demonstram que um estímulo mecânico oscilatório, exercido sobre a superfície da pele, pode induzir alterações na expressão de algumas proteínas estruturais em modelos celulares em protocolos aplicados pelo menos duas vezes.

É provável que a estimulação mecânica dinâmica leve à amplificação *in vivo* do efeito promissor em rugas, proporcionado por uso regular de um regime cosmético antienvelhecimento, e pode ser considerada como estratégia antienvelhecimento, entretanto, estudos controlados são necessários para fundamentar adequadamente os efeitos relacionados.

Cinesioterapia

Como abordado anteriormente, o envelhecimento muscular desencadeia uma perda substancial de massa e força muscular (sarcopenia), acompanhadas de comprometimento do metabolismo muscular, incluindo disfunção mitocondrial e resistência à insulina. Consequentemente, o desempenho físico é comprometido, além de capacidade regenerativa reduzida. Essas perdas ocorrem mesmo na ausência de doenças, e diminuem a resiliência fisiológica, e por sua vez aumentam a vulnerabilidade a eventos catastróficos.[144]

O aumento na massa muscular parece ser semelhante em idosos e jovens, como resultado do treinamento de resistência.[145]

A qualidade e a quantidade do DNA mitocondrial (mtDNA) estão relacionadas à instabilidade genômica e disfunção mitocondrial associadas ao envelhecimento. Existem relações preditivas entre idade, frequência de mutação de deleção de mtDNA, número de cópias de mtDNA e desempenho físico.[146]

O treinamento de resistência é altamente eficaz para aumentar a força muscular máxima e a função neuromuscular em pacientes idosos. É importante ressaltar que esses aumentos na função muscular mecânica são acompanhados de ganhos no tamanho do músculo, arquitetura e na expressão de variantes de *splice* de mRNA de IGF-I, assemelhando-se ao tipicamente visto em indivíduos jovens saudáveis quando expostos a treinamento semelhante.[147]

A atividade física em indivíduos idosos tem demonstrado atenuar as alterações musculoesqueléticas relacionadas à idade, além de promover incremento de força e capacidade regenerativa e de retardar ou prevenir prejuízos no metabolismo muscular. Assim, estratégias de prevenção devem ser enfatizadas como parte de um estilo de vida essencial para um envelhecimento saudável.[148]

Músculos da face

Os movimentos complexos dos músculos faciais são essenciais para muitas funções motoras e emocionais. Os músculos faciais são únicos no sistema musculoesquelético, pois estão entrelaçados, de modo que a contração de um músculo influencia a contratilidade característica de outros músculos da mímica.

A ativação de músculos faciais baseada em registro eletromiográfico simultâneo de ambos os lados da face durante 29 tarefas diferentes dos músculos faciais está descrita em um atlas[149] que vale a pena consultar tanto para o desenvolvimento de estudos quanto para intervenções terapêuticas direcionadas.

Os músculos da mímica ou expressão facial são também conhecidos como dérmicos, já que são fixados no esqueleto em apenas uma de suas extremidades, sendo a outra inserida na camada profunda da pele, diferente do que ocorre com outros músculos.

Dentre os músculos da mímica (Tabela 4) podem ser citados: músculo frontal, corrugador do supercílio, músculos orbiculares dos olhos, músculo orbicular da boca, músculo depressor do ângulo da boca, depressor do lábio inferior, músculo levantador do ângulo da boca, levantador do lábio superior e da asa do nariz, zigomático menor, zigomático maior, mentual (Figura 9).

A vascularização facial é realizada pelos ramos da artéria externa, principalmente pelas artérias facial, temporal superficial e maxilar interna. A inervação dos mús-

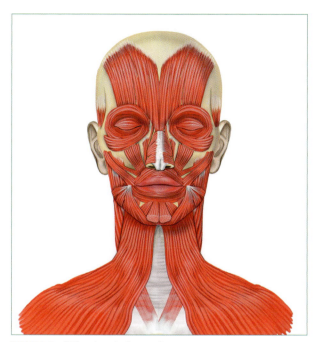

FIGURA 9 Músculos da face e do pescoço.

culos da mímica é feita pelo nervo facial. O nervo trigêmeo é responsável pela inervação motora dos músculos da mastigação e sensitiva de toda a face.

Vários são os fatores responsáveis pela gênese do envelhecimento, onde se verifica perda progressiva da elasticidade (degeneração das fibras do conjuntivo) e espessura da pele, além de sua aderência aos planos mais profundos. Existe associada ainda uma atrofia progressiva dos tecidos gorduroso, muscular e ósseo, como apontado anteriormente.

Ao contrário de informações deturpadas veiculadas, as expressões forçadas (caretas) na frente do espelho certamente não vão interferir no fortalecimento dos músculos da face. Para se atingir tal intento, é necessária a realização de exercícios resistidos, como em qualquer outra musculatura.

Sabe-se que os movimentos faciais normais são simétricos e, portanto, podemos utilizar a resistência manual ou de aparelhos para minorar a ptose facial, melhorando assim os contornos faciais e a atenuação de algumas linhas, como a nasogeniana, que se acentua com o passar dos anos.

A resistência manual ou mecânica pode ser aplicada de forma alternada, simultânea, ou em padrões diagonais descritos nos programas de facilitação neuromuscular proprioceptiva (Figuras 10 e 11).

A aplicação de estimulação elétrica neuromuscular (EENM) combinada com exercícios de baixa intensidade para idosos pode ser mais eficiente do que exercícios de baixa intensidade isolados em termos de retardar a perda de massa muscular e melhorar o equilíbrio.[150]

Toxina botulínica

A toxina botulínica (Botox®), quando utilizada no tratamento do envelhecimento da face, atua paralisando temporariamente os músculos faciais, eliminando assim as rítides dinâmicas e reduzindo as estáticas. A redução da atividade

TABELA 4 Principais músculos da face, com as suas respectivas ações[185,396]

Músculo	Ação	Observação
Platisma	Abaixa a mandíbula; repuxa o ângulo da boca para baixo; estica e pregueia a pele do pescoço	Não é realmente um músculo facial, mas sua ação se dá na mandíbula e pele ao redor dos lábios
Frontal	Eleva os supercílios e enruga a fronte	É chamado músculo da atenção
Orbicular dos olhos	Fechamento da rima palpebral, ação de piscar	É constituído de três porções
Corrugador do supercílio	Aproxima os supercílios	Sua ação pode ser identificada na carranca
Prócero	Enruga a pele entre os supercílios	Ativo na expressão de raiva
Elevador do lábio superior e da asa do nariz	Eleva e everte o lábio superior, dilata a narina	Importante na dificuldade de respiração
Zigomático maior	Traciona o ângulo da boca superior e lateralmente	Ação observada na risada
Zigomático menor	Auxilia na elevação do lábio superior, acentua o sulco nasolabial	Sua ausência não é rara
Depressor do lábio inferior	Deprime o lábio inferior	Repuxa os lábios para baixo, contribuindo para expressão facial de tristeza
Orbicular da boca	Fecha e protrai os lábios	Contribui, juntamente com outros músculos, para o fechamento ativo da rima oral
Bucinador	Comprime a bochecha, puxa o ângulo da boca lateralmente	Coloca o alimento entre os arcos dentais, evita que ele se acumule no vestíbulo
Risório	Retrai o ângulo da boca lateralmente	Sua ação fica evidente no riso forçado (juntamente com o bucinador).
Mentual	Eleva e protrai o lábio inferior	

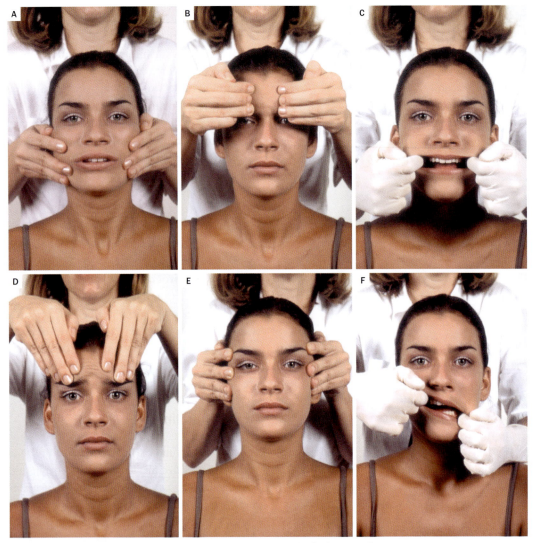

FIGURA 10 Exercícios para os músculos da face, utilizando resistência manual.

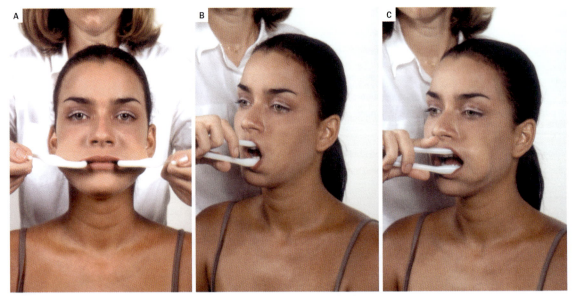

FIGURA 11 Exercícios para os músculos da face, utilizando resistência mecânica.

muscular ocorre por meio do bloqueio da liberação de acetilcolina, resultando na paralisia dos músculos locais, que geralmente ocorre de 24 horas a duas semanas após a injeção do produto, com duração de três a seis meses.[151-152]

O tratamento com toxina botulínica geralmente é seguro,[153] e as contraindicações relativas incluem o uso de anticoagulação devido ao risco elevado de sangramento presumido, distúrbio neuromuscular subjacente devido à possibilidade de aumento da gravidade ou blefaroptose devido ao risco de agravamento com paralisia frontal. As aplicações do produto na região periorbital e na testa devem ser realizadas com muita atenção à morfologia da sobrancelha, por conta do impacto resultante na posição dela. A Figura 12 aponta um esquema geral dos locais de aplicação da toxina botulínica.

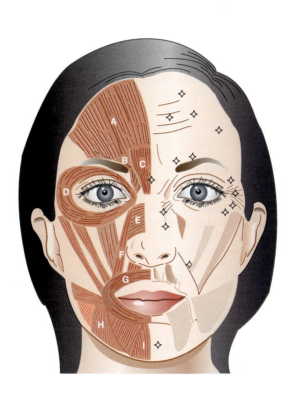

Músculo/grupo muscular	Ação muscular	Rítides estáticas/dinâmicas
Frontal (A)	Elevação das sobrancelhas	Linhas horizontais da testa
Músculos da glabela: Corrugador do supercílio (B) Prócero (C)	Elevação medial das sobrancelhas Depressão das sobrancelhas	Pregas, vincos na glabela
Orbicular do olho (D)	Elevação das pálpebras, contração concêntrica do tecido periorbital	"Pé-de-galinha"
Nasal (E)	Elevação medial da pele nasal	"Linhas de coelho"
Levantador do lábio superior (F)	Elevação do lábio central	Sorriso gengival, pregas nasolabiais
Orbicular da boca (G)	Franzir os lábios, depressor do lábio inferior e canto da boca	Linhas do lábio radiais, "linhas de fumante"
Depressor do ângulo da boca (H)	Depressor do canto da boca	Sorriso virado para baixo, "linhas de marionete"
Mentual (I)	Elevação do queixo e do lábio inferior	Linhas no queixo, queixo com covinhas

* Locais comuns de injeção de neuromodulador.

FIGURA 12 Músculos da expressão facial, suas ações, rugas correspondentes e pontos de injeção de neuromodulador. Fonte: adaptada de Farber, et al.,[110] Small, et al.[154]

REFERÊNCIAS BIBLIOGRÁFICAS

1. Lang T, Streeper T, Cawthon P, Baldwin K, Taaffe DR, Harris TB. Sarcopenia: etiology, clinical consequences, intervention, and assessment. Osteoporos Int. 2010;21(4):543-59.
2. Tintignac LA, Brenner HR, Rüegg MA. Mechanisms regulating neuromuscular junction development and function and causes of muscle wasting. Physiol Rev. 2015 Jul;95(3):809-52.
3. Mariño G, Niso-Santano M, Baehrecke EH, Kroemer G. Self-consumption: the interplay of autophagy and apoptosis. Nat Rev Mol Cell Biol. 2014;15(2):81-94.
4. Cho YH, Park JE, Lim DS, Lee JS. Tranexamic acid inhibits melanogenesis by activating the autophagy system in cultured melanoma cells. J Dermatol Sci. 2017;88(1):96-102.
5. Lee AY. Skin pigmentation abnormalities and their possible relationship with skin aging. Int J Mol Sci. 2021;22(7):3727.
6. Murase D, Kusaka-Kikushima A, Hachiya A, et al. Autophagy declines with premature skin aging resulting in dynamic alterations in skin pigmentation and epidermal differentiation. Int J Mol Sci. 2020;21(16):5708.
7. Azulay R.D. Envelhecimento actínico. An Bras Dermatol. 1991;66(5ª):7-8.
8. Tobin DJ. Introduction to skin aging. J Tissue Viability. 2017;26(1):37-46.
9. Huang AH, Chien AL. Photoaging: a review of current literature. Curr Derm Rep. 2020;9:22-9.
10. Wurm EM, Longo C, Curchin C, et al. In vivo assessment of chronological ageing and photoageing inforearm skin using reflectance confocal microscopy. Br J Dermatol. 2012;167(2):270-9.
11. Longo C, Casari A, Beretti F, et al. Skin aging: in vivo microscopic assessment of epidermal and dermal changes by means of confocal microscopy. J Am Acad Dermatol. 2013;68(3):e73-82.
12. Longo C. Well-aging: Early detection of skin aging signs. Dermatologic Clinics. 2016;34(4):513-8.
13. Parsons PA. The limit to human longevity: an approach through a stress theory of ageing. Mech Ageing Dev. 1996;87(3):211-8.
14. Parsons PA. From the stress theory of aging to energetic and evolutionary expectations for longevity. Biogerontology. 2003;4(2):63-73.
15. Parrado C, Mercado-Saenz S, Perez-Davo A, et al. Environmental stressors on skin aging. mechanistic insights. Frontiers in Pharmacology. 2019;10:759.
16. Yashin AI, Arbeev KG, Arbeeva LS, et al. How the effects of aging and stresses of life are integrated in mortality rates: insights for genetic studies of human health and longevity. Biogerontology. 2016;17(1):89-107.
17. Yashin AI, Wu D, Arbeev K, Bagley O, Akushevich I, Duan M, et al. Interplay between stress-related genes may influence Alzheimer's disease development: The results of genetic interaction analyses of human data. Mech Ageing Dev. 2021;196:111477.
18. Ukraintseva S, Arbeev K, Duan M, Akushevich I, Kulminski A, Stallard E, Yashin A. Decline in biological resilience as key manifestation of aging: Potential mechanisms and role in health and longevity. Mech Ageing Dev. 2021;194:111418.
19. Hayflick L. Theories of ageing. In: Fundamentals of Geriatric Medicine. New York;1983. p.43-50.
20. Bjorksten J. The crosslinkage theory of aging. J Am Geriatr Soc. 1968;16:408-27.
21. Bjorksten J, Tenhu H. The crosslinking theory of aging – added evidence. Exp Gerontol. 1990;25:91-5.
22. Gerschman R, Gilbert DL, Nye SW, Dwyer P, Fenn WO. Oxygen poisoning and x-irradiation: a mechanism in common. Science. 1954;119:623-6.
23. Harman D. Aging: a theory based on free radical and radiation chemistry. J Gerontol. 1956;11:298-300.
24. Ames BN, Shigenaga MK, Hagen TM. Oxidants, antioxidants, and the degenerative diseases of aging. Proc Natl Acad Sci USA. 1993;90(17):7915-22.
25. Afanas'ev I. Signaling and damaging functions of free radicals in aging free radical theory, hormesis, and TOR. Aging and Disease. 2010;1:75-88.
26. Mitteldorf J. Aging is not a process of wear and tear. Rejuvenation Research. 2010;13(2-3):322-6.
27. Eassa HA, Eltokhy MA, Fayyaz HA, Khalifa MKA, Shawky S, Helal NA, et al. Current topical strategies for skin-aging and inflammaging treatment: science versus fiction. J Cosmet Sci. 2020;71(5):321-50.
28. Mercado-Sáenz S, Ruiz-Gómez MJ, Francisco Morales-Moreno F, Martínez-Morillo M. Cellular aging: theories and technological influence. Brazilian Archives of Biology and Technology. 2010;53(6):1319-32.
29. Fulop T, Witkowski JM, Pawelec G, Alan C, Larbi A. On the immunological theory of aging. Interdiscip Top Gerontol. 2014;39:163-76.
30. Watson RE, Griffiths CE, Craven NM, Shuttleworth CA, Kielty CM. Fibrillin-rich microfibrils are reduced in photoaged skin. Distribution at the dermal-epidermal junction. J. Invest. Dermatol. 1999;112:782-7.
31. Langton AK, Sherratt MJ, Griffiths CEM, Watson REB. Review article: A new wrinkle on old skin: the role of elastic fibres in skin ageing. International Journal of Cosmetic Science. 2010;32(5):330-9.
32. Allan AK. The area of the dermoepidermal junction in human skin. Anat Rec. 1958;131:717-25.
33. Fenske NA, Lober CW. Structural and functional changes of normal aging skin. J Am Acad Dermatol. 1986;15(4 Pt 1):571-85.
34. Varani J, Warner RL, Gharaee-Kermani M, Phan SH, Kang S, et al. Vitamin A antagonizes decreased cell growth and elevated collagen-degrading matrix metalloproteinases and stimulates collagen accumulation in naturally aged human skin. J Invest Dermatol. 2000;114:480-6.
35. Tsuji T, Hamada T. Age-related changes in human dermal elastic fibres. Br J Dermatol. 1981;105:57-63.
36. Bernstein EF, Chen YQ, Tamai K, et al. Enhanced elastin and fibrillin gene expression in chronically photodamaged skin. J Invest Dermatol. 1994;103:182-6.
37. Sherratt MJ, Bastrilles JY, Bowden JJ, Watson RE, Griffiths CE. Age-related deterioration in the mechanical function of human dermal fibrillin microfibrils. Br J Dermatol. 2006;155:231-59.
38. Bertley JO. Aging of collagen. J Invest Dermatol. 1979;73:80.
39. Gilchrest BA. Aging. J Am Acad Dermatol. 1984;11:995.
40. Lapière CM, Pierard GE. The mechanical forces, a neglected factor in the age related changes of the skin. G Ital Chir Derm Onc. 1987;2:201-10.
41. Gormley DE. Computer models and images of the cutaneous surface. Dermatol Clin. 1986;4:641.
42. Grover R, Grobbelaar AO, Morgan BDG, Gault DT. A quantitative method for the assessment of facial rejuvenation: A prospective study investigating the carbon dioxide laser. Br J Plast Surg. 1998;51:58.
43. Hamilton D. A classification of the aging face and its relationship to remedies. J Clin Dermatol Summer. 1998;35.
44. Fitzpatrick RE, Goldman MP, Satur NM, Tope WD. Pulsed carbon dioxide laser resurfacing of photo-aged facial skin. Arch Dermatol. 1996;132:395.
45. Lemperle G, Holmes RE, Cohen SR, Lemperle SM. A classification of facial wrinkles. Plast Reconstr Surg. 2001 Nov;108(6):1735-50; discussion 1751-2.
46. Tsukahara K, Takema Y, Fujimura T, Moriwaki S, Kitahara T, Imokawa G. Determination of age-related changes in the morphological structure (sagging) of the human cheek using a photonumeric scale and three-dimensional surface parameters. Int J Cosmet Sci. 2000;22(4):247-58.
47. Connemann BJ, Busche H, Kreusch J, Wolff HH. Sources of unwanted variability in measurement and description of skin surface topography. Skin Research and Technology. 1996;2(1):40-8.
48. Fiedler M, Meier WD, Hoppe U. Texture analysis of the surface of the human skin. Skin Pharmacol. 1995;8(5):252-65.
49. Tronnier H, Wiebusch M, Heinrich U, Stute R. Surface evaluation of living skin. Adv Exp Med Biol. 1999;455:507-16.

50. Nicksic PJ, Karczewski AM, Zhao Q, Garcia NA, Michelotti BF, Mahajan AY, et al. The contribution of the lower third of the face to perceived age: do masks make you appear younger? Aesthet Surg J Open Forum. 2021 May 6;3(3):ojab017.
51. Zouboulis CC, Rabe T, Bayerl C. Sense and nonsense of aesthetic endocrinology. Gynakol Endokrinol. 2009;7:25-32.
52. Zouboulis CC, Ganceviciene R, Liakou AI, Theodoridis A, Elewa R, Makrantonaki E. Aesthetic aspects of skin aging, prevention, and local treatment. Clin Dermatol. 2019;37(4):365-72.
53. Bissett DL, Miyamoto K, Sun P, et al. Topical niacinamide reduces yellowing, wrinkling, red blotchiness, and hyperpigmented spots in aging facial skin. Int J Cosmet Sci. 2004;26:231-8.
54. Murray JC, Burch JA, Streilein RD, et al. A topical antioxidant solution containing vitamins C and E stabilized by ferulic acid provides protection for human skin against damage caused by ultraviolet irradiation. J Am Acad Dermatol. 2008;59:418-25.
55. Lupo MP, Cole AL. Cosmeceutical peptides. Dermatol Ther. 2007;20:343-9.
56. McDaniel DH, Neudecker BA, DiNardo JC, et al. Clinical efficacy assessment in photodamaged skin of 0.5% and 1.0% idebenone. J Cosmet Dermatol. 2005;4:167-73.
57. Moraes AB, Haidar MA, Soares JM, et al. The effects of topical isoflavones on postmenopausal skin: double-blind and randomized clinical trial of efficacy. Eur J Obstet Gynecol Reprod Biol. 2009;146:188-92.
58. Sherif S, Bendas ER, Badawy S. The clinical efficacy of cosmeceutical application of liquid crystalline nanostructured dispersions of alpha lipoic acid as anti-wrinkle. Eur J Pharm Biopharm. 2014;86:251-9.
59. Monheit GD, Chastain MA. Chemical peels. Facial Plast Surg Clin North Am. 2001;9:239-55, viii
60. Fischer TC, Perosino E, Poli F, Viera MS, Dreno B; Cosmetic Dermatology European Expert Group. Chemical peels in aesthetic dermatology: an update 2009. J Eur Acad Dermatol Venereol. 2010;24:281-92.
61. Brown AM, Kaplan LM, Brown ME. Phenol-induced histological skin changes: hazards, technique, and uses. Br J Plast Surg 1960; 13:158-69.
62. Baker TJ, Gordon HL. The ablation of rhytides by chemical means; a preliminary report. J Fla Med Assoc. 1961;48:541.
63. Fartasch M, Teal J, Menon GK. Mode of action of glycolic acid on human stratum corneum: ultrastructural and functional evaluation of the epidermal barrier. Arch Dermatol Res. 1997;289:404-9.
64. Rajan P, Grimes PE. Skin barrier changes induced by aluminum oxide and sodium chloride microdermabrasion. Dermatol Surg. 2002;28(5):390-3.
65. Bhalla M, Thami G. Microdermabrasion: reappraisal and brief review of literature. Dermatol Surg. 2006;32:809-14.
66. Shim EK, Barnette D, Hughes K, Greenway HT. Microdermabrasion: a clinical and histopathologic study. Dermatol Surg. 2001;27(6):524-30.
67. Karimipour DJKS, Johnson TM, Orringer JS, et al. Microdermabrasion with and without aluminum oxide crystal abrasion: a comparative molecular analysis of dermal remodeling. J Am Acad of Derm. 2006;54(3):405-10.
68. Song JY, Kang HA, Kim MY, Park YM, Kim HO. Damage and recovery of skin barrier function after glycolic acid chemical peeling and crystal microdermabrasion. Dermatol Surg. 2004;30(3):390-4.
69. Lee WR, Tsai RY, Fang CL, Liu CJ, Hu CH, Fang JY. Microdermabrasion as a novel tool to enhance drug delivery via the skin: an animal study. Dermatol Surg. 2006;32(8):1013-22.
70. Gill HS, Andrews SN, Sakthivel SK, et al. Selective removal of stratum corneum by microdermabrasion to increase skin permeability. Eur J Pharm Sci. 2009;38(2):95-103.
71. Faghihi G, Fatemi-Tabaei S, Abtahi-Naeini B, et al. The effectiveness of a 5% retinoic acid peel combined with microdermabrasion for facial photoaging: A randomized, double-blind, placebo-controlled clinical trial. Dermatol Res Pract. 2017;2017:8516527.
72. Spencer JM, Kurtz ES. Approaches to document the efficacy and safety of microdermabrasion procedure. Dermatol Surg. 2006;32(11):1353-7.
73. Freedman BM. Topical antioxidant application enhances the effects of facial microdermabrasion. J Dermatolog Treat. 2009;20(2):82-7.
74. Huang A, Nguyen JK, Ho D, Jagdeo J. Light emitting diode phototherapy for skin aging. J Drugs Dermatol. 2020;19(4):359-64.
75. Metelitsa AI, Alster TS. Fractionated laser skin resurfacing treatment complications: a review. Dermatol Surg. 2010;36(3):299-306.
76. Pozner JN, DiBernardo BE. Laser resurfacing: full field and fractional. Clin Plast Surg. 2016;43:515-25.
77. Ramsdell WM. Fractional CO2 laser resurfacing complications. Semin Plast Surg. 2012;26(3):137-40.
78. Zaouak A, Benmously R, Hammami H, Fenniche S. A case of herpes simplex virus reactivation after fractional ablative carbon dioxide laser to treat a burn scar. J Cosmet Laser Ther. 2019;21(3):145-6.
79. Mirza HN, Mirza FN, Khatri KA. Outcomes and adverse effects of ablative vs nonablative lasers for skin resurfacing: A systematic review of 1093 patients. Dermatologic Therapy. 2021;34:e14432.
80. Parrish JA, Anderson RR, Harrist T, Paul B, Murphy GF. Selective thermal effects with pulsed irradiation from lasers: from organ to organelle. J Invest Dermatol. 1983 Jun;80 Suppl:75s-80s.
81. Calderhead RG, Vasily DB. Low level light therapy with light-emitting diodes for the aging face. Clin Plast Surg. 2016;43:541-50.
82. Kim SK, You HR, Kim SH, et al. Skin photorejuvenation effects of light-emitting diodes (LEDs): a comparative study of yellow and red LEDs in vitro and in vivo. Clin Exp Dermatol. 2016;41:798-805.
83. Rocha Mota L, Motta LJ, Duarte IDS, Horliana ACRT, Silva DFTD, Pavani C. Efficacy of phototherapy to treat facial ageing when using a red versus an amber LED: a protocol for a randomised controlled trial. BMJ Open. 2018;8(5):e021419.
84. Taub AF. Photodynamic therapy in dermatology: history and horizons. J Drugs Dermatol. 2004;3(1 Suppl):S8-25.
85. Kurwa HA, Barlow RJ. The role of photodynamic therapy in dermatology. Clin Exp Dermatol. 1999;24:143-8.
86. Braathen LR, Szeimies RM, Basset-Seguin N, et al. Guidelines on the use of photodynamic therapy for nonmelanoma skin cancer: an international consensus. International Society for Photodynamic Therapy in Dermatology, 2005. J Am Acad Dermatol. 2007;56:125-43.
87. Karrer S, Bosserhoff AK, Weiderer P, Landthaler M, Szeimies R-M. Influence of 5-aminolevulinic acid and red light on collagen metabolism of human dermal fibroblasts. J Invest Dermatol. 2003;120:325-31.
88. Karrer S, Bosserhoff AK, Weiderer P, Landthaler M, Szeimies R-M. Keratinocyte-derived cytokines after photodynamic therapy and their paracrine induction of matrix metalloproteinases in fibroblasts. Br J Dermatol. 2004;151(4):776-83.
89. Sanclemente G, Ruiz-Cañas V, Miranda JM. Photodynamic therapy interventions in facial photodamage: a systematic review. Terapia fotodinámica en el fotodaño facial: revisión sistemática. Actas Dermo-Sifiliográficas (English Edition). 2018;9(3):218-29.
90. Chiran DA, Litscher G, Weber M, et al. Intravenous laser blood irradiation increases efficacy of etanercept in selected subtypes of juvenile idiopathic arthritis: an innovative clinical research approach. Evid Based Complement Alternat Med. 2013;168134.
91. Moskvin SV. Low-level laser therapy in Russia: history, science and practice. J Lasers Med Sci. 2017;8(2):56-65.
92. Huang SF, Tsai YA, Wu SB, Wei YH, et al. Effects of intravascular laser irradiation of blood in mitochondria dysfunction and oxidative stress in adults with chronic spinal cord injury. Photomed Laser Surg. 2012;30(10):579-86.
93. Kazemi Khoo N, Iravani A, Arjmand M, Vahabi F, Lajevardi M, Akrami SM, et al. A metabolomic study on the effect of intravascular laser blood irradiation on type 2 diabetic patients. Lasers Med Sci. 2013;28(6):1527-32.
94. Momenzadeh S, Abbasi M, Ebadifar A, Aryani M, Bayrami J, Nematollahi F. The intravenous laser blood irradiation in chronic pain and fibromyalgia. J Lasers Med Sci. 2015;6(1):6-9.
95. Xu Y, Lin Y, Gao S. Study on the selection of laser wavelengths in the intravascular low-level laser irradiation therapy. Lasers Med Sci. 2015;30(4):1373-6.

96. Yang WH, Lin SP, Chang ST. Case report: rapid improvement of crossed cerebellar diaschisis after intravascular laser irradiation of blood in a case of stroke. Medicine (Baltimore). 2017;96(2):e5646.
97. Tomé RFF, Silva DFB, Dos Santos CAO, de Vasconcelos Neves G, et al. ILIB (intravascular laser irradiation of blood) as an adjuvant therapy in the treatment of patients with chronic systemic diseases-an integrative literature review. Lasers Med Sci. 2020;35(9):1899-907.
98. Goldberg DJ. Current trends in intense pulsed light. J Clin Aesthet Dermatol. 2012;5(6):45-53.
99. DiBernardo BE, Pozner JN. Intense pulsed light therapy for skin rejuvenation. Clin Plast Surg. 2016 Jul;43(3):535-40.
100. Li D, Lin SB, Cheng B. Intense pulsed light: From the past to the future. Photomed Laser Surg. 2016 Oct;34(10):435-47.
101. Belenky I, Tagger C, Bingham A. Intense pulsed light pulse configuration manipulation can resolve the classic conflict between safety and efficacy. J Drugs Dermatol. 2015;14(11):1255-60.
102. Sukal SA, Geronemus RG. Thermage: the nonablative radiofrequency for rejuvenation. Clin Dermatol. 2008;26(6):602-7.
103. Elsaie ML. Cutaneous remodeling and photorejuvenation using radiofrequency devices. Indian J Dermatol. 2009;54(3):201-5.
104. Bonjorno AR, Gomes TB, Pereira MC, et al. Radiofrequency therapy in esthetic dermatology: a review of clinical evidences. J Cosmet Dermatol. 2020;19:278-81.
105. Park H, Kim E, Kim J, et al. High-intensity focused ultrasound for the treatment of wrinkles and skin laxity in seven different facial areas. Ann Dermatol. 2015;27(6):688-93.
106. Jones IT, Guiha I, Goldman MP, Wu DC. A randomized evaluator-blinded trial comparing subsurface monopolar radiofrequency with microfocused ultrasound for lifting and tightening of the neck. Dermatol Surg. 2017;43(12):1441-7.
107. MacGregor JL, Tanzi EL. Microfocused ultrasound for skin tightening. Semin Cutan Med Surg. 2013;32:18-25.
108. Gutowski KA. Microfocused ultrasound for skin tightening. Clin Plast Surg. 2016;43:577-82.
109. Ayatollahi A, Gholami J, Saberi M, Hosseini H, Firooz A. Systematic review and meta-analysis of safety and efficacy of high-intensity focused ultrasound (HIFU) for face and neck rejuvenation. Lasers Med Sci. 2020;35(5):1007-24.
110. Farber SE, Epps MT, Brown E, et al. A review of nonsurgical facial rejuvenation. Plast Aesthet Res. 2020;7:72.
111. McCrudden MT, McAlister E, Courtenay AJ, et al. Microneedle applications in improving skin appearance. Exp Dermatol. 2015;24:561-6.
112. Ablon G. Safety and effectiveness of an automated microneedling device in improving the signs of aging skin. J Clin Aesthet Dermatol. 2018;11:29-34.
113. Kim SE, Lee JH, Kwon HB, Ahn BJ, Lee AY. Greater collagen deposition with the microneedle therapy system than intense pulsed light. Dermatol Surg. 2011;37:336-41.
114. Alster TS, Graham PM. Microneedling: a review and practical guide. Dermatol Surg. 2018;44:397-404.
115. Cohen BE, Elbuluk N. Microneedling in skin of color: A review of uses and efficacy. J Am Acad Dermatol. 2016;74(2):348-55.
116. Bonati LM, Epstein GK, Strugar TL. Microneedling in all skin types: A Review. J Drugs Dermatol. 2017 Apr 1;16(4):308-13.
117. Singh A, Yadav S. Microneedling: advances and widening horizons. Indian Dermatol Online J. 2016;7:244-54.
118. Hou A, Cohen B, Haimovic A, Elbuluk N. Microneedling: A comprehensive review. Dermatol Surg. 2017;43(3):321-39.
119. Ramaut L, Hoeksema H, Pirayesh A, Stillaert F, Monstrey S. Microneedling: Where do we stand now? A systematic review of the literature. J Plast Reconstr Aesthet Surg. 2018;71(1):1-14.
120. Frontera WR, Meredith CN, O'Reilly KP, et al. Strength conditioning in older men: skeletal muscle hypertrophy and improved function. J Appl Physiol. 1988;64:1038-44.
121. Charette SL, McEvoy L, Pyka G, et al. Muscle hypertrophy response to resistance training in older women. J Appl Physiol. 1991;70:1912-6.
122. Roubenoff R, Hughes VA. Sarcopenia: current concepts. J Gerontol A Biol Sci Med Sci. 2000;55:M716-24.
123. Martel GF, Roth SM, Ivey FM, et al. Age and sex affect human muscle fibre adaptations to heavy-resistance strength training. Exp Physiol. 2006;91:457-64.
124. Lang T, Streeper T, Cawthon P, et al. Sarcopenia: etiology, clinical consequences, intervention, and assessment. Osteoporos Int. 2010;21:543-59.
125. Kavanagh S, Newell J, Hennessy M, Sadick N. Use of a neuromuscular electrical stimulation device for facial muscle toning: a randomized, controlled trial. J Cosmet Dermatol. 2012;11(4):261-6.
126. Hainaut K, Duchateau J. Neuromuscular electrical stimulation and voluntary exercise. Sports Med. 1992;14:100-13.
127. Coleman SR, Grover R. The anatomy of the aging face: volume loss and changes in 3-dimensional topography. Aesthet Surg J. 2006;26(1S):S4-9.
128. Häkkinen K, Pakarinen A, Kraemer WJ, et al. Selective muscle hypertrophy, changes in EMG and force, and serum hormones during strength training in older women. J Appl Physiol. 2001;91:569-80.
129. Bax L, Staes F, Verhagen A. Does neuromuscular electrical stimulation strengthen the quadriceps femoris? A systematic review of randomised controlled trials. Sports Med. 2005;35:191-212.
130. Porcari JP, Miller J, Cornwell K, et al. The effects of neuromuscular electrical stimulation training on abdominal strength, endurance and selected anthropometric measures. J Sports Sci Med. 2005;4:66-75.
131. Bitencourt S, Lunardelli A, Amaral RH, Dias HB, Boschi ES, de Oliveira JR. Safety and patient subjective efficacy of using galvanopuncture for the treatment of striae distensae. J Cosmet Dermatol. 2016;15:393-8.
132. Dal'Asta Coimbra D. Eletrocoagulação fracionada para o rejuvenescimento da região orbital inferior. Surgical & Cosmetic Dermatology. 2010;2(3):233-6.
133. Neill US. Skin care in the aging female: myths and truths. J Clin Invest. 2012;122(2):473-7.
134. Ingber DE. Cellular mechanotransduction: putting all the pieces together again. FASEB. 2006;J 20:811-27.
135. Ingber DE. Tensegrity: the architectural basis of cellular mechanotransduction. Annu Rev Physiol. 1997;59:575-99.
136. Hamed SH, Assakir I, Almalty AM, Bweir S. Does massage postapplication improve moisturizer's efficacy? A 2-week regression study. J Cosmet Dermatol. 2012;11:239-44.
137. Crane JD, Ogborn DI, Cupido C, Melov S, Hubbard A, et al. Massage therapy attenuates inflammatory signaling after exercise-induced muscle damage. Sci Transl Med. 2012;4:119ra113.
138. Trauer S, Richter H, Kuntsche J, Buttemeyer R, Liebsch M, et al. Influence of massage and occlusion on the ex vivo skin penetration of rigid liposomes and invasomes. Eur J Pharm Biopharm. 2014;86:301-6.
139. Lee YH, Park BN, Kim SH. The effects of heat and massage application on autonomic nervous system. Yonsei Med J. 2011;52:982-9.
140. Portillo-Soto A, Eberman LE, Demchak TJ, Peebles C. Comparison of blood flow changes with soft tissue mobilization and massage therapy. J Altern Complement Med. 2014;20:932-6.
141. Caberlotto E, Ruiz L, Miller Z, Poletti M, Tadlock L. Effects of a skin-massaging device on the ex-vivo expression of human dermis proteins and in-vivo facial wrinkles. PLoS One. 2017;12(3):e0172624.
142. Huang C, Holfeld J, Schaden W, Orgill D, Ogawa R. Mechanotherapy: revisiting physical therapy and recruiting mechanobiology for a new era in medicine. Trends Mol Med. 2013;19:555-64.
143. Humbert P, Fanian F, Lihoreau T, Jeudy A, Elkhyat A, et al. Mecano-stimulation of the skin improves sagging score and induces beneficial functional modification of the fibroblasts: clinical, biological, and histological evaluations. Clin Interv Aging. 2015;10:387-403.
144. Distefano G, Goodpaster BH. Effects of exercise and aging on skeletal muscle. Cold Spring Harb Perspect Med. 2018;8(3):a029785.
145. Suetta C. Plasticity and function of human skeletal muscle in relation to disuse and rehabilitation: Influence of ageing and surgery. Dan Med J. 2017;64(8):B5377.

146. Herbst A, Prior SJ, Lee CC, et al. Skeletal muscle mitochondrial DNA copy number and mitochondrial DNA deletion mutation frequency as predictors of physical performance in older men and women. Geroscience. 2021;43(3):1253-64.
147. Fragala MS, Cadore EL; Dorgo S et al. Resistance training for older adults: position statement from the National Strength and Conditioning Association. Journal of Strength and Conditioning Research: 2019;33(8):2019-52.
148. Parra-Rizo MA, Sanchís-Soler G. Physical activity and the improvement of autonomy, functional ability, subjective health, and social relationships in women over the age of 60. Int J Environ Res Public Health. 2021;18(13):6926.
149. Schumann NP, Bongers K, Scholle HC, Guntinas-Lichius O. Atlas of voluntary facial muscle activation: Visualization of surface electromyographic activities of facial muscles during mimic exercises. PLoS One. 2021;16(7):e0254932.
150. Jang EM, Park SH. Effects of neuromuscular electrical stimulation combined with exercises versus an exercise program on the physical characteristics and functions of the elderly: a randomized controlled trial. Int J Environ Res Public Health. 2021 Mar 3;18(5):2463.
151. Bonaparte JP, Ellis D, Quin JG, et al. A comparative assessment of three formulations of botulinum toxin type a for facial rhytides: a systematic review with meta-analyses. Plast Reconstr Surg J. 2016;127:1125-40.
152. Camargo CP, Xia J, Costa CS, Gemperli R, Tatini MDC, Bulsara MK, et al. Botulinum toxin type A for facial wrinkles. Cochrane Database of Systematic Reviews. 2021, Issue 7. Art. No.: CD011301.
153. Satriyasa BK. Botulinum toxin (Botox) A for reducing the appearance of facial wrinkles: a literature review of clinical use and pharmacological aspect. Clin Cosmet Investig Dermatol. 2019;12:223-8.
154. Small R. Botulinum toxin injection for facial wrinkles. Am Fam Physician. 2014;90(3):168-75.

CAPÍTULO 12

Obesidade

> **Pontos-chave**
> - O acúmulo de gordura central está associado ao risco de doença cardiovascular e *diabetes mellitus* tipo 2.
> - Combinações de exercício e dieta oferecem uma abordagem flexível e válida para o controle ponderal.
> - O exercício acelera a mobilização e a utilização da gordura, aumentando assim a perda da massa adiposa, e ao mesmo tempo retardando a perda de tecido magro.
> - As atividades físicas devem inseridas como abordagem terapêutica da obesidade levando-se em conta um considerável dispêndio energético, porém dentro das capacidades físicas e da habilidade do indivíduo.

Estudos antropológicos mostram que após o domínio da cultura dos cereais e a possibilidade de vida urbana, o homem passou a ter acúmulos de gordura em maior escala, desencadeando a obesidade que atinge atualmente níveis pandêmicos. Representa um grande desafio à saúde pública, uma vez que está diretamente relacionada ao desenvolvimento de doenças como *diabetes mellitus* tipo 2, hipertensão, infarto do miocárdio, acidente vascular cerebral, demência, diferentes tipos de câncer e esteatose hepática, dentre outros, reduzindo a qualidade e expectativa de vida.[1-3]

A síndrome metabólica, de alta prevalência, desencadeada pela obesidade central, a rigor, não é uma doença, mas é um transtorno complexo que envolve fatores de risco metabólicos individuais, que incluem também hiperglicemia, hipertrigliceridemia, hipertensão, além de níveis baixos de colesterol de lipoproteína de alta densidade, e aumenta sobremaneira a prevalência de diabetes tipo 2 e doenças cardiovasculares.[4]

Dados relacionados à pandemia da doença coronavírus 2019 (COVID-19) apontam alta prevalência de indivíduos obesos com curso grave da doença, com complicações graves culminando com internação em unidades de terapia intensiva e muitos óbitos.[5-8]

A obesidade é considerada como uma das enfermidades coletivas próprias da superalimentação, que está presente em países desenvolvidos e "em vias de desenvolvimento", tanto em nível infantil quanto adulto. É definida como aumento generalizado da gordura corporal. Isso se deve a um balanço energético positivo, em que a ingestão supera o gasto. É uma condição do organismo marcada pela deposição geral e excessiva de gordura. É mais bem representada pelo excesso de gordura no peso corporal total, e não somente excesso de peso corporal para uma determinada estatura (Figura 1).

Até recentemente acreditava-se que a principal causa da obesidade residia no excesso de comida. Contudo, se a gula e o excesso de indulgência fossem os únicos fatores associados ao aumento da gordura corporal, a maneira mais fácil de reduzi-la, de forma definitiva, consistiria certamente em eliminar o alimento. Evidentemente, se as coisas fossem tão simples, a obesidade seria em breve eliminada como um dos principais problemas de saúde mundial.

Entretanto, a etiologia da obesidade parece ser multifatorial, pois além do não balanceamento energético, erros no metabolismo, erros genéticos e também processos emocionais podem contribuir para o desenvolvimento da obesidade, que pode ser classificada em exógena ou endógena.

A obesidade exógena ou nutricional reflete um aumento na ingestão de alimentos, com pequeno gasto calórico, que pode ser explicada por alterações emocionais e culturais, entre outras. Esse tipo de obesidade corresponde a 95% dos casos de obesidade. Já a obesidade endógena corresponde a 5% dos casos e está relacionada a causas hormonais (alterações do metabolismo tireoidiano, gonadal ou hipotálamo hipofisário), tumorais (craniofaringeoma) e a síndromes genéticas. O conceito atual de obesidade é que envolve um traço hereditário complexo, com influência da interação genética, epigenética e metagenômica, além do meio ambiente. As ferramentas de diagnóstico de alta precisão para investigações genéticas permitiram identificar vários genes que influenciam o fenótipo, especialmente na obesidade grave de início precoce.[9,10]

FATORES GENÉTICOS

A obesidade, sem dúvida, pode ser familiar, sendo observado que gêmeos idênticos crescidos no mesmo ambiente têm pouca diferença em peso, diferente do que se observa em gêmeos fraternais, e que os pesos de crianças adotadas não se relacionam com os pesos de seus pais adotivos. Sabe-se ainda que uma anormalidade genética na química do armazenamento lipídico pode causar a obesidade em algumas raças de roedores. Nestes, a gordura é facilmente armazenada no tecido adiposo, e a quantidade de lipase aí formada é muito diminuída, de maneira que a mobilização de gordura é muito baixa.

Pesquisadores conseguiram isolar a expressão genética da obesidade (**ob**) por meio de uma sequência complexa de complemento de DNA, sendo também os primeiros a demonstrar a expressão genética do **ob** em tecidos humanos. Localizou-se o RNA mensageiro da obesidade (**ob** mRNA) presente em abundância em adipócitos maduros de diversas regiões: retroperitoneal, perilinfática e mesentérica, não sendo encontrado em órgãos vitais.

Em pesquisas genéticas com animais, descobriu-se um produto proteico extraído das células gordurosas de ratos obesos denominado "leptina" ou proteína "ob", que quando injetado em outros animais promove a redução e posterior manutenção do peso. Em estudos efetuados com ratos sem o componente genético da obesidade, porém induzidos à obesidade por hiperalimentação, como acontece nos homens, ao se injetar a proteína ob, houve perda de peso e de apetite, apesar da oferta de alimentação rica em gordura. A proteína ob aparentemente regula o peso e depósito de gordura, através de efeitos no metabolismo e apetite.[11,12] Entretanto, muito há que se pesquisar antes da aplicação em seres humanos.

A obesidade comum (poligênica) e a obesidade monogênica, que é rara, grave e de início precoce, são frequentemente descritas como doenças distintas. No entanto, os genes de ambas as formas são semelhantes nos aspectos genéticos e biológicos, sendo assim, o cérebro exerce um papel fundamental no controle do peso corporal.[13]

FATORES EMOCIONAIS

A contribuição dos fatores psicológicos para a etiologia da obesidade varia conforme o indivíduo. Sabe-se que muitos obesos ganharam grandes quantidades de peso após situações de estresse, o que constitui, nesse caso, uma maneira de liberar a tensão. É difícil descobrir se os fatores psicológicos causam a obesidade ou vice-versa.

A carga psicossocial da obesidade impacta várias áreas do comportamento associado. Embora teorias psicossomáticas sustentem a correlação com o consumo anormal de alimentos, a literatura envolvida é desprovida de rigor metodológico, sendo que muitos estudos que teoricamente fundamentam a questão são metodologicamente falhos, principalmente no controle da taxa de erro tipo I e na possibilidade de confundir a desejabilidade social e outros conjuntos de respostas com autorrelatos de comer emocional.[14]

É complexa a questão de quanto as emoções podem influenciar padrões alimentares de indivíduos obesos. Parece que essa influência depende da variabilidade individual de escolha dos alimentos, bem como de qual tipo de emoção pode ser considerado como gatilho para o descontrole alimentar, além do sigilo em torno da alimentação e qualidade episódica relacionada ao nível geral de

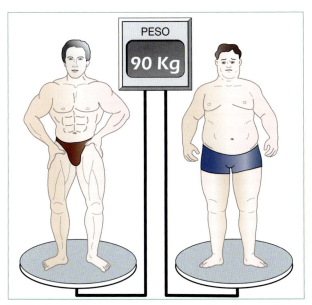

FIGURA 1 Indivíduos com o mesmo peso e diferentes quantidades de massa magra e gordura.

estresse. Quando todos os parâmetros são considerados, parece que diante de situações estressantes, indivíduos obesos tendem a aumentar o consumo de alimentos com intuito de substituir emoções negativas.[15,16]

FATORES DECORRENTES DO NÃO BALANCEAMENTO ENERGÉTICO

A obesidade resulta de um balanço energético positivo, entretanto, nem todo paciente obeso apresenta uma ingestão excessiva de calorias. O gasto de energia no controle da obesidade é tão importante quanto a restrição alimentar.

Baseando-se principalmente em experiências com animais inferiores, vários autores acreditam que superalimentar crianças, especialmente no início, e em menor proporção durante os últimos anos da infância, pode dar origem à obesidade. A inatividade física também merece certa consideração como fator de significância etiológica no desenvolvimento da obesidade, especialmente durante a adolescência. A restrição física nos jovens obesos parece ser um fator mais sério do que a superalimentação, pois normalmente precede a obesidade. É possível constatar que crianças e adolescentes obesos possuem como característica uma ingestão calórica normal com redução no nível de atividade física. A importância da obesidade infantil não está somente nas consequências trazidas à criança, pois existe uma correlação significativa entre o peso do adulto ou adolescente com o respectivo peso da infância.[17,18]

O desenvolvimento na criança da dinâmica de tomada de decisão alimentar saudável pode promover a resiliência à suscetibilidade à alimentação não saudável e ganho de peso.[19] A dieta combinada com atividade física parece ser eficaz na prevenção e no tratamento da obesidade infantil.[20,21]

FATORES METABÓLICOS

Indivíduos com insuficiência tireoidiana (hipotireoidismo) têm em geral excesso de peso. Entretanto, esses indivíduos contribuem apenas com uma pequena porcentagem no número total de obesos. Muitos adultos obesos apresentam níveis sanguíneos elevados de glicose ou quantidades excessivas de insulina.

A obtenção e a manutenção de um peso apropriado para a altura, sexo, idade e atividade durante o período de vida de um indivíduo são importantes para evitar ou retardar muitos dos problemas de saúde associados com a obesidade. Observou-se que o *diabetes mellitus* e a hipertensão arterial ocorrem mais frequentemente em indivíduos obesos do que naqueles com um peso normal. Os obesos graves geralmente correm riscos durante uma cirurgia devido às reações adversas da anestesia, além de apresentarem vários problemas articulares.

Um peso inadequado durante a infância e a adolescência parece estar associado não só com problemas físicos, mas também com problemas de desenvolvimento psicossociológico, sendo que o adulto obeso em nossa sociedade enfrenta numerosas pressões sociais.

O tecido adiposo é capaz de remover os ácidos graxos da circulação para a síntese dos triglicerídeos e também manufaturá-los a partir da glicose. Desse modo, a célula adiposa estoca, sintetiza e libera ácido graxo, dependendo das necessidades do organismo.

A velocidade de formação dos triglicerídeos na célula adiposa depende, primariamente, do balanço energético do organismo, no momento em questão.

Quando há excesso de ingestão calórica, esse excesso é estocado na forma de gorduras, seja essa ingestão feita na forma de gorduras, carboidratos ou proteínas. Porém, se o consumo ou gasto energético excede a ingestão, a gordura estocada auxilia esse déficit. A velocidade na qual as células adiposas liberam ácidos graxos para a circulação é inversamente proporcional à velocidade de utilização dos carboidratos. Nos estados de jejum, diabete não controlado e nas respostas aos hormônios, tais como somatotropina e epinefrina, o tecido adiposo libera ácidos graxos em maior proporção.

A obesidade pode ser definida como o aumento excessivo da quantidade de gordura corporal. Entretanto, onde se deve traçar a linha entre o que é considerado obeso e não obeso?

O conteúdo adiposo de um indivíduo, em geral, é avaliado em termos do percentual de peso corporal representado por gordura, ou em relação à dimensão e ao número de células adiposas individuais. Segundo alguns autores, a quantidade de gordura corporal e o peso total do indivíduo não devem ultrapassar 20% para os homens adultos e 30% para as mulheres adultas.

O conceito de obesidade foi modificado e consequentemente foram atualizados os métodos diagnósticos para identificar o indivíduo obeso na população em geral. As tabelas de peso/altura utilizadas para o diagnóstico do obeso têm sido desvalorizadas perante as metodologias modernas que incluem não somente a relação peso/altura, mas também outras variáveis antropométricas que analisam quantitativamente as diversas frações do peso corporal e que medem separadamente o peso das diferentes massas que compõem o corpo (a massa muscular, o peso ósseo, a gordura corporal e a massa residual).

Outra maneira de determinar e classificar a obesidade consiste em medir a dimensão e o número das células adiposas, os adipócitos.

São utilizadas várias técnicas para estudar a celularidade adiposa, como a que consiste em aspirar pequenos fragmentos de tecido subcutâneo em uma seringa com uma agulha introduzida diretamente dentro do depósito adiposo. Esses fragmentos de tecido costumam ser retirados da porção posterior do braço, da região glútea, da região subescapular ou da porção inferior do abdome. A seguir, o tecido é tratado quimicamente, de forma que as células possam ser isoladas e contadas.

O acúmulo de gorduras no indivíduo obeso adulto ocorre pelo armazenamento de grandes quantidades de gordura nas células adiposas já existentes. A hiperplasia parece estar associada à obesidade desenvolvida na infância ou adolescência. Provavelmente a maior adiposidade seria uma combinação do grau de obesidade e da idade na qual ela se apresenta. Estudos histológicos mostram que os indivíduos que desenvolveram obesidade na infância ou adolescência apresentam hiperplasia do tecido adiposo; em contrapartida, aqueles que a desenvolveram na idade adulta apresentam hipertrofia do tecido adiposo.

O tecido adiposo é um dos últimos a se desenvolver durante a vida intrauterina. As células adiposas podem ser identificadas durante o terceiro ou quarto mês de gestação. Tem-se postulado que a hiperplasia se estende desde o período da trigésima semana de gestação até o primeiro ano de vida. Esse fenômeno de aumento do número de células se repetirá durante a puberdade.[22,23]

Estudo[24] comparou o peso corporal, o conteúdo total de gordura e a celularidade adiposa em 25 indivíduos, dos quais 20 eram classificados como obesos. O peso corporal dos indivíduos obesos era, em média, mais do que o dobro dos não obesos e seu conteúdo total de gordura era quase três vezes maior do que o do grupo mais magro. Em termos de celularidade, o conteúdo médio em gordura por célula era cerca de 35% maior nos obesos, enquanto que o número de células adiposas era aproximadamente três vezes maior, 75 bilhões para os obesos contra 27 bilhões para os não obesos. Esses resultados ilustram que a principal diferença estrutural na celularidade do tecido adiposo entre obesos e não obesos reside no número de células. O processo em que o número de células adiposas aumenta é denominado de hiperplasia.

Em análise de indivíduos adultos obesos que reduziram seu peso corporal de 149 kg para 103 kg ao término do primeiro estágio da experimentação e de 103 kg para 75 kg ao término do experimento, alcançando o peso corporal normal, foi observado que o número médio de adipócitos antes da redução ponderal era de aproximadamente 75 bilhões e se manteve essencialmente inalterado até o término do experimento. Por outro lado, a dimensão dos adipócitos diminuiu de 0,9 µg/célula para 0,6 µg/célula no primeiro estágio do experimento, evidenciando uma queda de 33% no conteúdo de adipócitos. Quando os indivíduos alcançaram o peso normal, a dimensão dos adipócitos caiu para 0,2 µg/célula, o que representa um terço da dimensão dos adipócitos de indivíduos não obesos (Figura 2). A principal modificação estrutural na celularidade adiposa após uma redução ponderal, em adultos, consiste em uma diminuição das dimensões dos adipócitos sem qualquer mudança em seu número.

Diante de padrões celulares examinados em termos de aspectos como tamanho e composição corporal, grau, duração e idade de início da obesidade, a diferença entre o indivíduo hiperplásico e o hipertrófico decorre do último fator apontado. A obesidade hiperplásica é caracterizada por início precoce, enquanto a hipertrófica é caracterizada por idade de início tardia.[25]

A importância do número de células adiposas na obesidade pode ser ilustrada também relacionando o conteúdo total em gordura tanto com a dimensão quanto com o número de células. O processo em que as células adiposas aumentam de volume é denominado hipertrofia de adipócitos. Os adipócitos alcançam um limite biológico superior antes do inicio da sua hiperplasia; esse limite é atingido quando a célula adiposa contém cerca de 1 micrograma (µg) de lipídeo, sendo que no indivíduo não obeso esse valor está próximo de 0,5 µg. Uma vez alcançado esse limite, o número de células passa a constituir o fator-chave na determinação de qualquer aumento adicional da obesidade.[26] Mesmo que os adipócitos pudessem duplicar suas dimensões, ainda assim isso não explicaria a grande diferença no conteúdo total de gordura dos indivíduos obesos em relação aos não obesos. Para comparação, um indivíduo não obeso possui aproximadamente 25 a 30 bilhões de adipócitos, enquanto que esse número, no indivíduo extremamente obeso, pode chegar aos 260 bilhões.[27,28]

Um estudo[29] com ratos jovens envolveu dois grupos de animais, um que tinha livre acesso ao alimento aliado a exercício em sessões de seis horas por dia, seis dias por semana, por um total de quinze semanas, e outro grupo foi constituído apenas de animais com restrição alimentar. A inclusão de exercícios no programa durante o período de crescimento resultou em uma redução significativa da gordura corporal total, devido a uma diminuição tanto da dimensão quanto do número dos adipócitos. Ao se comparar a gordura corporal de ambos os grupos, observou-se um maior número de adipócitos com maior conteúdo dos mesmos, apesar dos pesos corporais finais de ambos os grupos serem aproximadamente iguais. Os resultados demonstraram que o exercício inserido precocemente durante o período de crescimento deprime a formação de novas células adiposas.

Em estudo subsequente,[30] foram utilizados três grupos de animais, dois grupos com livre acesso ao alimento, sendo um destes submetido a exercícios, e o terceiro grupo submetido apenas a restrição calórica. O exercício e a restrição

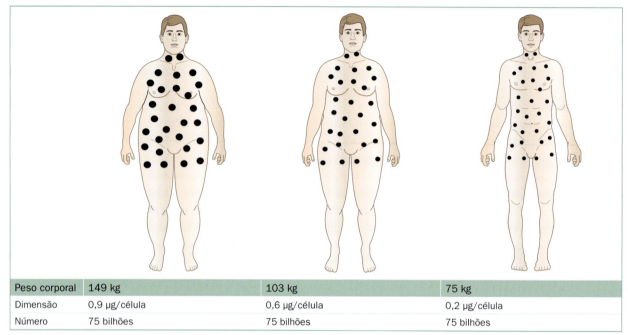

FIGURA 2 Mudanças na celularidade adiposa com redução ponderal em indivíduos obesos.

calórica foram suspensos após 28 semanas. Os animais de todos os grupos foram submetidos a mais 34 de inatividade com acesso ilimitado ao alimento, sendo posteriormente sacrificados e analisados. O grupo exercitado apresentava um peso corporal final mais baixo e um menor conteúdo total de gordura corporal que seus congêneres sedentários.

É possível que a introdução de uma dieta e/ou de um programa de exercícios durante os estágios iniciais de crescimento possa ajudar a controlar a proliferação de novos adipócitos e o enchimento de células previamente inativas. A prevenção precoce da obesidade através do exercício e da dieta, em vez de sua correção depois de instalada, pode constituir o método mais efetivo de refrear o excesso exagerado de gordura tão comum em adolescentes e adultos.

As causas precisas para o desenvolvimento dos adipócitos são mal compreendidas, porém parece que certas práticas podem afetar a gordura corporal. Nos seres humanos, as práticas nutricionais da mãe durante a gestação podem modificar a composição corporal do feto em desenvolvimento. Um aumento de peso superior a 18 kg por parte da mãe está associado a uma espessura de dobras cutâneas do recém-nascido muito maior do que em uma mulher que apresenta um aumento ponderal esperado durante a gravidez. O desmame precoce, a alimentação por mamadeira com emprego de fórmulas lácteas inadequadamente preparadas, e a introdução precoce de alimentos sólidos mal balanceada são fatores determinantes para o desenvolvimento da obesidade.[31]

A amamentação, que permite ao lactente estabelecer limites ao consumo de alimento, e uma introdução tardia de alimentos sólidos podem prevenir a hiperalimentação, a formação de maus hábitos alimentares e a subsequente obesidade; além de que o número de adipócitos aumenta com bastante rapidez durante o primeiro ano de vida, sendo cerca de três vezes maior nesse período do que por ocasião do nascimento.

A adolescência, marcada por uma nova multiplicação de adipócitos, é ainda mais complicada quanto ao risco de desenvolvimento da obesidade. Nesta fase somam-se as alterações emocionais do período de transição para idade adulta, a baixa autoestima, o sedentarismo, lanches mal balanceados e em excesso, e a enorme suscetibilidade à propaganda consumista.

TÉCNICAS PARA DETERMINAÇÃO DA COMPOSIÇÃO CORPÓREA

Para se determinar a composição corporal, ferramenta valiosa para avaliar o estado nutricional na saúde e na doença, pode-se utilizar vários procedimentos que podem ser classificados em diretos, indiretos e duplamente indiretos. Método direto é aquele no qual há separação dos diversos componentes corporais, por meio de dissecação de cadáveres. Já os métodos indiretos podem ser divididos em físicos ou químicos, sendo que em ambos, alguns dos métodos envolvem procedimentos laboratoriais de alto custo e difícil acesso.

Os métodos duplamente indiretos são validados por métodos indiretos, mais especificamente a densimetria, e envolvem procedimentos simples e de custo operacional baixo. Pode-se considerar como métodos indiretos a relação peso-altura,[32] avaliação de dobras cutâneas,[33] mensuração das circunferências,[34] pesagem subaquática,[35] determinação da impedância bioelétrica (BIA),[36] ultrassonografia de tecido adiposo[37] e ressonância magnética.[38]

Outros métodos indiretos de avaliação podem ser utilizados, como diluição de isótopos,[39] absortometria radiológica de dupla energia (DEXA)[40] e radiografia,[41] entre outros.

A seguir serão descritos alguns dos importantes métodos de avaliação da composição corporal que permitem a classificação de indivíduos com déficit de peso, excesso de peso ou obesidade.

Índice de massa corporal

O índice de massa corporal (IMC), também denominado índice de Quetelet, é o método mais utilizado para classificação da composição corporal, entretanto, apresenta limitações, uma vez que não distingue a relação entre massa gorda e magra, podendo erroneamente classificar um indivíduo com grande percentual de massa magra como obeso. Calcula-se o IMC a partir da seguinte fórmula:

$$IMC = \frac{Massa}{Altura^2}$$

Considera-se excesso de peso o aumento do peso corporal do indivíduo acima do seu peso normal em 10-20%, que corresponde a um IMC entre 25-30 kg/m². Considera-se obesidade o aumento do peso corporal do indivíduo superior a 20% do seu peso normal, que equivale a um IMC = 30 kg/m², e pode desencadear diferentes riscos de comorbidades (Tabela 1)[42]. O cálculo pode ser facilitado com tabela específica (Tabela 2).

TABELA 1 Classificação do índice de massa corporal (IMC) de acordo com a Organização Mundial de Saúde (OMS)

IMC	Classificação	Risco de comorbidade
< 18,5	Baixo peso	Baixo
18,5-24,9	Peso normal	
25-29,9	Excesso de peso	Aumentado
30-34,9	Obesidade de classe 1	Moderado
35-39,9	Obesidade de classe 2	Grave
≥ 40	Obesidade de classe 3	Muito grave

O uso de medidas autorreferidas para avaliar o estado nutricional deve ser interpretado com cautela em testes de associações com diversos desfechos em saúde, uma vez que o risco do viés nas análises pode gerar subestimativas ou superestimativas, além de inversão nas medidas reais de efeito, de sobrepeso e obesidade, sendo que mesmo o uso de equações de correção não reduz a variabilidade de diferenças e não soluciona erros de classificação ou vieses nas associações.[43]

Avaliação das dobras cutâneas

Um dos métodos mais utilizados para se determinar a composição corporal é a medidas das dobras cutâneas. A lógica do método reside no fato de existir uma relação entre a gordura localizada nos depósitos de gordura abaixo da pele, a gordura interna e a densidade corporal.

A gordura subcutânea representa uma fração variável da gordura total (20 a 70%), dependendo da idade, sexo, gordura total e a técnica de mensuração utilizada. Como essas variáveis podem influenciar na estimativa da densidade corporal, várias equações já foram formuladas, muitas vezes restringindo-se a uma população específica. Apesar das dificuldades em conciliar as inúmeras variáveis, existem pro-

TABELA 2 Tabela para cálculo do índice de massa corpórea (IMC)

Altura (m)	Peso (kg)

Altura (m) \ Peso (kg)	60	65	70	75	80	85	90	95	100	105	110	115	120	125	130
1,5	27	29	31	33	36	38	40	42	44	47	49	51	53	56	58
1,55	25	27	29	31	33	35	37	40	42	44	46	48	50	52	54
1,6	23	25	27	29	32	33	35	37	39	41	43	45	47	49	51
1,65	22	24	26	28	29	31	33	35	37	39	40	42	44	46	48
1,7	21	22	24	26	28	29	31	35	35	36	38	40	42	43	45
1,75	20	21	23	24	26	28	29	31	33	34	36	38	39	41	42
1,8	19	20	22	23	25	26	28	29	31	32	34	35	37	39	40
1,85	18	19	20	22	23	25	26	28	29	31	32	34	35	37	38
1,9	17	18	19	21	22	24	25	26	28	29	30	32	33	35	36

Peso normal: IMC entre 20 e 24 — Excesso de peso: IMC entre 25 e 29

Obesidade: IMC entre 30 e 34 — Obesidade mórbida: IMC superior a 35

postas de equações gerais tanto para homens quanto para mulheres,[44,45] podendo ser utilizadas para vários grupos etários. Os valores de dobras cutâneas específicas são relacionados com a idade para se obter a densidade corporal. As Tabelas 3 e 4 transcrevem os valores propostos que fornecem diretamente a porcentagem de gordura corporal para as diferentes espessuras de dobras cutâneas segundo a idade.[46]

As medidas da espessura das dobras cutâneas devem sempre ser realizadas no hemicorpo direito, com o paciente na posição em pé. Deve-se então pinçar fortemente uma dobra de pele e gordura, utilizando o polegar e o indicador, destacando-a do tecido muscular.

Aproximadamente 1,0 cm abaixo da dobra pinçada, deve-se introduzir a extremidade da pinça, que deve exercer tensão constante, esperando-se de 2 a 3 segundos para a realização da leitura, a qual será realizada em milímetros.

Para se garantir maior confiabilidade nos dados, as mensurações devem ser executadas pelo menos três vezes de forma não consecutiva, isto é, realizam-se todas as mensurações e, após anotá-las, repete-se à operação. Para

TABELA 3 Estimativa da porcentagem de gordura para o sexo masculino. Os valores indicam a soma das dobras cutâneas tricipital, torácica e subescapular

Soma das dobras cutâneas (mm)	Idade no último ano								
	< 22	23-27	28-32	33-37	38-42	43-47	48-52	53-57	> 57
8-10	1,5	2,0	2,5	3,1	3,6	4,1	4,6	5,1	5,6
11-13	3,0	3,5	4,0	4,5	5,1	5,6	6,1	6,6	7,1
14-16	4,5	5,0	5,5	6,0	6,5	7,0	7,6	8,1	8,6
17-19	5,9	6,4	6,9	7,4	8,0	8,5	9,0	9,5	10,0
20-22	7,3	7,8	8,3	8,8	9,4	9,9	10,4	10,9	11,4
23-25	8,6	9,2	9,7	10,2	10,7	11,2	11,8	12,3	12,8
26-28	10,0	10,5	11,0	11,5	12,1	12,6	13,1	13,6	14,2
29-31	11,2	11,8	12,3	12,8	13,4	13,9	14,4	14,9	15,5
32-34	12,5	13,0	13,5	14,1	14,6	15,1	15,7	16,2	16,7
35-37	13,7	14,2	14,8	15,3	15,8	16,4	16,9	17,4	18,0
38-40	14,9	15,4	15,9	16,5	17,0	17,6	18,1	18,6	19,2
41-43	16,0	16,6	17,1	17,6	18,2	18,7	19,3	19,8	20,3
44-46	17,1	17,7	18,2	18,7	19,3	19,8	20,4	20,9	21,5
47-49	18,2	18,7	19,3	19,8	20,4	20,9	21,4	22,0	22,5
50-52	19,2	19,7	20,3	20,8	21,4	21,9	22,5	23,0	23,6
53-55	20,2	20,7	21,3	21,8	22,4	22,9	23,5	24,0	24,6
56-58	21,1	21,7	22,2	22,8	23,3	23,9	24,4	25,0	25,5
59-61	22,0	22,6	23,1	23,7	24,2	24,8	25,3	25,9	26,5
62-64	22,9	23,4	24,0	24,5	25,1	25,7	26,2	26,8	27,3
65-67	23,7	24,3	24,8	25,4	25,9	26,5	27,1	27,6	28,2
68-70	24,5	25,0	25,6	26,2	26,7	27,3	27,8	28,4	29,0
71-73	25,2	25,8	26,3	26,9	27,5	28,0	28,6	29,1	29,7
74-76	25,9	26,5	27,0	27,6	28,2	28,7	29,3	29,9	30,4
77-79	26,6	27,1	27,7	28,2	28,8	29,4	29,9	30,5	31,1
80-82	27,2	27,7	28,3	28,9	29,4	30,0	30,6	31,1	31,7
83-85	27,7	28,3	28,8	29,4	30,0	30,5	31,1	31,7	32,3
86-88	28,2	28,8	29,4	29,9	30,5	31,1	31,6	32,2	32,8
89-91	28,7	29,3	29,8	30,4	31,0	31,5	32,1	32,7	33,3
92-94	29,1	29,7	30,3	30,8	31,4	32,0	32,6	33,1	33,4
95-97	29,5	30,1	30,6	31,2	31,8	32,4	32,9	33,5	34,1
98-100	29,8	30,4	31,0	31,6	32,1	32,7	33,3	33,9	34,4
101-103	30,1	30,7	31,3	31,8	32,4	33,0	33,6	34,1	34,7
104-106	30,4	30,9	31,5	32,1	32,7	33,2	33,8	34,4	35,0
107-109	30,6	31,1	31,7	32,3	32,9	33,4	34,0	34,6	35,2
110-112	30,7	31,3	31,9	32,4	33,0	33,6	34,2	34,7	35,3
113-115	30,8	31,4	32,0	32,5	33,1	33,7	34,3	34,9	35,4
116-118	30,9	31,5	32,0	32,6	33,2	33,8	34,3	34,9	35,5

TABELA 4 Estimativa da porcentagem de gordura para o sexo feminino. Os valores indicam a soma das dobras cutâneas tricipital, abdominal e suprailíaca

Soma das dobras cutâneas (mm)	Idade no último ano								
	< 22	23-27	28-32	33-37	38-42	43-47	48-52	53-57	> 57
8-12	8,8	9,0	9,2	9,4	9,5	9,7	9,9	10,1	10,3
13-17	10,8	10,9	11,1	11,3	11,5	11,7	11,8	12,0	12,2
18-22	12,6	12,8	13,0	13,2	13,4	13,5	13,7	13,9	14,1
23-27	14,5	14,6	14,8	15,0	15,2	15,4	15,6	15,7	15,9
28-32	16,2	16,4	16,6	16,8	17,0	17,1	17,3	17,5	17,7
33-37	17,9	18,1	18,3	18,5	18,7	18,9	19,0	19,2	19,4
38-42	19,6	19,8	20,0	20,2	20,3	20,5	20,7	20,9	20,1
43-47	21,2	21,4	21,6	21,8	21,9	22,1	22,3	22,5	22,7
48-52	22,8	22,9	23,1	23,3	23,5	23,7	23,8	24,0	24,2
53-57	24,2	24,4	24,6	24,8	25,0	25,2	25,3	25,5	25,7
58-62	25,7	25,9	26,0	26,2	26,4	26,6	26,8	27,0	27,1
63-67	27,1	27,2	27,4	27,6	27,8	28,0	28,2	28,3	28,5
68-72	28,4	28,6	28,7	28,9	29,1	29,3	29,5	29,7	29,8
73-77	29,6	29,8	30,0	30,2	30,4	30,6	30,7	30,9	31,1
78-82	30,9	31,0	31,2	31,4	31,6	31,8	31,9	32,1	32,3
83-87	32,0	32,2	32,4	32,6	32,7	32,9	33,1	33,3	33,5
88-92	33,1	33,3	33,5	33,7	33,8	34,0	34,2	34,4	34,6
93-97	34,1	34,3	34,5	4,7	34,9	35,1	35,2	35,4	35,6
98-102	35,1	35,3	35,5	35,7	35,	36,0	36,2	36,4	36,6
103-107	36,1	36,2	36,4	36,6	38,6	37,0	37,2	37,3	37,5
108-112	36,9	37,1	37,3	37,5	37,7	37,9	38,0	38,2	38,4
113-117	37,8	37,9	38,1	38,3	39,2	39,4	39,6	39,8	39,2
118-122	38,5	38,7	38,9	39,1	39,4	39,6	39,8	40,0	40,0
123-127	39,2	39,4	39,6	39,8	40,0	40,1	40,3	40,5	40,7
128-132	39,9	40,1	40,2	40,4	40,6	40,8	41,0	41,2	41,3
133-137	40,5	40,7	40,8	41,0	41,2	41,4	41,6	41,7	41,9
138-142	41,0	41,2	41,4	41,6	41,7	41,9	42,1	42,3	42,5
143-147	41,5	41,7	41,9	42,0	42,2	42,4	42,6	42,8	43,0
148-152	41,9	42,1	42,3	42,4	42,6	42,8	43,0	43,2	43,4
153-157	42,3	42,5	42,6	42,8	43,0	43,2	43,4	43,6	43,7
158-162	42,6	42,8	43,0	43,1	43,3	43,5	43,7	43,9	44,1
163-167	42,9	43,0	43,2	43,4	43,6	43,8	44,0	44,1	44,3
168-172	43,1	43,2	43,4	43,6	43,8	44,0	44,2	44,3	44,5
173-177	43,2	43,4	43,6	43,8	43,9	44,1	44,3	44,5	44,7
178-182	43,3	43,5	43,7	43,8	44,0	44,2	44,4	44,6	44,8

garantia de que as medidas vão ser realizadas no mesmo lugar, deve-se marcar o ponto de medida com uma caneta dermográfica. Quando for encontrada uma diferença significativa (superior a 5%) entre o maior e menor valor, uma nova série deverá ser efetuada. O valor médio é utilizado como resultado das dobras cutâneas.

Os locais utilizados para a mensuração das dobras cutâneas são predeterminados (Figura 3). As Figuras 4 a 6 exemplificam a prática com o adipômetro, das seguintes dobras:

- Dobra cutânea tricipital: dobra vertical medida na linha média, na face posterior do braço, paralelamente ao eixo longitudinal, no ponto que compreende a metade da distância entre a borda súpero-lateral do acrômio e olécrano (Figura 4A).
- Dobra cutânea subescapular: dobra oblíqua em relação ao eixo longitudinal, imediatamente abaixo do ângulo inferior da escápula (Figura 4B).
- Dobra cutânea suprailíaca: dobra ligeiramente oblíqua em relação ao eixo longitudinal, na metade da distância entre o último arco costal e a crista ilíaca, so-

bre a linha axilar média. É necessário que o braço do indivíduo seja afastado para permitir a execução da medida (Figura 5A).

- Dobra cutânea abdominal: dobra vertical medida 2,5 cm à direita da cicatriz umbilical, paralelamente ao eixo longitudinal (Figura 5B).
- Dobra cutânea da coxa: dobra vertical medida na linha média da coxa, a um terço da distância entre o ligamento inguinal e a borda superior da patela, ou na metade dessa distância. Para facilitar o pinçamento, o membro inferior direito do indivíduo avaliado deverá ser deslocado à frente, com uma semiflexão do joelho, mantendo-se o peso do corpo no membro oposto (Figura 6).

Outras medidas poderão ser tomadas na panturrilha, na linha axilar média, na parede torácica anterior, no ponto de maior circunferência aparente do ventre muscular do bíceps. No entanto, dependendo do grau de adiposidade, essas mensurações poderão ser extremamente difíceis.

O desenvolvimento de equações para a estimação da densidade corporal ou da porcentagem da gordura corporal tem sido muito popular durante as últimas décadas. Deve ficar claro que nenhuma das equações desenvolvidas apresenta uma quantificação precisa, já que são de aplicações gerais, incluindo geralmente como variáveis as dobras cutâneas, a idade e o sexo.

A densidade corporal pode ser mensurada de forma simples (Quadro 1). As variáveis são: a soma dos valores das dobras cutâneas do peitoral, abdominal e da coxa para os homens e tricipital, abdominal, suprailíaca e da coxa para as mulheres, além da idade completa.[44-46]

A dobra cutânea do peitoral deve ser mensurada lateralmente ao músculo peitoral maior direito.

QUADRO 1 Equações para a estimativa da densidade corporal para os diferentes sexos

Para o sexo feminino:

$B_d = 1{,}096095 - 0{,}0006952\,(X_1) + 0{,}0000011\,(X_1)^2 - 0{,}0000714\,(X_2)$

Para o sexo masculino:

$B_d = 1{,}10938 - 0{,}0008267\,(X_1) + 0{,}0000016\,(X_1)^2 - 0{,}0002574\,(X_2)$

Onde:
B_d = densidade corporal (g.cm^{-3})
X_1 = a soma das dobras cutâneas
X_2 = idade

Para converter a densidade corporal em porcentagem de gordura corporal deve-se aplicar a equação do Quadro 2.[47]

QUADRO 2 Equação para a conversão do valor da densidade corporal em porcentagem da gordura corporal

% da gordura corporal = $(495 / B_d) - 450$
Onde:
B_d = densidade corporal (g.cm^{-3})

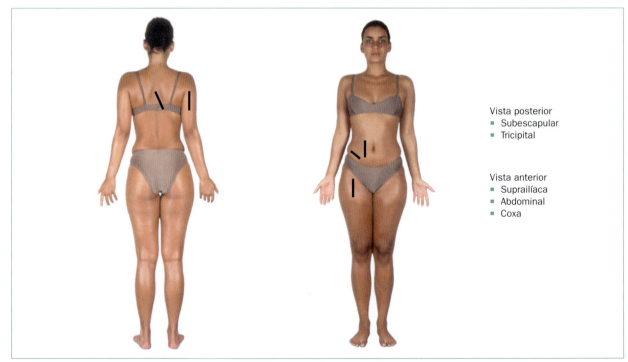

FIGURA 3 Referências anatômicas para as medidas das dobras cutâneas. Vistas posterior e anterior.

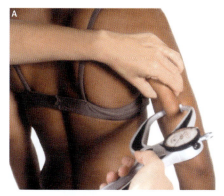
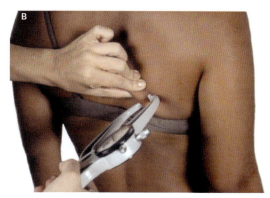

FIGURA 4   Mensuração das dobras cutâneas. (A) Dobra tricipital e (B) dobra subescapular.

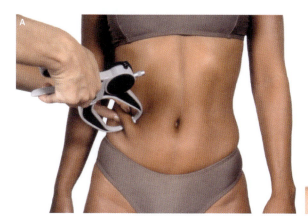
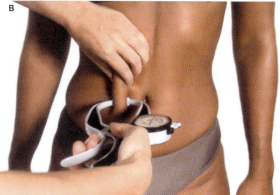

FIGURA 5   Mensuração das dobras cutâneas. (A) Dobra suprailíaca e (B) dobra abdominal.

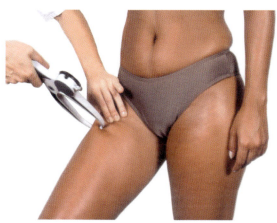

FIGURA 6   Mensuração da dobra cutânea da coxa.

Medidas de circunferências

A mensuração das circunferências é apropriada para pessoas obesas, pois prediz o percentual de gordura corporal, além de determinar os padrões de distribuição de gordura no corpo, bem como denotar as mudanças na gordura corporal após uma redução ponderal.[48]

A fita métrica ou trena utilizada para mensuração de circunferências deve ser utilizada sobre a superfície cutânea, de forma que fique justa, mas não apertada, evitando-se desvios nas medidas ocasionados pela compressão cutânea. Os pontos de referência (Figura 7) para as várias circunferências, de homens e mulheres adultos, são:

- Pescoço – logo abaixo proeminência laríngea.
- Ombros – saliência dos músculos deltoides, abaixo do acrômio (bilateral), no final da expiração.
- Peito – quarta articulação esternocostal.
- Cintura – no ponto médio entre a margem da costela inferior e crista ilíaca, no ponto mais estreito do tronco.
- Abdome – 2,5 cm acima do umbigo, ao final da expiração.
- Quadril – na linha dos trocanteres maiores.
- Coxa proximal – imediatamente abaixo da prega glútea.
- Coxa medial – no ponto médio entre a linha inguinal e a borda proximal da patela.
- Coxa distal – próximo aos epicôndilos femorais.
- Joelho – no nível médio da patela.
- Panturrilha – na maior protrusão muscular a esse nível.
- Tornozelo – sobre os maléolos.
- Braço (bíceps) – ponto médio entre o ombro e o cotovelo.
- Antebraço – circunferência máxima da porção proximal.

- Pulso – sobre os processos estiloides do rádio e da ulna.

A execução de procedimentos padronizados aumentará a fidedignidade e exatidão das medidas. Há possibilidade de alterações nas medições por retenção de fluidos ou edema subcutâneo, particularmente em mulheres durante certos estágios de seu ciclo menstrual.

O maior acúmulo de gordura na região central do corpo, ou um padrão centrípeto de distribuição regional de gordura corporal, está relacionado a distúrbios metabólicos, ou a denominada síndrome metabólica, ainda não estabelecida e confusa, e que pode ser mais bem caracterizada por risco metabólico ou cardiometabólico, relacionado ao aumento da resistência à insulina e implicações associadas.

A razão entre a circunferência da cintura e dos quadris (RCQ) vem sendo empregada frequentemente para caracterizar se a gordura corporal é reunida predominantemente na região central do corpo ou na extremidade. A Organização Mundial da Saúde (OMS) considera o índice como um dos critérios para caracterizar a síndrome metabólica e o risco de comorbidades, com valores de corte de 0,90 para homens e 0,85 para mulheres.

$$\text{Razão cintura/quadril} = \frac{\text{Circunferência de cintura (cm)}}{\text{Circunferência de quadril (cm)}}$$

Pesagem subaquática

A pesagem subaquática ou hidrostática apresenta uma estimativa da densidade corporal total, analisando-se a diferença entre o peso corporal medido no ar e o peso obtido durante a submersão na água. O volume corporal corresponde à perda de peso na água, com a devida correção da temperatura e densidade. Durante a execução do método, faz-se a expiração forçada, sendo esta bloqueada por cerca de 5 a 10 segundos. O procedimento é repetido de oito a doze vezes, utilizando-se o valor médio das últimas duas ou três pesagens.[49]

As alterações no peso corporal da mulher durante o ciclo menstrual poderão interferir na densidade corporal, induzindo a erro.[50]

Bioimpedância

A análise de bioimpedância elétrica é um método rápido, não invasivo e relativamente barato para avaliar a composição corporal em situações de campo ou clínica. A técnica é aplicada por um aparelho portátil, com intensidade de corrente de 500 a 800 microampères e frequência de 50 KHz, o qual quantifica a resistência à corrente (decorrente da resistividade e do volume do condutor – massa isenta de gordura). Atualmente há no

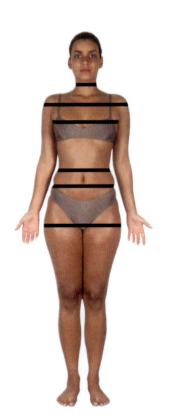
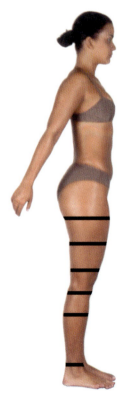
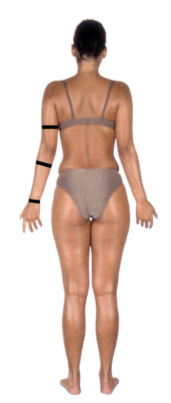

FIGURA 7 Referências anatômicas para as medidas das circunferências.

TABELA 5 Relação cintura/quadril (RCQ) de homens e mulheres

Idade	Risco			
	Baixo	Moderado	Alto	Muito alto
Homens				
20 a 29	< 0,83	0,83 a 0,88	0,89 a 0,94	> 0,94
30 a 39	< 0,84	0,84 a 0,91	0,92 a 0,96	> 0,96
40 a 49	< 0,88	0,88 a 0,95	0,96 a 1,00	> 1,00
50 a 59	< 0,90	0,90 a 0,96	0,97 a 1,02	> 1,02
60 a 69	< 0,91	0,91 a 0,98	0,99 a 1,03	> 1,03
Mulheres				
20 a 29	< 0,71	0,71 a 0,77	0,76 a 0,83	> 0,82
30 a 39	< 0,72	0,72 a 0,78	0,79 a 0,84	> 0,84
40 a 49	< 0,73	0,73 a 0,79	0,80 a 0,87	> 0,87
50 a 59	< 0,74	0,74 a 0,81	0,82 a 0,88	> 0,88
60 a 69	< 0,76	0,76 a 0,83	0,84 a 0,90	> 0,90

mercado equipamentos multifrequenciais que operam na faixa de 1 KHz a 1 MHz. A água corporal total é calculada e o seu valor pode ser utilizado para estimar a gordura corporal. Antes da colocação dos eletrodos a pele deve ser limpa com álcool, visando à retirada da secreção sebácea e das células descamadas do estrato córneo. Todos os eletrodos são posicionados no dorso da mão ou do pé. Os eletrodos-fontes, em número de dois, devem ser posicionados no nível das articulações metacarpofalângicas e metatarsofalângicas entre o segundo e o terceiro dedos, respeitando uma distância mínima de cinco centímetros entre os eletrodos-sensores, posicionados no punho e no tornozelo. Os quatro eletrodos devem ser posicionados do lado direito do corpo, com o paciente em decúbito dorsal sobre uma superfície não condutora de corrente elétrica, mantendo-se a temperatura ambiente em aproximadamente 22°C. A padronização da técnica preconiza ainda a abdução de aproximadamente 45° tanto dos membros superiores quanto dos inferiores.[51-53]

Os tecidos biológicos agem como condutores ou isolantes e o fluxo de corrente através do corpo seguirá o caminho de menor resistência. Dado que a gordura é anidra e má condutora de corrente elétrica, a impedância corporal total, medida a uma frequência constante, reflete primariamente os volumes dos compartimentos de água e músculos que compreendem a massa livre de gordura e o volume de água extracelular.

Para resultados fidedignos, as mensurações devem ser efetuadas de forma padronizada, controlando-se variáveis como a temperatura ambiente e o nível de hidratação, fase do ciclo menstrual, período de repouso, jejum alimentar e hídrico, presença de metais no corpo, atividade física e ingestão de bebidas alcoólicas.

MÉTODOS COMPLEMENTARES DE AVALIAÇÃO DA COMPOSIÇÃO CORPORAL

Além das medidas antropométricas, outros métodos são utilizados para estimar a composição corporal, como a ultrassonografia, ressonância magnética, bem como tomografia por absorciometria de raios X de energia dupla (*Dual x-ray absorptiometry* – DXA), que consegue diferenciar massa óssea, gordura e massa magra.

A ultrassonografia para avaliação da composição corporal é apontada como segura, com resultados confiáveis, mesmo quando repetida em diferentes posições. Também utilizada para avaliar gordura visceral, funcionalmente diferente da gordura subcutânea.[54-57] A tomografia computadorizada é considerada um método de imagem para avaliação dos componentes corporais muito bom, com reprodutibilidade e coeficientes de correlação superiores a 0,90.[58,59]

A comparação entre os métodos de ultrassom e tomografia computadorizada para avaliação da gordura abdominal apontou precisão e a boa reprodutibilidade de ambos os métodos. Foi encontrada maior correlação entre a tomografia computadorizada com a avaliação antropométrica, em comparação ao ultrassom, especialmente na medida da gordura abdominal total, porém ambos os recursos apresentam boa correlação com o nível sérico de colesterol, dentre informações clínico-laboratoriais.[60,61]

DISTRIBUIÇÃO DA GORDURA

Existe bastante confusão quanto à distribuição regional de gordura, as chamadas popularmente "gorduras localizadas". A localização da distribuição da gordura depende de vários fatores como sexo, hormonais e genéticos.

A obesidade marcada por deposição na área abdominal é denominada obesidade central ou androide. Quando a deposição excessiva estiver localizada nos quadris e coxas, a obesidade é denominada periférica ou ginoide (Figura 8).

O padrão de distribuição de gordura é hereditário, e pode ser associado à atividade regional de uma enzima denominada lipase lipoproteica, que limita o ritmo de captação dos triglicerídeos pela célula adiposa.

Apesar de vários recursos prometerem ações isoladas nessas regiões de acúmulo de gordura, como a determinação é genética, se o indivíduo engordar novamente, esse acúmulo de gordura será novamente distribuído para essas regiões.

Os mecanismos que determinam a distribuição da gordura corporal são complexos, e certamente envolvem contribuição de hormônios sexuais e glicocorticoides, além da influência advinda de aspectos relacionados à herança hereditária, entretanto ainda não estão totalmente fundamentados.[62-66]

A distribuição do tecido adiposo está associada a doenças. O acúmulo de tecido adiposo central (obesidade abdominal) associa-se ao desenvolvimento de doenças cardiovasculares, resistência à insulina, *diabetes mellitus* tipo 2 e até aumento da mortalidade relacionada. Já o acúmulo de gordura na região dos quadris (obesidade gluteofemoral) não está associada diretamente às doenças apontadas. Entretanto, depósitos abdominais são rapidamente influenciados por dietas, por ser facilmente estimulados pela ativação do receptor adrenérgico. Os estoques de gordura na região dos quadris possuem um *turnover* reduzido de lipídios, com capacidade para acomodar a gordura em redistribuição.[67-70]

ABORDAGENS TERAPÊUTICAS

A ação educativa parece ser a medida mais conveniente e eficaz para prevenir a obesidade, porém nem sempre a mais utilizada.

O tratamento da obesidade muitas vezes não depende somente da diminuição da ingestão calórica, mas também do aumento do gasto energético pelo organismo através da atividade física. Além disso, algumas vezes há necessidade do auxílio da terapêutica medicamentosa. O tratamento é complexo e sujeito a múltiplos fracassos.

O sucesso de uma redução ponderal relaciona intimamente dois fatores: o paciente e a relação terapêutica entre o paciente e a equipe que o assiste. Entre os muitos fatores que necessitam de avaliação antes que o programa de redução ponderal seja prescrito, é conhecer o interesse do paciente em querer ou não perder peso. A motivação pode ser inerente ao paciente ou, muitas vezes, induzida por um relacionamento equipe-paciente altamente positivo.

A abordagem terapêutica envolve vários profissionais (fisioterapeuta, médico, nutricionista etc.), cada um com a sua terapia própria, os quais juntamente visam a recuperação do paciente.

Terapia medicamentosa

Neste contexto estão os agentes anorexígenos (anfetaminas), os hormônios tireoidianos, os diuréticos e os laxativos.

As anfetaminas podem ter um valor positivo temporário na ajuda de pacientes em regimes de redução ponderal, por diminuírem o apetite, inibindo diretamente o centro da alimentação nos núcleos laterais do hipotálamo, e proporcionarem uma sensação de bem-estar ao paciente. Observou-se que a sua efetividade decresce após cerca de seis semanas de uso, e se as doses forem aumentadas, produzem efeitos colaterais indesejáveis. Tais substâncias, como é de conhecimento geral, levam à excitabilidade do sistema nervoso central, com insônia, hipercinesia, alterações do comportamento, da personalidade e, eventualmente, precipitando quadros psiconeuróticos. Para o paciente obeso, que apresenta distúrbios cardíacos, essa droga é particularmente perigosa por promover taquicardia, eventual hipertensão arterial e hipertermia periférica.

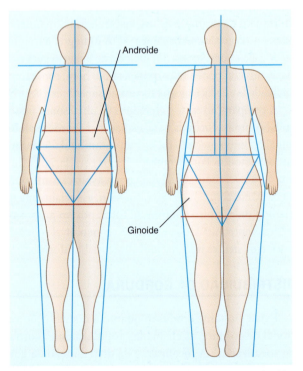

FIGURA 8 Distribuição clássica da gordura corporal com fenótipo androide e ginoide.

Outros efeitos colaterais são: secura da boca, cefaleia habitual, náusea e tonturas. Para minimizar tais efeitos é comum a associação de pequenas doses de barbitúricos, benzodiazepínicos.

Os hormônios tireoidianos têm sido usados indiscriminadamente como coadjuvantes à terapia dietética, sendo que a maioria dos indivíduos obesos apresenta a função tireoidiana normal, o que representa um risco à saúde do paciente pelos inúmeros efeitos colaterais promovidos pelo excesso desse hormônio, conforme descrito no Capítulo 2.

O uso de diuréticos e laxativos promove uma perda substancial de líquidos e dá ao paciente a falsa sensação de melhora ao se pesar. Essa perda de peso reflete apenas a perda de água e não um decréscimo no tecido adiposo, que deve ser combatida e as consequências de tal prática explicadas ao paciente.

O paciente que faz uso de grandes doses de glicocorticoides (Capítulo 2) apresenta uma maior resistência à redução ponderal, por diminuir a produção do hormônio de crescimento e baixar a secreção do hormônio estimulante da tireoide.

O fisioterapeuta deve conhecer todos os efeitos da terapêutica medicamentosa usada no controle da obesidade, a fim de orientar o paciente e prescrever um programa de exercícios condizente com a sua condição física.

Terapia nutricional

Somente o animal de cativeiro e o homem consomem mais calorias do que as necessárias para a sua sobrevivência.

As complicações de uma rápida perda de peso estão quase sempre associadas a restrições calóricas graves e prolongadas, ocorrendo com frequência nos pacientes exageradamente obesos. Podem ser observadas hipotensão postural, cetose, acidose metabólica e hiperuricemia, entre outras. O nutricionista é responsável pelo planejamento de uma dieta-padrão, compatível com o tipo de vida do paciente, e por auxiliá-lo a alcançar um nível de conhecimento da composição energética dos alimentos, de modo que suas escolhas sejam coerentes com a previsão de redução dos depósitos de gordura. Deve também orientar o paciente a fim de facilitar a reeducação alimentar após a redução ponderal.

É muito importante frisar que, embora restrições alimentares absurdas possam provocar queda de peso, tal fenômeno não é persistente e de nada servirá para a fase de manutenção de peso. É importante acentuar ao paciente que as refeições deverão ser consumidas de maneira disciplinada e, sempre que possível, dentro de um mesmo horário.

Os princípios dietéticos que norteiam a forma e o conteúdo da dieta são:

- Especificação da quantidade de calorias a ser recomendada;
- Seleção dos componentes dietéticos dentro do máximo de calorias permitidas;
- Frequência de cada refeição;
- Genericamente, prescreve-se uma dieta pobre em carboidratos, estimando-se o nível calórico ao redor de mil calorias, prevalecendo sempre o bom senso do nutricionista decorrente da necessidade calórica de cada obeso, da sua idade, ocupação, temperamento, e da urgência da necessidade de redução ponderal.

O exercício físico é recomendado como um adjunto à dietoterapia, devido aos seus próprios efeitos no peso corporal, composição corporal, apetite e taxa metabólica. Um desafio importante no tratamento da obesidade não é a perda de peso inicial, mas a tarefa contínua de se manter o peso e a gordura desejados. A volta à obesidade é bastante comum. Assim, atualmente a ênfase é dada no alcance de uma mudança no estilo de vida relativamente estável, via técnicas de modificação comportamental múltiplas que incluem educação dietética e exercícios regulares.

Para a realização de uma redução ponderal prudente, 0,5 kg de peso corporal por semana, o déficit calórico diário necessitaria ser de 500 calorias, sendo que, ao final da semana, esse déficit alcançaria as 3.500 calorias, ou o equivalente calórico de 0,45 kg de gordura corporal. Em verdade, durante a primeira semana de restrição calórica, seriam perdidos muito mais do que 0,45 kg, pois as reservas orgânicas de carboidratos seriam utilizadas primeiro. Esse nutriente armazenado contém menos calorias por grama e muito mais água do que a gordura.

A realização de 30 minutos de exercício moderado consome cerca de 350 calorias. Caso seja realizado três dias por semana, acrescenta um déficit de 1.050 calorias ao final da semana. Consequentemente, a ingestão calórica semanal teria que ser reduzida em apenas 2.450 calorias, em vez de 3.500 calorias para perder os 0,45 kg de gordura desejados por semana. Se o número de dias com exercício for aumentado de três para cinco, bastará reduzir a ingestão alimentar em 250 calorias por dia. Se a duração do exercício for prolongada de trinta para sessenta minutos, nesse caso não seria necessária qualquer redução na ingestão alimentar para se conseguir essa perda de peso, pois o déficit necessário de 3.500 calorias seria criado exclusivamente através do exercício.

Uma alteração bem documentada que ocorre durante a redução ponderal através do uso exclusivo da dieta é a redução drástica e permanente na taxa metabólica de repouso. A restrição calórica intensa deprime o metabolismo de repouso em até 45%. Esse efeito de preservação das calorias pode ser até mais evidente com os episódios repetidos de dieta, de forma que a depressão no metabolismo de repouso é exacerbada a cada tentativa subsequente de reduzir a ingestão calórica. Isso acarreta uma grande conservação de energia e faz com que a dieta seja progressivamente menos eficiente, apesar de ingestões calóricas baixas.

Dietas para o controle ponderal

Dentre os diversos métodos utilizados no tratamento da obesidade, destaca-se o emprego de dietas hipocalóricas. Com relação a esses métodos de controle de peso, que sem sombra de dúvida são parte fundamental da terapêutica da obesidade, pode-se observar inúmeras ofertas de "dietas miraculosas" no mercado, muitas sem base científica, outras tantas intencionalmente charlatanescas.

Lembramos que o fisioterapeuta não pode prescrever medicamentos ou dietas, porém é necessário que tenha conhecimento sobre as consequências de uma dieta mal dimensionada, até para entender as reações apresentadas diante das terapias aplicadas. O fisioterapeuta, como profissional da saúde, deve orientar o indivíduo a procurar um profissional competente, quando notar que a dieta seguida envolve riscos à sua saúde.

Dietas cetogênicas

As dietas cetogênicas enfatizam a restrição de carboidratos ao mesmo tempo que ignoram o conteúdo calórico total da dieta. Os defensores dessas dietas admitem que, com uma quantidade mínima de carboidratos para a obtenção de energia, o corpo terá que metabolizar a gordura. Uma dieta rica em gorduras e proteínas gera um excesso de corpos cetônicos (coprodutos do fracionamento incompleto das gorduras) para suprimir, hipoteticamente, o apetite e acarretar a perda urinária dessas calorias que não foram utilizadas. Isso é responsável por uma redução ponderal, apesar de uma ingestão calórica normal. Qualquer perda de peso inicial em virtude dessa dieta pode ser devida, em sua maior parte, à desidratação induzida pela perda de sódio e da carga extra de solutos através dos rins, o que aumenta a excreção de água urinária.

As dietas pobres em carboidratos podem fazer com que o organismo perca quantidades significativas de tecido muscular, pois o corpo utiliza sua proteína como combustível primário para manter a glicemia. Dentre os vários aspectos potencialmente perigosos pode-se citar a elevação dos níveis séricos de ácido úrico, a diminuição dos níveis de potássio (o que pode facilitar o surgimento de arritmias cardíacas), o agravamento de transtornos renais em virtude da sobrecarga extra de solutos, além da elevação dos lipídios sanguíneos e, dessa forma, a exacerbação de um fator de risco primário para cardiopatia.

Dietas ricas em proteínas

Admitiu-se que as dietas proteicas induzem a supressão do apetite, porque o organismo passa a depender excessivamente da mobilização das gorduras e da formação de corpos cetônicos, embora esse efeito ainda não tenha sido substanciado por uma pesquisa minuciosa. Admite-se também que o elevado efeito térmico da queima de calorias induzida pela proteína dietética, assim como seu coeficiente de digestibilidade, que está relativamente baixo, acabam reduzindo as calorias globais fornecidas por esse alimento, em comparação com uma refeição bem balanceada de valor calórico igual.

Alguns fatores devem ser levados em conta, como a sobrecarga potencialmente prejudicial imposta ao funcionamento dos rins e do fígado, com consequente desidratação e desequilíbrio eletrolítico.

Dietas de inanição

Uma dieta de inanição pode ser recomendada no caso de obesidade maciça, quando a gordura corporal ultrapassa os 40 a 50% do peso corporal.[10] Em geral, essas dietas são prescritas por até três meses, porém somente como último recurso, antes de recorrer às abordagens cirúrgicas. As dietas pobres em calorias podem produzir uma depressão significativa do apetite, que poderia ajudar o indivíduo obeso a se submeter ao plano dietético. Essa forma de dieta deve ser supervisionada atentamente, o mais das vezes em um ambiente hospitalar.

A maioria das dietas produz uma certa perda de peso durante as primeiras semanas, porém a maior parte do peso perdido é representada por água corporal. A menos que o indivíduo possa manter uma ingestão calórica reduzida por um período considerável, o peso acaba sendo recuperado.

O tratamento da obesidade na atenção primária parece insuficiente, uma vez que questões psicossociais e comorbidades psiquiátricas são pouco exploradas. A complexidade do tratamento deve envolver equipe multidisciplinar para eficiência tanto na perda quanto na manutenção da composição corporal.

Terapia física

Restrição calórica, exercício regular ou uma combinação dos dois são considerados estratégia eficaz na prevenção ou tratamento da obesidade. Além disso, os benefícios conferidos pelo exercício regular no controle de sobrepeso e obesidade são atribuídos não apenas à redução da adiposidade inerente ou níveis reduzidos de lipídios circulantes, mas também às proteínas, peptídeos, enzimas e metabólitos que são liberados do músculo esquelético em contração ou de outros órgãos. As citocinas secretadas pelo músculo esquelético e outros órgãos afetam o tecido adiposo e o metabolismo. Enfim, o treinamento físico é eficaz inclusive na redução da gordura visceral, promovendo benefícios na saúde cardiometabólica.[71-73]

O exercício físico é extremamente útil para o programa de redução ponderal, uma vez que é uma opção importante para alterar a equação do equilíbrio energético e indução da perda de peso. O acréscimo da atividade física ao programa de redução ponderal pode permitir uma perda de peso mais eficaz, com uma perda maior de gordura do que a dependente só da restrição calórica.[74-76,77] A redução ponderal induzida apenas pela dieta também causa importante perda de massa muscular e pequena quantidade de gordura, comparando-se com uma perda semelhante de peso quando associado à atividade física apropriada. O exercício parece proteger contra perdas do tecido magro. Consequentemente, os programas de exercícios físicos deveriam considerar que:

- A prevenção da obesidade resulta em maior sucesso que o tratamento. Isso é particularmente verdadeiro durante a pré-adolescência.
- O exercício mantém baixo o conteúdo gorduroso total do corpo e pode reduzir o ritmo de acúmulo das células adiposas.
- Se determinada dieta alimentar não permite uma redução ponderal, nesse caso a atividade física terá que ser aumentada para produzir um equilíbrio energético negativo.
- As atividades devem ser escolhidas levando-se em conta um considerável dispêndio energético, porém e ao mesmo tempo dentro das capacidades físicas e da habilidade do indivíduo.
- Os hábitos de vida são desenvolvidos precocemente e, assim sendo, quanto mais cedo são iniciados os programas de controle, tanto melhor.

Dentre os substratos energéticos, a glicose é de longe o carboidrato predominante no sangue. Ela é polimerizada no citoplasma, formando um composto de moléculas gigantes denominado glicogênio. O fígado, e em menor extensão o músculo, podem armazenar grandes quantidades de glicogênio.

Está bem documentado que a oxidação da gordura até dióxido de carbono e água com produção de ATP aumenta após o condicionamento físico. Convém relembrar que a gordura é a principal fonte de energia para a atividade muscular nas atividades de longa duração. O indivíduo condicionado oxida mais gordura e menos carboidrato do que o indivíduo sedentário, para a mesma carga submáxima de trabalho.

Em um estudo efetuado com três grupos de homens submetidos a um programa de atividades físicas baseadas em caminhada e corrida, durante 15, 30 e 45 minutos, observou-se uma redução ponderal importante de dois grupos (30 e 45 minutos) quando comparados ao controle. O peso do grupo que treinava durante 15 minutos manteve-se estável, e na comparação dos três grupos, o grupo que treinara 45 minutos perdera um maior percentual de gordura corporal do que os grupos que se exercitavam por 15 ou 30 minutos. Os resultados foram atribuídos a um aumento de queima de gordura em exercícios mais longos. Há muito tempo se conhece o fato de que esgotadas outras reservas energéticas como o glicogênio, que pode levar cerca de 30 minutos para ser totalmente utilizado, serão utilizadas as reservas de gordura. Portanto, os substratos para sustentar o exercício contínuo provêm também do tecido adiposo, sendo que no exercício de baixa intensidade e longa duração (maior que trinta minutos), há maior dependência do metabolismo da gordura em detrimento do de carboidratos[77] (Figura 9).

O aumento na capacidade dos músculos de oxidar gordura após o condicionamento está relacionado a três fatores:

- Aumento nas reservas intramusculares de triglicerídeos, que constituem a forma de armazenamento da gordura;[78]
- Maior liberação de ácidos graxos livres a partir do tecido adiposo, isto é, a disponibilidade de gorduras como combustível aumenta; e
- Aumento nas atividades das enzimas implicadas na ativação, transporte e desintegração dos ácidos graxos.

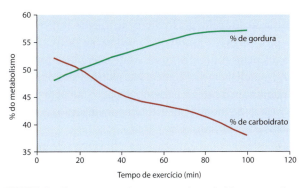

FIGURA 9 Porcentagem do consumo de carboidrato e gordura como substrato energético durante exercício prolongado de baixa intensidade.

A intensidade da atividade física, com fins para redução ponderal, deve ser de tal forma que o organismo utilize basicamente energia do sistema aeróbio (Capítulo 10, "Atividade física"). Neste caso, prevalecem as corridas de longa duração com intensidade de baixa a moderada, e exercícios aeróbios, gerais ou localizados, de baixa intensidade. Os exercícios não devem ser efetuados com o corpo envolvido em aparatos que "popularmente" auxiliam na perda de peso, como o uso de plásticos, pois esse procedimento faz com que o organismo não consiga dissipar o calor através da transpiração, podendo ocorrer possíveis lesões sem, contudo, incrementar a redução ponderal.

A redução ponderal parece depender do nível de atividade física. Um programa de caminhada com intensidade progressiva por um período de um ano foi aplicado a onze mulheres obesas. A diminuição do peso só foi percebida quando a duração da caminhada atingiu 30 minutos por dia, onde foi observado, em geral, que a redução ponderal foi proporcional ao tempo de treinamento. Houve uma grande redução na espessura das dobras cutâneas, o que indica uma perda do tecido adiposo.[79]

Durante os primeiros dias da redução ponderal, a perda rápida de peso é devida essencialmente a uma perda de água corporal e de carboidratos. Um período de pelo menos dois meses de redução ponderal está associado com uma perda substancialmente maior de gordura por unidade de perda de peso. A ingestão de água não deve sofrer restrição ao iniciar-se um programa de redução ponderal, pois essa restrição pode desencadear desidratação sem qualquer perda adicional de gordura.

Provavelmente, o aumento mais notável que ocorre na utilização de gorduras é o observado durante o exercício intenso. Isso resulta quase inteiramente da liberação de epinefrina e noraepinefrina pela medula da suprarrenal durante o exercício, devido à estimulação simpática. Esses dois hormônios ativam diretamente a enzima triglicerídeo lipase presente em quantidades abundantes nas células adiposas, causando a rápida degradação dos triglicerídeos e a mobilização de ácidos graxos. Algumas vezes, a concentração de ácidos graxos livres no sangue aumenta por até oito vezes, de modo que a utilização desses ácidos graxos pelos músculos como fonte energética torna-se correspondentemente aumentada. Outros tipos de estresse que ativam o sistema nervoso simpático também podem aumentar, de modo semelhante, a mobilização de ácidos graxos e sua utilização.

O estresse também ocasiona a liberação de grandes quantidades de corticotropina pela adeno-hipófise, o que, por sua vez, estimula o córtex da suprarrenal a secretar quantidades excessivas de glicocorticoides. Tanto a corticotropina quanto os glicocorticoides ativam a mesma triglicerídeo lipase sensível a hormônio ativada pela epinefrina e noraepinefrina ou uma lipase semelhante. Por conseguinte, trata-se de outro mecanismo para aumentar a liberação de ácidos graxos do tecido adiposo.

Ao considerar o exercício para o controle ponderal, convém levar em conta alguns fatores como a frequência, intensidade e duração, assim como a forma específica do exercício. As atividades aeróbias contínuas de grandes grupos musculares e que comportam um custo calórico de moderado a alto, como caminhar, trotar, correr, nadar, são indicadas para a redução ponderal.

A frequência ideal de treinamento é de pelo menos três vezes por semana.[80] Contudo, se a frequência dos exercícios for aumentada (quatro dias por semana ou mais), a redução ponderal pode ser mais eficiente.

Autores relatam que são necessários no mínimo dois meses para obter-se qualquer redução no tecido adiposo com programas de corrida, desde que seja um exercício vigoroso.

Os exercícios devem ser aeróbios e com duração mínima de trinta minutos, três vezes por semana. Os exercícios em cerca de 50 a 55% da intensidade máxima, ao invés de 60 a 75%, resultam em maior catabolismo e maiores benefícios no controle de peso. Se a frequência cardíaca ou a intensidade do exercício estiver acima de 60% da intensidade máxima, o organismo passa a utilizar mais carboidratos e menos gorduras.

O estudo sobre o efeito do exercício aeróbio com 15, 30 e 45 minutos de duração, cinco vezes por semana a 85% da frequência cardíaca máxima, durante vinte semanas em corridas lentas, revelou que o exercício de maior duração, 45 minutos, apresentou as melhores respostas ao treinamento e maior redução da gordura corporal.

As recomendações atuais sugerem uma única sessão diária de três a cinco vezes por semana. Não existem evidências científicas de que múltiplas sessões diárias proporcionem um melhor efeito de treinamento. Sabe-se que o efeito do treinamento físico é diferente quando um indivíduo corre 45 minutos por dia ou três corridas de quinze minutos, em um só dia, intercalados.

O programa de exercícios deve ser basicamente aeróbio para que outros sistemas possam ser solicitados. Como descrito no Capítulo 10, "Atividade física", a redução de peso pode resultar na melhora geral da função cardiovascular e respiratória, a concentração plasmática de insulina é diminuída e a taxa metabólica pode ser aumentada.

O estágio inicial de um programa de exercícios para um indivíduo obeso pouco ativo deve ser de natureza progressiva e não deve incluir um alto dispêndio de energia. Durante esse período, o indivíduo deve ser induzido a adotar objetivos de longo prazo, maior disciplina pessoal e uma reestruturação de seus comportamentos, tanto na alimentação quanto nos exercícios.

O fisioterapeuta deve ter sempre em mente que o indivíduo obeso tem maior probabilidade de ser hipertenso,[81] pela própria condição, ou mesmo pelo uso de medicamentos, devendo, portanto, instituir um programa adequado à condição clínica do indivíduo.

Outra observação que o profissional deve fazer é evitar a utilização de exercícios com grande carga isométrica, principalmente com os membros superiores,[82,83] pois para percentuais semelhantes de captação máxima de oxigênio, as pressões sistólica e diastólica são consideravelmente mais altas quando o trabalho é realizado com os membros superiores, do que quando realizado pelos membros inferiores.[84] A explicação para esse acontecimento está no fato de que a menor massa muscular e a árvore vascular dos braços oferecem uma resistência maior ao fluxo sangüíneo que a maior massa muscular e a árvore vascular dos membros inferiores; sendo que o fluxo sanguíneo para os membros superiores exige uma pressão sistólica muito maior.[85,86]

Hidroterapia

A atividade física executada no meio líquido pode trazer grandes benefícios para o paciente obeso. A imersão por si só proporciona alterações benéficas tanto para o sistema cardiovascular quanto para o musculoesquelético.

A pressão hidrostática, postulada por Pascal, estabelece que a pressão do fluido é exercida igualmente sobre todas as áreas de um corpo imerso a uma dada profundidade, sendo diretamente proporcional à profundidade e à densidade do fluido. Já o princípio de Archimedes estabelece que quando um corpo está total ou parcialmente imerso em um fluido em repouso, ele experimenta uma força de baixo para cima (empuxo) igual ao volume do fluido deslocado.

As respostas decorrentes da imersão devem-se tanto à pressão hidrostática quanto ao empuxo. Uma das grandes vantagens da atividade física na água, quando comparada ao solo, é a redução das forças responsáveis pela manutenção do corpo na posição ortostática. O empuxo possibilita uma menor compressão nas articulações de suporte de peso, dependente do nível de imersão. O peso relativo de um corpo submerso é a diferença entre o peso real e a força de empuxo, o qual pode apresentar valores diferentes para o mesmo nível de imersão. Variações morfológicas, a fase da respiração e diferentes doenças podem interferir nessa mensuração.[395] Para um indivíduo na posição ortostática imerso em água doce até o nível das espinhas ilíacas, o seu peso aparente é de aproximadamente 70% do seu peso corporal, ao passo que na imersão no nível dos mamilos, o seu peso aparente é reduzido para 40%. Esse efeito é bastante benéfico para os indivíduos que estão acima do peso corporal, uma vez que a prática da atividade física no solo pode sobrecarregar principalmente as articulações dos membros inferiores, promovendo assim quadros de dor ou mesmo lesões.

Outro ponto a ser destacado é o auxílio do meio líquido na prática de exercícios. A flutuação pode ser utilizada como auxílio, apoio ou resistência. A assistência é conseguida quando o movimento é realizado em direção à superfície da água, a favor do empuxo, sendo a resistência conseguida na direção contrária. Quando há equilíbrio entre as forças de flutuação e da gravidade, quando os movimentos ocorrem paralelos à superfície da água, tem-se o apoio.

A execução de qualquer atividade no meio líquido proporciona uma maior resistência quando comparada ao meio aéreo. Essa diferença é decorrente da natureza do meio, a qual está relacionada com a viscosidade, densidade e forças de coesão e aderência. No meio líquido a resistência de deslocamento de um corpo submerso depende do coeficiente relativo da água, da superfície do segmento, do ângulo entre o segmento e a água, da velocidade de deslocamento ao quadrado e da velocidade da água. A vantagem da maior resistência do meio líquido para o tratamento de indivíduos obesos relaciona-se ao maior gasto energético, bem como ao fortalecimento muscular. O terapeuta experiente pode, variando a velocidade e/ou o ângulo de deslocamento, possibilitar inúmeras variações da resistência, adaptando-a à necessidade do paciente em questão. Acessórios como palmar, raquetes, flutuadores e pé-de-pato podem contribuir para o aumento da resistência.

O programa de exercícios deve incorporar os conceitos da atividade aeróbia (Capítulo 3, "Fontes de energia"), com progressões contínuas. A intervenção no paciente obeso busca a sua inserção em uma rotina aceitável de atividade física diária controlada. As atividades podem ir desde o simples caminhar em diferentes velocidades até a execução de métodos de natação.

O consumo energético da caminhada na água foi avaliado em diferentes situações de velocidades e comparado com a atividade no solo. O parâmetro analisado foi a VO_2, durante o deslocamento na água no nível da cintura. Foi observado que a VO_2 aumentava quase que linearmente com o aumento da velocidade, sendo maior na água, quando comparada ao exercício em esteira no solo. Comparando-se as velocidades na água e no solo, com o mesmo nível de energia, pode-se constatar que na água a velocidade ficou entre a metade e um terço daquela executada no solo.

A utilização de grandes grupos musculares faz da natação um excelente exercício para a redução ponderal, em decorrência do seu alto consumo energético. Há diferenças no consumo energético dependente do estilo utilizado e do nível de habilidade do nadador. A VO$_2$ absoluta foi avaliada como sendo menor para as mulheres quando são solicitadas a nadar uma determinada distância a uma velocidade predeterminada.[87] A diferença foi atribuída à menor densidade corpórea e ao menor tamanho do corpo.

Foi observado que o treinamento intenso (75% da VO$_2$ máx.) com a natação durante 3 dias por semana, durante 11,5 semanas, foi suficiente para reduzir a gordura corporal em 2,4%.

Outro fator que pode influenciar o consumo de oxigênio é a temperatura da água. Exercícios em temperaturas baixas podem aumentar o consumo de oxigênio pelo efeito do tremor, sendo a sua magnitude dependente da adiposidade do paciente, da intensidade e duração da atividade física, bem como da temperatura da água. Diferença significativa na captação de oxigênio para a natação em velocidade submáxima, nas temperaturas de 18, 26 e 33°C, pode ser observada.

Sendo a pressão hidrostática proporcional à profundidade, há um maior retorno da circulação sanguínea e linfática nos segmentos localizados nas maiores profundidades, resultando no aumento do volume plasmático.[88] À medida que o volume intravascular aumenta, a diurese e a natridiurese aumentam, com um efeito positivo sobre os problemas de retenção.

As atividades a serem prescritas aos pacientes obesos dependem, em grande parte, das habilidades e restrições individuais, as quais irão determinar o grau de empenho e a satisfação por parte do paciente. Deve-se considerar que os benefícios não se restringem à atividade física, mas envolvem também o nível psicológico, como diminuição da ansiedade e depressão, além de proporcionar uma sensação de bem-estar. Deve ser considerada ainda a diminuição do estresse térmico.

Em função da diminuição do esforço para a sustentação do peso dos membros inferiores e da maior resistência apresentada pela água, os programas executados no ambiente aquático têm claras vantagens sobre aqueles realizados no solo.

O mito das proteínas relacionado à atividade física

Em determinadas épocas alguns produtos viram "moda" no mundo da estética. A esses produtos são atribuídos "poderes miraculosos", com atuação nas mais diversas patologias. Um desses exemplos é o uso de proteínas no envelhecimento (Capítulo 11), na obesidade (mais especificamente na flacidez após emagrecimento) e na musculação (aumento de massa muscular), entre outros.

Em todos os casos citados, o aumento da ingestão proteica pode trazer riscos à saúde (Capítulo 3, "Fontes de Energia"), e sua ação benéfica nas situações descritas não está comprovada.

Relembrando, o processo de digestão e absorção de proteínas, que são macromoléculas, se dá mediante o desdobramento em aminoácidos e/ou di ou tripeptídeos pela digestão, antes de sua absorção e utilização pelo corpo.

No caso do envelhecimento e da flacidez pode-se dizer que não existe nenhuma evidência de que o aumento na ingestão proteica possa aumentar a elasticidade da pele.

No caso dos indivíduos praticantes de musculação, que fazem uso de suplementos industrializados, acreditando que esse procedimento possa acelerar o crescimento e fortalecimento muscular, já está comprovado que se sua alimentação é balanceada, não há necessidade de suplementação.

Como já abordado no Capítulo 10, "Atividade física", o aumento da massa muscular é dependente dos seguintes fatores:
- Velocidade da contração muscular;
- Carga imposta ao músculo;
- Tipo de contração muscular;
- Número de séries.

A partir dos dados expostos, pode-se concluir que ingestão excessiva de proteínas não possui a capacidade de aumentar o tônus cutâneo; e durante um programa de condicionamento físico, não proporciona ganho extra da massa muscular, podendo trazer consequências indesejáveis à função hepática e renal.

Terapia manual

A terapia manual é aventada como recurso complementar no tratamento da obesidade, porém os argumentos fisiológicos historicamente[89] são pouco factíveis. A eficácia da massagem sobre a obesidade não é fundamentada cientificamente, ao contrário, experimentos mostram que ela não tem nenhuma ação sobre os depósitos de gordura e tampouco aumenta o metabolismo basal (Capítulo 4), sendo argumento teoricamente válido o alívio da ansiedade e tensão (estresse) relacionadas à referida condição.

Na obesidade, a terapia manual sugerida é equivocadamente vigorosa, promovendo até o surgimento de equimoses e petéquias, e algumas vezes acompanhada de dispositivos manuais (rolos, ventosas), que não apresentam nenhum efeito comprovado sobre a mobilização dos depósitos de gordura. Embora haja controvérsias, nos dias atuais, a hipótese não está devidamente fundamentada.

Atualmente o uso da terapia manual no processo de controle da composição corporal ainda não convence,[90-92] pois além da falta de fundamentação fisiológica adequada, geralmente a dieta está associada, sem que seu efeito isolado tenha sido avaliado.

Cirurgia bariátrica

A cirurgia bariátrica, também conhecida como cirurgia da obesidade ou, popularmente, redução de estômago, é utilizada no tratamento da obesidade grave ou mórbida, como medida para o controle de doenças associadas ao excesso de gordura corporal ou agravadas por ele, como o diabetes tipo 2, dislipidemia, hipertensão ou apneia do sono. A técnica mais utilizada é *bypass* gástrico (Y de Roux, *duodenal switch*, gastrectomia vertical e banda gástrica ajustável). A eficácia e a segurança de procedimentos bariátricos modernos são apontadas, sendo que normalmente a decisão do tipo de intervenção cirúrgica deve envolver decisão compartilhada mediante avaliação de riscos e benefícios.[93]

Complicações precoces relacionadas à cirurgia bariátrica (30 a 90 dias) envolvem desde mortalidade perioperatória como eventos adversos graves: tromboembolismo venoso, hemorragia, linha de grampo ou vazamento anastomótico, reoperação e readmissão. Entretanto, felizmente, as taxas de complicações graves são têm se reduzido com aprimoramento das técnicas. Quanto à segurança de longo prazo, as taxas de reoperação após cirurgia bariátrica variam de 5% a 22,1%, com taxas mais altas de reoperação para *bypass* gástrico em Y de Roux (BGYR) em comparação com gastrectomia vertical.[94-98]

Também são complicações apontadas como precoces (< 30 dias pós-procedimento) obstrução intestinal, sangramento gastrointestinal ou intra-abdominal, vazamento de anastomose, infecção de ferida, hérnia interna. Já para complicações consideradas tardias (≥ 30 dias pós-procedimento) são apontados ulceração marginal, estreitamento anastomótico, obstrução intestinal e colelitíase, hérnia incisional, deficiências nutricionais e de vitaminas, doença do refluxo gastroesofágico e síndrome de *dumping*. Esta última decorre da passagem de alimentos com grandes concentrações de gordura e/ou açúcares do estômago para o intestino, pela alteração anatômica do estômago pela cirurgia, desencadeando como sintomas cefaleia, taquicardia, sudorese, náuseas, fraqueza e diarreia.

Baixas taxas de completude em acompanhamentos de longo prazo para tratamentos bariátricos e outros tratamentos podem levar à superestimação da eficácia e subestimação das complicações.[99]

Procedimentos fisioterapêuticos após cirurgia bariátrica

A atuação fisioterapêutica no pós-operatório de cirurgia bariátrica envolve prevenção de complicações respiratórias, de trombose e embolia, alterações mioarticulares e de equilíbrio, bem como prática de atividade física orientada.

O treinamento muscular inspiratório no período pré-operatório produz melhora na oxigenação pós-operatória, aumento da força e resistência dos músculos respiratórios, reduzindo assim a incidência de complicações pulmonares.[100-102]

Como a cirurgia bariátrica pode desencadear complicações pulmonares no pós-operatório devido a fatores inerentes ao procedimento, sobretudo pela disfunção diafragmática, é importante avaliar a eficiência de diferentes procedimentos terapêuticos. A comparação dos efeitos inerentes à aplicação de dois níveis de pressão positiva e exercícios com carga inspiratória na função pulmonar, força muscular inspiratória e resistência muscular respiratória e na prevalência de atelectasia após gastroplastia[103] apontou que ambos os grupos, associados à fisioterapia respiratória convencional, promoveram preservação do volume de reserva expiratório e volume corrente, além de baixo índice de atelectasias. Entretanto, o grupo submetido à carga inspiratória manteve também a força muscular inspiratória e a resistência dos músculos respiratórios.

Eventos de tromboembolismo venoso, que incluem trombose venosa profunda e embolia pulmonar, são responsáveis por grande parte da morbidade e mortalidade pós-operatória de pacientes submetidos à cirurgia bariátrica. Por conta disso, os pacientes geralmente recebem profilaxia farmacológica e/ou compressiva, além da deambulação precoce, sem, no entanto, estar esclarecida a abordagem ideal nesses casos.[104]

Após avaliar o risco de trombose venosa profunda (sinal de Homans, Bancroft, bandeira), a massagem de drenagem linfática pode apresentar benefícios no controle do volume dos membros inferiores,[105] e de preferência, seguida de compressão para manutenção dos resultados. O controle de edema de membros inferiores é importante, uma vez que existe uma possível ligação entre disfunção do sistema linfático e obesidade.[106]

A introdução de exercícios supervisionados nos primeiros três meses após a cirurgia bariátrica pode promover maior perda de massa gorda com preservação de massa magra.[107]

Após perda de peso maciça promovida pela cirurgia bariátrica, é necessária cirurgia plástica de contorno corporal, que visa aliviar o desconforto causado pelo excesso de pele flácida após grande perda de peso. As maiores taxas de complicações ocorrem no período pós-bariátrico, sendo esses pacientes considerados complexos.[108-110]

O atendimento fisioterapêutico especializado no pós-operatório de contorno corporal, que pode produzir uma recuperação mais rápida e eficiente, com menos complicações, é discutido no Capítulo 17.

REFERÊNCIAS BIBLIOGRÁFICAS

1. Blüher M. Obesity: global epidemiology and pathogenesis. Nat Rev Endocrinol. 2019;288-98.
2. Fontaine KR, Redden DT, Wang C, Westfall AO, Allison DB. Years of life lost due to obesity. JAMA. 2003 Jan 8;289(2):187-93.
3. Swinburn BA, Sacks G, Hall KD, McPherson K, Finegood DT, Moodie ML, et al. The global obesity pandemic: shaped by global drivers and local environments. Lancet. 2011;378(9793):804-14.
4. Wang HH, Lee DK, Liu M, Portincasa P, Wang DQ. Novel insights into the pathogenesis and management of the metabolic syndrome. Pediatr Gastroenterol Hepatol Nutr. 2020;23(3):189-230.
5. Kwok S, Adam S, Ho JH, Iqbal Z, Turkington P, Razvi S, et al. Obesity: A critical risk factor in the COVID-19 pandemic. Clin Obes. 2020;10(6):e12403.
6. Weis N, Thorsteinsson K, Martinussen C, Madsbad S. The endocrine and metabolic link between COVID-19, diabetes and obesity. Ugeskr Laeger. 2020;182(29):V05200381.
7. Valerio A, Nisoli E, Rossi AP, Pellegrini M, Todesco T, El Ghoch M. Obesity and higher risk for severe complications of Covid-19: What to do when the two pandemics meet. J Popul Ther Clin Pharmacol. 2020;27(S Pt 1):e31-e36.
8. Pasquarelli-do-Nascimento G, Braz-de-Melo HA, Faria SS, Santos IO, Kobinger GP, Magalhães KG. Hypercoagulopathy and adipose tissue exacerbated inflammation may explain higher mortality in COVID-19 patients with obesity. Front Endocrinol (Lausanne). 2020;28;11:530.
9. Epstein LH, Wing RR, Steranchak L, Dickson B, Michelson J. Comparison of family-based behavior modification and nutrition education for childhood obesity. J Pediatr Psychol. 1980;5(1):25-36.
10. Thaker VV. Genetic and epigenetic causes of obesity. Adolesc Med State Art Rev. 2017 Fall;28(2):379-405.
11. Campfield LA, Smith FJ, Guisez Y, Devos R, Burn P. Recombinant mouse OB protein: evidence for a peripheral signal linking adiposity and central neural networks. Science. 1995;269(5223):546-9.
12. Pelleymounter MA, Cullen MJ, Baker MB, Hecht R, Winters D, Boone T, Collins F. Effects of the obese gene product on body weight regulation in ob/ob mice. Science. 1995;269(5223):540-3.
13. Loos RJF, Yeo GSH. The genetics of obesity: from discovery to biology. Nat Rev Genet. 2021;23:1-14.
14. Sarwer DB, Polonsky HM. The psychosocial burden of obesity. Endocrinol Metab Clin North Am. 2016;45(3):677-88.
15. Allison DB, Heshka S. Emotion and eating in obesity? A critical analysis. Int J Eat Disord. 1993;13(3):289-95.
16. Braden A, Musher-Eizenman D, Watford T, Emley E. Eating when depressed, anxious, bored, or happy: Are emotional eating types associated with unique psychological and physical health correlates? Appetite. 2018;125:410-7.
17. Charney E, Goodman HC, McBride M, Lyon B, Pratt R. Childhood antecedents of adult obesity. Do chubby infants become obese adults? N Engl J Med. 1976;295(1):6-9.
18. Whitaker RC, Wright JA, Pepe MS, Seidel KD, Dietz WH. Predicting obesity in young adulthood from childhood and parental obesity. N Engl J Med. 1997;337(13):869-73.
19. Ha OR, Bruce AS, Killian HJ, Davis AM, Lim SL. Shared dynamics of food decision-Making in mother-child dyads. Front Psychol. 2021;12:695388.
20. Mead E, Brown T, Rees K, Azevedo LB, et al. Diet, physical activity and behavioural interventions for the treatment of overweight or obese children from the age of 6 to 11 years. Cochrane Database Syst Rev. 2017;6(6):CD012651.
21. Brown T, Moore TH, Hooper L, Gao Y, Zayegh A, Ijaz S, et al. Interventions for preventing obesity in children. Cochrane Database Syst Rev. 2019;7(7):CD001871.
22. Fisch RO, Bilek MK, Ulstrom R. Obesity and leanness at birth and their relationship to body habitus in later childhood. Pediatrics. 1975;56(4):521-8.
23. Sandoval Jurado L, Jiménez Báez MV, Olivares Juárez S, de la Cruz Olvera T. Lactancia materna, alimentación complementaria y el riesgo de obesidad infantil [Breastfeeding, complementary feeding and risk of childhood obesity]. Aten Primaria. 2016;48(9):572-8.
24. Hirsch J, Knittle JL. Cellularity of obese and nonobese human adipose tissue. Fed Proc. 1970;29(4):1516-21.
25. Salans LB, Cushman SW, Weismann RE. Studies of human adipose tissue. Adipose cell size and number in nonobese and obese patients. J Clin Invest. 1973;52(4):929-41.
26. Hirsch J, Batchelor B. Adipose tissue cellularity in human obesity. Clin Endocrinol Metab. 1976;5(2):299-311.
27. Björntorp P, Carlgren G, Isaksson B, Krotkiewski M, Larsson B, Sjöström L. Effect of an energy-reduced dietary regimen in relation to adipose tissue cellularity in obese women. Am J Clin Nutr. 1975;28(5):445-52.
28. Serra MC, Beavers DP, Henderson RM, et al. Effects of a hypocaloric, nutritionally complete, higher protein meal plan on regional body fat and cardiometabolic biomarkers in older adults with obesity. Ann Nutr Metab. 2019;74(2):149-55.
29. Oscai LB, Spirakis CN, Wolff CA, Beck RJ. Effects of exercise and of food restriction on adipose tissue cellularity. J Lipid Res. 1972;13(5):588-92.
30. Oscai LB, Babirak SP, Dubach FB, McGarr JA, Spirakis CN. Exercise or food restriction: effect on adipose tissue cellularity. Am J Physiol. 1974;227(4):901-4.
31. Udall JN, Harrison GG, Vaucher Y, Walson PD, Morrow G 3rd. Interaction of maternal and neonatal obesity. Pediatrics. 1978;62(1):17-21.
32. Martin AD, Drinkwater DT. Variability in the measures of body fat. Assumptions or technique? Sports Med. 1991;11(5):277-88.
33. Lohman TG. Skinfolds and body density and their relation to body fatness: a review. Hum Biol. 1981;53(2):181-225.
34. Katch FI. Practice curves and errors of measurement in estimating underwater weight by hidrostatic weighting. Med Sci Sports 1969;1:212.
35. Brodie DA. Techniques of measurement of body composition. Part I. Sports Med. 1988;5(1):11-40.
36. Brodie DA. Techniques of measurement of body composition. Part II. Sports Med. 1988;5(2):74-98.
37. Lukaski HC. Methods for the assessment of human body composition: traditional and new. Am J Clin Nutr. 1987;46(4):537-56.
38. Presta E. Body composition in adolecents: estimation by total body electrical conductivity. J Appl Phys. 1987; 63:937-41.
39. Ellis KJ. Acccuracy of dual-energy x-ray absorptiometry for body composition measurements in children. Am J Clin Nut. 1994;60:660-5.
40. Marra M, Sammarco R, De Lorenzo A, et al. Assessment of body composition in health and disease using bioelectrical impedance analysis (BIA) and dual energy X-Ray absorptiometry (DXA): A critical overview. Contrast Media Mol Imaging. 2019;2019:3548284.
41. Bolanowski M, Nilsson BE. Assessment of human body composition using dual-energy x-ray absorptiometry and bioelectrical impedance analysis. Med Sci Monit. 2001;7(5):1029-33.
42. World Health Organization. Physical status: the use and interpretation of anthropometry. Geneva: World Health Organization; 1995.

43. Del Duca GF, González-Chica DA, Santos JV et al. Self-reported weight and height for determining nutritional status of adults and elderly: validity and implications for data analysis. Cad. Saúde Pública. 2018;34(5):e00063917.
44. Jackson AS, Pollock ML. Generalized equations for predicting body density of men. British Journal of Nutrition. 1978;40:497-504.
45. Jackson AS, Pollock ML, Ward A. Generalized equations for predicting body density of women. Medicine and Science in Sports and Exercise. 1980;12:175-82.
46. Jackson AS, Pollock ML. Practical assessment of body composition. Phys Sportsmed. 1985;13(5):76-90.
47. Siri WE. Body composition from fluid spaces and density: analysis of methods. 1961. Nutrition. 1993;9(5):480-91.
48. Wadden TA, Stunkard AJ, Johnston FE, et al. Body fat deposition in adult obese women. II. Changes in fat distribution accompanying weight reduction. Am J Clin Nutr. 1988;47(2):229-34.
49. Schubert MM, Seay RF, Spain KK, Clarke HE, Taylor JK. Reliability and validity of various laboratory methods of body composition assessment in young adults. Clin Physiol Funct Imaging. 2019;39(2):150-9.
50. Bunt JC, Lohman TG, Boileau RA. Impact of total body water fluctuations on estimation of body fat from body density. Med Sci Sports Exerc. 1989;21(1):96-100.
51. Kushner RF. Bioelectrical impedance analysis: a review of principles and applications. J Am Coll Nutr. 1992;11(2):199-209.
52. Kyle UG, Bosaeus I, De Lorenzo AD, et al. Composition of the ESPEN Working Group. Bioelectrical impedance analysis--part I: review of principles and methods. Clin Nutr. 2004;23(5):1226-43.
53. Jaffrin MY, Morel H. Body fluid volumes measurements by impedance: A review of bioimpedance spectroscopy (BIS) and bioimpedance analysis (BIA) methods. Med Eng Phys. 2008;30(10):1257-69.
54. Bullen BA, Quaade F, Olessen E, et al. Ultrasonic reflections used for measuring subcutaneous fat in humans. Hum Biol. 1965;37:375-84.
55. Booth RA, Goddard BA, Paton A. Measurement of fat thickness in man: a comparison of ultrasound, Harpenden calipers and electrical conductivity. Br J Nutr. 1966;20:719-25.
56. Katch FI. Reliability and individual differences in ultrasound assessment of subcutaneous fat: effects of body position. Hum Biol. 1983;55:789.
57. Diniz ALD, Tomé RAF, Debs CL, et al. Reprodutibilidade de ultrasonografia as a method to measure abdominal and visceral fat. Radiol Bras. 2009;42:353-7.
58. Borkan GA, Gerzof SG, Robbins AH, et al. Assessment of abdominal fat content by computed tomography. Am J Clin Nutr. 1982;36:172-7.
59. Tokunaga K, Matsuzawa Y, Ishikawa K, Tarui S. A novel technique for the determination of body fat by computed tomography. Int J Obes. 1983;7(5):437-45.
60. Mauad FM, Chagas-Neto FA, Benedeti ACGS et al. Reproducibility of abdominal fat assessment by ultrasound and computed tomography. Radiol Bras. 2017;50(3):141-7.
61. Ge XJ, Zhang L, Xiang G, Hu YC, Lun DX. Cross-Sectional area measurement techniques of soft tissue: A literature review. Orthop Surg. 2020;12(6):1547-66.
62. Horber FF, Zürcher RM, Herren H, Crivelli MA, Robotti G, Frey FJ. Altered body fat distribution in patients with glucocorticoid treatment and in patients on long-term dialysis. Am J Clin Nutr. 1986 May;43(5):758-69.
63. Stunkard AJ, Foch TT, Hrubec ZA twin study of human obesity. JAMA. 1986;256:51-4.
64. Lehtovirta M, Kaprio J, Forsblom C, Eriksson J, Tuomilehto J, Groop L. Insulin sensitivity and insulin secretion in monozygotic and dizygotic twins. Diabetologia. 2000;43(3):285-93.
65. Malis C, et al. Total and regional fat distribution is strongly influenced by genetic factors in young and elderly twins. Obes Res. 2005;13:2139-45.
66. Wells JC. Sexual dimorphism of body composition. Best Pract Res Clin Endocrinol Metab. 2007;21:415-30.
67. Snijder MB, et al. Independent and opposite associations of waist and hip circumferences with diabetes, hypertension and dyslipidemia: the AusDiab Study. Int J Obes Relat Metab Disord. 2004;28:402-9.
68. Yusuf S, et al. Obesity and the risk of myocardial infarction in 27,000 participants from 52 countries: a case-control study. Lancet. 2005;366:1640-9.
69. Tchkonia T, et al. Mechanisms and metabolic implications of regional differences among fat depots. Cell Metab. 2013;17:644-56.
70. Okosun IS, Seale JP, Lyn R. Commingling effect of gynoid and android fat patterns on cardiometabolic dysregulation in normal weight American adults. Nutr Diabetes. 2015;5(5):e155.
71. Atakan MM, Koşar ŞN, Güzel Y, Tin HT, Yan X. The role of exercise, diet, and cytokines in preventing obesity and improving adipose tissue. Nutrients. 2021;13(5):1459.
72. Battista F, Ermolao A, van Baak MA, et al. Effect of exercise on cardiometabolic health of adults with overweight or obesity: Focus on blood pressure, insulin resistance, and intrahepatic fat-A systematic review and meta-analysis. Obes Rev. 2021;22 Suppl 4(Suppl 4):e13269.
73. Bellicha A, van Baak MA, Battista F, et al. Effect of exercise training on weight loss, body composition changes, and weight maintenance in adults with overweight or obesity: An overview of 12 systematic reviews and 149 studies. Obes Rev. 2021;22 Suppl 4(Suppl 4):e13256.
74. Ballor DL, Katch VL, Becque MD, Marks CR. Resistance weight training during caloric restriction enhances lean body weight maintenance. Am J Clin Nutr. 1988;47(1):19-25.
75. Bouchard C, Tremblay A, Nadeau A, Dussault J, Després JP, Theriault G, et al. Long-term exercise training with constant energy intake. 1: Effect on body composition and selected metabolic variables. Int J Obes. 1990;14(1):57-73.
76. Joseph G, Ariv-Eliashiv R, Tesler R. A comparison of diet versus diet + exercise programs for health improvement in middle-aged overweight women. Womens Health (Lond). 2020;16:1745506520932372.
77. Ball-Burnett M, Green HJ, Houston ME. Energy metabolism in human slow and fast twitch fibres during prolonged cycle exercise. J Physiol. 1991;437:257-67.
78. Hoppeler H, Luthi P, Claassen H, et al. The ultrastructure of the normal human skeletal muscle. A morphometric analysis on untrained men, women, and well-trained orienteers. Pflugers Arch. 1973;344:217.
79. Westerterp KR. Exercise, energy balance and body composition. Eur J Clin Nutr. 2018;72(9):1246-50.
80. Pollock ML, Miller HS, Linnerud AC, Cooper KH. Frequency of training as a determinant for improvement in cardiovascular function and body composition of middle-aged men. Arch Phys Med Rehabil. 1975;56(4):141-5.
81. Shariq OA, McKenzie TJ. Obesity-related hypertension: a review of pathophysiology, management, and the role of metabolic surgery. Gland Surg. 2020;9(1):80-93.
82. Astrand PO. Intra-arterial blood pressure during exercise with different muscle groups. J Appl Physiol. 1965;20:253.
83. de Souza Nery S, Gomides RS, da Silva GV, et al. Intra-arterial blood pressure response in hypertensive subjects during low- and high-intensity resistance exercise. Clinics. 2010;65(3):271-7.
84. Pendergast DR. Cardiovascular, respiratory, and metabolic responses to upper body exercise. Medicine and Science in Sports and Exercise. 1989 Oct;21(5 Suppl):S121-5.
85. Blomqvist CG, Lewis SF, Taylor WF, Graham RM. Similarity of the hemodynamic responses to static and dynamic exercise of small muscle groups. Circ Res. 1981;48(6 Pt 2):187-92.
86. Kounoupis A, Papadopoulos S, Galanis N, Dipla K, Zafeiridis A. Are blood pressure and cardiovascular stress greater in isometric or in dynamic resistance exercise? Sports (Basel). 2020;8(4):41.
87. Lieber DC, Lieber RL, Adams WC. Effects of run-training and swim-training at similar absolute intensities on treadmill VO2max. Med Sci Sports Exerc. 1989;21(6):655-61.

88. Sugawara J, Tomoto T. Acute effects of short-term warm water immersion on arterial stiffness and central hemodynamics. Front Physiol. 2021;12:620201.
89. Kalb SW. The falacy of massage in the treatment of obesity. J Med Soc. 1944;41:406-7.
90. He J, Zhang X, Qu Y, Huang H, Liu X, Du J, et al. Effect of combined manual acupuncture and massage on body weight and body mass index reduction in obese and overweight women: A randomized, short-term clinical trial. J Acupunct Meridian Stud. 2015;8(2):61-5.
91. Lua PL, Roslim NA, Ahmad A, Mansor M, Aung MMT, Hamzah F. Complementary and alternative therapies for weight loss: A narrative review. J Evid Based Integr Med. 2021;26:2515690X211043738.
92. Pang Y, Wang K, Chen S, et al. Massage for simple obesity: A protocol for systematic review. Medicine (Baltimore). 2021;100(6):e24336.
93. Arterburn DE, Telem DA, Kushner RF, Courcoulas AP. Benefits and risks of bariatric surgery in adults: A review. JAMA. 2020;324(9):879-87.
94. Mehaffey JH, LaPar DJ, Clement KC, et al. 10-year outcomes after Roux-en-Y gastric bypass. Ann Surg. 2016;264(1):121-6.
95. Obeid NR, Malick W, Concors SJ, Fielding GA, Kurian MS, Ren-Fielding CJ. Long-term outcomes after Roux-en-Y gastric bypass: 10- to 13-year data. Surg Obes Relat Dis. 2016;12(1):11-20.
96. Lewis KH, Arterburn DE, Callaway K, et al. Risk of operative and nonoperative interventions up to 4 years after Roux-en-Y gastric bypass vs vertical sleeve gastrectomy in a nationwide US commercial insurance claims database. JAMA Netw Open. 2019;2(12):e1917603.
97. Courcoulas A, Coley RY, Clark JM, et al. Interventions and operations 5 years after bariatric surgery in a cohort from the US National Patient-Centered Clinical Research Network Bariatric Study. JAMA Surg. 2020;155(3):194-204.
98. Li RA, Liu L, Arterburn D, et al. Five-year longitudinal cohort study of reinterventions after sleeve gastrectomy and roux-en-Y gastric bypass. Ann Surg. 2021;273(4):758-65.
99. Puzziferri N, Roshek TB III, Mayo HG, Gallagher R, Belle SH, Livingston EH. Long-term follow-up after bariatric surgery: a systematic review. JAMA. 2014;312(9):934-42.
100. Lloréns J, Rovira L, Ballester M, Moreno J, Hernández-Laforet J, Santonja FJ, et al. Preoperative inspiratory muscular training to prevent postoperative hypoxemia in morbidly obese patients undergoing laparoscopic bariatric surgery. A randomized clinical trial. Obes Surg. 2015;25(6):1003-9.
101. Hughes MJ, Hackney RJ, Lamb PJ, et al. Prehabilitation before major abdominal surgery: a systematic review and meta-analysis. World J Surg. 2019;43(7):1661-8.
102. Duymaz T, Karabay O, Ural IH. The effect of chest physiotherapy after bariatric surgery on pulmonary functions, functional capacity, and quality of life. Obes Surg. 2020;30(1):189-94.
103. Rocha MRS, Souza S, da Costa CM et al. Airway positive pressure versus exercises with inspiratory loading on pulmonary function and respiratory muscular function at postoperative bariatric surgery. ABCD Arq Bras Cir Dig. 2018;31(2):e1363.
104. Bartlett MA, Mauck KF, Daniels PR. Prevention of venous thromboembolism in patients undergoing bariatric surgery. Vasc Health Risk Manag. 2015;11:461-77.
105. Bertelli DF, de Oliveira P, Gimenes AS, Moreno MA. Postural drainage and manual lymphatic drainage for lower limb edema in women with morbid obesity after bariatric surgery: a randomized controlled trial. Am J Phys Med Rehabil. 2013;92(8):697-703.
106. Antoniak K, Hansdorfer-Korzon R, Mrugacz M, Zorena K. Adipose tissue and biological factors. possible link between lymphatic system dysfunction and obesity. Metabolites. 2021;11(9):617.
107. Pouwels S, Wit M, Teijink JAW, Nienhuijs SW. Aspects of exercise before or after bariatric surgery: a systematic review. Obes Facts. 2015;8:132-46.
108. Cabbabe SW. Plastic surgery after massive weight loss. Mo Med. 2016;113(3):202-6.
109. Hasanbegovic E, Sørensen JA. Complications following body contouring surgery after massive weight loss: a meta-analysis. J Plast Reconstr Aesthet Surg. 2014;67(3):295-301.
110. Herman CK, Hoschander AS, Wong A. Post-bariatric body contouring. Aesthet Surg J. 2015;35(6):672-87.

CAPÍTULO 13

Fibroedema geloide – FEG (celulite)

> **Pontos-chave**
> - Não existe um tratamento único para o fibroedema geloide (FEG) que seja totalmente eficaz.
> - Devido à etiologia complexa e multifatorial do FEG, a combinação de tratamentos proporciona melhores resultados.
> - A massagem manual ou mecânica (endermologia ou vacuoterapia) pode auxiliar sobremaneira o aspecto macroscópico da pele afetada pelo FEG.

Para descrever ou definir "celulite", aqui denominada "fibroedema geloide" (FEG), é preciso ficar clara a inadequação do termo para se designar essa afecção, a qual não afeta preferencialmente o elemento celular. O termo se origina da literatura médica francesa[1] e foi inicialmente utilizado na década de 1920.[2,3] Essa conceituação inadequada para a disfunção estudada neste capítulo ainda hoje conduz a várias controvérsias e discussões.

Celulite, palavra de origem latina, *cellulite*, quer dizer inflamação do tecido celular, derivada do adjetivo *celulae*, que significa células, associado ao sufixo "ite", indicativo de inflamação, que não define o verdadeiro significado da disfunção em questão, embora seja sugerida uma base inflamatória associada,[4,5] que é também contestada.[6,7]

O termo "celulite" pode ser confundido por leigos com a doença infecciosa cutânea que compromete uma parte maior dos tecidos moles, estendendo-se profundamente através da derme e tecido subcutâneo, sendo os principais microrganismos envolvidos o *Staphylococcus aureus* e o *Streptococcus* β-hemolítico do grupo A (SBHGA). Os principais sinais e sintomas envolvidos são dor, eritema e aumento da temperatura local, além de outras manifestações sistêmicas como febre e mal-estar, podendo desencadear abscesso e sepse. Portanto, deve-se ter cautela ao consultar bancos de dados utilizando como palavra-chave o termo, pois muitas vezes pode-se encontrar estudos que nada têm a ver com a alteração cosmética do relevo cutâneo.

Historicamente, a disfunção cutânea abordada foi descrita como formações nodulares cutâneas, síndrome da "adiposidade dolorosa" ou ainda relacionada a alterações ginecológicas. Alguns outros termos são utilizados para designar as alterações envolvidas, na tentativa de adequar o nome às alterações histomorfológicas encontradas, como lipodistrofia localizada, fibroedema geloide (FEG), hidro-lipodistrofia ginoide, paniculopatia edemato-fibroesclerótica e paniculose, lipoesclerose nodular, lipodistrofia ginoide, *dermopaniculosis deformans* e *status protusus cutis*.

A denominação "fibroedema geloide" (FEG) foi escolhida para figurar neste compêndio pois retrata de forma abrangente os achados histopatológicos descritos por diversos autores. A princípio, a denominação FEG era acrescida do termo "subcutâneo", apontando equivocadamente a hipoderme como único tecido envolvido. Os tecidos cutâneo e adiposo são afetados em diversos graus, portanto, é observada uma série de alterações estruturais na derme, na microcirculação e nos adipócitos. Essas modificações não são apenas morfológicas, mas também histoquímicas, bioquímicas e ultraestruturais. Embora existam as alterações apontadas, e como não existem morbidades ou mortalidade associadas, há de se contestar a condição de doença. Parece mais sensato considerá-la como uma questão cosmética universal que afeta a topografia da pele em um grande número de indivíduos.

Várias hipóteses foram propostas na tentativa de estabelecer um modelo básico da disfunção em que todas as alterações estruturais concernentes ao FEG venham a se enquadrar, entretanto, até o momento, nenhuma foi aceita como definitiva. Sem dúvida, trata-se de uma desordem localizada que afeta o tecido dérmico e subcutâneo, com alterações vasculares e lipodistrofia com resposta esclerosante, que resulta no inestético aspecto macroscópico.

O FEG, além de ser desagradável aos olhos, do ponto de vista estético, acarreta problemas álgicos nas zonas acometidas e diminuição das atividades funcionais. É uma afecção que provoca sérias complicações, podendo levar até à quase total imobilidade dos membros inferiores, além de dores intensas e problemas emocionais.

HISTÓRICO

Para leigos, o FEG pertence exclusivamente ao campo nosológico das obesidades localizadas ginoides e, na forma mais comumente citada, assume o aspecto de uma hipertrofia adiposa especialmente hidratada, acompanhada de alterações inestéticas da pele, denominada "pele em casca de laranja", aspecto de "queijo cottage" ou "saco de nozes", "capitonê" de maior ocorrência na região dos quadris e membros inferiores (Figura 1). De fato, parece afetar regiões do corpo onde ocorre maior acúmulo de gordura subcutânea, como glúteos, parte superior dos membros superiores e inferiores, abdome e mamas, entre outras, porém a obesidade não está necessariamente presente, ou seja, indivíduos magros também podem apresentar a disfunção.

Na década de 1920 foram apontados três estados no processo de instalação da disfunção: presença de soro no espaço intersticial celular, fibrose e retração esclerótica. Descrições clínicas e anatomopatológicas, aparentemente completas e coerentes, foram acatadas por muito tempo pela Medicina, constituindo uma espécie de dogma científico e, de fato, a confusão foi de início total, visto que também foi aventada hipótese de etiologia compatível com processo alérgico. A disfunção também foi relacionada a grupos sindrômicos especiais, como a doença de Dercum, de Barraquer-Simmon ou os grupos reumatológicos, metabólicos e endocrinológicos.[8]

A proposta de uma etiologia hiperparatiróidea para a FEG foi aventada na década de 1930,[9] entretanto, na década de 1940 foi apontada a necessidade de distinguir do processo desencadeado pela disfunção entre adiposidade localizada, sugerindo origem na disfunção hepática,[10] e associada a disfunção hipofisária, dolorosa, aliada a uma alteração permanente ou transitória do tecido conjuntivo, na década de 1950.

Na década de 1960 um novo panorama foi apontado para etiologia do FEG, caracterizado como hiperpolimerização da substância fundamental amorfa, decorrente de hidrofilia da mesma, resultando em um edema intersticial crônico e fibroesclerose.[11]

A tentativa de explicar as alterações do FEG na década de 1970 descreve a disfunção como lipodistrofia com ruptura da membrana adipocitária e formação de nódulos.[12] Ainda foi sugerido que a formação das depressões observadas na pele está relacionada à tensão das fibras de colágeno arqueadas, que tracionam a superfície da pele até o interior. Esses dados são baseados em estudos anatômicos do tecido adiposo de cadáveres, que demonstraram uma distribuição arqueada das traves do conjuntivo da tela subcutânea, que aliado ao aumento do volume dos adipócitos, explicaria as alterações no relevo da pele.[13]

Foi observado na década de 1980[14,15] que em mulheres afetadas pelo FEG ocorrem alterações escleróticas nas formações endoarteriais que regulam o fluxo sanguíneo, fato que pode estar relacionado com as anormalidades circulatórias observadas. As anormalidades microcirculatórias associadas também podem explicar o fato da maior incidência em mulheres, dado que a presença de receptores de estrógeno em células endoteliais e músculo liso está diretamente relacionada com o tônus e a permeabilidade vascular.[16-19]

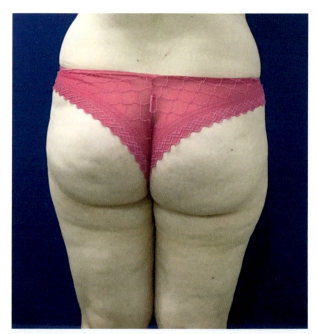

FIGURA 1 Aspecto da pele afetada por fibroedema geloide com alteração do contorno tecidual. Fonte: cortesia da Profa. Dra. Carla Silva Perez.

Considerando o FEG sob três diferentes pontos de vista, histológico, etiopatogênico e clínico, três diferentes definições foram consideradas:

- **Histológica:** infiltração edematosa do tecido conjuntivo, não inflamatória, seguida de polimerização da substância fundamental que, infiltrando-se nas tramas, produz uma reação fibrótica consecutiva.
- **Etiopatológica:** processo reativo da substância fundamental sequente a uma alteração do meio interno, favorecido por causas locais e gerais, em virtude do qual os glicosaminoglicanos – GAG (antes denominados mucopolissacarídeos) (Capítulo 1) que a integram desencadeiam o processo de hiperpolimerização da mesma, visto que são macromoléculas extracelulares unidas por ligação covalente a proteínas, transformando-se em moléculas denominadas proteoglicanos. Os glicosaminoglicanos apresentam propriedades hidrofílicas e são os principais responsáveis pela pressão osmótica interstícial. O ácido hialurônico é um GAG, polissacarídeo encontrado em muitos locais no corpo humano, como o tecido da pele, olhos e tecido conjuntivo. Já os proteoglicanos atuam na produção de colágeno pelos fibroblastos, bem como no seu arranjo tridimensional.[20] Além disso, possuem a capacidade de incrementar o depósito de colágeno e reconstituir a matriz extracelular.[21] Mudanças no estado e na composição química matricial intersticial influenciam profundamente as células e os tecidos como um todo. Vários são os fatores que podem causar alterações nos proteoglicanos da matriz: variações topográficas (vinculadas à espécie, caracteres individuais e regionais), idade (maior quantidade na fase embrionária e, evidentemente, menor na senil), gestação (aumento na produção de ácido hialurônico e glicosaminoglicanos), estrógenos (aumento de ácido hialurônico e condroitinsulfúrico), diabetes (redução na produção e aumento da heparina), hipotireoidismo (aumento na produção de ácido hialurônico e condroitinsulfúrico), corticosteroides (inibição da produção de ácido hialurônico, condroitinsulfúrico e heparina). A síntese de macromoléculas da matriz extracelular é de responsabilidade dos fibroblastos, e acredita-se que uma alteração do fibroblasto causada por diversos fatores faz com que os glicosaminoglicanos sofram alterações estruturais (hiperpolimerização), elevando seu poder hidrofílico e a pressão osmótica interstícial. Há então uma retenção hídrica com consequente aumento da viscosidade, dificultando os intercâmbios celulares (por compressão de vasos) e todas as implicações decorrentes dessa alteração da matriz.[22]
- **Clinicamente:** espessamento não inflamatório das capas subepidérmicas, às vezes dolorosas, que se manifesta em forma de nódulos ou placas de variada extensão e localização.

ASPECTOS HISTOPATOLÓGICOS

Alquier e Paviot em 1920[23] definiram o FEG como uma distrofia celular complexa, não inflamatória do tecido mesenquimatoso, acompanhada de uma alteração do metabolismo hídrico, ocasionando uma saturação do tecido conjuntivo pelos líquidos intersticiais. Em um tecido normal existe um equilíbrio hidrostático tecidual, sendo que a quebra dele pode acarretar o aparecimento de um edema intersticial. Essa reação seria uma resposta elementar do tecido conjuntivo a toda agressão, seja traumática, tóxica, infecciosa ou endócrina.

Os aspectos clínicos e morfológicos evolutivos do quadro sugerem a associação do FEG com insuficiência venosa crônica no nível dos membros inferiores: pela presença de telangectasias, micro-hemorragias e sintomas de parestesias, câimbras, sensação de peso, dor à palpação local e diminuição da temperatura tecidual nos locais afetados, detectados por termografia.[24]

A análise do líquido intersticial na presença do FEG revela uma taxa de concentração proteica superior à normal. Outro fator notadamente alterado é a pressão intersticial, que se mostra elevada diante do quadro. Para os mesmos autores, as alterações microcirculatórias podem ser desencadeadas por uma insuficiência de esfíncteres pré-capilares, cuja função reguladora do fluxo sanguíneo encontra-se modificada nas áreas afetadas pela disfunção.[25]

A alteração do esfíncter arteriolar pré-capilar nas áreas acometidas pode causar um aumento da pressão capilar que, somada à elevação da pressão intersticial (ocasionada pela hiperpolimerização da substância fundamental amorfa) e à diminuição do fluxo sanguíneo (provocada pela compressão vascular), leva a um aumento da permeabilidade capilar e venular, com estase circulatória e consequente edema na derme, septos interlobulares e interadipocitários. Alterações do tecido conjuntivo perivascular produzem diminuição do tônus venoso e aumento da fragilidade capilar, favorecendo a ruptura e o surgimento de micro-hemorragias.

A análise histopatológica de cem casos de FEG detectou alterações nos extratos cutâneos: epiderme (hiperceratose e acantose), derme (edema papilar, feixes de fibras colágenas adelgaçadas) e tela subcutânea (mucoidose edematosa dos lóbulos adiposos, aliados à hipertrofia adipocitária). Com base em achados como o espessamento da membrana basal dos capilares e vênulas dermo-hipodérmicas em 95% dos casos, semelhante à microangiopatia diabética, os autores questionam a alteração metabólica dos glicídios como fator predisponente do quadro.[26]

Dentre as várias divisões propostas, tendo como base a fisiopatologia do FEG, destacam-se quatro estágios de evolução[27]:

1. Marcado por uma alteração esfincteriana arteriolar, pré-capilar, levando a uma modificação da permeabilidade capilovenular e ectasia capilar, com transudação e edema pericapilar e interadipocitário.
2. O edema dificulta as trocas metabólicas e desencadeia uma resposta conjuntiva, com consequente hiperplasia e hipertrofia do arcabouço reticular, levando à formação de uma trama irregular de fibrilas argentafins pericapilares e periadipocitárias. Alguns adipócitos, que apresentam anisopoiquilocitose, sofrem laceração, e formam-se vacúolos pluricelulares, margeados por tramas reticulares de espessura irregular.
3. As fibrilas se agregam em fibras colágenas e se distribuem em arranjos capsulares em torno de grupos de adipócitos, formando os micronódulos.
4. Ocorrem esclerose das traves conjuntivas e formação de macronódulos, pela confluência de muitos micronódulos.

Apesar do FEG ser confundido ou relacionado com a obesidade, atualmente pode-se afirmar que são processos nosologicamente diferentes, sendo esse fato fundamentado por observações clínicas (não é preciso ser obeso para possuir o quadro) e histológicas.

Observa-se ainda que existe uma diferença significativa no aspecto bioquímico do tecido adiposo com algumas células adiposas aumentadas em volume, razão do termo "lipodistrofia", ou ainda alterações na estrutura do tecido conjuntivo de indivíduos afetados versus não afetados pela FEG.[28] Outro achado é o espessamento e proliferação das fibras de colágeno interadipocitárias e interlobulares que provocam ingurgitamento dos tecidos, a circulação de drenagem é sensivelmente reduzida, e os fibroblastos são encarcerados. As fibras esclerosadas realizam um tipo de rede em forma que pode comprimir os vasos e nervos. O quadro histopatológico relatado explica a aparência macroscópica e, em fases mais avançadas, a dor à pressão ou palpação.

Diante do quadro apresentado, a FEG é um tecido mal oxigenado, subnutrido, desorganizado e sem elasticidade, resultante de um mau funcionamento do sistema circulatório e das consecutivas transformações do tecido conjuntivo. A seguir são descritas possíveis alterações no nível tecidual, divididas didaticamente em quatro fases histológicas:

- **Primeira fase:** a primeira fase do FEG caracteriza-se por hipertrofia das células adiposas. Ocorrem um atraso na redução da drenagem do líquido intercelular, congestão temporária ou transitória e hiperpolimerização da SFA. A persistência desse quadro desencadeia tensão contínua no tecido conjuntivo envolvido, implicando na compressão de tudo que a SFA envolve.
- **Segunda fase:** a SFA com maior viscosidade desencadeia "reação de corpo estranho" no tecido conjuntivo, promovendo reações químicas, tentativas de defesa contra esses elementos anormais. Ocorrem espessamento dos septos interlobulares, proliferação das fibras colágenas, espessamento tecidual (consistência gelatinosa) e cronificação temporal.
- **Terceira fase**: processo de fibrose em reposta à reação desencadeada na fase anterior.
- **Quarta fase:** desenvolvimento de um quadro de esclerose crônica, incremento da sensibilidade dolorosa.

ETIOLOGIA DO FEG

A literatura relacionada à etiologia do FEG frequentemente aponta o sexo feminino com maior prevalência da disfunção, por alegadas diferenças na arquitetura subcutânea entre os sexos, tendo no sexo masculino fibras conectivas subdérmicas orientadas obliquamente e altamente interconectadas, e no sexo feminino menos densamente arranjadas, dispostas perpendicularmente, fato que favorece a invasão de adipócitos alterados na derme.[29-35]

Resultados de estudos que apontam diferenças marcantes na prevalência do FEG entre sexos devem ser interpretados com cautela, devido a vários fatores como o tamanho da amostra, falha na correlação entre a arquitetura subcutânea anatômica com propriedades biomecânicas subjacentes, além do aspecto irregular da interface dermo-hipodérmica frequentemente apontado, que parece representar mais uma característica ligada diretamente a características sexo-específicas e não à disfunção, visto que os hormônios sexuais têm papel fundamental no processo de localização de gordura no corpo, sendo comum que, diante de uma alimentação hipercalórica na mulher, o acúmulo de gordura ocorra preferencialmente nas regiões denominadas "ginoides", preferencialmente afetadas pela disfunção.

O acúmulo de gordura em regiões como coxas e glúteos pode agravar o quadro de FEG, e como é uma condição complexa, tratamentos como a perda de peso isolados têm efeitos variáveis na melhora (Figura 3) ou piora dessa condição.[36] A melhora normalmente está associada a reduções significativas no peso e na porcentagem de gordura da coxa, índice de massa corporal inicial significati-

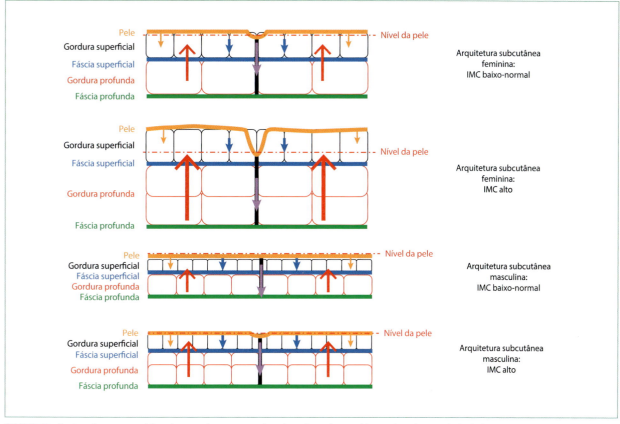

FIGURA 2 Ilustração esquemática do arranjo em camadas da pele e dos tecidos subcutâneos de indivíduos de ambos os sexos com índice de massa corporal (IMC) normal e de indivíduos obesos do sexo masculino. A interação resultante de forças biomecânicas é demonstrada por setas, sendo as vermelhas indicadoras da força externa exercida por adipócitos, a seta lilás e as setas azuis ilustram a força de amarração interna da rede septal [com dimorfismo ilustrado entre os septos numerosos, curtos e finos (setas azuis) *versus* menos septos longos e grossos, que têm maior estabilidade (seta lilás)]; as setas amarelas representam a força de contenção interna da derme. Adaptada de Quatresooz P, et al.[33]

vamente maior e severidade inicial significativamente maior. Entretanto, pode se tonar mais visível quando o índice de massa corporal antes do emagrecimento é significativamente menor, com menores reduções no peso acompanhadas por nenhuma mudança na porcentagem de gordura da coxa e aumentos significativos na complacência do tecido. Sendo assim, a associação de intervenções terapêuticas é mais adequada.

A idade é indicada também como um dos fatores de predileção para o desenvolvimento e a evolução dos estados de obesidade e FEG.[37] As propriedades biomecânicas da pele são modificadas significativamente com o aumento da idade. Na mulher, qualquer aumento posterior de tecido adiposo, com a idade, tende a depositar-se nas zonas de preferência dos estrógenos, sobretudo nos braços, quadris, glúteos e coxas. Por isso, com o passar da idade, por razões de ordem endógena, redução das necessidades energéticas, e exógena, diferentes condições de ambientes e hábito de vida sem uma regulamentação dietética adequada, pode-se estabelecer, por acúmulo de substratos, uma condição de agravamento e expansão dos estados de obesidade e FEG.

A interação de suporte dérmico, morfologia septal e arquitetura de gordura subjacente contribui para as propriedades biomecânicas da junção dermo-hipodérmica, influenciada pelo sexo, idade e índice de massa corporal. É possível inferir que no FEG ocorre desequilíbrio entre as forças de contenção e extrusão, e mulheres idosas com alto índice de massa corporal podem ter maior risco de desenvolver a disfunção com maior gravidade.[38]

A base genética frequentemente sugerida como relacionada ao desenvolvimento do FEG permanece obscura. Estudo[39] examinou e não encontrou possíveis associações de variantes de genes candidatos em receptores de estrogênio, função endotelial/hipóxia do tecido adiposo, metabolismo lipídico, homeostase da matriz extracelular, inflamação e biologia do tecido adiposo, com o risco de FEG.

De maneira geral, pode-se delinear uma etiologia para o FEG enumerando e subdividindo os fatores, prováveis desencadeadores do processo, em três classes:

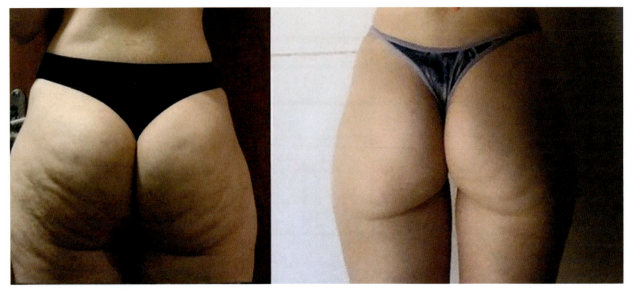

FIGURA 3 Melhora do aspecto da pele diretamente relacionado à perda de peso. Fonte: imagem gentilmente cedida pela Prof. Dra. Carla Silva Perez.

- **Fatores predisponentes:** podem predispor ao FEG, e aliados a outros podem aumentar a probabilidade razoável da instalação dele.
  – Genéticos.
  – Idade.
  – Sexo.
  – Desequilíbrio hormonal.
- **Fatores determinantes:** estabelecem que uma mulher, fumante, com maus hábitos alimentares e ainda com um desequilíbrio hormonal, será alvo de fácil acesso para as infiltrações teciduais. Neste contexto pode-se citar:
  – Estresse, fumo, sedentarismo.
  – Desequilíbrios glandulares.
  – Perturbações metabólicas do organismo em geral (diabetes).
  – Maus hábitos alimentares.
  – Disfunção hepática.
- **Fatores condicionantes:** perturbações hemodinâmicas locais desencadeadas por fatores predisponentes e determinantes, que:
  – Aumentam a pressão capilar.
  – Dificultam a reabsorção linfática.
  – Favorecem a transudação linfática nos espaços intersticiais.

Os fatores abordados podem promover alterações no tecido conjuntivo, que se torna mais hidrófilo, ou seja, mais ávido por água. Assim, passa a reter maior quantidade de água (hidropexia), ocasionando um trânsito de líquidos na região mais lento, que associado a outros fatores, principalmente hormonais, criam condições propícias à maior deposição de gordura (hidrolipopexia).

O conceito de "unidades operacionais" envolve outra hipótese relacionada ao desenvolvimento da FEG, isto é, o conjunto órgão-funcional-homeostático do tecido conjuntivo dérmico. Esse conceito adotado tem por finalidade uma melhor compreensão da fisiopatologia e terapêutica das lipodistrofias localizadas, e considera fatores predisponentes (genéticos), desencadeantes (hiperestrogenismo) e coadjuvantes (sedentarismo, alimentares, hormonais, patologias associadas e iatrogênicos), que podem exercer influência sobre quatro unidades funcionais do tecido conjuntivo-adiposo (derme e tela subcutânea envolvidas FEG): as unidades estão interligadas, sendo que a principal função a elas atribuídas é manter o equilíbrio dinâmico do tecido conjuntivo:

1. unidade matricial-intersticial;
2. unidade microcirculatória;
3. unidade neurovegetativa;
4. unidade energético-adiposa.

A busca da origem do FEG gera polêmica entre pesquisadores, criando questões etiopatogênicas a serem resolvidas. Ainda são propostos outros fatores etiológicos:[40]
- Desencadeantes (alterações de natureza hormonal).
- Predisponentes (sexo, raça, biótipo constitucional, distribuição do tecido adiposo, número, disposição e sensibilidade dos receptores das células afetadas por hormônios, predisposição para desenvolver angiopatias periféricas).

- Agravantes (hábitos alimentares, sedentarismo, fatores emocionais, hábitos de vida, patologias, medicamentos e gravidez).

São várias as hipóteses que orientam a história do FEG, e várias teorias tentam explicar o possível desenvolvimento. Cada uma guarda propriedades que justificam seu grau de aceitação e se complementam entre si. Dentre as várias teorias propostas, destacam-se as teorias alérgica, tóxica, circulatória, metabólica, bioquímica e hormonal.[12,41,42] Importante salientar que todas são "teorias", e como tal, são baseadas em conhecimento meramente especulativo, portanto, de caráter hipotético.

IDENTIFICAÇÃO DO FEG – ASPECTOS CLÍNICOS E EPIDEMIOLÓGICOS

Dentre as funções desempenhadas pelo tecido conjuntivo, destaca-se a ligação entre os planos musculares e o revestimento cutâneo. As transformações desse tecido, principalmente seu enrijecimento, ao contrário de permitirem a mobilidade da pele, fixam-na aos planos profundos. Tais enrijecimento e fixação nem sempre se fazem por igual, de maneira que a pele apresentará um aspecto acolchoado, o pregueamento cutâneo, um espessamento aparente, irregular, com uma sucessão de saliências e depressões, correspondente ao edema intercelular, hipertrofia e hiperplasia adipocitária e fibroesclerose, que parece afetar mais a raça branca.

São apontados quatro sinais clínicos do FEG, classicamente conhecidos como "tétrade de Ricoux":[12,22,24,43]
- aumento da espessura do tecido celular subcutâneo;
- maior consistência tecidual;
- maior sensibilidade à dor;
- diminuição da mobilidade por aderência aos planos mais profundos.

Os sinais clínicos do FEG são facilmente verificáveis por testes simples e seguros. Em certos estágios não é necessário teste algum, pois o simples olhar permite identificar a infiltração tecidual. O tecido nesse caso encontra-se flácido, com relevo cutâneo alterado, dificilmente havendo dúvida ou confusão com qualquer outra disfunção.

No exame físico, é importante a propedêutica de inspeção e palpação. A inspeção deve ser efetuada com a paciente na posição ortostática. A posição de decúbito não é adequada, uma vez que a acomodação dos tecidos, decorrente da ação da gravidade, pode mascarar o grau de acometimento dos tecidos (Figura 4). Além das alterações de relevo inspecionam-se alterações associadas como: coloração tecidual, telangectasias, varizes, equimoses, estrias, hiperceratose folicular, tonicidade muscular e dor à palpação.

O primeiro teste para reconhecer o FEG consiste na compressão do tecido afetado com as mãos, denominado também "teste da casca de laranja" (Figura 5), no qual a compressão do tecido afetado revela alterações no contorno tecidual com aspecto de grumo.

O outro teste é denominado "teste da preensão" (*pinch test*) – Figura 6, que consiste na preensão da pele afetada por FEG, associada a leve tração, considerando-se positivo diante de sensibilidade alterada.

Geralmente, os sintomas de acometimento restringem-se à presença de alterações do contorno tecidual nos membros ou locais afetados por FEG. Fadiga e aumento dos sintomas no período pré-menstrual também podem ser encontrados.

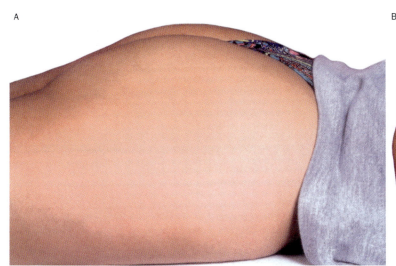
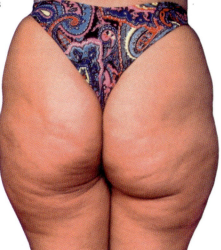

FIGURA 4 Imagens da mesma paciente em diferentes posições. (A) O grau três do fibroedema geloide é mascarado quando a paciente está em decúbito e (B) aspecto em "saco de nozes" na posição ortostática.

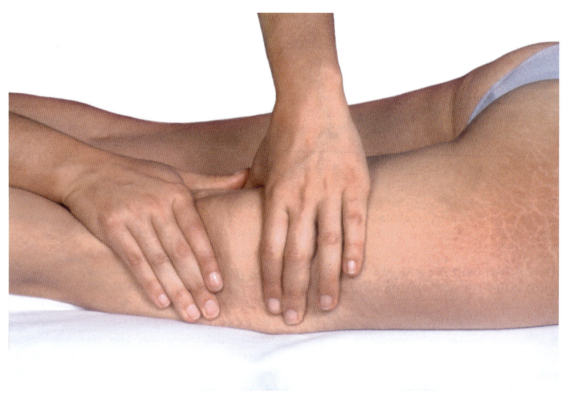

FIGURA 5 Compressão do tecido afetado por fibroedema geloide evidenciando grumos decorrentes de provável infiltração do tecido. Fonte: acervo pessoal.

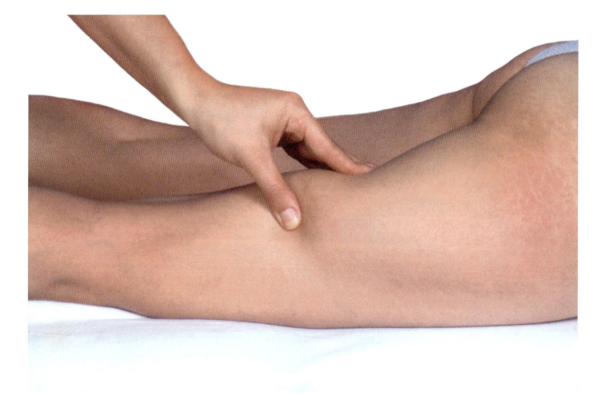

FIGURA 6 Teste da preensão para detectar o grau de alteração da sensibilidade dolorosa e espessura do tecido afetado. Fonte: acervo pessoal.

Na palpação das regiões atingidas, pode-se notar, por meio de rolamento do tecido afetado, a presença de nódulos ou grumos no infiltrado tecidual. Além disso, encontram-se aumento local da sensibilidade dolorosa, aumento do volume e da consistência do tecido celular subcutâneo, além de deformação da pele e dos tecidos pelas aderências.

MÉTODOS DE AVALIAÇÃO – EXAMES COMPLEMENTARES

O diagnóstico clínico do FEG baseado em uma anamnese adequada, associada à aplicação de testes clínicos, pode ser ampliado por meio de exames complementares: termografia cutânea, xerografia, ecografia bidimensional, exames anátomo-patológicos e antropométricos.

Termografia

A circulação sanguínea é afetada no tecido afetado por FEG, e pode estar reduzida, sendo que tecidos isquêmicos apresentam temperatura reduzida, entretanto não perceptível apenas com o toque das mãos, que consegue detectar apenas diferenças de pelo menos 2°C (Capítulo 21, "Termografia").

Alterações na microcirculação que ocorrem no FEG são possíveis de detectar por meio de termometria cutânea infravermelha, que pode ser avaliada por meio de teletermografia, ou simplesmente termografia, que utiliza instrumentos denominados termógrafos, com diferentes sensibilidades e preços. A denominada "termografia de contato" emprega placas flexíveis, compostas de cristais termossensíveis de colesterol, cuja função é avaliar e classificar o FEG de acordo com a temperatura cutânea superficial, diretamente relacionada com alterações circulatórias ocasionadas pelo distúrbio. Após o contato placa-pele por alguns segundos, surge um "mapa" de cores, indicando diferença de temperaturas em áreas localizadas da superfície cutânea (Figura 7). A imagem que surge pode ser homogênea ou não. De maneira geral, quanto mais uniforme for a imagem, com coloração verde ou rosada, menor é o envolvimento circulatório da área, que clinicamente corresponderia ao grau I ou ausência de FEG. Já zonas que indicam hipotermia, que no exame aparecem como zonas escuras ("buracos negros" ou "pele de leopardo"), indicam um grau mais avançado.

A avaliação por termografia deve ser precedida por alguns cuidados para evitar interferências e produzir resultados fidedignos,[44] uma vez que fatores externos e internos podem alterar significativamente o resultado do exame, como: exposição solar, febre, tabagismo, época do ciclo menstrual, temperatura e umidade da sala de exames. A aclimatação por um período de 15 minutos em ambiente com temperatura controlada deve ser efetuada, e a sala de exames deve estar livre de equipamentos elétricos geradores de calor e sem incidência de ar ou luz solar, iluminada por meio de lâmpadas fluorescentes.[43] Também deve ser orientado que se evite o uso de agentes tópicos, banhos quentes ou chuveiros, exercícios vigorosos e ingestão de estimulantes como cafeína, nicotina ou chocolate pelo menos duas horas antes do exame.

Outro método proposto para avaliar tecidos afetados pelo FEG por meio de termografia infravermelha é o método denominado *Grey Level Co-occurrence Matrix* (GLCM) ou de contraste, que possibilita avaliação biométrica da eficácia do tratamento da disfunção e que é diferente dos parâmetros tradicionalmente utilizados para análise de imagens infravermelhas, que envolvem aquisição da temperatura máxima e mínima ou as temperaturas medianas de uma área previamente demarcada. O método, por meio da co-ocorrência de escalas de cinza, determina a diferença entre campos de temperatura adjacentes,

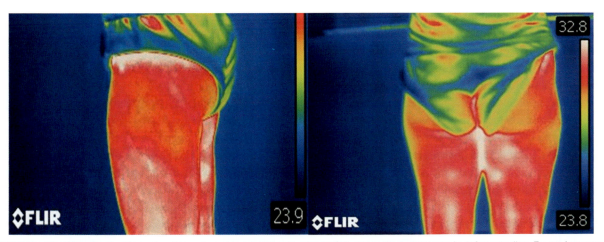

FIGURA 7 Identificação de diferentes graus de comprometimento circulatório por meio de termografia infravermelha. Fonte: imagens gentilmente cedidas pela Prof. Dra. Carla Silva Perez.

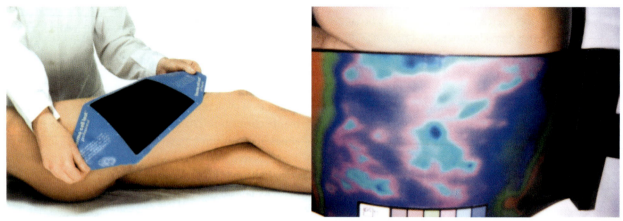

FIGURA 8 Avaliação do fibroedema geloide por termografia de contato, que identifica o comprometimento circulatório por diferentes cores, que representam diferentes níveis de temperatura. Fonte: acervo pessoal.

sendo o contraste calculado com base na medida de homogeneidade. A ideia do método é calcular o número de adjacências de cada pixel na região de interesse (*region of interest* – ROI) indicada pelo operador ou em toda a imagem. Essas podem ser analisadas em diferentes direções: horizontalmente, verticalmente e diagonalmente. As mais próximas possíveis são analisadas com mais frequência. O método mostrou ser efetivo para avaliar efeitos decorrentes de intervenções terapêuticas no FEG.[45]

A avaliação da gravidade do FEG por meio de imagens infravermelhas aliadas a programas computacionais é viável para um diagnóstico confiável. Essa combinação pode ser usada para o diagnóstico precoce, bem como para monitorar o progresso da disfunção.[46]

Xerografia

O método consiste na radiação da pele com raios X, avaliando-se a imagem radiológica e explorando-se as modificações de cargas elétricas induzidas pelas radiações sobre placas de selênio. A passagem de radiação por tecidos com diferente espessura permite a formação de imagens (de cor azul, em diversas tonalidades) que evidenciam a diversidade de espessuras dos tecidos conjuntivos e musculares. O método permite identificar limites das camadas da pele e tecido subcutâneo, sendo válida para o controle da evolução dos infiltrados.

Trata-se de um exame não inócuo que deve ser prescrito apenas por médicos por esse motivo, além de não permitir uma avaliação de alterações microcirculatórias.

Ecografia bidimensional

Trata-se de um método prático e seguro, que pode avaliar a textura dos tecidos conjuntivos, bem como suas espessuras, sendo possível a observação da ocorrência de edemas nestas regiões. Utilizando-se o método associado ao efeito "Doppler", pode-se avaliar também a circulação local.

O método tem como desvantagem a necessidade de equipamento específico associado ao treinamento de seu manuseio e avaliação dos achados.

Exame anatomopatológico

Trata-se de um método direto e preciso de avaliação, que pode ser efetuado por um profissional capacitado, tendo o inconveniente de ser invasivo. O exame pode ser realizado através de biópsias com *punches* de 4 mm de diâmetro.[26] As colorações efetuadas podem ser:[47]

- Hematoxilina eosina (HE): coloração mais utilizada nas rotinas histológicas.
- Alcian Blue: para mucopolissacarídeos.
- Ácido periódico e reativo de SCHIFF (PAS): evidencia membranas basais.
- Fucsina resorcina e fucsina ácida (Weigert-van Gieson): demonstrativas de fibras elásticas, colágenas e musculares lisas.
- Hematoxilina férrica de Weigert, escarlate de Biebrich e azul de anilina (tricrômio de Masson): fornecem um bom contraste das fibras colágenas.

AVALIAÇÃO DO ASPECTO MACROSCÓPICO DA PELE

Técnicas não invasivas como a macrofotografia e a ultrassonografia podem ser utilizadas para avaliar e quantificar as alterações do relevo cutâneo relacionadas ao FEG, bem como a eficácia de produtos cosméticos utilizados no tratamento dele. Para tanto, é importante padronizar aspectos importantes na avaliação macroscópica da pele com registro fotográfico, como a iluminação e o posicionamento da câmera. Outros métodos adicionais podem ser utilizados como métodos complementares, como a determinação da circulação sanguínea (laser Doppler), consistência da pele (cutômetro) e medidas de circunferência padronizadas.[48]

A severidade clínica do FEG pode ser avaliada por meio de escala fotonumérica validada, *cellulite severity sacale* (CSS),[49] sendo possível ainda avaliar os efeitos inerentes das diversas modalidades de tratamento empregadas na disfunção. Trata-se de uma escala onde se graduam por meio de imagens fotográficas da região afetada cinco aspectos: o número e a profundidade das depressões, as alterações da pele, a laxidão da pele, além de comparar com classificação classicamente empregada.[50] Para cada aspecto observado é atribuído um valor de zero a três. A classificação final é obtida pela soma dos escores referentes a todos os aspectos avaliados (Tabela 1).

Também foram recentemente desenvolvidas e validadas duas escalas fotonuméricas para avaliação da severidade do FEG na região dos glúteos, sendo que uma envolve o terapeuta (*Clinician Reported Photonumeric Cellulite Severity Scale* – CR-PCSS), e outra a paciente (*Patient Reported Severity Scale* – PCSS). Ambas parecem avaliar de forma confiável a gravidade do FEG nos glúteos e podem detectar uma alteração clinicamente significativa após o tratamento da disfunção.[51]

Muitas escalas para avaliação do FEG atualmente em uso têm limitações, como o aspecto predominantemente qualitativo, ou uma falha em capturar características clinicamente relevantes. Entretanto, atualmente, a fotografia é o único recurso validado para determinação da gravidade da disfunção, enquanto outros recursos como a ultrassonografia, ressonância magnética, termografia e biomecânica da pele, têm sido empregados em estudos que avaliam a fisiopatologia da disfunção, bem como em estudos que avaliam o efeito da intervenção, porém não demonstram correlação com a gravidade do FEG, portanto, mais estudos sobre o assunto são necessários.[52]

LOCALIZAÇÕES PREFERENCIAIS DO FEG

O FEG pode atingir qualquer parte do corpo, exceto as palmas das mãos, as plantas dos pés e o couro cabeludo. São atingidas com mais frequência a porção superior das coxas, interna e externamente, a porção interna dos joelhos, região abdominal, a região glútea e a porção superior dos braços, ântero e posteriormente.

ESTÁGIOS DO FEG

A classificação do FEG pode ser dividida em três ou quatro graus, de acordo com o aspecto clínico e histopatológico. Entretanto, a classificação em apenas três graus, a qual apresenta as alterações clínicas mais marcantes, é a classificação mais condizente com a anamnese de rotina nos consultórios. As lesões teciduais surgem em três estágios, subdivididos segundo a gravidade de cada um:

- FEG brando (grau 1).
- FEG moderado (grau 2).
- FEG grave (grau 3).

A classificação do FEG é fundamentada na avaliação clínica, não fazendo menção às alterações histopatológicas. São consideradas as alterações cutâneas macroscópicas e a sensibilidade à dor, bem como o prognóstico.

FEG brando (grau 1)

É aquele que somente é percebido através da compressão do tecido entre os dedos ou da contração muscular voluntária. Nesta fase, o FEG ainda não é visível somente à inspeção visual, e não há alteração da sensibilidade à dor.

TABELA 1 Escala fotonumérica (*Cellulite Severity Scale* – CSS) baseada em informações obtidas de fotografias da pele[49]

Aspectos avaliados	0	1	2	3
Número de depressões evidentes	Nenhuma	1-4 depressões visíveis	5-9 depressões visíveis	10 ou mais
Profundidade das depressões da pele	Ausente	Superficial	Média	Profunda
Aparência clínica das lesões	Não observáveis	"Casca de laranja"	"Queijo cottage"	"Acolchoada"
Grau de laxidão, flacidez da pele	Ausente	Levemente enrugada	Moderadamente enrugada	Severamente enrugada
Graduação – escala de Nürberger and Müller	Grau 0	Primeiro grau	Segundo grau	Terceiro grau

Classificação:
- 1-5: Média.
- 6-10: Moderada.
- 11-15: Severa.

FEG moderado (grau 2)

As depressões são visíveis mesmo sem a compressão dos tecidos, sujeitas, portanto, a ficarem ainda mais aparentes mediante a compressão. Com a luz incidindo lateralmente, as margens são especialmente fáceis de serem delimitadas (Figura 9), aliada à alteração da sensibilidade por *pinch test*.

FEG grave (grau 3)

Semelhante ao grau 2, porém o acometimento tecidual pode ser observado em qualquer posição, ortostática ou em decúbito (em menor grau, mas ainda é visível). A sensibilidade à dor está aumentada e as fibras do conjuntivo estão bem alteradas.

Normalmente para o FEG brando os tratamentos são quase sempre efetivos. O moderado também responde frequentemente a tratamentos convencionais, e o grave pode responder adequadamente a esses tratamentos, entretanto, é passível de intervenções mais radicais, como cirurgias.

O grau I é geralmente assintomático, não sendo observadas alterações clínicas marcantes. A avaliação histopatológica das fases seguintes pode apresentar espessamento da camada areolar, aumento da permeabilidade capilar, anisopoiquilocitose adipocitária, micro-hemorragias diapedéticas, ectasia dos capilares e microaneurismas fusiformes nas vênulas pós-capilares.

Os estágios do FEG não são totalmente delimitados, podendo ocorrer sobreposição de graus em uma mesma área.

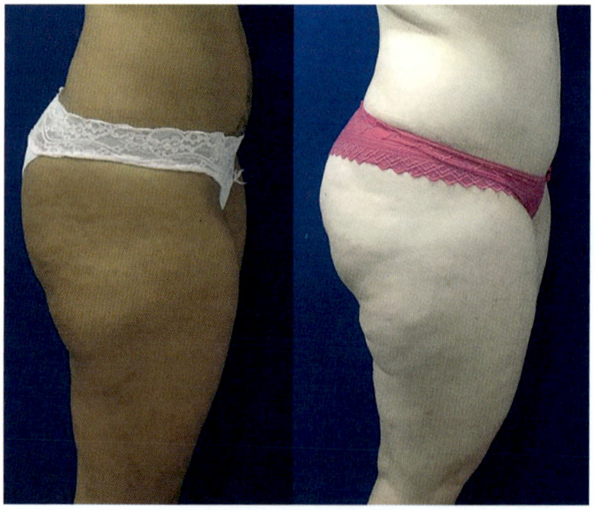

A primeira descrição anatomopatológica foi efetuada na década de 1920,[8] e ainda faz sentido atualmente. Ela subdivide o acometimento por FEG em quatro fases: circulatória, exsudativa, ativação fibroblástica e fibrose tecidual.

ABORDAGENS TERAPÊUTICAS

Os tratamentos para o FEG incluem diferentes procedimentos invasivos e não invasivos, sendo que a maioria dos tratamentos carece de uma prova substancial de eficácia. O resultado imprevisível do tratamento pode estar relacionado ao fato de o tecido afetado ser fisiológica e bioquimicamente diferente do tecido subcutâneo encontrado em outras partes do corpo. Entretanto, é importante conhecer as diferenças em seus mecanismos de ação, bases fisiológicas e bioquímicas de diferentes intervenções terapêuticas, bem como indicações e controvérsias, com o intuito de ser capaz de tomar a decisão mais adequada para cada paciente.[53,54]

O FEG é um distúrbio de etiologia multifatorial, sendo assim, os melhores resultados são obtidos com procedimentos variados e complementares entre si, sendo ainda muito importante a orientação para uma manutenção e/ou complementação doméstica.

Muitos autores[55-59] afirmam que não existem tratamentos definitivos para a disfunção, que eles apresentam efetividade temporária, e ainda que muitos são ilusórios e não apresentam evidência científica suficiente. Sabe-se que o principal fator na obtenção de um bom resultado terapêutico é o correto diagnóstico aliado à escolha do melhor recurso para a terapia em questão, e que os efeitos dependem sobretudo da capacidade reacional de cada indivíduo.

FIGURA 9 Pacientes afetadas por fibroedema geloide de classificação grau 2. Fonte: imagens gentilmente cedidas pela Profa. Dra. Carla Silva Perez.

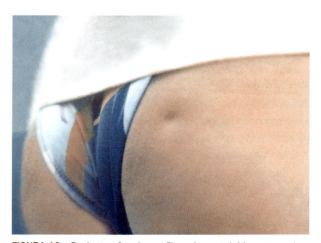

FIGURA 10 Paciente afetada por fibroedema geloide, apresentando pequena área classificada com grau três.

TRATAMENTO CIRÚRGICO

Como já se sabe, microscopicamente o FEG apresenta implicações dermo-hipodérmicas, com bandas de tecido conectivo que fixam a derme à fáscia profunda, aliadas a projeções adipocitárias. Mediante essas constatações, o tratamento cirúrgico da referida disfunção pode ser executado por uma lipoaspiração superficial, com rompimento de bandas fibrosas e liberação da gordura projetada. Embora seja um recurso apontado como interessante para casos mais avançados, não é muito recomendado, pois pela intervenção muito superficial, pode produzir sequelas indesejáveis, como desenvolvimento de "ondulações" na pele, portanto, com resultado cosmético ruim. A técnica de lipoescultura ultrassônica é considerada mais segura quando comparada à lipoaspiração tradicional no tratamento do FEG.[60-63]

A subcisão (*subcision* – **sub**coutaneous incision*less*) é uma técnica cirúrgica descrita para o tratamento das depressões do relevo cutâneo,[64] como cicatrizes deprimidas, rugas, sulcos ou irregularidades da superfície cutânea relacionadas ao FEG.[65-68]

A subcisão é um procedimento simples intervindo na junção dermo-hipodérmica, deslocando as fibras de alto teor fibrótico. O procedimento pode ser executado em nível ambulatorial e tem início com a delimitação das depressões, que serão destacadas com uma marcação. Posteriormente executa-se a anestesia tópica com vasoconstritor. Em seguida, um instrumento especial com face cortante (Figura 11) é inserido na pele, sendo movimentado "em leque" no plano desejado, seccionando os septos fibrosos (Figura 12), até que deslize livremente pelo tecido. O plano de dissecação abrigará um hematoma. Com a finalidade de delimitá-lo, utiliza-se uma compressão de aproximadamente quatro quilos, a qual é posicionada após o ato cirúrgico, permanecendo no local por 4 a 5 minutos.

Como sequelas do procedimento de subcisão no FEG podem ocorrer: fibroses (afetando pontos de incisão e tecidos adjacentes), discromias, cicatrizes hipertróficas ou queloideanas, infecções e abscessos. O uso de malha compressiva na região operada, por um período de 10 a 30 dias, é de grande importância como auxílio na eliminação do edema. A fisioterapia precoce diminui sobremaneira o risco de complicações.

As etapas da reabilitação pós-cirúrgica são:
- Drenagem linfática dos membros inferiores, abdome, região lombar e glútea (melhora a cicatrização e previne o edema).
- Gelo nas primeiras 24 horas.
- Ultrassom após 24 horas, frequência preferencial de 3 MHz, com intensidade média a ser avaliada (atenua as equimoses, reduzindo consequentemente o risco de fibrose).
- Terapia manual, vacuoterapia ou endermologia controladas, desde que não promovam novas petéquias ou hematomas (prevenção de aderências).
- Fotobiomodulação com laser após 24 horas, de forma pontual (estimulação do processo de cicatrização).

TERAPIA MEDICAMENTOSA

Mesoterapia

A mesoterapia ou intradermoterapia é uma técnica terapêutica de origem francesa na década de 1950,[69] controversa, que visa aplicar medicamentos na camada superficial da pele, em tecido derivado da mesoderme (daí a origem do nome).[70-73] É utilizada normalmente no tratamento de diferentes condições clínicas, e no tratamento do FEG normalmente são utilizados enzimas, metilxantinas, como cafeína, aminofilina e teofilina, vasodilatadores e substâncias que interferem no metabolismo do tecido conjuntivo (Capítulo 1). O composto é injetado com seringa e agulha comum, aplicador tipo pistola com agulha (geralmente de 4 mm) (Figura 13), ou ainda introduzido por meio de pressão, modulando a cinética do fármaco, retardando a absorção e prolongando o mecanismo de ação local. Estes últimos apresentam dificuldade de esterilização do conjunto.

Apesar de insuficientes ensaios clínicos randomizados, e consequentemente necessidade de mais estudos, em alguns campos de aplicação da mesoterapia foram publicados consensos que apontam mecanismo de ação, mo-

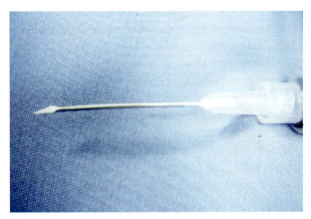

FIGURA 11 Instrumento especial para execução da técnica de subcisão.

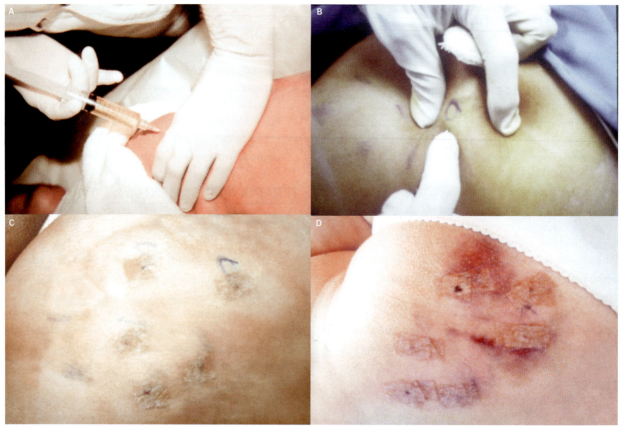

FIGURA 12 Cirurgia de subcisão em glúteo direito. (A) Anestesia local; (B) ato cirúrgico; (C) imediatamente após a cirurgia; e (D) 48 horas após a cirurgia. Fonte: imagens gentilmente cedidas pela Dra. Angela de O. Martins.

dalidades de execução da técnica, justificativa científica para aplicá-la em algumas indicações e a utilidade do consentimento informado.[74,75]

As indicações envolvendo o procedimento de mesoterapia na literatura são múltiplas, destacando-se, entre outras, dores diversas, alopecia e FEG.[76-81] São apontadas diversas complicações atribuídas ao uso de técnica inadequada ou ao efeito do medicamento em si, como edema de Quincke (angioedema, edema angioneurótico ou urticária gigante), urticárias locais ou gerais, dermatite alérgica, epigastralgias, lipodistrofias e atrofias cutâneas, erupção liquenoide, indução de psoríase, urticaria, necroses cutâneas, lúpus eritematoso sistêmico, paniculite, acromia e atrofia.[82-91]

Outra complicação frequentemente registrada e temida relacionada à mesoterapia é a infecção por microbactérias, principalmente *Mycobacterium fortuitum*, por provável assepsia inadequada ou por contaminação do produto utilizado, que exige meses de tratamento caro com diferentes drogas, e ainda pode resultar em cicatrizes inestéticas.[92-107]

O procedimento de mesoterapia é restrito em vários países pelo alegado risco que envolve a técnica, bem como o uso proscrito de drogas como a fosfatidilcolina (Lipostabil®) para finalidade cosmética, pelo risco de necrose tecidual. Substâncias usualmente injetadas não estão completamente avaliadas quanto à sua segurança e eficácia.[108,109]

Ativos farmacológicos

Extratos botânicos utilizados como princípios ativos no tratamento do FEG devem ser padronizados para permitir o mesmo efeito comum relacionado, sendo necessários estudos para verificar a eficácia e as concentrações ideais para cada substância.[110,111]

Os ativos farmacológicos utilizados na terapêutica do FEG atuam no tecido conjuntivo ou na microcirculação, podendo ser aplicados por via tópica, sistêmica ou transdérmica. Dentre os princípios ativos atuantes na microcirculação incluem-se os extratos vegetais de hera e castanha da índia, ricos em saponinas, além de ginkgo biloba e rutina, que contêm bioflavonoides. Estes agem diminuindo a hiperpermeabilidade capilar e aumentando o tônus venoso.[112-116]

As metilxantinas são classificadas como categoria principal e bem documentada no tratamento do FEG. As principais representante desta categoria são cafeína, teo-

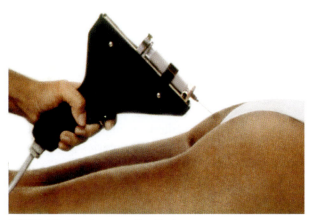

FIGURA 13 Pistola para aplicação de mesoterapia.

bromina e teofilina, obtidas a partir de extratos botânicos. A cafeína é muito utilizada, considerada eficiente e segura em uma concentração de 1 a 2%.[117-119]

Também são utilizados no tratamento do FEG, com ações sobre o tecido conjuntivo, o silício e a Centella asiática. O silício é um elemento estrutural do tecido conjuntivo, regulador e normalizador do metabolismo e da divisão celular. Na microcirculação, modifica favoravelmente a permeabilidade capilar venosa e linfática.[120]

O extrato de Centella asiática tem origem vegetal, sendo formado quimicamente por princípios ativos nas seguintes proporções: 40% de asiaticosido, 30% de ácido madecássico, 30% de ácido asiático, além de derivados triterpênicos. A união desses princípios atua no nível do conjuntivo, nos fibroblastos (regula a estruturação das formas fibrilares conectivas), bem como na microcirculação. Na utilização tópica e sistêmica observa-se a ação na microcirculação, com melhora da perfusão nos membros inferiores, demonstrada por capiloscopia em pacientes com insuficiência venosa crônica, sendo inclusive utilizada no tratamento de úlceras crônicas e do FEG.[121-125]

A confiabilidade dos resultados de estudos da utilização do extrato de Centella asiática no FEG é prejudicada na medida em que a metodologia empregada é inadequada, com critérios não padronizados, além da ausência de controle.[126-129] Também são descritos casos de dermatite de contato relacionados ao uso tópico.[130,131]

Enzimas de difusão

As enzimas são utilizadas como agente terapêutico específico em afecções caracterizadas por hiperpolimerização ou como auxiliar terapêutico na forma liofilizada para favorecer a difusão de substâncias medicamentosas no organismo.

Conforme descrito anteriormente, o FEG é caracterizado por uma hiperpolimerização de mucopolissacarídeos na substância fundamental amorfa; sendo assim, as enzimas utilizadas para o tratamento dessa afecção são mucopolissacaridases e hialuronidases com ação despolimerizante. As enzimas podem ser encontradas na forma de comprimidos, supositórios, injetáveis e creme.

A hialuronidase é uma das enzimas presente no interstício, sendo encarregada de manter o equilíbrio hídrico, com a finalidade de assegurar uma absorção normal da substância fundamental amorfa através de todo o tecido conjuntivo. Despolimerizando o ácido hialurônico, a hialuronidade reduz a viscosidade do meio intercelular, tornando o tecido mais permeável à dispersão de outras substâncias e promovendo a reabsorção do excesso de fluidos, mobilizando edemas e infiltrados no tecido conjuntivo.

A hialuronidase é empregada na medicina como veículo de difusão de vários medicamentos, além de ser utilizada como princípio ativo no tratamento do FEG. Essa aplicação é contestada por Casley-Smith (1967),[132] que demonstrou através de experimentos que o emprego dessas enzimas pode alterar os filamentos de ancoração dos capilares linfáticos, produzindo o colabamento de suas paredes, pela pressão dos tecidos adjacentes.

As técnicas de administração de princípios ativos utilizados pela fisioterapia são:
- Corrente contínua (ionização).
- Ultrassom (fonoforese).

A fundamentação das técnicas de iontoforese e fonoforese está descrita nos Capítulos 6, "Eletroterapia", e 7, "Ultrassom". Entretanto, tratamentos que associam as enzimas ao ultrassom não são recomendados, pois estudos apontam o efeito deletério que esse recurso físico promove sobre as mesmas. O medicamento pode causar reações adversas como perda de potássio (em doses elevadas), reações alérgicas e o aparecimento de equimoses.

O valor terapêutico dos extratos botânicos em grande número de produtos para o FEG depende de vários fatores, como a disponibilidade do princípio ativo nos locais de ação, a concentração do ingrediente na formulação, bem como as características físico-químicas de cada ingrediente ativo. Além disso, a padronização de extratos quanto à eficácia permite que o produto tenha o mesmo efeito em qualquer parte do mundo.

CINESIOTERAPIA

Fortalecimento e alongamento muscular

A atividade física é extremamente importante como coadjuvante no tratamento do FEG, dada a condição frequente de hipotonia muscular, e pode contribuir com redução da massa corporal, melhorar a circulação, bem como promover fortalecimento da musculatura nos locais afetados por FEG, melhorando assim a aparência geral.

Os exercícios resistidos são de grande importância para o desenvolvimento da força muscular (Capítulo 10), sendo importante considerar a amplitude de movimento articular, necessária para a completa mobilidade e flexibilidade das estruturas que compõem a articulação, ou seja, músculos, tecido conjuntivo e pele, além da própria articulação. A mobilidade adequada dos tecidos moles e articulações parece ser um fator importante na prevenção de lesões (Capítulo 10).

À medida que o músculo se encurta, ele não é mais capaz de produzir o pico de tensão e desenvolve-se uma fraqueza com retração.[133] A perda de flexibilidade, independente da causa, pode também provocar dor. A força muscular pode também ser alterada quando o tecido mole se encurta devido à adaptação que ocorre com o tempo. À medida que o músculo perde sua flexibilidade normal, ocorre também uma alteração na relação comprimento-tensão do músculo.

Cada tecido apresenta diferentes respostas que afetam sua extensibilidade, ou seja, sua capacidade de alongar-se. Quando procedimentos de alongamento são aplicados a esses tecidos, a velocidade, intensidade e duração da força de alongamento irão afetar a resposta dos diferentes tecidos. Tanto as características mecânicas dos tecidos contráteis e não contráteis quanto as propriedades neurofisiológicas do tecido contrátil afetam a resposta do alongamento.

O fortalecimento muscular incrementa a circulação sanguínea e linfática do membro afetado pela disfunção (sistemas paralelos), bem como melhora o aspecto da pele, além de incrementar a função das bombas impulso-aspirativas (BIA) (Figura 14), que são estruturas circunvizinhas ao sistema venoso profundo dos membros inferiores, como músculo e aponeurose (unidade músculo-aponeurótica), tendões e articulações, e estão distribuídas em seis regiões (pé, dorso do pé, panturrilha, poplítea, coxa e glútea).

A BIA poplítea apresenta grande importância na circulação de membros inferiores durante a marcha, visto que seus componentes geram no início do movimento uma compressão extrínseca intermitente ao ritmo de deambulação no componente venoso valvulado, cuja ineficiência está relacionada com transtornos tróficos do membro. Portanto, ao melhorar a função das BIA, se fazem necessários o fortalecimento e o alongamento das estruturas envolvidas, bem como a correção postural do indivíduo acometido pelo FEG, visto que as alterações posturais exercem influência direta no funcionamento delas. Por exemplo, em membros inferiores elas são utilizadas para acionar cadeias miofasciais dinâmicas.

ELETROTERAPIA

No tratamento do FEG são empregadas várias modalidades de correntes, de acordo com as respostas fisiológicas que cada uma desencadeia.

A corrente galvânica é utilizada na sua forma pura (galvanização) ou em associação a drogas despolimerizantes (iontoforese). No caso do uso da corrente galvânica pura, os efeitos fisiológicos inerentes da corrente, os efeitos eletroquímicos, osmóticos e as modificações vasomotoras (Capítulo 6) podem promover um incremento na nutrição do tecido afetado consequente ao aumento da circulação local, que ocorre principalmente no nível do polo negativo, que é mais estimulante. Na ionização, a medicação introduzida visa a promover a despolimerização da substância fundamental amorfa. Os medicamentos utilizados são enzimas mucopolissacaridases combinadas ou não com outros fármacos. Para a efetividade da ionização (Capítulo 6), alguns aspectos devem ser observados:

- A droga deve ser administrada pelo eletrodo de mesma polaridade, a qual varia de acordo com o laboratório fabricante.
- Não há justificativa para a inversão da polaridade durante a terapia.
- O posicionamento dos eletrodos deve obedecer a uma disposição transversal.
- A intensidade deve ser calculada de acordo com o tamanho do eletrodo, sendo o mínimo de 4 mA (eletrodo de tamanho padrão).
- A concentração do produto deve ser mantida a mais baixa possível, entre 1 e 4%.
- O solvente deve ser a água deionizada.
- Os eletrodos não devem ser posicionados sobre soluções de continuidade (lesões), devido ao risco de promover queimaduras locais.
- O tempo de aplicação deve manter-se abaixo de 20 minutos.
- O material entre o eletrodo metálico e a pele deve ser descartável.

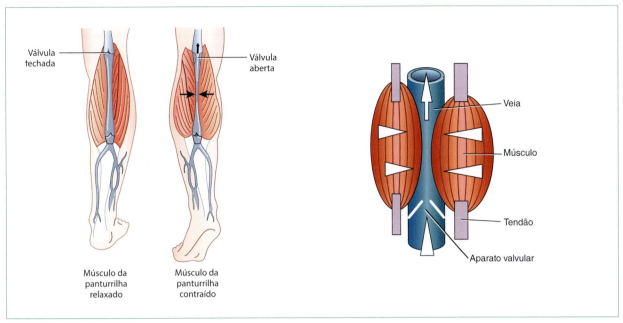

FIGURA 14   Esquema homocinético que compõe a bomba impulso-aspirativa poplítea.

Correntes excitomotoras

A estimulação elétrica neuromuscular (NMES) é um importante complemento no tratamento do FEG. As correntes excitomotoras juntamente com outros recursos fisioterapêuticos constituem a base da eletroterapia utilizada hoje em estética. O objetivo dessa modalidade terapêutica é propiciar, em decorrência da contração muscular, o fortalecimento e/ou hipertrofia muscular, bem como o aumento da circulação sanguínea e linfática, melhorando assim o trofismo dos tecidos. A eficácia do tratamento com estimulação elétrica vai depender de muitos fatores (Capítulo 6), sendo que um ponto importante a ser observado é a sensibilidade do paciente, pois quanto mais agradável for, maior intensidade o paciente suportará, maior a profundidade do campo elétrico e, consequentemente, maior o número de unidades motoras recrutadas. Portanto, dentre as correntes utilizadas, as mais agradáveis apresentam vantagens em detrimento das outras.

A contração e o relaxamento muscular exercem um efeito de bomba sobre os vasos sanguíneos e linfáticos, podendo ser utilizados também para incrementar o retorno venoso e linfático através de contrações rítmicas, obedecendo uma sequência lógica do grupo muscular estimulado, de forma que as contrações ocorram na direção distal-proximal (Figura 15), sendo importante ainda posicionar corretamente o membro durante a estimulação, isto é, em elevação e quando necessário com enfaixamento compressivo.

A inconveniência da utilização das correntes polarizadas para os programas de estimulação elétrica antes empregados está na capacidade dessas correntes causarem a polarização sob os eletrodos, devido ao fluxo iônico irregular. A forma de pulso da corrente relacionada, bem como a largura do pulso de maior duração, quando comparada a pulsos quadráticos, que transportam a mesma quantidade de energia, pode ser responsável, em parte, pelo maior desconforto promovido por algumas destas correntes.

O sucesso dos programas de estimulação elétrica depende amplamente dos parâmetros da estimulação. Para a utilização da estimulação elétrica mais efetiva, o terapeuta precisa dominar todos os parâmetros e saber quando e como regulá-los para torná-los mais convenientes a um programa de tratamento particular de um determinado paciente.

Os níveis de dor e sensações desagradáveis são minimizados pelo uso de pulsos estreitos com frequências elevadas. Neste contexto, pulsos inferiores a 50 microssegundos (µs) são ineficazes para a ativação do nervo. Por outro lado, pulsos com duração superior a 500 µs são menos confortáveis para o paciente. A outra característica do pulso de estimulação é o seu tempo de subida, ou seja, o tempo que a corrente leva para atingir sua amplitude máxima. A subida lenta permite que a amplitude de estímulo seja aumentada gradualmente. A vantagem é que o paciente toma contato com a corrente de forma suave e, além disso, o músculo é gradualmente estimulado a

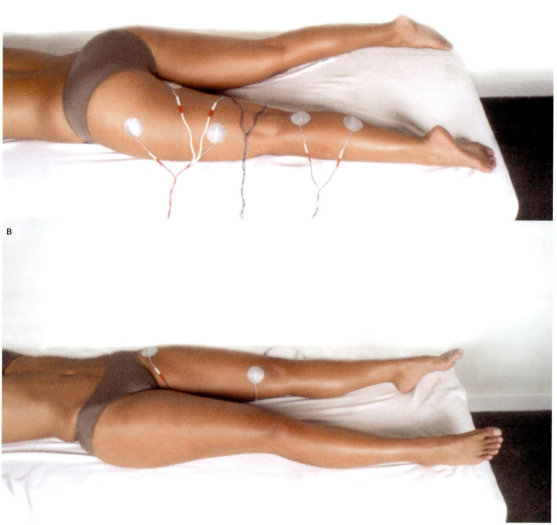

FIGURA 15 Colocação dos eletrodos para drenagem linfática com corrente excitomotora modulada de forma sequencial. (A) Eletrodos posteriores à perna e coxa e (B) eletrodos mediais e anteriores à coxa. Fonte: acervo pessoal.

produzir uma contração mais natural, com as fibras sendo cada vez mais recrutadas, conforme o aumento da amplitude dos estímulos.

Especificamente para a estimulação elétrica neuromuscular, podem ser efetuadas com diferentes correntes (Capítulo 6, "Eletroterapia").

Hipertrofiar um músculo significa aumentar o seu poder motor (aumento do número de sarcômeros em paralelo), o diâmetro das fibras musculares individuais e número total de miofibrilas (que entram no jogo da contração) e aumentar os mecanismos nutridores para sua manutenção (ATP – adenosina trifosfato, PC – fosfato de creatina, glicogênio, dentre outros). A hipertrofia resulta de uma atividade muscular vigorosa, contrarresistida. Assim, não há efeito trófico sobre o músculo se ele não realizar trabalho, a estimulação elétrica deve trabalhar contra a resistência de uma carga e com intensidade suficiente para promover contrações musculares potentes.

A estimulação elétrica pode ser efetivamente utilizada para assistir aos pacientes em exercícios ativos, contrarresistidos ou simplesmente contra a gravidade. Algumas precauções devem ser tomadas a fim de que o músculo não seja fatigado demasiadamente por um programa de estimulação elétrica muito intenso. O número de contrações que o músculo desenvolve deve ser controlado, a modulação em rampa, a variação da frequência e a intensidade da corrente são fatores a serem considerados. Assim, muitos programas podem intercalar a estimulação elétrica com a contração muscular voluntária ou mesmo realizá-las concomitantemente. Esses protocolos podem ser mais efetivos para pacientes que necessitem fortalecer grupos musculares específicos, por exemplo, os músculos abdominais, o músculo vasto medial etc.

A contração normal das fibras musculares esqueléticas é comandada pelos nervos motores. Esses nervos ramificam-se dentro do tecido conjuntivo do epimísio, onde cada nervo origina numerosas ramificações. Uma fibra nervosa pode inervar uma única fibra muscular ou então se ramificar e inervar até 150 ou mais fibras musculares. No local de inervação, o nervo perde sua bainha de mielina e forma uma dilatação que se coloca dentro de uma depressão da superfície da fibra muscular. Essa estrutura é denominada ponto motor ou junção mioneural.

Os pontos motores são as áreas ótimas para a estimulação elétrica dos músculos esqueléticos, os quais estão localizados na área onde o nervo penetra no epimísio. Os limiares, sensitivo e motor, serão menores nesses pontos.

Os mapas de pontos motores apresentados no Capítulo 6 mostram suas localizações aproximadas, porém certa exploração local deve ser efetuada para o conhecimento de sua localização individual.

Quando não se tem o devido conhecimento da localização dos pontos motores, recomenda-se a aplicação da técnica mioenergética, a qual consiste na localização de dois eletrodos do tipo placa sobre cada extremo do ventre muscular a ser estimulado, de modo que a corrente atravesse o músculo em todo seu comprimento.

Uma vez que o músculo pode ser dividido em unidades motoras, isto é, o conjunto de fibras musculares inervadas por uma única fibra nervosa, o disparo de uma única célula nervosa determina uma contração cuja força é proporcional ao número de fibras musculares inervadas pela unidade motora. Deste modo, o número de unidades motoras acionadas e o tamanho de cada unidade motora controlam a intensidade da contração do músculo.

De maneira geral, as mudanças produzidas no músculo pela estimulação elétrica são semelhantes àquelas produzidas pelas contrações voluntárias: há um aumento do metabolismo muscular, uma maior oxigenação, liberação de metabólitos, dilatação de arteríolas e um consequente aumento da irrigação sanguínea no músculo.

A contração muscular eletricamente provocada é metabolicamente mais desgastante e fatigante que a contração muscular gerada pela atividade fisiológica voluntária. A estimulação elétrica provoca uma contração sincrônica de algumas poucas unidades motoras, enquanto a contração voluntária mobiliza uma população maior de unidades motoras ativas, em baixa frequência e de forma assincrônica. Desta forma, preconiza-se o uso dos trens de pulso para que o aparecimento da fadiga muscular seja retardado, visto que o músculo trabalha em um ciclo de contração-relaxamento. A sugestão para a relação entre o T_{ON} e o T_{OFF} dos trens de pulso é de 1:3, para que os músculos com baixo trofismo não apresentem fadiga precoce.

Nos programas de fortalecimento muscular por estimulação elétrica, a eleição da frequência é de vital importância, uma vez que se pode obter contração muscular não tetânica com frequências inferiores a 10 Hz e tetânica um pouco acima desse valor. Como resultado, a força total da contração aumenta progressivamente com o aumento da frequência de estimulação até atingir um limite máximo próximo à frequência de 50 Hz. Mesmo utilizando-se frequências superiores a 50 Hz, não produzirá aumento proporcional da força de contração.

Durante a contração tetânica, a tensão muscular desenvolvida é cerca de quatro vezes aquela desenvolvida pelos abalos musculares únicos.

A frequência também interfere no limiar sensitivo, sendo que frequências maiores desencadeiam percepções menores, uma vez que diminuem a capacidade de resistência da epiderme à passagem da corrente.

A pequena largura do pulso de 300 ms permite somente a estimulação de músculos que apresentam a inervação normal. Em contrapartida, essa pequena largura é responsável por uma pequena estimulação sensorial, o que torna a estimulação muscular mais agradável.

Os efeitos terapêuticos da estimulação elétrica neuromuscular são:

- Facilitação da contração muscular: a estimulação elétrica pode ajudar a obter uma contração muscular voluntária, inibida pela dor ou por lesão recente.
- Reeducação da ação muscular: o repouso prolongado ou o uso incorreto de uma musculatura podem afetar sua funcionalidade.
- Hipertrofia e aumento da potência muscular: a sua aplicação em intensidades adequadas contribui no processo de hipertrofia e ganho de potência de um músculo debilitado.
- Aumento da irrigação sanguínea: a vasodilatação muscular e os reflexos de estimulação sensorial promovidos pela estimulação elétrica propiciam uma melhora na irrigação sanguínea local.
- Aumento do retorno venoso e linfático: a estimulação elétrica, ao promover sucessivas contrações e relaxamentos musculares e agir sobre os movimentos articulares, favorece o retorno venoso e linfático. Essa ação é mais efetiva se a estimulação for realizada com o seg-

mento corpóreo a ser tratado na posição de drenagem linfática, além de um enfaixamento compressivo.
- Prevenção e eliminação de aderências: as contrações musculares eletricamente provocadas auxiliam na prevenção de aderências após hemorragias, além de auxiliar nas aderências musculotendinosas já instaladas.

Orientações e precauções da estimulação elétrica neuromuscular:
- Nas primeiras sessões de um programa de estimulação elétrica, a intensidade da corrente deve ser elevada aos poucos, uma vez que a estimulação elétrica é uma experiência sensorial nova para a maioria dos pacientes.
- Para os programas de fortalecimento muscular que necessitam de mais de um canal, deve-se selecionar a forma sincrônica de estimulação. Já nos casos de reeducação funcional ou de drenagem linfática pode-se optar pela forma sequencial, posicionando os eletrodos de forma a desenvolver o movimento de toda a cadeia muscular envolvida, pretendendo-se com isso a facilitação do movimento através da contração dos diferentes grupos musculares.
- O eletrodo ativo deve ser posicionado sobre os pontos motores do músculo a ser estimulado ou no seu ventre.
- Na obesidade, uma grande camada de gordura pode efetivamente isolar o nervo ou o ponto motor a ser atingido pelo eletrodo de superfície. O resultado será um limiar extremamente alto à estimulação, requerendo uma alta intensidade para se conseguir o efeito desejado.
- No caso de diabéticos ou de outros pacientes que apresentam neuropatias periféricas, a estimulação elétrica pode não ser capaz de provocar a resposta muscular desejada.

Dentro do contexto do edema déficit circulatório, existe uma diminuição no retorno venoso e linfático, ocasionado pelo aumento da pressão da substância fundamental amorfa, polimerizada sobre os vasos. A estimulação elétrica neuromuscular é um dos recursos de grande auxílio ao terapeuta. O seu objetivo básico é drenar o excesso de fluido acumulado nos espaços intersticiais, de forma a manter o equilíbrio das pressões tissulares e hidrostáticas, utilizando para tanto o bombeamento produzido pelas contrações musculares.

Nos casos acometidos pelo FEG os benefícios se darão sob dois aspectos: incremento no retorno sanguíneo e linfático pela contração muscular sequenciada, e no fortalecimento muscular do segmento em questão, auxiliando no tratamento dessa afecção.

Alguns pontos devem ser considerados na utilização da estimulação elétrica neuromuscular com o objetivo de drenagem linfática:
- Os melhores resultados são obtidos através da associação da estimulação elétrica com o posicionamento do segmento corpóreo em questão, na posição de drenagem.
- O sentido da estimulação deve ser sempre de distal para proximal, acompanhando o fluxo da circulação linfática e venosa.
- O outro recurso que pode ser associado à estimulação sequenciada é o enfaixamento compressivo, sendo que sua intensidade de compressão é maior na porção distal do segmento a ser tratado. Os eletrodos neste caso são fixados sob a faixa.
- Ao contrário do programa de fortalecimento muscular, aqui os eletrodos devem ser posicionados de forma que não se contraiam músculos específicos, mas sim grupos musculares que exerçam a função de bomba, preferencialmente no sentido de distal para proximal.
- Recomenda-se que os eletrodos sejam dispostos no trajeto do nervo, o qual relaciona-se com os músculos a serem estimulados. Em decorrência da existência de 8 canais, pode-se utilizar 4 canais em cada segmento.

ULTRASSOM

O uso do ultrassom no tratamento do FEG está vinculado aos seus efeitos fisiológicos associados à sua capacidade de veiculação de substâncias através da pele (fonoforese), analgesia prévia antes de procedimentos como endermologia em áreas mais comprometidas e reabsorção de hematomas decorrentes de procedimentos cirúrgicos como a subcisão. Dentre outros efeitos, pode-se destacar a neovascularização com consequente aumento da circulação, rearranjo e aumento da extensibilidade das fibras colágenas, e melhora das propriedades mecânicas do tecido.[134-136]

O uso do ultrassom terapêutico no tratamento do FEG deve ficar restrito a áreas mais afetadas, e o tempo de aplicação e a intensidade devem ser devidamente mensurados (Capítulo 7). Como regra geral, pode-se estabelecer o tempo de dois minutos para áreas próximas de 10 cm^2.

A aplicação do ultrassom deve ser efetuada via um agente de acoplamento, que deve ser suficientemente viscoso para agir como um lubrificante entre o transdutor e a pele, estéril para se evitar qualquer forma de contaminação e não apresentar bolhas de ar no seu interior, o que favoreceria a atenuação do feixe. Formulações em gel apresentam uma porcentagem de transmissão maior do que na forma de creme ou unguento.

Independentemente da técnica de aplicação, o transdutor deve ser mantido sempre perpendicular à área a ser tratada, o que minimiza a energia refletida e refratada. É essencial que durante a emissão da energia ultrassônica o transdutor esteja em constante movimentação e mantido em completo contato com o agente de acoplamento. Procedimentos coadjuvantes devem ser efetuados imediatamente após a aplicação de ultrassom para se beneficiar dos efeitos inerentes à terapia, uma vez que a duração é limitada pela "janela terapêutica".

As frequências de 1 ou 3 MHz podem ser utilizadas no tratamento do FEG, e intensidades condizentes com os efeitos desejados.

Estudos sobre a fonoforese demonstram que o fator temperatura tem uma pequena importância na penetração dos fármacos, sendo mais evidentes os efeitos da força de radiação, cavitação estável e microfluxo acústico. Os efeitos não térmicos são responsáveis, por exemplo, pela perturbação da membrana com consequente incremento da permeação de substâncias.[137]

A transmissividade das diferentes preparações farmacológicas tópicas (Capítulo 7) pode variar significativamente, podendo interferir na penetração dos seus princípios ativos. Embora cientificamente não comprovado, parece lógico que somente alguns produtos com boas características de transmissão ultrassônica possuam condições físicas ótimas necessárias para a fonoforese, sendo que as preparações tópicas com baixo índice de transmissão podem diminuir a efetividade da terapia ultrassônica. A fonoforese tem a vantagem de que o medicamento a ser introduzido não necessita ter carga elétrica, isto é, ser polarizado.

O ultrassom pode alterar a conformação tridimensional das enzimas, podendo então inativá-las. O efeito foi observado principalmente na frequência de 3 MHz, com intensidades entre 1 e 3 Wcm^{-2}.[138-142] Diante desses fatos, deve-se evitar a utilização de enzimas em géis aditivados para fonoforese, pelo risco de ineficiência terapêutica. Deve-se optar pela iontoforese no caso de tratamento à base de enzimas de difusão.

Um ponto de destaque deve ser a intensidade do feixe ultrassônico, a qual deve ser analisada periodicamente (Capítulo 7).

A técnica de intervenção que utiliza a associação do ultrassom terapêutico com frequência de 3 MHz a uma solução hipotônica diretamente no tecido adiposo envolvido, ocasionando uma atribuída "lipólise", denominada "hidrolipoclasia ultrassônica",[143-145] é pouco estudada e fundamentada, uma vez que a hidratação do tecido aumentaria a transmissão de ondas ultrassônicas, não a absorção, necessária para o efeito pleiteado. Como muitas outras técnicas, precisa de estudos de qualidade que apontem reais efeitos relacionados.

A terapia combinada também é uma opção para intervenção terapêutica das áreas mais afetadas por FEG, que envolve associação dos efeitos inerentes ao ultrassom terapêutico específico com correntes analgésicas, capazes de produzir efeito dentro do período estipulado pelo ultrassom, com frequências altas (TENS convencional, difásica, entre outras). É interessante ainda associar gel aditivado para promover fonoforese.

CARBOXITERAPIA

A infusão controlada de CO_2, ou carboxiterapia, é uma técnica que utiliza o gás carbônico (dióxido de carbono ou CO_2 ou anidro-carbônico) injetado no tecido transcutâneo, com objetivo de incremento da circulação e oxigenação tecidual, de fibras colágenas, angiogênese,[146-150] que pode ser utilizada no tratamento do FEG. Esse efeito é explicado por um aumento da pressão de O_2 nos tecidos conhecido como efeito Bohr, caracterizado pelo estímulo à dissociação entre o oxigênio e a hemoglobina (Hb), causando como consequência a liberação de oxigênio para o sangue, diante de aumento na concentração de gás carbônico, sendo a plausibilidade deste efeito *in vivo* verificada em estudo.[151]

Os possíveis efeitos adversos relacionados à técnica de carboxiterapia podem ser divididos em locais e sistêmicos. Os locais são decorrentes da puntura (dor, equimose, hematoma) e/ou da distensão (crepitações, sensação de ardência, queimação, dor), erupção tipo eritema multiforme. Os efeitos sistêmicos são decorrentes do aumento da concentração do gás carbônico no sangue, ocasionado pela exposição prolongada ao CO_2 ou pela utilização de grandes volumes de gás. No caso de infusão venosa acidental, pode desencadear aumento da acidez do sangue com aumento da pressão arterial, taquicardia, estímulo para início do quadro de epilepsia, infarto ou embolia gasosa. A gravidade de uma possível embolia é dependente do local, volume de infusão de gás, decúbito do paciente, bem como do estado geral do indivíduo.[152-158]

O procedimento de carboxiterapia não é totalmente inócuo e complicações, mesmo que raras, podem levar a consequências nefastas. Diante desse fato irrefutável se faz necessário o conhecimento por parte do profissional de cuidados específicos pré e pós-procedimento com o intuito de dirimir os riscos. Sendo assim, no Brasil, o Conselho Federal de Fisioterapia e Terapia Ocupacional

(COFFITO) considera a técnica como procedimento de risco, factível de desencadear efeitos adversos, e publica no Diário Oficial da União Acórdão n. 293/2012 sobre técnicas e recursos próprios da Fisioterapia Dermatofuncional, e aponta critérios para aplicação do procedimento:

I. No caso de profissional capacitado, porém que ainda não é especialista profissional, apresentar junto ao Conselho Regional de Fisioterapia e Terapia Ocupacional (CREFITO) documentos que comprovem devida habilitação para atuar com a técnica;
II. Comprovar junto ao CREFITO de sua circunscrição conhecimento teórico e prático de primeiros socorros por meio de certificado de conclusão de curso de suporte básico de vida (*Basic Life Support* – BLS); ou outro que garanta a formação necessária para os primeiros socorros;
III. Utilizar, exclusivamente, equipamentos com cadastro ou registro pela Agência Nacional de Vigilância Sanitária (ANVISA) e manter em seu poder tais documentos comprobatórios para fins de fiscalização do CREFITO de sua circunscrição;
IV. Garantir a adequada remoção do cliente/paciente/usuário para unidades hospitalares em caso de indubitável urgência e emergência;
V. Prestar assistência a no máximo um cliente/paciente/usuário por vez, nunca se ausentando, em qualquer de sua etapa, do local onde o procedimento é realizado;
VI. Informar ao cliente/paciente/usuário sobre a técnica e seu grau de risco, colhendo a assinatura do Termo de Consentimento Livre e Esclarecido;
VII. Manter registro em prontuário de todas as etapas do tratamento;
VIII. Aplicar os princípios da biossegurança para prevenir infecções cruzadas e descarte de respectivo material;
IX. Aplicar a técnica em ambiente próprio que garanta o máximo de higiene e segurança estabelecidos em normas da ANVISA ou outras em vigor.

TERAPIA POR ONDAS DE CHOQUE

A terapia por ondas de choque (TOC), derivada do inglês *Shock Wave Therapy* (SWT), como apontado no Capítulo 7, extracorpórea radial ou focalizada, é outra alternativa de tratamento do FEG, não requer anestesia, e a duração do tratamento varia de quatro a seis semanas (uma a duas vezes por semana). O aspecto do tecido afetado pode melhorar nos aspectos biomecânicos e circulatório, e o tratamento pode ser doloroso. Entretanto, não foi encontrada relação entre o resultado clínico individual pelo grau da disfunção, idade, índice de massa corporal (IMC), altura e/ou idade. Estudos adicionais são necessários para avaliar efeitos e mecanismos moleculares e celulares relacionados à terapia, bem como a associação com outros recursos terapêuticos.[159-169]

Para aplicação criteriosa da TOC precede o posicionamento adequado visando a exposição da área envolvida, utilizar gel condutor antialérgico em quantidade suficiente para um bom acoplamento, bem como adequação da dose (intensidade, número de disparos, pressão e tempo de atuação), além de se respeitar os limites sensoriais ou incômodo importante.

Recomendações gerais

I. Os parâmetros de programação do equipamento devem seguir protocolos testados e publicados para tratamento do FEG.
II. Informar sobre a dor desencadeada pelo procedimento terapêutico, sendo que o incômodo relacionado deve reduzir em aproximadamente 24-48 horas após o tratamento.
III. Informar detalhadamente todos os fatores envolvidos no tratamento com o recurso e inserir no Termo de Consentimento Livre e Esclarecido (TCLE), sendo que o paciente deve assinar duas vias, uma deve ficar com o fisioterapeuta e a outra com o paciente.
IV. Interromper o procedimento no caso de reação inesperada ou adversa.
V. Aplicar a técnica em ambiente próprio que garanta o máximo de higiene e segurança estabelecidos em normas da ANVISA ou outras em vigor; além de atenção às normas de biossegurança.

RADIOFREQUÊNCIA

A radiofrequência é um recurso que utiliza a radiação eletromagnética de alta ou baixa frequência capaz de produzir aquecimento tecidual para estimular a produção de colágeno nas camadas mais profundas da derme sem danificar a pele e de forma não invasiva, com resultados interessantes e melhora do aspecto de flacidez por vezes envolvido no tecido afetado. Utiliza fonte monopolar, bipolar e mais recentemente tripolar, que combina os efeitos das duas modalidades. A aplicação controlada da radiofrequência isolada ou associada a outros recursos está sendo empregada no tratamento do FEG.[170-177]

Os efeitos adversos relacionados à intervenção terapêutica com radiofrequência são eritema e edema pós-tratamento, além de queimaduras de segundo grau, normalmente relacionados ao emprego de energias mais altas, devendo-se evitar sobreposição de pulsos imediata, com intuito de evitar superaquecimento e efeitos colaterais indesejáveis.

TERAPIA MANUAL

A terapia manual não representa mais que um coadjuvante, na verdade interessante no tratamento do FEG, não devendo ser utilizada como recurso terapêutico único e completo, devido à etiologia multifatorial do FEG. Na prática, observa-se que técnicos sem fundamentação teórica necessária fazem uso da massagem de forma vigorosa, certos de que esse procedimento é o mais indicado. O FEG não deve ser encarado de forma simplista como um "amontoado de nódulos" que devam ser "desfeitos" sob pressão.

A massagem vigorosa no FEG rompe as trabéculas conjuntivas já distendidas e frágeis, e criam-se vastos espaços para onde confluem e acumulam-se os líquidos intersticiais. As lesões produzidas são acompanhadas de equimoses, testemunhas da ruptura de vênulas e arteríolas da hipoderme, ocorrendo ainda um quadro doloroso proveniente da pressão excessiva das manobras. O tratamento do FEG por massagem vigorosa, na tentativa de romper os nódulos do infiltrado tecidual, promovendo equimoses, é prova de um obscurantismo incurável.

Conhecida a fisiopatologia do FEG, como descrita anteriormente, a massagem pode produzir analgesia e incremento na circulação sanguínea e linfática. Ela deve ser executada de forma intermitente, suave e superficial, a princípio, com objetivo de dessensibilização. As manobras de amassamento superficial (Capítulo 4) podem ser executadas em um segundo momento, visando o relaxamento da musculatura que se localiza abaixo do tecido afetado e incrementando a circulação local.

Outras ações da terapia manual na referida no FEG tecidual são auxílio na penetração de produtos com princípios ativos específicos, redução da resistência da pele às correntes e um aumento da maleabilidade tecidual.

Manobras de massagem clássica como amassamento e rolamento podem auxiliar na melhora da maleabilidade tecidual no tecido afetado por FEG. Entretanto, a massagem de drenagem linfática não produz resultados satisfatórios na disfunção,[178] podendo ser útil quando o tratamento envolve intervenção cirúrgica, aliada a compressão.

ENDERMOLOGIA – DERMOTONIA

Trata-se de uma mesma técnica de tratamento que engloba equipamentos específicos (daí suas diferentes denominações), baseados na pressão negativa aplicada na pele (sucção), acrescidos de uma mobilização tecidual efetuada por acessórios dotados de rolos controlados eletronicamente ou não. O método de origem francesa é também denominado "*palper roler*" (palpar-rolar) e produz uma mobilização profunda da pele e tela subcutânea, permitindo um incremento na circulação sanguínea superficial e aumento na maleabilidade cutânea. Quanto ao incremento na circulação linfática não há dados concretos que confirmem essa hipótese, visto que a facilitação da drenagem se dá por um aumento da pressão positiva no tecido (drenagem linfática manual e pressoterapia), sendo que o vácuo promove uma pressão negativa. A depressão tecidual não parece seguir o sentido de reabsorção, mas da filtração, portanto as técnicas instrumentais que mobilizam os tecidos por aspiração não provaram nem sua eficácia nem sua inocuidade, entretanto, é inegável o efeito em aderências teciduais. Também existem divergências relacionadas à mobilização de gordura relacionada ao procedimento.[179,180]

No FEG crônico ocorre uma alteração do colágeno que favorece a fibroesclerose dos septos conjuntivos interlobulares. Portanto, a principal função do tratamento é melhorar a maleabilidade do tecido, com ação inclusive nas etapas mais avançadas do distúrbio, suavizando o aspecto "acolchoado" da pele. Para tanto, as manobras devem ser executadas no sentido das fibras musculares e linhas de tensão da pele, evitando movimentos bruscos continuamente; para maiores detalhes, ler Capítulo 1. O uso prévio do ultrassom pode incrementar ainda mais os resultados, porém é necessário observar o tempo da "janela terapêutica", ou seja, aplicar a endermologia ou vacuoterapia imediatamente após a aplicação do mesmo (Capítulo 7, "Ultrassom").

O incremento da maleabilidade cutânea pode melhorar sobremaneira o aspecto macroscópico da pela afetada pelo FEG.

Tanto a vacuoterapia isolada quanto a associação com o rolamento podem ser benéficas nas sequelas advindas do tratamento cirúrgico do FEG, como, por exemplo, a fibrose pós-lipoaspiração ou subcisão.

OUTROS RECURSOS TERAPÊUTICOS NO TRATAMENTO DO FEG

O emprego seguro de recursos terapêuticos antigos e atuais requer conhecimento profundo tanto da manipulação quanto dos efeitos fisiológicos inerentes a eles, além de contraindicações e possíveis efeitos deletérios associados, além de figurar como procedimento que não apresente restrição no exercício profissional.

Novas modalidades terapêuticas foram desenvolvidas para o tratamento de disfunções cosméticas da pele como o FEG, sobretudo associadas a outros recursos terapêuticos.

A aplicação do frio, via qualquer forma de recurso, promove uma redução do metabolismo tecidual (não sendo, portanto, recomendada a aplicação sobre um tecido com déficit circulatório), além de diminuir a velocidade de condução nervosa. Reduz também o arco reflexo simples, impossibilitando então a associação com outros recursos como a eletroterapia e cinesioterapia. Portanto, atualmente pode-se dizer que existem argumentos fundamentados para não indicar a utilização do recurso no tratamento do FEG. Entretanto, o seu uso controlado após os procedimentos cirúrgicos apontados anteriormente, com objetivos de redução a dor, edema, bem como a prevenção de hematoma, deve ser considerado.

REFERÊNCIAS BIBLIOGRÁFICAS

1. Scherwitz C, Braun-Falco O. So-called cellulite. J Dermatol Surg Oncol. 1978 Mar;4(3):230-4.
2. Paviot J. Les cellulites, leurs rapports avec les troubles hépato digestifs, leurs terrains. J Méd Lyon. 1926;7.
3. Paviot J, Lagèse, P. Considerátions cliniques genérales surles cellulalgies nodulaires e infiltrées. J Méd Lyon. 1929;10.
4. Draelos Z, Marenus KD. Cellulite etiology and purported treatment. Dermatol Surg. 1997;23:1177-81.
5. Kligman AM. Cellulite: facts and fiction. J Geriatr Dermatol. 1997;5:136-9.
6. Avram MM. Cellulite: a review of its physiology and treatment. J Cosmet Laser Ther. 2004;6:181-5.
7. Nürnberger F, Müller G. So-called cellulite: an invented disease. J Dermatol Surg Oncol. 1978;4(3):221-9.
8. Lagéze P. Sciatiques et infiltrats cellulalgiques. Lyon: Thesis Med; 1929.
9. Ricoux R. Notions actualles sur la cellulite et san traitement. Paris: Thesis; 1936.
10. Laroche G, Meurs-Blatter L. Sur queques erreurs graves par mecannaissance de la cellulite. Press Med. 1941;42:521.
11. Bassas Grau, Bassas Grau M. Consideraciones clinicas etiopatogênicas y terapeuticas sobre la mal nomada 'cellulitis'. Ann Med. 1964;16:2-17.
12. Curri SB. Impiego del "diachysis factor" quale anticelluliitico esogeno. Classificazione della celulite ed indagini morfo istochimici sulla differenziazione indotta delle cellule mesenchimali. Procedings III, Int Derm Cong. 1971;7:427.
13. Muller G, Nurnberger, F. Anatomische grundlagen der sogenannten "zellulite". Arch Derm Forschg. 1972;244:171.
14. Merlen JF, Curri SB. Rapporti vasculo-tesstale. Rome 1982 Cellulite Symposium. La Cellulite/Salus. 1983;37.
15. Merlen JF. La cellulite, entila clinique et mecanisme pathogenique. Concours Med. 1958;80:2311.
16. Goetz RM, Thate HS, Prabhakar P, et al. Estradiol induces the calcium-dependent translocation of endothelial nitric oxide synthase. Proc Natl Acad Sci. 1999;96:2788-93.
17. Rubanyi GM, Johns A, Kauser K. Effect of estrogen on endothelial function and angiogenesis. Vascul Pharmacol. 2002;38:89-98.
18. Sato A, Miura H, Liu T, et al. Effect of gnder on endothelium-dependent dilatation to bradykinin in human adipose microvessesls. Am J Physil Heart Circ Physiol. 2002;283:845-52.
19. Orshal JM, Khalil RA. Gender, sex hormones and vascular tone. Am J Physiol Regul Integr Comp Physiol. 2004;286:233-49.
20. Ruggeri A, Benazzo F. Collagen-proteoglycan interaction. In: Ruggeri A, Motta PM (eds.). Ultrastructure of the connective tissue matrix. Electron Microscopy in Biology and Medicine (Current Topics in Ultrastructural Research). v. 3. Boston, MA: Springer; 1984.
21. Bartold PM, Wiebkin OW. Glycosaminoglycans of human gingival epithelium and connective tissue. Connect Tiss Res. 1981;9:99-106.
22. Binazzi M, Grilli-Cicioloni E. A propósito della considetta cellulite e della dermato-panniculopatia edemato fibroesclerótica. Ann Int Clin Sper. 1977;31:121-5.
23. Alquier L. La cellulite, caracteres et causes. Monde Med. 1973;15:251.
24. Binazzi M, Papini M. Aspectti clinico histomorfologici. In: Ribuffo A, Baartoletti CA. La celulite. Roma: Salus; 1983. p. 7-15.
25. Rossi ABR, Vergnanini AL. Cellulite: a review. J Eur Acad Dermatol Venereol. 2000;14:251-62.
26. Segers AM, Abulafia J, Kriner J, Cortondo O. Celulitis: estudio histopatológico e histoquímico de 100 casos. Méd Cut ILA. 1984;12:167-72.
27. Curri SB, Merlen JF. Microvascular disorders of adipose tissue. J Mal Vasc. 1986;11:303-9.
28. Rosenbaum M, Prieto V, Hellmer J, Boschmann M, Krueger J, Leibel RL, et al. An exploratory investigation of the morphology and biochemistry of cellulite. Plast Reconstr Surg. 1998;101(7):1934-9.
29. Piérard GE, Nizet JL, Piérard-Franchimont C. Cellulite: From standing fat herniation to hypodermal stretch marks. Am J Dermatopathol. 2000;22:34-7.
30. Querleux B, Cornillon C, Jolivet O, Bittoun J. Anatomy and physiology of subcutaneous adipose tissue by in vivo magnetic resonance imaging and spectroscopy: Relationships with sexand presence of cellulite. Skin Res Technol. 2002;8:118-24.
31. Mirrashed F, Sharp JC, Krause V, Morgan J, Tomanek B. Pilot study of dermal and subcutaneous fat structures by MRI in individuals who differ in gender, BMI, and cellulite grading. Skin Res Technol. 2004;10:161-8.
32. Piérard GE. Commentary on cellulite: skin mechanobiology and the waist-to-hip ratio. J Cosmet Dermatol. 2005 Sep;4(3):151-2.
33. Quatresooz P, Xhauflaire-Uhoda E, Piérard-Franchimont C, Piérard GE. Cellulite histopathology and related mechanobiology. Int J Cosmet Sci. 2006;28:207-10.
34. Hexsel DM, Abreu M, Rodrigues TC, Soirefmann M, do Prado DZ, Gamboa MM. Side-by-side comparison of areas with and without cellulite depressions using magnetic resonance imaging. Dermatol Surg. 2009;35:1471-7.
35. Omi T, Sato S, Kawana S. Ultrastructural assessment of celulite morphology: Clues to a therapeutic strategy? Laser Ther. 2013;22:131-6.
36. Smalls LK, Hicks M, Passeretti D, Gersin K, Kitzmiller WJ, Bakhsh A, et al. Effect of weight loss on cellulite: gynoid lypodystrophy. Plast Reconstr Surg. 2006;118(2):510-6.
37. Ortonne JP, Zartarian M, Verschoore M, Queille-Roussel C, Duteil L. Cellulite and skin ageing: is there any interaction? J Eur Acad Dermatol Venereol. 2008 Jul;22(7):827-34.
38. Rudolph C, Hladik C, Hamade H, Frank K, et al. Structural gender dimorphism and the biomechanics of the gluteal subcutaneous tissue: implications for the pathophysiology of cellulite. Plast Reconstr Surg. 2019;143(4):1077-86.
39. Emanuele E, Bertona M, Geroldi D. A multilocus candidate approach identifies ACE and HIF1A as susceptibility genes for cellulite. J Eur Acad Dermatol Venereol. 2010;24:930-5.
40. Femille J. La cellulite, mécanisme pathogénique. Concours Méd. 1969;80:2311-5.
41. Isidori A. Fattori predisponenti. In: Ribuffo A, Bartoletti CA. La cellulite. Roma: Salus; 1983. p. 49-54.
42. Merlen JF. Microcircolazione cutanea sanguigna interstiziale e linfatica. La Med Est. 1983;7:87.
43. Gasbarro V, Vetorello GF, Salomoni C. et al. Rapporti e correlazione tra simtomi di stasi e/o insufficienza venosa crónica degli arti inferiori e sintomi della panniculopatia edemato-fibrosclerótica (P.E.F.) Ed edemato fibroplastica mammaria. Flebo Linf. 1990;1:39-48.
44. Roy R, Boucher JP, Comtois AS. Validity of infrared thermal measurements of segmental paraspinal skin surface temperature. J Manipulative Physiol Ther. 2006;29(2):150-5.
45. Wilczyński S, Koprowski R, Deda A, Janiczek M, Kuleczka N, Błońska-Fajfrowska B. Thermographic mapping of the skin surface in biometric evaluation of cellulite treatment effectiveness. Skin Res Technol. 2017;23(1):61-9.

46. Bauer J, Hoq MN, Mulcahy J, et al. Implementation of artificial intelligence and non-contact infrared thermography for prediction and personalized automatic identification of different stages of cellulite. EPMA J. 2020;11(1):17-29.
47. Leonard WF, Lever GS. Histopatologia da pele. 7. ed. São Paulo: Manole; 1991.
48. Bielfeldt S, Buttgereit P, Brandt M, et al. Non-invasive evaluation techniques to quantify the efficacy of cosmetic anti-cellulite products. Skin Res Tech. 2008;14:336-46.
49. Hexel DM, Dal'Forno T Hexsel CL. A validated photonumeric cellulite severity scale. J E Acad Derm Vem. 2009;23:523-8.
50. Nürnberger F, Müller G. So-called cellulite: an invented disease. J Dermatol Oncol. 1978;4:221-9.
51. Cohen JL, Sadick NS, Kirby MT, McLane MP, et al. Development and validation clinician and patient reported photonumeric scales to assess buttocks cellulite severity. Dermatol Surg. 2020;46(12):1628-35.
52. Young VL, DiBernardo BE. Comparison of cellulite severity scales and imaging methods. Aesthet Surg J. 2021;41(6):NP521-NP537.
53. Khan MH, Victor F, Rao B, Sadick NS. Treatment of cellulite: Part I. Pathophysiology. J Am Acad Dermatol. 2010;62(3):361-70; quiz 371-2.
54. Khan MH, Victor F, Rao B, Sadick NS. Treatment of cellulite: Part II. Advances and controversies. J Am Acad Dermatol. 2010;62(3):373-84; quiz 385-6.
55. Chang P, Wiseman J, Jacoby T, et al. Noninvasive mechanical body contouring: a one year clinical outcome study update. Aesthet Plast Surg. 1998;22:145-53.
56. Collis N, Elliot LA, Sharpe C, Sharpe D. Cellulite treatment: a myth or reality: a retrospective randomized, controled trial of two therapies. Endermologie and aminophylline cream. Plast Rec Surg. 1999;1110-7.
57. Goldman MP. Cellulite: a review of currents treatments. Cosmet Dermatol. 2002;15:17-20.
58. Distante F, Bacci PA, Carrera M. Efficacy of a multifunctional plant complex in the treatment of the so-called 'cellulite' clinical and instrumental evaluation. Int J Cosm Sci. 2006;28:191-206.
59. Wanner M, Avram M. An evidence-based assessment of treatment for cellulite. J Drugs Dermatol. 2008;7:341-5.
60. Pinto EB, Indaburo PE, Muniz Ada C, Martinez YP, et al. Superficial liposuction. Body contouring. Clin Plast Surg. 1996;23(4):529-48.
61. Igra H, Satur NM. Tumescent liposuction versus internal ultrasonic-assisted tumescent liposuction. A side-to-side comparison. Dermatol Surg. 1997;23(12):1213-8.
62. Zocchi M. Ultrasonic liposculpturing. Aesthetic Plast Surg. 1992 Fall;16(4):287-98.
63. Lawrence N, Cox SE. The efficacy of external ultrasound-assisted liposuction: a randomized controlled trial. Dermatol Surg. 2000;26(4):329-32.
64. Orentreich DS, Orentreich N. Subcutaneous incisionless (subcision) surgery for the correction of depressed scars and wrinkles. Dermatol Surg. 1995;21:543-9.
65. Hexel DM, Mazzuco R. Subcision: uma alternativa cirúrgica para lipodistrofia ginóide ("celulite") e outras alterações do relevo corporal. An Bras Dermatol. 1997;72:27-32.
66. Malakar S, Dhar S. A study of 7 cases of depressed scars corrected by subcision. Ind J Dermatol. 1997;42:211-4.
67. Goodman GJ. Therapeutic undermining of scars (subcision). Aust J Dermatol. 2001;42:114-7.
68. Hexel DM, Mazzuco R. Subcision: a treatment for cellulite. Int J Dermatol. 2001;39:539-44.
69. Pistor M. Exposé sommaire des propriétés nouvelles de la procaine locale em pathologie humaine. La Presse Médicale. 1958;44:999-1000.
70. Pistor M. What is mesotherapy? Chir Dent Fr. 1976;46:59-60.
71. Pistor M. La mésothérapie en 1985. Une conception thérapeutic em voie déxpansion. Vie Med. 1985;supl19:4-5.
72. Pistor M. Principales indications de la mésothérapie en 1986. Gaz Med. 1986;93:43-8.
73. Tennstedt D, Lachapelle JM. Effets cutanés indesirables de la mésotherapie. Ann Dermatol Venereol. 1997;124:192-6.
74. Mammucari M, Maggiori E, Russo D, et al. Mesotherapy: from historical notes to scientific evidence and future prospects. Scientific World Journal. 2020;2020:3542848.
75. Mammucari M, Russo D, Maggiori E, Paolucci T, et al. Expert panel; Cancer Genome Center. Evidence based recommendations on mesotherapy: an update from the Italian society of Mesotherapy. Clin Ter. 2021;171(1):e37-e45.
76. Médione G. Results of 6 years of treatment of painful periodontal episodes by mesotherapy. Chir Dent Fr. 1980;50:35-37.
77. Médione G. Results of 6 years of treatment of painful periodontal episodes by mesotherapy. Chir Dent Fr. 1980;50:35-7
78. Vaillant P. Remission of painful oro-dental symptoms using treatment with mesotherapy. Chir Dent Fr. 1986;56:41-2.
79. Guazzetti R, Iotti E, Marinoni E. Mesotherapy with naproxin sodium in musculoskeletal diseases. Riv Eur Sci Med Farmacol. 1988;10:539-42.
80. Menkès CJ, Laoussadi S, Kac-Ohana N, Lasserre O. Controlled trial of injectable diclofenac in mesotherapy for the treatment of tendonitis. Rev Rhum Mal Osteoartic. 1990;57:589-91.
81. Einholtz B, Maudet D, Bicheron M. Use of NHAI via mesotherapy in oral surgery. Actual Odontostomatol. 1990;44:285-98.
82. Vaillant L, De Muret A, Muller C, Machet L, Lorette G. Lichenoid drug eruption after mesotherapy. Ann Dermatol Venereol. 1992;119:936-7.
83. Urbani CE. Urticarial reaction to ethylenediamine in aminophylline following mesotherapy. Contact Dermatitis. 1994;31:198-9.
84. Urbani CE. Urticarial reaction to ethylenediamine in aminophylline following mesotherapy. Contact Dermatitis. 1994;31:198-9.
85. Tennstedt D, Lachapelle JM. Effets cutanés indesirables de la mésotherapie. Ann Dermatol Venereol. 1997;124:192-6.
86. Rosina P, Chieregato C, Miccolis D, D'Onghia FS. Psoriasis and side-effects of mesotherapy. Int J Dermatol. 2001;40:581-3.
87. Bessis D, Guilhou JJ, Guillot B. Localized urticaria pigmentosa triggered by mesotherapy. Dermatology. 2004;209:343-4.
88. Colón-Soto M, Peredo RA, Vila LM. Systemic lupus erythematosus after mesotherapy with acetyl-L-carnitine. J Clin Rheumatol. 2006;12:261-2.
89. Tan J, Rao B. Mesotherapy-induced panniculitis treated with dapsone: case report and review of reported adverse effects of mesotherapy. J Cutan Med Surg. 2006;10:92-5.
90. Kadry R, Hamadah I, Al-Issa A, Field L, Alrabiah F. Multifocal scalp abscess with subcutaneous fat necrosis and scarring alopecia as a complication of scalp mesotherapy. J Drugs Dermatol. 2008;7:72-3.
91. Duque-Estrada B, Vincenzi C, Misciali C, Tosti A. Alopecia secondary to mesotherapy. J Am Acad Dermatol. 2009;61:707-9.
92. Guillaume JC, Jouffroy L, Touraine R. Complications cutanées de la mésothérapie (2 observations). Ann Dermatol Venereol. 1984;111:701-2.
93. Friedel J, Piemont Y, Truchetet F, Cattan E. Mésothérapie et mycobactériose cutenée a Mycobacterium fortuitum: une medicine douce à risqué. Ann Dermatol Venereol. 1987;114:845-9.
94. Reygagne P, et al. Gommes à mycobacterium chelonae: complication de la mésothérapie chez une patiente infectée pa le VIH-1. Rev Eur Dermatol. 1991;MST 3:324-6.
95. Paul C, Burguiere AM, Vincent V, Susbielle P, Bonvalet D, Dubertret L. BCG-induced mycobacterium infection induced by alternative medicine. Ann Dermatol Venereol. 1997;124:710-2.
96. Nagore E, Ramos P, Botella-Estrada R, et al. Cutaneous infection with Mycobacterium fortuitum after localizedmicroinjections (mesotherapy) treated successfully with a triple drug regimen. Acta Derm Venereol. 2001;81:291-3.
97. Marco-Bonnet J, Beylot-Barry M, Texier-Maugein J, et al. Mycobacterial bovis BCG cutaneous infections following mesotherapy: 2 cases. Ann Dermatol Venereol. 2002;129:728-31.
98. Cooksey RC, de Waard JH, Yakrus MA, et al. Mycobacterium cosmeticum sp. nov., a novel rapidly growing species isolated from a cosmetic infection and from a nail salon. Int J Syst Evol Microbiol. 2004;54:2385-91.

99. Henry F, Pierard-Franchimont C, Pierard GE. Clinical case of the month. Atypical mycobacteria and mesotherapy. Rev Med Liege. 2005;60:7-10.
100. Rivera-Olivero IA, Guevara A, Escalona A, Oliver M, Pérez-Alfonzo R, Piquero J, et al. Soft-tissue infections due to non-tuberculous mycobacteria following mesotherapy. What is the price of beauty. Enferm Infecc Microbiol Clin. 2006;24:302-6.
101. Sañudo A, Vallejo F, Sierra M, Hoyos JG, Yepes S, Wolff JC, et al. Nontuberculous mycobacteria infection after mesotherapy: preliminary report of 15 cases. Int J Dermatol. 2007;46:649-53.
102. Garcia-Navarro X, Barnadas MA, Dalmau J, et al. Mycobacterium abscessus infection secondary to mesotherapy. Clin Exp Dermatol. 2008;33:658-9.
103. Difonzo EM, Campanile GL, Vanzi L, Lotti L. Mesotherapy and cutaneous Mycobacterium fortuitum infection. Int J Dermatol. 2009;48:645-7.
104. Carbonne A, Brossier F, Arnaud I, Bougmiza I, Caumes E, Meningaud JP, et al. Outbreak of nontuberculous mycobacterial subcutaneous infections related to multiple mesotherapy injections. J Clin Microbiol. 2009;47:1961-4.
105. Beer K, Waibel J. Disfiguring scarring following mesotherapy-associated Mycobacterium cosmeticum infection. J Drugs Dermatol. 2009;8:391-3.
106. Del-Castillo M, Palmero D, Lopez B, et al. Mesotherapy-associated outbreak caused by Mycobacterium immunogenum. Emerg Infect Dis. 2009;15:357-9.
107. Munayco CV, Grijalva CG, Culqui DR, et al. Outbreak of persistent cutaneous abscesses due to Mycobacterium chelonae after mesotherapy sessions, Lima, Peru. Rev Saude Publica. 2008;42:146-9.
108. Rotunda AM, Kolodney MS. Mesotherapy and phosphatidylcholine injections: historical clarification and review. Dermatol Surg. 2006;32:465-80.
109. Atiyeh BS, Ibrahim AE, Dibo SA. Cosmetic mesotherapy: between scientific evidence, science fiction, and lucrative business. Aesthetic Plast Surg. 2008;32:842-9.
110. Hexsel D, Orlandi C, Zechmeister do Prado D. Botanical extracts used in the treatment of cellulite. Dermatol Surg. 2005;31(7 Pt 2):866-72; discussion 872.
111. Yimam M, Lee YC, Jiao P, Hong M, Brownell L, Jia Q. A standardized composition comprised of extracts from Rosmarinus officinalis, Annona squamosa and Zanthoxylum clava-herculis for cellulite. Pharmacognosy Res. 2017;9(4):319-24.
112. Auguet M, Clostre F. Effects of extract of ginkgo biloba and diverse substances on the phasic and tonic components of the contraction of an isolated rabbit aorta. Gen Pharmac. 1983;14:235-77.
113. Lupi O, Semenovitch IJ, Treu C, Bottino D, Bouskela E. Evaluation of the effects of caffeine in the microcirculation and edema on thighs and buttocks using the orthogonal polarization spectral imaging and clinical parameters. J Cosmet Dermatol. 2007;6(2):102-7.
114. Hexsel D, Orlandi C, Zechmeister do Prado D, et al. Botanical extracts used in the treatment of cellulite. Dermatol Surg. 2005;31:866-73.
115. Byun SY, Kwon SH, Heo SH, Shim JS, Du MH, Na JI. Efficacy of slimming cream containing 3.5% water-soluble caffeine and xanthenes for the treatment of cellulite: clinical study and literature review. Ann Dermatol. 2015;27(3):243-9.
116. Yimam M, Lee YC, Jiao P, Hong M, Brownell L, Jia Q. A randomized, active comparator-controlled clinical trial of a topical botanical cream for skin hydration, elasticity, firmness, and cellulite. J Clin Aesthet Dermatol. 2018;11(8):51-7.
117. Dias M, Farinha A, Faustino E, et al. Topical delivery of caffeine from some commercial formulations. Int J Pharm. 1999;182:41-7.
118. Portad G, Laugel C, Baillet A, et al. Quantitative HPLC analysis of sunscreens and caffeine during in vitro percutaneous penetration studies. Int J Pharm. 1999;189:249-60.
119. Bertin C, Zunino H, Pittet JC, et al. A double-blind evaluation of the activity of an anti-cellulite product containing retinol, caffeine, and ruscogenine by a combination of several non-invasive methods. J Cosmet Sci. 2001:52:199-210.
120. Salvo RM. Controlling the appearance of celulite. Cosmet Dermatol. 1995;110:50-9.
121. Lawrence JC. The morphological and pharmacological effects of asaiaticoside upon skin in vitro and in vivo. J.C. Europ. J Pharmacol. 1967;1:414-24.
122. Apperti M, Senneca H, Sito G, Grasso C, Izzo A. Sperimentazione delléstratto di Centella asiática nelle ulcere trofiche e nei processi reparativi tissutalli. Quad Chir Prat. 1982;3:115-23.
123. Del Vecchio A, Senni I, Cossu G, Molinaro M. Effeti della centella asiática sull´ativitá biosintetica di fibroblasti in coltura. Fármaco. 1984;39:355-60.
124. Allegra C. Studio capillaroscopio comparativo tra alcuni bioflavonoidi e frazione totale triterpenica di centella aiática nell´ insuficienza venosa. Clin Ter. 1984;110:555-9.
125. Hausen BM. Centella asiatica (Indian pennywort), an effective therapeutic but a weak sensitizer. Contact Dermatitis. 1993;29:175-9.
126. Dalloz-Bouguignon A. Étude de l´action de l´extrait titré de Centella asiática. G M De France. 1975;38:4578-83.
127. Bailly PJ. Unenouvelle therapeutique de la cellulite par l éxtrait de centella asiática. Med Prat. 1976;1:37-40.
128. Chicouri M. Effet du madecassol dans lê traitment dês lipodystrophies localisées. La Vie Med. 1978;9:729-30.
129. Bartoletti CA, Gualtierotti R, Rota M, Tomaselli F, Circosta AM. Utilizzazione delléstrato di centella asiática nel trattamento della "cellulite" edematosa degli arti inferiori. La Med Est. 1983;3:97-103.
130. Izu R, Aguirre A, Gil N, et al. Allergic contact dermatitis from a cream containing Centella asiatica extract. Contact Dermatitis. 1992;26:192-3.
131. Danese P, Carnevali C, Bertazzoni MG. Allergic contact dermatitis due to Centella asiatica extract. Contact Dermatitis. 1994;31:201.
132. Casley-Smith JR. Electron microscopical observations on the dilate lymphtics in oedemateous regions and their collaps following hyaluronidase administration. Brit J Exp Path. 1967;48:680-9.
133. Gossman MR, Sahrmann SA, Rose SJ. Review of length-associated changes in muscle. Experimental evidence and clinical implications. Phys Ther. 1982;62(12):1799-808.
134. Ogura M, Paliwal S, Mitragotri S. Low frequency sonophoresis: Current status and future prospects. Adv Drug Deliv Rev. 2008;60(10):1218-23.
135. Polat BE, Hart D, Langer R, Blankschtein D. Ultrasound-mediated transdermal drug delivery: mechanisms, scope, and emerging trends. J Control Release. 2011;152(3):330-48.
136. Brancalion Catapani L, da Costa Gonçalves A, Morano Candeloro N, Rossi LA, Caldeira de Oliveira Guirro E. Influence of therapeutic ultrasound on the biomechanical characteristics of the skin. J Ther Ultrasound. 2016;17;4:21.
137. Suslick KS. Homogeneous sonochemistry. Ultrasound. 1989;123-63.
138. Tirrel M, Middleman S. Shear deformation effects in enzyme catalysis. Biophys J. 1978;23:121-8.
139. Kashkooli LA, Rooney JA, Roxby, R. Effects of ultrasound on catalase and malate dehydrogenase. J Acout Soc Am. 1980;67:1798-801.
140. Stefanovic V, Kostic IL, Bresjanac M, Zivanovic, D. Ultrasound and enzymes. Bull Soc Chim Belgrade. 1959;24:175-8.
141. Stefanovic V, Djukanovic A, Velasevic K, Zivanovic D. Effects of ultrasound in enzymes. Experientia. 1960;14:486-7.
142. Lindsay Rojas M, Hellmeister Trevilin J, Augusto PED. The ultrasound technology for modifying enzyme activity. Scientia Agropecuaria. 2016;07(02):145-50.
143. Ceccarelli M, Pignatelli V. Biochemical evaluation of the effects of classical ultrasonic hydrolipoclasy. La Med Estét. 1993;17:1.
144. Ceccarelli M, Pignatelli V, Bartoletti CA. Ultrasonic hydrolipoclasy in the treatment of localized fat excess: A modification of the protocol and further evaluation. La Med Estét. 1995;19:2.
145. Godoy FB, Fonseca BB, Levenhagen MA, Franco MA, Melo RT, Beletti ME. Structural changes of fat tissue after nonaspirative ultrasonic hydrolipoclasy. J Cutan Aesthet Surg. 2011;4(2):105-10.
146. Colin, C, Lagneaux, D, Lecomte, J. Local vasodilatating effects of carbon dioxide on cutaneous blood vessels. J Belge Med Phys Rehabil. 1978;1(4): 326-34.

147. Brockow, T Hausner, T, Dillner, A, Resch, KL. Clinical evidence of subcutaneous CO2 insufflations: A systematic review. J Altern Complement Med. 2000;6(5):391-403.
148. Brandi, C, D'Aniello, C, Grimaldi, L et al. Carbon dioxide therapy: effects on skin irregularity and its use as a complement to liposuction. Aesthetic Plast Surg. 2004;28:222-5.
149. Koutná N. Carboxytherapy-a new non-invasive method in aesthetic medicine. Cas Lek Cesk. 2006;145(11):841-3.
150. Pianez LR, Custódio FS, Guidi RM, de Freitas JN, Sant'Ana E. Effectiveness of carboxytherapy in the treatment of cellulite in healthy women: a pilot study. Clin Cosmet Investig Dermatol. 2016;9:183-90.
151. Sakai Y, Miwa M, Oe K, Ueha T, et al. A novel system for transcutaneous application of carbon dioxide causing an "Artificial Bohr Effect" in the human body. PLoS ONE. 2011;6(9):e24137.
152. Wolf JS Jr, Carrier S, Stoller ML. Gas embolism: helium is more lethal than carbon dioxide. J Laparoendosc Surg. 1994;4:173-7.
153. Roberts, MW, Mathiesen, KA, Ho, HS, Wolfe, BM. Cardiopulmonary responses to intravenous infusion of soluble and relatively insoluble gases. Surg Endosc. 1997;11:341-6.
154. Yau P, Watson DI, Lafullarde T, Jamilson GG. An experimental study of the effect of gas embolism using different laparoscopy insufflation gases. J Laparoendosc Adv Surg Tech. 2000;10:211-6.
155. Berger T, et al. Embolia gasosa por dióxido de carbono durante cirurgia laparoscópica. Relato de caso. Rev Bras Anestesiol. 2005;55:87-9.
156. Jersenius, U, Fors, D, Rubertsson, S, Arvidsson, D. The effects of experimental venous carbon dioxide embolization on hemodynamic and respiratory variables. Acta Anaesth Scan. 2006;50:156-62.
157. Taylor SP, Hoffman GM. Gas embolus and cardiac arrest during laparoscopic pyloromyotomy in an infant. Can J Anesth. 2010;57:774-8.
158. Barańska-Rybak W, Mehrholz DM. Carboxytherapy in the light of the latest reports. Erythema multiforme-like eruption as a side effect of carboxytherapy. Dermatology Review. 2019;106(1):46-51.
159. Angehrn F, Kuhn C, Voss A. Can cellulite be treated with low-energy extracorporeal shock wave therapy? Clin Interv Aging. 2007;2(4):623-30.
160. Sattler G, Pohl U, Raegener U. [Pilot study acoustic wave therapy (AWT) for cellulite]. Aesthet Dermatol. 2008;2:17-25.
161. Christ C, Brenke R, Sattler G, Gabriel S, Siems W, Daser A. [Incerase of skin elasticity and revitalization of the dermis in cellulite and connective tissue weakness by extracorporeal acoustic wave therapy]. Aesthet Dermatol. 2008;1:6-14.
162. Christ C, Brenke R, Sattler S, Siems W, Novak P, Daser A. Improvement in skin elasticity and dermal revitalization in the treatment of cellulite and connective tissue weakness by means of extracorporeal pulse activation therapy: EPAT. Aesthet Surg J. 2008;28:538-44.
163. Kuhn C, Angehrn F, Sonnabend O, Voss A. Impact of extracorporeal shock waves on the human skin with cellulite: a case study of an unique instance. Clin Interv Aging. 2008;3:201-10.
164. Adatto M, Adatto-Neilson R, Servant JJ, Vester J, Novak P, Krotz A. Controlled, randomized study evaluating the effects of treating cellulite with AWT/EPAT. J Cosmet Laser Ther. 2010;12:176-82.
165. Russe-Wilflingseder K, Russe E, Vester JC, Haller G, Novak P, Krotz A. Placebo controlled, prospectively randomized, double-blinded study for the investigation of the effectiveness and safety of the acoustic wave therapy (AWT((R))) for cellulite treatment. J Cosmet Laser Ther. 2013;15(3):155-62.
166. Schlaudraff KU, Kiessling MC, Csaszar NB, Schmitz C. Predictability of the individual clinical outcome of extracorporeal shock wave therapy for cellulite. Clin Cosmet Investig Dermatol. 2014;7:171-83.
167. Knobloch K, Kraemer R. Extracorporeal shock wave therapy (ESWT) for the treatment of cellulite – A current metaanalysis. Int J Surg. 2015;24(Pt B):210-7.
168. Hexsel D, Camozzato FO, Silva AF, Siega C. Acoustic wave therapy for cellulite, body shaping and fat reduction. J Cosmet Laser Ther. 2017;19(3):165-73.
169. Modena DAO, Nogueira da Silva C, Delinocente TCP, et al. Effectiveness of the electromagnetic shock wave therapy in the treatment of cellulite. Dermatol Res Pract. 2019;2019:8246815.
170. Sadick NS, Mulholland RS. A prospective clinical study to evaluate the efficacy and safety of cellulite treatment using the combination of optical and RF energies for subcutaneous tissue heating. J Cosmet Laser Ther. 2004;6(4):187-90.
171. Sadick N, Sorhaindo L. The radiofrequency frontier: a review of radiofrequency and combined radiofrequency pulsed-light technology in aesthetic medicine. Facial Plast Surg. 2005;21(2):131-8.
172. Trelles MA, Van der Lugt C, Mordon S. et al. Histological findings in adipocytes when cellulite is treated with a variable-emission radiofrequency system. Lasers Med Sci. 2009;26.
173. Manuskiatti W, Wachirakaphan C, Lektrakul N, Varothai S. Circumference reduction and cellulite treatment with a TriPollar radiofrequency device: a pilot study. J Eur Acad Dermatol Venereol. 2009;23(7):820-7.
174. Sadick NS. Overview of ultrasound-assisted liposuction, and body contouring with cellulite reduction. Semin Cutan Med Surg. 2009;28(4):250-6.
175. Sadick NS, Nassar AH, Dorizas AS, Alexiades-Armenakas M. Bipolar and multipolar radiofrequency. Dermatol Surg. 2014;40(Suppl. 12):S174-9.
176. Sadick N, Rothaus KO. Minimally invasive radiofrequency devices. Clin Plast Surg. 2016;43(3):567-75.
177. Wanitphakdeedecha R, Sathaworawong A, Manuskiatti W, Sadick NS. Efficacy of multipolar radiofrequency with pulsed magnetic field therapy for the treatment of abdominal cellulite. J Cosmet Laser Ther. 2017;19(4):205-9.
178. Schonvvetter B, Soares JL, Bagatin E. Longitudinal evaluation of manual lymphatic drainage for the treatment of gynoid lipodystrophy. An Bras Dermatol. 2014;89(5):712-8.
179. Adcock D, Paulsen S, Davis S, et al. Analysis of the cutaneous and systemic effects of endermologie in the porcine. Aesthet Surg J. 1998,18:414-20.
180. Bayrakci Tunay V, Akbayrak T, Bakar Y, Kayihan H, Ergun N. Effects of mechanical massage, manual lymphatic drainage and connective tissue manipulation techniques on fat mass in women with cellulite. J Eur Acad Dermatol Venereol. 2010;24(2):138-42.

CAPÍTULO 14

Estrias atróficas cutâneas

> **Pontos-chave**
>
> ▶ A etiologia das estrias atróficas é multifatorial, porém ainda não está completamente estabelecida. Várias teorias tentam explicar a origem da disfunção, sendo que o estiramento da pele, fatores hormonais e genéticos parecem ser complementares à predisposição do indivíduo acometido.
> ▶ Os tratamentos com recursos terapêuticos estão baseados na compilação dos efeitos intrínsecos destes associados à indução de inflamação aguda.
> ▶ Os resultados provenientes de procedimentos terapêuticos aplicados nas estrias atróficas cutâneas dependem da capacidade reacional individual.

A primeira descrição das estrias cutâneas é frequentemente atribuída a Troiser e Menetrier em 1829,[1] entretanto, Lacharriére aponta Roereder como precursor, pelo fato de ter descrito a presença de estrias em mulheres grávidas em 1773.[2]

O mecanismo fisiopatogenético das estrias cutâneas é desconhecido; provavelmente está relacionado a alterações nos componentes da matriz extracelular, incluindo fibrilina, elastina e colágeno. Frequentemente são descritas como "cicatrizes", sendo essa denominação questionada em estudo histológico[3] (Tabela 1), que compara diferentes lesões dérmicas: estria, lesão senil e cicatriz. Os achados do estudo apontam que a pele estriada apresenta modificações nas fibras colágenas, na substância fundamental amorfa e nos fibroblastos. A forma do fibroblasto também varia nas diferentes lesões, sendo a forma globular predominante na estria e a forma estrelada na lesão senil e na cicatriz, o que demonstra diferentes níveis de atividade. O estudo encontra maior semelhança entre lesões cutâneas com características decorrentes de atrofia senil do que a atividade *fibroblástica* inerente ao processo de cicatrização da pele.

Alterações estruturais da derme afetada por estrias cutâneas foram observadas,[4-7] promovidas por achatamento da junção dermoepidérmica, juntamente com redução de atividade celular do tecido conjuntivo, com reflexo na produção de fibras, que refletem nas alterações no relevo cutâneo, de característica atrófica, semelhantes às lesões cutâneas senis, embora os estágios de desenvolvimento sejam semelhantes às cicatrizes.

As estrias foram denominadas como atróficas em 1936 por Nardelli,[8] e possuem várias outras denominações decorrentes de diferentes idiomas, prováveis etiologias e aspecto macroscópico da pele: *vergetures, atrophoderme strieé, macules atrophiques lineaires, striae distensae, stretch marks, lash marks, striae albicantes, striae gravidarum, striae infectiosae*, estrias atróficas e víbices.

Trata-se de uma atrofia tegumentar adquirida, caracterizada pela diminuição de espessura da pele, decorrente da redução do número e volume de seus ele-

TABELA 1	Sumário de três diferentes lesões dérmicas: estria atrófica, lesão senil e cicatriz			
	F. colágena	F. elástica	SFA	Fibroblasto
Estria atrófica	Delgadas Diâmetro < Volume <	Esparsas	Abundante	Aspecto globular Secreção 0 Quiescente
Lesão senil derme papilar	Fragmentada	Esparsas	Abundante	Aspecto estrelado Secreção + Quiescente
Lesão senil derme reticular	Normal	Esparsas	Abundante	Aspecto estrelado Secreção + Quiescente
Cicatriz	Espessa Densa Compacta	Esparsas++	Reduzida	Aspecto estrelado Secreção ++ Ativo

SFA: substância fundamental amorfa.

mentos. O aspecto é linear, sinuoso, a princípio avermelhado, posteriormente esbranquiçado e abrilhantado (nacarado), sendo a cor ligada ao estágio de evolução. Os principais locais anatômicos afetados incluem abdome, seios e glúteos, embora também possam ser encontradas em membros superiores, inferiores e região lombar (Figura 1).

Raras ou numerosas, as estrias atróficas cutâneas dispõem-se paralelamente umas às outras, normalmente com disposição perpendicular às linhas de tensão da pele (Capítulo 1), indicando um desequilíbrio localizado. Apresentam caráter bilateral, isto é, existe uma tendência da estria de distribuir-se simetricamente em ambos os lados. O surgimento dos sintomas iniciais é variável, sendo que os primeiros sinais clínicos podem ser caracterizados por prurido, dor, erupção papular plana e eritematosa. O prurido é um sintoma, não a causa das lesões. A intensidade do prurido pode caracterizar a denominada estria urticariforme,[9,10] condição relativamente rara.

Na fase inicial de desenvolvimento da atrofia cutânea, as lesões são hiperêmicas ou rubras (*striae rubrae*). Quando o processo de formação já está praticamente estabelecido, as lesões tornam-se esbranquiçadas, quase nacaradas, sendo denominadas estria alba (*striae albae*).[11,12] São descritas também outras colorações relacionadas, caracterizadas por meio de dermatoscopia fotográfica e colorimetria de refletância de pequeno campo, a *striae caerulea* (azul) e a *striae nigra* (preta).[13,14]

ETIOLOGIA

As estrias são frequentemente observadas em indivíduos obesos, durante a gravidez (principalmente no último trimestre), nas síndromes de Cushing e de Marfan, com o uso tópico ou sistêmico de esteroides (cortisona ou ACTH), nos tumores da suprarrenal, infecções agudas e debilitantes (febre tifoide, intertrigo inguinal, febre reumática, tuberculose, Aids, lúpus), atividade física vigorosa (musculação) e estresse.[4,15-18] Também aparecem relacionadas às manifestações associadas a desordens do tecido conjuntivo, como incontinência urinária e/ou fecal e prolapso de órgãos pélvicos.[19,20]

Os primeiros estudos sobre estrias apontavam o problema como decorrente meramente do estiramento cutâneo, contudo quando o processo foi estudado com maior cautela, levou seus sucessores a lançar dúvidas sobre essa

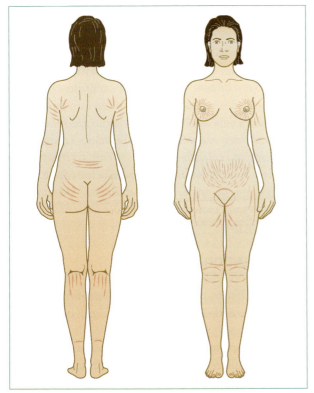

FIGURA 1 Locais anatômicos afetados pelas estrias.

etiologia.[21] Atualmente ainda existe controvérsia sobre o tema, porém um grande número de estudos contribuiu para o esclarecimento de alguns conceitos e achados.

O surgimento de estrias cutâneas parece ser multifatorial, pela associação de fatores endocrinológicos e mecânicos, além de predisposição genética e familiar, devido a redução de expressão dos genes determinantes para a formação do colágeno, de elastina e fibronectina observada em indivíduos com estrias, em decorrência de uma alteração marcante do metabolismo do fibroblasto. Essa predisposição genética também foi reportada em estudo efetuado com gêmeos monozigóticos.[22-24]

Outros exemplos que reforçam a importância genética de fatores determinantes da suscetibilidade do tecido conjuntivo são a ausência de estrias atróficas em mulheres grávidas com síndrome de Ehlers-Danlos, distúrbio do tecido conjuntivo de origem genética, que se caracteriza principalmente por hipermobilidade da pele e articulações, dentre outros sintomas, bem como a presença de estrias atróficas em indivíduos com a síndrome de Marfan (localizadas acima dos ombros, região lombar e lateral dos quadris e estrias gravídicas), que é uma doença de herança autossômica dominante do tecido conjuntivo.[25]

Também é observado o desenvolvimento de estrias atróficas como nos estados caquéticos produzidos por dietas severas, ou desencadeados por doenças como a tuberculose e o tifo, além da anorexia nervosa. Há casos de indivíduos afetados pelas estrias atróficas por causa idiopática e, conforme já descrito anteriormente, associada à imunossupriessão (Aids), além de doença crônica do fígado.[26,27]

A etiologia da estria atrófica cutânea permanece controversa e desconhecida, sendo apontadas três teorias principais como hipóteses de fatores desencadeantes da disfunção: alterações mecânicas da pele, alterações endocrinológicas e distúrbio estrutural inato do tegumento.[28]

TEORIA MECÂNICA

A teoria mecânica relaciona o surgimento de estrias atróficas cutâneas ao estiramento da pele com subsequente dano ao tecido conjuntivo, como ocorre na obesidade, gravidez, ou como sequelas de períodos de rápido crescimento, daí a denominação *striae distensae* ou *stretch marks*.[28,29]

Estudo biomecânico da pele[30] constatou que durante e após o parto ocorrem variações nas propriedades reológicas da pele. No estudo foram observadas modificações das propriedades biomecânicas da pele com estrias e sem estrias. Entretanto, é apontada a possibilidade de influência de múltiplos fatores, como uma combinação de fatores hereditários, alterações mecânicas e endocrinológicas. Outro estudo[31] contesta a relação entre o crescimento abdominal e a formação de estrias atróficas.

Durante a gravidez as estrias são mais comuns em mulheres jovens, com índice de massa corpórea alto, de pele morena, com história do aparecimento de estrias na adolescência ou na família.[32,33]

A relação entre a rápida deposição de gordura nos glúteos e região trocanteriana em indivíduos com pseudo-hermafroditismo e o surgimento de estrias atróficas cutâneas é avantada,[34] sendo citada certa semelhança com a ocorrência da disfunção na adolescência. A distensão tecidual que ocorre na obesidade também é apresentada como possível fator desencadeante.[35]

Há descrição sob forma de relato de caso de uma típica atrofia linear e simétrica nas axilas e dorso, com aspecto típico de estrias atróficas, mas com característica de elastose focal linear, disfunção distinta, que apresenta uma elastogênese ativa.[36,37]

Estudo[38] descreve o aparecimento de estrias em adolescente de 17 anos após uso de expansor cutâneo com procedimento preparatório para cirurgia de correção de assimetria mamária, sendo atribuído também o efeito mecânico como agente desencadeante, entretanto, o fator mecânico parece não ser o único associado. Embora a questão não esteja totalmente esclarecida, existe uma teoria que relaciona um desequilíbrio hormonal potencialmente significativo no desenvolvimento das estrias atróficas cutâneas na mama aumentada, sugerindo que regiões submetidas a maior estiramento mecânico da pele podem expressar maior atividade de receptor hormonal. Nesse sentido, o uso de anticoncepcional foi avaliado, e a relação com desencadeamento da disfunção não foi significativa. Entretanto, a data da última menstruação não foi adequadamente investigada, possível viés do estudo. Também não foi encontrada relação significativa com o tamanho do implante. A hipótese dos estudos relacionados é que o aparecimento de estrias após mamoplastia de aumento decorra da associação entre disfunções hormonais e estiramento da pele.[39,40-43]

TEORIA ENDOCRINOLÓGICA

A origem mais provável das estrias atróficas cutâneas baseia-se na teoria endocrinológica, na qual o incremento endógeno ou exógeno de cortisol circulante está envolvido diretamente nos quadros em que as estrias surgem (obesidade, adolescência, gravidez, uso de medicamentos à base de corticoides tópicos ou não, incluindo anabolizantes). O hormônio, denominado 17-cetosteroide, é o principal andrógeno adrenal (Capítulo 2), apresentando ampla ação no tecido conjuntivo, aumentando o catabolismo proteico e, ainda, atuando sobre a célula formadora das fibras e da substância fundamental amorfa, o fibroblasto. Também é plausível o fato da ocorrência da disfunção ser rara em crianças com menos de cinco anos ou até nove anos, mesmo que obesas (exceto com uso de corticoide), pois a secreção de andrógenos está diretamente relacionada à puberdade; fato que pode apontar a relação com a associação do aparecimento da disfunção com a acne.

A teoria endocrinológica relacionada ao desenvolvimento de estrias atróficas cutâneas aponta que a teoria mecânica é muito simplista ao afirmar que o estiramento da pele isolado possa desencadear a disfunção (Figura 2), uma vez que não são observadas em todas as situações relacionadas, ou seja, não ocorrem necessariamente em todos os indivíduos obesos e podem afetar indivíduos magros; da mesma forma que nem todas as mulheres grávidas são afetadas, embora a distensão da pele seja fator comum.

As estrias atróficas cutâneas foram observadas em indivíduos acometidos por diferentes doenças, como febre tifoide, febre reumática e hanseníase, entre outras, sendo que a associação do aparecimento das estrias atróficas cutâneas ligadas às doenças não era compreendida (possível teoria infecciosa), e o tratamento à base de corticoide foi o fator comum observado, justificando o desencadeamento da disfunção não pela doença, mas provavelmente pelo tratamento envolvido. Com a hipótese do "estiramento da pele" desgastada, e com o advento do uso terapêutico de hormônios adrenais corticais, associados à percepção do aparecimento da disfunção como um efeito local, surgiu a teoria endocrinológica.

A relação direta entre todos os episódios associados ao desenvolvimento de estrias atróficas[44-47] cutâneas com o aumento do cortisol circulante torna a teoria plausível (Figura 3).

A relação causal entre o uso de esteroides tópicos ou sistêmicos e o surgimento de estrias atróficas cutâneas é observada.[11,58,49] Com a teoria endocrinológica pode-se explicar que o aparecimento das estrias nas diversas doenças não tem como efeito causal a afecção em si, mas sim as drogas utilizadas na sua terapêutica, como na síndrome de Cushing[50] desencadeada após tratamento com uso de corticoide (Figura 4).

O grau e a duração do nível sérico de cortisol são os fatores mais importantes que determinam as manifestações clínicas da síndrome de Cushing. As manifestações clínicas são mais evidentes em mulheres jovens, já que os níveis de cortisol diminuem com a idade.[51]

A ocorrência de estrias atróficas cutâneas em adolescentes saudáveis e não obesos envolve causas fisiológicas, visto que trata-se do período mais representativo de estimulação adrenocortical, sendo até descrita como síndrome de Cushing fisiológica. Eventos concomitantes ao surgimento da disfunção, como presença de acne, desenvolvimento de mamas em meninas e genitais nos meninos, surgimento de pelos pubianos e axilares em ambos os sexos, reforçam a questão com a atividade esteroide.[52-55] Parece que a presença de acne é mais comum e mais grave (resistente a tratamentos) em jovens com disfunção cutânea, e afeta preferencialmente as coxas, glúteos e região lombar.

O exame da concentração de esteroides de adolescentes com estrias parece não ser uma solução como base para prevenção/tratamento, uma vez que o estímulo hormonal para o crescimento pode estar presente em períodos variáveis; em outras palavras, as lesões cutâneas podem surgir espontaneamente em curtos períodos de estimulação cortical, simulando uma aplicação exógena de cortisona, ou pode se estender por vários anos durante toda a puberdade.

O aparecimento de estrias atróficas cutâneas em adolescentes não obesos, gravidez, pode estar relacionado a doenças denominadas idiopáticas associadas e ao aumento da excreção de 17-cetosteroide, ou seja, hiperatividade do córtex da adrenal.[56-58]

Embora haja fatores de risco de desenvolvimento de estrias atróficas cutâneas durante a gravidez, a fase gesta-

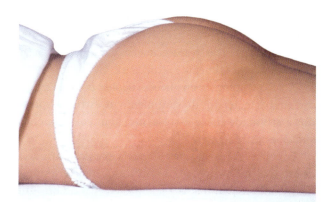

FIGURA 2 Estrias atróficas em glúteo e coxa de paciente que não apresenta história pregressa de distensão cutânea localizada.

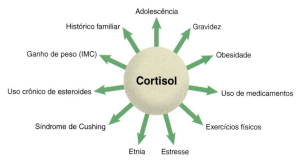

FIGURA 3 Episódios associados ao desenvolvimento de estrias atróficas cutâneas.

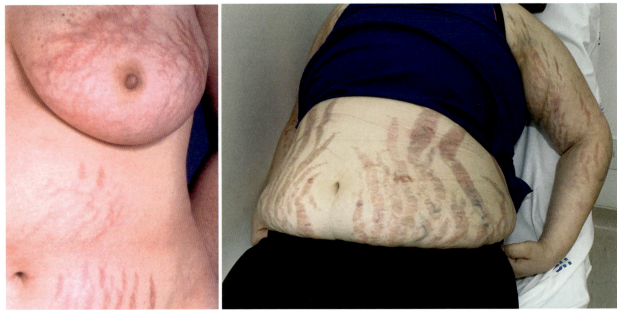

FIGURA 4 Ocorrência de estrias atróficas em paciente que desenvolveu síndrome de Cushing após terapia à base de corticoide. Fonte: imagem gentilmente cedida pela MSc Heliana Aparecida da Silva Pandochi.

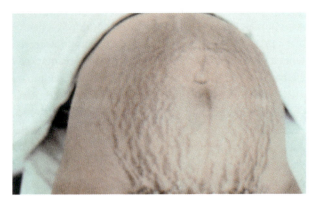

FIGURA 5 Observar a ocorrência de estrias atróficas em gestação normal.

cional, o índice de massa corporal, o ganho de peso e o peso do feto podem ser ou não associados à ocorrência de estrias. Parece que o grupo com maior risco de desenvolver estrias graves são os adolescentes, fato importante para explorar os patomecanismos das estrias. Aparentemente existem três categorias gerais da pele associadas à gravidez, ou seja, as relacionadas a alterações hormonais, em que as estrias estão incorporadas (*striae gravidarum*), condições preexistentes da pele modificadas durante a gravidez, e as específicas da gravidez.[30,44,59,60]

A aplicação de glicocorticoides *in vivo* na epiderme de camundongo[61] diminuiu as mitoses, um efeito que presumivelmente contribui para o adelgaçamento da pele. Quando os glicocorticoides atingem altos níveis nos seres vivos, causam miopatias, caracterizadas por fraqueza e perda da massa muscular. Esse fato é acompanhado por mudanças no conteúdo de água, eletrólitos, glicogênio, lipídico e surpreendentes alterações nas mitocôndrias, inclusive com perda da função, mudanças nas estruturas das miofibrilas do tipo II, diminuição da habilidade de incorporar aminoácidos, glicose e outros precursores pela proteína. Muitos pacientes com síndrome de Cushing apresentam certo aumento de pelos faciais e acne, mas isso é causado pela secreção aumentada de andrógenos adrenais que, comumente, acompanha o aumento de secreção de glicocorticoides.

Estudo[62] avaliou a ocorrência de estrias atróficas cutâneas em jovens do sexo masculino, sadios, sendo que o índice de prevalência verificado era de 11%. O grupo acometido não era significativamente diferente em suas características físicas como a altura, peso ou idade. O número de casos que podiam ser associados aos fatores suspeitos, como atividade muscular excessiva e ganho rápido de peso, entre outros, estava na faixa de 21,5%. Apenas 8,8% afirmaram ter perdido peso rapidamente. Na maioria dos casos, o aparecimento das lesões cutâneas associadas foi totalmente inexplicável.

A ação fisiológica do glicocorticoide poderia explicar, em parte, relatos do surgimento de estrias associados à atividade física estressante, bem como apenas situações estressantes.

Foi observado em estudo[63] que a excreção urinária de esteroides 17-cetosteroide e 17-cetogênico era significativamente maior nos pacientes obesos do que em pacientes com índice de massa corporal considerado normal.

As estrias podem formar-se também pela aplicação tópica prolongada de cremes com corticosteroides na pele, de forma oclusiva ou não,[64,65] no tratamento de diversas doenças, como na psoríase vulgar após tratamento prolongado com corticoide tópico potente (betametasona diproprionato).[66]

Importante observar que corticosteroides tópicos não são isentos de riscos e que o uso excessivo dessa modalidade terapêutica é responsável muitas vezes por resultados inesperados, como a inibição do tecido conjuntivo dérmico ou a interferência na cinética das células epidérmicas, causando a atrofia cutânea e as estrias atróficas cutâneas, de ocorrência mais agressiva quando o esteroide é administrado sob a forma de infiltrações intradérmicas.[67]

A absorção percutânea de hidrocortisona revela que uma única aplicação com alta concentração pode ser mais efetiva que várias aplicações de menor concentração. Fato a ser destacado é que a penetração da hidrocortisona não é reduzida com a lavagem da pele com água e sabão, ocorrendo, pelo contrário, uma elevação nos níveis de absorção.[68]

A associação do aparecimento de estrias atróficas cutâneas com o uso de contraceptivos orais pode ser explicada pelo aumento do cortisol livre decorrente do medicamento, sendo que a habilidade do fígado em metabolizar o cortisol diminui, levando, portanto, a um significativo aumento dos níveis de cortisol circulante.[69,70]

A atividade física estressante também pode produzir um aumento do cortisol circulante. Estudos em ratos[70-73] demonstraram que atividades estressantes como a natação podem levar à elevação dos níveis plasmáticos de corticosterona em 5 ou 6 vezes. Outro fato importante observado é que em geral as ratas apresentam maior elevação nos níveis plasmáticos de corticosterona do que ratos em resposta ao mesmo agente estressor.

A participação dos glicocorticoides na reação do estresse e a importância exata da liberação de glicocorticoides permanece desconhecida; sabe-se, entretanto, que juntamente com as catecolaminas são, por excelência, os hormônios do estresse.[74-76]

A secreção de glicocorticoides pelo córtex da adrenal constitui o passo final de uma cascata que se inicia com a percepção do agente estressor pelo córtex cerebral, promovendo a ativação do sistema límbico e hipotálamo, que liberará o fator liberador de corticotrofina. Este, por sua vez, estimula a adeno-hipófise a secretar o hormônio adrenocorticotrófico (ACTH), o qual por sua vez estimula a liberação de glicocorticoides pela adrenal.[77]

A inter-relação entre hipotálamo, sistema nervoso simpático, adeno-hipófise, córtex e medula da adrenal (Figura 6) classifica como hormônios do estresse, além da adrenalina e da noradrenalina, o hormônio adrenocorticotrófico (ACTH) e os glicocorticoides.

A teoria mecânica não precisa ser totalmente descartada, entretanto, acredita-se que a distensão tecidual não seja o principal fator causal do aparecimento das estrias atróficas cutâneas, mas sim um fator secundário, aliado a fatores predisponentes.[78]

INCIDÊNCIA E CARACTERIZAÇÃO DAS ESTRIAS ATRÓFICAS CUTÂNEAS

As estrias atróficas são encontradas em ambos os sexos, com predominância divergente entre eles, de grande ocorrência a partir da adolescência.[54,79]

A maior incidência de estrias em meninas ocorre entre 12 e 14 anos; e nos meninos, de 12 a 15 anos. Entretanto, estrias foram notadas em todos os grupos etários e raramente ocorrem em crianças saudáveis durante os primeiros cinco anos de vida, mesmo em casos de obesidade importante. O período de surgimento das estrias pode variar, ocorre entre as idades de 10 a 16 anos para o sexo feminino e de 14 a 20 anos para o masculino, sendo que a incidência dentro desses grupos etários indica um intervalo de 21 a 72% para as meninas e de 6 a 40% para os meninos.[80-82]

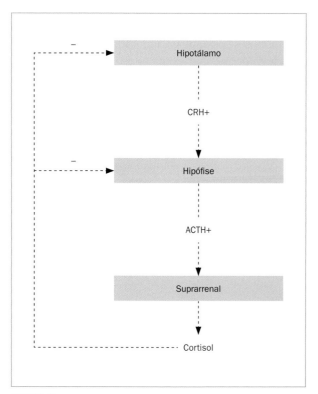

FIGURA 6

A aparência das estrias atróficas cutâneas pode variar, em muitos casos é uma lesão em depressão, em outros poucos se apresenta mais elevada em relação ao nível da pele, sendo que a denominação "elastose focal linear" é atribuída a alterações cutâneas semelhantes, porém quando apresenta caracaterísticas histológicas diferentes da lesão cutânea clássica.

A elastose focal linear ou estria elastótica é caracterizada por possuir aspecto sugestivo de estrias atróficas, afetando prioritariamente o sexo masculino, sem distinção de raça, afetando a região lombar, em disposição horizontal. Em alguns indivíduos pode representar hiperplasia de fibras elásticas em resposta a alguma lesão ou alteração tecidual. Podem ocorrer isoladas ou associadas a estrias atróficas, e em último caso pode ser considerada como um processo regenerativo destas. Pode ocorrer em uma faixa etária bastante ampla, de 17 a 87 anos. A predisposição genética, bem como atividade física, parecem desencadear o processo.[46,83-88]

ABORDAGENS TERAPÊUTICAS

As estrias atróficas cutâneas representam um problema cosmético desafiador para o tratamento, sendo reportadas diversas estratégias terapêuticas que envolvem os tipos de pele, com objetivo de melhorar o aspecto cutâneo.

O princípio básico no qual as terapias aplicadas nas estrias atróficas cutâneas que apresentam resultados animadores se baseiam é a indução de inflamação controlada na derme, que resulta na estimulação da atividade fibroblástica, visto que a lesão decorre de atrofia cutânea decorrente principalmente da redução da atividade destas células.

CORRENTE GALVÂNICA

A estimulação elétrica no tratamento de estrias atróficas cutâneas envolve normalmente o uso da corrente galvânica em microampères, denominada galvanopuntura, que associa os efeitos inerentes à lesão produzida pela agulha aos efeitos da corrente galvânica na polaridade negativa (estimulação catódica), culminando com o desenvolvimento de processo inflamatório controlado (hiperemia, edema) que desencadeia incremento da atividade fibroblástica. O efeito macroscópico e histológico é animador, sendo considerado um procedimento seguro.[97,98]

A corrente contínua em microampères, filtrada constante, com resultados interessantes no tratamento de estrias, pode promover acentuado aumento no número de fibroblastos jovens e neovascularização (Figura 7); também é relatado retorno da sensibilidade dolorosa após algumas sessões de estimulação elétrica, e como consequência, melhora no aspecto da pele, que pode apresentar característica próxima à da pele normal.

O tratamento unilateral das estrias com procedimento de galvanopuntura é interessante, uma vez que o paciente e o terapeuta têm como acompanhar sua evolução. Esse fato pode ser observado na Figura 8, em que o resultado do tratamento de estrias no abdome apresenta-se mais uniforme, com o tecido menos marcado pelas lesões, portanto com o aspecto melhorado.

Com base na capacidade regenerativa, as células do organismo são classificadas em células lábeis, estáveis e permanentes. Os fibroblastos, células derivadas do mesênquima, possuem uma capacidade de replicação baixa que pode ser modificada em resposta a estímulos controlados. Eles retêm a capacidade de se dividirem; assim como o tecido epitelial, o tecido conjuntivo também é capaz de

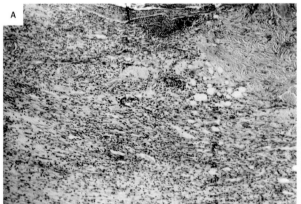 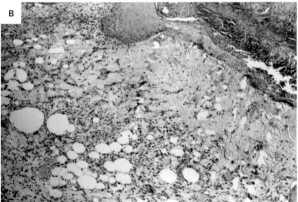

FIGURA 7 Fotomicrografia da derme de rato, com ênfase para a intensa neoformação de vasos no animal estimulado. (A) Estimulado com corrente contínua de baixa intensidade. (B) Não estimulado. Fonte: arquivo pessoal.

se regenerar. Na estria, esta célula está quiescente (conforme citado anteriormente), sendo que o estímulo elétrico de baixa intensidade mostrou-se eficiente para aumentar a sua replicação, bem como das fibras e substâncias produzidas por ela. No tocante à neovascularização, os efeitos da inflamação aguda e da corrente galvânica são somados, promovendo um edema brando com uma hiperemia bastante pronunciada.

A eficácia do tratamento de galvanopuntura é importante e segura conforme apontado anteriormente, desde que controladas as variáveis, diferindo o número de sessões de acordo com a cor da pele, idade, tamanho das estrias etc. Obviamente o resultado pode variar em diferentes indivíduos, como em qualquer outro tratamento de diversas afecções. Esse fato está centrado na capacidade reacional de cada indivíduo, levando-se em conta de que se deve realizar uma boa avaliação prévia, excluindo-se as contraindicações.

O desarranjo das fibras colágenas ocorre em estrias atróficas, quando examinadas ao microscópio de polarização. Como as fibras colágenas são birrefringentes (Capítulo 1), no seu arranjo normal apresentam certo brilho. O mesmo não ocorre nas estrias, uma vez que elas se apresentam desorganizadas e consequentemente não refletem luz. As fibras colágenas correspondem a 70% do peso seco da pele. Com a estimulação elétrica, as fibras que antes não se destacavam quanto à sua birrefringência tornaram-se mais visíveis, podendo-se inferir que as fibras colágenas sofreram algum tipo de reorientação (Figura 9).

Pode-se inferir que os efeitos da corrente galvânica em microampères nas estrias estão baseados na compilação dos efeitos intrínsecos da corrente contínua (Capítulo 6) e dos processos envolvidos na inflamação aguda (Capítulo 2).

O estímulo físico da agulha (Figura 10) desencadeia um processo de reparação muito complexo, cujo objeti-

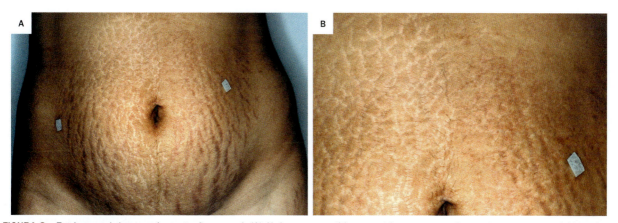

FIGURA 8 Estrias no abdome após gestação normal. (A) Abdome acometido por estrias, comparando-se o tratamento parcial (quadrante superior esquerdo) e não tratado (direito). (B) Ampliação dos quadrantes. Fonte: imagens cedidas gentilmente pela Dra. Angela O. Martins.

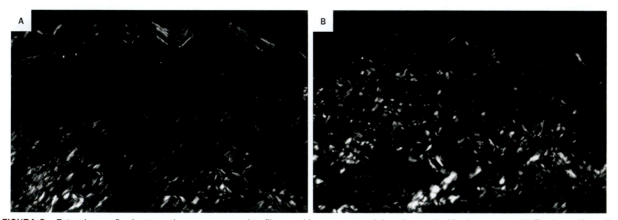

FIGURA 9 Fotomicrografia destacando os aspectos das fibras colágenas, entre dois prismas de Nicol cruzados. (A) Estria atrófica. (B) Estria atrófica estimulada com corrente contínua, evidenciando a melhora da organização da derme. Fonte: acervo pessoal.

vo é restabelecer de forma satisfatória a integridade dos tecidos. A microlesão com a estimulação elétrica catódica associada desencadeia uma inflamação aguda localizada, não apresentando qualquer efeito sistêmico. Embora o padrão da inflamação aguda seja único, a intensidade e duração da reação são determinadas tanto pela intensidade da corrente como pela capacidade reacional do paciente.

Poucos minutos após a lesão aparecem a hiperemia e o edema, que não ocorrem imediatamente após a aplicação, reações estas motivadas por substâncias locais liberadas pela lesão, responsáveis pela vasodilatação e aumento da permeabilidade dos vasos. Toda zona é preenchida por um exsudato inflamatório composto de leucócitos, eritrócitos, proteínas plasmáticas e fáscias de fibrina. Nas primeiras sessões de galvanopuntura, a invasão tecidual não promove sangramento, a resistência tecidual é baixa, bem como a sensibilidade dolorosa. Porém, conforme o procedimento terapêutico avança, pode ser observado rompimento de pequenos vasos caracterizado por pequenas bolsas de sangue, totalmente reabsorvidas em poucos dias. O processo inflamatório será resolvido em um período variável, ocorrendo em média em 2 a 7 dias.

A resposta à agressão tecidual desencadeada pela perfuração pela agulha no procedimento de galvanopuntura, pode resultar em melhora do aspecto da área afetada.

Para que se obtenha resultados melhores com o procedimento de galvanopuntura (Figura 11), evitar tratamentos associados que possam interferir no processo inflamatório. As estimulações subsequentes só poderão ser realizadas quando o processo inflamatório estiver completamente debelado, evitando assim o risco de desenvolver uma inflamação crônica.

A corrente contínua incrementa o edema promovido pela inflamação aguda decorrente da mobilização da água presente nos tecidos e das respostas vasomotoras.

Para que a terapia por galvanopuntura apresente bons resultados, não basta somente a execução precisa da técnica, a avaliação adequada se torna imprescindível para a obtenção de bons resultados. A ficha de avaliação (Figura 12) apresentada aponta o panorama geral quanto a possíveis aspectos. Na ficha clínica (Figura 12), a cor da pele é fator imprescindível, pois se sabe que uma tendência maior ao desenvolvimento de queloides ocorre na pele negra e amarela (não se esquecer que existem exceções).

O ano da menarca nos dá a época aproximada na qual a paciente entrou na adolescência, período de aparecimento das estrias. No caso das disfunções hormonais nos interessam aquelas relacionadas à glândula suprarrenal, especificamente aos hormônios corticoides. O uso de medicamentos constantes está associado em um primeiro momento ao aparecimento das estrias, uma vez que a administração de algumas drogas pode promover o surgimento de estrias e em um segundo momento a ineficá-

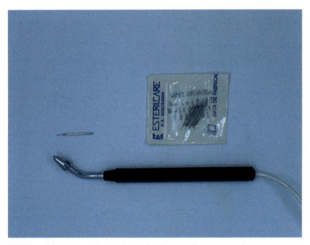

FIGURA 10 Aplicador e eletrodo tipo agulha para galvanopuntura. Fonte: acervo pessoal.

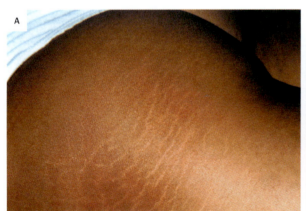
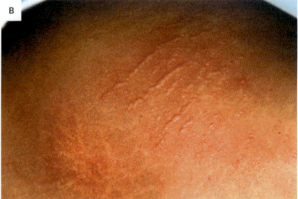

FIGURA 11 Vista lateral do quadril de paciente com estrias atróficas. (A) Aspecto natural das estrias atróficas. (B) Aspecto após a estimulação com corrente contínua; observar a intensa hiperemia associada ao edema local. Fonte: acervo pessoal.

Identificação

Nome: _____ Idade: _____
Profissão: _____
Endereço: _____
Fone: _____
Cidade: _____UF: _____ CEP: _____
Indicação: _____

Ficha clínica

Cor da pele: ( ) branca ( ) parda ( ) negra
Ano da menarca: _____ Número de gestações: _____
Mudanças observadas: _____
Faz uso de medicamentos:
à base de corticoides ( ) outros ( ) _____
anti-histamínico ( ) esteroides ( ) anti-inflamatórios ( )
Apresenta algum tipo de disfunção hormonal: _____
Diabetes: ( ) sim ( ) não   Hemofilia: ( ) sim ( ) não
Transtornos circulatórios e/ou de cicatrização: _____
Propensão a queloides: ( ) sim ( ) não
Patologias dérmicas: _____
Alergia a: ( ) corrente elétrica ( ) produtos _____
Tratamentos anteriores: tipo _____
Resultado: _____
Tipo de alimentação: ( ) normal ( ) vegetariana

Caracterização do quadro

Período do aparecimento das estrias: ( ) adolescência ( ) gravidez ( ) obesidade ( ) medicamento
Coloração inicial: ( ) vermelha ( ) violácea ( ) branca
Coloração atual: ( ) vermelha ( ) violácea ( ) branca
Aspecto macroscópico: ( ) depressão
Localização: ( ) abdome ( ) glúteos ( ) seios ( ) coxas
Sensibilidade dolorosa ao estímulo

Tipo de dor (X)	Data e caracterização da dor por sessões (0-5)		
( ) pontada	(/)-( )	(/)-( )	(/)-( )
( ) queima-arde	(/)-( )	(/)-( )	(/)-( )
( ) irritante	(/)-( )	(/)-( )	(/)-( )
( ) cruel-castigante	(/)-( )	(/)-( )	(/)-( )
( ) latejante	(/)-( )	(/)-( )	(/)-( )
( ) cortante	(/)-( )	(/)-( )	(/)-( )
( ) aflitiva	(/)-( )	(/)-( )	(/)-( )
( ) assustadora	(/)-( )	(/)-( )	(/)-( )

(0) sem dor (1) dor fraca (2) desconfortável (3) angustiante (4) horrível (5) torturante

FIGURA 12   Ficha de avaliação – estrias.

cia do tratamento, já que há necessidade de se manter a resposta inflamatória após a estimulação.

O questionamento quanto ao diabetes e a propensão a queloide antes de se executar o procedimento terapêutico se faz necessário, visto que no primeiro caso o indivíduo pode apresentar uma alteração nas fibras no conjuntivo que pode interferir na resposta; e no segundo caso pode desencadear novas sequelas. Diante do conhecimento profundo das reações produzidas pelo procedimento, também é necessário julgar se ele pode ser utilizado diante de eventuais doenças associadas.

Importante também questionar sobre o uso de medicamentos anti-inflamatórios, uma vez que podem interferir diretamente na resposta à intervenção terapêutica com a galvanopuntura, em que o processo inflamatório desencadeado pelo procedimento é essencial.

Na caracterização do quadro, um ponto que merece destaque é a coloração das estrias, em que as estrias recentes apresentarão certa hiperemia e as mais antigas tonalidade branca, nacarada. A sensibilidade dolorosa ao estímulo é um parâmetro que deve ser utilizado para o acompanhamento do processo de regeneração, uma vez que com o passar das aplicações, a sensibilidade passa de uma leve percepção para limiares quase próximos da pele normal. Dentro desse contexto, o limiar de percepção sensorial também pode variar de acordo com as fases do ciclo menstrual (Capítulo 6), sendo mais baixo na fase pré-menstrual, portanto, a tolerância ao tratamento se reduz nessa fase.

PRINCÍPIOS PARA APLICAÇÃO CLÍNICA

Todos os fatores que modificam a qualidade da resposta inflamatória (Capítulo 2) exercem influência sobre a terapia.

No caso da paciente apresentar níveis elevados de glicocorticoides, seja endógeno ou exógeno (Capítulo 2), por exemplo, na síndrome de Cushing, a terapia não deve ser efetuada, sob pena de resultados pouco expressivos.

Se as estrias ocorrerem durante a gravidez, o tratamento só poderá ser iniciado quando os níveis hormonais regredirem aos níveis normais.

No tratamento iniciado na puberdade, deve ser observada a estabilidade no aparecimento de lesões, fator de importante controle, uma vez que, por se tratar de um período de grandes alterações hormonais, a resposta ao procedimento terapêutico pode ser pequena (Capítulo 2).

Deve-se evitar exposição solar com o processo inflamatório ativo (pelo perigo de manchar a pele).

No aparecimento do processo inflamatório sem que tenha havido estimulação prévia, as aplicações devem ocorrer com intervalo maior, já que o processo inflamatório pode estar ativo, mesmo que externamente não produza sintomas.

A associação de procedimentos que produzem aumento de circulação no local de aplicação parece interferir positivamente na qualidade da resposta inflamatória, como produtos que aumentam a circulação, uso de correntes polarizadas previamente (polo negativo em cima das estrias que vão ser estimuladas) e microdermoabrasão.

Antes da punturação do tecido, deve-se higienizar adequadamente a pele e/ou esfoliar, com a finalidade de diminuir a resistência à corrente e evitar infecções. Pode-se utilizar produtos com a finalidade requerida, ou simplesmente álcool a 70%, sendo também importante a utilização de luvas.

O eletrodo tipo agulha deve ser individual, devidamente esterilizado. As empresas fabricantes de agulhas para galvanopuntura normalmente as comercializam com óxido de etileno (ETO). Esse tipo de esterilização é utilizado principalmente para instrumentos que não podem suportar o procedimento convencional que envolve alta temperatura, pois compromete a eficiência de instrumentos perfurocortantes. Todos os itens perfurocortantes e contaminantes gerados devem ser descartados adequadamente em coletores específicos (caixas tipo Descartex ou Descarpack).

Teoricamente, quanto maior a resposta inflamatória melhor o resultado, portanto, o paciente não deverá utilizar produtos descongestionantes enquanto perdurar o processo.

A promessa de 100% de resultado não deve ser feita, pois cada indivíduo apresenta uma resposta ao tratamento (ou em relação a qualquer outro tratamento). Os indivíduos apresentam características diferentes e, portanto, respostas diferentes. O número médio de sessões para que se obtenha resposta observável é em torno de 10, podendo ser ultrapassado, se necessário. Tratamentos infalíveis a todas as pessoas não existem.

A penetração da agulha deve ser efetuada sobre a estria, com incisão paralela subcutânea. Não se deve invadir perpendicularmente a pele estriada.

Apesar do procedimento invadir superficialmente a pele, as intensidades (ou amplitudes) aplicadas são muito pequenas, promovendo efeito puramente localizado, portanto não ocasiona nenhum tipo de resposta sistêmica.

Importante observar a amplitude de corrente aplicada, uma vez que amplitudes maiores (miliampères) em eletrodos tipo agulha, em que a densidade de corrente é maior na ponta, podem produzir queimaduras (Figura 13). Observar que em alguns equipamentos de galvanopuntura normalmente existe um teste de integridade de cabo, que deve ser efetuado. Para a intervenção terapêutica deve ser

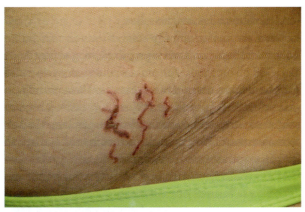

FIGURA 13 Queimadura decorrente de procedimento terapêutico efetuado com amplitude de corrente em miliampères. Fonte: imagem cedida gentilmente pela Dra. Bernadete Pita.

devidamente ajustado para a função específica; caso não seja devidamente inspecionado, pode ser um dos fatores responsáveis pela lesão envolvida.

MICROAGULHAMENTO

O microagulhamento é um procedimento minimamente invasivo em que pequenos orifícios são criados por meio de instrumentos específicos (Figura 14) que afetam diferentes profundidades, utilizado no tratamento de anormalidades rítides, cicatrizes e estrias, como abordado no Capítulo 11. É uma opção terapêutica segura e eficaz para o tratamento de afecções cutâneas.[90-94]

Resultados clínicos observados em estudos apontam o procedimento de microagulhamento como tratamento seguro e eficaz em estrias atróficas cutâneas em diferentes tons de pele (claros e escuros), em vários locais do corpo, e pode ser utilizada de forma isolada ou associada a outros recursos terapêuticos.[95,96] Os cuidados na aplicação devem ser semelhantes aos utilizados na galvanopuntura.[97]

O procedimento terapêutico de microagulhamento envolve a indução de processo inflamatório agudo, com incremento consequente da atividade fibroblástica.

MICRODERMOABRASÃO

Microdermoabrasão é um procedimento cosmético que promove esfoliação ou *micro resurfacing* mecânica da pele, geralmente por meio de um sistema que projeta microcristais na pele afetada (geralmente óxido de alumínio) associado a pressão negativa controlada, que promove ablação mecânica da pele desencadeando a cascata inflamatória. É utilizada no tratamento de diversas afecções da pele, como estrias atróficas cutâneas.[98-101] Também existem no mercado acessórios com pontas abrasivas, denominadas diamantadas (Figura 15), que associadas à pressão negativa e movimentos de deslizamento tipo "vai e vem", promovem uma abrasão da pele, cuja profundidade depende do número de repetições no mesmo local, além da pressão imposta ao tecido.

O procedimento de microdermoabrasão desencadeia elevação de fatores de transcrição (fator de necrose tumoral-alfa [TNF-alfa], interleucina [IL-beta], metaloproteinases de matriz [MMP]), de aumento de citocinas, bem como da formação de procolágeno tipo 1. Respostas boas a excelentes foram observadas após 10 a 20 intervenções terapêuticas. A análise histoquímica aponta regulação positiva de mRNA de procolágeno tipo I, espessamento epidérmico, bem como incremento das fibras do tecido conjuntivo.[102-104]

Estudo[105] comparou os efeitos inerentes à aplicação de tretinoína tópica e microdermoabrasão em estrias atróficas cutâneas, e observou que ambas as modalidades são igualmente eficazes, no entanto, a microdermoabrasão está associada a efeitos colaterais menores e melhor adesão ao tratamento.

Existem vários níveis de abrasão, que se relacionam a diversos fatores: nível de sucção, movimento e velocidade das manobras, tempo de exposição, número de repetições na mesma área e também o tipo de pele.

Quando o procedimento de microdermoabrasão é associado a agentes tópicos ou combinados com o ultrassom (fonoforese) os resultados parecem ser mais interessantes.[106] A remoção seletiva do extrato córneo pela microdermoabrasão pode aumentar a permeabilidade da pele.[107]

Existe divergência entre estudos que enaltecem a popularidade e a simplicidade do recurso de microder-

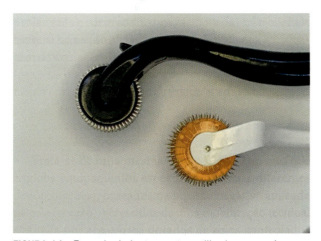

FIGURA 14 Exemplo de instrumentos utilizados para microagulhamento compostos de dispositivos cilíndricos incrustados de agulhas em aço inoxidável, dispostas em diferentes quantidades, distâncias, espessuras e comprimentos. Fonte: acervo pessoal.

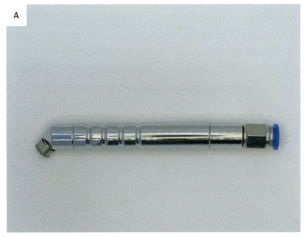
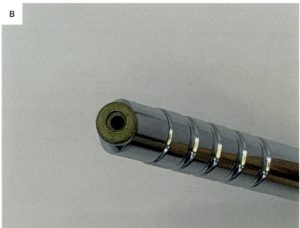

FIGURA 15   Acessório para microdermoabrasão. Fonte: acervo pessoal.

moabrasão, e a documentação científica mais bem conduzida quanto à efetividade do procedimento.[108,109]

Os vários níveis de abrasão envolvem diferentes profundidades da pele e, consequentemente, diferentes respostas:
- Nível 1 – superficial, atinge apenas a epiderme, ocasionando um eritema.
- Nível 2 – intermediário, atinge a epiderme e parte da derme, ocasionando uma hiperemia e um edema.
- Nível 3 – profundo, atinge todas as camadas da derme, ocasionando um sangramento associado a outros sinais.

O princípio da microdermoabrasão é semelhante ao ocasionado pela galvanopuntura, pois envolve todas as reações já abordadas que seguem um estímulo físico.

ESCARIFICAÇÃO E SUBCISÃO

Escarificação envolve procedimento de lesão da pele com diferentes instrumentos, visando desencadear inflamação aguda como os outros procedimentos terapêuticos em estrias atróficas cutâneas anteriormente abordados. A diferença entre o procedimento em questão e a microdermoabrasão, é que nesse caso não há exigência de um equipamento específico para lesar os tecidos. O procedimento pode ser executado com qualquer tipo de instrumento que seja devidamente esterilizado e manuseado habilmente, para produzir processo inflamatório.

Equipamentos que produzem pressão negativa (denominados de vácuo), associados a um acessório tipo ponteira com diâmetros pequenos (Figura 16), podem ser utilizados para produzir reação inflamatória em estrias atróficas cutâneas se houver pressão razoável, seguida de movimentos deslizantes e repetidos com a pressão mantida (oclusão do orifício), sem auxílio de produtos deslizantes, com intuito de aumentar a ação abrasiva cutânea.

A subcisão (*subcision*, Capítulo 13), apesar de se tratar de técnica cirúrgica para o tratamento de depressões cutâneas, não apresentou resultados satisfatórios para o tratamento de estrias atróficas cutâneas.[110]

CARBOXITERAPIA

Carboxiterapia é um procedimento controverso (Capítulo 13), que consiste na injeção de gás CO_2 via subcutânea em profundidade de aproximadamente 5-6 mm em estrias atróficas cutâneas, em intervalos semanais de 3-12 sessões, dependendo das características, com o intuito de estimular a circulação sanguínea, além de aumentar a atividade fibroblástica desencadeada pela lesão produzida pela agulha.[111,112]

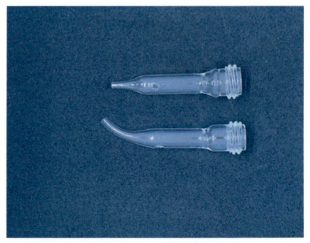

FIGURA 16   Acessórios de vidro de equipamentos que produzem pressão negativa (vácuo). Fonte: acervo pessoal.

A melhora do aparência da pele afetada por estrias atróficas cutâneas em resposta ao procedimento de carboxiterapia é apontada; entretanto, dor, desconforto e hematomas são efeitos adversos transitórios relacionados, não sendo recomendada como rotina.[1113,1114] É utilizada de forma isolada ou associada a outros procedimentos,[115] com resultados semelhantes. Deve ser utilizada de acordo com diretrizes estabelecidas para aplicação clínica.

RADIOFREQUÊNCIA E ULTRASSOM MICROFOCADO

Dispositivos de radiofrequência são utilizados em diversas disfunções cutâneas (Capítulos 11 e 13), inclusive estrias atróficas cutâneas, visando melhora do aspecto da pele pelo incremento da atividade fibroblástica e consequente aumento da produção de colágeno desencadeada por aquecimento seletivo.[115,116]

A segurança da radiofrequência para tratamento de estrias foi observada pela avaliação/observação de eventos adversos ou efeitos colaterais, como sinais de dor, edema, queimadura, infecção localizada e alterações (pigmentação e textura) da pele. Como qualquer recurso, a avaliação e a indicação adequada podem minimizar efeitos adversos.[117-119] Também são procedimentos que podem ser utilizados de forma isolada ou associada.

O ultrassom microfocado (Capítulo 7) é utilizado com segurança e eficácia no tratamento da face e do pescoço, por meio do aquecimento cutâneo profundo promovendo indução da atividade fibroblática e consequente incremento de fibras colágenas, efeito também utilizado para melhora da aparência de estrias atróficas cutâneas moderadas a graves combinado a outros tratamentos. Efeitos isolados do recurso na disfunção precisam ser melhor investigados.[120-125]

FOTOBIOMODULAÇÃO

A fotobiomodulação (Capítulo 8) com *lasers* ablativos e não ablativos é utilizada no tratamento de estrias atróficas cutâneas. *Lasers* ablativos de comprimento de onda superior a 1.000 nm são prontamente absorvidos pela água do tecido, resultando na vaporização da célula, aquecimento e remodelação do tecido. São utilizados comumente CO_2 (10.600 nm) e Er: YAG (2940 nm).[126,127]

Como acontece com outros recursos terapêuticos aplicados em estrias atróficas cutâneas, os *lasers* ablativos são efetuados por um período relativamente longo para a melhora do aspecto da pele afetada. *Lasers* fracionados de érbio requerem normalmente de 3 a 4 intervenções terapêuticas, com intervalo de de 4 a 5 semanas; e *lasers* de CO_2 fracionados geralmente requerem cinco sessões em intervalos de 2 a 4 semanas. Os efeitos relacionados envolvem a estimulação fibroblástica e incremento de fibras colágenas.[128]

O uso isolado ou combinado de *lasers* no tratamento de estrias parece produzir efetividade na melhora do aspecto tanto de estrias antigas quanto recentes, entretanto, as terapias a *laser* não são adequadas para todos os tipos de pele, sendo que muitas delas requerem atenção especial em peles escuras. Os eventos adversos relatados incluem eritema transitório e edema grave, pós-inflamatório, leve hiperpigmentação e acne leve a moderada. Os *lasers* ablativos estão associados a graves eritema, dor pós-tratamento, formação de crosta e discromia pigmentar que pode ser uma causa de preocupação nas peles mais escuras dos tipos IV e VI, pigmentação pós-procedimento e tempo de inatividade prolongado. Na tentativa de combater essas deficiências, o conceito de fototermólise fracionada foi introduzido. Neste, o feixe de *laser* cria áreas não contínuas de dano térmico com largura, profundidade e densidade controladas com preservação da epiderme adjacente denominada zona de tecido microtérmico.[129-132]

Sessões mensais de *laser* de CO_2 fracionado foram comparadas com o regime de terapia tópica compreendendo ácido glicólico a 10% associado a creme de tretinoína a 0,05% todas as noites. O *laser* promoveu a redução da área de superfície média da lesão de maneira mais eficaz quando comparada à terapia tópica. A comparação do *laser* de CO_2 fracionado com *lasers* 1540 Er demonstrou que ambos foram considerados igualmente eficazes, entretanto o último apresentou maior tolerabilidade.[133,134]

Também são observados resultados interessantes na aparência de estrias atróficas cutâneas utilizando *laser* pulsado com comprimento de onda de 585 nm (*pulsed dye laser*), muito utilizado no tratamento de lesões vasculares. O efeito atribuído deve-se ao dano seletivo em vaso-alvo, sem danos a estruturas adjacentes. A onda eletromagnética é absorvida pela oxi-hemoglobina contida no sangue e transformada em energia térmica, havendo coagulação dos vasos. Os vasos destruídos são reabsorvidos pelo organismo, portanto as estrias vermelhas respondem melhor ao tratamento.[135-138]

Intervenções terapêuticas com *laser* de baixa intensidade são interessantes quando iniciadas pouco tempo após o surgimento da lesão, com possibilidade de incremento na atividade metabólica, entretanto, não foram relatados resultados na melhora do aspecto do tecido afetado por estrias atróficas cutâneas antigas de forma isolada.[139]

Embora uma variedade de *lasers* tenha sido usada em estrias atróficas cutâneas, os resultados apontados ainda podem ser considerados inconsistentes, uma vez que existem falhas metodológicas, diferentes parâmetros físicos utilizados, bem como muitos dados insuficientes para reprodução de procedimentos utilizados, além da associação com outros recursos terapêuticos, fato que dificulta a conclusão acerca do efeito do recurso isolado.

Intervenções com luz intensa pulsada em estrias atróficas cutâneas foram estudadas, sendo observado resultado relativamente interessante em lesões recentes, contudo apresentam resultados inferiores quando comparadas com intervenções com *lasers* ablativos fracionados.[140-144]

TERAPIA MEDICAMENTOSA

O uso de agentes químicos no tratamento de estrias atróficas cutâneas tem intuito de induzir resposta inflamatória, com subsequente incremento de fibras colágenas, sendo os produtos mais utilizados os ácidos retinoicos, glicólicos, tricloroacéticos, ascórbicos em diferentes formulações, aplicados topicamente ou injetados, isolados ou associados a outros recursos terapêuticos.[145-147] Alterações pigmentares pós-inflamatórias e irritação são os eventos adversos mais comuns.

O uso da tretinoína (0,1%) tópica em estrias vermelhas (*striae rubra*) demonstrou significativa melhora do seu quadro clínico.[148] Este estudo foi apontado como o primeiro método de tratamento confiável utilizando tretinoína.[149] A efetividade da ação da tretinoína combinada com AHAs (alfa-hidroxiácidos) foi avaliada[150] em estrias brancas ou nacaradas, por meio de análise de comprimento e largura, e análise histológica comparativa da pele normal e pele com estrias pré e pós-tratamento. Os resultados também foram animadores, no sentido de melhora do aspecto do tecido com estrias, principalmente durante o estágio inicial das estrias (*striae rubrae*), do que no estágio avançado (*striae alba*). Entretanto, não foi observada melhora em estrias tratadas com 0,025% de tretinoína.[5]

Foi feita avaliação da eficácia da aplicação tópica de tretinoína a 0,1% em estrias atróficas decorrentes de gravidez e observou-se redução de 20% no comprimento das lesões avaliadas.[151]

Produtos combinados a 20% de ácido glicólico associado a 0,05% de tretinoína, e 20% de ácido glicólico associado a 10% de ácido ascórbico foram utilizados no tratamento de estrias brancas, sendo aplicados de modo tópico diariamente por 12 semanas. Ambos os tratamentos promoveram melhora na aparência das estrias, ambos promoveram irritação cutânea mínima, ambos os protocolos acarretaram aumento da espessura da epiderme e diminuíram a espessura da derme papilar, bem como as espessuras da epiderme e da derme papilares das áreas tratadas estavam semelhantes às da pele normal.[144]

Creme de massagem à base de óleo e água foi aplicado profilaticamente sobre o abdome de gestantes, sendo observado o aparecimento de estrias apesar do uso do produto.[152] Também são reportados tratamentos não convencionais e não fundamentados envolvendo a aplicação de diversos óleos no tratamento ou prevenção de estrias atróficas, como óleo de gérmen de trigo, de amêndoas, de abacate, de eucalipto, extrato de *Centella asiática*, alfatocoferol e hidrolisado de colágeno e elastina, citados como eficazes na profilaxia de estrias atróficas. Também são citados como prováveis produtos para prevenção de estrias, cremes emolientes, ácidos graxos essenciais, pantenol, ácido hialurônico, mentol e diversos tipos de óleos, entretanto não existem evidências da efetividade e segurança desses tratamentos durante a gravidez.[153,154]

A relação entre a hidratação e propriedades mecânicas da pele foi avaliada, porém também essa interação foi devidamente esclarecida.[154]

A tretinoína usada terapeuticamente apresentou resultados variáveis, enquanto a manteiga de cacau e o azeite de oliva não demonstraram nenhum efeito, embora algum benefício seja reportado com produtos à base de extratos de plantas e vitaminas. No geral, há uma falta de evidências para cada formulação tópica. A maioria dos tópicos não mencionou seu efeito nos estágios iniciais e posteriores da DS (estrias rubras em comparação com estrias alba) e seu papel na prevenção e no tratamento. Concluindo, agentes terapêuticos tópicos parecem não ter eficácia na prevenção de estrias tróficas cutâneas. É necessária uma abordagem estruturada na identificação e tratamento direcionado dos sintomas e sinais com o tópico apropriado. Ensaios clínicos randomizados e controlados são necessários antes que conclusões e recomendações definitivas possam ser efetuadas.[156-160]

Outros produtos utilizados no tratamento de estrias atróficas são o plasma rico em plaquetas e hidroxiapatita de cálcio. O primeiro pode ser definido como produto biológico com uma concentração plaquetária superior ao valor basal, em um volume reduzido de plasma (cerca de 4 a 7 vezes), cujo possível efeito terapêutico está relacionado à concentração de fatores de crescimento, como derivado das plaquetas (PDGF), transformador (TGF-beta-1), vascular endotelial (VEGF-beta), epitelial (EGF) e fator de crescimento de fibroblastos básico (bFGF), entre outros. Já a hidroxilapatita de cálcio é um produto de preenchimento sintético composto de minerais que ocorrem naturalmente nos ossos e nos dentes. Apesar do grande interesse científico pelo uso das substâncias, a heterogeneidade de protocolos para sua produção e a falta de um consenso quanto à metodologia de análise de sua eficácia dificultam a validação terapêutica do produto.[161-164]

Importante salientar que muitos efeitos atribuídos a produtos para tratamento de estrias atróficas cutâneas podem ser decorrentes da lesão cutânea promovida pela agulha aplicadora, sendo um efeito que não pode ser desprezado.

Pode-se resumir em relação a estrias atróficas cutâneas que para oferecer um tratamento eficaz é importante realizar uma avaliação completa, incluindo história adequada, tipo de lesão e tipo de pele, visto que a melhor intervenção terapêutica ainda é um desafio. Existem várias estratégias terapêuticas disponíveis, mas infelizmente a maioria não está devidamente fundamentada, sendo que parece que a associação de recursos terapêuticos é benéfica, e sem dúvida, a chave de resultados promissores está no processo inflamatório controlado, além da necessidade de maior número de RCT cegos a fim de auxiliar na tomada de decisão baseada em evidências.

REFERÊNCIAS BIBLIOGRÁFICAS

1. Troiser E, Menetrier P. Histologie des vergetures. Ann Gynecol. 1889;31:206.
2. Lacharrière O. Vergetures. Encycl Méd Chir Dermatologie. 1988;12640:A40.
3. Pieraggi MT, Julian M, Delmas M, Bouissou H. Striae: morphological aspects of connective tissue. Virchows Arch A Pathol Anat Histol. 1982;396(3):279-89.
4. Arem AJ, Kischer CW. Analysis of striae. Plast Reconstr Surg. 1980;65(1):22-9.
5. Watson RE, Parry EJ, Humphries JD, Jones CJ, Polson DW, Kielty CM, et al. Fibrillin microfibrils are reduced in skin exhibiting striae distensae. Br J Dermatol. 1998;138(6):931-7.
6. Gilmore SJ, Vaughan BL Jr, Madzvamuse A, Maini PK. A mechano-chemical model of striae distensae. Math Biosci. 2012;240(2):141-7.
7. Bertin C, Lopes-DaCunha A, Nkengne A, Roure R, Stamatas GN. Striae distensae are characterized by distinct microstructural features as measured by non-invasive methods in vivo. Skin Res Technol. 2014;20(1):81-6.
8. Nardelli L. Importanza semiologica delle "striae cutis atrophicae". Boll Sez Region Soc Ital Derm. 1936;1:46.
9. Cordeiro RC, de Moraes AM. Urticariform striae distensae. J Eur Acad Dermatol Venereol. 2009;23(3):340-1.
10. Kanata M, Oka M, Nagai H, Kunisada M, Nishigori C. Urticariform striae distensae with severe pruritus and pain in an obese woman. Eur J Dermatol. 2011;21(5):799-800.
11. Adam JE, Craig G. Striae and their relation to topical steroid therapy. Can Med Ass J. 1965;92:289-91.
12. DePasquale V, Franchi M, Govoni P. Striae albae: a morphological study of the human skin. Basic Appl Histochem. 1987;31:475-86.
13. Piérard-Franchimont C, Hermanns JF, Hermanns-Lê T, Piérard GE. Striae distensae in darker skin types: The influence of melanocyte mechanobiology. J Cosmet Dermatol. 2005;4:174-8.
14. Hermanns JF, Piérard GE. High-resolution epiluminescence colorimetry of striae distensae. JEAD. 2006;20:282-7.
15. Loveman AB, Gordon AM, Fliegelman HT. Marfan's Syndrome: some cutaneous aspects. Arch Derm. 1963;87:428-35.
16. Wong RC, Ellis CN. Physiologic skin changes in pregnancy. J Am Acad Dermatol. 1984;10:929-40.
17. Darvay A, Acland K, Lynn W, Russel-Jones R. Striae formation in to HIV-positive persons receiving protease inhibitors. J Am Acad Dermatol. 1999;41:467-9.
18. Kroumpouzos G, Cohen LM. Dermatoses of pregnancy. J Am Acad Dermatol. 2001;45:1-19.
19. Salter AS, Batra RS, Roherer TE, Kohli N, Kimball AB. Striae and pelvic relaxation: two disorders of connective tissue with a strong association. J Invest Dermatol. 2006;126:1745-8.
20. Watson REB. Stretching the point: An association between the occurrence of striae and pelvic relaxation? J Invest Dermatol. 2006;126:1688-9.
21. Poidevin LOS, Sydney,MB. Striae gravidarum. Their relation to adrenal cortical hyper-function. The Lancet. 1959;2:436.
22. Del'vig AA. Izuchenie biokhimicheskikh defektov pri nasledstvennykh bolezniakh soedinitel'noĭ tkani (obzor) [Biochemical defects in hereditary diseases of the connective tissue (review)]. Vopr Med Khim. 1986;32(2):2-14.
23. Lee KS, Rho YJ, Jang SI, Suh MH, Song JY. Decreased expression of collagen and fibronectin genes in striae distensae tissue. Clin Exp Dermatol. 1994;19(4):285-8.
24. DiLernia V, Bonci A, Cattania M, Bisighini G. Striae distensae in monozygotic twins. Pediatr Dermatol. 2001;18(3):261-2.
25. Burrows NP, Lowell CR. Disorders of connective tissue. In: Buurns T, Breathnach S, Cox N, Griffith C (editors). Rooks Text Book of dermatology. Oxford: Blackwell Science; 2004. p. 46-7.
26. Basak P, Dhar S, Kanwar AJ. Involvement of the legs in idiopathic striae distensae: a case report. Indian J Dermatol. 1989;34:21-2.
27. Strumia R, Varotti E, Manzato E, Gualandi M. Skin signs in anorexia nervosa. Dermatol. 2001;203:314-7.
28. Shuster S. The cause of striae distensae. Acta Derm Venereol Suppl (Stockh). 1979;59(85):161-9.
29. Kogoj F. Beitrag zur atiologie und pathogenese der stria cutis distensae. Arch Dermatol Syphiol. 1925;149:667.
30. Henry F, Piérard-Franchimont C, Pans A, Piérard GE. Striae distensae of pregnancy. An in vivo biomechanical evaluation. Int J Dematol. 1997;36:506-8.
31. Osman H, Rubeiz N, Tamim H, Nassar AH. Risk factors for the development of striae gravidum. Am J Obstet Gynecol. 2007;196:1-8.
32. Chang AL, Agredano YZ, Kimball AB. Risk factors associated with striae gravidarum. J Am Acad Dermatol. 2004;51:881-5.
33. Thomas RG, Liston WA. Clinical associations of striae gravidarum. J Obstet Gynaecol. 2004;24:270-1.
34. Wilkins L, Crigler JF, Silverman SH, Gardner LI, Migeon CJ. Further studies on the treatment of congenital adrenal hyperplasia with cortisone. The effects of cortisone on sexual and somatic development, with an hypothesis concerning the mmechanism of feminization. J Clin Endocr. 1952;12:277.
35. Shelley WB, Cohen W. Striae migrans. Arch Dermatol. 1964;90:193-4.
36. Burket JM, Zelickson A, Padilla RS. Linear focal elastosis (elastotic striae). J Am Acad Dermatol. 1989;20:633-66.
37. White DJ, Schnur PL. Striae distensae after augmentation mamoplasty. Ann Plast Surg. 1995;34:16-22.
38. Lau CK, Waters R. A case of striae distensae associated with tissue expander inflation. The Internt J Plast Surg. 2007;3:1.
39. Huang GJ, York CE, Mills DC. Striae distensae as a complication of augmentation mammaplasty. Plast Reconstr Surg. 2008;122(2):90e-93e.
40. Cordeiro RC, Zecchin KG, de Moraes AM. Expression of estrogen, androgen, and glucocorticoid receptors in recent striae distensae. Int J Dermatol. 2010;49(1):30-2.
41. Basile FV, Basile AV, Basile AR. Striae distensae after breast augmentation. Aesthetic Plast Surg. 2012;36(4):894-900.
42. Huang GJ, York CE, Mills DC. Striae distensae as a complication of augmentation mammaplasty. Plast Reconstr Surg. 2008;122(2):90e-93e.
43. Tsai TL, Castillo AC, Moliver CL. Breast striae after cosmetic augmentation. Aesthet Surg J. 2014;34(7):1050-8.

44. Neve S, Kirtschig G. Elastotic striae associated with striae distensae after application of very potent topical corticosteroids. Clin Exp Dermatol. 2006;31:461-2.
45. Atwal GS, Manku LK, Griffiths CE, Polson DW. Striae gravidarum in primiparae. Br J Dermatol. 2006;155:965-9.
46. Yosipovitch G, DeVore A, Dawn A. Obesity and the skin: skin physiology and skin manifestations of obesity. J Am Acad Dermatol. 2007;56:901-16.
47. Florell AJ, Wada DA, Hawkes JE. Linear focal elastosis associated with exercise JAAD Case Rep. 2017;3(1):39-41.
48. Hauser W. Zur frage der eutstehung der striae cutis atrophicae. Dermatol Wochenschr. 1958;138:1291-5.
49. Simkim B, Arce R. Steroid excretion in obese patients with colored abdominal striae. N Engl J Med. 1962;266:1031-5.
50. Stratakis CA. Skin manifestations of Cushing's syndrome. Rev Endocr Metab Disord. 2016;17(3):283-6.
51. Katayama M, Nomura K, UJihara M, Obara T, Demura H. Age-dependent decline in cortisol levels and clinical manifestations in patients with ACTH-independent Cushing´s syndrome. Clin Endocrinol. 1998;49:311-6.
52. Weber FP. Idiopathic striae atrophicae of puberty. Lancet. 1935;229:885-6.
53. Leung AK, Barankin B, Hon KL. Horizontal linear streaks on a healthy teenager's back: physiological striae atrophicae of adolescence. Consultant for Pediatricians. 2014;13:262-5.
54. Leung AKC, Barankin B. Physiologica striae atrophicae of adolescence with involvement of the axillae and proximal arms. Case Rep Pediatr. 2017;7678086.
55. Elsedfy H. Striae distensae in adolescents: a mini review. Acta Biomed. 2020;91(1):176-81.
56. Parkes FW. The causation of "striae atrophicae cutis" – vergetures not due to stretching of the skin. Brit Med J. 1928;1:255.
57. Parkes FW. Idiopathie striae atrophicae of puberty in a girl. In: Its "rare diseases and some debatable subjects". 2. ed. London: Staples Press; 1947.
58. Weill J, Bernfeld J. Le probleme des vergetures. Semaine Hop Paris. 1951;27:1011.
59. Young GL, Jewell D. Crems for preventing stretch marks in pregnancy (Review). Cochrane Library. 2008;1:1-7.
60. Farahnik B, Park K, Kroumpouzos G, Murase J. Striae gravidarum: risk factors, prevention, and management. Int J Womens Dermatol. 2016;3(2):77-85.
61. Elton RF, Pinkus H. Striae in normal men. Arch Dermatol. 1966;28:825.
62. García Hidalgo L. Dermatological complications of obesity. Am J Clin Dermatol. 2002;3(7):497-506.
63. Chernosky ME, Knox J. Atrophic striae of after occlusive corticosteroid therapy. Arch Dermatol. 1964;90:15.
64. Gschwandtner W. Striae cutis atrophicae nach lokalbhandndlung mit corticosteroiden. Der hauptarzt. 1973;24:70.
65. Verma SB, Madke B. Topical corticosteroid induced ulcerated striae. An Bras Dermatol. 2021;96(1):94-6.
66. Rogalski C, Haustein UF, Glander HJ, Paasch U. Extensive striae distensae as a result of topical corticosteroid therapy in psoriasis vulgaris. Acta Derm Venereol. 2002;83:54-5.
67. Filgueiras DV. Efeitos adversos da corticoterapia local. Ann Bras Dermatol. 1983;58:273-6.
68. Wester RC, Noonan PK, Maibach HI. Frequency of application on percutaneous absortion of hydrocortisone. Arch Dermatol. 1977;113:620-2.
69. FotherbY K. Clinical experience and pharmacological effects of an oral contraceptive containing 20 micrograms of estrogen. Contraception. 1992;46:477-88.
70. Har-Shai Y, Barak A, Taran A, Weissman A. Striae distensae of augumented breasts after oral contraceptive therapy. Ann Plast Surg. 1999;42:193-5.
71. Kitay JI. Sex differences in adrenal cortical secretion in the rat. Endocrinology. 1961;68:818-24.
72. Dupou JP, Hary L, Lalau JD, Gregoire I, Chatelain A. Influence dpérinatale des hormones sexuelles sur I´activation différentielle de la fonction corticotrope au cours d´un stress chez le male et la femelle. Ann D´Encocrinol. 1987;48:385-92.
73. Rodrigues MLV, Marcondes FK, Spadari-Bratfisch RC. Relationship among sensitivity to adrenaline, plasma corticosterone level and estrous cycle in rats. Can J Physiol Pharmac. 1995;73:602-807.
74. Cannon WB, Querido S, Britton SW, Bright EM. Studies on the conditions of activity in endocrine glands. The role of adrenal excretion in the chemical control of body temperature. Am J Physiol. 1927;79:466-506.
75. Slye H. The stress of life. New York: McGraw-Hill Books Inc; 1956.
76. Axelrod J, Reisine TD. Stress hormones: their interaction and regulation. Science. 1984;224:452-9.
77. Wei J, Li S, Liu Q, Zhu Y, Wu N, Tang Y, et al. ACTH-independent Cushing's syndrome with bilateral cortisol-secreting adrenal adenomas: a case report and review of literatures. BMC Endocr Disord. 2018;18(1):22.
78. Herxeimer H. Cutaneous striae in normal boys. The Lancet. 1953;204.
79. Schnitzler L, Paumard M. Stries dorso lombaires des sujects jeunes a type de vergetures. Encycl Med Chir Dermatologie. 1973;12640(A):4.
80. Sisson WR. Colored striae in adolescent children. J Pediatr. 1954;45:520-30.
81. Nigan PK. Striae cutis distensae. Int J Dermatol. 1989;28:426-8.
82. Aryunisari CG, Imam Budi Putra IB, Jusuf NK. The relationship between age of menarche with striae among female students. Bali Medical Journal. 2020;9(1):400-3.
83. Trueb RM, Fellas AS. Linear focal elastosis (elastotic striae). Hautarzt. 1995;46:346-448.
84. Breier F, Trautinger F, Jurecka W, Honingdmann H. Linear focal elastosis (elastotic striae): increased number of elastotic fibers determined by a video measuring system. Br J Dermatol. 1997;137:955-7.
85. White GM. Linear focal elastosis: a degenerative or regenerative process of striae distenae? J Am Acad Dermatol. 1992;27(3):468.
86. Moiin A, Hashimoto K. Linear focal elastosis in a young black man: a new presentation. J Am Acad Dermatol. 1994;30:874-7.
87. Pui JC, Arroyo M, Heintz P. Linear focal elastosis: histopathologic diagnosis of an uncommon dermal elastosis. J Drugs Dermatol. 2003;2(1):79-83.
88. Cohen PR, Tschen JA. Linear lumbar localized lysis of elastic fibers: a distinctive clinical presentation of mid-dermal elastolysis. J Clin Aesthet Dermatol. 2013;6(7):32-9.
89. Park KY, Kim HK, Kim SE, Kim BJ, Kim MN. Treatment of striae distensae using needling therapy: a pilot study. Dermatol Surg. 2012;38(11):1823-8.
90. Bitencourt S, Lunardelli A, Amaral RH, Dias HB, Boschi ES, de Oliveira JR. Safety and patient subjective efficacy of using galvanopuncture for the treatment of striae distensae. J Cosmet Dermatol. 2016;15(4):393-8.
91. Aust M, Walezko N. Aknenarben und estria: effektive behandlung durch medical needling [acne scars and striae distensae: effective treatment with medical skin needling]. Hautarzt. 2015;66(10):748-52.
92. Ramaut L, Hoeksema H, Pirayesh A, Stillaert F, Monstrey S. Microneedling: Where do we stand now? A systematic review of the literature. J Plast Reconstr Aesthet Surg. 2018;71(1):1-14.
93. Alster TS, Graham PM. Microneedling: A review and practical guide. Dermatol Surg. 2018;44(3):397-404.
94. Alster TS, Li MKY. Microneedling of scars: a large prospective study with long-term follow-up. Plast Reconstr Surg. 2020;145(2):358-64.
95. Alster TS, Li MK. Microneedling treatment of striae distensae in light and dark skin with long-term follow-up. Dermatol Surg. 2020;46(4):459-64.
96. Bonati LM, Epstein GK, Strugar TL. Microneedling in all skin types: a review. J Drugs Dermatol. 2017;16(4):308-13.
97. Gowda A, Healey B, Ezaldein H, Merati M. A systematic review examining the potential adverse effects of microneedling. J Clin Aesthet Dermatol. 2021;14(1):45-54.

98. Tan MH, Spencer JM, Pires LM, Ajmeri J, Skover G. The evaluation of aluminum oxide crystal microdermabrasion for photodamage. Dermatol Surg. 2001;27(11):943-9.
99. Karimipour DJ, Kang S, Johnson TM, Orringer JS, Hamilton T, Hammerberg C, et al. Microdermabrasion: a molecular analysis following a single treatment. J Am Acad Dermatol. 2005;52:215-23.
100. Abdel-Latif AM, Elbendary AS. Treatment of striae distensae with microdermabrasion: A clinical and molecular study. JEWDS. 2008;5:24-30.
101. Andrews SN, Lee JW, Prausnitz M. Recovery of skin barrier after stratum corneum removal by microdermabrasion. AAPS PharmSciTech. 2011;12(4):1393-400.
102. Andrews SN, Zarnitsyn V, Bondy B, Prausnitz MR. Optimization of microdermabrasion for controlled removal of stratum corneum. Int J Pharm. 2011;407(1-2):95-104.
103. El-Domyati M, Hosam W, Abdel-Azim E, Abdel-Wahab H, Mohamed E. Microdermabrasion: a clinical, histometric, and histopathologic study. J Cosmet Dermatol. 2016;15(4):503-13.
104. Shah M, Crane JS. Microdermabrasion. In: StatPearls [Internet]. Treasure Island (FL): StatPearls Publishing; 2021.
105. Hexsel D, Soirefmann M, Porto MD, Schilling-Souza J, Siega C, Dal'Forno T. Superficial dermabrasion versus topical tretinoin on early striae distensae: A randomized, pilot study. Dermatol Surg. 2014;40:537-44.
106. Dudelzak J, Hussain M, Pheps RG, Gottlieb GJ, Goldberg DJ. Evaluation of histologic and electron microscopic changes after novel treatment using combined microdermoabrasion and ultrasound-induced phonophoresis of human skin. J Cosm Laser Ther. 2008;10:187-92.
107. Gill HS, Andrews SN, Sakthivel SK, Fedanov A, Williams IR, Garber DA, et al. Selective removal of stratum corneum by microdermabrasion to increase skin permeability. Eur J Pharm Sci. 2009;38(2):95-103.
108. Grimes PE. Microdermoabrasão. Dermatol Surg. 2005;31:1160-5.
109. Spencer JM. Microdermoabrasion. Am J Clin Dermatol. 2005;6:89-92.
110. Luis-Montoya P, Pichardo-Velázquez P, Hojyo-Tomoka MT. Dominguez-Cherit J. Evaluation of subcision as a treatment for cutaneous striae. J Drugs Dermatol. 2005;4:346-50.
111. Sinyakova OV, Drogovoz SM, Kononenko AV, Ivantsyk LB. Applied use of carbon dioxide in cosmetology. National University of Pharmacy. 2016;81:92.
112. Podgórna K, Kołodziejczak A, Rotsztejn H. Cutometric assessment of elasticity of skin with striae distensae following carboxytherapy. J Cosmet Dermatol. 2018;17:1170-4.
113. El-Domyati M, El-Din WH, Medhat W, Ibrahim MR, Khaled Y. Carboxytherapy for striae distensae: A promising modality. J Cosm Dermatol. 2020;20(2):546-53.
114. Kołodziejczak A, Podgórna K, Rotsztejn H. Is carboxytherapy a good alternative method in the removal of various skin defects? Dermatol Ther. 2018;31(5):e12699.
115. Ahmed NA, Mostafa OM. Comparative study between: carboxytherapy, platelet-rich plasma, and tripolar radiofrequency, their efficacy and tolerability in striae distensae. J Cosmet Dermatol. 2019;18(3):788-97.
116. Hsu TS, Kaminer MS. The use of non ablative radiofrequency technology to tighten the lower face and neck. Semin Cutan Med Surg. 2003;22:115-23.
117. Zelickson BD, Kist D, Bernstein E, Brown DB, Ksenzenko S, Burns J, et al. Histological and ultrastructural evaluation of the effect of radiofrequency-based nonablative dermal remodeling device. Arch Dermatol. 2004;140:204-9.
118. Suh DH, Chang KY, Son HC, Ryu JH, Lee SJ, Song KY. Radiofrequency and 585-nm pulsed dye laser treatment of striae distensae: a report of 37 Asian patients. Dermatol Surg. 2007;33:29-34.
119. Dover JS, Rothaus K, Gold MH. Evaluation of safety and patient subjective efficacy of using radiofrequency and pulsed magnetic fields for the treatment of striae (stretch marks). J Clin Aesthet Dermatol. 2014;7(9):30-3.
120. White WM, Makin IR, Barthe PG, Slayton MH, Gliklich RE. Selective creation of thermal injury zones in the superficial musculoaponeurotic system using intense ultrasound therapy: a new target for noninvasive facial rejuvenation. Arch Facial Plast Surg. 2007;9(1):22-9.
121. Laubach HJ, Makin IR, Barthe PG, Slayton MH, Manstein D. Intense focused ultrasound: evaluation of a new treatment modality for precise microcoagulation within the skin. Dermatol Surg. 2008;34(5):727-34.
122. Alam M, White LE, Martin N, Witherspoon J, Yoo S, West DP. Ultrasound tightening of facial and neck skin: a rater-blinded prospective cohort study. J Am Acad Dermatol. 2010;62(2):262-9.
123. Fabi SG, Burgess C, Carruthers A, Carruthers J, Day D, Goldie K, et al. Consensus recommendations for combined aesthetic interventions using botulinum toxin, fillers, and microfocused ultrasound in the neck, décolletage, hands, and other areas of the body. Dermatol Surg. 2016;42(10):1199-208.
124. Casabona G. Microfocused ultrasound with visualization for the treatment of stretch marks. J Clin Aesthet Dermatol. 2019;12(2):20-4.
125. Lim JTE. Treating striae distensae albae in asians: efficacy and safety of combined MFU-V and CaHA. Plast Reconstr Surg Glob Open. 2021;9(2):e3429.
126. Wanitphakdeedecha R. Treatment of striae distensae with variable square pulse Erbium: YAG laser resurfacing. J Laser Health Acad. 2012;1:S15.
127. Savas JA, Ledon JA, Franca K, Nouri K. Lasers and lights for the treatment of striae distensas. Lasers Med Sci. 2014;29(5):1735-43.
128. Aldahan AS, Shah VV, Mlacker S, Samarkandy S, Alsaidan M, Nouri K. Laser and light treatments for striae distensae: A comprehensive review of the literature. Am J Clin Dermatol. 2016;17(3):239-56.
129. Kim BJ, Lee DH, Kim MN, Song KY, Cho WI, Lee CK, Kim JY, et al. Fractional photothermolysis for the treatment of striae distensae in Asian skin. Am J Clin Dermatol. 2008;9:33-7.
130. Tierney EP, Kouba DJ, Hanke CW. Review of fractional photothermolysis: Treatment indications and efficacy. Dermatol Surg. 2009;35:1445-61.
131. de Angelis F, Kolesnikova L, Renato F, Liguori G. Fractional nonablative 1540-nm laser treatment of striae distensae in Fitzpatrick skin types II to IV: Clinical and histological results. Aesthet Surg J. 2011;31:411-9.
132. Gungor S, Sayilgan T, Gokdemir G, Ozcan D. Evaluation of an ablative and non-ablative laser procedure in the treatment of striae distensae. Indian J Dermatol Venereol Leprol. 2014;80:409-12.
133. Yang YJ, Lee GY. Treatment of Striae distensae with nonablative fractional laser versus ablative CO(2) fractional laser: A randomized controlled trial. Ann Dermatol. 2011;23:481-9.
134. Naein FF, Soghrati M. Fractional CO2 laser as an effective modality in treatment of striae alba in skin types III and IV. J Res Med Sci. 2012;17:928-33.
135. Nouri K, Romagosa R, Chartier T, Bowes L, Spencer JM. Comparison of the 585 nm pulse dye laser and the short pulsed CO2 laser in the treatment of striae distensae in skin types IV and VI. Dermatol Surg. 1999;25:368-70.
136. Alster TS. Improvement of erithematous and hypertrophic scars by 585 nm flashlamp pumped pulsed dye laser. Ann Plastic Surg. 1994;31:186-90.
137. Alster TS, Handrick C. Laser treatment of hypertrophic scars, keloids, and striae. Sem Cutan Med Surg. 2000;19:287-92.
138. Shokeir H, El Bedewi A, Sayed S, El Khalafawy G. Efficacy of pulsed dye laser versus intense pulsed light in the treatment of striae distensae. Dermatol Surg. 2014;40(6):632-40.
139. Trelles MA, Levy JL, Ghersetich I. Effects achieved on stretch marks by a non-fractional broadband infrared light system treatment. Aesthetic Plast Surg. 2008;32:523-30.
140. Hernandez-Perez E, Charrier EC, Valencia-Ibiett E. Intense pulsed light in the treatment of striae distensae. Dermatol Surg. 2002;28:1124-30.
141. Bedewi AE, Khalafawy GE. The use of synchrotron infrared microspectroscopy to demonstrate the effect of intense pulsed light on dermal fibroblasts. J Cosmet Laser Ther. 2013;15:305-9.

142. Al-Dhalimi MA, Abo Nasyria AA. A comparative study of the effectiveness of intense pulsed light wavelengths (650 nm vs 590 nm) in the treatment of striae distensae. J Cosmet Laser Ther. 2013;15:120-5.
143. El-Khalafawy GM. Comparative study between Intense Pulsed Light IPL and Pulsed Dye Laser in the treatment of striae distensae. Dermatol Surg. 2014;40:632-4.
144. El Taieb MA, Ibrahim AK. Fractional CO2 laser versus intense pulsed light in treating striae distensae. Indian J Dermatol. 2016;61:174-80.
145. Ash K, Lord J, Zukowski M, McDaniel DH. Comparison of topical therapy for striae alba (20% glycolic acid/0.05% tretinoin versus 20% glycolic acid/10% L-ascorbic acid). Dermatol Surg. 1998;24:849-56.
146. Deprez P. Easy peel for the treatment of stretch marks. International J Cosmet Surg Aest Dermatol. 2000;2:201-4.
147. Casabona G, Marchese P. Calcium hydroxylapatite combined with microneedling and ascorbic acid is effective for treating stretch marks. Plast Reconstr Surg Glob Open. 2017;5(9):e1474.
148. Elson ML. Treatment of striae distensae with topical tretinoin. J Dermatol Surg Oncol. 1990;16:267-70.
149. Elsaie ML, Baumann LS, Elsaie LT. Striae distensae (stretch marks) and different modalities of therapy: un update. Dermatol Surg. 2009;35:563-73.
150. Kang S, Kim KJ, Griffits CEM, Wong TY, Talwar HS, Fisher GJ, et al. Topical tretinoin (retinoic acid) improves early stretch marks. Arch Dermatol. 1996;132:519-26.
151. Rangel O, Arias L, Garcia E, Lopez-Padilla S. Topical tretinoin 0,1% for pregnancy-related abdominal striae: ans open label, multicenter, prospective study. Adv Ther. 2001;18:181-6.
152. Wierrani F, Kosak W, Scramm W, Grunberger W. Attempt of preventive treatment of striae gravidum using preventive massage ointment administration. Wien-Klinwochenschr. 1992;104:42-4.
153. Mallol J, Belda MA, Costa D, Noval A, Sola M. Profiylaxis of striae gravidarum with a topical formulation. A double bind trail. Int J Cosm Sci. 1991;13:51-7.
154. Jemec GBE, Serup J. Epidermal hydration and skin mechanics. The relationship between electrical capacitance and the mechanical proprieties of human skin in vivo. Acta Dematol Venereol. 1990;70:245-7.
155. Auriol F, Vaillant L, Machet L. Effects of shortime hydration on skin extensibility. Acta Dermatol Venereol. 1993;73:344-7.
156. McAvoy BR. No evidence for topical preparations in preventing stretch marks in pregnancy. Br J Gen Pract. 2013;63(609):212.
157. Al-Himdani S, Ud-Din S, Gilmore S, Bayat A. Striae distensae: a comprehensive review and evidence-based evaluation of prophylaxis and treatment. Br J Dermatol. 2014;170(3):527-47.
158. Ud-Din S, McGeorge D, Bayat A. Topical management of striae distensae (stretch marks): prevention and therapy of striae rubrae and albae. J Eur Acad Dermatol Venereol. 2016;30(2):211-22.
159. Hague A, Bayat A. Therapeutic targets in the management of striae distensae: A systematic review. J Am Acad Dermatol. 2017;77(3):559-68.
160. Cantelli M, Camela E, Marasca C, Fontanella G, Blasio C, Fabbrocini G. Topical oil formulation of plant extracts and vitamins as effective treatment for stretch marks and xerosis-An observational longitudinal study. J Cosmet Dermatol. 2021;20(Suppl 1):9-13.
161. Lubkowska A, Dolegowska B, Banfi G. Growth factor content in PRP and their applicability in medicine. J Biol Regul Homeost Agents. 2012;26(2 Suppl1):3S-22S.
162. Alsousou J, Ali A, Willett K, Harrison P. The role of platelet-rich plasma in tissue regeneration. Platelets. 2013;24(3):173-82.
163. Gamil HD, Ibrahim SA, Ebrahim HM, Albalat W. Platelet-rich plasma versus tretinoin in treatment of striae distensae: A comparative study. Dermatol Surg. 2018;44(5):697-704.
164. Sawetz I, Lebo PB, Nischwitz SP, Winter R, Winter R, Schaunig C, Brinskelle P, et al. Platelet-rich plasma for striae distensae: What do we know about processed autologous blood contents for treating skin stretchmarks? A systematic review. Int Wound J. 2021;18(3):387-95.

CAPÍTULO 15

Cicatriz hipertrófica e queloide

Pontos-chave

- Estímulos mecânicos, decorrentes de forças intrínsecas e extrínsecas a que as cicatrizes estão submetidas, contribuem para alterações no processo de cicatrização.
- A diferença entre uma cicatriz hipertrófica e um queloide é um tanto acadêmica e controversa em vários aspectos.
- Avaliações objetivas da pele acometida por cicatrizes fibroproliferativas são fundamentais para determinar o prognóstico, além de facilitar o acompanhamento de efeitos inerentes a diferentes tipos de intervenções terapêuticas.
- A fundamentação de intervenções terapêuticas nas cicatrizes fibroproliferativas se depara com protocolos não padronizados.

A cicatriz de pele é o resultado inevitável da lesão, quer seja intencional ou acidental, secundária a um processo de reparação, é variável e nunca completamente previsível. Pode resultar de traumas, dano iatrogênico, agentes físicos ou químicos, além de microrganismos patogênicos, podendo apresentar-se hipertrófica, atrófica ou normotrófica.[1,2]

A cicatrização de feridas é um processo complexo e dinâmico, envolvendo uma miríade de eventos celulares, necessariamente coordenados para reparar o tecido danificado com eficiência. Ocorre fundamentalmente no tecido conjuntivo, no qual em sua constituição e função intervêm diversos fatores de ordem geral ou local, e caso ocorra alguma desordem nos comportamentos celulares ligados a feridas, como ocorre no envelhecimento e diabetes, pode haver comprometimento da cicatrização e formação de feridas crônicas que não cicatrizam, que causam problemas socioeconômicos significativos pela alta incidência e prevalência.[3-5]

O envelhecimento cutâneo promove redução na espessura da matriz dérmica, que se torna cada vez mais reticulada e fragmentada com o avanço da idade. As alterações estruturais relacionadas, bem como o aumento da senescência celular, resultam na remodelação alterada, influenciando no processo de cicatrização, sendo que o ambiente mecânico alterado da pele envelhecida promove significativo atraso no processo de cicatrização[6,7] (Figura 1).

É importante salientar que existem questões críticas de interpretação dos achados referentes à cicatrização cutânea no envelhecimento cutâneo, pela concorrência natural dos efeitos inerentes a comorbidades comuns que também contribuem com o atraso no reparo tecidual.

A grande maioria das lesões do organismo é reparada pela regeneração das células parenquimais, seguida de uma cicatrização mais ou menos acentuada de tecido conjuntivo. Quando ocorrem perdas parciais da espessura da pele, forma-se um coágulo, que seca em seguida com a finalidade de proteger a lesão. A partir daí inicia-se o processo de migração celular, sendo este primeiro evento o responsável pelo reparo. Portanto, perdas parciais de tecido cicatrizam-se por epitelização, e quanto mais superficial a lesão, mais rápido será esse processo. Em escoriações superficiais que não comprometam a membrana

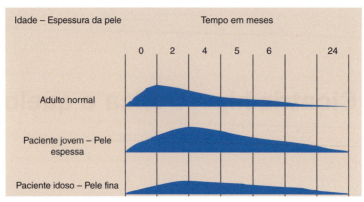

FIGURA 1 Evolução do processo de cicatrização da pele em diferentes períodos etários. Fonte: modificada de Morel-Fatio, 1970.[8]

basal, ocorre a regeneração tecidual. Entretanto, quando a membrana basal é atingida, o resultado é invariavelmente insatisfatório.[9]

O processo de cicatrização envolve um conjunto de fases fisiológicas e bioquímicas, sincronizadas de forma espacial e temporal com diferentes tipos de células que exercem papéis distintos nas diferentes fases de cicatrização em resposta a uma injúria, culminando com o reparo tecidual. Estudos atuais apontam a heterogeneidade fenotípica e funcional das células-tronco, que se transformam em multipotentes diante de uma lesão. Alterações no microambiente, como nos níveis de oxigênio, quimiocinas, síntese de fator de crescimento, matriz extracelular, além de modificações nas forças mecânicas envolvendo o tecido lesado, impactam diretamente no recrutamento e na ativação celular, levando a prejuízos no processo de cicatrização.[10,11]

A reparação cutânea é constituída de uma sucessão de fenômenos complexos e estreitamente ligados, que podem ser classificados em diferentes etapas ou fases distintas, incluindo hemostasia, inflamação, proliferação e remodelação.

Após uma lesão da pele, muitos fatores influenciam as respostas imunológicas, fato que pode promover certa vulnerabilidade no processo, podendo ocorrer desequilíbrios em, além de mediadores químicos vasoativos e inflamatórios, interleucinas (IL-4, IL-5, IL-6, IL-8, IL-13), quimiocinas (CXCL-4, CXCL8), fatores de crescimento (TGF-β1, TGF-β2, PDGF, IGF, EGF, VEGF, FGF) e TIMP-1 e TIMP-2. Também é observada redução de fatores antifibróticos (IFN-γ, IL-10, IL-12, e TNF-α).[12-14]

O processo de cicatrização ideal de uma lesão cutânea envolve o equilíbrio entre a síntese e a desintegração de diferentes células. Ocorrendo qualquer alteração nas fases envolvidas no processo, pode haver formação de cicatriz anormal.[15]

Para melhor compreensão do processo de cicatrização é importante a definição de alguns termos. Uma cicatriz é considerada clinicamente como uma marca visível de uma lesão, e histologicamente é resultante de uma reação fibroblástica. Curiosamente, uma lesão é mais difícil definir. Dependendo da ordem ou magnitude, ela pode ser considerada como uma solução de continuidade do tecido ou uma ruptura celular. Histologicamente, a chave da aparência da lesão está nos sinais da reação inflamatória celular.[16-18]

O processo de cicatrização pode ser classificado segundo o tipo e a quantidade de tecido em:[19]

- Cicatrização por **primeira** intenção;
- Cicatrização por **segunda** intenção;
- Cicatrização por **terceira** intenção (Figura 2).

A cicatrização por primeira intenção ocorre por planos, com aposição de tecido por tecido, com menor quantidade de colágeno e reduzido tempo de recuperação, sem infecção envolvida. Já a cicatrização de segunda intenção ocorre quando há perda de tecido, e o reparo se dá por proliferação de tecido de granulação, com cicatriz invariavelmente inestética, e por vezes apresentando comprometimento funcional. A falência na cicatrização por segunda intenção resultará em uma ferida crônica.[20]

A cicatrização por terceira intenção, de fechamento atrasado ou secundário, ocorre quando há a necessidade de retardar o fechamento de uma lesão geralmente por má circulação na região afetada ou infecção. É mantida intencionalmente aberta após desbridamento de tecido inviável, sendo que as bordas podem ser aproximadas cirurgicamente após a regressão dos sintomas relacionados.[21]

Durante o período de maturação da cicatriz, aproximadamente nos primeiros seis meses, a exposição solar pode desencadear um aumento da sensibilidade dos melanócitos na fase de cicatrização. Roupas de malha fechada, preferencialmente coloridas, tendem a permitir pouca penetração da radiação na pele.

A cicatriz fica originariamente rosada ou avermelhada nas fases iniciais do reparo, e em cerca de seis meses a cicatriz é considerada madura e adquire coloração próxima à da pele. Uma cicatriz normal é hipopigmentada e espessa quando madura. Geralmente a cicatriz adquire somente 70% da força da pele original antes da lesão.

INFLUÊNCIA DA TENSÃO CUTÂNEA NA CICATRIZ

Estímulos mecânicos, decorrentes de forças intrínsecas e extrínsecas a que as cicatrizes estão submetidas, contribuem para alterações no processo de cicatrização, e estão relacionados ao aumento da suscetibilidade a cicatrizes alteradas como queloides e cicatrizes hipertróficas, encontradas em diferentes regiões do corpo, que apresentam diferentes propriedades biomecânicas.[22,23]

A mecanotransdução, transformação de estímulo mecânico em resposta química, ocorre nos níveis celular e tecidual envolvendo diferentes vias de sinalização, influenciando, além da cicatrização de feridas, o desenvolvimento de fibrose da pele. Portanto, forças mecânicas podem afetar significativamente os processos biológicos de cicatrização de lesões cutâneas, alterando vias de sinalização. Estão associadas a diferentes doenças de pele e cicatrização anormal de lesões cutâneas (cicatrizes hipertróficas, queloides e feridas crônicas). Também é apontada a possível influência de subconjuntos raros de células-tronco na pele, unipotentes na ausência de lesão, e multipotentes diante da ocorrência da mesma.[24,25]

CICATRIZES HIPERTRÓFICAS E QUELOIDES

Cicatrizes hipertróficas e queloides são variações do processo normal de cicatrização e constituem um problema estético e funcional significativo. Caracterizam-se pela resposta hiperproliferativa do tecido conjuntivo às lesões cutâneas (Capítulo 1), com deposição preponderante de matriz extracelular, especialmente o colágeno, sendo que esta não se orienta como nas cicatrizes normais, ao longo das linhas de fenda, mas sim em espiral, projetando-se sobre a superfície cutânea.

Caracterizados e agrupados pela denominação "cicatrizes fibroproliferativas", as cicatrizes hipertróficas e os queloides possuem natureza fisiopatogênica comum, considerados, portanto, expressões fenotípicas de diferente intensidade do mesmo distúrbio. Parecem estar relacionados à suscetibilidade genética, bem como à tonalidade da pele. O queloide, especialmente preponderante em negros e orientais, bem como hispânicos, está associado à presença de melanócitos, melanina ou hormônio alfaestimulante dos melanócitos (*alpha-melanocyte-stimulating hormone*, alfa-MSH). Entretanto, aspectos ligados à miscigenação dificultam a classificação morfológica da coloração da pele.[26,27]

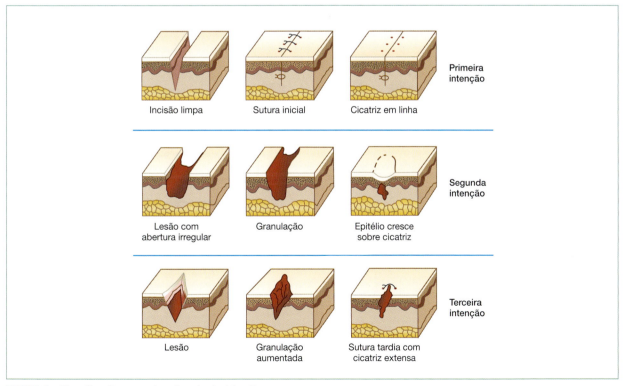

FIGURA 2 Classificação segundo o tipo de cicatrização.

A exposição solar parece também estar associada ao desenvolvimento de cicatrizes fibroproliferativas, fato observado pelo aumento da incidência de cicatrizes alteradas em populações que migraram de países de clima temperado ou frio para países tropicais, afetando prioritariamente áreas de maior exposição solar, sendo possível avaliar a distribuição das cicatrizes fibroproliferativas segundo os fototipos de Fitzpatrick[28,29] (Capítulo 9).

O termo "queloide" é derivado dos termos "*cancroid*", "*cheloide*" ou "*keloide*". Foi descrito pela primeira vez por Alibert em 1806 como "*pulpos cujos tentáculos están fijados en la piel*". Ocorrem somente em humanos, principalmente no dorso, tórax e lóbulos das orelhas (Figura 3).[30-32]

Queloides, cicatrizes caracterizadas por ultrapassar os limites e o aspecto da lesão original, raramente regridem com o tempo, com expressiva tendência a recidiva após ressecção. Têm coloração variável, apresentam crescimento contínuo ou intermitente. A cicatriz hipertrófica caracteristicamente não ultrapassa os limites da lesão, apresenta tendência à regressão com o tempo e apresenta melhor prognóstico após a ressecção, se controlados os aspectos biomecânicos da pele envolvida.

As cicatrizes hipertróficas são mais frequentes do que os queloides, decorrentes de etiologia variada, sendo normalmente associadas a incisões inadequadas resultando em tensões excessivas na incisão, além de outros fatores etiológicos como trauma, infecções, inflamações e especialmente as queimaduras.

Queloide e cicatriz hipertrófica são expressões fenotípicas, de diferentes intensidades, de um mesmo distúrbio fibropatogênico, e podem ser classificadas por meio do prognóstico[33] em três categorias: cicatriz tipo hipertrófica tipo *short-term evolution* (STE), com correspondência clínica com a cicatriz hipertrófica plana e com melhor prognóstico; queloide ou *long-term evolution* (LTE), correspondência com a cicatriz nodular com pior prognóstico; e cicatriz tipo mista ou *intermediate group* (IG), cicatriz de aspecto plano, com pior prognóstico.

A diferença entre uma cicatriz hipertrófica e um queloide é um tanto acadêmica e controversa em vários aspectos, inclusive na importância da distinção entre as morbidades. São apontadas diferenças quanto a características morfológicas e imuno-histoquímicas entre os dois tipos de cicatrizes, as quais são utilizadas para a distinção das duas formas, além dos seus mecanismos de desenvolvimento, principalmente pelo fato dos queloides serem considerados condição definitiva, sem melhora espontânea, e via de regra originam-se de lesões preexistentes (acne, cicatriz cirúrgica ou de traumatismos, queimaduras etc.).[34,35] Alguns pacientes apresentam cicatrizes queloideanas refratárias a diversos tipos de tratamentos (Figura 4).

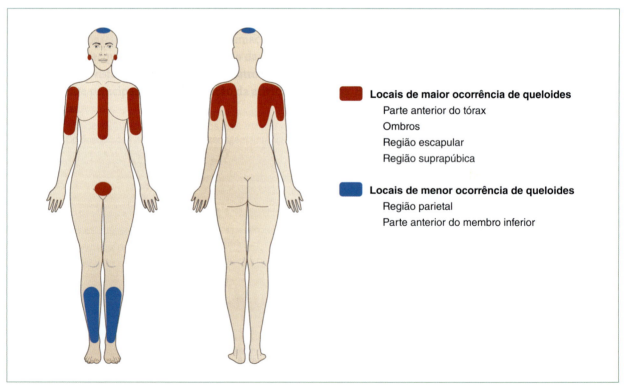

FIGURA 3 Locais de ocorrência de queloides.

Cicatrizes hipertróficas normalmente resultam de procedimentos cirúrgicos, trauma, radiação e queimaduras (Figura 5).

Além do terreno geneticamente predisposto, diversos fatores são apontados como relacionados para a gênese dos queloides, como os hormonais, sustentados, até certo ponto, pelo predomínio em jovens e mulheres, ocorrendo na puberdade e durante a gravidez, com menor incidência após a menopausa. A hipertensão também é apontada como fator de influência na formação desse tipo de cicatriz.[36-40]

A cicatriz do tipo queloide não aparece obrigatoriamente em todos os traumatismos, mesmo se tratando de indivíduo predisposto; pode surgir em um ponto e deixar de se manifestar em outros. A presença de prurido e outros fatores, como a qualidade do processo de cicatrização, parece contribuir para a formação de queloides ou cicatrizes hipertróficas.[41] Para se obter uma cicatriz de boa qualidade, deve-se levar em conta três fatores importantes:

- Espessura cutânea.
- Direção das linhas de fenda (Capítulo 1).
- Qualidade da sutura.

A espessura cutânea é avaliada pelo pinçamento da pele, sendo que se obtém cicatrizes de melhor qualidade na pele mais fina.

O estudo clássico de Langer (1978) aponta um grande número de propriedades mecânicas da pele, incluindo a retração cutânea após lesão, e mostra a grande importância da direção da lesão em relação às linhas de fenda.[42] Essa influência foi observada em cadáveres,[43] observando-se o comportamento da lesão feita com *punch* (instrumento cilíndrico de faces cortantes, utilizado para biópsias) na pele da região anterior do tronco. Esses achados sugerem que se a lesão estiver perpendicular às linhas de tensão, pode ocorrer a formação de uma cicatriz hipertrófica ou queloideana, pois estará submetida a forças de tensão multiaxiais.

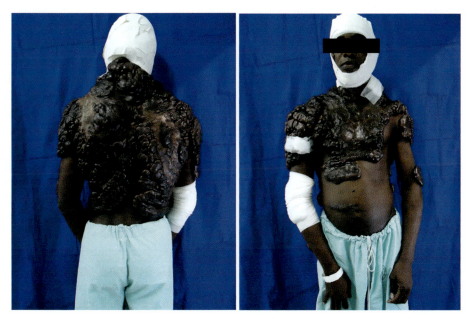

FIGURA 4 Ocorrência de queloides refratários a tratamentos na região de tronco. Fonte: imagens gentilmente cedidas pela Profa. Dra. Adriana Gonçalves.

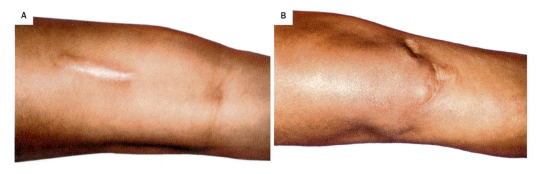

FIGURA 5 Cicatriz hipertrófica decorrente de traumatismos. (A) Na região posterior da coxa e (B) região anterior do joelho. Fonte: imagens gentilmente cedidas pela Dra. Nilma V. Souza.

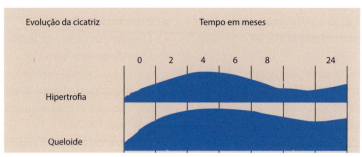

FIGURA 6 Representação esquemática da evolução da cicatriz hipertrófica e do queloide. Fonte: modificada de Morel-Fatio, 1970.[8]

Existem também "zonas de risco", nas quais existe maior probabilidade de se obter cicatrizes de má qualidade:

- Tronco: as zonas perigosas nessa região são duas. A primeira é a região medioesternal, que se prolonga no alto com a base da região cervical anterior. Nessa zona observam-se principalmente dois tipos de cirurgias: cirurgia da tireoide e traqueotomias. A segunda zona perigosa é a deltoidiana. Quase todas as cicatrizes localizadas nessa zona vão ser do tipo hipertrófica, ou até mesmo formar um queloide. Essa região deve ser evitada quando se efetua uma vacinação, particularmente a antivariólica.
- Mama: alguns cuidados devem ser observados, como na incisão submamária, por sua proximidade com a zona perigosa, que não deve ter sua linha prolongada além do nível da aréola. Uma das melhores incisões nesse nível são as periareolares.
- Abdome: deve-se evitar as incisões medianas supra e subumbilicais, pois são perpendiculares às linhas de fenda. As melhores incisões são as horizontais.
- Face: pela sua pequena espessura e riqueza de vascularização, é uma região privilegiada no que concerne à qualidade da cicatriz. Nesse nível as cicatrizes devem ser localizadas na direção das linhas de fenda.

Histopatologia do queloide

Na derme, encontram-se feixes espessados de tecido colágeno com pequeno número de fibroblastos, assemelhando-se ao fibroma. Com o tempo, os elementos celulares tornam-se mais escassos. O tecido conjuntivo normalmente envolve o queloide, separando-o da epiderme, da derme profunda e hipoderme. Pela compressão desaparecem as glândulas e os folículos pilossebáceos.

Na pele normal, em sua camada reticular, há uma disposição tridimensional das fibras colágenas, que são finas e paralelas. Na cicatriz hipertrófica há um desarranjo total do paralelismo das fibras colágenas, que aparecem retorcidas e emaranhadas.

Os queloides têm origem no tecido perivascular da rede vascular cutânea e sofrem mais tarde uma transformação fibromatosa do tecido conjuntivo. Na sua fase inicial, esse tecido é rico em células e vasos, e mais tarde predominam densos feixes colágenos. Sua origem seria uma disposição reacional exagerada dos tecidos em face de pequenos traumas.

A influência dos fatores de crescimento tem sido aventada como hipótese para o desenvolvimento de supercicatrizes. Foi observada uma produção de citocinas alterada em pacientes negros portadores de queloides. Parece que o fator de crescimento do fibroblasto (FGF) está com sua ação reguladora sobre a produção de excesso de colágeno reduzida por "fibroblastos queloideanos". O mecanismo pelo qual o fator de crescimento endotelial e a heparina regulam a expressão genética do colágeno em fibroblastos presentes em queloides também já foi descrito. A relação entre fatores de crescimento e as diferenças raciais em relação a queloides, hipertensão e doenças renais também já foram discutidas.[44-46]

O desenvolvimento de cicatrizes queloideanas pode ocorrer por desordens da matriz extracelular dos genes de expressão do protocolágeno e fibronectina. A produção de fibronectina é importante para o entrelaçamento do colágeno, e está aumentada. Em uma cicatriz normal, a formação de fibronectina desaparece em cerca de cinco dias após o fechamento da lesão. No queloide, a atividade da fibronectina continua em altos níveis por meses ou anos. A síntese de colágeno é duas vezes maior do que na cicatriz normal em seis meses, e continua sendo alta após dois ou três anos.[47-49]

A fibronectina na cicatriz normal diminui com o tempo, até se estabelecer somente na junção dermoepidérmica. Nas cicatrizes hipertróficas ela está localizada principalmente no nível intracelular, e no queloide no espaço intercelular, e em ambos os casos a produção é maior do que na cicatriz normal.

ABORDAGENS TERAPÊUTICAS – CICATRIZES FIBROPROLIFERATIVAS

A cicatrização de feridas desperta interesse desde a antiguidade, sendo que o documento cirúrgico mais antigo é o papiro de Edwin Smith,[50] que recomendava limpar e cobrir a ferida, fechar superfícies cruentas, manter a região afetada em repouso e utilizar substâncias para redução da dor. Esses fundamentos, outrora aplicados empiricamente, constituem as bases atuais do tratamento de feridas, ou seja, limpeza, aproximação das bordas, proteção e repouso das áreas comprometidas.

Cicatrizes fibroproliferativas da pele promovem considerável morbidade, e apesar de vastamente investigadas, os mecanismos envolvidos com o seu desenvolvimento ainda não estão completamente elucidados. Fatores frequentemente relacionados com o desenvolvimento das morbidades são idade, tensão (mecanotransdução), infecção e tabagismo, com uma força de evidência de moderada a alta, mas alguns outros fatores não foram estudados de maneira convincente ou ainda são contestados.

Avaliação da cicatriz

Escalas

Cicatrizes de pele hipertróficas podem promover alterações funcionais e psicológicas, associadas muitas vezes ao aspecto, além de desconforto relacionado a prurido e dor. As características da cicatriz dependem da etiologia, intervenção terapêutica aplicada na lesão e localização, aliadas a fatores como idade, raça e predisposição genética.

Escalas de avaliação de cicatrizes apresentam importância clínica, uma vez que além de caracterizar, podem ser utilizadas para analisar desfechos decorrentes de diferentes intervenções terapêuticas. Normalmente envolvem variáveis que verificam cor, extensão da cicatriz (aparência), além de considerar também fatores subjetivos como a presença de coceira e/ou dor, sendo a aplicação interessante quando confiável, viável, consistente e válida.

Dentre as escalas que podem ser utilizadas na avaliação de cicatrizes (Tabela 1), como a Escala de Cicatriz de Manchester, *Manchester Scar Scale* (MSS),[51] a Escala Análoga Visual, *Visual Analog Scale* (VAS),[52,53] e a Escala de Avaliação Cicatricial Stony Brook, *Stony Brook Scar Evaluation Scale* (SBSES),[54] destacam-se a Escala de Vancouver, *Vancouver Scar Scale* (VSS)[55] e a Escala de Avaliação Cicatricial do Paciente e Observador, *Patient and Observar Scar* (POSAS),[56,57] traduzidas e validadas para a língua portuguesa (Brasil).[58-60]

A escala de Vancouver (Tabela 2) visa avaliar os aspectos funcional e estético da cicatriz, por meio da análise subjetiva, envolvendo itens referentes à pigmentação, vascularização, maleabilidade e altura, com pontuação final entre 0 e 13, sendo que quanto menor a pontuação, melhor

TABELA 1	Comparação entre escalas de avaliação de cicatrizes*			
Escala	Sistema de pontuação	Atributos analisados	Deficiências	Vantagens
Manchester Scar Scale	5 (melhor) a 18 (pior)	VAS mais cor da cicatriz, textura da pele, relação com pele ao redor, textura, margens, tamanho, multiplicidade	Avaliação e ponderação arbitrárias dos itens	Aplicável a uma amplitude maior de cicatrizes. Usa descritores relacionados ao significado clínico ao invés da medida física isolada
Visual Analog Scale with scar ranking	0 a 100, "excelente" a "ruim"	Vascularidade, pigmentação, aceitabilidade, conforto do observador mais contorno e soma dos escores individuais	Escala com base em fotos não inclui avaliação do paciente	Mais simples que VSS. Avaliações da confiabilidade inter e intrapontuador mais fáceis de conduzir
The Stony Brook Scar Evaluation Scale	0 (pior) a 5 (melhor)	VAS mais comprimento, altura, cor, presença de marcas de sutura/grampos	Escala baseada em fotos não inclui a avaliação do paciente. Não projetada para avaliação de cicatriz de longo prazo	Especificamente projetada para avaliar a aparência de lacerações reparadas de curto prazo
Vancouver Scar Scale	0 a 13	Vascularidade, altura/espessura, flexibilidade e pigmentação	Sem percepção do paciente. Subescala de pigmentação menos aplicável a cicatrizes grandes e heterogêneas. Erros operador-dependentes. Exclui dor e prurido	Usada largamente na literatura para medida de resultados em estudos de queimaduras
Patient and Observer Scar Assessment Scale	5 a 50	VSS mais área de superfície; avaliações do paciente de dor, prurido, cor, rigidez, espessura, alívio	Itens representados podem não expressar adequadamente as percepções e preocupações do paciente	Foca na gravidade da cicatriz dos pontos de vista do profissional e do paciente

Adaptada de Fearmonti et al. (2010).[61]
VAS: *Visual Analog Scale*; VSS: *Vancouver Scar Scale*.
* Nenhuma das escalas mede:
1. A quantidade de superfície corporal total com cicatrizes.
2. A incapacidade causada pela cicatriz.
3. Os efeitos da dor e do prurido em termos de atividades da vida diária.

a cicatriz. As críticas relacionadas ao instrumento envolvem a ausência do registro de sintomas relacionados, como o prurido e a dor, além de outras questões que envolvem pontuação. Sendo assim, surgiram novas versões na tentativa de saná-las.[62,63]

TABELA 2 Formulário da Escala de Cicatrização de Vancouver traduzida e adaptada ao idioma português do Brasil

Avaliação da cicatrização da queimadura

Pigmentação
0. Normal: coloração similar à cor do resto do corpo
1. Hipopigmentação
2. Hiperpigmentação

Vascularização
0. Normal: coloração similar à cor do resto do corpo
1. Rosada
2. Avermelhada
3. Púrpura

Flexibilidade
0. Normal
1. Maleável: flexível a mínima resistência
2. Deformação: cede sob pressão
3. Firme: inflexível, não move facilmente, resistente à pressão manual
4. Bandas: tecido na forma de corda com coloração esbranquiçada em sua extensão
5. Contratura: encurtamento permanente à cicatriz, produzindo deformidade ou distorção

Altura
0. Normal: plana
1. < 2 mm
2. < 5 mm
3. > 5 mm

Tradução e adaptação da Escala de Cicatrização de Vancouver ("The Burn Scar Assessment Form", J Burn Care Rehabil. Sullivan et al., 1990).

A escala POSAS é composta de duas escalas numéricas, relacionadas ao observador e ao paciente. As informações relacionadas ao observador são compostas por cinco itens (vascularização, espessura, relevo, maleabilidade e pigmentação). O preenchimento concernente ao paciente envolve seis variáveis (dor, prurido, coloração, endurecimento, espessura e irregularidade) (Figura 7). Ambas as escalas são numeradas de 1 até 10, sendo que 10 reflete a pior cicatriz ou sensação imaginável, e 1 reflete uma pele sem alterações. Já valores entre 6 e 5, respectivamente, refletem a pele normal, enquanto que contagens totais mais altas, 60 e 50, respectivamente, refletem a pior cicatriz imaginável.

Instrumentos

Avaliações objetivas da pele acometida por diferentes disfunções são fundamentais, com intuito de determinar o prognóstico, além de facilitar o acompanhamento de efeitos inerentes a diferentes tipos de intervenções terapêuticas.

As avaliações de diferentes características das cicatrizes devem ser efetuadas em ambiente controlado (temperatura e umidade), bem como em horário determinado e padronizado, visando reduzir a interferência cronobiológica nas características da pele.[64]

Existem instrumentos que avaliam diferentes aspectos biomecânicos da pele, como cutômetro,[65] durômetro,[66] aderômetro,[67] elastografia ultrassônica,[68] além de caracterização morfológica (ultrassom de imagem, modo B)[69] e também circulação (termografia),[70] dentre outros.

Cutômetro

O cutômetro (cutometer, em inglês) é uma ferramenta interessante e confiável para mensuração objetiva das propriedades biomecânicas da pele, podendo ser utilizado para análise e caracterização do estado funcional da pele, além de avaliar respostas decorrentes de diferentes intervenções terapêuticas.[71-73]

O Cutometer MPA 580® (Courage + Khazaka Electronic, Alemanha) é um exemplo de cutômetro utilizado para analisar os parâmetros de elasticidade da pele, avaliando a deformação vertical em milímetros (mm) mediante pressão negativa constante (500 mbar), por meio de sondas disponíveis em diferentes diâmetros (2, 4, 6 ou 8 mm). O grau de deformação da pele é medido por um sistema óptico em três ciclos, intercalados por um tempo de relaxamento de dois segundos, configurando três curvas de deformação do tecido. Possui sondas adicionais acessórias, que avaliam a coloração da pele, o direcionamento das fibras e a oleosidade (quantidade de sebo), dentre outras características.

Durômetro

Durômetros (durometer, em inglês) são equipamentos portáteis utilizados na avaliação da firmeza da pele mediante aplicação de pressão positiva (Figura 10), considerados válidos e confiáveis em pacientes com morfeia,[74] esclerodermia[75] e cicatrizes pós-cirúrgicas.[76] Também podem ser utilizados no controle de efeitos produzidos por diferentes intervenções terapêuticas em vários tipos de cicatrizes.

Aderômetro

O dispositivo desenvolvido para avaliar aderências cicatriciais denominado aderômetro (adheremeter, em inglês) (Figura 11) é um instrumento de fácil acesso, pois para utilizar basta imprimir a figura em um papel transparente flexível próprio e recortar. Possui nove anéis concêntricos com raios de 1, 2, 4, 6, 8, 10, 12, 14 e 15 mm, respectivamente, e avalia objetivamente o grau de aderência cicatricial, sendo considerado confiável e válido para detectar aderências cicatriciais, bem como para acompanhar respostas decorrentes de diferentes intervenções terapêuticas.[65]

Para utilizar o aderômetro deve-se identificar e marcar o ponto mais aderente (como ponto de referência). Em se-

POSAS Escala do observador
The Patient and Observer Scar Assessment Scale – Portuguese version
Escala de Avaliação Cicatricial Paciente/Observador – versão em português

Data do exame:
Observador: Arthur – Ciro – Daniel
Localidade: Hospital de Clínicas de Porto Alegre
Pesquisa/Estudo: 14-0177 – Validação

Nome do paciente:
Data de nascimento:
Nº de identificação:

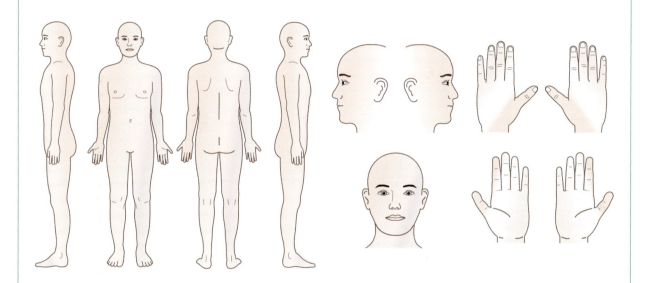

Parâmetros	1-pele normal						pior cicatriz imaginável-10				Categorias
	1	2	3	4	5	6	7	8	9	10	
Vascularização											Pálida/rosada/avermelhada/violácea/mista
Pigmentação											Hipo/hiper/mista
Espessura											Mais espessa/mais fina
Relevo											Mais/menos/mista
Maleabilidade											Elástica/rígida/mista
Área da superfície											Alargamento/retração/mista
Opinião geral											

Orientações
A escala de observador da POSAS consiste em seis itens (vascularização, pigmentação, espessura, regularidade, maleabilidade e área da superfície). Todos os itens têm escores que variam de 1 ("igual à pele normal") a 10 ("pior cicatriz imaginável").
A soma desses itens resulta no escore total da escala de observador da POSAS. Marcações categóricas são adicionadas para cada item. Ainda, uma opinião geral é ranqueada em uma escala variando de 1 a 10.
Todos os parâmetros devem ser preferencialmente comparados à pele normal ou a uma área anatômica comparável.

Notas explicativas dos itens:
Vascularização: presença de vasos no tecido cicatricial por mediação de enchimento capilar após empalidecer com Plexiglas. Na avaliação categórica, considerar coloração predominante.
Pigmentação: coloração amarronzada da cicatriz por pigmento (melanina): aplique o Plexiglas na pele com pressão moderada para eliminar o efeito da vascularização.
Espessura: distância média entre a borda subcuticular da derme e a superfície da cicatriz.
Relevo: a extensão onde irregularidades de superfície se apresentem (preferencialmente comparado com pele normal adjacente).
Maleabilidade: plasticidade da cicatriz testada por pregueamento entre o polegar e o indicador.
Área da superfície: área de superfície da cicatriz em relação à área da lesão original.

FIGURA 7 Escala POSAS. Fonte: modificada de Linhares et al. (2016).[59] *(continua)*

(continuação)
POSAS Escala do paciente
The Patient and Observer Scar Assessment Scale – Portuguese version
Escala de Avaliação Cicatricial Paciente/Observador – versão em português

Data do exame:
Observador: Arthur – Ciro – Daniel
Localidade: Hospital de Clínicas de Porto Alegre
Pesquisa/Estudo: 14-0177 – Validação

Nome do paciente:
Data de nascimento:
Nº de identificação:

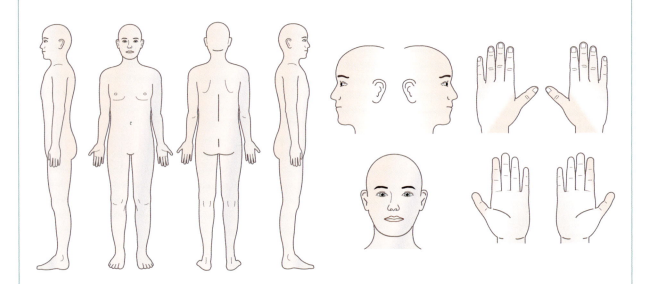

	1-não, nem um pouco								sim, muito-10
	1	2	3	4	5	6	7	8	9	10
Houve dor na cicatriz nas últimas semanas?									
Houve coceira na cicatriz nas últimas semanas?									

	1-não, igual à pele normal	sim, muito diferente-10
A cor da cicatriz está diferente da cor da sua pele normal neste momento?		
A rigidez da cicatriz está diferente da sua pele normal neste momento?		
A altura da cicatriz está diferente da sua pele normal neste momento?		
A cicatriz está mais regular que sua pele normal neste momento?		

FIGURA 7 *(continuação)* Escala POSAS. Fonte: modificada de Linhares et al. (2016).[59]

Parâmetro	Parâmetros médios
R0	Uf (alongamento total, firmeza da pele)
R1	Uf-Ua (retorno à pele original)
R2	Ua/Uf (elasticidade bruta)
R3	Ponto mais elevado da última curva
R4	Ponto mais baixo da última curva
R5	Ur/Eu (elasticidade líquida)
R6	Uv/Eu (viscoelasticidade)
R7	Ur/Uf (elasticidade biológica)
R8	Ua (retorno total)

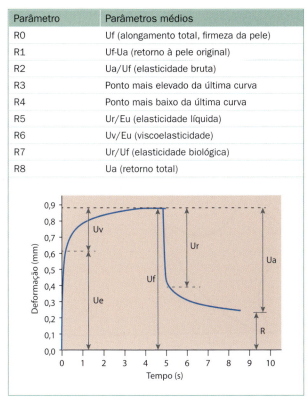

FIGURA 8 Curva de mensuração da elasticidade da pele; parâmetros relativos referentes às medidas realizadas pelo equipamento Cutometer®. Fonte: adaptada de Woo et al., 2014; Held et al., 2014.

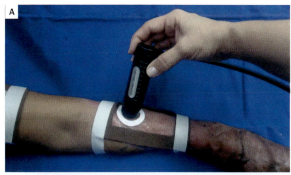

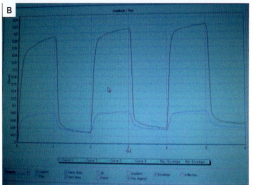

FIGURA 9 (A) Aplicação da sonda do instrumento cutômetro (Cutometer®). (B) Gráfico gerado após três ciclos de sucção dos tecidos, cicatriz e pele normal, com períodos de relaxamento. Fonte: imagens gentilmente cedidas pela Profa. Dra. Adriana Gonçalves.

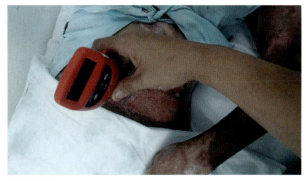

FIGURA 10 Instrumento para avaliação da firmeza da pele (durômetro). Fonte: imagem gentilmente cedida pela MSc Roberta Moretti Marçal.

guida, o instrumento deve ser posicionado sem tocar a pele com uma das mãos, com os anéis centrados no ponto de referência (a região envolvida deve estar relaxada). O polegar da outra mão deve ser posicionado próximo a borda externa do dispositivo (17 mm do centro). A tração é aplicada de forma centrífuga em quatro direções: caudal, cranial, lado direito e lado esquerdo, sendo que, para cada tração, a posição do ponto de referência na excursão máxima deve ser anotada, e uma vez que a tensão é liberada, deve-se observar se a marca retorna ao centro do instrumento, caso contrário, repete a avaliação, obtendo-se um quadrilátero.

A partir do quadrilátero obtido na avaliação da cicatriz com aderômetro (Figura 12), onde as diagonais S_1S_2 (lado a- lado, vermelho) e RC (cefalocaudal, azul) se cruzam em ângulos retos, a área do quadrilátero é calculada como: $(S_1S_2 \times RC)/2$.

A pontuação de cada índice de mobilidade superficial é obtida calculando-se a área do quadrilátero cujas diagonais, ortogonais entre si, são as excursões máximas dos marcos lado a lado e cefalocaudal.

Após as quatro medições em excursões máximas (cefálica, caudal e laterais) na pele afetada, bem como na pele normal contralateral, pode-se obter dois índices: 1) índice de mobilidade de superfície para a cicatriz (*surface mobility index for the scar* – SMA); e 2) índice de mobilidade de superfície para a pele contralateral normal (*surface mobility index for the scar* – SMA).

O índice de gravidade de aderência (*adherence severity* – AS) é estimado pela fórmula AS = SMA/SMN. Os valores obtidos variam de 0 a 1, onde 0 representa a imobilidade da cicatriz em pelo menos uma diagonal (cefalocaudal e/ou laterolateral), e 1 representa a mobilidade da cicatriz normal. Em ambos os índices, um aumento de valores significa uma condição de cicatriz melhor: ou seja, para SMA, uma mobilidade de superfície mais alta, para AS, uma mobilidade de superfície de cicatriz que se aproxima da encontrada na pele normal.

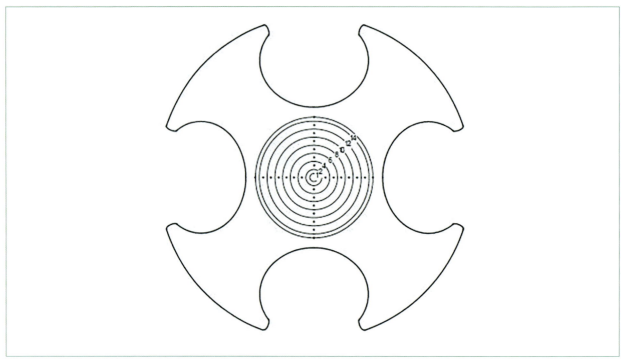

FIGURA 11 Aderômetro. Proporção original do instrumento. Fonte: https://adheremeters.appspot.com/.

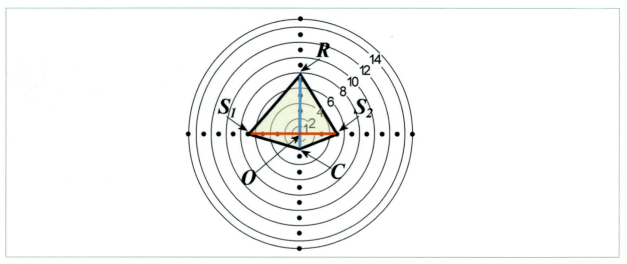

FIGURA 12 Fonte: https://adheremeters.appspot.com/index.html.

Aderômetro modificado

O aderômetro descrito inicialmente para avaliação de cicatrizes aderentes possui um raio de aproximadamente 1,75 cm com círculos concêntricos de 2 mm de distância, entretanto, quando aplicado em cicatrizes localizadas na região abdominal, apresenta limitações, uma vez que a extensibilidade cutânea da área excede o raio disponível.[77]

Estudo com aderômetro modificado, apresentando raio de 4,6 cm (Figura 13), apresentou confiabilidade inter e intraexaminadores boa-excelente em pele da região do abdome sem alterações, bem como em cicatrizes de cesariana.

Intervenção terapêutica cirúrgica

Como em qualquer outra disfunção, o tratamento do queloide e das cicatrizes hipertróficas se faz pela associação dos recursos disponíveis, obtendo-se assim resultados promissores.

O tratamento cirúrgico ou excisão de cicatrizes fibroproliferativas deve ser avaliado como segunda ou terceira linha para cicatrizes maduras, pelo risco de recorrência, além da necessidade de utilizar tratamentos adjuvantes. Deve-se considerar a possibilidade de Z-plas-

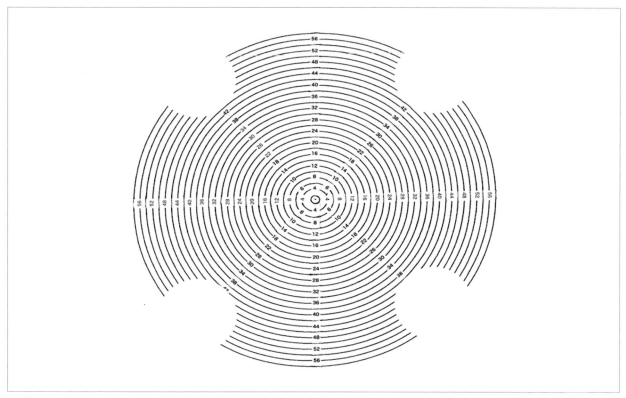

FIGURA 13 Aderômetro modificado para avaliação da aderência de cicatrizes.

tia e W-plastia, bem como fechamento com pouca tensão, a utilização de fios reabsorvíveis, além de se evitar excesso de manipulação, medidas para prevenção de hematomas e infecções e que contribuem para obtenção de cicatrizes de boa qualidade.

A associação de cirurgia com outras modalidades terapêuticas como compressão e radioterapia pode reduzir a taxa de recorrência de queloides.[78,79] A radioterapia isolada pode promover respostas interessantes em cicatrizes recentes, porém com melhores resultados em doses elevadas, que podem produzir radiodermites.

O laser cirúrgico de Argon é absorvido por lesões pigmentadas, cicatrizes hipertróficas e queloides, por sua preferente absorção pela hemoglobina e melanina. A sua indicação se baseia no pressuposto de que com suas três características, isto é, indução enzimática, onda de pressão e onda térmica, provoca a destruição do colágeno excessivo. O sucesso com essa modalidade de laser foi reportado. Outro laser cirúrgico (510 nm) é utilizado com bastante sucesso na prevenção e tratamento de cicatrizes hipertróficas e pigmentadas.[80-82]

Embora as intervenções cirúrgicas em cicatrizes sejam padronizadas e previsíveis, as cicatrizes fibroproliferativas ainda constituem um problema, diante de altas taxas de recorrência, bem como efeitos colaterais relacionados a diferentes métodos empregados para controlar o problema.

Terapia medicamentosa

Dentre várias modalidades terapêuticas medicamentosas descritas para tratamento de queloide, os corticoides, quando usados isoladamente ou associados a outras substâncias, mostram resultados animadores. A aplicação intralesional de corticosteroides no tratamento de cicatrizes fibroproliferativas é utilizada no controle do volume delas, por meio da redução da proliferação fibroblástica, da síntese de colágeno e de glicosaminoglicanos, além do controle da dor e do prurido. É considerada terapia de primeira linha para o tratamento de queloides e de segunda linha para cicatrizes hipertróficas.[83]

Os mecanismos envolvidos nos efeitos inerentes ao uso de corticoides injetados em cicatrizes fibroproliferativas ainda não estão completamente elucidados, entretanto, o atribuído efeito antimitótico inibitório de queratinócitos e fibroblastos, além do efeito anti-inflamatório e vasoconstritor, de caráter dose-dependente, não está isento de efeitos colaterais.

Doses altas ou repetidas de injeção podem produzir efeitos colaterais sistêmicos como diabetes, úlcera péptica aguda, hipertensão, insuficiência cardíaca, infecções fúngicas e bacterianas, depressão, psicose, além de efeitos locais como hipopigmentação, atrofia da pele e gordura subcutânea e telangiectasias.[84]

Infiltrações com hialuronidase em queloides são apontadas com intuito de promover aumento da maleabilidade do tecido envolvido, com resultados promissores até em lesões antigas.[85-86]

Lesões refratárias ao tratamento com corticosteroides podem ser tratadas com aplicação intralesional do antimetabólico fluoropirimidínico 5-fluorouracil (5-FU), usualmente empregado como componente da quimioterapia para grande variedade de tumores epiteliais. Interfere na síntese de DNA e RNA, além de induzir apoptose fibroblástica e inibir a produção de colágeno tipo I, e como consequência afeta a sinalização do fator de crescimento transformador-beta (TGF-β). Pode promover efeitos adversos como dor e hiperpigmentação com essa modalidade de intervenção.[87]

Injeções de toxina botulínica do tipo A também são utilizadas como opção de tratamento do queloide, com alegado efeito da redução da tensão envolvendo o tecido adjacente à lesão, e pode ser isolada ou associada a outras drogas.[88]

Matriz de regeneração dérmica (Integra®) é caracterizada por uma estrutura bilaminar composta por um componente dérmico (colágeno bovino e condroitina-6-fosfato), além de um componente epidérmico feito com uma folha de silicone sintético de 100 μm de espessura, e também pode ser utilizada no controle da cicatriz exacerbada. Entretanto, é um procedimento de alto custo, que envolve, além do risco de infecção entre as camadas, a necessidade de dois procedimentos cirúrgicos.[89]

Outro medicamento utilizado na prevenção de cicatrizes inestéticas e aderentes é o ácido acexâmico (sal sódico),[90] por meio de regulação de processos envolvidos na cicatrização cutânea, atenuando os fenômenos inflamatórios e diminuindo ao máximo as formações granulomatosas. Quando aplicado topicamente, pode promover redução do volume da área traumatizada.

Existem várias outras estratégias terapêuticas medicamentosas para o tratamento de queloides e cicatrizes hipertróficas, incluindo sulfato de bleomicina, mitomicina-C, interferon, citrato de tamoxifeno, metotrexato, imidazolaquinolinas, retinoides, inibidores de calcineurina, bloqueadores do canal de cálcio, fenilalquilamina, toxina botulínica, inibidores do fator de crescimento endotelial vascular, fator de crescimento de hepatócitos, fator de crescimento de fibroblastos básico, interleucina-10, manose-6-fosfato, fator de crescimento transformador beta, anti-histamínicos e prostaglandina E2. Porém, não é possível verificar consenso nos regimes de tratamento devido a informações incompletas nos estudos relacionados.[91-92]

A maioria das opções terapêuticas medicamentosas para cicatrizes fibrobroliferativas possui potencial eficácia isolada ou combinada, uma vez que diferentes substâncias atuam nas cicatrizes em diferentes ângulos.

Radioterapia

A radiação ionizante isolada ou associada é utilizada no tratamento da cicatriz queloideana, com intuito de inibir a atividade fibroblástica, além de reduzir recorrências quando administrada imediatamente após ressecção cirúrgica.[93] É considerada como último recurso para cicatrizes patológicas refratárias..

Quando utilizada como intervenção adjuvante à excisão de queloides, a radioterapia pode ser aplicada por meio de diferentes técnicas como betaterapia, raio X convencional, dose única ou feixe de elétrons. Esta última é considerada superior à radiação convencional, pois promove melhor distribuição da dose no tecido-alvo, bem como menor dose nos tecidos mais profundos adjacentes.[94-95]

A radioterapia como monoterapia no tratamento de queloides é controversa pelo potencial carcinogênico induzido, bem como pela promoção de complicações como discromias e radiodermites. A dose utilizada no tratamento dos queloides deve ser considerada de acordo com a localização da lesão, sendo controversa a aplicação pós-operatória em alguns locais da cabeça e pescoço, pelo risco de exposição da glândula tireoide à radiação, bem como em crianças, pelo risco de acometimento das cartilagens metafisárias, com consequente retardo no crescimento ósseo.[96]

Crioterapia

O procedimento de crioterapia no tratamento de queloides teve início na década de 1980, e quando comparada com outros procedimentos com a mesma finalidade, como fototerapia e corticoterapia, os resultados são animadores. Entretanto, quando utilizada de forma isolada, os resultados não são tão animadores quanto quando associada a corticoterapia intralesional, tanto em queloide quanto em cicatrizes hipertróficas.[97-99]

A aplicação de spray com nitrogênio líquido sobre cicatrizes fibroproliferativas pode produzir melhora significativa ou mesmo redução importante do volume por meio de isquemia induzida, lesão celular e microvascular, o que leva à necrose e consequente involução das mesmas.

Assim como ocorre com outras intervenções terapêuticas, o procedimento de crioterapia apresenta efeitos adversos, como atraso na cicatrização, além de hipopigmentação permanente, cuja ocorrência pode ser minimizada quando o tempo de congelamento não ultrapassa 25 segundos, bem como a aplicação intralesional por meio de sondas.[100]

Silicone

Silicone é definido como qualquer polímero químico sintético manufaturado em diferentes formas (fluido, resina, elastômero ou borracha sintética), cuja cadeia básica é formada de átomos alternados de silício e oxigênio, que por serem desprovidos de átomos de carbono em sua cadeia principal, não são considerados orgânicos. Pode ser encontrado como componente de diversos produtos, como óleos lubrificantes e ceras, assim como hidratantes e sabonetes.

O silicone foi usado a princípio no tratamento de cicatrizes, ao invés de prevenção. Atualmente é utilizado com o objetivo de prevenir ou minimizar a hipertrofia da cicatriz, produzindo cicatrizes mais estéticas. É aplicado em diferentes formulações, como cremes, placas e curativos. A ação do produto relacionada à cicatrização não está totalmente fundamentada, entretanto, hidratação, estimulação de queratinócitos, incremento da secreção de fatores de crescimento e consequente regulação de atividade fibroblástica são os principais efeitos descritos. Em relação a parâmetros clínicos, tanto objetivos quanto subjetivos, está relacionado ao controle do eritema, prurido e enrijecimento associado, tornando a cicatriz mais plana e flexível.

O uso de silicone mostrou-se aliado útil no tratamento de cicatrizes de cirurgia plástica, tanto recentes quanto histologicamente maduras, independentemente da etiologia, localização anatômica, idade do paciente ou da cicatriz, e até mesmo do método de aplicação. São apontados benefícios principalmente no controle de cicatrizes após queimaduras. O produto é considerado inerte, sendo assim, não inibe o crescimento microbiano, mas pode atuar como uma barreira bacteriana.[101-103]

Revisão sistemática[104] observou poucas evidências de benefício do uso de silicone gel na prevenção de cicatrizes patológicas em indivíduos de alto risco, entretanto, a baixa qualidade dos estudos relacionados não permite uma conclusão definitiva.

Os efeitos inerentes ao uso do silicone na cicatrização, embora controversos, parecem ser úteis na prevenção de cicatrizes patológicas, apesar de evidências fracas, principalmente em indivíduos de alto risco e pacientes submetidos a cirurgia de correção da cicatriz.[105-107]

Também é controversa a combinação do uso de silicone com compressão, sendo observados efeitos superiores à terapia isolada, embora o contrário também tenha sido aventado.[108,109]

Compressão

O desenvolvimento inicial do tratamento efetuado por meio da compressão tecidual foi baseado em alterações positivas observadas em cicatrizes associadas ao uso da intervenção terapêutica. Os mecanismos de ação envolvidos ainda não estão completamente elucidados, no entanto são aventadas teorias relacionadas à hipóxia produzida, além de alterações bioquímicas e influências celulares e colágenas, indução provável de apoptose de miofibroblastos e células vasculares do músculo liso fibrogênico alfa, além do envolvimento da prostaglandina E2 no processo de remissão da hipertrofia.[110-113]

A terapia por compressão é orientada para o tratamento de cicatrizes hipertróficas e queloideanas desde o século XVI, e na atualidade é considerada terapia de base, ou seja, de primeira linha na profilaxia, controle e tratamento de cicatrizes hipertróficas.[114-117]

Embora o uso clínico da compressão em cicatrizes seja frequentemente prescrito, a recomendação com base em estudos de qualidade ainda é controversa. Isso ocorre provavelmente pela dificuldade de avaliação objetiva e adequada da cicatriz, até por questões de padronização de protocolos de pressão e tempo.

A quantidade de pressão efetiva gerada por uma determinada malha compressiva também ainda é desconhecida e permanece controversa.[118] O desenvolvimento de ensaios controlados randomizados é muito complicado em indivíduos queimados, dada a necessidade de um grupo controle, uma vez que a intervenção é considerada padrão de tratamento para essa população.

A atuação da compressão na regulação da fase de remodelação da cicatrização de lesões cutâneas pode ocorrer também por meio da liberação e influência na atividade da metaloproteinase MMP-28 da matriz extracelular de cicatrizes hipertróficas, além de produzir alivio no prurido e dor associados a cicatrizes hipertróficas ativas, acelerando assim a maturação da cicatriz e reduzindo a incidência de contraturas e a necessidade de intervenção cirúrgica.[119]

Recomendações sobre a adequação da pressão a ser aplicada em intervenções apresentam certo empirismo, sendo comumente empregadas pressões de 20 a 40 mmHg, baseadas no fato de que é necessário exceder 24 mmHg para superar a pressão capilar. Aparentemente, podem ocorrer efeitos adversos como maceração e parestesia em pressões acima de 40 mmHg.

Embora a compressão seja uma terapia adjuvante de grande importância clínica, alguns desafios podem influenciar a efetividade da intervenção terapêutica em cicatrizes hipertróficas e queloides, como a aderência do paciente ao tratamento, bem como a redução da pressão inerente à malha, sendo necessária troca relativamente frequente, além da aquisição de pelo menos duas unidades para permitir a higiene adequada, o que envolve custo maior.

Mobilização tecidual

O manejo físico específico do tecido cicatricial por meio de manobras de massagem, isoladas ou com acessórios, é empregado em cicatrizes com efeitos relacionados à redução de prurido e da dor, além de aumento da maleabilidade do tecido envolvido. Entretanto, os achados são controversos.[120] Cicatrizes comumente limitam funções, principalmente quando afetam articulações.

CONTEÚDO COMPLEMENTAR
Utilize o QR code ao lado para acessar o vídeo sobre ensaio de cicatrização.
voucher: **dermatofuncional**

A maioria dos estudos de revisão aponta evidência fraca para o uso de manipulação tecidual por massagem em cicatrizes, determinada pela baixa qualidade dos estudos avaliados, pela inegável dificuldade de padronização de protocolos, bem como de avaliações, que são discrepantes, descritas inadequadamente, impossibilitando a reprodução, além da ausência de medidas objetivas confiáveis e de controle.[122,123]

A eficácia do emprego da terapia manual ou com acessórios ainda não está devidamente fundamentada, sendo necessário o desenvolvimento de maior número de estudos de qualidade. É importante salientar que não ter evidência científica não significa necessariamente que não funcione para determinado fim, mas que ainda não existem estudos de qualidade suficientes para sustentar cientificamente o uso.

A mobilização tecidual pode ser utilizada como recurso terapêutico em cicatrizes decorrentes de diversas etiologias, de forma isolada ou com acessórios como o vácuo e o gancho (Capítulo 4).

Diversas manobras são utilizadas com o intuito de aumento de mobilidade tecidual, como fricção ou massagem do tecido conjuntivo, e massagem transversa profunda ou massagem de Cyriax, efetuada com pressão suficiente, capaz de mobilizar o tecido superficial em relação ao profundo. O seu principal objetivo é a liberação de aderências (Figuras 14 e 15).

Outro procedimento utilizado com a mesma função é a manobra de Wetterwald, também denominada *palper-rouler*, que consiste em movimentos de pinçamento e rotação de uma prega, promovendo importante ação na prevenção e no tratamento de aderências, melhorando

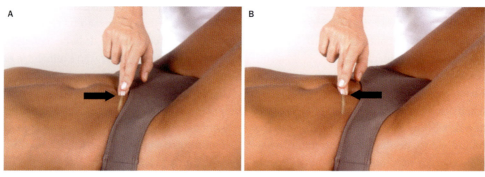

FIGURA 14 Manobras de fricção com movimentos transversais sobre a cicatriz, para a mobilização dos tecidos superficiais em relação aos profundos.

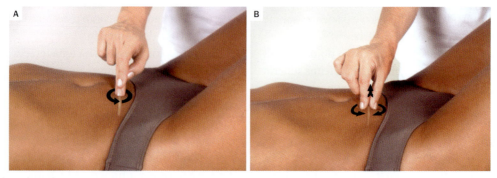

FIGURA 15 Manobras de massagem para a mobilização dos tecidos superficiais. (A) Movimentos circulares; (B) movimentos associados de tração e rolamento.

assim a maleabilidade tecidual, com consequente melhora da função e aparência do tecido afetado (Figura 16).

A distração axial[124] manual é outra técnica empregada no tratamento de aderências cicatriciais e fibroses associadas, sem utilização de produtos deslizantes (cremes, óleos), aplicada por meio de pressão digital firme, combinada com distração em vários pontos ao longo da cicatriz, até que seja observada resposta de incremento de mobilidade tecidual. Dependendo do local onde é aplicada, pode reduzir a restrição de movimento, e ainda pode produzir analgesia da região relacionada.

Apesar dos efeitos relativamente benéficos da aplicação de mobilização tecidual em cicatrizes fibroescleróticas, é preciso ter precaução com o protocolo empregado, uma vez que a tensão mecânica exagerada em uma lesão pode resultar em uma cicatrização inadequada pela proliferação fibroblástica induzida, e consequente síntese de colágeno, além da interferência negativa na remodelação dérmica.[125-129]

Iontoforese

O tratamento de cicatrizes fibroescleróticas com estimulação elétrica envolve principalmente procedimentos de iontoforese, sendo a corrente galvânica (Capítulo 6) a mais utilizada. A iontoforese envolve a combinação de efeitos inerentes à corrente com efeitos produzidos pelo medicamento utilizado.

A eletroforese, a eletrosmose e a vasodilatação da pele são os principais efeitos envolvidos no tratamento de cicatrizes. A eletroforese através da migração de soluções coloidais; a eletrosmose a partir da mobilização da água contida nos tecidos; e a vasodilatação da pele decorrente do aumento do fluxo sanguíneo.

Dentre as drogas utilizadas para o tratamento do queloide pode-se citar a enzima hialuronidase, que promove a despolimerização do ácido hialurônico, mucopolissacarídeo viscoso de alto peso molecular, para compostos menos viscosos e de baixo peso molecular, auxiliando assim na liberação das fibrilas colágenas do tecido conjuntivo da substância de agregação, produzindo uma maior permeabilidade interfibrilar e facilitando a difusão dos líquidos que são rapidamente absorvidos e lançados na circulação.[130-132] Efeitos interessantes também foram observados na associação da enzima com radioterapia.[133]

A ação da hialuronidase sobre cicatrizes fibroproliferativas parece promover a decomposição e remoção subsequente de constituintes da substância fundamental. O efeito observado do tratamento pode estar relacionado à indução de alguma fase quiescente, de esgotamento ou não fibrogênica na atividade dos fibroblastos, que pode conduzir ao processo de cicatrização mais estético da cicatriz. Parece reduzir a consistência e o volume de cicatrizes queloideanas, além de reduzir a hiperemia, prurido e dor, assim como a iontoforese com outros produtos.[134]

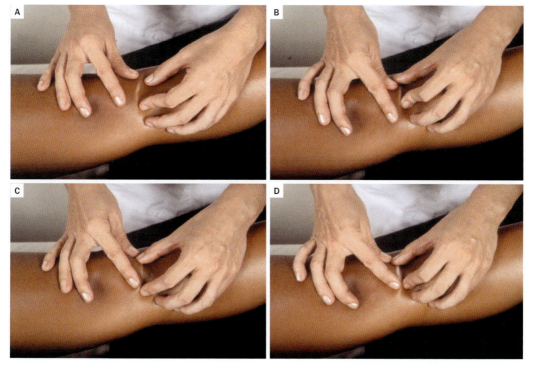

FIGURA 16 Técnica de Wetterwald, indicada para cicatrizes aderentes. (A) Início do movimento; (B) mobilização da cicatriz entre polegar direito e indicador esquerdo; (C) inversão do movimento; (D) mobilização da cicatriz entre polegar esquerdo e indicador direito.

Outras substâncias também são apontadas no tratamento de cicatrizes hipertróficas e queloides por meio de iontoforese, como o iodo, polo negativo ativo, concentração de 4%, com alegado efeito esclerolítico.[135,136] O tranilaste, análogo de um metabólito do triptofano, atua por meio da inibição da liberação de histamina dos mastócitos, proliferação de fibroblastos, bem como liberação de muitas citocinas em vários tipos de células, em estudos *in vitro*.[137,138]

A toxina botulínica é outro agente promissor no manejo de cicatrizes fibroproliferativas, entretanto, também há necessidade de estudos adicionais de qualidade com o objetivo de avaliar protocolos fundamentados.[139,140]

Vale salientar que a aplicação isolada de drogas com efeitos despolimerizantes ou esclerolíticos não apresenta resultados totalmente satisfatórios, sendo interessante associar outras intervenções.

Ultrassom

O ultrassom terapêutico pode alterar características biomecânicas da pele, com incremento da maleabilidade, importante propriedade no tratamento de cicatrizes.[141-144] Entretanto, o efeito perdura por uma denominada "janela terapêutica", ou seja, se o objetivo for utilizar o recurso antes de fazer cinesioterapia com intuito de aumentar a amplitude de movimento, os movimentos devem iniciar imediatamente após o uso do recurso.

Estudos sobre as ações da energia ultrassônica na cicatriz hipertrófica ou no queloide são escassos, sendo alguns vinculados aos seus efeitos fisiológicos associados à sua capacidade de veiculação de substâncias através da pele (fonoforese).

Na fonoforese os efeitos do ultrassom (Capítulo 7) são somados ao princípio ativo da droga, promovendo penetração e absorção pelos tecidos. Normalmente são veiculados silicone gel, bem como o gel denominado Contractubex®, produto combinado (extrato de cebola – Cepalin®, heparina e alantoína) com ação em cicatrizes fibroproliferativas, promovendo redução de eritema, prurido e melhora do aspecto pela atividade fibrinolítica.[145-148]

Fotobiomodulação

O uso de fotobiomodulação com laser (Capítulo 8) no tratamento de cicatrizes hipertróficas e queloides envolve principalmente os ablativos e fracionários não ablativos. A terapia a laser fracionada ablativa demonstra particularmente um potencial significativo para a liberação de contraturas, permitindo uma melhor amplitude de movimento das articulações afetadas. Assim como outros recursos terapêuticos, a fundamentação é comprometida pela falta de padronização de protocolos, e os melhores resultados envolvem o uso do recurso como terapia adjuvante a outras intervenções.[149-151]

O efeito da terapia laser de baixa intensidade ou potência tem sido investigada principalmente para cicatrizes decorrentes de queimaduras, sendo observada melhora da dor e do prurido.[152]

O LED azul também é apontado como terapia promissora no tratamento de cicatrizes fibroproliferativas sob a alegação de que pode modular o metabolismo e a proliferação celular, com comportamento dose-dependente, e com efeitos que persistem pelo menos até 48 horas após o tratamento. Foi observado que o maior valor de fluência pode reduzir a viabilidade celular 24 horas após a irradiação em fibroblastos derivados de queloide, enquanto o mesmo efeito é observado 48 horas após o tratamento em fibroblastos perilesionais. Registros eletrofisiológicos mostraram que a dose média (20,6 J/cm²) de luz LED azul induz um aumento das correntes externas dependentes de voltagem eliciadas por um protocolo de rampa despolarizante.[153,154]

REFERÊNCIAS BIBLIOGRÁFICAS

1. Dockery GL. Hypertophic and keloid scars. J Am Pod Med Assoc. 1995;85:57-61.
2. Sahal Jr W, Cléber H. Cutaneous scars: part I. Int J Dermatol. 1994;33:681-91.
3. Singer AJ, Clarck RA. Cutaneous wound healing. N Engl J Med. 1999;341:738-46.
4. Thomas DR. Age-related changes in wound healing. Drugs Aging. 2001;18(8):607-20.
5. Wilkinson HN, Hardman MJ. Wound healing: cellular mechanisms and pathological outcomes. Open Biol. 2020;10:200223.
6. Sgonc R, Gruber J. Age-related aspects of cutaneous wound healing: a mini-review. Gerontology. 2013;59:159-64.
7. Blair MJ, Jones JD, Woessner AE, Quinn KP. Skin structure-function relationships and the wound healing response to intrinsic aging. Adv Wound Care (New Rochelle). 2020;9(3):127-43.
8. Morel-Fatio D. Les principes fondamentaux: la peau, la cicatrice, les méthodes de réparation: les greffes cutanées. Encycl. Med. Chir. 1970;45-010.
9. Olson M, O'Connor M, Schwartz ML. Surgical wound infections. A 5-year prospective study of 20193 wounds at the Minneapolis VA Medical Center. Ann Surg. 1984;199:253-9.
10. Richard AF, Clark MD, Denver CO. Cutaneous tissue repair: basic biologic consi-derations. Am Acad Dermatol. 1985;13:701-24.
11. Rodrigues M, Kosaric N, Bonham CA, Gurtner GC. Wound healing: a cellular perspective. Physiol Rev. 2019;99:665-706.
12. Fivenson DP, Faria DT, Nickoloff BJ, Poverini PJ, Kunkel S, Burdick M, et al. Chemokine and inflammatory cytokine changes during chronic wound healing. Wound Repair Regen. 1997;5:310-22.
13. Martins-Green M, Petreaca M, Wang L. Chemokines and their receptors are key players in the orchestra that regulates wound healing. Adv Wound Care. 2013;2:327-47.
14. Balaji S, Watson CL, Ranjan R, et al. Chemokine involvement in fetal and adult wound healing. Adv Wound Care. 2015; 4:660-72.

15. Xue M, Jackson CJ. Extracellular matrix reorganization during wound healing and its impact on abnormal scarring. Adv Wound Care. 2015;4:119-36.
16. Niessen FB, Spauwen PH, Schalkwijk J, Kon M. On the nature of hypertrophic scars and keloids: A review. Plast Reconstr Surg. 1999;104:1435-58.
17. Reinke JM, Sorg H. Wound repair and regeneration. Eur Surg Res. 2012;49:35-43.
18. Wang PH, Huang BS, Horng HC, Yeh CC, Chen YJ. Wound healing. J Chin Med Assoc. 2018;81:94-101.
19. Salcido R. Healing by Intention. Advances in Skin & Wound Care. 2017;30(6):246-7.
20. Chetter IC, Oswald AV, Fletcher M, Dumville JC, Cullum NA. A survey of patients with surgical wounds healing by secondary intention; an assessment of prevalence, aetiology, duration and management. Journal of Tissue Viability. 2017;26(2):103-7.
21. Gupta S, Gabriel A, Lantis J, Te´ot L. Clinical recommendations and practical guide for negative pressure wound therapy with instillation. Int Wound J. 2015;13:159-74.
22. Wong VW, Levi K, Akaishi S, Schultz G, Dauskardt RH. Scar zones: Region-specific differences in skin tension may determine incisional scar formation. Plast Reconstr. Surg. 2012;129:1272-6.
23. Kuehlmann B, Bonham CA, Zucal I, Prantl L, Gurtner GC. Mechanotransduction in wound healing and fibrosis. J Clin Med. 2020;11;9(5):1423.
24. Wang PH, Huang BS, Horng HC, et al. Wound healing. J Chin Med Assoc. 2018;81(2):94-101.
25. Rodrigues M, Kosaric N, Bonham CA, Gurtner GC. Wound healing: a cellular perspective. Physiol Rev. 2019;99:665-706.
26. O'Sullivan ST, O'Shaughnessy M, O'Connor TP. Aetiology and management of hypertrophic scars and keloids. Ann R Coll Surg Engl. 1996;78(3 Pt 1):168-75.
27. Rahban SR, Garner WL. Fibroproliferative scars. Clin Plast Surg. 2003;30(1):77-89.
28. Slominski A, Tobin DJ, Shibahara S, Wortsman J. Melanin pigmentation in mammalian skin and its hormonal regulation. Physiol Rev. 2004;84(4):1155-228.
29. Hochman B, Farkas CB, Isoldi FC, Ferrara SF, Furtado F, Ferreira LM. Keloid and hypertrophic scar distribution according to Fitzpatrick skin phototypes. Rev Bras Cir Plást. 2012;27(2):185-9.
30. Alibert JLM. Description dês maladies de la peau observés a l´hospital Saint-Loouis et exposition des meileurs méthodes suivés pour leur traitment. Paris: Barroois l´Aine et Fils; 1806.
31. Alibert JLM. Note sur la keloide. J Univ Sci Med. 1816;2:207.
32. Rockwell WB, Cohen IK, Ehrlich HP. Keloids and hypertrophic scars: a comprehensive review. Plast Reconstr Surg. 1989;84(5):827-37.
33. Muir IF. On the nature of keloid and hypertrophic scars. Br J Plast Surg. 1990;43(1):61-9.
34. Linares HÁ, Larson DL, Willis-Galstaun BA. Historical notes on the use of pressure in the treatment of hypertrophic scars or keloids. Burns. 1993;19:17-21.
35. Ehrlich HP. Desmoulière RF, Diegelmann I, Cohen K, et al. Morphological and immunochemical differences between keloid and hypertrophic scar. Am J Pathol. 1994;145:105-13.
36. Moustafa MF, Abdel-Fattah MA, Abdel-Fattah DC. Presumptive evidence of the effect of pregnancy estrogens on keloid growth: case report. Plast Reconstr Surg. 1975;56(4):450-3.
37. Niessen FB, Spauwen PH, Schalkwijk J, Kon M. On the nature of hypertrophic scars and keloids: a review. Plast Reconstr Surg. 1999;104:1435-58.
38. Park TH, Chang CH. Keloid recurrence in pregnancy. Aesthetic Plast Surg. 2012;36:1271-2.
39. Ogawa R, Arima J, Ono S, Hyakusoku H. Case report total management of a severe case of systemic keloids associated with high blood pressure (hypertension): clinical symptoms of keloids may be aggravated by hypertension. Eplasty. 2013;13:e25.
40. Noishiki C, Hayasaka Y, Ogawa R. Sex differences in keloidogenesis: an Analysis of 1659 keloid patients in Japan. Dermatol Ther. 2019;9:747-54.
41. Touraine R, Baruch J. Cicatrização e cicatrizes. Folha Med. 1981;82:665.
42. Langer K. On the anatomy and physiology of the skin. Br J Plast Surg. 1978;31:3-8,93-106,185-9,273-8.
43. Meyer M, McGrouther DA. A study relating wound tension to scar using Langer's technique. Br J Plast Surg. 1991;44:291-4.
44. McCauley RL, Choprra V, Li YY, Herndon DN, Robson MC. Altered cytokine production in black patients with keloids. J Clin Imunol. 1992;12:300-8.
45. Dustan HP. Growth factors and racial differences in severity of hypertension and renal diseases. Lancet. 1992;339:1339-40.
46. Tan EM, Rouda S, Greenbaun SS, et al. Acidic and basic fibroblast growth factors down-regulate collagen gene expression in keloid fibroblasts. Am J Pathol. 1993;142:463-70.
47. Otha H, Uito J. Procolagen gene expression by scleroderma fibroblasts in culture. Arch Biochem. 1987;30:404-11.
48. Ala-Kokko I, Rintala A. Savolainen collagen gene expression in keloids analysis of collagen metabolism and type I, III, IV, and V procollagen mrnas in keloid tissue and keloid fibroblast culture. J Invest Dermatol. 1987;9:238-44.
49. Abergel RP, Pizurro D, Meeker CA, et al. Biochemical composition of the connective tissue in keloids and analysis of collagen metabolism in keloid fibroblast cultures. J Invest Dermatol. 1985;84:384-90.
50. Breasted JH. The Edwin Smith Surgical papyrus, Vol.1. Hiero-glyphic translation and commentary. Chicago: University of Chicago Press; 1930. p.403-6.
51. Beausang E, Floyd H, Dunn KW, et al. A new quantitative scale for clinical scar assessment. Plast Reconstr Surg. 1998;102:1954-61.
52. Duncan JAL, Bond JS, Mason T, et al. Visual Analogue Scale scoring and ranking: a suitable and sensitive method for assessing scar quality? PRS. 2006;118(4):909-18.
53. Micomonaco DC, Fung K, Mount G, et al. Development of a new visual analogue scale for the assessment of area scars. J Otolaryngol Head Neck Surg. 2009;38(1):77-89.
54. Singer AJ, Arora B, Dagum A, et al. Development and validation of a novel scar evaluation scale. Plast Reconstr Surg. 2007;120(7):1892-7.
55. Sullivan T, Smith J, Kermode J, et al. Rating the burn scar. J Burn Care Rehabil. 1990;11:256-60.
56. Draaijers LJ, Tempelman FR, Botman YA, Tuinebreijer WE, Middelkoop E, Kreis RW, et al. The patient and observer scar assessment scale: a reliable and feasible tool for scar evaluation. Plast Reconstr Surg. 2004;113(7):1960-5.
57. van de Kar AL, Corion LU, Smeulders MJ, Draaijers LJ, van der Horst CM, van Zuijlen PP. Reliable and feasible evaluation of linear scars by the Patient and Observer Scar Assessment Scale. Plast Reconstr Surg. 2005;116(2):514-22.
58. Santos MC, Tibola J, Marques CMG. Tradução, revalidação e confiabilidade da Escala de Cicatrização de Vancouver para língua portuguesa – Brasil. Rev Bras Queimaduras. 2014;13(1):26-30.
59. Linhares CB, Viaro MSS, Collares MVM. Tradução para o português da Patient and Observer Scar Assessment Scale (POSAS). Rev Bras Cir Plást. 2016;31(1):95-100.
60. Lenzi LGS, Santos JBG, Raduan Neto J, et al. The Patient and Observer Scar Assessment Scale: Translation for portuguese language, cultural adaptation, and validation. Int Wound J. 2019;16:1513-20.
61. Fearmonti R, Bond J, Erdmann D, Levinson H. A review of scar scales and scar measuring devices. Eplasty. 2010;10:e43.
62. Gankande TU, et al. A modified Vancouver Scar Scale linked with TBSA (mVSS-TBSA): Inter-rater reliability of an innovative burn scar assessment method. Burns. 2013;39(6):1142-9.
63. Tyack Z, Wasiak J, Spinks A, Kimble R, Simons M. A guide to choosing a burn scar rating scale for clinical or research use. Burns. 2013;39(7):1341-50.

64. Tsukahara K, Takema Y, Moriwaki S, Fujimura T, Imokawa L. Dermal fluid translocations is an important determinant of the diurnal variation in human skin thickness. Br J Dermatol. 2001;145(4):590-6.
65. Draaijers LJ, Botman YA, Tempelman FR, et al. Skin elasticity meter or subjective evaluation in scars: a reliability assessment. Burns: Journal of the International Society for Burn Injuries. 2004;30(2):109-14.
66. Merkel PA, Silliman NP, Denton CP, et al. Validity, reliability, and feasibility of durometer measurements of scleroderma skin disease in a multicenter treatment trial. Arthritis Rheum. 2008;59(5):699-705.
67. Ferriero G, Vercelli S, Salgovic L, et al. Validation of a new device to measure postsurgical scar adherence. Physical Therapy. 2010;90(5):776-83.
68. Pirri C, Stecco A, Fede C, De Caro R, Stecco C, Özçakar L. Ultrasound imaging of a scar on the knee: Sonopalpation for fascia and subcutaneous tissues. Eur J Transl Myol. 2020;30(1):8909.
69. Cheng W, Saing H, Zhou H, Han Y, Peh W, Tam PK. Ultrasound assessment of scald scars in Asian children receiving pressure garment therapy. J Pediatr Surg. 2001;36(3):466-9.
70. Riquet D, Houel N, Bodnar JL. Stimulated infrared thermography applied to differentiate scar tissue from peri-scar tissue: a preliminary study. J Medical Engineering & Technology. 2016;40(6):307-14.
71. Fong SS, Hung LK, Cheng JC. The cutometer and ultrasonography in the assessment of postburn hypertrophic scar--a preliminary study. Burns. 1997;23 Suppl 1:S12-8.
72. Nedelec B, Correa JA, Rachelska G, Armour A, LaSalle L. Quantitative measurement of hypertrophic scar: intrarater reliability, sensitivity, and specificity. J Burn Care Res. 2008;29(3):489-500.
73. Busche MN, Thraen AJ, Gohritz A, Rennekampff HO, Vogt PM. Burn scar evaluation using the Cutometer® MPA 580 in comparison to "Patient and Observer Scar Assessment Scale" and "Vancouver Scar Scale". J Burn Care Res. 2018;39(4):516-26.
74. Seyger MM, et al. Reliability of two methods to assess morphea: skin scoring and the use of a durometer. J Am Acad Dermatol. 1997;37(5):793-6.
75. Merkel PA, et al. Validity, reliability, and feasibility of durometer measurements of scleroderma skin disease in a multicenter treatment trial. Arthritis Rheum. 2008;59(5):699-705.
76. Maione L, et al. Autologous fat graft as treatment of post short stature surgical correction scars. Injury. 2014;45(6):126-32.
77. Kelly-Martin R, Doughty L, Garkavi M, Wasserman JB. Reliability of modified adheremeter and digital pressure algometer in measuring normal abdominal tissue and C-section scars. J Bodyw Mov Ther. 2018;22(4):972-9.
78. Berman B, Bieley HC. Adjunct therapies to surgical management of keloids. Dermatol Surg. 1996;22(2):126-30.
79. Ragoowansi R, Cornes PG, Moss AL, Glees JP. Treatment of keloids by surgical excision and immediate postoperative single-fraction radiotherapy. Plast Reconstr Surg. 2003;111(6):1853-9.
80. Ginsbach G, Kohnel W. The treatment of hipertrophic scars and keloids by argon laser: clinical data and morphological findings. Plast Surg Forum. 1978;1:61.
81. Henderson DL, Cromwell TA, Mes LG. Argon and carbon dioxide laser treatment of hypertrophic and keloid scars. Lasers Surg Med. 1984;3:271.
82. Dierickx C, Goldman MP, Fitzpatrick RE. Laser treatment of erythematous/hypertrophic and pigmented scars in 26 patients. Plast Rec Surg. 1995;95:84-92.
83. Rasheed I, Malachy A. The management of helical rim keloids with excision, split thickness skin graft and intralesional triamcinolone acetonide. J Cutan Aesthet Surg. 2014;7(1):51-3.
84. Laisuan W, Wongsa C, Dchapaphapeaktak N, Tongdee M, Chatmapanrangsee J, Rerkpattanapipat T. Anaphylaxis following intralesional triamcinolone acetonide (Kenacort) injection. Asia Pac Allergy. 2017;7(2):115-8.
85. Cornbleet T. Treatment of keloids with hyaluronidase. JAMA. 1954;154(14):1161-3.
86. Teplyi V, Grebchenko K. Keloids treatment using triple medicine combination. Medical Science of Ukraine (MSU). 2018;14(1-2):40-8.
87. Bijlard E, Steltenpool S, Niessen FB. Intralesional 5-fluorouracil in keloid treatment: a systematic review. Acta Derm Venereol. 2015;95:778-82.
88. Wilson AM. Eradication of keloids: surgical excision followed by a single injection of intralesional 5-fluorouracil and botulinum toxin. Can J Plast Surg. 2013;21(2):87-91.
89. Nguyen KT, Shikowitz L, Kasabian AK, Bastidas N. A novel approach to keloid reconstruction with bilaminar dermal substitute and epidermal skin grafting. Plast Reconstr Surg. 2016 Jul;138(1):235-9.
90. Pakhomov DV, Blinova EV, Shimanovsky DN, et al. Evidence-based aspects of stimulating uncomplicated wound healing with local use of acexamic acid silver salt. Russian Journal of Operative Surgery and Clinical Anatomy. 2020;4(1):19-25.
91. Colucci NRS, Franco T. Use of bleomycin sulfate in treatment of keloidal scars. Rev Bras Cir Plást. 2003;18(2):68-74.
92. Viera MH, Amini S, Valins W, Berman B. Innovative therapies in the treatment of keloids and hypertrophic scars. J Clin Aesthetic Dermatol. 2010;3(5):20-6.
93. Lee SY, Park J. Postoperative electron beam radiotherapy for keloids: treatment outcome and factors associated withoccurrence and recurrence. Ann Dermatol. 2015;27(1):53-8.
94. Oliveira Júnior B, Schellini SA, Lastória JC, et al. Keloid treatment using postoperative radiotherapy with electron beams: a comparative randomized study of two methods Surg Cosmet Dermatol. 2013;5(1):16-26.
95. Petrou IG, Jugun K, Rüegg EM, Zilli T, Modarressi A, Pittet-Cuénod B. Keloid treatment: what about adjuvant radiotherapy? Clin Cosmet Investig Dermatol. 2019;12:295-301.
96. Kelly AP. Medical and surgical therapies for keloids. Dermatol Ther. 2004;17(2):212-8.
97. Jaros E, Priborsky J, Klein L. Treatment of keloids and hypertrophic scars with cryotherapy. Acta Medica (Hradec Kralove). 1999;42:61.
98. Yosipovitch G, Widijanti Sugeng M, Goon A. A comparison of the combined effect of cryotherapy and corticosteroid injections versus corticosteroids and cryotherapy on keloids: A controlled study. J Dermatol Treat. 2001;12:87.
99. Har-Shai Y, Amar M, Sabo E. Intralesional cryotherapy for enhancing the involution of hypertrophic scars and keloids. Plast Reconstr Surg. 2003;111(6):1841-52.
100. Mustoe TA, Cooter RD, Gold MH, Holls FF, Ramelet AA, Shakespeare PG et al. International clinical recommendations on scar management. Plast Reconstr Surg. 2002;110(2):560-71.
101. Davey RB, Wallis KA, Bowering K. Adhesive contact media: An update on graft fixation and burn scar management. Burns 1991, 17:313.
102. Chan KY, Lau CL, Adeeb SM, Somasundaram S, Nasir-Zahari M. A randomized, placebo-controlled, double-blind, prospective clinical trial of silicone gel in prevention of hypertrophic hypertrophic scar development in median sternotomy wound. Plast Reconstr Surg. 2005;116:1013.
103. Hamanova H, Broz L. Topigel in the treatment of hypertrophic scars after burn injuries. Acta Chir Plast. 2002;44:18.
104. Musgrave M, Umraw N, Fish J, Gomez M, et al. The effect of silicone gel sheets on perfusion of hypertrophic burn scars. J Burn Care Rehab. 2002;23:208.
105. O'Brien L, Jones DJ. Silicone gel sheeting for preventing and treating hypertrophic and keloid scars. Cochrane Database of Systematic Reviews. 2013, Issue 9. Art. No.: CD003826.
106. Niessen F, Spauwen P, Robinson P, Fidler V, Kon M. The use of silicone occlusive sheeting (Sil-K) and silicone occlusive gel (Epiderm) in the prevention of hypertrophic scar formation. Plast Reconstr Surg. 1998;102:1962.
107. Durante CM, Kant S. Silicone therapy for the treatment and prevention of problematic scars: a practical guideline. Wounds International. 2020;11(4):64-9.
108. Li-Tsang CW, Lau JC, Choi J, et al. A prospective randomized clinical trial to investigate the effect of silicone gel sheeting (Cica-Care) on

post-traumatic hypertrophic scar among the Chinese population. Burns. 2006;32:678-83.
109. Steinstraesser L, Flak E, Witte B, et al. Pressure garment therapy alone and in combination with silicone for the prevention of hypertrophic scarring: randomized controlled trial with intraindividual comparison. Plast Reconstr Surg. 2011;128(4): 306e-313e.
110. Giele H, Liddiard K, Booth K, Wood F. Anatomical variations in pressures generated by pressure garments. Plast Reconstr Surg. 1998;101:399.
111. Costa AM, Peyrol S, Porto LC, Comparin JP, et al. Mechanical forces induce scar remodeling study in non-pressure-treated versus pressure-treated hypertrophic scars. Am J Pathol. 1999;155:1671.
112. Reno F, Grazianetti P, Cannas M. Effects of mechanical compression on hypertrophic scars: Prostaglandin E2 release. Burns. 2001;27:215.
113. Macintyre L, Baird M. Pressure garments for use in the treatment of hypertrophic scars: A review of the problems associated with their use. Burns. 2006;32:10.
114. Cheng JCY, Evans JH, Leung KS, Clark JA, et al. Pressure therapy in the treatment of postburn hypertrophic scar: A clinical look into its usefulness and fallacies by pressure monitoring. Burns. 1984;10:154.
115. Linares HA, Larson DL, Willis-Galstaun BA. Historical notes on the use of pressure in the treatment of hypertrophic scars or keloids. Burns. 1993;19:17.
116. Macintyre L, Baird M. Pressure garments for use in the treatment of hypertrophic scars: A review of the problems associated with their use. Burns. 2006;32:10.
117. Esselman PC, Thombs BD, Magyar-Russell G, Fauerbach JÁ. Burn rehabilitation: State of the science. Am J Phys Med Rehabil. 2006;85:383.
118. Atiyeh BS, El Khatib AM, Dibo SA. Pressure garment therapy (PGT) of burn scars: evidence-based efficacy. Annals of Burns and Fire Disasters. 2013;26(4):206-12.
119. Van den Kerckhove E, Stappaerts K, Fieuws S, Laperre J, et al. The assessment of erythema and thickness on burn related scars during pressure garment therapy as a preventive measure for hypertrophic scarring. Burns. 2005;31:696.
120. Shin TM, Bordeaux JS. The role of massage in scar management: A literature review. Dermatologic Surgery. 2012;38(3);414-23.
121. Moortgat P, Anthonissen M, Meirte J, Van Daele U, Maertens K. The physical and physiological effects of vacuum massage on the different skin layers: a current status of the literature. Burns Trauma. 2016;9;4:34.
122. Zhang Y, Li-Tsang CWP, Au RKC. A systematic review on the effect of mechanical stretch on hypertrophic scars after burn injuries. Hong Kong Journal of Occupational Therapy. 2017;29(1):1-9.
123. Nischwitz SP, Rauch K, Luze H, et al. Evidence-based therapy in hypertrophic scars – an update of a systematic review. Wound Rep Reg. 2020;28:656-65.
124. Salmon RJ, Berry M, Hamelin JP. A novel treatment for postoperative mondor's disease: manual axial distraction. The Breast Journal. 2009;15(4):381-4.
125. Sussman MD. Effect of increased tissue traction upon tensile strength of cutaneous incisions in rats. Proc Soc Exp Biol Med. 1966;123:38.
126. Brody GS, Peng ST, Landel RF. The etiology of hypertrophic scar contracture: another view. Plast Reconstr Surg. 1981;67(5):673-84.
127. Roques C. Massage applied to scars. Wound Repair Regen. 2002;10:126-8.
128. Al-Attar A, Mess S, Thomassen JM, et al. Keloid pathogenesis and treatment. Plast Reconstr Surg. 2006;117:286-300.
129. Akaishi S, Akimoto M, Ogawa R, Hyakusoku H. The relationship between keloid growth pattern and stretching tension. Annals of Plastic Surgery. 2008;60(4):445-51.
130. Braun-Falco O, Weber G. Local treatment of keloid with hyaluronidase. Dermatol Wochenschr. 1951;124(32):796-8.
131. Braun-Falco O, Weber G. Therapy of fresh keloids with hyaluronidase Dermatol Wochenschr. 1952;125(20):465-8.
132. Cornbleet TJ. Treatment of keloids with hyaluronidase. Am Med Assoc. 1954;154(14):1161-3.
133. Bergonzini R, Canossi GC. Treatment of keloids with local infiltration of hyaluronidase combined with radiotherapy. Radioter Radiobiol Fis Medica. 1957;12(5):389-411.
134. Hirsch RJ, Brody HJ, Carruthers JD. Hyaluronidase in the office: a necessity for every dermasurgeon that injects hyaluronic acid. J Cosmet Laser Ther. 2007;9(3):182-5.
135. Tannenbaum, M. Iodine iontophoresis in reduction of scar tissue. Phys Ther. 1980;60:792.
136. Langley PL. Iontophoresis to aid in releasing tendon adhesions: suggestions from the field. Phys Ther. 1984;64:1395.
137. Shigeki S, Murakami T, Yata N, Ikuta Y. Treatment of keloid and hypertrophic scars by iontophoretic transdermal delivery of tranilast. Scand J Plast Reconstr Surg Hand Surg. 1997;31(2):151-8.
138. Darakhshan S, Pour AB. Tranilast: a review of its therapeutic applications. Pharmacological Research. 2015;91:15-28.
139. Gauglitz GG, Bureik D, Dombrowski Y, Pavicic T, Ruzicka T, Schauber J. Botulinum toxin A for the treatment of keloids. Skin Pharmacol Physiol. 2012;25(6):313-8.
140. Sohrabi C, Goutos I. The use of botulinum toxin in keloid scar management: a literature review. Scars Burn Heal. 2020;6:2059513120926628.
141. Bierman W. Ultrasound in treatment of scars. Arch Phys Med Rehabil. 1954;35:209.
142. Samies J, Gehling M. Acoustic pressure wound therapy for management of mixed partial- and full-thickness burns in a rural wound center. Ostomy Wound Manage. 2008;54(3):56-9.
143. Waldrop K, Serfass A. Clinical effectiveness of noncontact, low-frequency, nonthermal ultrasound in burn care. Ostomy Wound Manage. 2008;54(6):66-9.
144. Brancalion Catapani L, da Costa Gonçalves A, Morano Candeloro N, et al. Influence of therapeutic ultrasound on the biomechanical characteristics of the skin. J Ther Ultrasound. 2016;4(21):2-8.
145. Gerasimenko MI, Iusova ZI, Zenger VG, Kazantseva IA. A differentiated approach to medicine phonophoresis in complex treatment of cicatricial deformations. Vestn Ross Akad Med Nauk. 2005;6:29.
146. Wahba ES, Hamada HA, El Khatib AH. Effect of silicone gel versus Contractubex or corticosteroid phonophoresis for post-burn hypertrophic scars: A single-blind randomized controlled trial. Fizjoterapia. 2019;27(1):1-5.
147. Beuth J, Hunzelmann N, Van Leendert R, Basten R, Noehle M, Schenider B. Safety and efficacy of local administration of Contractubex® to hypertrophic scars in comparison to corticosteroid treatment. Results of a multicenter, comparative epidemiological cohort study in Germany. In Vivo. 2006;20(2):277-83.
148. Campanati A, Savelli A, Sandroni L, Marconi B, Giuliano A, Giuliodori K, et al. Effect of Allium cepa-allantoinpentaglycan gel on skin hypertrophic scars: clinical and video-capillaroscopic results of an open-label, controlled, nonrandomized clinical trial. Dermatol Surg. 2010;36(9):1439-44.
149. Willows BM, Ilyas M, Sharma A. Laser in the management of burn scars. Burns. 2017 Nov;43(7):1379-89.
150. Dierickx C, Goldman MP, Fitzpatrick RE. Laser treatment of erythematous hypertrophic and pigmented scars in 26 patients. Plast Reconstr Surg. 1995;95:84-90.
151. Zuccaro J, Ziolkowski N, Fish J. A systematic review of the effectiveness of laser therapy for hypertrophic burn scars. Clin Plast Surg. 2017;44(4):767-79.
152. Gaida K, Koller R, Isler C, et al. Low level laser therapy – a conservative approach to the burn scar? Burns. 2004;30(4):362-7.
153. Magni G, Banchelli M, Cherchi F, Coppi E, Fraccalvieri M, Rossi M, et al. Experimental study on blue light interaction with human keloid-derived fibroblasts. Biomedicines. 2020;8(12):573.
154. Rossi F, Magni G, Tatini F, Banchelli M, Cherchi F, Rossi M, et al. Photobiomodulation of human fibroblasts and keratinocytes with blue light: implications in wound healing. Biomedicines. 2021;9(1):41.

CAPÍTULO 16

Cosmetologia

Pontos-chave

- Agências regulatórias mundiais estabelecem normas para os produtos cosméticos e cosmecêuticos.
- Reações irritantes como queimação, descamação ou dermatite são associadas ao uso de ácidos na pele.
- Para utilização de substâncias naturais com finalidade terapêutica deve-se observar a indicação, modo de uso, contraindicações, interações medicamentosas e efeitos adversos.

Cosmetologia é a parte da ciência que trata da preparação, estocagem e aplicação de produtos cosméticos, bem como das regras que regem essas atividades, sejam elas de natureza física, química, biológica ou microbiológica. Outro termo em voga atualmente é "cosmecêuticos", que são intermediários entre cosméticos e medicamentos.[1,2]

A palavra "cosmético" deriva do grego *Kosmein*, que significa organizar, adornar, glorificar, homenagear ou ornamentar harmoniosamente.

A utilização de cosméticos é tão antiga quanto a própria civilização. Desde os tempos mais remotos, o homem se preocupou com o tratamento de seu corpo. O uso de bálsamos, óleos, fragrâncias, sabões e até mesmo pinturas de rosto e corpo com substâncias minerais ou vegetais eram adotados por povos mais antigos. São considerados de forma geral como substâncias ou preparados que se destinam a ser utilizados em contato com as partes superficiais do corpo humano (epiderme, anexos cutâneos como pelos e unhas, lábios e órgãos genitais externos), ou com os dentes e as mucosas bucais, com a finalidade de limpar, perfumar ou proteger, a fim de os manter em bom estado, de modificar seu aspecto ou de corrigir os odores corporais, sem ação ou fins terapêuticos.

Agências regulatórias mundiais estabelecem normas para os produtos cosméticos, sendo que as exigências para o registro desses produtos envolvem a comprovação de segurança deles em seres humanos. Os objetivos principais das regulamentações são criar um conjunto de regras para que os produtos estejam em conformidade com as mesmas e para garantir um alto nível de proteção para a saúde humana.[3,4]

O profundo embasamento científico da indústria cosmética após os anos 1930 possibilitou a descoberta de vários princípios ativos e, consequentemente, o desenvolvimento de uma gama incontável de novos produtos.

A título de ilustração, vale ressaltar a contribuição de novos materiais como conservantes, estabilizantes e tensoativos, que têm proporcionado o desenvolvimento de novos produtos cosméticos.

A indústria química tem se especializado cada vez mais notadamente no setor de cosméticos, onde o conceito de beleza vem se ampliando pela conjugação e utilização de princípios ativos saudáveis ao corpo e ao bem-estar físico, psicológico e espiritual dos indivíduos.

PERMEABILIDADE CUTÂNEA

Para utilização de um produto com aplicação tópica, deve-se considerar não apenas a concentração e características farmacológicas dos princípios ativos, como também o tipo de veículo empregado, o perfil farmacológico do ativo, a interação dele com o veículo e a pele, o modo de aplicação, além das variáveis biológicas e do meio ambiente.[5-7]

Como o extrato córneo é a principal barreira a ser vencida, pode-se utilizar nas formulações para uso tópico os chamados facilitadores da permeação (*skin enhancers*), que são substâncias que, quando presentes na formulação, aumentam significativamente a penetração de outra substância. Eles incluem desde simples solventes ou surfactantes até moléculas fosfolipídicas que, acopladas ao ativo, aumentam a sua lipossolubilidade (fitossomas) ou ainda vesículas lipídicas preenchidas pelos ativos (lipossomas).

Os pontos que se relacionam com a absorção dos cosméticos são assim sintetizados:
- Permeabilidade da pele (via de penetração);
- As várias fases da absorção;
- A assimilação cutânea das várias substâncias;
- Os cosméticos e suas taxas de absorção;
- Seletividade e afinidade cutânea.

A pele humana é uma fronteira entre o organismo e o ambiente. Ela protege o corpo de um lado contra a perda de substâncias, e de outro contra as influências externas. Ela controla ou impede a penetração de substâncias. Essa proteção não é absoluta; em certos casos, determinadas substâncias podem penetrar no organismo.

A principal barreira à penetração de substâncias se encontra na epiderme em sua camada mais superficial – o estrato córneo –, que apresenta constante renovação celular. Histologicamente, a barreira cutânea é constituída por três tipos de estruturas:
- O manto lipídico superficial de pequena espessura, situado sobre o estrato córneo.
- A camada córnea, importante por sua disposição estratificada.
- A camada espinhosa, que possui permeabilidade seletiva.

O papel dos lipídios na estrutura e função do estrato córneo está relacionado à função de barreira que existe em toda camada córnea. Qualquer substância que se aplica sobre a superfície cutânea com intenção cosmética enquadrará sua ação, total ou parcialmente, dentro das seguintes categorias:
- Ação física e físico-química: superficial (maquiagem, sabonetes etc.).
- Ação química: superficial, por combinação direta, oxidação ou redução entre alguns de seus componentes e os da pele. São cosméticos com atividade química definida (ceratolíticos, adstringentes, emolientes etc.).
- Ação biológica: profunda, quer seja de forma direta ou indireta sobre as células e tecidos vivos, provocando modificações metabólicas e funcionais (cosméticos que contêm princípios biologicamente ativos, como hormônios, vitaminas etc.).

As substâncias podem penetrar pela epiderme, glândulas sudoríparas, glândulas sebáceas e folículo piloso, sendo que a maior absorção se dá por meio dos dois últimos anexos citados.

Estudos recentes apontam a frequência cada vez maior de indivíduos sensíveis a matérias-primas contidas em cosméticos, podendo apresentar reações alérgicas ou irritações.[8,9] Os produtos hipoalergênicos, que apresentam baixas possibilidades de causar dermatites de contato ou irritações são indicados para indivíduos com um certo grau de sensibilidade.

Devido ao alto poder de contaminação dos cosméticos por fungos, é de grande importância o desenvolvimento de novas técnicas para preservação, que não apresentem danos à saúde do consumidor e sejam eficientes.[10]

ÁCIDO RETINOICO

A caracterização da vitamina A ocorreu há cerca de 130 anos, sendo o primeiro estudo relacionado observado em 1816. Já a síntese da vitamina A foi descrita em 1946, e a síntese em grande escala em ocorreu em 1947 (Isler em Hoffmann-La Roche), utilizada na prevenção e no tratamento da deficiência dessa vitamina. O estabelecimento da estrutura química correta da vitamina A, bem como o isolamento e cristalização dela e sua síntese, surgiram nas décadas de 1930 e 1940.[11]

A vitamina A é um composto lipossolúvel e termoestável com considerável resistência ao oxigênio. É amplamente distribuída em tecidos vegetais, particularmente naqueles que contêm o pigmento amarelo caroteno, e também alimentos de origem animal, como manteiga, gema de ovos e fígado. A vitamina A tem duas funções principais: a manutenção das condições normais em uma ampla variedade de tecidos epiteliais, e a manutenção da visão normal, especialmente à noite.[12-16]

A função aldeído no lugar de álcool no grupo polar terminal da molécula de vitamina A é característica do composto retinal, essencial para a visão noturna. Já no caso da ocorrência de um grupo carboxila, obtém-se ácido retinoico, um metabólito da vitamina A, cuja função fundamental está na diferenciação das células epiteliais.

O ácido retinoico, também conhecido como tretinoína ou vitamina A ácida, é uma substância intermediária no processo de síntese da vitamina A. A tretinoína tópica é utilizada no tratamento de dermatoses como acne, melasma, cicatrizes e rugas (envelhecimento da pele), além de câncer de pele não melanoma e fotoenvelhecimento. Também demonstrou efeito sobre a citoqueratina, importante modulador do processo de cicatrização de feridas, além de apresentar propriedades antiproliferativas, antioxidantes, interferindo na oncogênese.[17-21]

A reação epidérmica ao ácido retinoico, morfológica e histoquimicamente, revela uma característica psoriasiforme, o mecanismo de ação é complexo e seus efeitos são dependentes da concentração. O tratamento tópico com tretinoína resulta da hiperplasia epidérmica, compactação do estrato córneo, espessamento da camada granular e aumento da deposição de glicosaminoglicanos epidérmicos e dérmicos.

Formulações de tretinoína a 0,5 e a 1% desencadeiam dermatite descamativa, com características histológicas de reação psoriasiforme e acantose (espessamento) da epiderme, sem alterações na queratinização quando se empregam concentrações mais baixas. Alterações encontradas na microscopia eletrônica são típicas de metabolismo celular acelerado.[22] Podem desencadear também uma protrusão dos comedões para a superfície, desencadeando um processo inflamatório, havendo uma exacerbação das lesões preexistentes, bem como daquelas até então inertes, por maio da aceleração da ceratinização.[23]

Desde a década de 70, quando o *Food and Drug Administration* (FDA), órgão regulador dos Estados Unidos, aprovou o uso da tretinoína em compostos isolados ou combinados com outras substâncias, ela tornou-se a base do tratamento da acne. Sabe-se que os retinoides atuam por meio da ligação aos receptores do ácido retinoico, alterando os níveis de expressão de centenas de proteínas celulares, que por sua vez afetam múltiplas vias envolvidas no desenvolvimento da acne. Os retinoides evoluíram por meio de modificações químicas resultando em uma segunda geração (etretinato e acitretina), terceira geração (adapaleno e tazaroteno), além de uma quarta (trifaroteno), envolvidas no tratamento de acne e psoríase.[24]

A interpretação de resultados de ensaios clínicos com o ácido retinoico tópico é difícil, por problemas referentes à estabilidade dessa substância em diferentes veículos. Considera-se o ácido retinoico instável quando estocado, sendo polimerizado em presença de água. A maioria dos efeitos colaterais notados pelos pesquisadores é dose-dependente; é frequente uma forte irritação da pele que desaparece rapidamente quando o tratamento é suspenso ou se a concentração e o número de aplicações são reduzidos.

A análise dos trabalhos apresentados nos mostra que o ácido retinoico não pode ser considerado terapia curativa única da acne. É uma substância que atua de modo sintomático e específico, eliminando o elemento principal da acne, que é a retenção gordurosa no folículo da pele. Os resultados terapêuticos não são influenciados negativamente pelas reações colaterais, pois existe nítida relação proporcional direta no trinômio ação-reação-protrusão.

A transformação de comedões em pápulas ou em pústulas é fato geral, tanto que inicialmente uma acne comedoniana se transforma no decorrer da segunda e terceira semanas na forma pápulo-comedoniana ou pápulo-pustulosa, acompanhando a inflamação, o mecanismo de protrusão de eliminação do comedão.

Os efeitos colaterais são mais acentuados nas primeiras semanas de uso de retinoides, sendo que podem ser bem controlados com o espaçamento das aplicações, a partir do momento em que se verifica a redução das lesões.

Ação da tretinoína no envelhecimento cutâneo

O fotoenvelhecimento, processo extrínseco desencadeado pela exposição solar, envolve características histopatológicas características como aumento da produção de pigmento da pele, perda de polaridade celular, células epidérmicas atípicas, adelgaçamento e atrofia da pele, infiltrado inflamatório leve e alterações degenerativas no tecido elástico (elastose), mediadas pela ação da radiação ultravioleta nos fibroblastos.[25,26]

A tretinoína tópica pode produzir melhora nas características da pele envelhecida, e apesar de causar irritação, é considerada o principal medicamento para o tratamento da pele envelhecida.[27] Outros retinoides em concentrações adequadas e formulados em um veículo de entrega apropriado podem ser úteis. O uso regular de filtros solares de amplo espectro é obrigatório com o intuito de melhorar o prognóstico de morbidades desencadeadas pela exposição solar.

O tratamento denominado *peeling* de tretinoína ou de ácido retinoico é frequentemente utilizado, entretanto há necessidade de estudos randomizados controlados com intuito de estabelecer a eficiência com diferentes protocolos.

Os *peelings* químicos melhoram a aparência da pele, além de promover alterações histológicas, como melhora da atrofia epidérmica e atipia, além de deposição de novo colágeno subepidérmico.[28,29]

Os *peelings* químicos faciais são geralmente classificados de acordo com a profundidade de penetração e seu efeito em: superficiais (camada granular epidérmica à camada basal da epiderme), médios (derme papilar à derme reticular superior) e profundos (derme reticular média).[30,31] A melhora clínica é proporcional à profundidade de penetração. Nos *peelings* superficiais há necessidade de aplicação sequencial para obtenção do resultado esperado. Quando comparados a outros procedimentos semelhantes, o processo de cicatrização ocorre mais rápido, e é considerado mais seguro. Já os *peelings* médios e profundos são realizados em uma única aplicação com um período prolongado de epitelização, implicando em maiores riscos de infecção.

Estudo[4] avaliou alterações clínicas e histológicas da pele após cinco sessões de *peeling* de tretinoína. Os procedimentos foram realizados duas vezes por mês em concentrações de 1 a 5%. O estudo mostrou bons resultados clínicos e histológicos aplicando o procedimento com 6 a 8 horas em contato com a pele em pacientes com pele fototipos I a IV da escala Fitzpatrick, com resultados no clareamento de melasma na pele fotoenvelhecida ao longo de 2,5 semanas. Outro estudo posterior recomenda tretinoína a 5% uma vez por semana, em três aplicações, sendo que foram questionadas a estabilidade e a vantagem de tal concentração, uma vez que foi apontado que o uso de tretinoína a 0,25% em solução de etanol a 50% e polietilenoglicol a 50% diariamente era análogo a procedimentos superficiais, abordagem denominada "retinização rápida" da pele facial fotoenvelhecida.[33,34] Outro estudo[35] investigou uma concentração precisa de tretinoína em procedimentos de *peeling*, e não de uso diário.

Apesar de efeitos interessantes do uso tópico do ácido retinoico no tratamento de sequelas decorrentes do fotoenvelhecimento, não substitui intervenções cirúrgicas em casos avançados, mas pode atuar como coadjuvante, tanto no pré quanto no pós-operatório, pois influencia na estrutura da pele e é muito utilizado em tratamentos cosméticos e dermatológicos.[36]

Os efeitos dos retinoides internamente ou topicamente são variados e de certa forma imprevisíveis, e é imperativo manter o uso dessas drogas sob estrito e adequado controle.

Precauções para o uso do ácido retinoico

Embora os retinoides sejam promissores no tratamento do envelhecimento da pele, reações irritantes como queimação, descamação ou dermatite associadas à terapia limitam sua aceitação. Esse problema é mais proeminente com tretinoína e tazaroteno, enquanto outros, representados principalmente por retinaldeído e retinol, são consideravelmente menos irritantes. Com o intuito de minimizar os efeitos colaterais relacionados, vários novos sistemas de distribuição de drogas foram desenvolvidos. Em particular, as nanopartículas têm mostrado um bom potencial para melhorar a estabilidade, tolerabilidade e eficácia de retinoides como tretinoína e retinol.[36]

A exposição ao sol durante o tratamento deve ser rigorosamente evitada. O ácido retinoico tópico aumenta a absorção de timidina desoxirribose tritiada na superfície da epiderme e no canal folicular, uma clara reação de irritação. Portanto, o uso de filtros solares é indispensável.

Deve-se evitar o contato com mucosas, olhos, lábios, narinas e pescoço, por serem áreas mais sensíveis. Também pela irritação inerente à substância, deve-se evitar a utilização de substâncias esfoliantes e de produtos à base de álcool, como adstringentes e tônicos, a fim de se evitar exacerbação dos efeitos colaterais.

Possível ação teratogênica foi aventada principalmente na associação de retinoides com certos agentes terapêuticos, ou fatores nutricionais potencialmente úteis como o ácido fitânico, ou na coadministração com outros agonistas do receptor de retinoide.[37]

A popularização de informações relativas ao uso de vitaminas na internet pode causar danos à saúde. O principal resultado é um risco aumentado de uso indevido de suplementos, como por exemplo o incentivo ao uso de β-caroteno, cuja ingestão é considerada bastante positiva, no entanto, seu uso em suplementos alimentares deve ser evitado pelos fumantes, pelo risco aumentado de desenvolvimento de câncer de pulmão,[38] dentre outros efeitos deletérios.

ÁCIDO GLICÓLICO

O ácido glicólico, descrito por Van Scoth[39] no tratamento de ictiose (doença hereditária descamativa), é uma estrutura química da família dos hidroxiácidos (HAs), sendo outros representantes de destaque o ácido láctico e o ácido salicílico.[40]

Os HAs representam uma classe de compostos que têm sido amplamente utilizados em várias formulações cosméticas e terapêuticas a fim de atingir uma variedade de efeitos benéficos para a pele. As principais classes utilizadas são os α-hidroxiácidos, β-hidroxiácidos, poli-hidroxiácidos e ácidos biônicos, aplicados como agentes terapêuticos no fotoenvelhecimento, acne, ictiose, rosácea, distúrbios de pigmentação, além de psoríase e cosméticos.

Podem promover a biossíntese dos glicosaminoglicanos dérmicos e de outras substâncias básicas intercelulares, e podem melhorar a aparência de estrias.[41-43]

Os efeitos de AHAs e do ácido retinoico sobre a pele fotodanificada não são análogos, pois os retinoides intervêm nos processos biológicos e se envolvem nas transformações moleculares, enquanto os AHA parecem agir de uma forma mais simples. Existe vantagem dos AHA sobre o ácido retinoico, sobretudo no controle das rugas, sendo que a pele demonstra melhora marcante na hidratação e elasticidade cutânea, sem os efeitos adversos desencadeados pelo ácido retinoico.[344] O ácido glicólico é hidrofílico, ao contrário dos retinoides, que são hidrofóbicos, e se difundem livremente no fluido intercelular, sem necessitar das proteínas plasmáticas como os retinoides.[44,45]

O ácido glicólico tem ação queratorreguladora, ou seja, tem o poder de diminuir a coesão do corneócito quando utilizado em formulações tópicas para o tratamento da acne, promovendo resultados benéficos do uso do ácido nessa patologia, tanto com baixa quanto em alta concentração.[46]

Estudos adicionais que fundamentem adequadamente o mecanismo de ação dos HAs são necessários. A teoria apontada para os efeitos tópicos relacionados aos compostos é que são capazes de reduzir a concentração de íons de cálcio na epiderme, além de removê-los das adesões celulares, processo que, quando interrompido, resulta em descamação da pele. A redução do nível desses íons tende a promover também o crescimento celular, bem como retardar a diferenciação celular, dando origem a uma pele com aparência mais jovem. Entretanto, sugere-se cuidado com o uso excessivo e crônico desses compostos, e mais estudos a esse respeito são necessários.[47]

COLÁGENO

A presença de proteínas em cosméticos cria uma falsa ideia de que elas possam penetrar via pele, exercendo a sua função biológica, como preenchimento e sustentação de tecidos.

Como se sabe, o colágeno é uma macromolécula (união de aminoácidos) e, para ser absorvido, deve ser quebrado em moléculas menores. Uma das principais fontes de colágeno de cosméticos é a pele de bovinos jovens.

Conforme citado no Capítulo 3, o colágeno ao ser ingerido em excesso pode trazer sérios riscos à saúde. No caso da penetração de produtos à base de colágeno pela pele ainda existem várias controvérsias. Segundo Chvapil et al.,[155] em muitos boletins técnicos de vários fabricantes de colágeno para uso cosmético, os quais visam esclarecer os efeitos da proteína, tem sido proposto que o colágeno penetra no nível da epiderme. Complementa ainda que o colágeno solúvel contido na pele induz a formação de novas fibrilas de colágeno na derme, melhorando assim a sua aparência.

A suposição de que a molécula da proteína, com 300.000 Unidades de Peso Molecular e tamanho de 15 x 3.000 Å, possa penetrar na barreira da pele, é incompatível com as teorias correntes de absorção cutânea, já que a absorção é inversamente proporcional ao tamanho da molécula e da viscosidade do meio. Embora o peso molecular crítico, onde se inicia a difusão através da pele, ainda não esteja bem definido, o limite máximo parece ser moléculas com peso molecular menor que 3.000 Unidades de Peso Molecular.[48,49]

As pesquisas científicas têm comprovado que as formulações cosméticas à base de colágeno proporcionam à pele um desejável balanço hídrico, já que as proteínas têm como característica a capacidade de reter água, dada sua estrutura molecular.

O que se pode concluir de vários trabalhos sobre o assunto é que a grande função dos cosméticos à base de proteínas é a hidratação, não produzindo efeitos biológicos quando aplicados externamente à pele, já que comprovadamente, se houver penetração, a molécula não consegue ultrapassar além da epiderme.

Algumas indústrias, na tentativa de abrandar o problema da penetração desses produtos, lançaram mão do colágeno hidrolisado, uma molécula menor, possivelmente com melhores características para penetração, porém com menor poder umectante.[50]

Matrizes dérmicas à base de colágeno (espécie de tecido à base de colágeno animal bovino ou porcino) são utilizadas substituir o tecido dérmico danificado em queimaduras graves, com a vantagem de possuir característica acelular (não contêm estrutura celular), fato que limita sua rejeição.[51]

ELASTINA

A elastina é uma proteína fibrosa responsável pela elasticidade das fibras e do tecido elástico, sendo que é a proteína mais resistente do corpo, encontrada em pequena quantidade na pele. É constituinte do tecido conjuntivo, forma aproximadamente 4% do peso seco da pele e sua distensibilidade é de 100 a 140%.[52,53]

O processo degenerativo da fibra elástica relacionado principalmente ao envelhecimento se inicia por volta dos trinta anos, sendo acentuado aos 70 anos.

Como a elastina também é uma proteína, a sua função nos cosméticos é de hidratação, sendo, portanto, sua ação biológica bastante discutida.

Matrizes dérmicas à base de colágeno dominam o mercado; substitutos dérmicos à base de elastina são considerados com potencial para auxiliar na cicatrização e reduzir a contração da ferida, por meio de uma combinação das propriedades mecânicas e de sinalização celular da elastina, além de melhorar a aparência e funcionalidade da cicatriz.[54]

VITAMINAS

O termo "*vitamine*", significando uma amina vital, foi introduzido por Casimir Funk em 1912 para designar os fatores alimentares acessórios necessários à vida. São definidos como um grupo de compostos orgânicos necessários em pequenas quantidades, mas essenciais para reações metabólicas específicas do interior da célula e necessários para o crescimento normal e a manutenção da saúde. O homem obtém as vitaminas basicamente pelos alimentos, apesar de que algumas vitaminas são absorvidas na forma de provitaminas, que serão convertidas em sua forma ativa dentro do organismo.

Se por um lado a função das proteínas é de hidratar, a função das vitaminas é de nutrir. São consideradas como os componentes mais comuns em produtos relacionados à fotoproteção tópica e tratamento do envelhecimento da pele.[55,56]

A associação entre vitaminas e a boa saúde foi determinada há algum tempo, entretanto as vitaminas não eram usadas antigamente de forma ampla em cosméticos, devido à crença de que não poderiam penetrar na pele e porque a atividade metabólica da pele não era adequadamente conhecida. Por conta da melhor compreensão da fisiologia do cabelo, da pele e das unhas, aumentou o interesse nas vitaminas aplicadas topicamente.

Vitaminas tópicas são utilizadas no tratamento de várias doenças e disfunções cutâneas, principalmente no sentido de prevenção: retardar ou impedir certas mudanças degenerativas associadas ao processo de envelhecimento, como a pele seca e escamosa, e a formação de rugas.

As vitaminas podem ser divididas em dois grandes grupos:
- Lipossolúveis: vitaminas A, D, E e K, que apresentam propriedades comuns quanto à solubilidade em lipídios e insolubilidade em água, mas possuem um papel fisiológico distinto. As três primeiras penetram e são absorvidas com facilidade pela pele. Essas vitaminas, ao serem ingeridas, caracterizam-se por não serem eliminadas rapidamente, criando depósitos em nível hepático e nos tecidos gordurosos, e por esse aspecto podem ser potencialmente tóxicas, por efeito acumulativo.
- Hidrossolúveis: vitaminas C e as do complexo B. Permanecem livres na corrente sanguínea e não formam depósitos no organismo.

Existe especial interesse nas vitaminas E, A, C, pantenol (pró-vitamina B5) e seus derivados. Essas vitaminas são funcionais, penetram na pele (pantenol e vitamina E penetram também no cabelo e unhas) e, quando usadas em níveis adequados, são seguras e livres de efeitos colaterais.

Vitamina A

A vitamina A e seus derivados, se utilizados sistêmica ou topicamente, exercem influência significativa na saúde da pele. Foi a primeira vitamina lipossolúvel descoberta, e os compostos são denominados retinoides. São considerados um grupo de compostos químicos que desempenham importante papel na produção de proteínas, metabolismo celular e divisão celular. Também interferem na espessura e cor da pele, regulam a função das glândulas sebáceas e atuam no crescimento de cabelos e unhas, influenciando também a distribuição da melanina na pele.[57-60]

Os retinoides desempenham papel importante na imunidade da pele. As deficiências relacionadas têm sido associadas à resposta imunológica prejudicada, bem como ao aumento da suscetibilidade a infecções cutâneas e doenças inflamatórias da pele.[61] Atuam tanto na manutenção normal quanto na diferenciação e no crescimento epidérmico, e vários receptores deles, quando ligados, atuam como importantes fatores de transcrição na célula humana e são muito utilizados no tratamento do fotoenvelhecimento, que resulta da interação de danos extrínsecos pela radiação ultravioleta, aumentos intrínsecos nas metaloproteinases da matriz de degradação do colágeno e diminuição da síntese de colágeno, e acredita-se que o retinol desempenhe papéis importantes no combate a esses mecanismos.

Amplo espectro de funções celulares é regulado por retinoides, do embrião à vida adulta, incluindo diferenciação celular, regulação metabólica e inflamação. À luz de algumas das limitações físico-químicas dessas substâncias, o desenvolvimento de sistemas de distribuição de drogas oferece várias vantagens para a tradução clínica de terapias à base delas, incluindo solubilização melhorada, circulação prolongada, toxicidade reduzida, liberação sustentada e eficácia melhorada.[62]

Vitamina E

A vitamina E, considerada nutriente essencial, é um termo genérico para quatro pares de estereoisômeros racêmicos que são derivados de tocol e tocotrienol, sendo o alfatocoferol o componente mais importante.[63] Foi descoberta inicialmente por Evans e Bishop em 1922, isolada da fração não saponificável do óleo de gérmen de trigo em 1936, e identificada quimicamente em 1938 com a denominação tocoferol (do grego *tokos* = descendência).

Embora seja popular no tratamento de afecções da pele como queimaduras, cicatrizes cirúrgicas e outras feridas, há necessidade de estudos controlados relacionados ao uso da vitamina E. São apontados efeitos cicatrizantes, antioxidantes e fotoprotetores.[64-66] Entretanto, estudos apontam efeitos adversos relacionados, como irritação da pele, redução da resistência à ruptura na cicatriz, dermatite de contato e eczematosa, eritema multiforme, além de dificultar o processo de cicatrização.[68-72]

A vitamina E é considerada essencial para a estabilização das membranas biológicas, especialmente aquelas contendo grandes quantidades de ácidos graxos poli-insaturados. A oxidação de gorduras insaturadas produz peróxidos lipídicos que interferem com a estrutura e função das membranas biológicas. Sabe-se agora que a substância pode atuar como um antioxidante e que pode inibir a formação de peróxidos lipídicos. Ela deve ainda ter um papel contra o envelhecimento, particularmente da pele, já que a peroxidação lipídica em tecidos poderia ser uma das causas do envelhecimento.

Em resposta à lesão, radicais livres de oxigênio liberados por neutrófilos na fase inflamatória interferem negativamente no processo de cicatrização, danificando o DNA, membranas celulares, proteínas e lipídios, podendo desencadear até a morte celular, ação que pode ser minimizada por antioxidantes. A vitamina E, que atua como antioxidante lipossolúvel, aparentemente poderia proteger as células da ação oxidativa.[73,74] Desta forma, a controvérsia acerca dos reais benefícios da substância persiste.

Vitamina C

A vitamina C, ou ácido ascórbico, é um dos componentes vitamínicos mais bem estudados até o presente. A substância é muito sensível à oxidação, sendo destruída quando exposta ao ar do meio ambiente. Ao uso tópico dessa vitamina atribui-se a inibição de danos causados pela radiação ultravioleta, sendo ainda o principal antioxidante existente no sangue e em outros fluidos teciduais.[75]

Nos seres humanos, o gene da L-gulono-g-lactone-oxidase, uma enzima necessária para a síntese do ácido ascórbico, sofreu mutação permanente. Apenas os humanos, primatas, morcegos e cobaias são incapazes de sintetizar o ácido ascórbico. O suprimento de ácido ascórbico nestes casos é obtido pela dieta alimentar, tendo as frutas, legumes e verduras como fontes facilmente acessíveis dessa vitamina.[76]

A aplicação tópica de vitamina C mostrou elevar de modo significativo os níveis cutâneos dessa vitamina em porcos, cuja pele apresenta aspectos muito semelhantes à pele humana. Esse fato leva a crer que a sua maior concentração na pele a protege dos danos causados pela radiação UVB, conforme medidos pela formação de eritema e células de queimadura solar, reduzindo-os e fornecendo, portanto, fotoproteção profilática. Parece que a vitamina C tópica pode funcionar como fotoprotetor biológico de amplo espectro e/ou anti-inflamatório, retardando de forma significativa os danos causados também pela radiação UVA. A proteção contra UVA parece ser particularmente forte, um benefício que não é proporcionado de modo adequado pelos filtros solares.[657] Como o UVA atinge preferencialmente as camadas mais profundas da pele (quando comparado a UVB), e como a exposição aos raios UVA resulta em alterações no fotoenvelhecimento, tal proteção é altamente desejável.[77,78]

A pele saudável contém concentrações altas de vitamina C, com funções conhecidas como a indução de síntese de colágeno, além de exercer ação antioxidante contra o fotoenvelhecimento. Após a exposição aguda à radiação ultravioleta, os níveis de ácido ascórbico são reduzidos, fato também associado ao envelhecimento, e utilizado como justificativa para orientação de utilização da vitamina C tópica. Entretanto, a eficácia da intervenção em relação à suplementação da ingestão na dieta é mal compreendida, mas parece que esta última pode produzir efeitos benéficos superiores.[79]

SUPLEMENTAÇÃO DE MICRONUTRIENTES

Vitaminas e minerais são micronutrientes componentes essenciais da dieta humana e do corpo humano, e assim como outras substâncias, podem ter efeitos adversos se consumidos em quantidades excessivas.

Existem diretrizes baseadas em princípios gerais para a avaliação de efeitos adversos de micronutrientes em humanos e para o estabelecimento de critérios de uso para população em geral. É reconhecido que esses princípios podem ter que ser reconsiderados à luz da experiência obtida na avaliação de micronutrientes individuais, bem como das interações com outros micronutrientes.

A avaliação do "risco" imposto pela suplementação inadequada de micronutrientes deve ser considerada e devidamente orientada por profissionais capacitados, de acordo com resultados de exames que atestam a real necessidade.

As justificativas relacionadas ao uso de suplementos alimentares e dermocosméticos à base de micronutrientes com o intuito de melhorar as condições da pele são divergentes quanto à eficácia, provavelmente por diferenças nas condições experimentais, como na dosagem utilizada, duração, combinação de ingredientes, tipos de excipientes e condições da pele, dentre outras. Sendo assim, o sucesso da intervenção com micronutrientes sistêmica ou tópica depende de uma adequada anamnese.[80]

PRODUTOS NATURAIS

Há uma série de produtos para danos cutâneos fotoinduzidos além de cicatrização e disfunções decorrentes de doenças, e embora muito utilizados com base em relatos anedóticos apontando resultados promissores, precisam ser melhor investigados.

Ao longo dos anos, vários extratos e produtos são utilizados no tratamento de disfunções e lesões que afetam a pele com resultados animadores em úlceras diabéticas e queimaduras, dentre outros.

São exemplos de plantas medicinais indicadas para cicatrização de feridas, utilizadas em diferentes formas farmacêuticas, com respaldo científico, o óleo de Nim ou Neen (*Azadirachta indica A Juss*), erva-de-são João (*Hypericum perforatum*), rosa mosqueta (*Rosa aff. Rubiginosa*), *Centella* asiática (*Hydrocotyle asiatica L.*), cajueiro (*Anacardium occidentale* L.), pau-ferro (*Caesalpinia férrea* Mart.), guaçatonga (*Casearia sylvestris Sw.*), aroeira (*Schinus terebinthifolia* Raddi), barbatimão (*Stryphnodendrom adstrigens* Mart. Coville), calêndula (*Calendula officinalis* L.), erva-de-bicho (*Polygonum punctatum* Elliott), mastruço (*Coronopu didymus* L. Smith), babosa (*Aloe vera* L.) e girassol (*Helianthus annuus*).[86-90]

Muitos outros agentes tópicos foram descritos, como o mel, para o tratamento de feridas e lesões de tecidos moles, bem como a associação de extrato de cebola, heparina e alantoína (Contractubex®), com resultados animadores em cicatrizes hipertróficas.

Para utilização de substâncias naturais com finalidade terapêutica deve-se observar a indicação, modo de uso, contraindicações, interações medicamentosas e efeitos adversos para preparações extemporâneas.

REFERÊNCIAS BIBLIOGRÁFICAS

1. Kligman D. Cosmeceuticals. Dermatol Clin. 2000;18:609-15.
2. Millikan LE. Cosmetology, cosmetics, cosmeceuticals: definitions and regulations. Clinics in Dermatology. 2001;19(4):371-4.
3. Brasil. Ministério da Saúde. Agência Nacional de Vigilância Sanitária. Resolução RDC n. 288/2019. Requisitos técnicos para a regularização de produtos de higiene pessoal, cosméticos e perfumes. Disponível em: https://www.gov.br/anvisa/pt-br.
4. U.S. Food and Drug Administration, Center for Food Safety and Applied Nutrition, Office of Cosmetics and Colors Fact Sheet. Cosmetics overview. Disponível em: https://www.fda.gov/industry/regulated-products/cosmetics-overview.
5. Addicks W, Weiner N, Flynn G, Curl R, Topp E. Topical drug delivery from thin applications: theoretical predictions and experimental results. Pharm Res. 1990;7(10):1048-54.
6. Harrison DJ, Knutson K. Accurate determination of skin flux from flow-through diffusion cell data. Pharm Res. 1995;12(12):2003-11.
7. Sclafani J, Nightingale J, Liu P, Kurihara-Bergstrom T. Flow-through system effects on in vitro analysis of transdermal systems. Pharm Res. 1993;10(10):1521-6.
8. Scheman A. Adverse reactions to cosmetic ingredients. Dermatol Clin. 2000;18:685-98.
9. Hafner MFS, Rodrigues AC, Lazzarini R. Allergic contact dermatitis to cosmetics: retrospective analysis of a population subjected to patch tests between 2004 and 2017. An Bras Dermatol. 2020;95(6):696-701.
10. Halla N, Fernandes IP, Heleno SA, et al. Cosmetics preservation: A review on present strategies. Molecules. 2018;23(7):1571.
11. Semba RD. On the 'discovery' of vitamin A. Ann Nutr Metab. 2012;61:192-8.
12. Peck GL. Retinoids. Therapeutic use in dermatology. Drugs. 1982;24(4):341-51.
13. Dicken CH. Retinoids: a review. J Am Acad Dermatol. 1984;11(4 Pt 1):541-52.
14. Larsen FG, Nielsen-Kudsk F, Jakobsen P, Weismann K, Kragballe K. Pharmacokinetics and therapeutic efficacy of retinoids in skin diseases. Clin Pharmacokinet. 1992;23(1):42-61.
15. Orfanos CE, Zouboulis CC, Almond-Roesler B, Geilen CC. Current use and future potential role of retinoids in dermatology. Drugs. 1997;53(3):358-88.
16. Zouboulis CC. Retinoids – which dermatological indications will benefit in the near future? Skin Pharmacol Appl Skin Physiol. 2001;14(5):303-15.
17. Mrass P, Rendl M, Mildner M, Gruber F, Lengauer B, Ballaun C, et al. Retinoic acid increases the expression of p53 and proapoptotic caspases and sensitizes keratinocytes to apoptosis: a possible explanation for tumor preventive action of retinoids. Cancer Res. 2004;64:6542-8.
18. Wright TI, Spencer JM, Flowers FP. Chemoprevention of non-melanoma skin cancer. J Am Acad Dermatol. 2006;54:933-46.
19. Bagatin E, Parada MO, Miot HA, Hassun KM, Michalany N, Talarico S. A randomized and controlled trial about the use of oral isotretinoin for photoaging. Int J Dermatol. 2010;49:207-14.
20. Kohl E, Steinbauer J, Landthaler M, Szeimies RM. Skin ageing. J Eur Acad Dermatol Venereol. 2011;25:873-84.
21. Sumita JM, Leonardi GR, Basatin E. Tretinoin peel: a critical view. An Bras Dermatol. 2017;92(3):363-6.
22. Plewig G, Wolff HH, Braun-Falco O. Lokalbehandlung normaler und pathologischer menschlicher Haut mit Vitamin A-Säure. Arch Klin Exp Derm. 1971;239:390-413.
23. Kligman AM, Fulton JE, Plewig G. Topical vitamin A acid in acne vulgaris. Arch Dermatol. 1969;99(4):469-76.
24. Baldwin H, Webster G, Stein Gold L, Callender V, Cook-Bolden FE, Guenin E. 50 years of topical retinoids for acne: evolution of treatment. Am J Clin Dermatol. 2021 May;22(3):315-27.
25. Gilchrest SA. Skin aging and photoaging: an overview. J Am Acad Dermatol. 1989;21:610-3.
26. Helfrich YR, Sachs DL, Voorhees JJ. Overview of skin aging and photoaging. Dermatol Nurs. 2008;20:177-83.
27. Samuel M, Brooke RC, Hollis S, Griffiths CE. Interventions for photodamaged skin. Cochrane Database Syst Rev. 2005:CD001782.
28. Roenigk RK, Brodland DG. A primer of facial chemical peel. Dermatol Clin. 1993;11:349-59.
29. Nelson BR, Fader DJ, Gillard M, Majmudar G, Johnson TM. Pilot histologic and ultrastructural study of the effects of medium-depth chemical facial peels on dermal collagen in patients with actinically damaged skin. J Am Acad Dermatol. 1995;32:472-8.
30. Brody HJ. The art of chemical peeling. J Dermatol Surg Oncol. 1989;15:918-21.

31. Matarasso SL, Salman SM, Glogau RG, Rogers GS. The role of chemical peeling in the treatment of photo-damaged skin. J Dermatol Surg Oncol. 1990;16:945-54.
32. Cucé LC, Bertino MC, Scattone L, Birkenhauer MC. Tretinoin peeling. Dermatol Surg. 2001;27:12-4.
33. Kligman DE. Regarding tretinoin peeling. Dermatol Surg. 2001;27608.
34. Kligman DE, Draelos ZD. High-strengh tretinoin for rapid retinization of photoaged facial skin. Dermatol Surg. 2004;30:864-6.
35. Cucé LC, Bertino MC, Scattone L, Birkenhauer MC. Re: Regarding tretinoin peeling. Dermatol Surg. 2002;28:1097.
36. Zasada M, Budzisz E. Retinoids: active molecules influencing skin structure formation in cosmetic and dermatological treatments. Postepy Dermatol Alergol. 2019;36(4):392-7.
37. Mukherjee S, Date A, Patravale V, Korting HC, Roeder A, Weindl G. Retinoids in the treatment of skin aging: an overview of clinical efficacy and safety. Clin Interv Aging. 2006;1(4):327-48.
38. Carazo A, Macáková K, Matoušová K, Krčmová LK, Protti M, Mladěnka P. Vitamin A update: Forms, sources, kinetics, detection, function, deficiency, therapeutic use and toxicity. Nutrients. 2021;13(5):1703.
39. Van Scott EJ, Yu RJ. Control of keratinization with alpha-hydroxy acids and related compounds. I. Topical treatment of ichthyotic disorders. Arch Dermatol. 1974;110(4):586-90.
40. Moghimipour E. Hydroxy acids, the most widely used anti-aging agents. Jundishapur J Nat Pharm Prod. 2012;7(1):9-10.
41. Ash K, Lord J, Zukowski M, McDaniel DH. Comparison of topical therapy for striae alba (20% glycolic acid/0.05% tretinoin versus 20% glycolic acid/10% L-ascorbic acid). Dermatol Surg. 1998;24(8):849-56.
42. Kornhauser A, Wei RR, Yamaguchi Y, et al. The effects of topically applied glycolic acid and salicylic acid on ultraviolet radiation-induced erythema, DNA damage and sunburn cell formation in human skin. J Dermatol Sci. 2009;55(1):10-7.
43. Kornhauser A, Coelho SG, Hearing VJ. Applications of hydroxy acids: classification, mechanisms, and photoactivity. Clin Cosmet Investig Dermatol. 2010;3:135-42.
44. Kligman LH. Effects of all-trans-retinoic acid on the dermis of hairless mice. J Am Acad.Dermatol. 1986;16:779-85.
45. Weiss, et al. Efeito da tretinoina tópica no envelhecimento foto-induzido. J Acad Dermatol. 1988; 69-75.
46. Van Scott E, et al. Alpha hidroxi acids: procedures for use in clinical practice. Cutis. 1989;43:222-8.
47. Wang X. A theory for the mechanism of action of the alpha-hydroxy acids applied to the skin. Med Hypotheses. 1999;53(5):380-2.
48. Chvapil M, Eckmayer Z. Role of proteins in cosmetics. International Journal of Cosmetic Science. 1985;7:41-9.
49. Chvapil M, et al. Colágeno mito ou realidade. Aerosol & Cosméticos. 1989;63:4-10.
50. Choi FD, Sung CT, Juhasz ML, Mesinkovsk NA. Oral collagen supplementation: A systematic review of dermatological applications. J Drugs Dermatol. 2019;18(1):9-16.
51. Wainwright DJ, Bury SB. Acellular dermal matrix in the management of the burn patient. Aesthetic Surgery Journal. 2011;31(7):13S-23S.
52. Dawson JF, et al. Elastic fibers: histological, correlation with orcein and a new monoclonal antibody, HB8. Br J Dermatol. 1980;110:539-46.
53. Sanderb LB, et al. Elastin struture, biosynthesis and relation to disease states. N Engl J Med. 1981;304:566-79.
54. Rnjak J, Wise, SG Mithieux, SM, Weiss AS. Severe burn injuries and the role of elastin in the design of dermal substitutes. Tissue Engineering Part B: Reviews. 2011;7(2):81-91.
55. Chiu A, Kimball AB. Topical vitamins, minerals and botanical ingredients as modulators of environmental and chronological skin damage. Br J Dermatol. 2003;149(4):681-91.
56. Nolan KA, Marmur ES. Over-the-counter topical skincare products: a review of the literature. J Drugs Dermatol. 2012;11(2):220-4.
57. Khali S, Bardawil T, Stephan C, Darwiche N, Abbas O, Kibbi AG. Retinoids: A journey from the molecular structures and mechanisms of action to clinical uses in dermatology and adverse effects. J Dermatolog Treat. 2017;8:684-96.
58. Oliveira LM, Teixeira FME, Sato MN. Impact of retinoic acid on immune cells and inflammatory diseases. Mediators Inflamm. 2018;2018:3067126.
59. Polcz EM, Barbul A. The role of vitamin A in wound healing. Nutr Clin Pract. 2019;34:695-700.
60. Ferreira R, Napoli J, Enver T, Bernardino L, Ferreira L. Advances and challenges in retinoid delivery systems in regenerative and therapeutic medicine. Nat. Commun. 2020;1:4265.
61. Roche FC, Harris-Tryon TA. Illuminating the role of vitamin A in skin innate immunity and the skin microbiome: A narrative review. Nutrients. 2021;13(2):302.
62. Ferreira R, Napoli J, Enver T, Bernardino L, Ferrrira L. Advances and challenges in retinoid delivery systems in regenerative and therapeutic medicine. Nat Commun. 2020;1:4265.
63. Nachbar F, Korting HC. The role of vitamin E in normal and damaged skin. J Mol Med. 1995;73:77.
64. Traber MG. Vitamin E. Regulatory. Annu Rev Nutr. 2007;27:347-62.
65. Baumann LS, Spencer J. The effects of topical vitamin E on the cosmetic appearance of scars. Dermatol Surg. 1999;25:311.
66. Panin G, Strumia R, Ursini F. Topical alpha-tocopherol acetate in the bulk phase: Eight years of experience in skin treatment. Ann N Y Acad Sci. 2004;1031:443.
67. Widgerow AD, Chait LA, Stals R, Stals PJ. New innovations in scar management. Aesth Plast Surg. 2000;24:227.
68. Jenkins M, Alexander JW, Mac Millian BG. Failure of topical steroids and vitamin E to reduce postoperative scar formation following reconstructive surgery. J Burn Care Rehabil .1986;7(4):309-12.
69. de Groot AC, Berretty PJ, van Ginkel CJ, den Hengst CW, van Ulsen J, Weyland JW. Allergic contact dermatitis from tocopheryl acetate in cosmetic creams. Contact Dermatitis. 1991;25(5):302-4.
70. Baumann LS, Spencer J. The effects of topical vitamin E on the cosmetic appearance of scars. Dermatol Surg. 1999;25:311-5.
71. Kosari P, Alikhan A, Sockolov M, Feldman SR. Vitamin E and allergic contact dermatitis. Dermatitis. 2010;21(3):148-53.
72. Zoumalan CI. Topical agents for scar management: Are they effective? J Drugs Dermatol. 2018;17(4):421-5.
73. Martin A. The use of antioxidants in healing. Dermatol Surg. 1996 Feb;22(2):156-60.
74. Fitzmaurice SD, Sivamani RK, Isseroff RR. Antioxidant therapies for wound healing: a clinical guide to currently commercially available products. Skin Pharmacol Physiol. 2011;24(3):113-26.
75. Frel B, England B, Ames B. Ascobate is an outstanding antioxidant in human blood plasma. Proc Nat Acad Sci USA. 1989;86:6377-81.
76. Nishikimi M, Fukuyama R. Cloning and chromosomal mapping of the human nonfunctional gene for l-ascorbic acid biosyntesis missing in man. J Biol Chem. 1994;269:1385-8.
77. Shindo Y, Witt E, Han D, Packer L. Dose-response effects of acute ultraviolet irradiation on antioxidants and molecular markers of oxidation in murine epidermis. J Invest Dermatol. 1994;102:470-5.
78. Shindo Y, Witt E, Han D, Packer L. Enzymic and non enzymic antioxidants in epidermis and dermis of human skin. J Invest Dermatol. 1994;102:122-4.
79. Pullar JM, Carr AC, Vissers MCM. The roles of vitamin C in skin health. Nutrients. 2017;9(8):866.
80. Rona C, Berardesca E. Aging skin and food supplements: the myth and the truth. Clin Dermatol. 2008;26(6):641-7.
81. Läuchli S, Vannotti S, Hafner J, Hunziker T, French L. A plant-derived wound therapeutic for cost-effect treatment of post-surgical scalp wounds with exposed bone. Forsch Komplementmed. 2014;21(2):88-93.
82. Labichella ML. The use of an extract of Hypericum perforatum and Azadirachta indica in advanced diabetic foot: an unexpected outcome. BMJ Case Rep. 2013;2013.pii:bcr2012007299.

83. Mainetti S, Carnevali F. An experience with paediatric burn wounds. treated with a plant-derived wound therapeutic. J Wound Care. 2013; 22(12):681-2.
84. Santos JS, Vieira AB, Kamada I. Treatment of open wounds using Mosqueta Rose: a review. Rev Bras Enferm. 2009;62(3):457-62.
85. Bahramsoltani R, Farzaei MH, Rahimi R. Medicinal plants and their natural component as future drugs for the treatment of burn wounds: an integrative review. Arch Dermatol Res. 2014;306(7):601-17.
86. Läuchli S, Vannotti S, Hafner J, Hunziker T, French L. A plant-derived wound therapeutic for cost-effect treatment of post-surgical scalp wounds with exposed bone. Forsch Komplementmed. 2014;21(2):88-93.
87. Labichella ML. The use of an extract of Hypericum perforatum and Azadirachta indica in advanced diabetic foot: an unexpected outcome. BMJ Case Rep. 2013;2013.pii:bcr2012007299.
88. Mainetti S, Carnevali F. An experience with paediatric burn wounds treated with a plant-derived wound therapeutic. J Wound Care. 2013; 22(12):681-2.
89. Santos JS, Vieira AB, Kamada I. Treatment of open wounds using Mosqueta Rose: a review. Rev Bras Enferm. 2009;62(3):457-62.
90. Bahramsoltani R, Farzaei MH, Rahimi R. Medicinal plants and their natural component as future drugs for the treatment of burn wounds: an integrative review. Arch Dermatol Res. 2014;306(7):601-17.
91. Karagoz H, Yuksel F, Ulkur E, Evinc R. Comparison of efficacy of silicone gel, silicone gel sheeting, and topical onion extract including heparin and allantoin for the treatment of postburn hypertrophic scars. Burns. 2009;35(8):1097-103.
92. Al-Waili N, Salomon K, Al-Ghamdi AA. Honey for wound healing, ulcers, and burns; data supporting its use in clinical practice. Scientific World Journal. 2011;11:766-87.
93. Vijaya KK, Nishteswar K. Wound healing activity of honey: a pilot study. Ayu. 2012;33(3):374-7.
94. Yaghoobi R, Kazerouni A, Kazerouni O. Evidence for clinical use of honey in wound healing as an anti-bacterial, anti-inflammatory, anti-oxidant and anti-viral agent: a review. Jundishapur J Nat Pharm Prod. 2013;8(3):100-4.
95. Hsu KC, Luan CW, Tsai YW. Review of silicone gel sheeting and silicone gel for the prevention of hypertrophic scars and keloids. Wounds. 2017;29(5):154-8.
96. Hassanpour SE, Farnoush N, Karami MY, Makarem A. The effect of silicone gel versus contractubex gel on the upper-extremity postsurgical scars: A randomized, double-blinded, controlled trial. Med J Islam Repub Iran. 2020 Oct 29;34:146.

CAPÍTULO 17
Cirurgia plástica

> **Pontos-chave**
> - O exame clínico acurado para identificação de possíveis intercorrências, como a trombose venosa profunda, é fundamental para a segurança e o planejamento das intervenções terapêuticas.
> - Os efeitos inerentes a recursos terapêuticos na cicatrização cutânea são diretamente proporcionais aos parâmetros físicos aplicados, bem como o conhecimento do terapeuta.
> - Fatores pré-operatórios podem interferir na incidência de complicações pós-operatórias, como a idade, o sexo e hábitos como o tabagismo.

A sociedade atual está centrada em um padrão de beleza voltado para um corpo estruturalmente bem formado, levando o indivíduo a procurar recursos para uma melhor adaptação aos seus anseios. Houve então uma corrida aos consultórios de especialistas voltados diretamente à estética: dermatologistas, angiologistas, endocrinologistas, geriatras e destacadamente os cirurgiões-plásticos.

A fisioterapia dermatofuncional atualmente mais fundamentada em conceitos científicos sólidos tem importante contribuição tanto em cirurgias estéticas quanto reparadoras, prevenindo e/ou tratando as intervenções advindas das cirurgias, possibilitando ainda retorno rápido a diferentes aspectos de funcionalidade, resultando em benefícios adicionais como a redução da ansiedade pós-operatória.

O papel do fisioterapeuta tem início no pré-operatório, visando uma recuperação cirúrgica mais rápida, eficiente e funcional. É também de fundamental importância sua intervenção no pós-operatório imediato, inclusive respiratório, com intuito de evitar a ocorrência de pneumonia, melhorando a função das vias aéreas.

Atualmente existe certa confusão de termos quanto à atuação do fisioterapeuta dentro do centro cirúrgico. São utilizados os termos "intraoperatório" e "transoperatório", sendo que a atuação fisioterapêutica compreende atividades que ocorrem predominantemente após o término do procedimento cirúrgico em si (pós-operatório imediato), ainda com o paciente anestesiado e/ou intubado e monitorado.

O termo perioperatório é empregado para descrever o período que envolve o procedimento cirúrgico, incluindo antes e após a intervenção cirúrgica. Envolve três fases de cuidados que são os períodos pré-operatório, transoperatório (palavra originária do latim "além de") e pós-operatório. Nesse sentido, o uso do termo "transoperatório" parece mais adequado.

ANAMNESE

Antes de se iniciar qualquer procedimento terapêutico é necessário avaliar as condições do paciente em relação a disfunções apresentadas antes da cirurgia como diabetes e hipertensão, entre outros; e também as alterações decorrentes da cirurgia, sendo que complicações ocasionadas pelo tromboembolismo venoso (TEV) – que envolve a trombose venosa profunda (TVP) e a embolia pulmonar (EP) – desencadeiam episódios assintomáticos ou clinicamente aparentes em pacientes hospitalizados, e podem ser consideradas causas de óbito evitáveis em ambiente hospitalar.[1-3]

O TEV, doença grave, trata do transporte de trombos ou coágulos sanguíneos desenvolvidos em algum local da circulação venosa sistêmica, com posterior obstrução de vasos, muitas vezes com prognóstico fatal. Dentre os diversos fatores que podem produzir trombos, os de origem nas veias profundas dos membros inferiores (veias poplíteas ou veias profundas mais proximais) correspondem a cerca de 90% de todas as repercussões clínicas.[4,5]

As principais condições que sabidamente aumentam o risco de TEV são imobilização no leito, pós-operatórios, varizes, episódio anterior de TVP, neoplasias, traumatismos, idade avançada, puerpério, insuficiência cardíaca, arritmias cardíacas, obesidade, desidratação, tipo sanguíneo O, tabagismo, uso de anticoncepcionais ou reposição hormonal. Esses fatores de risco podem ainda ser subdivididos em fatores responsáveis pelo desencadeamento de estase venosa (hipercoagulabilidade) e fatores que desencadeiam inflamação endotelial.

Entretanto, o risco de desenvolvimento da doença depende de fatores intrínsecos específicos do indivíduo (genéticos, idade ou índice de massa corporal), bem como risco adquirido (hospitalização, cirurgia ou câncer). Os fatores de risco também são frequentemente categorizados como transitórios ou persistentes e maiores ou menores. A categorização de risco é importante para adoção de profilaxia indicada.[6,7]

Determinadas condutas inerentes à cirurgia plástica aumentam o risco da TVP, por exemplo, o posicionamento do paciente durante o ato cirúrgico, tempo de cirurgia e trauma cirúrgico, como consequência fisiopatológica ou limitações no pós-operatório. Outro importante fator de risco para o desenvolvimento de TEV na atualidade é a Covid-19.[8]

O TEV em cirurgia plástica tem recebido uma atenção significativa, visto que está relacionado a cirurgias de longa duração e com completa inatividade dos membros inferiores, a probabilidade de estase e trombose aumenta gradativamente com o tempo. Uma vez ocorrida a TVP, a possibilidade de liberação de parte proximal de um trombo e sua embolização, principalmente pulmonar, é grande, muitas vezes ocorrendo horas após o fim da cirurgia, quando o membro inferior finalmente é mobilizado.

O risco de desenvolvimento de TEV ainda é elevado, sendo que aumentam a morbidade e a mortalidade após procedimento cirúrgico, desencadeando complicações em até 30%.[1-3,9] São apontados casos de doenças relacionadas a diferentes procedimentos de cirurgia plástica.[10-12] A cirurgia de contorno corporal pós-bariátrica apresenta grande risco de desenvolvimento da doença e grande desafio para a profilaxia, devido à presença de diversos fatores de risco, além de amplas áreas de dissecção.[13]

Apesar de existirem diretrizes bem definidas delineando o uso adequado de profilaxia para prevenir trombose venosa profunda e embolia pulmonar, existem lacunas entre recomendações e a prática clínica, que afetam diretamente a incidência de TEV, principalmente por medo de sangramento ou complicações de hematoma no pós-operatório.

Existem estratégias de gestão de riscos com bases em diretrizes e recomendações estabelecidas que podem resultar na redução da incidência da TEV e suas consequências. Para tanto, existem escores que possibilitam avaliação, identificação e estratificação de risco de TEV em pacientes cirúrgicos, por exemplo, pelos escores de Caprini[14] (Tabela 1) e Pádua[15] (Tabela 2), que determinam o risco pela soma da pontuação de fatores associados, classificando em muito baixo, baixo, moderado e alto o risco para o desenvolvimento da doença.

Na prevenção da TVP e do embolismo pulmonar existe uma ampla variedade de procedimentos que podem ser utilizados. São classificados como mecânicos (p. ex., meia elástica, compressão pneumática intermitente, fisioterapia motora) ou farmacológicos (heparina não fracionada, heparina de baixo peso molecular, anticoagulante oral); ambos são efetivos e devem ser utilizados sempre que possível, de acordo com o grau de risco inerente ao paciente.[16-19] Para avaliar a possibilidade de TVP em membros inferiores é importante fazer testes, como o sinal de Homans, o sinal de Bancroft e o sinal da bandeira.

CIRURGIAS DA FACE

A necessidade de adequação social faz com que haja uma procura para cirurgias envolvendo a face, predominantemente com intuito de rejuvenescimento cada vez mais precoce.

O envelhecimento cutâneo é implacável, porém diversas são as formas de correção das principais alterações decorrentes dele, como rugas e flacidez tecidual. A cirurgia que atua nesses pontos é denominada ritidoplastia (ou *lifting*), cuja abordagem cirúrgica pode ocorrer de forma isolada ou complementada por outros procedimentos, como lipectomia, lipoaspiração, lipoescultu-

TABELA 1 — Escore de Caprini para classificação de risco de trombose venosa profunda

Modelo de avaliação do risco de trombose

Nome do paciente: _____

Idade: _____ Sexo: _____ Peso: _____ Altura: _____

Assinale todos os que se aplicam

Cada fator de risco representa 1 ponto

( ) Idade 41-60 anos
( ) Cirurgia menor planejada
( ) História de cirurgia maior realizada < 1 mês
( ) Veias varicosas
( ) História de doença inflamatória intestinal
( ) Edema de membros inferiores (atual)
( ) Obesidade (IMC > 25)
( ) Infarto agudo do miocárdio
( ) Insuficiência cardíaca congestiva (< 1 mês)
( ) Sepse (< 1 mês)
( ) Doença pulmonar grave, inclusive pneumonia (< 1 mês)
( ) Função pulmonar anormal (DPOC)
( ) Paciente atualmente acamado
( ) Outros fatores de risco _____

Cada fator de risco representa 2 pontos

( ) Idade 60-74 anos
( ) Artroscopia
( ) Câncer atual ou no passado
( ) Cirurgia maior (> 45 minutos)
( ) Laparoscopia (> 45 minutos)
( ) Paciente acamado (> 72 horas)
( ) Engessado ou imobilizado (< 1 mês)
( ) Acesso venoso central

Cada fator de risco representa 3 pontos

( ) Idade acima de 75 anos
( ) História de TVP/embolia pulmonar
( ) História familiar de trombose (fator de risco mais frequentemente esquecido)
( ) Fator V de Leiden positivo
( ) Protrombina 20210A positiva
( ) Homocisteína sérica elevada
( ) Anticoagulante lúpico positivo
( ) Anticorpos anticardiolipina positivos
( ) Trombocitopenia induzida por heparina
( ) Outras trombofilias congênitas ou adquiridas. Se sim, tipo: _____

Cada fator de risco representa 5 pontos

( ) Artoplastia eletiva maior de membros inferiores
( ) Fratura de quadril, pelve ou perna (< 1 mês)
( ) AVC (< 1 mês)
( ) Traumas múltiplos (< 1 mês)
( ) Trauma raquimedular (paralisia) (< 1 mês)

Apenas para mulheres (cada fator representa 1 ponto)

( ) Anticoncepcionais orais ou terapia de reposição hormonal
( ) Gravidez ou pós-parto (< 1 mês)
( ) História de bebê natimorto inexplicada, aborto espontâneo recorrente (≥ 3), parto prematuro com toxemia ou bebê com restrição de crescimento

Escore total de fatores de risco: _____

Classificação de risco:

0: muito baixo risco
1-2: baixo risco
3-4: risco moderado
≥ 5: alto risco

TABELA 2 Escore de Pádua para classificação de fatores de risco para o desenvolvimento de trombose venosa profunda	
Características do paciente	Escore
Câncer em atividade	3
História prévia de TEV (excluindo trombose venosa superficial)	3
Mobilidade reduzida	3
Trombofilia conhecida	3
Trauma ou cirurgia recente (último mês)	2
Idade avançada (≥ 70 anos)	1
Insuficiência cardíaca e/ou respiratória	1
Infecções e/ou doenças reumatológicas	1
Infarto agudo do miocárdio ou acidente vascular cerebral	1
Obesidade (IMC ≥ 30)	1
Terapia hormonal atual	1

Escore total – classificação:
> 4: alto risco de desenvolver TEV
< 4: baixo risco de desenvolver TEV

ra, blefaroplastia (correção do contorno palpebral), mentoplastia ou rinoplastia.

Diversas são as alterações estruturais da pele envelhecida (Capitulo 11, "Envelhecimento"), sendo que os sinais mais importantes relacionados à cirurgia de envelhecimento facial são:
- Rugas: periorais, perioculares, na região frontal (transversais e glabelares), na região nasal (transversal à raiz), na região cervical (pregas transversais profundas);
- Ptose: região palpebral, porção lateral de sobrancelhas, ângulo labial;
- Depressão do sulco nasolabial, queda da ponta nasal, perda de definição da linha mandibular e eminência malar, aumento das pregas submandibulares, queda do mento, acúmulo de tecido adiposo entre a mandíbula e osso hioide, aumento do sulco nasogeniano, entre outras.

As incisões mais comuns são as efetuadas na região temporal, retroauricular, localizadas de 3,0 a 5,0 cm posteriormente à linha do cabelo e submentoniana. Os cuidados pós-operatórios exercem uma influência vital, no sentido de se evitar sequelas desagradáveis. A drenagem é efetuada em geral de forma aspirativa.

Outras cirurgias efetuadas na face como rinoplastias, enxertias, osteotomias, otoplastias ou cirurgias corretivas por traumas desenvolvem os mesmos tipos de sequelas de outras cirurgias, requerendo, portanto, os mesmos procedimentos pré e pós-operatórios que serão descritos adiante.

Complicações

Alguns fatores pré-operatórios podem interferir na incidência de complicações pós-operatórias, como a idade e o sexo. Foi observado que pacientes acima de 65 anos de idade apresentam risco pré-operatório maior,[20,21] bem como o sexo masculino tem maior taxa de complicações pós-operatórias em cirurgias de rejuvenescimento, em relação ao sexo feminino.[22] Entretanto, diante da natureza eletiva dos procedimentos cirúrgicos na face, e com a possibilidade de triagem rigorosa prévia, é possível controlar possíveis complicações.[23-26]

A magnitude do trauma decorrente de procedimentos cirúrgicos, muitas vezes associados, está diretamente relacionada à magnitude do edema associado.

O hematoma, definido como acúmulo de sangue no interstício em decorrência de trauma vascular, é a complicação mais comum do *lifting* facial, e requer intervenção cirúrgica.[27,28] Embora possa ter a mesma expressão clínica da equimose, o termo é normalmente empregado para grandes coleções que podem promover compressão e deslocamento de tecidos, sendo que nas equimoses o sangue é infiltrado, e existem vários recursos terapêuticos que podem auxiliar na resolução do problema e serão discutidos posteriormente neste capítulo.

Estratégias que visam redução de sangramento e o desenvolvimento do hematoma no pós-operatório de ritidoplastias são frequentemente estudadas, como o controle da pressão arterial perioperatória, uso de drenos e curativos compressivos, utilização de selantes de tecidos, infiltrado de solução umectante e ácido tranexâmico.[29,30]

Outra complicação que pode ocorrer em cirurgias faciais é a necrose, sendo o tabagismo o principal fator relacionado, que pode ainda retardar o processo de cicatrização.[31]

Lesões nervosas motoras e sensitivas também podem ocorrer em ritidoplastias, sendo estas últimas de maior ocorrência, e o comprometimento permanente raro ou subnotificado. Lesões envolvendo o nervo facial e auricular magno ocorrem em diversos níveis, sendo as lesões dos ramos temporal e bucal mais incidentes em ritidoplastias faciais, e lesões do nervo auricular magno em procedimentos de ritidoplastia cervical. A ocorrência de neuropraxia é relativamente comum e temporária, decorrente de tração excessiva ou uso de eletrocautério.[32-35]

A incidência relatada de infecções do sítio cirúrgico após cirurgias faciais é normalmente baixa, mas pode ser subestimada, principalmente na ocorrência de casos menores de celulite. A profilaxia antimicrobiana pré-operatória e pós-operatória normalmente é indicada e justificada pela duração da intervenção cirúrgica e está relacionada com a redução da taxa de infecção. A maioria de casos resulta em culturas positivas para espécies de *Staphylococcus*, e pode ser necessária internação diante de infecção *por Staphylococcus aureus* resistentes à meticilina (*Methicillin-resistant Staphylococcus aureus* – MRSA).[36-39]

MAMOPLASTIA

A mamoplastia aborda diversas alterações estéticas como volume, forma, relação entre pele e glândula, diâmetro e projeção do complexo areolomamilar. O termo mastoplastia é utilizado para intervenções relacionadas ao tamanho dos seios; e mastopexia se refere a intervenções na sustentação dos mesmos (correção da ptose). Podem ser associadas a outros procedimentos como lipoaspiração ou enxerto de gordura.

Diferentes técnicas de mamoplastias redutoras avançaram para cicatrizes menores na ressecção de excessos cutâneos, glandular e adiposo, sendo que a escolha de determinado tipo de abordagem cirúrgica é estabelecida de acordo com as alterações apresentadas. A literatura científica descreve inúmeras técnicas cirúrgicas, com diferentes incisões, descolamentos, ressecções e montagem mamária.

A preocupação com a redução do tamanho das incisões, em mamoplastias redutoras, vem de longa data. Desde a cirurgia com cicatriz final em T invertido de Lexer[40] em 1912, e a técnica periareolar de Kausch[41] em 1916, foram realizadas inúmeras tentativas, sempre com a preocupação de buscar a menor sequela possível, aliando alguns fatores, como:

- Cicatriz de tamanho reduzido;
- Forma adequada;
- Preservação da fisiologia mamária;
- Segurança do procedimento.

Em decorrência das cicatrizes nas incisões em T invertido e problemas como excesso de pele na região ou hipertrofia da porção medial da cicatriz, aliados ao desejo de diminuí-la, é que Hollander, em 1924, descreveu pela primeira vez a mamoplastia com incisão oblíqua, com preservação do sulco submamário. Após sua descrição diversos autores fizeram referência a esse tipo de cirurgia. Dufourmentel e Mouly,[42] em 1961, apresentaram uma técnica também com cicatriz final em L, em que a mama operada obtinha uma forma bastante satisfatória. Ainda em relação às novas propostas de intervenção cirúrgica, vários autores apresentam até os dias atuais contribuições importantes para esse procedimento.[43-46] Outras sugestões[47-51] com marcações geométricas e repletas de cálculos acabaram dificultando a sua aplicação.

Com o objetivo de diminuir ainda mais a cicatriz, foi associada à cirurgia com cicatriz vertical a técnica de lipoaspiração superficial, permitindo a ressecção do tecido glandular e adiposo, sem a necessidade de grandes incisões.

As diferentes cirurgias de mamoplastias redutoras, para mamas com média ou grande hipertrofia, assim como nas ptoses e assimetrias mamárias, decorrem do formato e localização das incisões cirúrgicas, sendo ainda a mais comum o T invertido. Permitem a remoção de grande quantidade de pele, gordura e tecido mamário, preservando-se, porém, os ductos lactíferos principais (Figura 1).

As assimetrias mamárias apresentam grande prevalência, são alvo de cirurgias corretivas e apresentam na literatura diferentes classificações (Tabela 3).

É interessante a colocação de drenos próximos à região axilar por no mínimo 24 horas em mamoplastias redutoras, podendo em alguns casos permanecer por até 72 horas, dependendo da necessidade. Também a utilização de curativos para proteção da incisão – atualmente existem

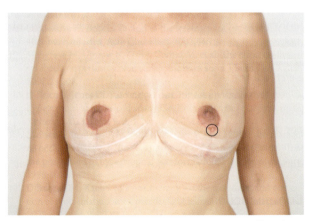

FIGURA 1 Pós-cirúrgico de mamoplastia redutora, utilizando-se da técnica do T invertido, com pequena deiscência perioareolar à esquerda. Fonte: acervo pessoal.

TABELA 3	Classificações para assimetrias mamárias
Hueston, 1968[52]	▪ Aplasia unilateral ▪ Hipoplasia unilateral ▪ Hipertrofia ▪ Destruição do complexo areolopapilar (CAP) ▪ Mastectomia
Elsahy, 1976[53]	▪ Hipertrofia unilateral ▪ Hipotrofia unilateral ▪ Hipo e hipertrofia ▪ Hipertrofia bilateral ▪ Hipotrofia bilateral
Vandenbussche, 1984[54]	▪ Congênita ▪ Primária ▪ Secundária ▪ Terciária
Araco et al., 2006[55]	▪ Hipertrofia bilateral ▪ Hipertrofia, normotrofia ▪ Hipertrofia com amastia ou hipoplasia ▪ Amastia ou hipoplasia, normal contralateral ▪ Hipoplasia bilateral ▪ Ptose unilateral

curativos de diferentes materiais e formatos relacionados, sendo o de silicone muito utilizado.

Complicações decorrentes de mamoplastias redutoras

São apontadas diferentes complicações e graus de comprometimento relacionados a mamoplastias redutoras:
- Seroma;
- Hematoma;
- Esteatonecrose;
- Infecção;
- Necrose do complexo areolomamilar (Figura 2);
- Necroses teciduais;
- Alterações de sensibilidade.

IMPLANTES MAMÁRIOS

Embora inicialmente controversa, a cirurgia de implante mamário é um dos procedimentos realizados com maior frequência em cirurgia plástica.[56] Além da finalidade cosmética, a utilização de próteses mamárias apresenta um grande mérito quando utilizada para atenuar deformidades das mamas, que promovem problemas psicológicos graves. Nesse caso, a cirurgia reparadora com o uso de implantes, combinados a expansores, pode proporcionar uma melhor qualidade de vida.

Existem no mercado diferentes formatos de próteses mamárias (redondas, cônicas ou anatômicas ou em gota), com diferentes perfis (baixo, moderado, alto ou superalto) (Figura 3), sendo a redonda a mais utilizada, por atender melhor as expectativas de preenchimento do colo; o formato anatômico, apesar de promover um aspecto mais natural, está relacionado à ocorrência de rotação, que é uma complicação potencial para implantes mamários desse formato, e que pode ser reduzida com a implantação subfascial. Também pode ocorrer associação de intervenções ou cirurgia híbrida, por exemplo, quando envolve prótese de silicone aliada a enxerto de gordura.

É controverso o uso de diferentes formatos de próteses mamárias, sendo apontado que resultados obtidos com a mamoplastia de aumento subpeitoral com próteses de ambos os formatos (redondo e anatômico), com volume igual ou inferior a 340 cc, são indistinguíveis, não justificando o uso sistemático de implantes de formato anatômico.[57]

Os locais mais comuns de inclusão de próteses mamárias, com a escolha de acordo com características individuais, são o espaço entre o músculo peitoral e as mamas e atrás do músculo peitoral. A incisão pode ser efetuada em diferentes regiões, inframamária (sulco natural abaixo das mamas) – mais utilizada, além de periareolar ou transaxilar (Figura 4).

O material a ser implantado no ser humano deve possuir diversas características importantes, cuja finalidade é evitar respostas indesejáveis do organismo em relação aos implantes. Essas características são:[58-62]
- Boa tolerabilidade por parte do receptor;
- Qualidade da resposta inflamatória;

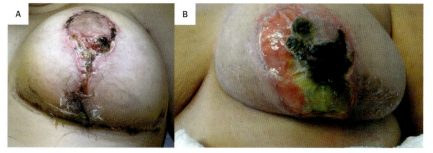

FIGURA 2 Complicações do complexo areolomamilar. Fonte: imagens gentilmente cedidas pela Dra. Mariana Buzzato (A) e pela Profa. Dra. Thais Montezuma (B).

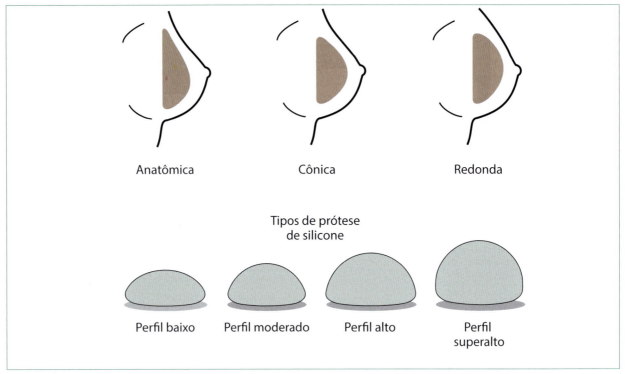

FIGURA 3 Diferentes formatos e perfis de próteses mamárias.

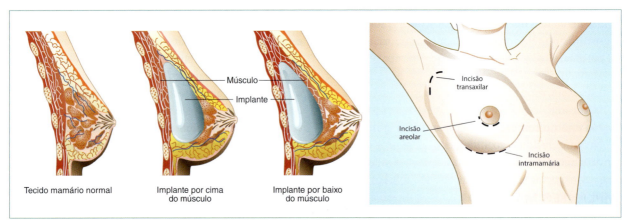

FIGURA 4 Diferentes locais de implantação de próteses mamárias e locais de incisões cirúrgicas.

- Não absorção pelo organismo;
- Apresentação de uma boa textura, resultando em uma aparência natural.

Ao longo do tempo houve modificações de materiais e design com intuito de otimizar os resultados estéticos e minimizar complicações como contratura capsular (Figura 5), definida como cicatrização esférica secundária a alterações celulares e morfológicas que envolvem a prótese mamária ou ruptura do dispositivo. Entretanto, complicações são inevitáveis, sendo a formação de uma cápsula fibrosa retrátil, comprometendo o aspecto estético da mama, a principal preocupação pós-cirúrgica. As contraturas capsulares ao redor dos implantes são bem conhecidas, podendo ocorrer unilateralmente ou bilateralmente dentro de semanas ou anos após a cirurgia, com diferentes graus de severidade, sendo na maioria dos casos assimétricas.

A contratura capsular promove rigidez das mamas, além de desencadear possíveis distorções e até dor. Pode ser desencadeada por fatores locais relacionados a uma resposta inflamatória exacerbada e/ou prolongada, trauma, hematoma, infecção, vazamento de silicone da prótese e excesso de movimentação, entre outros fatores.

A resolução da contratura capsular grave envolve cirurgia de revisão do implante estética e/ou reconstrutiva. Normalmente após a remoção do implante, mais de 60% das pacientes estéticas são submetidas a mastopexia, e a escolha de pacientes submetidas a cirurgias reconstrutivas é por reconstrução mamária autóloga, sendo que muitas escolhem não ser submetidas a procedimentos cirúrgicos adicionais.[63]

A ruptura do implante mamário é outra complicação relacionada a mamoplastias de aumento, pode estar confinada à cápsula periprotética ou pode extravasar para o tecido mamário. A maioria dos casos é clinicamente indetectável, mas pode ser detectada por exame físico, ultrassonografia ou ressonância magnética. Pode apresentar como sintomas a contratura capsular, presença de nódulos mamários ou alterações no formato das mamas. A causa mais comum da complicação é o dano ao implante durante a colocação. Felizmente com as gerações atuais de implantes as taxas de ruptura são inicialmente muito baixas e começam a aumentar após 6-8 anos de implantação. Normalmente implantes rompidos devem ser submetidos a explantação e capsulectomia, com ou sem substituição.[64]

Cirurgia de explante, remoção da prótese de silicone, é frequentemente utilizada principalmente por questões de saúde decorrentes da resposta imunológica do organismo, e recentemente é crescente a procura da cirurgia por opção.

A síndrome autoimune ou inflamatória induzida por adjuvantes (*autoimmune syndrome induced by adjuvants* – ASIA), descrita em 2011 por Shoenfeld et al., engloba doenças autoimunes ou imunomediadas que podem ser desencadeadas em indivíduos geneticamente propensos, como resultado da exposição a agente adjuvante (implantes de silicone, drogas, infecções, metais, vacinas, dentre outros).[65]

São reportados sintomas relacionados a ASIA desde o primeiro mês do pós-operatório de implantes mamários, em virtude da ativação do sistema imune, com liberação de citocinas, interleucinas e células específicas que atacam o organismo, com maior ocorrência em pacientes que apresentam histórico familiar de doenças autoimunes, alergia a determinados medicamentos, bem como deficiência de vitamina D. O tratamento é geralmente medicamentoso e/ou cirúrgico (explante), dependendo do caso. A cirurgia também tem sido opção crescente devido à preocupação com a possibilidade de desenvolvimento de doenças sistêmicas.[65-69]

O número de procedimentos cirúrgicos corretivos ou de revisão ainda é alto, sendo efetuados com repetição da mastopexia, capsulectomia, alteração do tamanho, tipo e localização do implante, capsulotomia, capsulorrafia e revisão da cicatriz.[70-72]

Outras complicações relacionadas a mamoplastias de aumento são o seroma, o hematoma, a extrusão, o deslocamento do implante, as cicatrizes inestéticas (Figura 6).

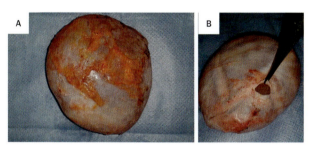

FIGURA 5 Prótese encapsulada decorrente de cirurgia de explante. Fonte: imagens gentilmente cedidas pelo Prof. Dr. Hélio Humberto Angotti Carrara.

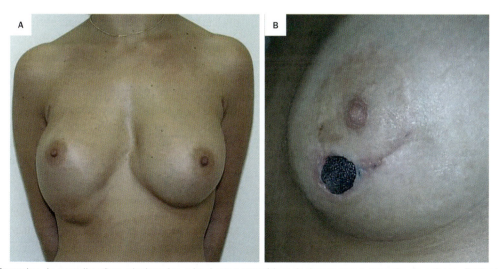

FIGURA 6 Exemplos de complicações relacionadas a implantes mamários: deslocamento e extrusão de prótese. Fonte: imagens gentilmente cedidas pela Profa. Dra. Elizabeth Brenda Smialowisky.

ABDOMINOPLASTIA

Denominam-se abdominoplastia ou dermolipectomia abdominal as intervenções com intuito de remoção do excedente de pele e gordura da região abdominal. Numerosas são as técnicas de cirurgia plástica que envolvem o abdome, sendo a mais comum a incisão horizontal infraumbilical baixa ou suprapúbica (Figura 7) com transposição do umbigo.[73] No Brasil, preconizam-se incisões baixas e posicionadas em zonas mais discretas, além de abordagem com cicatrizes menores (miniabdominoplastia) estabelecidas.[74-87]

A parede abdominal pode ser acometida por inúmeras alterações, sendo a adiposidade regional, o excesso cutâneo na região epigástrica e/ou hipogástrica, a flacidez muscular aponeurótica, a diástase abdominal, os abaulamentos e as hérnias, bem como as lipodistrofias, as principais intercorrências que justificam a intervenção cirúrgica, podendo ser desde uma lipoaspiração localizada até uma abdominoplastia completa.

O aumento do número de cirurgias bariátricas produziu um incremento das cirurgias reparadoras seguidas de processos de emagrecimento em grandes proporções. Pacientes com maiores reduções no IMC pós-cirurgia bariátrica requerem mais extensas técnicas de contorno corporal e a possibilidade de complicações é muito maior.[78-82]

Complicações

As complicações de maior frequência em dermolipectomia abdominal são as coleções líquidas como o seroma e o hematoma, sendo que o aumento na taxa de formação é proporcional à espessura do panículo adiposo e ao descolamento realizado, tendo, portanto, maior ocorrência nas cirurgias de abdome, comparando-se a outros sítios anatômicos.[83-88] A patogênese é postulada como secundária à divisão cirúrgica dos canais linfáticos. Portanto, dissecção extensa e lipoaspiração são fatores que contribuem para o desenvolvimento de coleções líquidas. Medidas profiláticas podem contribuir para reduzir a formação de seroma, como o tempo de retirada do dreno e tempo de internação em relação à abdominoplastia convencional, além da preservação da fáscia de Scarpa e suturas de tensão progressiva.

Condições como tabagismo, diabetes, aterosclerose, colagenoses, poliglobulias e anemias são consideradas desfavoráveis para intervenções cirúrgicas e, portanto, passíveis de ocorrência de complicações.

O hematoma frequentemente é um achado tardio, embora possa se apresentar precocemente, devido ao espaço que pode ocupar antes de ser clinicamente detectável.[89]

A compressão externa e/ou uso de pontos entre o retalho dermogorduroso e a fáscia são procedimentos utilizados com o intuito de reduzir o aparecimento de coleções fluidas (seroma/hematoma), que causam desconforto e redução da mobilidade do paciente.[90] É divergente a influência do uso de drenos no controle de coleções líquidas. Entretanto, o uso de drenos por períodos prolongados não é recomendado pela redução da mobilidade do paciente (contribui para o aumento de morbidades como o tromboembolismo) e infecções locais.[91]

Outra sequela que pode ocorrer é a necrose cutâneo-gordurosa (Figura 8), felizmente com incidência rara, geralmente associada com um ou vários fatores etiológicos como tensão excessiva, desenvolvimento de hematoma, descolamentos excessivos ou superficiais.[88,92,93] São reportadas também cicatrizes hipertróficas e queloideanas decorrentes principalmente do excesso de tensão na cicatriz.

Pós-operatório

Após a intervenção cirúrgica de abdominoplastia a malha compressiva é aplicada evitando-se dobras que podem culminar com garroteamento e comprometer a circulação local.

A adoção da posição de Fowler ou semi-Fowler pode reduzir a tensão na cicatriz e deve ser adotada para o descanso, bem como para atendimentos de fisioterapia, devendo-se evitar o decúbito lateral por pelo menos 30 dias. A deambulação por um período de 7 a 15 dias (dependendo da cirurgia) deve ser restrita e mantendo semiflexão do tronco (Figura 9). A cinta compressiva deve ser utilizada por um período de 45 a 60 dias, e atividades físicas mais intensas são recomendáveis após 45 a 60 dias.

LIPOASPIRAÇÃO

Na incessante busca de cicatrizes menores e mais estéticas é que diversos estudiosos procuraram novas inter-

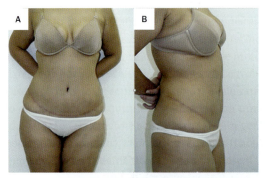

FIGURA 7 Abdominoplastia com incisão suprapúbica. Fonte: imagens gentilmente cedidas pela Profa. Dra. Elizabeth Brenda Smialowsky.

venções. Entende-se por lipoaspiração ou lipossucção a remoção cirúrgica da gordura subcutânea por meio de pequenas incisões na pele por onde são introduzidas cânulas associadas a uma pressão negativa.

A primeira tentativa de correção das lipodistrofias foi efetuada por Dujarrier, em 1920, na qual utilizou-se uma curetagem na região do quadril para extração de gordura sem ressecção dos tecidos. Essa primeira tentativa, entretanto, não obteve sucesso, acabando por evoluir para um quadro de necrose e sua posterior amputação, possivelmente por infecção ou lesão vascular. Outras tentativas de curetagem foram introduzidas, por exemplo o método proposto por Schrudde, em 1960, em que confeccionava túneis com curetas refinadas no tecido subcutâneo, principalmente nas regiões dos quadris, coxa e joelhos.[94-97]

O primeiro protótipo de cânulas de aspiração utilizando-se curetas ligadas a um aspirador provido de motor surgiu na década 1970. Kesserling[98] desenvolveu um instrumental que permitiu descolamento e lipossucção simultâneos. Casualmente, Fournier, em 1983, descobriu o processo "a seco" de aspiração da gordura, por meio de uma seringa acoplada a uma agulha hipodérmica. As aspirações realizadas por esse método promovem sangramento intenso, com sérias complicações pós-operatórias, além de hematomas, infecções e embolia gordurosa.[99-101]

A evolução dos equipamentos e procedimentos associados é decorrente do surgimento de novas técnicas e novas modalidades anestésicas e de sedação. A técnica moderna de lipossucção foi desenvolvida na Europa, em meados da década de 1970 pelos médicos italianos Giorgio e Arpad Fisher, sendo aprimorada e difundida em 1977 pelo médico francês Ives-Gerard Illous.[102]

No final da década de 1980 surgiu a lipoaspiração ultrassônica, facilitando o acesso às regiões mais fibróticas. A técnica foi baseada nos equipamentos para correção da técnica "tumescente", desenvolvida por Jeffrey Klein em 1987, para a realização de lipoaspirações com anestesia local e movimentos radiais, e favorece a extração de fragmentos gordurosos. Essa técnica consiste na infiltração de grandes volumes de diluentes, anestésicos locais, entre outros (denominada solução de Klein), cuja finalidade é facilitar a retirada de gordura, além de oferecer um certo grau de hemostasia.[103-105] O método precede outros procedimentos, como a lipoaspiração ultrassônica.

A lipoaspiração faz parte de um capítulo recente da cirurgia plástica, sendo que desde o seu surgimento hou-

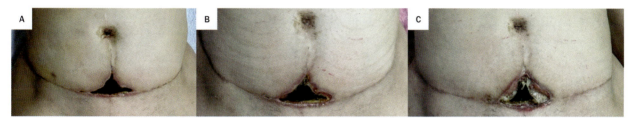

FIGURA 8 Complicação decorrente de abdominoplastia. Fonte: imagens gentilmente cedidas pela Dra. Mariana Buzato.

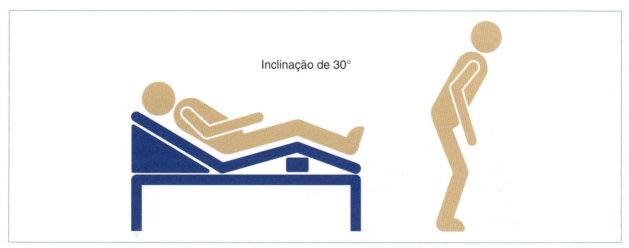

FIGURA 9 Posições adequadas adotadas por um período de 15 dias no pós-operatório de abdominoplastias.

ve várias alterações em seus fundamentos e equipamentos utilizados. As cânulas também evoluíram à medida que houve necessidade de diminuir a incidência de uma terrível sequela deixada pelos primeiros modelos, como sulcos e depressões no tecido. Essas sequelas eram provocadas pelo excesso de retirada de gordura, fato relativamente comum com o uso das primeiras cânulas. Os primeiros modelos eram semelhantes a uma cureta uterina, já os modelos atuais são mais finos e perfurantes, diminuindo sensivelmente o risco de "acolchoamento" da pele.

A lipoaspiração apresenta grande potencial em cirurgias ablativas e reconstrutivas, utilizada como procedimento isolado ou complementar, com intuito de remodelar o contorno corporal aprimorando o resultado estético de outros procedimentos como abdominoplastia, mamoplastia redutora, braquioplastia, *lifting* facial e corporal, bem como no tratamento de doenças, como lipomas, lipedema, lipodistrofias e ginecomastia, entre outros.[96,106-107]

Complicações

A seleção adequada de pacientes e a utilização de técnicas minimamente traumáticas de lipoaspiração podem evitar muitas complicações. É um procedimento para acúmulos localizados, não é forma de emagrecimento. A elasticidade adequada da pele é um dos pontos-chave para o sucesso da intervenção.

São consideradas complicações sérias potencialmente letais perfurações de fígado e intestino, trombose venosa profunda/embolia, embolia gordurosa e, raramente, sangramento e anestesia. As principais causas de eventos graves estão relacionadas a esterilização inadequada, infiltração excessiva, intoxicação por lidocaína ou adrenalina, remoção excessiva de tecido adiposo em cirurgias combinadas, alta pós-operatória permissiva e seleção de pacientes inaptos.[108-112]

Fibrose e equimose são intercorrências comuns em procedimentos de lipoaspiração, bem como o edema intenso, que persiste por várias semanas e em algumas áreas como tornozelos e panturrilhas pode durar meses ou até um ano. A intensidade pode estar relacionada a fatores como a localização e o tamanho da área de intervenção.

Atualmente tem crescido a procura pelo procedimento denominado lipoescultura de alta definição (*high-definition liposculpture*) (Figura 10), utilizado principalmente com intuito de produzir efeito de definição da musculatura, que normalmente utiliza sistematicamente o ultrassom para aumentar a retração tecidual. São reportados resultados interessantes em pacientes indicados, entretanto, como ocorre em outros procedimentos, não está isento de complicações locais e sistêmicas.[113-123]

São reportados casos de hiperpigmentação cutânea nas linhas de definição, sendo considerada complicação permanente em casos de depósitos de hemossiderina, decorrente de fricção exercida na incisão pela cânula associada a fricção por roupas de compressão, sendo que pacientes com tonalidades de pele tipo II-IV, pela classificação de Fitzpatrick, têm maior probabilidade de apresentar a sequela. Também são relatadas ocorrências de seroma, fibrose nodular e síndrome de Mondor (*web syndrome*).[124,125]

LIPOENXERTIA

Trata-se de uma técnica cirúrgica inversa à lipoaspiração, em que ocorre a infiltração de gordura (geralmente autógena) em sequelas de ferimentos, como cicatrizes profundas de cortes, injeções ou atrofias congênita e/ou neurológica. Outras possibilidades de uso da lipoenxertia são as sequelas do envelhecimento, como rugas frontais, periorbitais, sulcos nasogenianos ou correção de deformidades produzidas por lipoaspiração.

Qualquer região do corpo é passível de lipoenxertia, sendo as mais comuns o abdome, coxas, glúteos e região

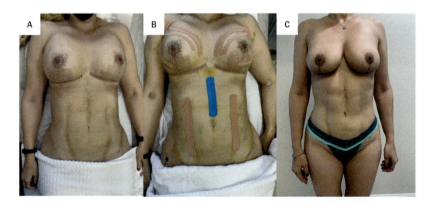

FIGURA 10 Lipoescutura de alta definição. Fonte: imagens gentilmente cedidas pela Dra. Raquel Michelini Guerero.

lateral do quadril (culote). Diversas regiões do corpo podem ser utilizadas como fonte de obtenção de gordura, sendo que, de forma padronizada, indicam-se para pequenos enxertos a obtenção de gordura da face interna da região dos joelhos. Já para enxertos que requerem maior quantidade de gordura, regiões com grande acúmulo de gordura como abdome e quadril, entre outras, são as opções.

O primeiro enxerto autógeno de gordura foi descrito por Neuber em 1910. Outro estudo importante foi o realizado por Peer em 1956, que descreveu a permanência de apenas 50% da gordura infiltrada. Esse procedimento cirúrgico, diferente dos outros tipos de preenchimentos, visa basicamente uma integração do tecido gorduroso ao leito receptor, e não outros tipos de reações baseados na fibrose.[126] A compressão média por meio de cintas também é solicitada nessa modalidade cirúrgica.

OUTRAS MODALIDADES CIRÚRGICAS

Existem inúmeras outras modalidades de cirurgia plástica, como as braquiplastias (correção de flacidez do braço), as gluteoplastias (cirurgia da região do quadril, por excesso de tecido, flacidez ou hipotrofia tecidual) e inclusão de próteses glúteas, bem como de panturrilhas.[127-129]

Escalpelamento

Escalpelamento é o arrancamento do escalpo humano, acidental ou proposital (forma de tortura ou coleção de espólios de combate), por ablação cirúrgica de tumores e lesões congênitas.[130] Atualmente a origem traumática é predominantemente acidental, causada por avulsão parcial ou total do couro cabeludo, decorrente principalmente de contato acidental dos cabelos longos com motor de eixo rotativo, sendo considerada ferida grave e complexa, com sequelas importantes. No Brasil, os traumas no couro cabeludo são causados por acidentes em barcos a motor comuns na região amazônica; e na Índia, por máquinas agrícolas.

O reimplante é o tratamento ideal, mas na maioria das vezes impossível, visto que, para tanto, procedimentos específicos relativos aos cuidados pré-operatórios, intraoperatórios e pós-operatórios são fundamentais para o sucesso da cirurgia. Eles envolvem estabilização hemodinâmica do paciente sem causar danos a possíveis vasos doadores, resfriamento, limpeza e cuidados adicionais com a amostra avulsionada e uso de antibióticos.[131-133]

A reconstrução é desafiadora, considerando o aspecto tridimensional do crânio, a capacidade de expansão limitada do tecido do couro cabeludo, bem como o aspecto cosmético da região portadora de cabelo. Nos casos de escalpelamentos em que há periósteo remanescente, o enxerto de pele e os retalhos pediculados são o procedimento de escolha, pois mesmo os grandes danos do couro cabeludo que afetam o periósteo podem ser cobertos com retalhos pediculados. Além do mais, os retalhos pediculados possuem baixa taxa de morbidade e alta possibilidade de substituir, com aparência semelhante, a área lesionada. Entretanto, quando ocorre trauma de ossos do crânio e trauma de fronte além do trauma do couro cabeludo, é necessária a utilização de retalhos livres, provendo a cobertura das áreas desvitalizadas com um tecido viável e bem vascularizado.[134-136]

É observada instabilidade surpreendente da pele enxertada, com risco final de degeneração maligna. Muitos pacientes apresentam ulcerações crônicas, que podem se transformar em úlcera de Marjolin, lesão maligna rara, caracterizada por ferida crônica primária[137] (Capítulo 19). A aderência da cicatriz ao crânio pode ser o fator de risco mais crítico para o desenvolvimento da doença.

Os cuidados pós-cirúrgicos são semelhantes aos desenvolvidos em pacientes queimados, sendo importante envolver as áreas doadoras dos enxertos.

Foi desenvolvida e validada importante classificação do escalpelamento,[138] a Escala de Classificação de Escalpelamento por Área Afetada (*Scalping Classification Scale per Affected Area – SCA*) (Figura 12), visto que a classificação padrão simples "parcial" ou "total" limita a compreensão do trauma, sendo imprescindível a compreensão da extensão da lesão e das áreas afetadas para adequado planejamento de intervenções terapêuticas. A escala proposta apresentou excelente confiabilidade intra e interexaminadores.

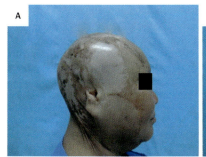 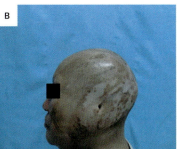 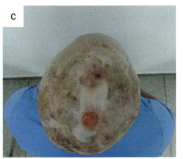

FIGURA 11 Escalpelamento com avulsão do couro cabeludo, lesões de face e de pavilhão auricular, além de lesão crônica. Fonte: imagens gentilmente cedidas pela Profa. Dra. Vânia Tiê Koga.

Escala de Classificação de Escalpelamento por Área Afetada (Scalping Classification Scale per Affected Area – SCA)
Instruções

Esta escala foi desenvolvida para auxiliar na classificação do escalpelamento e leva em conta lesões teciduais. No momento da avaliação, o indivíduo deve estar sem acessórios, próteses capilares ou qualquer outro material que torne difícil a visualização completa do crânio. O profissional deve observar a cabeça de todos os ângulos: anterior, direita, esquerda, posterior e superior. O grau de classificação será obtido pela combinação do total de áreas afetadas (I) e da porcentagem total de áreas afetadas (II). No caso de divergência, a soma do mapa de porcentagem (II) é considerada o fator determinante para a classificação do grau (III). Depois das duas etapas, a classificação será obtida: leve, moderada, grave e muito grave.

I – Áreas afetadas no escalpelamento

Circule o número (0, 1 ou 2) para determinar quais áreas foram afetadas no escalpelamento. A seguir, some os escores e escreva o total abaixo.

Áreas afetadas	Não	Direita	Esquerda
Sobrancelha	0	1	1
Pálpebra	0	1	1
Terço médio da face	0	1	1
Pescoço (pele e/ou músculos)	0	1	1
Orelha externa	0	2	2
Pele	0	2	2

Escore total: _____

II – Mapa de porcentagem das áreas afetadas (%)

Nesta fase, marque somente as áreas afetadas, começando pela pele na área frontal até o pescoço. Em seguida, some as porcentagens e escreva o total abaixo.

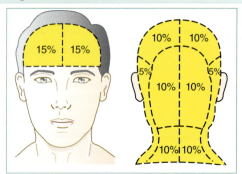

Escore total: _____

III – Grau de escalpelamento

Leve	Escore total de áreas afetadas entre 0 e 3 Total do mapa de porcentagem entre 5% e 30%
Moderado	Escore total de áreas afetadas entre 0 e 6 Total do mapa de porcentagem entre 35% e 50%
Grave	Escore total de áreas afetadas entre 0 e 9 Total do mapa de porcentagem entre 55% e 80%
Muito grave	Escore total de áreas afetadas entre 10 e 16 Total do mapa de porcentagem entre 80% e 100%

FIGURA 12 Escala de Classificação de Escalpelamento por Área Afetada (Scalping Classification Scale per Affected Area – SCA).

Cirurgia ortognática

A cirurgia ortognática é outra modalidade de cirurgia que exige atendimento fisioterapêutico especializado. Envolve correção de deformidades dentoesqueléticas severas, visando o posicionamento das estruturas dento-ósseas do complexo maxilomandibular, com o objetivo de melhorar a estética facial, função mastigatória e movimento mandibular, oclusão e respiração, além do equilíbrio do sistema estomatognático, neuromuscular e componentes articulares.[139]

São consideradas complicações relacionadas à cirurgia ortognática o edema, possibilidade de infecções com formação de abscessos, queda de placas utilizadas no reposicionamento, anestesia no lábio inferior que pode causar um déficit no terceiro ramo do nervo trigêmeo, dor neuropática, retenção de fluidos no ouvido médio com consequente redução da audição, vertigem e instabilidade, disfunção temporomandibular,[140,141] além de realinhamento postural.[142]

A lesão do nervo alveolar inferior é relativamente comum, sendo temporária em aproximadamente 70% dos pacientes operados e permanente em 33%. Também são observadas parestesias ou sensações incomuns no lábio inferior, mento, dentes e gengiva.[143-146]

AVALIAÇÃO FISIOTERAPÊUTICA

A comunicação da experiência dolorosa por pacientes é imprescindível para a compreensão do quadro álgico e implementação de procedimentos terapêuticos adequados, visto que a percepção da dor é altamente subjetiva e com base na experiência pessoal. A dor decorrente de procedimentos cirúrgicos pode ser avaliada por meio de escala visual analógica (EVA) ou escala numérica visual, em que 0 significa nenhuma dor e 10 a pior dor que se possa imaginar (Figura 13).

Além da avaliação da intensidade por escalas é possível avaliar qualidade, duração e impacto na esfera psicoafetiva da dor por meio do questionário McGill de dor adaptado para a língua portuguesa (Figura 14), que permite a comunicação das qualidades sensoriais, afetivas e avaliativas do fenômeno doloroso e possui índices de validade e confiabilidade estabelecidos, bem como poder discriminativo entre os diversos componentes da dor.[147-149]

Avaliação do edema

O edema provocado pela cirurgia ortognática desencadeia deformação facial importante no pós-operatório

(Figura 15) e pode afetar negativamente os pacientes operados. Embora ocorra redução de 60% em aproximadamente um mês após a cirurgia e 90% após três meses, é importante utilizar recursos terapêuticos com o intuito de reduzir o sofrimento desses pacientes.[150,151]

A avaliação do edema decorrente de processo inflamatório é complicada por envolver alteração tridimensional, e o Laskin[152] é um método interessante que surgiu para mensurar o edema de face decorrente de intervenção para extração do terceiro molar, mas também pode ser utilizado para avaliar alterações de volume decorrentes de outras intervenções na face. O método compreende a realização de três aferições de medidas durante sete dias, imediatamente após a cirurgia, após 24 horas e após a retirada dos pontos cirúrgicos. A evolução da inflamação é avaliada em pontos determinados, demarcados com

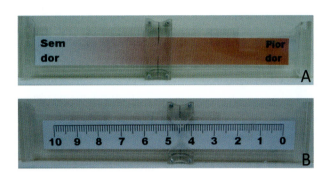

FIGURA 13 Exemplo de instrumento de avaliação de dor por escala analógica visual e numérica. Fonte: acervo pessoal.

Questionário de McGill - Avaliação do padrão da dor			
Assinale, no máximo, uma expressão de cada grupo. Não assinale palavras que não se aplicam. Escolha, entre elas, as expressões que melhor descrevem sua dor atual			
1. ( ) 1 – Vibração ( ) 2 – Tremor ( ) 3 – Pulsante ( ) 4 – Latejante ( ) 5 – Como batida ( ) 6 – Como pancada	6. ( ) 1 – Fisgada ( ) 2 – Puxão ( ) 3 – Torção	12. ( ) 1 – Enjoada ( ) 2 – Sufocante	18. ( ) 1 – Aperta ( ) 2 – Adormece ( ) 3 – Repuxa ( ) 4 – Espreme ( ) 5 – Rasga
2. ( ) 1 – Pontada ( ) 2 – Choque ( ) 3 – Tiro	7. ( ) 1 – Calor ( ) 2 – Queimação ( ) 3 – Fervente ( ) 4 – Em brasa	13. ( ) 1 – Castigante ( ) 2 – Atormenta ( ) 3 – Cruel	19. ( ) 1 – Fria ( ) 2 – Gelada ( ) 3 – Congelante
3. ( ) 1 – Agulhada ( ) 2 – Perfurante ( ) 3 – Facada ( ) 4 – Punhalada ( ) 5 – Em lança	8. ( ) 1 – Formigamento ( ) 2 – Coceira ( ) 3 – Ardor ( ) 4 – Ferroada	14. ( ) 1 – Amedrontadora ( ) 2 – Apavorante ( ) 3 – Aterrorizante ( ) 4 – Maldita ( ) 5 – Mortal	20. ( ) 1 – Aborrecida ( ) 2 – Dá náuseas ( ) 3 – Agonizante ( ) 4 – Pavorosa ( ) 5 – Torturante
4. ( ) 1 – Fina ( ) 2 – Cortante ( ) 3 – Estraçalhada	9. ( ) 1 – Mal localizada ( ) 2 – Dolorida ( ) 3 – Machucada ( ) 4 – Doída ( ) 5 – Pesada	15. ( ) 1 – Miserável ( ) 2 – Enlouquecedora	**Nº de descritores** ( ) 1 – Sensoriais ( ) 2 – Afetivos ( ) 3 – Avaliativos ( ) 4 – Miscelânea ( ) 5 – Total
5. ( ) 1 – Beliscão ( ) 2 – Aperto ( ) 3 – Mordida ( ) 4 – Cólica ( ) 5 – Esmagamento	10. ( ) 1 – Sensível ( ) 2 – Esticada ( ) 3 – Esfolante ( ) 4 – Rachado	16. ( ) 1 – Chata ( ) 2 – Que incomoda ( ) 3 – Desgastante ( ) 4 – Forte ( ) 5 – Insuportável	**Índice de dor** ( ) 1 – Sensoriais ( ) 2 – Afetivos ( ) 3 – Avaliativos ( ) 4 – Miscelânea ( ) 5 – Total
	11. ( ) 1 – Cansativa ( ) 2 – Exaustiva	17. ( ) 1 – Espalha ( ) 2 – Irradia ( ) 3 – Penetra ( ) 4 – Atravessa	

FIGURA 14 Questionário McGill para avaliação do padrão da dor.

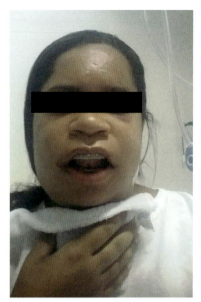

FIGURA 15 Edema decorrente de cirurgia ortognática. Fonte: imagem gentilmente cedida pela Profa. Dra. Thais Montezuma.

lápis dermográfico e fio de sutura de espessura 00, fixado com duas pinças (clipes cirúrgicos). As medições são feitas entre os pontos de interesse marcados com o lápis dermográfico. São considerados pontos de referência para medições a distância em centímetros da borda inferior do lóbulo da orelha ao ponto médio da sínfise Hirota, chamada de distância horizontal à sínfise (DHS), distância da borda inferior do lóbulo da orelha ao ângulo externo da boca, denominada distância horizontal até o canto (DHC), e distância em centímetros do ângulo palpebral externo ao ângulo goníaco, chamada de distância vertical (DV) (Figura 16).

A avaliação por imagem infravermelha (termografia – Capítulo 21) também pode ser utilizada como método de acompanhamento da resolução de processo inflamatório decorrente de procedimentos cirúrgicos (Figura 17).

Fotografias tridimensionais também podem ser utilizadas com instrumentos específicos para avaliar a evolução do processo inflamatório associado a cirurgias ortognáticas[153] (Figura 18).

A avaliação da constante dielétrica do tecido, que depende da água contida nele, também é uma forma interessante de avaliar edema de face e pescoço.[154]

Avaliação da sensibilidade

Dentre as possíveis complicações relacionadas às cirurgias ortognáticas, o déficit neurossensorial na região inervada pelo nervo alveolar inferior, relacionado à osteotomia sagital bilateral utilizada no tratamento de deformidades mandibulares, realizada muito próximo ao nervo alveolar inferior, apresenta grande incidência.[155-157]

As alterações decorrentes de lesões no nervo alveolar inferior no pós-operatório de cirurgia ortognática podem ser avaliadas por estesiometria por monofilamento que permite análise objetiva e confiável, barata, fácil de aplicar, e é eficaz na mensuração de danos nos nervos, podendo ser aplicada na análise do nervo alveolar inferior.[158]

Analgesímetro digital (von Frey), discriminação de dois pontos e sensibilidade térmica para definir o grau de perda de sensibilidade podem ser utilizados, entretanto, características avaliador-dependentes devem ser consideradas, sendo fundamental a experiência do avaliador[159] (Figura 19). A termografia também pode ser utilizada como exame complementar do diagnóstico de lesões nervosas secundárias a cirurgias ortognáticas.[160]

As fundamentações das técnicas, alterações e complicações das cirurgias apontadas são semelhantes às das outras cirurgias descritas anteriormente, já que o enfoque se restringe às cirurgias mais comuns atualmente. Para informações adicionais, consulte a literatura abordada.

Avaliação postural

O padrão craniomandibular e as alterações na postura da cabeça decorrentes de cirurgia ortognática podem afetar o arranjo postural de vértebras torácicas e lombares inferiores, bem como da pelve.[161,162] Estudo[142] sugere que pode ocorrer realinhamento da postura estática nos primeiros dois meses após a cirurgia ortognática.

O *PostureScreen Mobile®* (PostureCo Inc., Trinity, FL, EUA) é um *software* interessante para avaliação da postura estática (Figura 20), com boa confiabilidade (ICC entre 0,71 e 0,99).[163,164]

PROCEDIMENTOS FISIOTERAPÊUTICOS

Cinesioterapia

A avaliação pré-operatória tem como principal objetivo quantificar o risco de complicações clínicas perioperatórias e deve estar embasada em variáveis clínicas do paciente associadas a resultados de exames subsidiários. Também devem ser avaliados pacientes com história pregressa de doenças pulmonares e/ou restritivas em cirurgias torácicas e/ou abdominais.

A cirurgia plástica desencadeia alterações abruptas e importantes do esquema corporal, alterando a distribuição do centro de massa, causando grande impacto inclusive no controle postural, que pode perdurar por um período razoável, com influência até aproximadamente um ano. Estudo efetuado com pacientes submetidos a cirurgias plásticas sugere que o controle da postura depende, pelo

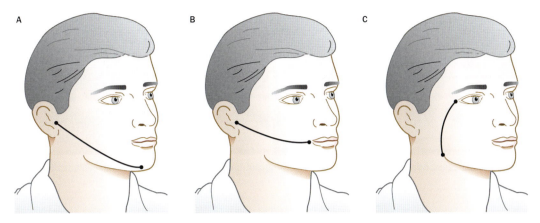

FIGURA 16 Método Laskin para avaliação de edema de face: (A) distância horizontal à sínfise (DHS), (B) distância horizontal até o canto (DHC), (C) distância vertical (DV).

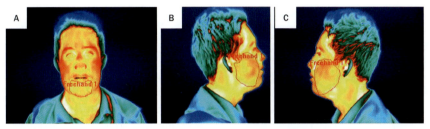

FIGURA 17 Análise infravermelha do mento e laterais da face de paciente submetido a cirurgia ortognática. Fonte: imagens cedidas gentilmente pela Profa. Dra. Thais Montezuma.

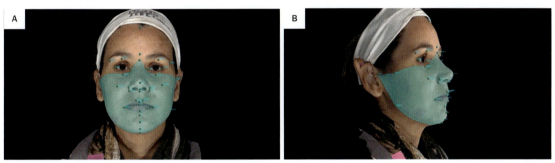

FIGURA 18 Análise da área da face realizada pelo sistema de imagem 3D Vectra® M3 (Canfield Scientific, Fairfield, NJ, USA). Fonte: imagens gentilmente cedidas pela Profa. Dra. Thais Montezuma.

menos em parte, do *feedforward* (estratégia antecipatória), e não apenas de estratégias de *feedback*.

Os processos de reorganização funcional após cirurgias plásticas parecem envolver um mecanismo de reorganização de diferentes subsistemas responsáveis por alterações biomecânicas, que atuam em diferentes períodos.

São apontadas alterações posturais relacionadas a abdominoplastias, mamoplastias redutoras e de aumento. Outro problema observado e que influencia a postura e consequentemente a sua correção, é a falta de alongamento de cadeias específicas, prejudicando inclusive o fortalecimento de antagonistas.

Métodos clássicos utilizados na fisioterapia para correção de desequilíbrios posturais como o de Françoise Mezières, Reeducação Postural Global (RPG), *Schroth* e *Iso-Stretching* poderão ser utilizados no pré-operatório de diversas cirurgias como as mamoplastias e abdominoplastias, entre outros.

O treinamento muscular pré-operatório parece interferir na qualidade da resposta ocasionada pela cirurgia,

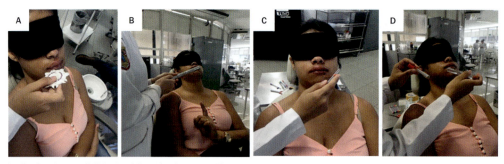

FIGURA 19 Avaliação da sensibilidade tátil e térmica com diferentes instrumentos. Fonte: imagens gentilmente cedidas pela Profa. Dra. Thais Montezuma.

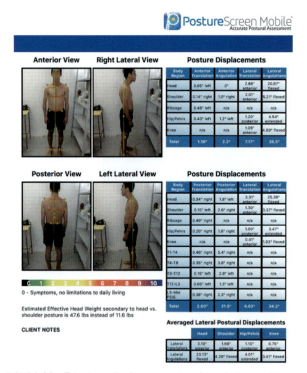

FIGURA 20 Tela de avaliação postural estática do *PostureScreen Mobile®*. Fonte: imagem cedida gentilmente pela Profa. Dra. Thais Montezuma.

já que os músculos encurtados e sem condicionamento apresentam uma reação marcadamente mais elevada quando submetidos a uma grande variedade de estresses físicos. O incremento da força muscular interfere diretamente na circulação sanguínea e linfática, vitais para o reparo tecidual, e controle do edema no período pós-operatório.

A atividade física é importante também para auxiliar o controle de peso antes e após os diferentes tipos de intervenções cirúrgicas, uma vez a que estabilidade do peso corporal é fundamental para manutenção e incremento dos resultados principalmente nas cirurgias que alteram o contorno corporal.

Importante salientar que propostas de intervenção terapêutica com cinesioterapia (Capítulo 10) devem ser individualizadas, de acordo com o procedimento cirúrgico que o paciente foi submetido, respeitando os limites impostos pela cirurgia, além de evitar tensão desproporcional em cicatrizes, fato que pode interferir na qualidade delas. Nesse sentido, não se deve negligenciar o período pós-operatório, e por exemplo limitar movimentos de membros superiores a 90° em cirurgias envolvendo mamas por um período de 20 a 30 dias após a cirurgia.

O complexo do ombro, que envolve articulações (glenumeral, acromioclavicular e esternoclavicular) e mecanismos articulares (escapulotorácico, subacromial e bicipital), pode ser afetado rapidamente por imobilidades decorrentes de intervenções cirúrgicas, promovendo prejuízos para a cintura escapular, como rigidez articular e atrofia muscular no período pós-operatório. Manter e/ou recuperar o equilíbrio entre a mobilidade e a estabilidade articular pode ser conseguido com diferentes técnicas, dentro dos limites impostos pela cirurgia envolvida. Terapia com base em conceitos de Mulligan e Maitland pode auxiliar de forma complementar na eficiência do atendimento de pacientes submetidos a diferentes modalidades de cirurgia plástica.

Cinesioterapia na cirurgia ortognática

A melhora da postura da cabeça e o relaxamento da musculatura supra-hióidea podem estar relacionadas com a resolução de dores miofasciais. A relação entre crânio-coluna cervical-osso hioide pode ser avaliada por medidas efetuadas em radiografia, sendo importante a avaliação do posicionamento do osso hioide, uma vez que quando a cabeça anterioriza, o pescoço também é levado à frente, tracionando o osso hioide em direção ao esterno, consequentemente modificando a posição mandibular. Outro conceito relacionado aponta a postura do pescoço como possível resultado de um mecanismo compensatório/antálgico em resposta à disfunção temporomandibular (DTM).[165,166]

Recomenda-se tratamento de DTM antes da cirurgia ortognática, bem como controle da rotação e atividade infra-hioide, estabilização isométrica em linha média, estabilização isométrica anteroposterior, estabilização isométrica – abertura e fechamento, além de alongamento da musculatura orbicular dos lábios superior e inferior. Também é importante efetuar a mobilização de tecidos moles suboccipitais e paravertebrais, efetuar reeducação respiratória e postural, além da estabilização da cintura escapular e controle da posição craniocervical.

Fase transoperatória

Como parte de equipe multidisciplinar, na fase transoperatória de cirurgia plástica estética ou reparadora, o profissional deve estar devidamente paramentado e em sintonia com a equipe que assiste o paciente. A principal atuação nessa fase é a aplicação de *taping* para controle do edema, equimose e fibrose (Figuras 21 e 22). O procedimento envolve a aplicação de uma fita elástica constituída de algodão autoadesivo. O método é relativamente simples, de baixo custo, mas envolve conhecimento adequado para evitar efeitos adversos, como a formação de bolhas, manifestações alérgicas com irritação da pele e prurido, ou até mesmo ineficácia. Diante de manifestações adversas relacionadas à intervenção, as bandagens devem ser retiradas com o devido cuidado, uma vez que a pele envolvida normalmente está alterada e mais sensível.

O uso de *taping* terapêutico em diversas disfunções teciduais tem origem na técnica japonesa (*spiral taping*), que envolve aplicação de fita adesiva ou esparadrapo em diversos formatos diretamente nas áreas afetadas. São atribuídas estimulações de mecanorreceptores cutâneos, de acordo com a disposição da bandagem.

Existem publicações sobre o uso do Kinesio Taping® (KT) para controle de equimose e edema decorrentes de diversas origens, como no pós-operatório de abdominoplastias, lipoaspiração,[167,168] extração do terceiro molar e cirurgias ortognáticas, dentre outros.[169-175] Divergências nos resultados decorrem muitas vezes da variabilidade de técnicas empregadas, bem como uso de sham com outros tipos de materiais, como fita adesiva Micropore®, por exemplo, técnica que apresenta limitação importante, uma vez que reproduz o mecanismo de tratamento semelhante ao KT, portanto, capaz de suscitar o mesmo mecanismo neurobiológico, influenciando os mesmos receptores pro-

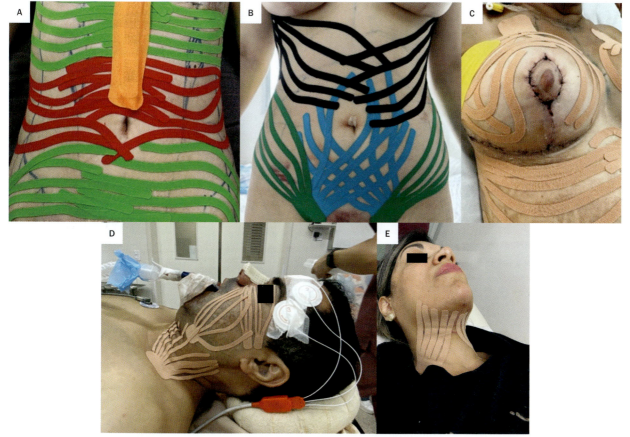

FIGURA 21 Exemplos de aplicação de *taping linfático* em cirurgia de abdominoplastia, mamoplastia, cirurgias de rinoplastia, mentoplastia e lipoaspiração submentual para controle de edema e equimose. Fonte: imagens gentilmente cedidas por Dra. Mariana Buzato (A, B e C), MSc Gabriella de Paula Marcondes Ferreira Leite (D) e Dra. Rachel Michelini Guerero (E).

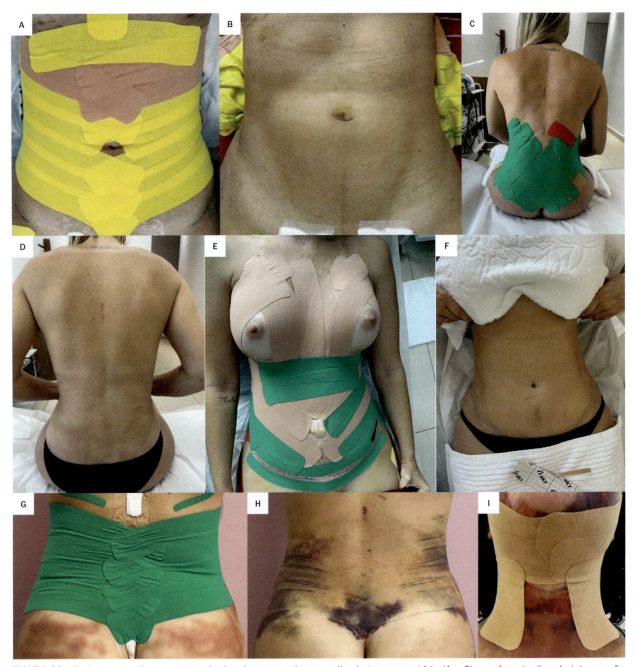

FIGURA 22 *Taping* contensivo para controle de edema e equimose aplicado transoperatório (A e C) e após seis dias da intervenção cirúrgica (B e D). *Taping* contensivo aplicado após 24 h da intervenção cirúrgica (E), sobre equimoses já estabelecidas, e após seis dias da aplicação (F). Notar que o resultado é muito diferente no controle de equimoses. Exemplo de aplicação de *taping* contensivo para lipoaspiração submentoniana (I). Fonte: imagens gentilmente cedidas pela Dra. Mariana Buzzato (A, B, E, F e G) e Dra. Rachel Michelini Guerero (C e D).

prioceptivos cutâneos.[176-179]. Problema semelhante ocorre em estudo que envolvem acupuntura, em que se questiona se o estímulo produzido por técnicas sham pode ser considerado fisiologicamente inerte.[180-181] Nesse sentido, estudos mais adequados precisam ser desenvolvidos.[182]

A aplicação do *taping* deve ser cuidadosa, com intuito de evitar tensão principalmente em cicatrizes lineares, assim como na retirada, caso contrário pode desencadear cicatriz inestética. Pode ser utilizado por um período de 3 a 4 dias consecutivos com diferentes graus de tensão, sem a necessidade de retirar para banho, pois normalmente o material não perde a qualidade adesiva. A secagem deve ser efetuada com toalha normalmente, devendo-se evitar o uso de secador, que pode produzir perigosamente maior aderência do material na pele, dificultando sua retirada.

Existem diferentes tipos de *taping*: sem recortes (contensivo), ideal para reabsorção uniforme de equimoses; e com recortes, denominado de "linfático", "fan" ou "polvo", que promove tensão de tração por meio dos filamentos de ancoragem, aumentando a mobilização tecidual de acordo com a movimentação do tecido envolvido, aumentando o controle do edema.

Fase pós-cirúrgica

Os resultados de procedimentos terapêuticos no pós-operatório de cirurgia plástica estética ou reparadora estão diretamente relacionados ao período após a cirurgia em que as intervenções serão aplicadas, bem como aos tratamentos a que o paciente foi submetido no período pré-operatório e/ou transoperatório, além de fatores inerentes ao paciente, como tabagismo, disfunções circulatórias, obesidade, hipertensão e diabetes, dentre outros.

O atendimento fisioterapêutico no pós-operatório de cirurgias plásticas tem como objetivo minorar as consequências do trauma cirúrgico, promovendo maior conforto e reduzindo a ansiedade dos pacientes. Para tanto, é importante identificar o tipo, a profundidade e os tecidos afetados pelo trauma, e limitações posturais, por meio de anamnese criteriosa. Diante das informações decorrentes de entrevista e exame clínico, estabelecer um plano de tratamento priorizando complicações mais urgentes, bem como promover funcionalidade.

Terapia manual e mobilização tecidual assistida

A principais finalidades da mobilização tecidual no pós-operatório de cirurgia plástica são o controle do edema e fibrose, prevenir e/ou tratar aderências cicatriciais, que consequentemente limitam as funções (Capítulo 15).

A massagem de drenagem linfática (MDL) pode ser utilizada para controle do edema, entretanto, é importante salientar que o uso de compressão associada é de fundamental importância, com o intuito de manter o efeito inerente ao procedimento, que se utilizado de forma isolada, tem duração limitada diante do processo inflamatório ativo decorrente do trauma cirúrgico. Não faz sentido algum o uso da técnica como forma de prevenção (intervenção no período pré-operatório, por exemplo), uma vez que se não existe edema, o incremento circulatório linfático e sanguíneo (não é possível isolar o efeito em ambos os sistemas) não traz benefícios adicionais.

A aplicação da técnica de DLM deve priorizar movimentos de bombeamento, evitando promover tensão em cicatrizes lineares, pelo risco de promover aumento de atividade fibroblástica e, consequentemente, piora da qualidade da cicatriz. Para monitoramento do efeito das manobras nas cicatrizes é interessante manter uma mão sobre a cicatriz enquanto a outra produz os movimentos. A direção e o sentido das manobras devem considerar limitações de fluxo circulatório linfático imposto pela incisão cutânea. Deve-se evitar, portanto, movimentos no sentido da incisão, sob pena de aumento do edema pericicatricial, que também pode comprometer a qualidade da cicatriz. Essa técnica é denominada "massagem de drenagem reversa" em alusão a manobras executadas na direção oposta à cicatriz.

Como abordado anteriormente, o posicionamento adequado para aplicação de procedimentos terapêuticos deve ser observado, evitando produzir tensão na cicatriz, sendo importante inclusive orientar e direcionar os movimentos na maca. O tronco deve ficar elevado com auxílio de uma cunha ou travesseiros, e a flexão das coxas e dos joelhos, com apoio de um rolo, por exemplo.

Os movimentos de DLM na face de indivíduos submetidos a *lifting* devem ser redirecionados à direção fisiológica e anatômica normal, evitando-se direcionar para as incisões (Figura 23). O procedimento deve ser aplicado com a cabeça e o tronco elevados por meio de uma cunha.

As manobras de DLM em cirurgias de dermolipectomia abdominal também devem observar a mudança anatômica da circulação linfática produzida pela ressecção de pele (Figura 24).

No pós-operatório imediato, muitos cirurgiões têm como conduta manter um enfaixamento compressivo durante pelo menos 24 horas, com a finalidade de diminuir o edema, evitar hematomas/equimoses, o que inviabilizaria manobras diretas sobre a região lesada. Após 48 ou 72 horas pode-se iniciar a massagem de drenagem linfática manual clássica com movimentos rítmicos, que atuam de forma eficaz na drenagem do edema proveniente do ato cirúrgico (Figura 25). Em contrapartida, movimentos deslizantes que acompanham diversas técnicas de drenagem, como abordado anteriormente, são inadequados na fase aguda do reparo, podendo desenvolver tensões na lesão, aumentando sobremaneira a probabilidade de desenvolvimento de uma cicatriz hipertrófica; além disso, a região operada fica extremamente sensível.

Na década de 1960 a drenagem linfática começou a ser utilizada com a finalidade de melhorar os resultados cosméticos da cirurgia palpebral. Desde essa época já eram observados seus benefícios no tratamento e na prevenção de cicatrizes espessas, cicatrizes hipertróficas, ptose supercorrigida, entrópio supercorrigido, ectrópio pós-operatório e fórnices superficiais. A execução de manobras no pós-operatório imediato apresenta grandes benefícios, inclusive na

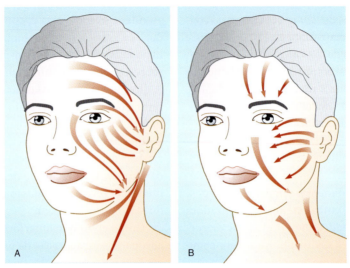

FIGURA 23 (A) Direção da drenagem linfática normal; (B) modificada após *lifting* facial.

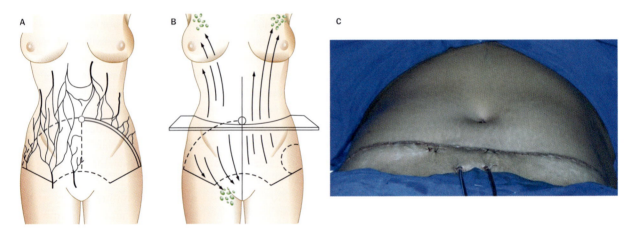

FIGURA 24 Representação ilustrativa da circulação e da drenagem linfática da parede anterior do abdome. No hemicorpo direito, circulação de drenagem normal; e no hemicorpo esquerdo, o que acontece quando é efetuada dermolipectomia abdominal, em que a drenagem deve ser efetuada apenas para os linfonodos axilares, com intuito de prevenir exacerbação de edema pericicatricial.

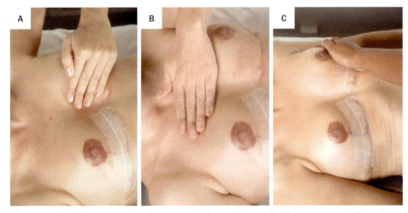

FIGURA 25 Manobras de drenagem linfática manual após mamoplastia redutora. (A) Manobra na região esternal com direcionamento para cadeia dos linfonodos axilares; (B) manobra de reabsorção na cadeia mamária interna; (C) apoio da cicatriz com uma das mãos, enquanto a outra realiza as manobras. Fonte: Acervo pessoal.

drenagem da face e do pescoço (Figura 26), para a prevenção e o tratamento das sequelas provenientes do ato cirúrgico.

Manobras de fricção suave sobre a incisão podem evitar a formação de aderências cicatriciais que comprometem tanto o aspecto quanto a função do tecido envolvido.

Cicatrizes já instaladas e aderentes podem ser tratadas com manobras de fricção transversa profunda ou manobras que envolvam o pinçamento da pele (Capítulo 4) e proporcionam maior mobilidade tecidual (Figura 27).

A manipulação tecidual também deve ser utilizada com cautela nas lipoenxertias, pelo risco de aumentar a reabsorção da gordura implantada ou ainda deslocá-la. A melhor opção no pós-operatório imediato de lipoenxertias é a utilização da drenagem linfática, seguindo as mesmas restrições no pós-operatório de outras modalidades cirúrgicas já discutidas.

Manobras de distração axial[183] também podem ser utilizadas com intuito de aumentar a mobilidade tecidual sobre cicatrizes, para prevenir/tratar aderências e facilitar revascularização linfática superficial de forma adequada. Os movimentos devem produzir o estiramento da pele de acordo com a resistência imposta pelos tecidos, sendo que deve ser mantida por alguns segundos, no sentido da lesão. Evitar movimentos centrífugos, ou seja, da cicatriz para fora, pois podem comprometer a qualidade da cicatriz.

O uso de acessórios como vacuoterapia e crochetagem também produz incremento adequado na mobilidade tecidual, sendo que força/pressão empregadas devem estar de acordo com a fase do processo cicatricial. O acompanhamento da evolução da mobilidade pode ser efetuado por meio do adherômetro (Capítulo 15).

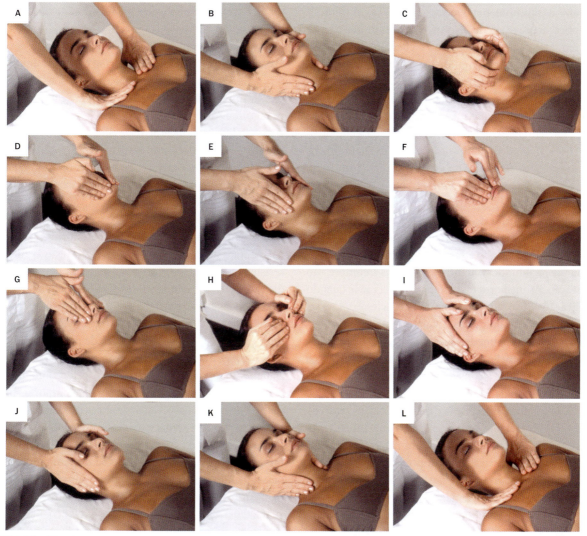

FIGURA 26 Manobras de drenagem linfática para face e pescoço. (A) Fossa supraclavicular; (B) esternocleidomastóideo (linfonodos cervicais); (C) linfonodos submentonianos e submandibulares; (D, E e F) região do lábio; (G) região do nariz; (H) bochechas; (I) região superior ao supercílio (testa); (J) região pré-auricular (parotídeos); (K) esternocleidomastóideo; (L) fossa supraclavicular.

Crioterapia

A aplicação de crioterapia no pós-operatório de cirurgias tem como intuito controlar o edema e equimoses, bem como promover analgesia. Porém, o procedimento deve ser avaliado em tecidos com a circulação comprometida.

A melhor resposta ao resfriamento tecidual ocorre na primeira fase do processo e a reparação pode durar até 72 horas, dependendo da severidade da lesão. O controle dos sintomas relacionados ao processo inflamatório desencadeado pelo trauma pode ser efetuado por meio da intervenção denominada pelo acrônimo RICE (R [*rest*/repouso], I [*ice*/gelo], C [*compression*/compressão], E [*elevation*/elevação]). As técnicas, bem como as respostas dos diferentes tecidos diante do resfriamento, encontram-se no Capítulo 5.

A aplicação da crioterapia deve ocorrer por 20 a 30 minutos a cada hora, por 4 horas após a lesão. A duração da aplicação deve ser de pelo menos 20 minutos, sendo que em tempos menores há uma ineficiente diminuição da temperatura, não atingindo os tecidos mais profundos.[184,185] Estudos clínicos apontam que a crioterapia precoce é muito mais efetiva do que a tardia.[186] Obviamente, no pós-cirúrgico imediato, a aplicação do frio terá de ser feita sobre curativos, de preferência associada à compressão elástica, com os quais se observam os melhores os resultados.[187] A espessura do curativo exerce influência direta sobre a qualidade do resfriamento.

A crioterapia deve começar a ser utilizada nas primeiras 24 horas, na forma de compressas sobre curativos finos, com objetivo de diminuir a dor, o edema e apresentar uma resposta inflamatória reduzida. Os resultados podem ainda ser melhorados, quando associados à compressão e elevação. As melhores respostas são observadas quando a aplicação é realizada até 48 horas após a lesão.[188]

É de grande importância o atendimento fisioterapêutico pós-operatório imediato (Figura 28), já que a crioterapia, embora benéfica, é subutilizada porque em muitos hospitais a atividade é considerada demasiadamente trabalhosa e demorada.[189]

É sabido que a hipotermia deprime a cicatrização de lesões,[190,191] entretanto com a aplicação intermitente nas primeiras 24 horas não promoverá interferência nas outras fases de cicatrização. É importante salientar que a tomada de decisão quanto à utilização desse recurso deve ser feita com o cirurgião, já que em cirurgias que envolvem grandes hemostases, ou em tecidos que foram muito tensionados, o resfriamento pode acelerar um processo de necrose.

Taping no período pós-operatório

A utilização do *taping* na fase pós-operatória de cirurgias plásticas visa o controle do edema, da equimose, da fibrose, da redução de deiscência e o auxílio na cicatrização (Figuras 29 a 32).

A denominada "terapia do esparadrapo" é uma técnica japonesa que utiliza bandagens terapêuticas com fitas adesivas em forma de espiral ou em outros formatos e produz diferentes efeitos. É utilizada normalmente no tratamento de algias do sistema muscular e equilíbrio, e é recurso auxiliar na reabsorção de edemas e equimoses decorrentes de intervenções cirúrgicas. Quando utilizado no formato circular, o tratamento também é denominado "reprogramação músculo-articular" (RMA), sendo que a intervenção terapêutica envolve aplicação de células adesivas em espiral ou de células reprogramadoras (Figura 33). O método baseia-se em conhecimentos de acupuntura e cinesiologia aplicada, sendo adotado em diversas disfunções.[169,170,193]

Antes da aplicação da terapia do esparadrapo deve-se executar alguns testes, sendo *O-ring test*, também denominado teste bidigital ou teste neuromuscular do anel, de grande importância diagnóstica. Esse teste é utilizado para os seguintes diagnósticos e aplicações: definição da colocação da fita, identificação da lesão e checagem da intensidade do estímulo. É um teste bioenergético com uma resposta neuromuscular, sendo mais apropriado quando realizado nos músculos dos dedos da mão, comparando-se a qualquer outra musculatura.

Para realização do *O-ring test* é sugerido que o paciente utilize o dedo médio e polegar para formar o anel. O terapeuta, para tentar abrir esse anel (o teste avalia esta resistência), deverá utilizar a articulação interfalangeana distal de seus dedos indicadores para tracionar as articulações interfalangeana distal do dedo médio e a interfalangeana do paciente. Se o *O-ring test* apresentar-se positivo, indica a necessidade de intervenção de reprogramação.

Outra grande atuação da terapia do esparadrapo é o tratamento de cicatrizes aderentes. A pele, como foi visto no Capítulo 2, é um órgão de fundamental importância no sistema de exterocepção, além de alojar meridianos (canais por onde circula energia e se localizam os pontos de acupuntura). Quando as cicatrizes provocam alterações morfológicas dos exteroceptores, elas se tornam patológicas, desregulando o organismo em dois níveis principais:[98]

- **Postural:** o estiramento dos receptores de pele provoca tensão no sistema musculoesquelético. Esse ajuste do organismo tem como objetivo relaxar os exteroceptores estirados;

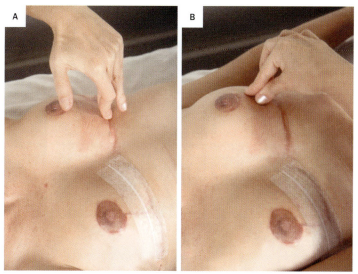

FIGURA 27 Manobras de massagem para cicatrizes aderentes. (A) Técnica de massagem transversa; (B) técnica de pinçamento.

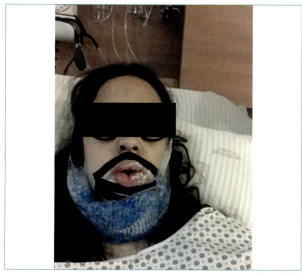

FIGURA 28 Uso de crioterapia e *taping* para controle do edema decorrente de cirurgia ortognática. Fonte: acervo pessoal.

- **Energético:** há uma perturbação do fluxo energético do meridiano onde a cicatriz está localizada.

Para avaliar se a cicatriz é patológica ou não, realiza-se o *O-ring test* em toda sua extensão, vislumbrando a necessidade de se tratar (reprogramar) a cicatriz, sendo importante promover intervenção visando aumento da maleabilidade da cicatriz e evitando assim a restrição de movimento relacionada.

A falta de comprovação científica dos resultados obtidos na prática clínica indica que há muito que se pesquisar sobre a técnica, a fim de se conseguir fundamentar cientificamente seus efeitos, bem como as possíveis restrições.

Compressão

A compressão é comumente efetuada após a maioria das intervenções cirúrgicas, mais comumente nas plásticas, por meio de bandagens e curativos compressivos e/ou pelo uso de modeladores, visando à diminuição do edema e inibição de cicatrizes hipertróficas. O período de utilização é variável, devendo ser aplicada no mínimo por 48 horas, podendo se estender por até 30 dias, dependendo do critério profissional e da qualidade da cicatriz.

A compreensão das forças mecânicas no ambiente da ferida permite direcioná-las com diferentes recursos terapêuticos para minimizar a formação de cicatrizes inadequadas. As terapias que modulam as forças mecânicas no ambiente da ferida são capazes de controlar a qualidade da cicatriz. O uso de malhas compressivas nesse sentido é fundamental para limitar o aumento do estresse mecânico no ambiente da ferida, que pode produzir uma cicatriz hipertrófica por meio da ativação das vias de mecanotransdução.[194]

A aplicação de compressão apresenta melhores resultados na fase inicial da formação do edema, isto é, na fase inflamatória aguda, em decorrência das alterações de pressões entre o sistema vascular e os tecidos (Capítulo 1), estímulo que pode limitar a extensão do edema.

A compressão exerce um papel importante na reorganização do tecido cicatricial, atuando nos agentes implicados na formação de cicatrizes hipertróficas e retráteis (Figura 34).

A aplicação de uma pressão contínua e adequada sobre a cicatriz pode promover redução da síntese fibroblástica, entretanto possui efeito limitado em cicatrizes hipertró-

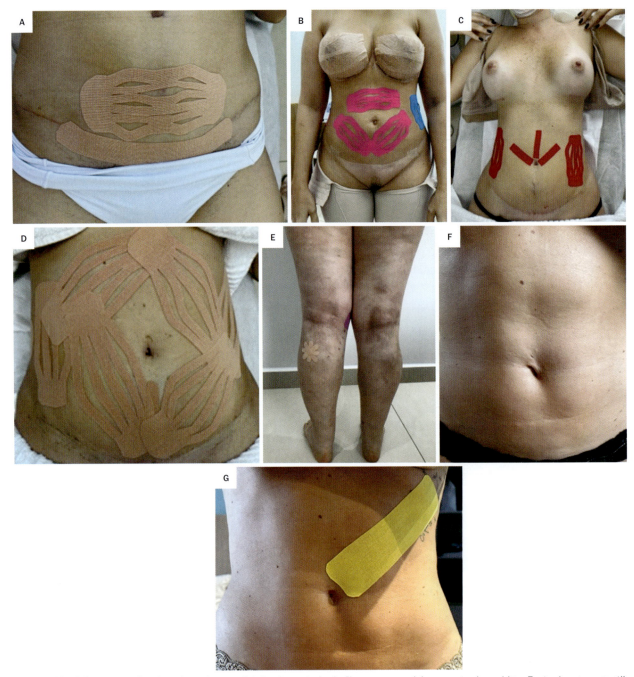

FIGURA 29 Diferentes aplicações de *taping* com intuito de controle da fibrose e reposicionamento de umbigo. Fonte: imagens gentilmente cedidas pela Dra. Rachel Michelini Guerero (A, B, C, D e E) e Dra. Mariana Buzato (F e G).

CAPÍTULO 17 CIRURGIA PLÁSTICA **435**

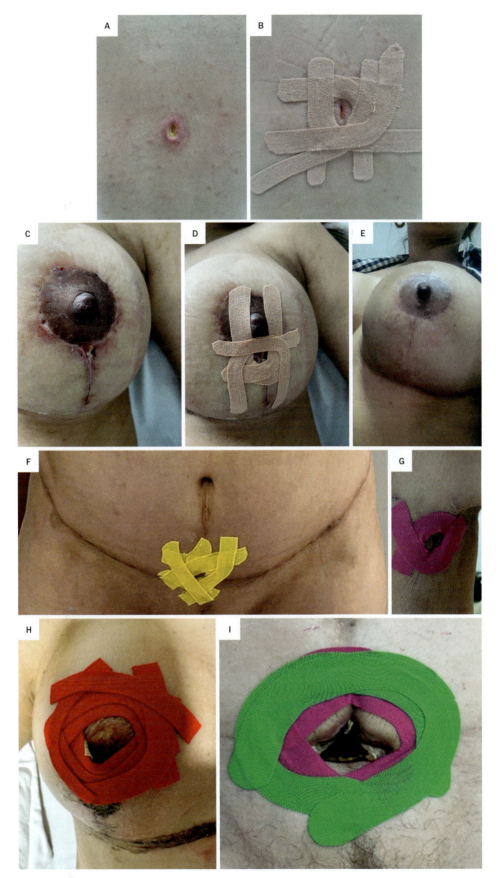

FIGURA 30 Exemplos de aplicação de *taping* como indutor no processo de cicatrização. Fonte: imagens gentilmente cedidas pela Dra. Rachel Michelini Guerero (A a E) e Dra. Mariana Buzato (F a I).

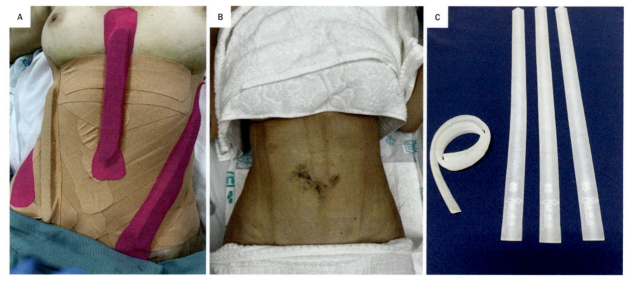

FIGURA 31 Exemplo de canaleta que tem o intuito de aperfeiçoar o resultado de lipoescultura de alta definição, sendo que deve ser aplicada exatamente no sulco produzido na cirurgia, sob pena de comprometer o resultado. Fonte: imagens gentilmente cedidas pela Dra. Rachel Michelini Guerero (A, B) e MSc Gabriella de Paula Marcondes Ferreira Leite.

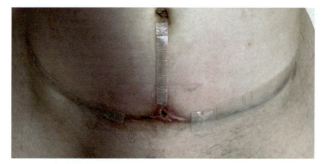

FIGURA 32 Exemplo de curativo flexível composto de laminado revestido de gel de silicone com objetivo de melhorar a qualidade e aspecto da cicatriz. Fonte: imagem gentilmente cedida pela Dra. Mariana Buzato.

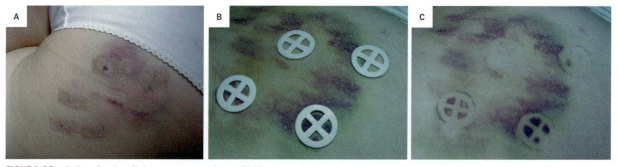

FIGURA 33 Aplicação de células reprogramadoras (RMA) em equimose decorrente de cirurgia de subcisão. Fonte: acervo pessoal.

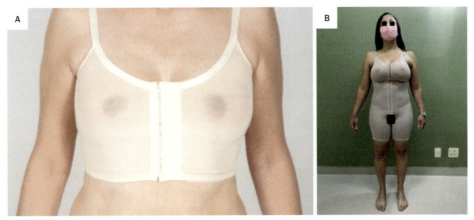

FIGURA 34 Exemplos de malhas compressivas utilizadas após cirurgia plástica. Fonte: acervo pessoal (A) e MSc Gabriella de Paula Marcondes Ferreira Leite (B).

ficas e queloideanas antigas, porém exerce efeitos satisfatórios em cicatrizes recentes e ainda atua de modo eficaz na prevenção de recidivas após remoção cirúrgica.

Eletroterapia

A eletroterapia pode ser utilizada como intervenção terapêutica importante no atendimento de pacientes submetidos a cirurgia plástica, com intuito de promover analgesia, controlar o edema, auxiliar na remoção de equimoses, promover cicatrização de qualidade com menor tempo de recuperação, na avaliação (eletrodiagnóstico) e tratamento de lesões nervosas periféricas, além de funcionar como método complementar de outras terapias.

Lesões nervosas podem ocorrer em diferentes procedimentos de cirurgia plástica bem como em procedimentos de ritidoplastia, que podem produzir paralisia facial, sendo importante detectar lesões prévias não relacionadas à cirurgia e possíveis sequelas relacionadas. Durante a anamnese pré-operatória pode-se detectar possível assimetria e espontaneidade do movimento facial, além de se questionar sobre acometimentos prévios e paralisia de Bell, por exemplo.

A incidência de lesão parcial ou total do nervo facial em cirurgias estéticas da face provavelmente é subnotificada, e a ocorrência de paralisia facial parcial ou total traz grandes comprometimentos funcionais e psicossociais.

Os primeiros sinais de paralisia podem surgir no pós-operatório imediato, e a detecção pode ser efetuada por meio de avaliação dos músculos mímicos da face. Dentre os sistemas de pontuação que permitem avaliar a gravidade de possível paralisia de nervos periféricos encontra-se o teste muscular de Frays, que avalia o grau de excursão voluntária dos músculos faciais e permite avaliar dez grupos musculares, mas a análise pode ser direcionada para apenas alguns músculos, de acordo com o ramo le-

sado. Permite avaliar músculos separados, e são atribuídos valores de 0 a 3, obtendo uma pontuação total entre 0 e 30 (Tabela 4).[195-198] Já a escala de House-Brackmann[199] (Tabela 5) avalia os grupos de músculos faciais em conjunto.[195-198] Além de escalas, é interessante efetuar um exame eletrodiagnóstico (Capítulo 6), pois além de avaliar o grau de lesão, determina parâmetros físicos mais adequados para tratamento de uma possível lesão.

Revisão recente da literatura relacionada à intervenção terapêutica com estimulação elétrica na paralisia de Bell ou paralisia facial periférica detectou estudos com metodologias inadequadas, falta de padronização de parâmetros físicos utilizados, ausência de controle e pequeno número de indivíduos avaliados; portanto, não foi possível comprovar totalmente a eficácia da eletroterapia no tratamento da paralisia de Bell. Estudos futuros com amostras maiores e populações homogêneas devem ser realizados para obtenção de resultados conclusivos.[200]

Analgesia e controle do edema

A estimulação elétrica nervosa transcutânea (TENS) é um valioso recurso físico para o alívio sintomático da dor, seja ela proveniente de lesões agudas ou mesmo decorrente de processos crônicos. A dor pós-operatória acarreta, além do sofrimento, efeitos adversos em aparelhos e sistemas, comprometendo a recuperação do paciente. Revisão recente[201] demonstra a eficácia do recurso para dores agudas e crônicas.

Os protocolos da TENS utilizados para a analgesia pós-operatória encontram-se atualmente bem definidos, contrariamente ao que era observado nos períodos iniciais da sua utilização. Diversos estudos foram realizados visando a padronização dos seus parâmetros, o que reforça a necessidade de conhecimentos mais aprofundados por parte do fisioterapeuta para a sua utilização. A eficácia da analgesia está intimamente relacionada aos parâmetros físicos, como frequência, largura da fase, modulação, tempo de aplicação e colocação de eletrodos, entre outros (Capítulo 6).

Os parâmetros da corrente devem ser eleitos primeiramente para dar suporte à indicação e aos objetivos propostos do tratamento. Neste contexto, a dor aguda, inclusive da incisão cirúrgica, é mais bem controlada pela TENS de alta frequência (75-200 Hz). O seu principal inconveniente é a acomodação neural, uma diminuição na percepção do estímulo que ocorre na medida em que o nervo se torna menos excitável com a estimulação repetida. Essa acomodação pode ser controlada adicionando-se modulações ao pulso original, os quais podem ser em amplitude, frequência ou ambos simultaneamente. Nos casos de dores crônicas, sugere-se a TENS de baixa frequência (≤ 25 Hz); a sua vantagem está no grande efeito analgésico residual que pode durar horas.

Vários estudos que utilizaram a TENS como recurso pós-operatório têm sido publicados. Os resultados revelam uma diminuição na administração de analgésicos,[202-204] aumento tanto do volume corrente quanto do volume minuto na ventilometria, diminuição na incidência de atelectasias e pneumonia, além da redução do tempo de internação hospitalar. O protocolo de estimulação deve contemplar, além dos objetivos propostos, as restrições impostas pelo ato cirúrgico.

A modulação em *burst* minimiza a interferência da TENS no eletrocardiógrafo de pacientes submetidos à cirurgia cardíaca.[205] Neste caso, os autores relatam que não foi possível a utilização da TENS de alta frequência em função da impossibilidade de leitura do eletrocardiógrafo (Figura 35), o que inviabilizava o acompanhamento clínico do paciente no pós-cirúrgico.

O profissional deve concentrar a aplicação no local da incisão, por se tratar de uma área primária de geração de dor, sem descuidar-se de outros pontos que podem desencadear estímulos dolorosos. No caso de cirurgias torácicas, deve-se bloquear todos os nervos intercostais da região relacionada à área cirúrgica, bem como a relacionada ao dreno, quando houver. Neste caso, a colocação dos eletrodos é de fundamental importância para a eficácia da intervenção. Eles devem ser colocados (geralmente em número de dois) na área da incisão e outros dois

TABELA 4 — Teste muscular de Freys

Dez músculos faciais		Pontuação	Contração muscular
Frontalis	Enruga a testa e levanta as sobrancelhas	0	Sem contração
Corrugador supercili	Puxa as sobrancelhas medialmente e para baixo	1	Contração mínima
Orbicularis ocular	Fecha as pálpebras	2	Grande excursão, mas contração fraca
Prócero	Puxa o ângulo medial da sobrancelha para baixo, produzindo rugas sobre a ponte do nariz	3	Contração normal
Dilatador naris músculo	Expande as narinas		
Orbicularis oris	Fecha e projeta os lábios	Pontuação total (0-30)	Grau de paralisia facial
Risório	Puxa o canto da boca lateral	20-30	Ligeiro
Zigomático maior	Puxa o canto da boca para cima e para o lado	10-20	Leve
Bucinador	Comprime a bochecha contra os dentes	0-10	Grave
Mentual	Deprime o lábio inferior e enruga a pele do queixo	0	Total

TABELA 5 — Escala de House-Brackmann para avaliação da movimentação facial

Grau	Descrição	Em repouso	Em movimento
I	Normal	Simetria	Função facial normal
II	Disfunção leve	Simetria e tônus normais	Fronte: função moderada a boa Olho: fechamento completo com esforço mínimo Boca: assimetria discreta
III	Disfunção moderada	Simetria e tônus normais	Fronte: movimento discreto a moderado Olho: fechamento completo com esforço Boca: discreta fraqueza com máximo esforço
IV	Disfunção moderadamente grave	Simetria e tônus normais	Fronte: nenhum Olho: fechamento incompleto Boca: assimetria com esforço máximo
V	Disfunção grave	Assimetria	Fronte: nenhum Olho: fechamento incompleto Boca: discreto movimento
VI	Paralisia total	Assimetria	Nenhum movimento

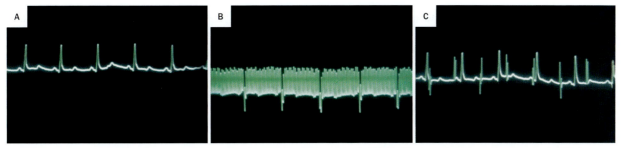

FIGURA 35 Sinal captado pelo eletrocardiógrafo. (A) Sinal prévio à aplicação da TENS; (B) sinal simultâneo à aplicação da TENS de alta frequência; (C) sinal simultâneo à aplicação da TENS no modo *burst*.

bilateralmente na região paravertebral, garantindo assim uma diminuição da dor originária da área cirúrgica, bem como dos tecidos lesados. Nos casos de incisões nos membros o procedimento deve ser similar, isto é, há necessidade de estimulação tanto da área incisional quanto do dermátomo correspondente ao nervo periférico. Esses procedimentos são importantes por aumentar significativamente a analgesia pós-operatória, possibilitando ainda uma diminuição no espasmo muscular que pode vir a ser uma fonte de dor secundária.

O início da terapia depende da rotina adotada pela equipe de profissionais que assistem o paciente. Em alguns serviços a TENS é iniciada ainda na sala de recuperação e em outros quando o paciente retorna ao quarto. O uso da TENS ainda na sala de recuperação deve ser definida em função da avaliação pré-operatória, que deve constar de todos os procedimentos necessários à familiarização do equipamento, bem como sanar possíveis dúvidas relacionadas à técnica, além de obter a intensidade aproximada a ser utilizada no pós-operatório. Na impossibilidade de se realizar esses procedimentos, a TENS deve ser aplicada somente quando o paciente retornar ao quarto, onde estará consciente, podendo participar das tomadas de decisão.

Procedimentos clínicos para o tratamento da dor pós-operatória quando da utilização da TENS:[206]

Conduta pré-operatória:

- Fornecer informações ao paciente relativas ao uso da TENS no pós-operatório;
- A tricotomia deve ser realizada com cuidado, evitando irritação ou abrasão da pele e, consequentemente, a exclusão do paciente;
- Apresentar o programa da TENS que será aplicado no caso da sua cirurgia;
- Instruir o paciente sobre o manuseio do equipamento, fornecendo-lhe, se necessário, o manual de operações;
- Realizar uma aplicação piloto, anotando no prontuário as intensidades e a colocação de eletrodos, bem como a sensação do paciente.

Conduta na sala de recuperação ou no quarto:

- Os eletrodos esterilizados devem ser posicionados paralelamente à incisão cirúrgica e conectados aos cabos. Caso necessite, um outro par de eletrodos deve ser fixado bilateralmente à coluna vertebral, no nível das raízes nervosas que abrangem a área da dor;
- O contato eletrodo-pele deve ser máximo, possibilitando uma maior área de conexão;
- Inicie a estimulação com a intensidade, frequência e largura da fase determinadas na avaliação pré-operatória;
- Quando o paciente estiver consciente, reajuste a intensidade para níveis dentro da tolerância e conforto do paciente;
- Os eletrodos devem ser reposicionados ou o tamanho de um deles deve ser alterado quando o paciente referir estimulações diferentes;
- O paciente deve ser lembrado para alterar, sempre que necessário, a intensidade da TENS, mantendo sempre um nível de estimulação adequado.

Conduta após a alta hospitalar:

- O paciente pode fazer uso da TENS em sua residência, diminuindo assim a ingestão de analgésicos, bem como melhorando as condições do processo cicatricial;
- A pele deve ser inspecionada regularmente para evitar irritações decorrentes do longo período de estimulação;
- No caso de a área sob os eletrodos apresentar grande hiperemia, os mesmos devem ser reposicionados de forma a não alterar a abrangência do campo elétrico;
- Pode haver a necessidade de substituição dos eletrodos autoadesivos, uma vez que o gel pode apresentar perda de água, com consequente diminuição da sua condutividade;

- Nas estimulações de longa duração a pele deve ser inspecionada quanto a hiperemia ou erupções (algum grau de hiperemia é normal, principalmente nos pulsos assimétricos).

Nos casos de aplicações da TENS na região da face, com objetivo de analgesia pós-operatória, o terapeuta deve se lembrar de que a sensibilidade dessa área é transmitida até o córtex pelo nervo trigêmeo. Uma breve revisão da morfologia nos remete diretamente ao tronco encefálico, na região da ponte, local onde entram os impulsos transmitidos pelo referido nervo. O detalhamento da sua via demonstra que há evidências suficientes de que as fibras aferentes nociceptivas da face projetam-se para o subnúcleo caudado do núcleo maciço do trato espinhal trigeminal. Por se tratar de um par de nervos cranianos, a utilização da TENS deveria estar embasada em conceitos que justifiquem as suas ações pelos mesmos mecanismos dos nervos espinhais, ou seja, a teoria das comportas, a depressão pós-excitatória e a liberação de endorfinas (Capítulo 6). Somente com esses dados não se pode afirmar que a TENS convencional, com frequência próxima de 100 Hz, teria uma ação justificada na teoria das comportas, pelo fato da não existência do corno dorsal da medula espinhal e consequentemente da substância gelatinosa. Nesse sentido, há evidências que apoiam o conceito de que o subnúcleo caudado é homólogo à substância gelatinosa do corno dorsal espinhal. Esses achados ratificam os resultados clínicos obtidos com a TENS convencional para o tratamento da dor aguda originária da face, independente da sua causa. Importante salientar que a frequência baixa também pode ser utilizada, entretanto, se o paciente estiver utilizando opiáceos, os receptores estarão saturados (Capítulo 6), não produzindo o efeito desejado e, neste caso, a opção é a frequência alta.

As correntes interferencial e de alta voltagem também podem ser utilizadas para aliviar a dor decorrente de processos inflamatórios de diversas causas,[207,208] sendo, portanto, indicadas no tratamento da dor pós-cirúrgica ou traumática, devendo ser considerado o mesmo raciocínio abordado para o TENS em relação às diferentes frequências. Ambas também podem ser utilizadas para controlar o edema (Figura 36).

A estimulação elétrica neuromuscular pós-cirurgia é um importante complemento no programa de tratamento fisioterapêutico, que visa manter ou restaurar a força e o trofismo muscular. A solicitação tecidual obviamente vai depender dos parâmetros físicos utilizados. Para eleger o programa de tratamento adequado, consultar o Capítulo 6.

Ultrassom

O ultrassom tem sido utilizado com sucesso nos processos de reparo tecidual, sendo que essa modalidade de energia, quando aplicada em animais e no homem, tem se revelado eficiente na resolução de muitas formas de lesões.

A utilização do ultrassom no pós-operatório imediato está vinculada diretamente ao processo de cicatrização, auxílio na reabsorção de equimoses, aumento da maleabilidade tecidual (coadjuvante a outros procedimentos terapêuticos) e analgesia. Entretanto, algumas questões devem ser consideradas: o transdutor não permite esterilização, bem como o gel utilizado para transmissão da onda mecânica atrapalha a aplicação de curativos adesivos após o procedimento.

O regime de pulso deve ser condizente com a resposta esperada, sendo o pulsado mais indicado para a intervenção imediata. A intensidade deve ser calculada de acordo com o tempo, variando em decorrência da área irradiada.

Como já abordado no Capítulo 7, a frequência determina a profundidade que o feixe ultrassônico pode atingir. Sendo assim, em cirurgias localizadas em regiões de pouca massa muscular, como as ritidoplastias, as frequências maiores são mais indicadas.

A reabsorção de equimoses é de vital importância na fase aguda, já que a sua evolução pode concorrer para formação de fibroses. Caso o processo de reparo esteja concluído e haja aderências e fibroses instaladas, a energia ultrassônica pode ser utilizada como coadjuvante na diminuição dessas sequelas, promovendo o aumento da maleabilidade tecidual e auxiliando na aplicação de outros recursos como terapia manual, vacuoterapia ou cinesioterapia, que devem ser efetuados imediatamente após a intervenção com o recurso, devido à "janela terapêutica" de apenas alguns minutos. Importante destacar que o efeito empírico disseminado equivocadamente de "quebra de fibrose" não ocorre.

O ultrassom tem sido utilizado no tratamento de aderências capsulares que ocorrem no implante de silicone de mamas, aliado a terapia manual, embora o tratamento seja controverso, principalmente manobras que envolvem a movimentação da prótese, uma vez que pode ocorrer aumento da atividade fibroblástica.

A gravidade da contratura capsular decorrente de mamoplastias de aumento pode ser avaliada por meio de escala de quatro pontos do sistema de classificação de Baker,[209,210] que integra questões de aparência, textura e maciez da mama reconstruída (Tabela 6). O grau I representa a mama com aparência natural, ou seja, difícil perceber que a mama foi aumentada. O grau II representa mínima contratura, e sem queixa importante. Já o corres-

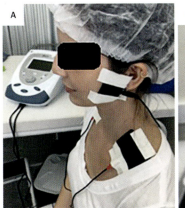 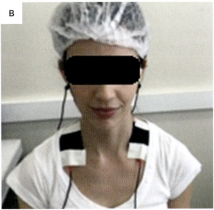

FIGURA 36 Demonstração de posicionamento de eletrodos indicado para intervenção com estimulação elétrica de alta voltagem em pacientes submetidos a cirurgia ortognática, para controle do edema pós-cirurgia. Fonte: imagem gentilmente cedia pela Profa. Dra. Carla Silva Perez.

pondente grau III envolve incremento da firmeza e início pouco detectável de distorção. O grau IV envolve contratura intensa, aparência distorcida, sendo visível que a mama foi aumentada.

TABELA 6	Classificação de Baker de contração capsular	
Grau	Contração	Aparência da mama
I	Nenhuma	A mama operada é tão macia/mole quanto a não operada
II	Mínima	Implante palpável, firme, porém não visível
III	Moderada	Implante obviamente palpável, firme, não distorcido. Início do processo de distorção
IV	Severa	Implante duro, distorcido na aparência e à palpação. Mama sensível e dolorida

Embora o sistema de Baker seja muito utilizado, a subjetividade inerente é provavelmente responsável pela alta variabilidade de dados publicados relacionados à contratura capsular interexaminador, e possivelmente intra-avaliador.[211-213]

Quando a contratura capsular torna-se clinicamente evidente, o tratamento com ultrassom terapêutico e massagem de drenagem linfática parece interessante principalmente para o grau II de Baker.[46] Na ocorrência de contratura classificada como Baker III e IV, a melhor opção apontada é a troca da prótese, com reposicionamento para o plano submuscular, e os recursos terapêuticos (ultrassom e massagem de drenagem linfática) iniciados no terceiro dia de pós-operatório, além do uso de medicamento como o zafirlucaste, parecem promover importante efeito sinérgico, com manutenção dos efeitos avaliados por pelo menos seis meses.[214,215]

São consideradas medidas preventivas da contratura capsular o emprego de próteses texturizadas, além de antibióticos sistêmicos perioperatórios, hemostasia rigorosa, instilação na loja da prótese de esteroides ou antibióticos, implantação da prótese em plano subpeitoral, bem como uso de dreno de sucção.

Fotobiomodulação

O emprego da fotobiomodulação no pós-operatório de cirurgias plásticas está relacionado à melhora da qualidade de cicatrizes, inclusive aumento da resistência, indução do fechamento de lesões como deiscências cicatriciais, analgesia. A grande vantagem desse tipo de recurso é não precisar de meio de transmissão (onda eletromagnética) e ter aplicação rápida e fácil.

Os melhores efeitos da fotobiomodulação na cicatrização cutânea ocorrem nos primeiros sete dias após a intervenção cirúrgica. Neste período a pele envolvida está sensível e até mesmo a retirada do curativo oclusivo para aplicação de recursos terapêuticos pode produzir lesão. Nesse sentido, um estudo experimental[216] avaliou a estimulação de lesão com *laser* aplicado em cima de curativo adesivo (Micropore®), procedimento fisicamente inadequado por se tratar de onda eletromagnética, sendo observados os efeitos bioestimulantes inerentes ao recurso significativamente maiores do que lesões controle e sham, apesar da perda de energia promovida pelo curativo. Outro estudo[217] relacionado apontou que a transmissão do *laser* depende do material inerente ao curativo oclusivo, bem como do comprimento de onda utilizado.

A cicatrização após uma lesão da pele é composta de reações celulares e hormonais que atuam no processo de reparo. O resultado final dessas alterações é a formação de uma cicatriz, sendo que o tamanho, a coloração e a forma são dependentes das suas interações.

A ação biológica do *laser* no reparo tecidual está bem documentada, sendo atribuída a essa modalidade energética efeitos como aumento na tensão de ruptura de cicatrizes, maior velocidade de cicatrização, modificação da motricidade do sistema linfático, possibilidade de angiogênese e resultados animadores em cicatrizes eritematosas, hipertróficas e pigmentadas. Parece existir uma correlação positiva do *laser* no processo de orientação das fibras de colágeno, provavelmente por ação nos fibroblastos, que se depositam ao longo da região em processo de reparo.

A fotobiomodulação, embora às vezes controversa, tornou-se uma modalidade terapêutica muito utilizada. Cabe lembrar que a efetividade da técnica depende de alguns fatores:

- Densidade de energia depositada nas áreas em processo de cicatrização;
- Técnica de aplicação (Figura 37);
- Periodicidade das irradiações;
- Período transcorrido após a lesão;
- Profundidade de lesão;
- Tipos de equipamento.

Importante salientar que a aplicação pontual em áreas abertas deve ocorrer com o probe envolvido com material tipo filme de policloreto de vinila (PVC), que interfere pouco na transmissão da onda, borrifado com álcool 70%, e posteriormente descartado devidamente em lixo branco, uma vez que os probes não são esterilizáveis.

Estudo[218] avaliou efeito do *laser* de baixa intensidade na contratura capsular decorrente de mamoplastia de aumento, não sendo encontrado resultado significativo. Entretanto, pode inibir a transição fibroblastos-miofibroblastos mediada por TGF-beta-1/Smad3, e esse efeito envolve a modulação dos canais iônicos TRPC1. Dessa forma, parece ter potencial como a ferramenta terapêutica promissora para o tratamento da fibrose tecidual.[219]

Avanços no uso de diodos emissores de luz (LED) levaram a sua aplicação clínica para uma variedade de condições, e na cirurgia plástica estética ou reparadora, o principal objetivo é no incremento da cicatrização cutânea.[220] (Capítulo 8).

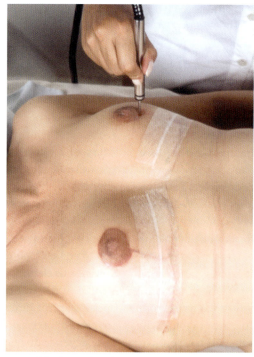

FIGURA 37 Aplicação da irradiação *laser* em deiscência cicatricial no cruzamento de linhas cirúrgicas em mamoplastia redutora. Observar o posicionamento perpendicular do emissor em relação à pele, bem como a leve compressão do tecido.

REFERÊNCIAS BIBLIOGRÁFICAS

1. Kakkar VV, Howe CT, Flanc C, Clarke MB. Natural history of postoperative deep-vein thrombosis. Lancet. 1969;2:230-2.
2. Huber O, Bounameaux H, Borst F, Rohner A. Postoperative pulmonary embolism after hospital discharge: an underestimated risk. Arch Surg. 1992;127:310-3.
3. Weinmann EE, Salzman EW. Deep-vein thrombosis. N Engl J Med. 1994;331:1630-45.
4. Marques LJ. Trombombolismo pulmonar. Medicina, Ribeirão Preto. 1998;31:257-65.
5. Cukic V, Baljic R. The most common detected risk and etiologic factors of pulmonary thromboembolism. Mater Sociomed. 2012;24(4):223-26.
6. Daly E, Vessey MP, Hawkins MM, Carson JL, Gough P, Marsh S. Risk of venous thromboembolism in users of hormone replacement therapy. Lancet. 1996;348:977-800.
7. Nicholson M, Chan N, Bhagirath V, Ginsberg J. Prevention of venous thromboembolism in 2020 and beyond. J Clin Med. 2020;9(8):2467.
8. Salam S, Mallat J, Elkamberg H. Acute high-risk pulmonary embolism requiring thrombolytic therapy in a COVID-19 pneumonia patient despite intermediate dosing deep vein thromboprophylaxis. Respir Med Case Rep. 2020;31:101-263.
9. Buesing KL, Mullapudi B, Flowers KA. Deep venous thrombosis and venous thromboembolism prophylaxis. Surg Clin North Am. 2015;95(2):285-300.
10. Teimourian B, Rogers WB. A national survey of complications associated with suction lipectomy: a comparative study. Plast Reconstr Surg. 1989;84(4):628-31.
11. Reinisch JF, Bresnick SD, Walker JW, Rosso RF. Deep venous thrombosis and pulmonary embolus after face lift: a study of incidence and prophylaxis. 2001;107(6):1570-5.
12. Rohrich RJ, Rios JL. Venous thromboembolism in cosmetic plastic surgery: maximizing patient safety. Plast Reconstr Surg. 2003;112(3):871-2.
13. Clavijo-Alvarez JA, Pannucci CJ, Oppenheimer AJ, Wilkins EG, Rubin JP. Prevention of venous thromboembolism in body contouring surgery: a national survey of 596 ASPS surgeons. Ann Plast Surg. 2011;66(3):228-32.
14. Caprini JA. Thrombosis risk assessment as a guide to quality patient care. Dis Mon. 2005;51(2-3):70-8.
15. Barbar S, Noventa F, Rossetto V, Ferrari A, Brandolin B, Perlati M, et al. A risk assessment model for the identification of hospitalized medical patients at risk for venous thromboembolism: the Padua Prediction Score. J Thromb Haemost. 2010;8(11):2450-7.
16. Few JW, Marcus JR, Placik OJ. Deep vein thrombosis prophylaxis in the moderate- to high-risk patient undergoing lower extremity liposuction. Plast Reconstr Surg. 1999;104(1):309-10.
17. McDevitt NB. Deep vein thrombosis prophylaxis. Plast Recons Surg. 1999;104:1923-8.
18. Jewell ML. Prevention of deep vein thrombosis in aesthetic surgery patients. Aesthetic Plast Surg. 2001;21:161-3.
19. Hernandez S, Valdes J, Salama M. Venous thromboembolism prophylaxis in plastic surgery: a literature review. AANA J. 2016;84(3):167-72.
20. Martén E, Langevin CJ, Kaswan S, Zins JE. The safety of rhytidectomy in the elderly. Plast Reconstr Surg. 2011;127(6):2455-63.
21. The Aesthetic Society's Cosmetic Surgery National Data Bank: Statistics 2019. Aesthet Surg J. 2020; 40(Supplement_1):1-26.
22. Gupta V, Winocour J, Shi H, Shack RB, Grotting JC, Higdon KK. Preoperative risk factors and complication rates in facelift: analysis of 11,300 patients. Aesthet Surg J. 2015;36:1-13.
23. Baker DC, Stefani WA, Chiu ES. Reducing the incidence of hematoma requiring surgical evacuation following male rhytidectomy: a 30-year review of 985 cases. Plast Reconstr Surg. 2005;116(7):1973-85.
24. Grover R, Jones BM, Waterhouse N. The prevention of haematoma following rhytidectomy: a review of 1078 consecutive facelifts. Br J Plast Surg. 2001;54(6):481-6.
25. Rohrich RJ, Stuzin JM, Ramanadham S, Costa C, Dauwe PB. The modern male rhytidectomy: lessons learned. Plast Reconstr Surg. 2017;139:295-307.
26. Sinclair NR, Coombs DM, Kwiecien G, Zins JE. How to prevent and treat complications in facelift surgery. Part 1: short-term complications. Aesthet Surg J Open Forum. 2021;3(1):ojab007.
27. Mustoe TA, Park E. Evidence-based medicine: face lift. Plast Reconstr Surg. 2014;133(5):1206-13.
28. Chopan M, Samant S, Mast BA. Contemporary analysis of rhytidectomy using the tracking operations and outcomes for plastic surgeons database with 13.346 patients. Plast Reconstr Surg. 2020;145(6):1402-8.
29. Tiourin E, Barton N, Janis JE. Methods for minimizing bleeding in facelift surgery: An evidence-based review. Plast Reconstr Surg Glob Open. 2021;9(8):e3765.
30. Kochuba AL, Coombs DM, Kwiecien GJ, Sinclair NR, Zins JE. Prospective study assessing the effect of local infiltration of tranexamic acid on facelift bleeding. Aesthet Surg J. 2021;41(4):391-7.
31. Manafi A, Asaadi M, Manafi N. Facial skin necrosis after facelift surgery. World J Plast Surg. 2020;9(1):106-7.
32. Ellenbogen R. Pseudo-paralysis of the mandibular branch of the facial nerve after platysmal face-lift operation. Plast Reconstr Surg. 1979;63(3):364-8.
33. Owsley JQ, Agarwal CA. Safely navigating around the facial nerve in three dimensions. Clin Plast Surg. 2008;35(4):469-77.
34. Lefkowitz T, Hazani R, Chowdhry S, Elston J, Yaremchuk MJ, Wilhelmi BJ. Anatomical landmarks to avoid injury to the great auricular nerve during rhytidectomy. Aesthet Surg J. 2013;33(1):19-23.
35. Sanctis MA, Punaro E, Nunes PHF, Passeri LA. Nervous disturbance in rhytidoplasty: a systematic review. Rev Bras Cir Plast. 2014;29(3):451-6.
36. LeRoy JL Jr, Rees TD, Nolan WB. Infections requiring hospital readmission following face lift surgery: incidence, treatment, and sequelae. Plast Reconstr Surg. 1994;93(3):533-6.
37. Bratzler DW, Houck PM. Surgical infection prevention guideline writers workgroup. Antimicrobial prophylaxis for surgery: an advisory statement from the National Surgical Infection Prevention Project. Am J Surg. 2005;189(4):395-404.
38. Zoumalan RA, Rosenberg DB. Methicillin-resistant Staphylococcus aureus-positive surgical site infections in face-lift surgery. Arch Facial Plast Surg. 2008;10(2):116-23.
39. Olds C, Spataro E, Li K, Kandathil C, Most SP. Postoperative antibiotic use among patients undergoing functional facial plastic and reconstructive surgery. JAMA Facial Plast Surg. 2019;21(6):491-7.
40. Lexer E. Hypertrophiebei der mammae. Munch Med Wochenschr. 1912;59:2702.
41. Kausch W. Die operationen der mammahypertrophy. Zentralbl F Chir. 1916;43:713.
42. Dufourmentel L, Mouly R. Plastie mammaire par la méthode oblique. Ann Chir Plast. 1961;6:45.
43. D´Assunção EA. Contribuição à mamplastia redutora em L. Rev Soc Bras Cir Plast. 1998;13:51-60.
44. Meyer R, Kasselring VK. Reduction mammaplasty with an l shaped suture line. Plast Rec Surg. 1975;55:139.
45. Myr Y, Myr L. Reduction mammaplasty. Plast Rec Surg. 1968;41:352.
46. Regnault P. Reduction mammaplasty by the b tecnique. Plast Rec Surg 1974;53:19.
47. Bozola AR, Oliveira MC, Sanches VM, Miura O, D'Andrea S. Mamoplastia em L: contribuição pessoal. R AMRIGS; 1982;26:20.
48. Chaves L, Ceceau MA, Magalhães HGA. Mastoplastia em L: um novo desenho. Rev Soc Bras Cir Plast. 1986;3(1):40-8.
49. Chiari Júnior A. The L short-scar mammaplasty: a new approach. Plast Reconstr Surg. 1992;90(2):233-46.
50. Horibe K, et al. Mamaplastia reductora: nuevo abordaje del método lateral-obliquo. Rev Lat Am Cir Plast 1976;2:7.

51. Sepulveda A. Assimetria mamária: tratamento cirúrgico. Rev Bras Cir. 1981;71:11.
52. Hueston JT. Surgical correction of breast asymmetry. Aust NZJ Surg. 1968;38(2):112-6.
53. Elsahy NI. Correction of asymmetries of the breast. Plast Reconstr Surg. 1976;57(6):700-3.
54. Vandenbussche F. Asymmetries of the breast: a classification system. Aesthetic Plast Surg. 1984;8(1):27-36.
55. Araco A, Gravante G, Araco F, Gentile P, Castrí F, Delogu D, et al. Breast asymmetries: a brief review and our experience. Aesthetic Plast Surg. 2006;30(3):309-19.
56. Chao AH, Garza R, Povoski SP. A review of the use of silicone implants in breast surgery. Expert Rev Med Devices. 2016;13(2):143-56.
57. Rubi CG, Lozano JA, Pérez-Espadero A, Leache ME. Comparing round and anatomically shaped implants in augmentation mammaplasty: The experts' Ability to differentiate the type of implant. Plast Reconstr Surg. 2017;139(1):60-4.
58. Baroudes R. The silicone in medicine. Milit Surg. 1950;106:379-87.
59. Baker JL Jr, Chandler ML, LeVier RR. Occurrence and activity of myofibroblasts in human capsular tissue surrounding mammary implants. Plast Reconstr Surg. 1981;68(6):905-12.
60. Biggs TM, Yarish RS. Augmentation mammaplasty: retropeitoral versus retromammary implantation. Clin Plast Surg. 1988;5:549-55.
61. Hester JR, Nahai F, Bostwick J, Cukic J. A five experience with polyurethane-covered mammary 6 prosthesis for treatment of capsular contracture, primary augumentation mammaplasty, and breast reconstruction. Clin Plast Surg. 1988;15:569-85.
62. Wan D, Rohrich RJ. Revisiting the management of capsular contracture in breast augmentation: A systematic review. Plast Reconstr Surg. 2016;137(3):826-41.
63. Kühn S, Georgijewitsch MA, Wehle A, Billner M, Küenzlen L, Rothenberger J, et al. Implant replacement or removal: what happens after capsular contracture? A German Study Examining Breast Implant Revision Surgery and Patient Choices in 946 Cases. Breast Care (Basel). 2021;16(4):350-7.
64. Hillard C, Fowler JD, Barta R, Cunningham B. Silicone breast implant rupture: a review. Gland Surg. 2017;6(2):163-8.
65. Borba V, Malkova A, Basantsova N, Halpert G, Andreoli L, Tincani A, et al. Classical examples of the concept of the ASIA Syndrome. Biomolecules. 2020;10(10):1436.
66. Jara LJ, García-Collinot G, Medina G, Cruz-Dominguez MP, Vera-Lastra O, Carranza-Muleiro RA, et al. Severe manifestations of autoimmune syndrome induced by adjuvants (Shoenfeld's syndrome). Immunol Research. 2017;65(1):8-16.
67. Colaris MJL, de Boer M, van der Hulst RR, Cohen Tervaert JW. Two hundreds cases of ASIA syndrome following silicone implants: a comparative study of 30 years and a review of current literature. Immunol Res. 2017;65(1):120-8.
68. Goren I, Segal G, Shoenfeld Y. Autoimmune/inflammatory syndrome induced by adjuvant (ASIA) evolution after silicone implants. Who is at risk? Clin Rheumatol. 2015;34(10):1661-6.
69. Pachón S JE, Salazar MC, Pores AM, Rizo VZ. Clinical and immunological characteristics of patients with biopolymers and autoimmune inflammatory Syndrome Induced by Adjuvants. Plast Reconstr Surg Glob Open. 2021;9(9):e3796.
70. Tanna N, Calobrace MB, Clemens MW, Hammond DC, Nahabedian MY, Rohrich RJ, et al. Not all breast explants are equal: contemporary strategies in breast explantation surgery. Plast Reconstr Surg. 2021;147(4):808-18.
71. Spear SL, Low M, Ducic I. Revision augmentation mastopexy: indications, operations, and outcomes. Ann Plast Surg. 2003;51(6):540-6.
72. Denney BD, Cohn AB, Bosworth JW, Kumbla PA. Revision breast augmentation. Semin Plast Surg. 2021;35(2):98-109.
73. Rosenfield LK, Davis CR. Evidence-based abdominoplasty review with body contouring algorithm. Aesthet Surg J. 2019;39(6):643-61.
74. Bozola AR, Psillakis JM. Abdominoplasty: a new concept and classification for treatment. Plast Reconstr Surg. 1988;82(6):983-93.
75. Pitanguy I. Abdominal lipectomy: An aproach to it through an analysis of 300 consecutive cases. Plast Reconstr Surg. 1967;40(4):384-91.
76. Greminger RF. The mini-abdominoplasty. Plast Reconstr Surg. 1987;79(3):356-65.
77. Brauman DMBBS, van der Hulst RR WJ, van der Lei B. Abdominoplasty with circumferential liposuction: A review of 1000 consecutive cases. Plastic Reconst Surg. 2019;144(2):328e-330e.
78. Greco JA, Castaldo ET, Nanney LB, Wendel JJ, Summitt JB, Kelly KJ, et al. The effect of weight loss surgery and body mass index on wound complications after abdominal contouring operations. Ann Plast Surg. 2008;61(3):235-42.
79. Choo S, Marti G, Nastai M, Mallalieu J, Shermak MA. Biomechanical properties of skin in massive weight loss patients. Obes Surg. 2010;20(10):1422-8.
80. Abela C, Stevens T, Reddy M, Soldin M. A multidisciplinary approach to post-bariatric plastic surgery. Int J Surg. 2011;9(1):29-35.
81. Staalesen T, Olsén MF, Elander A. Complications of abdominoplasty after weight loss as a result of bariatric surgery or dieting/postpregnancy. J Plast Surg Hand Surg. 2012;46(6):416-20.
82. Zammerilla LL, Zou RH, Dong ZM, Winger DG, Rubin JP, Gusenoff JA. Classifying severity of abdominal contour deformities after weight loss to aid in patient counseling: a review of 1006 cases. Plast Reconstr Surg. 2014;134(6):888e-894e.
83. Hafezi F, Nouhi AH. Abdominoplasty and seroma. Ann Plast Surg. 2002;48(1):109-10.
84. van Uchelen JH, Werker PM, Kon M. Complications of abdominoplasty in 86 patients. Plast Reconstr Surg. 2001;107(7):1869-73.
85. Chow I, Alghoul MS, Khavanin N, Hanwright PJ, Mayer KE, Hume KM, et al. Is there a safe lipoaspirate volume? A risk assessment model of liposuction volume as a function of body mass index. Plast Reconstr Surg. 2015;136(3):474-83.
86. Kim J, Stevenson TR. Abdominoplasty, liposuction of the flanks, and obesity: analyzing risk factors for seroma formation. Plast Reconstr Surg. 2006;117:773-9.
87. Tourani SS, Taylor GI, Ashton MW. Scarpa fascia preservation in abdominoplasty: does it preserve the lymphatics? Plast Reconstr Surg. 2015;136(2):258-62.
88. Borile G, Valente D, Tostes F, et al. Comparative, randomized study of the use of drains in abdominal dermolipectomy. Rev Col Cir. 2005; 32(5)325-7.
89. Dillerud E. Abdominoplasty combined with suction lipoplasty: a study of complications, revisions, and risk factors in 487 cases. Ann Plast Surg. 1990;25(5):333-8.
90. Chaouat M, Levan P, Lalanne B, Nicolau P, Mimoun M. Abdominal dermolipectomies: early postoperative complications and long-term unfavorable results. Plast Reconstr Surg. 2000;106(7):1614-8.
91. Flageul G, Elbaz JS, Karcenty B. Complications of plastic surgery of the abdomen. Ann Chir Plast Esthet. 1999;44(4):497-505.
92. Kargi E, Akduman D, Dokuzoguz B, Ozkoçak I, Tuncel A, Deren O, et al. Late abdominoplasty in obese patient: systemic inflammatory response syndrome and seroma. Plastic Reconstr Surg. 2003;1114:1568-71.
93. Manassa EH, Hertl CH, Olbrisch RR. Wound healing problems in smokers and nonsmokers after 132 abdominoplasties. Plast Reconstr Surg. 2003;111(6):2082-7.
94. Coleman WP, Glogau RG, Klein JA, Moy RL, Narins RS, Chuang TY, et al. Guidelines of care for liposuction. J Am Acad Dermat. 2001;45(3):438-47.
95. Flynn TC, Coleman WP, Field LM, Klein JA, Hanke CW. History of liposuction. Dermatol Surg. 2000;26:515-20.
96. Sterodimas A, Boriani F, Magarakis E, Nicaretta B, Pereira LH, Illouz YG. Thirtyfour years of liposuction: past, present and future. Eur Rev Med Pharmacol Sci. 2012;16:393-406.
97. Coleman WP. The history of liposuction and fat transplantation in America. Dermatol Clin. 1999;17:723-7.
98. Kesselring UK, Mayer R. Suction curette for removal of excessive local deposits of subcutaneous fat. Plast Rec Surg. 1978;3:76-8.

99. Fournier PF, Otteni FM. Lipodissection in body sculpturing: the dry procedure. Plast Reconstr Surg. 1983;72(5):598-609.
100. Hanke CW, Coleman WP, Francis LA. History of dermatologic cosmetic surgery. Am J Cosmet Surg. 1992;9:231-4.
101. Field LM. The dermatologist and liposuction – a history. J Dermatol Surg Oncol. 1987;13(9):1040-1.
102. Dolsky RL, Newman J, Fetzek JR, Anderson RW. Liposuction. History, techniques, and complications. Dermatol Clin. 1987;5(2):313-33.
103. Klein A. The tumescent technique for liposuction surgery. Am J Cosmet Surg. 1987;4:263-7.
104. Klein JA. Tumescent technique for local anesthesia improves safety in large volumen liposuction. Plast Reconst Surg. 1993;92(6):1085-98.
105. Klein JA. Tumescent technique for regional anesthesia permits lidocaine doses of 35 mg/kg for liposuction. J Dermatol Surg Oncol. 1990;16(3):248-63.
106. Bellini E, Grieco MP, Raposio E. A journey through liposuction and liposculture: Review. Ann Med Surg (Lond). 2017;24:53-60.
107. Ferry AM, Chamata E, Dibbs RP, Rappaport NH. Avoidance and correction of deformities in body contouring. Semin Plast Surg. 2021;35(2):110-8.
108. Lehnhardt M, Homann HH, Daigeler A, Hauser J, Palka P, Steinau HU. Major and lethal complications of liposuction: a review of 72 cases in Germany between 1998 and 2002. Plast Reconstr Surg. 2008;121(6):396e-403e.
109. Hoyos A, Perez M. Arm dynamic definition by liposculpture and fat grafting. Aesthet Surg J. 2012;32:974-87.
110. Dixit VV, Wagh MS. Unfavourable outcomes of liposuction and their management. Indian J Plast Surg. 2013;46(2):377-92.
111. Alexander L. An uncomplicated and cost-effective solution to large seromas after liposuction. J Cutan Aesthet Surg. 2021;14(2):260-2.
112. Flores González EA, Pérez Chávez F, Ramírez Guerrero OR, Mancilla NIG, Apodaca RAV. A new surgical approach to body contouring. Plast Reconstr Surg Glob Open. 2021;9(5):e3540.
113. Skorochod R, Fteiha B, Gronovich Y. Perforation of abdominal viscera following liposuction: a systemic literature review. Aesthetic Plast Surg. 2021.
114. Mentz HA, Gilliland MD, Patronella CK. Abdominal etching: differential liposuction to detail abdominal musculature. Aesthet Plast Surg. 1993;17(4):287-90.
115. Hoyos AE, Millard JA. VASER-assisted high-definition liposculpture. Aesthet Surg J. 2007;27(6):594-604.
116. Hoyos A, Perez M. Dynamic-definition male pectoral reshaping and enhancement in slim, athletic, obese, and gynecomastic patients through selective fat removal and grafting. Aesthet Plast Surg. 2012;36(5):1066-77.
117. Hoyos AE, Perez ME, Castillo L. Dynamic definition minilipoabdominoplasty combining multilayer liposculpture, fat grafting, and muscular plication. Aesthet Surg J. 2013;33(4):545-60.
118. Hoyos AE, Prendergast PM. High definition body sculpting: art and advanced lipoplasty techniques. NY: Springer; 2014.
119. Chia CT, Theodorou SJ, Hoyos AE, Pitman GH. Radiofrequency-assisted liposuction compared with aggressive superficial, subdermal liposuction of the arms: a bilateral quantitative comparison. Plast Reconstr Surg Glob Open. 2015;3(7):e459.
120. Danilla S, Babaitis RA, Jara RP, Quispe DA, Andrades PR, Erazo CA, et al. High-definition liposculpture: What are the complications and how to manage them? Aesthetic Plast Surg. 2020;44(2):411-8.
121. Van Boerum MS, Saltz R. Invited discussion on: "high definition liposculpture. what are the complications and how to manage them?". Aesthetic Plast Surg. 2020;44(2):419-20.
122. Ramirez AE, Hsieh TY, Cardenas JP, Lao WW. Abdominoplasty: my preferred techniques. Ann Plast Surg. 2021;86(3S Suppl 2):S229-S234.
123. Pohlan J, Miller H, Lerchbaumer MH, Krenzien F, Benzing C, Mogl MT, et al. Multiple liver perforations: complication of an outpatient liposuction procedure. Radiol Case Rep. 2021;16(4):906-10.
124. Triana L, Triana C, Barbato C, Zambrano M. Liposuction: 25 years of experience in 26,259 patients using different devices. Aesthet Surg J. 2009;29(6):509-12.
125. Kim YH, Cha SM, Naidu S. Analysis of postoperative complications for superficial liposuction: a review of 2398 cases. Plast Reconstr Surg. 2011;127(2):863-71.
126. Pitanguy I. Correction of lipodistrophy of the lateral thoracic aspect and inner side of the arm and elbow dermosennescence. Clin Plast Surg. 1975;2:477-83.
127. Collins PC, Field LM, Narins RS. Liposuction surgery and autologous fat transplantation. Clin Dermatol. 1992;10(3):365-72.
128. Azevedo DM. Gluteoplastia de aumento com implantes intramusculares. Rev Bras Cir Plast. 2014;29(2):303-8.
129. Melita D, Innocenti A. Surgical calf augmentation techniques: personal experience, literature review and analysis of complications. Aesthetic Plast Surg. 2019;43(4):973-9.
130. Angelos PC, Downs BW. Options for the management of forehead and scalp defects. Facial Plast Surg Clin North Am. 2009;17(3):379-93.
131. Jones NF, Hardesty RA, Swartz WM, Ramasastry SS, Heckler FR, Newton ED. Extensive and complex defects of the scalp, middle third of the face, and palate: the role of microsurgical reconstruction. Plast Reconstr Surg. 1988;82(6):937-52.
132. Ioannides C, Fossion E, McGrouther AD. Reconstruction for large defects of the scalp and cranium. J Craniomaxillofac Surg. 1999;27(3):145-52.
133. Beasley NJ, Gilbert RW, Gullane PJ, Brown DH, Irish JC, Neligan PC. Scalp and forehead reconstruction using free revascularized tissue transfer. Arch Facial Plast Surg. 2004;6(1):16-20.
134. Mehrara BJ, Disa JJ, Pusic A. Scalp reconstruction. J Surg Oncol. 2006;94(6):504-8.
135. Desai SC, Sand JP, Sharon JD, Branham G, Nussenbaum B. Scalp reconstruction: an algorithmic approach and systematic review. JAMA Facial Plast Surg. 2015;17(1):56-66.
136. Katsevman GA, Brandmeir NJ. Trepanation of the outer table as a treatment for scalping injuries: historical perspective and modern applications. World Neurosurg. 2021;145:301-5.
137. Chen B, Yue X, Zha W, Xu M, Gao Q, Wang F, et al. Analysis of factors affecting chronic ulcers of scalp transforming into Marjolin's ulcer: a single center experience. J Burn Care Res. 2020;41(6):1279-89.
138. Rosário DJSD, Tapajós LF, Ribeiro DGF, Matos AP, Filho AVD, Ferreira VTK. Development and validation of the instrument for scalping classification in the context of the Brazilian Amazon region. J Plast Reconstr Aesthet Surg. 2021;74(8):1931-71.
139. Khechoyan DY. Orthognathic surgery: general considerations. Semin Plast Surg. 2013;27(3):133-6.
140. Kim YK. Complications associated with orthognathic surgery. J Korean Assoc Oral Maxillofac Surg. 2017;43(1):3-15.
141. Brandtner C, Hachleitner J, Rippel C, Krenkel C, Gaggl A. Long-term skeletal and dental stability after orthognathic surgery of the maxillo-mandibular complex in Class II patients with transverse discrepancies. J Craniomaxillofac Surg. 2015;43(8):1516-21.
142. Santos JGL, Montezuma T, Perez CS, Sverzut CE, Trivellato AE, Guirro ECO. Body postural realignment in the first 2 months after orthognathic surgery. Am J Orthod Dentofacial Orthop. 2021;159:e281-e290.
143. Bisatto NV, Andriola FO, Barreiro BOB, Maahs TP, Pagnoncelli RM, Fritscher GG. Facial nerve palsy associated with orthognathic surgery. J Craniofac Surg. 2020;31(6):e546-9.
144. Agbaje JO, van de Casteele E, Hiel M, Verbaanderd C, Lambrichts I, Politis C. Neuropathy of trigeminal nerve branches after oral and maxillofacial treatment. J Maxillofac Oral Surg. 2016;15(3):321-7.
145. Bowe DC, Gruber EA, McLeod NM. Nerve injury associated with orthognathic surgery. Part 1: UK practice and motor nerve injuries. Br J Oral Maxillofac Surg. 2016;54(4):362-5.

146. McLeod NM, Bowe DC. Nerve injury associated with orthognathic surgery. Part 2: inferior alveolar nerve. Br J Oral Maxillofac Surg. 2016;54(4):366-71.
147. Melzack R. The McGill pain questionnaire: major properties and scoring methods. Pain. 1975;1:277-99.
148. Pimenta CA de M, Teixeira MJ. Questionário de dor McGill: proposta de adaptação para a língua portuguesa. Rev da Escola de Enfermagem da USP. 1996;30(3):473-83.
149. Graham C, Bond SS, Gerkovich M, Cook MR. Use of the McGill pain questionnaire in the assessment of cancer pain: replicability and consistency. Pain. 1980;8:377-87.
150. Cunningham SJ, Hunt NP, Feinmann C. Psychological aspects of orthognathic surgery: a review of the literature. Int J Adult Orthodon Orthognath Surg. 1995;10(3):159-72.
151. Desforges E, Mathis R, Wilk A, Zagala-Bouquillon B, Bacon W, Meyer N, et al. The psychological impact of orthognathic surgery. Orthod Fr. 2007;78(2):113-21.
152. Laskin DM. Cirugia bucal y maxilofacial. Buenos Aires: Editorial Medica Panamericana SA; 1987.
153. van der Vlis M, Dentino KM, Vervloet B, Padwa BL. Postoperative swelling after orthognathic surgery: a prospective volumetric analysis. J Oral Maxillofac Surg. 2014;72(11):2241-47.
154. Mayrovitz HN, Patel A, Kavadi R, Khan Z, Bartolone S. An approach toward assessing head-and-neck lymphedema using tissue dielectric constant ratios: method and normal reference values. Lymphat Res Biol. 2021.
155. Panula K, Finne K, Oikarinen K. Incidence of complications and problems related to orthognathic surgery: A review of 655 patients. J Oral Maxillofac Surg. 2001;59(10):1128-36.
156. Kim SG, Park SS. Incidence of complications and problems related to orthognathic surgery. J Oral Maxillofac Surg. 2007;65(12):2438-44.
157. Baas EM, Horsthuis RBG, de Lange J. Subjective alveolar nerve function after bilateral sagittal split osteotomy or distraction osteogenesis of mandible. J Oral Maxillofac Surg Elsevier. 2012;70(4):910-8.
158. Monnazzi MS, Real-Gabrielli MF, Passeri LA, Gabrielli MAC. Cutaneous sensibility impairment after mandibular sagittal split osteotomy: a prospective clinical study of the spontaneous recovery. J Oral Maxillofac Surg. 2012;70(3):696-702.
159. Van Sickels JE, Zysset M, Nishioka GJ, Thrash WJ. A comparative study of normal sensibility of the inferior alveolar nerve and the infraorbital nerve. Oral Surg Oral Med Oral Pathol. 1989;67(3):255-7.
160. Lee JG, Kim SG, Lim KJ, Choi KC. Thermographic assessment of inferior alveolar nerve injury in patients with dentofacial deformity. J Oral Maxillofac Surg. 2007;65(1):74-8.
161. Lippold C, Danesh G, Schilgen M, Drerup B, Hackenberg L. Relationship between thoracic, lordotic, and pelvic inclination and craniofacial morphology in adults. Angle Orthod. 2006;76(5):779-85.
162. Paya-Argoud M, Tardieu C, Cheynet F, Raskin A, Borel L. Impact of orthognathic surgery on the body posture. Gait Posture. 2019;67:25-30.
163. Boland DM, Neufeld EV, Ruddell J, Dolezal BA, Cooper CB. Inter- and intra-rater agreement of static posture analysis using a mobile application. J Phys Ther Sci. 2016;28(12):3398-402.
164. Szucs KA, Brown EVD. Rater reliability and construct validity of a mobile application for posture analysis. J Phys Ther Sci. 2018;30(1):31-6.
165. Rocabado M. Biomechanical relationship of the cranial, cervical, and hyoid regions. J Craniomandibular Pract. 1983;1(3):61-6.
166. Di Giacomo P, Ferrara V, Accivile E, Ferrato G, Polimeni A, Paolo C. Relationship between cervical spine and skeletal Class II in subjects with and without temporomandibular disorders. Pain Res Manag. 2018;2018:4286796.
167. Chi A, Lange A, Guimarães MVTN, Santos CB. Prevenção e tratamento de equimose, edema e fibrose no pré, trans e pós-operatório de cirurgias plásticas. Rev Bras Cir Plast. 2018;33(3):343-54.
168. Chi A, Marquetti MG, Dias M. Uso do taping linfático na prevenção da formação de equimoses em abdominoplastia e lipoaspiração. Rev Bras Cir Plast. 2021;36(2):144-50.
169. Lee BH, Lee HR, Kim KM, Lee JH, Kim KY. Effects of spiral taping applied to the neck and ankle on the body balance index. J Phys Ther Sci. 2015;27(1):79-82.
170. Lee JH, Choi HS. Conformity of modified O-ring test and maximal pinch strength for cross tape application direction. Medicine (Baltimore). 2018;97(22):e10879.
171. Ristow O, Pautke C, Victoria Kehl, Koerdt S, Schwärzler K, Hahnefeld L, et al. Influence of kinesiologic tape on postoperative swelling, pain and trismus after zygomatico-orbital fractures. J Craniomaxillofac Surg. 2014;42(5):469-76.
172. Lietz-Kijak D, Kijak E, Krajczy M, Bogacz K, Łuniewski J, Szczegielniak J. The impact of the use of kinesio taping method on the reduction of swelling in patients after orthognathic surgery: a pilot study. Med Sci Monit. 2018;24:3736-43.
173. Jaroń A, Jedliński M, Grzywacz E, Mazur M, Trybek G. Kinesiology Taping as an innovative measure against post-operative complications after third molar extraction-systematic review. J Clin Med. 2020;9(12):3988.
174. Lee JS, Kim MK, Kang SH. Maxillary sinus haziness and facial swelling following suction drainage in the maxilla after orthognathic surgery. Maxillofac Plast Reconstr Surg. 2020;42(1):33.
175. Tatli U, Benlidayi IC, Salimov F, Guzel R. Effectiveness of kinesio taping on postoperative morbidity after impacted mandibular third molar surgery: a prospective, randomized, placebo-controlled clinical study. J Appl Oral Sci. 2020;28:e20200159.
176. Added MA, Costa LO, de Freitas DG, Fukuda TY, Monteiro RL, Salomão EC, et al. Kinesio taping does not provide additional benefits in patients with chronic low back pain who receive exercise and manual therapy: a randomized controlled trial. J Orthop Sports Phys Ther. 2016;46(7):506-13.
177. Xue X, Chen Y, Mao X, Tu H, Yang X, Deng Z, et al. Effect of kinesio taping on low back pain during pregnancy: a systematic review and meta-analysis. BMC Pregnancy Childbirth. 2021;21(1):712.
178. Ouyang JH, Chang KH, Hsu WY, Cho YT, Liou TH, Lin YN. Non-elastic taping, but not elastic taping, provides benefits for patients with knee osteoarthritis: systematic review and meta-analysis. Clin Rehabil. 2018;32(1):3-17.
179. Leibbrandt DC, Louw QA. The use of McConnell taping to correct abnormal biomechanics and muscle activation patterns in subjects with anterior knee pain: a systematic review. J Phys Ther Sci. 2015;27(7):2395-404.
180. Xiang Y, He JY, Li R. Appropriateness of sham or placebo acupuncture for randomized controlled trials of acupuncture for nonspecific low back pain: a systematic review and meta-analysis. J Pain Res. 2017;11:83-94.
181. Chen ZX, Li Y, Zhang XG, Chen S, Yang WT, Zheng XW, et al. Sham Electroacupuncture methods in randomized controlled trials. Sci Rep. 2017;7:40837.
182. Cupler ZA, Alrwaily M, Polakowski E, Mathers KS, Schneider MJ. Taping for conditions of the musculoskeletal system: an evidence map review. Chiropr Man Therap. 2020;28(1):52.
183. Salmon RJ, Berry M, Hamelin JP. A novel treatment for postoperative mondor's disease: manual axial distraction. Breast J. 2009;15(4):381-4.
184. McMaster WC. A literary review on ice therapy in injuries. Am J Sports Med. 1977;5:124-6.
185. Laing DR, Dalley DR, Kirk JA. Ice therapy in soft tissue injuries. N Z Med J. 1973;78(497):155-8.
186. McLean DA. The use of cold and superficial heat in the treatment of soft tissue injuries. Br J Sports Med. 1989;23(1):53-4.
187. Singh DP, Lonbani ZB, Woodruff MA, Parker TJ, Steck R, Peake JM. Effects of topical icing on inflammation, angiogenesis, revascularization, and myofiber regeneration in skeletal muscle following contusion injury. Front Physiol. 2017;8:93.
188. Fu FH, Cen HW, Eston RG. The effects of cryotherapy on muscle damage in rats subjected to endurance training. Scand J Med Sci Sports. 1997;7(6):358-62.

189. McDonald WD, Guthrie JD Jr. Cryotherapy in the postoperative setting. J Foot Surg. 1985;24(6):438-41.
190. Park Y, Ahn JH, Cho JH, Tae HJ, Lee TK, Kim B, et al. Effects of hypothermia on inflammatory cytokine expression in rat liver following asphyxial cardiac arrest. Exp Ther Med. 2021;21(6):626.
191. Kvitsinskaia EA, Krivulis DB, Sorokin IuA. Vliianie gipotermii na metabolizm v pecheni pri ee konservatsii [Effect of hypothermia on metabolism in the liver during its preservation]. Biull Eksp Biol Med. 1978;86(8):179-82.
192. Lundgren C, Muren A, Zederfeld TB. Effect of cold vasoconstriction on would healing in the rabbit. Acta Chir Scand. 1959;118:1-4.
193. Tanaka N. O que é Spiral Taping. 4. ed. São Paulo: Spiral Taping do Brasil; 2007.
194. Barnes LA, Marshall CD, Leavitt T, Hu MS, Moore AL, Gonzalez JG, et al. Mechanical forces in cutaneous wound healing: emerging therapies to minimize scar formation. Adv Wound Care (New Rochelle). 2018;7(2):47-56.
195. Hughes GB. Prognostic tests in acute facial palsy. Am J Otol. 1989;10(4):304-11.
196. Dubreuil C, Charachon R. Clinique: la paralysie faciale peripherique. In: Charachon R, Bebear JP, Sterkers O, Magnan J, Soudant J (eds.). La paralysie faciale. Le spasme hemifacial. Paris: Société Française D'oto-Rhino-Laryngologie et de Pathologie Cervico-Faciale/L'européenne D'éditions; 1997. p. 135-57.
197. Finsterer J. Management of peripheral facial nerve palsy. Eur Arch Otorhinolaryngol. 2008;265(7):743-52.
198. Rocha FS, Rocha CM, Viterbo F, Labbé D. Facelift and facial nerve injury: how to deal with? Rev Bras Cir Plast. 2019;34(2):299-305.
199. House JW, Brackmann DE. Facial nerve grading system. Otolaryngol Head Neck Surg. 1985;93:146-7.
200. Burelo-Peregrino EG, Salas-Magaña M, Arias-Vázquez PI, Tovilla-Zarate CA, Bermudez-Ocaña DY, López-Narváez ML, et al. Efficacy of electrotherapy in Bell's palsy treatment: A systematic review. J Back Musculoskelet Rehabil. 2020;33(5):865-74.
201. Paley CA, Wittkopf PG, Jones G, Johnson MI. Does TENS reduce the intensity of acute and chronic pain? A comprehensive appraisal of the characteristics and outcomes of 169 reviews and 49 meta-analyses. Medicina (Kaunas). 2021;57(10):1060.
202. Sbruzzi G, Silveira SA, Silva DV, Coronel CC, Plentz RDM. Transcutaneous electrical nerve stimulation after thoracic surgery: systematic review and meta-analysis of 11 randomized trials. Braz J Cardiovasc Surg. 2012;27(1):75-87.
203. da Silva MP, Liebano RE, Rodrigues VA, Abla LE, Ferreira LM. Transcutaneous electrical nerve stimulation for pain relief after liposuction: a randomized controlled trial. Aesthetic Plast Surg. 2015;39(2):262-9.
204. Parseliunas A, Paskauskas S, Kubiliute E, Vaitekunas J, Venskutonis D. Transcutaneous electric nerve stimulation reduces acute postoperative pain and analgesic use after open inguinal hernia surgery: a randomized, double-blind, placebo-controlled trial. J Pain. 2021;22(5):533-44.
205. Guirro RRJ, Da Silva LM, Borin SH, Damasceno MP, Guirro ECO. Efeito da Tens na dor pós-operatória cardíaca e na função pulmonar. Estudo de caso. Revista Brasileira de Fisioterapia. 1997;2(1):1-5.
206. Mannheimer JS, Lampe GN. Clinical transcutaneous electrical nerve stimulation. Filadélfia: FA Davis; 1984.
207. Jorge S, Parada CA, Ferreira SH, Tambeli CH. Interferential therapy produces antinociception during aplication in various models of inflamatory pain. Phys Ther. 2006;86:800-8.
208. Das P, Dan MK. Comparative study of the effectiveness of therapeutic ultrasound vs interferential therapy to reduce pain and improve functional ability in osteoarthritis of knee. Indian Journal of Physical Medicine and Rehabilitation. 2017;28(3):100-5.
209. Spear SL, Baker JL Jr. Classification of capsular contracture after prosthetic breast reconstruction. Plast Reconstr Surg. 1995;96:1119-24.
210. Mara JE, Baker JJ Jr. Diagnosis and treatment of masses in the augmented breast. Rocky Mt Med J. 1978;75:255-7.
211. Rotatori DS, Hathaway CL, Steinbach BG, Caffee HH. Noninvasive assessment of implant capsules. Plast Reconstr Surg. 1991;87:703-8.
212. Embrey M, Adams EE, Cunningham B, Young VL, Carlo GL. A review of the literature on the etiology of capsular contracture and a pilot study to determine the outcome of capsular contracture interventions. Aesthetic Plast Surg. 1999;23:197-206.
213. O'Toole M, Caskey CI. Imaging spectrum of breast implant complications: Mammography, ultrasound, and magnetic resonance imaging. Semin Ultrasound CT MR. 2000;21:351-61.
214. Planas J, Migliano E, Wagenfuhr J Jr, Castillo S. External ultrasonic treatment of capsular contractures in breast implants. Aesth Plast Surg. 1997;21:395-7.
215. Planas J, Cervelli V, Planas G. Five years experience on ultrasonic treatment of breast contractures. Aesth Plast Surg. 2001;25:89-93.
216. De Oliveira Guirro EC, de Lima Montebelo MI, de Almeida Bortot B, da Costa Betito Torres MA, Polacow ML. Effect of laser (670 nm) on healing of wounds covered with occlusive dressing: a histologic and biomechanical analysis. Photomed Laser Surg. 2010;28(5):629-34.
217. de Jesus Guirro RR, de Oliveira Guirro EC, Martins CC, Nunes FR. Analysis of low-level laser radiation transmission in occlusive dressings. Photomed Laser Surg. 2010;28(4):459-63.
218. Azimi F, Flitcroft K, Mathieu E, Karantonis R, Snook K, Spillane AJ. Low-level laser treatment is ineffective for capsular contracture: results of the LaTCon randomized controlled trial. Plast Reconstr Surg. 2018;142: 621e-31e.
219. Sassoli C, Chellini F, Squecco R, Tani A, Idrizaj E, Nosi D, et al. Low intensity 635 nm diode laser irradiation inhibits fibroblast-myofibroblast transition reducing TRPC1 channel expression/activity: new perspectives for tissue fibrosis treatment. Lasers Surg Med. 2016;48(3):318-32.
220. Ablon G. Phototherapy with light emitting diodes: treating a broad range of medical and aesthetic conditions in dermatology. J Clin Aesthet Dermatol. 2018;11(2):21-7.

CAPÍTULO 18

Oncologia

> **Pontos-chave**
> - O sucesso do tratamento do câncer tem como pré-requisito o diagnóstico precoce, correto e inequívoco da doença.
> - A conduta inicial de qualquer intervenção terapêutica deve ser a realização de anamnese criteriosa, cuja finalidade é direcionar os procedimentos terapêuticos a serem aplicados, considerando as condições clínicas e disfunções associadas.
> - A redução do risco de vários tipos de câncer e a sobrevida de qualidade estão relacionadas a vários níveis de atividade física.

O câncer, doença de grande importância e principal problema em saúde pública, afeta milhares de pessoas em todo o mundo e carece de intervenções também em nível global. Corresponde mundialmente a uma das quatro principais causas de morte antes dos 70 anos de idade. O envelhecimento populacional é provavelmente o fator mais relacionado ao aumento da incidência e à mortalidade por câncer, além dos associados ao desenvolvimento socioeconômico.[1,2]

O termo "câncer" é relacionado ao latim (*cancer*), proveniente do vocábulo grego (*karkinos*), que significa caranguejo. A semelhança do aspecto de veias da região afetada pelo tumor com as patas de um caranguejo é o motivo apontado para a denominação da doença por Hipócrates (460-370 a.C.). Termo característico de doença maligna (mais de 100 diferentes tipos), caracterizada por crescimento desordenado de células, que pode afetar tecidos adjacentes ou órgãos a distância (metástases).

Os diferentes tipos de câncer correspondem ao tipo de célula envolvido. Quando afetam tecidos epiteliais (pele, mucosas) ou glandulares, são denominados carcinomas. Adenocarcinoma é um tipo de câncer mais comum que se origina nos tecidos glandulares (adeno) e afeta diversos órgãos incluindo mamas, útero, próstata, estômago, intestino, pulmões ou pâncreas. Já se os tecidos afetados são conjuntivos, como osso, músculo ou cartilagem, são denominados sarcomas, e linfomas, quando têm origem em células formadoras do sangue ou sistema imunológico.

O tipo de crescimento do câncer, detectado por meio de biópsia do tumor, pode classificar a gravidade da doença:

- *In situ*: teoricamente curável, se identificado precocemente, por ser considerado o primeiro estágio da doença, localizado no tecido de origem, sem invasão de outros tecidos detectada.
- Invasivo: quando a doença afeta outros tecidos/órgãos (metástases) com certa facilidade.
- Bem diferenciado: tumor de crescimento lento, com células semelhantes às do tecido de origem.
- Pouco diferenciado: maior potencial de malignidade, células bem diferentes das células do tecido original, dificuldade para o tratamento.

- Moderadamente diferenciado: tumor intermediário, com características de ambos os tipos anteriores.

Para alguns tumores existem estratégias de prevenção e tratamento, com base no conhecimento de fatores de risco associados ao desenvolvimento da doença, como, por exemplo, a vacinação para papilomavírus humano e vírus da hepatite B para prevenção de câncer cervical e hepático, ou inibidores de tirosina quinase para cânceres com mutações direcionadas. A prevenção primária do câncer deve envolver a modificação de vários elementos de estilo de vida,[3-6] que envolvem a combinação de fatores como dieta e atividade física, além da redução do consumo de álcool e tabagismo, que podem influenciar diretamente no risco de diversos tipos de tumores malignos.

O câncer é tido como uma doença crônica degenerativa, ou seja, apresenta uma evolução prolongada e progressiva, podendo às vezes ser interrompido em uma de suas fases. Nada mais é do que a sobreposição celular, sendo estas células anormais originadas de células normais. É importante ressaltar a capacidade extremamente significativa de disseminação que essas células possuem. É uma doença ligada inteiramente a debilidades e mutilações devido ao seu alto poder de propagação, ocasionando danos significativos quanto aos aspectos físicos, psicológicos e estéticos.

A probabilidade de desenvolver câncer está intimamente ligada a fatores importantes como o sexo, a idade, bem como os fatores geográficos. Estatisticamente, apenas 5% são de origem hereditária, sendo a grande maioria causada por inúmeros outros fatores. O câncer acomete predominantemente os adultos, pois a incidência, prevalência e mortalidade aumentam à medida que aumenta a vida média da população.

O aumento da expectativa de vida implica não só uma exposição aos diversos fatores de riscos presentes no ambiente para determinada doença (relação entre causa e efeito), como também uma exposição mais prolongada a esses fatores (relação entre dose e efeito). O envelhecimento da população também oferece oportunidades para o aparecimento de doenças geneticamente determinadas que só se expressam mais tardiamente com interferência de fatores ambientais.

A malignidade é percebida à medida que as células cancerosas destroem e substituem o tecido normal. A disseminação das células neoplásicas de um tumor primário para órgãos distantes e o desenvolvimento de metástases é um aspecto muito temido e devastador. A metástase é definida como um processo de transferência da neoplasia de um órgão para outro, ou de um órgão para outra parte dele, ou para outro órgão não diretamente conectado ao órgão em que se localiza o tumor primário.

A capacidade de invasão das células cancerígenas está intimamente associada à mobilidade que essas células possuem. A perda da capacidade de inibição pelo contato com outras células leva à formação de amontoados de células, fato que favorece a embolização vascular por células neoplásicas, fase primordial no processo de disseminação.

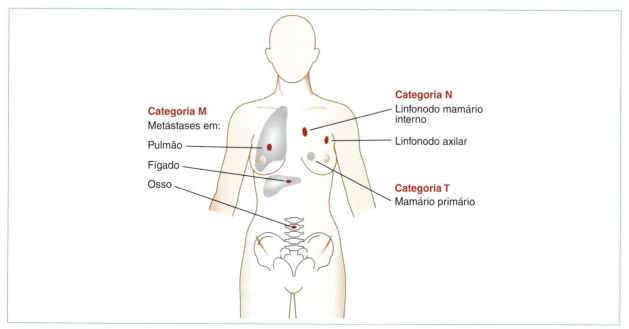

FIGURA 1 Exemplo de estadiamento TNM para câncer de mama.

ESTADIAMENTO DE TUMORES MALIGNOS

O sucesso do tratamento do câncer tem como pré-requisito o diagnóstico correto e inequívoco da doença, sendo o estadiamento clínico e patológico um importante procedimento para o prognóstico e planejamento do tratamento.

A classificação padrão internacionalmente aceita e reconhecida para estadiamento de tumores malignos (colorretal, cabeça e pescoço, mama, dentre outros) é a denominada *Tumor Node Metastasis* – TNM, publicada pela *Union for International Cancer Control* (UICC), que classifica a extensão da disseminação do câncer, onde a letra "T" descreve o local e o tamanho do tumor primário, a letra "N" descreve o envolvimento do linfonodo regional, e a letra "M" descreve a presença ou não de disseminação metastática.[7,8]

O estádio de um tumor não reflete apenas a taxa de crescimento e extensão da doença, mas também classifica o tipo de tumor, além de sua relação com o hospedeiro; portanto, baseia-se na extensão anatômica da doença. Às letras TNM, são associados números e letras com significados (Tabelas 1, 2 e 3).

TABELA 1	Classificação do tumor maligno primário
Tumor primário (T)	
Tx	Tumor provado pela presença de células neoplásicas, mas não se sabe sua extensão
T0	Nenhuma evidência de tumor primário
Tis	Carcinoma *in situ* (lesão pré-neoplásica)
T1	Tumor com menos de 3 cm no seu maior diâmetro, porém bastante restrito
T2	Tumor com mais de 3 cm no maior diâmetro ou invadindo tecidos próximos, causando comprometimento moderado
T3	Tumor de qualquer dimensão invadindo tecidos próximos, causando sério comprometimento
T4	Tumor de qualquer tamanho invadindo e comprometendo órgãos vitais

TABELA 2	Classificação dos linfonodos afetados em tumores malignos
Linfonodos (N)	
NX	Metástases linfonodais não identificadas
N0	Ausência de metástases linfonodais
N1	Metástases linfonodais leves
N2	Metástases para linfonodos moderadas
N3	Metástases para linfonodos graves

TABELA 3	Classificação de metástases de tumores malignos
Metástases a distância (M)	
MX	Metástases não identificadas
M0	Ausência de metástases
M1	Presença de metástases a distância

Os critérios T e N podem ainda ser subclassificados e acrescidos de graduações numéricas e alfabéticas que expressam o nível de evolução do tumor e dos linfonodos comprometidos.

Normalmente o símbolo "X" expressa critério que não pode ser avaliado devidamente e, para carcinoma *in situ*, o sufixo "is" deve ser usado ("Tis"). Após classificação TNM, é efetuada a categorização em estágios que comumente variam de I a IV (Tabela 4) e que podem ainda ser subclassificados em A e B, para expressar o nível de evolução da doença (Tabela 5).

TABELA 4	Classificação de tumores malignos por estágios
Estágios tradicionais	
Estágio 0	Carcinoma *in situ*, ou seja, restrito à área inicial. É um tipo de displasia (alteração no órgão que pode se tornar câncer dependendo do nível)
Estágio I	Tumor restrito a uma parte do corpo, sem comprometimento linfático
Estágio II	Localmente avançado com comprometimento do sistema linfático ou espalhado por mais de um tecido
Estágio III	Localmente avançado, espalhado por mais de um tecido e causando comprometimento linfático
Estágio IV	Metástase a distância, ou seja, espalhando para outros órgãos ou todo o corpo

TABELA 5	Estadiamento final de tumores malignos
Estadiamento final	
Carcinoma oculto	Tx N0 M0
Estágio 0	Tis N0 M0
Estágio IA	T1 N0 M0
Estágio IB	T2 N0 M0
Estágio IIA	T1 N1 M0
Estágio IIB	T2 N1 M0 ou T3 N0 M0
Estágio IIIA	T3 N1 M0 ou T1-3 N2 M0
Estágio IIIB	T1-4 N3 M0 ou T4 N1-3 M0
Estágio IV	T1-4 N1-3 M1

Outros sistemas de classificação utilizam algarismos romanos sem que estes resultem da combinação TNM, e podem ser subclassificados em A e B, significando, respectivamente, ausência ou presença de manifestações sistêmicas, como ocorre no estadiamento da doença de Hodgkin e dos linfomas malignos.

O estadiamento clínico é estabelecido a partir dos dados do exame físico e de exames complementares pertinentes ao caso, enquanto o estadiamento patológico baseia-se nos achados cirúrgicos, bem como no exame anatomopatológico do tecido envolvido. É estabelecido após tratamento cirúrgico e determina a extensão da doença. A identificação dos estadiamentos é efetuada pelos prefixos c e p.

A publicação da classificação TNM está em constante evolução, incorporando novas informações, com intuito de aprimorar o prognóstico. O estadiamento implica, enfim, que tumores com a mesma extensão e classificação histopatológica apresentam evolução clínica, resposta terapêutica e prognóstico similares.[9-12]

Como abordado anteriormente, o número de tipos de câncer é muito grande, e nesta obra apontaremos tumores muito incidentes e cujo tratamento requer acompanhamento intensivo da fisioterapia. Entretanto, as sequelas decorrentes de muitos tumores são semelhantes, assim como o tratamento fisioterapêutico envolvido.

CÂNCER DE PELE

O câncer de pele, classificado como melanoma e não melanoma, é o tipo de tumor mais comum na população caucasiana. No Brasil, o câncer de pele não melanoma é o mais comum, e corresponde a 30% de todos os tumores malignos registrados no país.[13,14]

O principal fator de risco para tumores de pele é sem dúvida a exposição prolongada e repetida ao sol, sendo outros fatores associados, como a cor da pele (pele e olhos claros – maior incidência), exposição a substâncias químicas como benzeno, arsênico, hidrocarbonetos, radiação, lesões de pele preexistentes, imunossupressão, além de histórico pessoal ou familiar.

Como outros tipos de tumores, a detecção precoce estabelece um melhor prognóstico, e estratégias de prevenção também devem ser observadas, como a exposição solar devidamente protegida.

O carcinoma basocelular é o tipo mais comum dos tumores de pele, acomete principalmente adultos com mais de 40 anos e ocorre na parte superior da face (nariz, testa, pálpebras, bochecha), sendo menos comum em outras regiões do corpo. Apresenta baixo risco de metástases e produz alterações deletérias de caráter principalmente local (invade e destrói tecidos adjacentes, até mesmo os ossos).

O tumor denominado carcinoma espinocelular é o segundo tipo mais frequente de câncer de pele, e acomete geralmente lábio inferior, orelhas, face, dorsos das mãos, mucosa bucal e genitália externa. Pode afetar pele normal, entretanto normalmente tem origem em lesões preexistentes como queratoses solares, leucoplasias, cicatrizes de queimaduras e úlceras. É caracterizado por um nódulo de crescimento progressivo, frequentemente apresenta uma úlcera na sua superfície e pode produzir metástase.

O melanoma é o mais agressivo e grave tumor que afeta a pele. Atinge preferencialmente adultos entre 30 e 60 anos, sendo mais frequente no sexo feminino e em pessoas da raça branca. As lesões podem ocorrer em qualquer parte do corpo, sendo aquela na pele a lesão primária, incidindo principalmente em regiões mais expostas à radiação solar, e produz metástases para diversos órgãos.[15]

A principal causa de morte em pacientes afetados por melanoma são metástases generalizadas. O estadiamento da doença envolve avaliação da espessura do tumor primário, ulceração, linfonodo afetado e metástases a distância. As terapias direcionadas ao melanoma infelizmente ainda não apresentam resolução adequada, e novas terapias relacionadas à inibição do tumor, bem como adjuvantes da melanogênese, estão em desenvolvimento. São apontadas como manifestações referentes à evolução da doença o aumento de linfonodos, icterícia e/ou aumento do tamanho do fígado, tosse e dificuldade para respirar, dor óssea e fraturas, além de manifestações relacionadas ao sistema nervoso. Certamente, quanto mais áreas forem atingidas ou quanto mais profundo for o melanoma na pele, pior é o prognóstico.[16,17]

Como recurso auxiliar no diagnóstico do melanoma existe a regra ABCDE (Figura 2). São considerados sintomas preocupantes manchas pruriginosas, descamativas ou que sangram, ocorrência de halos ao redor de nevos, bem como sinais ou pintas que mudam de tamanho, forma ou cor, e feridas que não cicatrizam.

Critérios dermatoscópicos auxiliam no diagnóstico de casos de melanoma de pequeno porte (≤ 6 mm).[18]

O tratamento cirúrgico é considerado a principal intervenção terapêutica para o câncer de pele (Figura 3), como em outros tipos de tumores. Curetagem e eletrodissecção são geralmente efetuadas em tumores menores, já a criocirurgia promove a destruição do tumor por meio do congelamento com nitrogênio líquido. A cirurgia a laser também é uma opção, assim como a denominada cirurgia micrográfica de Mohs, que envolve a retirada do tumor e um fragmento de pele ao redor associada a análise por microscópio como controle. Outra forma de tratamento é a denominada terapia fotodinâmica, que associa medicamento fotossensibilizante, como o ácido 5-aminolevulínico (5-ALA) na pele lesada, seguida de fototerapia. Também são efetuados tratamento adjuvantes como a radioterapia, a quimioterapia e imunoterapia, bem como medicações orais e tópicas.

A prevenção primária para tumores malignos cutâneos é evitar exposição à radiação ultravioleta natural sem a devida proteção, ou artificial (proibida no Brasil – Capítulo 9).

As sequelas decorrentes dos tratamentos, principalmente os cirúrgicos, que requerem intervenções terapêuticas, como o linfedema, serão abordados ao longo do capítulo de forma aprofundada.

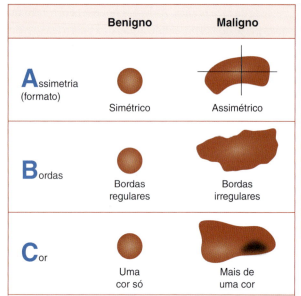

FIGURA 2 Regra ABCDE para identificação de tumores de pele.

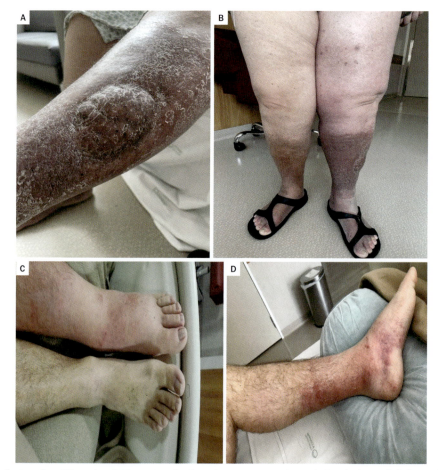

FIGURA 3 (A e B) Paciente submetida a cirurgia de ressecção de melanoma + esvaziamento inguinal com linfedema. (C e D) Linfedema decorrente de erisipela de repetição. Fonte: imagens gentilmente cedidas pela Dra. Carolina Mestriner.

CÂNCER DE CABEÇA E PESCOÇO

O câncer de cabeça e pescoço apresenta grande importância epidemiológica em nível mundial, com expressiva morbimortalidade, sendo considerado o quinto tipo mais comum, e infelizmente a taxa de sobrevivência não tem mudado nos últimos anos, uma vez que os tumores que acometem o trato aerodigestivo superior (comumente afetam cavidade oral, orofaringe, laringe e hipofaringe) representam a terceira causa mais comum de óbito por câncer no mundo.[19-21]

Os principais fatores de risco desencadeantes dos tumores malignos de cabeça e pescoço são o etilismo e tabagismo, entretanto, também são apontados agentes infecciosos, especialmente infecção por HPV, alimentação inadequada, exposição a agentes carcinogênicos, higiene oral deficiente, histórico familiar, baixo índice de massa corporal, exposição à luz ultravioleta, irritação crônica do revestimento da boca e formação de placa dentária, patologias preexistentes e atividade profissional. É considerada doença multifatorial resultante da interação de fatores ambientais e herança genética.[22-26]

O principal tratamento para tumores malignos de cabeça e pescoço é a intervenção cirúrgica para a doença primária, secundária ou recorrente, associada à radioterapia como tratamento adjuvante para estágios menos avançados da doença, e quimioterapia para estágios mais avançados. A associação de ambas as terapias adjuvantes demonstra maiores taxas de sobrevida, com preservação da laringe e controle locorregional.

O tratamento desfigurante do câncer de cabeça e pescoço pode afetar a aparência e consequentemente a saúde mental, o convívio familiar e social, emprego, qualidade de vida. Também podem ocorrer sérias mudanças no funcionamento do trato aerodigestivo superior, com consequentes impactos sobre a qualidade de vida dos pacientes.

São apontadas como sequelas frequentes decorrentes do tratamento do câncer de cabeça e pescoço a dor, o linfedema (Figura 4), trismo, lesão nervosa e vascular, comprometimento dos movimentos do ombro, deiscência cicatricial, e raramente neuropatia óptica isquêmica e tromboembolismo pulmonar.[27-30]

O linfedema cervicofacial é uma complicação que pode ocorrer em pacientes com predisposição, diante da agressividade da cirurgia de esvaziamento cervical associada a radioterapia adjuvante no tratamento do câncer de cabeça e pescoço. A ressecção ou trauma do nervo acessório, com consequente denervação do músculo trapézio, pode promover comprometimentos posturais e de movimentos envolvidos, com a redução da amplitude de movimento cervical, bem como disfunções da cintura escapular. Também foi descrita como "síndrome do ombro" relacionada a redução da amplitude de abdução do ombro e dor associada.[31,32]

Intervenção fisioterapêutica

A intervenção fisioterapêutica de pacientes submetidos ao tratamento de câncer de cabeça e pescoço envolve o

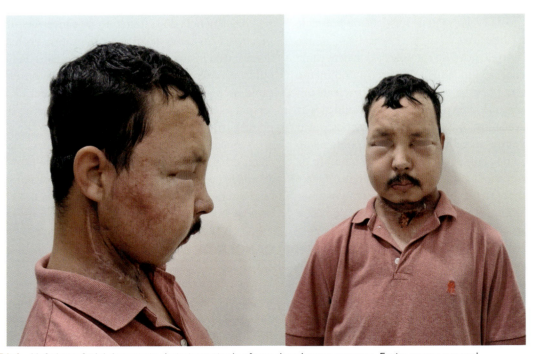

FIGURA 4 Linfedema facial decorrente de tratamento de câncer de cabeça e pescoço. Fonte: acervo pessoal.

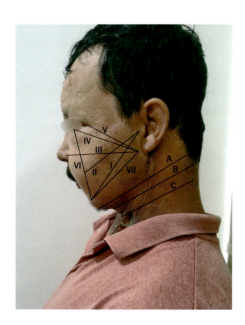

FIGURA 5   Avaliação de edema ou linfedema cervicofacial. Fonte: acervo pessoal.

controle do linfedema facial, por meio de terapia manual (massagem de drenagem linfática), associada a compressão adequada. Outras opções de tratamento envolvem a corrente de alta voltagem e até mesmo o *taping* (Capítulo 17). A avaliação da evolução pode ser efetuada por meio de medidas estabelecidas.[33]

A estimulação elétrica para controle da dor, bem como a cinesioterapia, são fundamentais para o atendimento desses pacientes. Importante salientar que o paciente oncológico pode ser atendido por diversas especialidades da Fisioterapia, de modo global, sendo assim, devemos avaliar e intervir em outras estruturas afetadas pelo tratamento da doença. Como abordado anteriormente, o ombro de pacientes submetidos a tratamento de câncer de cabeça e pescoço é comprometido por possível ressecção ou trauma do nervo acessório, e sendo assim, é necessário avaliar e promover analgesia, aumentar a amplitude de movimento articular, bem como fortalecer os músculos estabilizadores da escápula com intuito de compensar a perda da função do músculo trapézio.

Diante da necessidade de remoção do músculo esternocleidomastóideo e/ou outros músculos regionais, há consequente lesão do nervo facial desencadeando paralisia, que é avaliada por meio de eletrodiagnóstico para prognóstico e intervenção terapêutica adequada com estimulação elétrica neuromuscular (Capítulo 6).

O trismo (constrição mandibular devido à contratura involuntária dos músculos mastigatórios) é uma outra consequência do tratamento do câncer de cabeça e pescoço, bem como decorrente da própria evolução da doença pela invasão do tumor nos músculos da mandíbula, ou ainda devido a ressecções cirúrgicas e radioterapia na região. A abordagem fisioterapêutica inclui terapia manual e cinesioterapia visando ganho de amplitude articular.

A analgesia deve considerar a possibilidade de o paciente estar fazendo uso de opioides e, neste caso, como abordado no Capítulo 6, os receptores de opiáceos podem estar saturados, de modo que o uso de frequências altas é mais adequado.

CÂNCER DE MAMA

O câncer de mama é o tumor com diagnóstico mais frequente em mulheres do mundo, sendo que a incidência e a taxa de mortalidade aumentaram nas últimas décadas devido a um registro mais adequado e frequente dos casos, bem como a mudança nos perfis dos fatores de risco. As taxas de incidência e mortalidade da doença estão aumentando, sendo fundamental a implementação de programas de rastreamento e o controle dos fatores de risco associados, como a idade, fatores endócrinos/história reprodutiva, fatores comportamentais/ambientais, bem como genéticos/hereditários.[34,35]

Foi observado que 80% dos casos de câncer de mama em mulheres com idades entre 20 e 35 anos podem ser causados por alterações genéticas nas células da mama, sem origem hereditária, e ainda que dentre os tumores que acometem jovens, 25% são câncer de mama.[36]

O controle da doença abrange detecção individual (autoexame), diagnóstico clínico, mamografia e ultrassonografia. A detecção precoce propicia um tratamento conservador e não mutilante. O encaminhamento de casos iniciais e ainda não tratados influencia em uma resposta satisfatória aos tratamentos estabelecidos, sendo que 70% dos casos de câncer de mama são diagnosticados tardiamente, o dificulta sua cura definitiva.

Embora o autoexame seja apontado equivocadamente como exame "preventivo", sua função real é a detecção da doença, não necessariamente precoce, uma vez que já é palpável ao toque. Também não existe evidência de redução da mortalidade em mulheres que detectaram a doença pelo exame.[37-39] Porém, é importante que providências sejam tomadas diante de alterações observadas nas mamas.

Altamente suscetível a metástases, o câncer de mama deve ser acompanhado por equipe multidisciplinar, pois se trata de um acontecimento extremamente devastador, abrangendo aspectos familiares, sociais e ocupacionais, além de traumas pessoais, físicos e psicológicos das mulheres acometidas.

Ao crescer no interior da mama, o carcinoma invade os linfáticos, e as células neoplásicas são impulsionadas através dos fenômenos de embolização e permeação. A propagação é feita para a cadeia axilar, cadeia supraclavicular e cadeia mamária interna. A mama é bem suprida com pequenos vasos sanguíneos e linfáticos, de forma que a sua disseminação para fora do sítio de origem na mama é comum, podendo levar a um mau prognóstico.

A disseminação por via linfática leva, geralmente, aos linfonodos axilares do mesmo lado da mama afetada, produzindo depósitos metastáticos. Já a disseminação sanguínea geralmente ocorre em um estado mais avançado, podendo as células neoplásicas implantar-se em diferentes locais do organismo, sendo que as estruturas que mais frequentemente são sede de metástases são os ossos, os pulmões, a pleura, o fígado e cérebro. Outros locais que podem ser comprometidos são os ovários, globos oculares e estômago.

O câncer de mama deve ser diferenciado da fibroadenose, já que ambos desenvolvem cistos. A exposição cíclica dos lóbulos mamários às secreções de estrógeno e progesterona variáveis durante numerosos ciclos menstruais pode levar ao crescimento desproporcional de vários componentes e à distorção da arquitetura normal da mama. As alterações mais comuns são: aumento do ducto e do tecido ductular mamário (adenose), aumento dos tecidos fibrocolagenosos de sustentação (fibrose) e dilatação dos ductos mamários maiores. Tais alterações, quando ocorrem, são mais severas nas mulheres multíparas e causam um aumento das nodulações do tecido mamário que, algumas vezes, está associado à formação de cistos. Essa é uma das desordens mais comuns da mama, sendo variavelmente denominada fibroadenose, displasia mamária cística, displasia mamária benigna ou doença fibrocística da mama.

A epidemiologia de poucos tumores malignos foi tão profundamente investigada quanto do câncer de mama, sendo que existem impressionantes diferenças geográficas em sua prevalência. A taxa de incidência e de morte por câncer mamário no Japão e na Tailândia é aproximadamente um quinto daquela dos Estados Unidos e Brasil.

Há influência da exposição a substâncias muitas vezes encontradas em produtos comuns do dia a dia e radiações (isoladas ou associadas) sobre o aumento do desenvolvimento de câncer de mama, além dos fatores de risco amplamente conhecidos, como mutações genéticas primárias, história reprodutiva, e fatores de estilo de vida, como ganho de peso, consumo de álcool e nível reduzido de atividade física.[40-44]

A modificação de fatores relacionados ao desenvolvimento da doença na adolescência pode influenciar na incidência da doença em mulheres na menopausa.[45]

A incidência do câncer de mama no homem é muito menor do que nas mulheres (cerca de 1% dos acometimentos em mulheres), ocorrendo geralmente no homem acima de 50 anos. Apesar de rara, esses números são crescentes e o prognóstico é pior nos homens, com metástases frequentes.

As semelhanças com o câncer de mama feminino são grandes, e no caso do homem as influências hormonais provavelmente estão relacionadas ao desenvolvimento da doença. Os achados clínicos principais são a presença de um nódulo indolor, retração, erosão ou ulceração mamilar e a ginecomastia, que precede ou acompanha o câncer no homem.

As abordagens terapêuticas são semelhantes às do câncer de mama feminino, com o mesmo nível de implicações, portanto os procedimentos são os mesmos, não havendo necessidade de distingui-los.

Intervenções terapêuticas

Apesar das causas do câncer de mama serem incertas, certamente pacientes submetidos a tratamento de câncer de mama necessitam de reabilitação adequada, sendo que na maioria das comunidades não existe um programa de acompanhamento completo, principalmente o fisioterapêutico. Sob ponto de vista social, um atendimento fisioterapêutico dentro de um tratamento do câncer de mama tem como objetivo a volta tão depressa quanto possível ao estilo de vida antes da doença.

Não importa qual seja a extensão da cirurgia da mama, a reabilitação constitui um componente essencial do cuidado total com a paciente.

Os tumores que são detectados no início têm maior chance de sucesso com a intervenção cirúrgica e tratamentos adjuvantes como a radioterapia, quimioterapia, imunoterapia e terapia hormonal. Embora existam outros tratamentos, a cirurgia ainda é o processo mais comum para prevenir a disseminação do câncer de mama.

Denominam-se "terapia neoadjuvante" as intervenções terapêuticas aplicadas com o intuito de promover a redução do tumor antes do procedimento cirúrgico de remoção dele. A terapia intitulada adjuvante se refere ao tratamento complementar ao principal tratamento da doença, efetuado com o objetivo de evitar possíveis recidivas.

O principal tratamento do câncer de mama é a intervenção cirúrgica, que pode ser conservadora da mama, e envolve diferentes procedimentos como a tumorectomia, quadrantectomia, mastectomia parcial ou mastectomia segmentar (Figura 6). Consiste na retirada do segmento afetado e de margem de segurança, e pode ser associada à biópsia do linfonodo sentinela, linfadenectomia axilar, além de tratamentos adjuvantes.

A retirada da mama é denominada mastectomia, considerada simples com a retirada apenas do tecido glandular, e se associada à retirada dos músculos peitorais e linfonodos axilares é considerada radical (Halsted)[46]. A denominação "radical modificada" envolve a preservação do músculo peitoral maior (Patey e Dyson)[47] ou de parte dos peitorais (Madden)[48] (Figura 7).

Cirurgia de reconstrução mamária

A reconstrução mamária é recomendada para pacientes mastectomizadas, e dentre as principais técnicas estão a prótese de silicone (Figura 8), o retalho musculocutâneo transverso do músculo reto do abdome (TRAM) e o retalho do músculo grande dorsal (RGD), que podem ser associados a próteses de silicone, com o intuito de promover o formato mais anatômico e similar à mama contralateral.

O retalho musculocutâneo transverso do musculo reto do abdome (*transverse rectus abdominis myocutaneous* – TRAM) é considerado fonte de tecido autógeno para reconstrução mamária,[49,50] e quando a cirurgia utiliza a orientação transversa do retalho, desencadeia cicatriz semelhante às desenvolvidas após abdominoplastia[51] (Figuras 9 e 10). É uma das principais técnicas utilizadas para reconstrução mamária, apesar de apresentar índices relativamente altos de complicações.[52]

As complicações decorrentes da reconstrução TRAM podem estar relacionadas com a integridade da parede abdominal, além de inadequada perfusão, que pode resultar em necrose parcial ou total do retalho, complicações que afetam frequentemente indivíduos portadores de doenças vasculares periféricas, fumantes e com sobrepeso,[53] sendo necessárias novas intervenções cirúrgicas, retardando a retomada das atividades de vida diárias.[54,55]

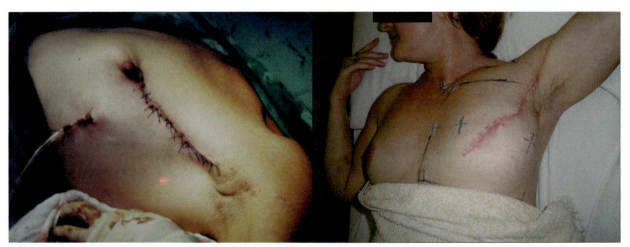

FIGURA 6 Exemplos de cirurgias conservadoras para tratamento de câncer de mama. Fonte: acervo pessoal.

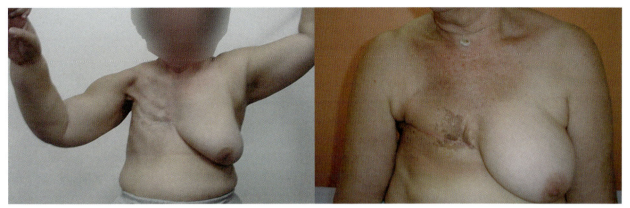

FIGURA 7 Exemplos de cirurgia não conservadora para tratamento de câncer de mama, radical e radical modificada. Fonte: acervo pessoal.

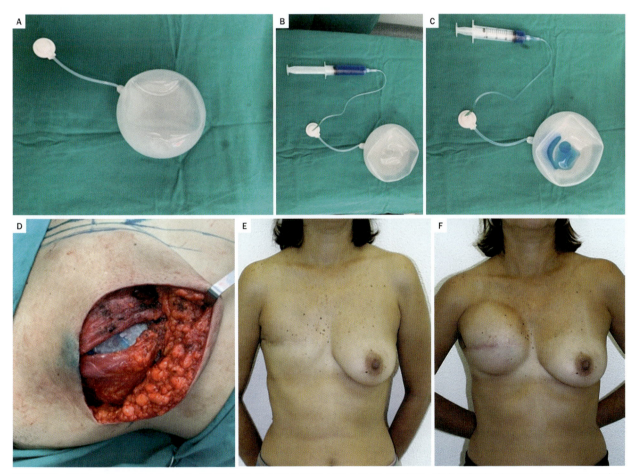

FIGURA 8 (A) Expansor redondo vazio. (B) Seringa de soro corado com azul de metileno. (C) Insuflação de soro corado com azul de metileno. (D) Aspecto intraoperatório do expansor posicionado em loja subpeitoral para expansão tecidual em reconstrução de mama pós-mastectomia. (E e F) Paciente com expansor temporário, para criar espaço para prótese de silicone. Fonte: imagens A a D gentilmente cedidas pelo Prof. Dr. Ivan de Rezende Almeida. Imagens E e F gentilmente cedidas pela Profa. Dra. Elizabeth Brenda Smialowski.

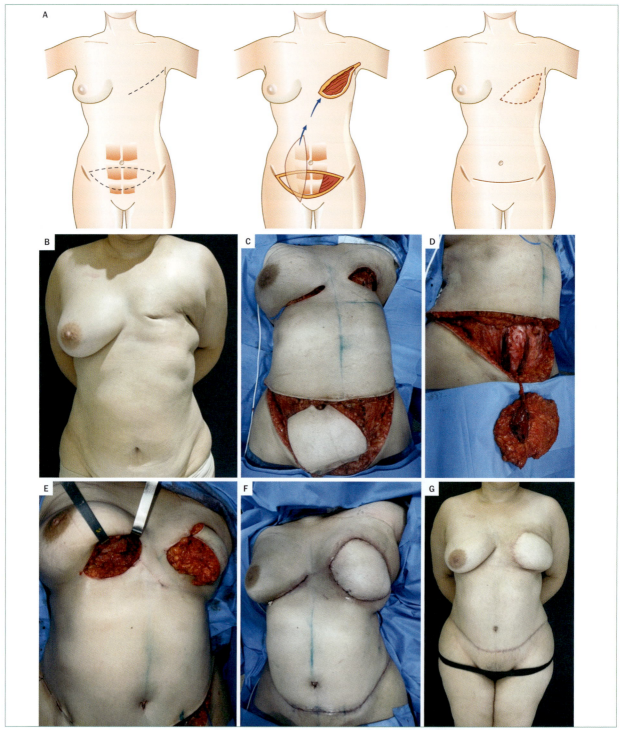

FIGURA 9 (A) Esquema da cirurgia com retalho musculocutâneo transverso do músculo reto do abdome (TRAM). (B) Paciente submetida a mastectomia à esquerda e radioterapia prévia. (C) Retalho abdominal dissecado e pronto para ser transferido para recompor nova mama. (D) Retalho abdominal poupador de músculo reto abdominal (TRAM-MS – *muscle sparing*). (E) Retalho abdominal já posicionado em loja de mama esquerda após anastomose microcirúrgica de vasos epigástricos inferiores profundos com vasos torácicos à direita. (F) Pós-operatório imediato. (G) Pós-operatório de três meses com bom contorno de mamas e abdome. Fonte: imagens B a G gentilmente cedidas pelo Prof. Dr. Ivan de Rezende Almeida.

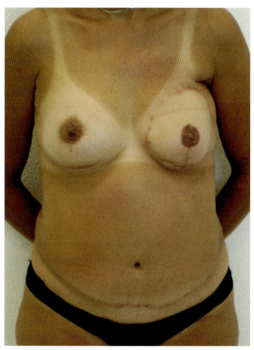

FIGURA 10 Aspecto final de paciente submetida à cirurgia com tatuagem de aréola. Fonte: imagem gentilmente cedida pela Profa. Dra. Elizabeth Brenda Smialowski.

Fatores extrínsecos também podem afetar o retalho TRAM, como falha no planejamento da cirurgia, infecções, desnutrição, compressão excessiva e tensão, bem como o inadequado fluxo sanguíneo no retalho.[56]

O retalho musculocutâneo de grande dorsal é interessante para a reconstrução mamária de pacientes mastectomizadas, uma vez que envolve músculo bem vascularizado e gordura, e pode ser usado em reconstruções imediatas ou tardias, sendo considerado procedimento consistente e bem tolerado. A morbidade da área doadora é mínima e os resultados estéticos são muito bons (Figura 11). A técnica é recomendada também como alternativa para pacientes que desenvolveram necrose gordurosa após a reconstrução mamária com retalho TRAM.[57,58]

A técnica de reconstrução com retalho musculocutâneo de grande dorsal também é utilizada em pacientes que não obtiveram sucesso em procedimento de reconstrução anterior devido a infecção, retalho inadequado, bem como radioterapia prévia. As morbidades relacionadas ao procedimento são comuns, como deiscência cicatricial, seroma e restrição de amplitude de movimento.[59]

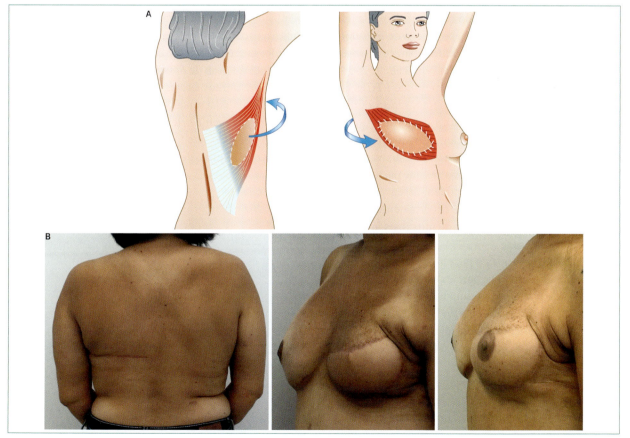

FIGURA 11 (A) Esquema da cirurgia de reconstrução por meio de retalho do músculo grande dorsal. (B) Paciente submetida a cirurgia com cicatriz da área doadora do dorso, reconstrução antes da reparação da aréola e após tatuagem de aréola. Fonte: imagens gentilmente cedidas pela Profa. Dra. Elizabeth Brenda Smialowski.

Linfedema decorrente do tratamento do câncer de mama

Com os avanços no tratamento do câncer de mama, de grande relevância para a saúde pública mundial pelo grande número de indivíduos afetados, e com consequentemente aumento das taxas de sobrevivência, há demanda por maior atenção para as morbidades relacionadas, como o linfedema de membro superior.

A modalidade cirúrgica para o tratamento do câncer de mama é estabelecida conforme o estágio da doença, bem como o planejamento da terapia adjuvante e linfadenectomia axilar. A biópsia do linfonodo sentinela tem sido adotada como procedimento menos agressivo, com intuito de limitar a incidência de linfedema relacionado ao tratamento da doença. Entretanto, não é totalmente inócua, sendo também relacionada ao desenvolvimento do linfedema, porém em menor escala.[60,61]

O linfedema decorrente do tratamento do câncer de mama (LTCM) é considerado importante sequela crônica e potencialmente devastadora, sendo que o curso de desenvolvimento permanece desconhecido. Entretanto, existem algumas teorias relacionadas ao surgimento dele, como a relação entre o tempo de evolução do linfedema e a terapia recebida. É apontado que o linfedema de início precoce pode estar associado à dissecção de linfonodos axilares, e o início tardio da disfunção parece estar mais associado à radiação de linfonodos regionais.[62]

Historicamente, o desenvolvimento do LTCM é associado à alteração do fluxo linfático, sendo também observadas alterações circulatórias sanguíneas (arterial e venosa), além de predisposição individual e obesidade.[63-67] Parece não estar relacionado exclusivamente à agressividade do tratamento, uma vez que pacientes com tratamentos menos agressivos podem desenvolver a disfunção, assim como não surge necessariamente em todos os pacientes submetidos a tratamentos mais agressivos (Figura 12).

A utilização reduzida do membro superior homolateral à intervenção cirúrgica para tratamento do câncer de mama para atividades funcionais, e a manutenção do membro em posição pendente podem acelerar o desenvolvimento de linfedema pós-operatório em pacientes predispostas. Uma vez instalado, pode ser controlado, mas não curado.

O acúmulo de fluidos extravasculares e extracelulares no membro superior homolateral à cirurgia pode acarretar:[68]

- aumento do volume do membro;
- tensionamento da pele e risco de lesões e infecções;
- rigidez e diminuição na amplitude de movimento articular;
- alterações sensitivas na mão;
- redução da função do membro superior envolvido;
- predisposição a infecções sistêmicas e locais;
- desenvolvimento de doenças malignas secundárias (raramente);
- redução da autoestima, problemas com a imagem corporal e aceitabilidade social;
- alteração das propriedades mecânicas da pele, principalmente elasticidade e viscosidade, que gera redução da funcionalidade.

Embora os fatores de desenvolvimento do LTCM ainda não estejam fundamentados integralmente, alguns são frequentemente apontados, como a dissecção dos linfonodos axilares (> 8), além de invasão capsular do tumor,[69] radioterapia predominante na região axilar[70,71] e alto índice de massa corpórea (IMC $\geq$ 25 kg/m^2).[72,73] Também são aventadas a quimioterapia com taxanos,[74,75] predisposição genética[76,77] e circulatória.[78]

Permanece controversa a relação da idade como fator de risco para LTCM,[79,80] embora estudos[81,82] apontem que sobreviventes mais jovens têm maior probabilidade de apresentar LTCM, pois tendem a ter tumores mais agressivos e, consequentemente, terapias mais agressivas. Também não há consenso sobre a relação entre a idade avançada e o risco de desenvolvimento da disfunção, bem como não foi encontrada relação entre a reconstrução mamária e aumento do risco de desenvolvimento da disfunção.[83,84]

Embora muitos fatores relativos ao desenvolvimento do linfedema relacionado ao câncer de mama desencadeiem naturalmente orientações com intuito de melhorar o prognóstico, não foram encontradas relações plausíveis com alguns deles, como o uso de cargas na

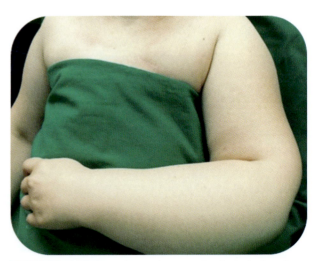

FIGURA 12 Linfedema de membro superior de paciente submetida a intervenção cirúrgica conservadora e terapia adjuvante. Fonte: imagem gentilmente cedida pela MSc Amanda Apolinário.

atividade física, inicialmente desaconselhado e atualmente com indicação na reabilitação, devidamente explicado posteriormente.

A associação entre o desenvolvimento e/ou agravamento do LTCM com coletas de sangue, injeções, leituras de pressão arterial, trauma e celulite no membro superior envolvido, bem como viagens aéreas foram investigados.[85] A relação foi observada apenas para a celulite.

Existem várias hipóteses para a etiologia do LTCM, como insuficiência linfática, hemodinâmica, intersticial e fibrose tecidual.[86] A íntima relação entre os sistemas circulatórios linfático e sanguíneo acarreta disfunção circulatória em todo o membro envolvido, decorrente da retirada cirúrgica de parte do sistema linfático.

Devido à íntima relação entre os fluidos circulatórios do sistema linfático e do sistema sanguíneo, a retirada de parte do sistema linfático promove alterações em todo o sistema circulatório do membro.[87] Quando a capacidade de transporte é inadequada para atender às necessidades de carga linfática, ocorre falha linfática, dando origem ao edema intersticial.[88] O trajeto linfático do membro afetado pelo LCM apresenta diferenças significativas como a destruição de vasos linfáticos superficiais, refluxo dérmico, comunicação incomum entre o sistema linfático superficial e linfonodomegalia intervalar.[89]

A drenagem de vasos linfáticos superficiais e profundos é frequentemente interrompida no linfedema, levando a uma colateralização superficial com fluxo retrógrado para os vasos linfáticos da pele. A estase do líquido linfático está associada ao acúmulo de líquido intersticial no tecido subcutâneo e na pele e também acúmulo de proteínas e glicosaminoglicanos. O líquido intersticial retido estimula subsequentemente a produção de colágeno, o que leva ao espessamento da pele e à fibrose subcutânea dos tecidos moles.[90]

Diagnóstico e avaliação do linfedema decorrente do tratamento do câncer de mama

O diagnóstico do linfedema decorrente do tratamento do câncer de mama (LTCM) depende de uma combinação de avaliações que incluem investigação de risco, condição física e exame clínico. Os sintomas clínicos subjetivos comuns são dor, edema, dormência, sensação de peso do membro superior, rigidez e movimento articular reduzido,[91] que podem ser inseridos em diferentes estágios (Tabela 6).

TABELA 6 Estágios do linfedema[92]

Linfedema – estágios	Características
0/IA	Condição subclínica em que o edema não é evidente apesar do transporte de linfa prejudicado
I	Acumulação de fluido que diminui com elevação do membro. Depressão do edema por ocorrer
II	Elevação do membro isolada raramente reduz o edema tecidual. Depressão do edema está presente, exceto na fase tardia do estágio II, quando ocorre mais fibrose
III	Desenvolvem-se elefantíase linfostática onde a depressão está ausente e alterações tróficas da pele (acantose, depósitos de gordura, supercrescimento de verrugas)

Estudos que apontam ferramentas para avaliar previsão de risco de desenvolvimento de LTCM envolvem o risco associado a fatores relacionados ou não ao tratamento do câncer de mama. A abordagem de fatores predisponentes apresenta diferentes focos, como fatores demográficos, clínicos e comportamentais. O modelo de previsão de linfedema denominado *Cleveland Clinic Risk Calculator*, que culminou com a ferramenta online acessada em http://www.lymphedemarisk.com/, embora interessante, apresenta certa controvérsia. A grande crítica é que pacientes e padrões de assistência à saúde podem diferir entre centros de atendimento e países e, portanto, informações e cálculos poderiam ser adaptados.[93-96]

A detecção de alto risco para o desenvolvimento de LTCM estabelece acompanhamento adequado, monitoramento da condição por meio de exames objetivos, com intuito de identificar e diagnosticar doenças subclínicas ou em estágio inicial, oferecendo a oportunidade de intervenção e tratamento precoce.[97] A vigilância prospectiva do intervalo otimiza bastante os custos, reduz a incidência observada e pode reverter e interferir na progressão da disfunção.[98]

O LTCM clinicamente é diagnosticado pelo grau de distorção das medidas dos membros. São considerados métodos de referência de mensuração de edemas irregulares a perimetria e a volumetria, sendo este último considerado "padrão-ouro" para esse tipo de edema, entretanto não possibilita a detecção dos locais mais afetados.

A perimetria, que envolve um conjunto de medidas de circunferência, efetuada por meio de fita métrica padrão ou trena, é um método simples e barato para avaliar linfedema e apresenta como qualidade da evidência precisão diagnóstica limitada (nível II e força da recomendação grau B),[99-100] sendo mais confiáveis medidas coletadas por um único avaliador, com o mesmo instrumento, considerando-se como base pontos anatômicos previamente estipulados. Trenas equipadas com peso e mola também podem contribuir com a reprodução adequada de medidas, uma vez que padronizam a tensão imposta.

Circunferências comparadas ao membro não afetado com diferença ≥ 2 cm determinam a disfunção, visto que diferenças menores podem envolver alterações fisiológicas decorrentes, por exemplo, da dominância de membros. A determinação do volume da mão envolvida com o método de medida circunferencial figura em 8 é frequentemente utilizada, entretanto, a precisão diagnóstica ainda não está totalmente fundamentada.

O volume do linfedema pode ser avaliado de forma direta pela pletismografia por deslocamento de água (equipamento específico) ou de forma indireta por cálculo que considera sete pontos de medida do membro (Figura 13), delimitados por circunferências (cone truncado), com maior facilidade operacional e boa confiabilidade.[101,102]

O volume de membro superior calculado por fórmulas geométricas correlaciona-se fortemente com o volume determinado pelo deslocamento de água. O método é de grande interesse clínico pela facilidade operacional, devido às dificuldades impostas pelo cálculo por deslocamento de água, como a necessidade de troca de água entre pacientes, bem como a determinação exata da altura do instrumento, que deve ser adaptada para pacientes com alturas diferentes, com limite no pilar axilar. Além disso, o método permite a detecção de locais mais afetados pela disfunção, fato que não é possível no método de pletismografia por deslocamento de água. A diferença de volume entre o membro afetado e contralateral é > 200 mL.

Importante salientar que avaliações que envolvem medidas de circunferência são inviáveis como controle do LTCM em pacientes com obesidade importante, uma vez que o excesso de pele observado com a redução do volume do membro determinada pela aplicação de diferentes recursos terapêuticos (Figura 14) dificulta a detecção exata do tecido envolvido na disfunção. A utilização de diferentes métodos objetivos para controle do LTCM é fundamental, devendo-se evitar o emprego da perimetria/volumetria de forma isolada, especialmente nestes casos específicos.

Outros instrumentos utilizados para o exame objetivo do LTCM incluem perometria, tonometria, bioimpedância elétrica, absorciometria por raios X de dupla energia, ressonância magnética, tomografia computadorizada, linfocintilografia, agentes de contraste fluorescente, constante dielétrica do tecido, termografia infravermelha, cutometria, medida de identação, além da ultrassonografia diagnóstica (US) e elastografia por ultrassom Doppler (Figura 15).[103-110]

A dominância do membro deve ser investigada, uma vez que exerce influência direta nas medidas de circunferência. Também as medidas de acompanhamento devem sempre considerar ambos os membros, pois alterações de peso podem influenciar diretamente nas medidas, fato que pode apontar um "falso" agravamento da lesão.

Embora existam vários métodos de avaliação da dominância, o Inventário de Lateralidade de Edinburgh[111] apresenta vantagem por ser um método simples e rápido de avaliação objetiva da lateralidade. O instrumento foi validado para várias línguas (inclusive português)[112] e existem várias versões, sendo que a mais recente contém 10 itens acerca da dominância lateral em dez tarefas motoras como escrever, desenhar, atirar/lançar, usar uma tesoura, segurar a escova de dentes, cortar com a faca, usar a colher, varrer, segurar um fósforo para acendê-lo e segurar na tampa para abrir uma caixa.[113,114]

Intervenções terapêuticas após tratamento do câncer de mama

A conduta inicial de qualquer intervenção terapêutica deve ser a realização de anamnese criteriosa, cuja fi-

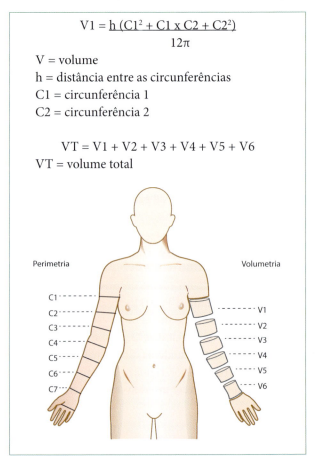

FIGURA 13 Cálculo de volume indireto de edema de membro superior.

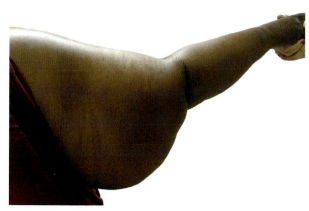

FIGURA 14 Linfedema de membro superior decorrente de tratamento do câncer de mama, sendo que o excesso de pele impede a avaliação por meio de perimetria. Fonte: acervo pessoal.

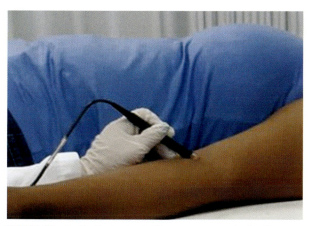

FIGURA 15 Avaliação da circulação venosa por meio de ultrassom Doppler. Fonte: imagem gentilmente cedida pela MSc Amanda Apolinário.

nalidade é direcionar os procedimentos terapêuticos a serem aplicados, considerando as condições clínicas e disfunções associadas.

Informações acerca da condição relativa ao possível desenvolvimento de linfedema relacionado ao tratamento do câncer de mama (LTCM), bem como diferentes sinais, sintomas e estratégias de monitoramento devem ser iniciados antes da intervenção cirúrgica e continuar no pós-operatório.

O acompanhamento integral e continuado de pacientes submetidos ao tratamento do câncer de mama é necessário no mínimo mensalmente. Importante considerar que aproximadamente 1/3 da diferença inicial do volume entre membros é transitório. Pequenos aumentos do volume do membro superior podem ocorrer até três meses após a cirurgia, porém não foi observada relação com a progressão e o desenvolvimento de linfedema, sendo insuficientes para justificar determinadas intervenções. Após esse período crítico e diante de um aumento maior que 10% do volume do membro superior, a intervenção terapêutica específica está indicada.[115,116]

Como abordado anteriormente, o desenvolvimento do LTCM possui etiologia multifatorial, envolvendo inclusive predisposição individual, o que significa que medidas consideradas "preventivas" não interferem no prognóstico de pacientes predispostos. A aplicação precoce de terapias como exercícios ativos e massagem de drenagem linfática, além de não prevenir a condição, pode atrapalhar a recuperação por intensificar o acúmulo de seroma na área operada. Exercícios pendulares são mais indicados nesta fase.

Terapia física complexa

O controle do linfedema secundário ao tratamento do câncer de mama é frequentemente aliado à intitulada terapia física complexa (TFC), considerada "padrão-ouro" no controle da disfunção mesmo nas formas clinicamente diferentes de apresentação da doença. Entre outras características, essa terapia é constituída de cuidados da pele, drenagem linfática manual, terapia compressiva e exercícios físicos.[117-120] Importante que a ordem das intervenções seja obedecida para resultados efetivos.

Revisão sistemática e metanálise com ensaios controlados randomizados recente[121] avaliaram os efeitos da TFC e abordagens multimodais no linfedema secundário ao câncer de mama, e observaram efeito significativo da intervenção no controle do volume total do membro superior envolvido no tratamento cirúrgico do câncer de mama.

O tratamento ideal para o controle do linfedema ainda é incerto pela heterogeneidade metodológica de técnicas aplicadas e períodos de intervenção, especialização profissional, custo, além da aderência do paciente.

Terapia manual

O protocolo terapêutico da TFC envolve fases de intervenção intensiva e manutenção de acordo com as características do quadro. Entretanto, a contribuição da massagem de drenagem linfática no protocolo é questionada.[122-125] Os efeitos obtidos com ou sem a terapia manual inserida são semelhantes, com influência direta no tempo de atendimento, o que pode ser considerado vantagem em centros de atendimento com grande número de pacientes. Entretanto, o contato manual é importante em pacientes oncológicos, sendo interessante a realização do procedimento se o tempo de atendimento permitir.

Como abordado no Capítulo 4, a massagem de drenagem linfática (MDL) não exerce efeito preventivo para edemas, uma vez que a duração do efeito da intervenção (janela terapêutica) é limitada, sendo importante a utilização de compressão para manutenção dos resultados de redução de volume.

A MDL no linfedema devidamente detectado inicia-se por regiões distantes da área afetada, ou seja, no quadrante contralateral ao edema (linfonodos axilares contralaterais), na presença de linfadenectomia axilar. Entretanto, em casos de pesquisa do linfonodo sentinela, as manobras iniciam na axila homolateral à intervenção cirúrgica (Figura 16).

No caso de utilização da técnica de Leduc (Capítulo 4), após estimulação sobre a região de linfonodos estabelecida como inicial, manobras de "chamada" devem ser executadas em regiões não afetadas pelo edema, sendo que nas regiões afetadas, manobras de "reabsorção" devem ser aplicadas. O ciclo de manobras deverá ser reproduzido até que seja observada redução do volume do membro, sendo em seguida efetuadas manobras de "chamada" para finalizar, inclusive nas áreas afetadas, até a região de linfonodos. A aplicação deve ser efetuada em seguida com intuito de manter a redução temporária de volume, uma vez que a técnica de MDL deve ser utilizada como coadjuvante no tratamento do linfedema, já que que a técnica isolada produz efeitos limitados.

Sabe-se que o posicionamento do membro exerce influência na circulação linfática e sanguínea do segmento, portanto, a elevação do membro deve ser considerada para execução da técnica.[126]

Cicatrizes resultantes de cirurgia oncológica podem se tornar aderentes, retráteis e/ou escleróticas por vários fatores, especialmente se as incisões forem efetuadas no sentido perpendicular às linhas de tensão da pele (Capítulo 15), ou ainda apresentam como fator complicador a radioterapia, que promove aderência dos tecidos aos planos profundos. Esses fatores podem levar a uma cicatriz patológica, que além de dificultar a drenagem da região, pode limitar a amplitude de movimento ou ainda promover dor.

O tratamento das cicatrizes aderentes pode ser realizado com as manobras de fricção transversal, amassamento rotacional (técnica de Wetterwald) e distração axial (Figura 17) (Capítulo 4).

A limitação da amplitude articular decorrente da cicatriz pós-intervenção cirúrgica para o tratamento do câncer de mama pode ocorrer devido a diversos fatores como dor, reação de proteção, redução da movimentação do membro envolvido, tipo de incisão da pele, bem como

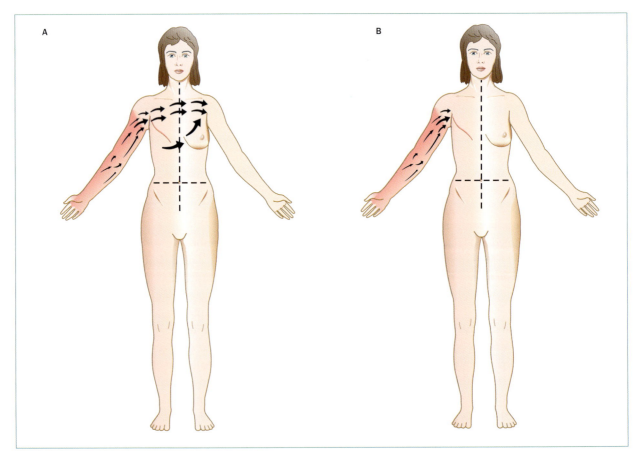

FIGURA 16 Sentido da drenagem linfática manual em paciente submetida a mastectomia associada a: (A) linfadenectomia axilar e (B) linfonodo sentinela.

redução da maleabilidade tecidual. A avaliação da maleabilidade da região da cicatriz cutânea pode ser efetuada por diversos instrumentos como o cutômetro, aderômetro e durômetro (Capítulo 15). A presença de edema na região da cicatriz também pode influenciar neste aspecto, e pode ser avaliada objetivamente (Figura 18).

A terapia manual é muito útil também como intervenção terapêutica em uma complicação decorrente da intervenção cirúrgica para tratamento do câncer de mama denominada doença de Mondor ou mais conhecida como síndrome de Web.[127] É caracterizada por um cordão fibroso que se destaca com a abdução do membro (Figura 19) e se estende até aproximadamente o terço médio do braço envolvido. A incidência é variável (28,1% a 48%) e o desenvolvimento ocorre no período de 1 a 5 semanas após a cirurgia, resolvendo espontaneamente no período de 2 a 3 meses, sendo frequentemente negligenciada. Os principais sintomas associados são dor, sensibilidade alterada e limitação de movimento.

Resultados interessantes foram encontrados no tratamento da síndrome de web também com a técnica denominada distração axial manual,[128] citada anteriormente, e que consiste na aplicação de pressão digital firme combinada com distração em vários pontos sobre a região afetada (cordão fibroso e região adjacente que corresponde à denominada "banda fibrosa"), sem uso de produtos, até que se verifique aumento de maleabilidade tecidual. É apontada como eficaz e sem efeitos adversos, com resultados rápidos e muitas vezes definitivos. Após aplicação da técnica é possível verificar melhora imediata do aspecto do tecido tratado, incremento da maleabilidade e redução da dor.

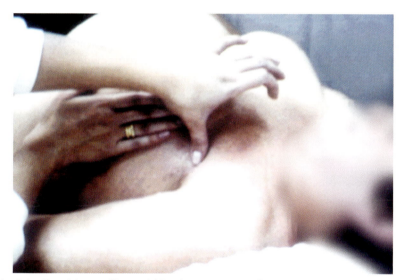

FIGURA 17 Manobra de distração axial na região envolvida pós-tratamento cirúrgico do câncer de mama. Fonte: acervo pessoal.

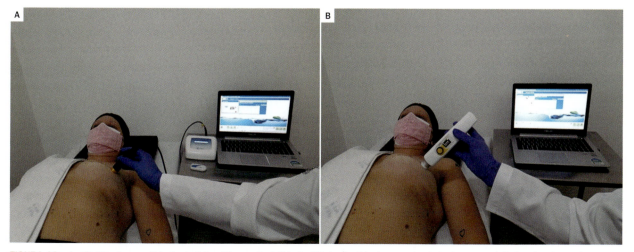

FIGURA 18 Avaliação da quantidade de água (A) e maleabilidade (B) de cicatriz decorrente de tratamento cirúrgico do câncer de mama. Fonte: imagens gentilmente cedidas pela Profa. Dra. Flávia Belavenuto Rangon.

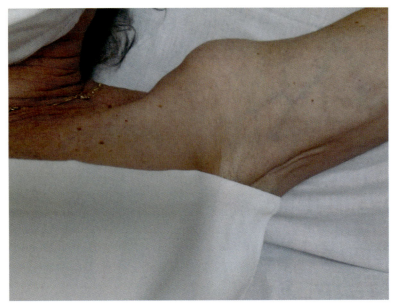

FIGURA 19 Síndrome de web – cordão fibroso destacado pela abdução do membro. Fonte: imagem gentilmente cedida pela Profa. Dra. Flávia Belavenuto Rangon.

O incremento da maleabilidade de cicatrizes decorrentes de tratamento oncológico pode também ser obtido com uso de outras abordagens terapêuticas[129] como crochetagem, vacuoterapia e depressoterapia (Capítulos 4, 15 e 17), além de exercícios e orientações adequadas.

Terapia compressiva

O enfaixamento compressivo funcional (ECF) é considerado como procedimento inicial, quase que obrigatório em protocolos de TFC, e possui nível de evidência grau B para o tratamento do linfedema. O objetivo é reduzir o volume do membro afetado por linfedema, até que seja possível utilizar malhas elásticas compressivas comerciais, cujo uso é recomendado na fase de controle da disfunção. Entretanto, o benefício previsto com a ordem de procedimentos estabelecida não está fundamentado, uma vez que os efeitos circulatórios de ambas as técnicas, quando aliadas à atividade física complementar, é semelhante, como observado em estudo.[130] Sendo assim, o emprego na ordem sugerida faz sentido quando o volume do membro é tão grande que não se encontra malha comercial compatível, ou quando o custo da malha comercial supera o custo do material utilizado no enfaixamento.

A utilização de compressão terapêutica funcional de membros afetados por linfedema envolve multicamadas e é aplicador-dependente, ou seja, a técnica aplicada por diferentes indivíduos pode gerar diferentes pressões/resultados deferentes. Porém, apesar da dificuldade de padronização da pressão, possível em malhas comerciais, resultados positivos são frequentemente reportados. A identificação da pressão imposta no tecido dificilmente é verificada clinicamente, pela dificuldade de acesso a instrumentos com tal finalidade, geralmente utilizados em pesquisas (Figura 20).

A técnica do enfaixamento compressivo funcional utiliza múltiplas camadas de diferentes ataduras que podem variar em número (4 em média) e visa o controle do edema por meio de incremento circulatório sanguíneo e linfático, devendo necessariamente aliar a movimentação do membro para maior efetividade.[131-134]

A compressão externa cria um suporte semirrígido, promovendo resistência ao movimento de contração muscular, incrementando assim a ação de bombeamento do fluxo linfático e sanguíneo auxiliado pelo exercício (Figura 21). Portanto, a orientação adequada quanto à movimentação do membro submetido à compressão é de fundamental importância para a eficácia do procedimento terapêutico.

O número de camadas, diretamente relacionado ao aumento de pressão impressa no tecido, não deve dificultar os movimentos do membro. A funcionalidade do membro enfaixado pode ser objetivamente avaliada por meio do teste de Jebsen-Taylor,[135,136] que consiste em sete tarefas que mimetizam as atividades de vida diária (escrita, manipulação de cartas, elevação de objetos pequenos e grandes, leves/pesados, alimentação, empilhamento de blocos), ou por meio do instrumento *Disabilities of the Arm, Shoulder and Hand* (DASH), validado para o português.[137] O referido instrumento avalia o membro superior enquanto unidade funcional sob a perspectiva do paciente, independentemente da afecção ou localização.

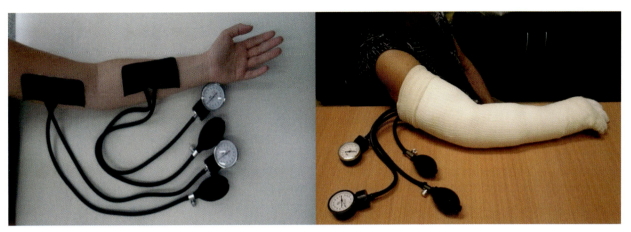

FIGURA 20 Instrumento desenvolvido para avaliar a pressão imposta pelo enfaixamento compressivo funcional. Fonte: imagens gentilmente cedidas pela Profa. Dra. Monique Rezende Hasegawa.

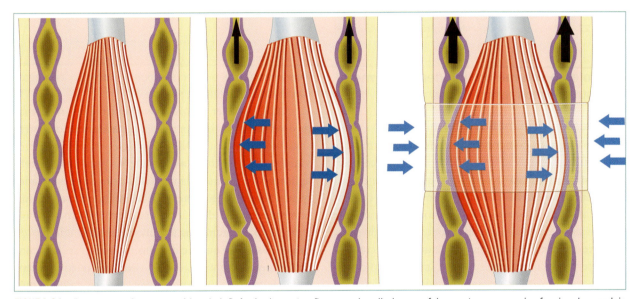

FIGURA 21 Representação esquemática da influência da contração muscular aliada ao enfaixamento compressivo funcional na cadeia linfática superficial, demonstrando o incremento circulatório decorrente da ação conjunta e, portanto, a importância da movimentação.

CONTEÚDO COMPLEMENTAR
Utilize o QR code ao lado para acessar o instrumento *Disabilities of the Arm, Shoulder and Hand* (DASH) validado para o português (voucher: **dermatofuncional**).

A compressão do enfaixamento com pressões menores (20-30 mmHg) é considerada a melhor prática no tratamento do linfedema quando comparada a pressões maiores (44-58 mmHg), que fisicamente refletem maior eficiência. Entretanto, pressões maiores aumentam o desconforto e, consequentemente, reduzem a adesão ao tratamento.[138] Outros fatores podem influenciar na pressão imposta pelo ECF, como a elasticidade do tecido das faixas (teoricamente, quanto menos elástico, maior a compressão).

A técnica de enfaixamento empregada é outro fator que pode interferir nos efeitos do ECF. As técnicas mais frequentemente empregadas são a "oito", também conhecida como "espiga" ou *spica* (inglês), e a "espiral" (Figura 22). Estudo[139] avaliou a eficiência circulatória e funcional de ambas as técnicas, e observou que a técnica de aplicação de enfaixamento "em oito" indicou melhor redução de volume e melhora da funcionalidade pelo DASH, quando comparada à técnica em espiral. Embora a técnica espiral seja de fácil aplicação, limita um pouco mais a movimentação, principalmente na região de articulações. No caso de escolha da técnica em espiral, o ideal é utilizar a técnica em oito pelo menos nas regiões articulares para facilitar a movimentação articular.

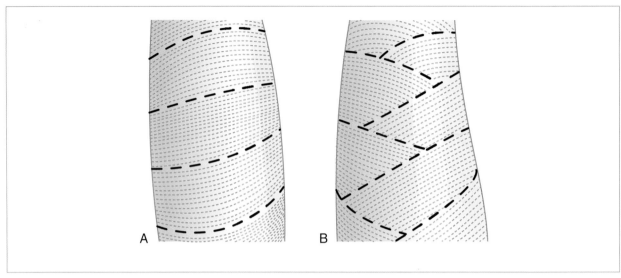

FIGURA 22 Técnica de enfaixamento "espiral" (A) e "oito ou espiga" (B).

Controle do volume do linfedema por meio de instrumentos terapêuticos

Compressão pneumática intermitente

A aplicação da compressão pneumática intermitente (CPI) utilizada como adjuvante da terapia física complexa é controversa. Trata-se de recurso que tem por objetivo a redução de edemas por meio de incremento circulatório linfático e sanguíneo de retorno, mecanicamente eliciado por meio de câmaras de ar com formatos diversos, de acordo com diferentes regiões afetadas, conectadas a um sistema de compressão de ar. A intervenção com o recurso visa substituir a massagem de drenagem linfática, embora a associação tenha sido estudada.[140-142]

Os equipamentos de CPI inicialmente envolviam aplicação estática da pressão sobre o membro afetado por edema, sendo substituídos posteriormente por equipamentos com ação dinâmica e intermitente.[143,144]

A compressão estática foi abandonada pelo risco inerente de prejuízo circulatório adicional à circulação linfática e sanguínea pela aplicação de pressões altas e constantes, promovendo o colapso nos vasos linfáticos residuais, além de prejudicar o sistema venoso.

Os equipamentos de CPI dinâmicos atuais são multicompartimentais, compostos de unidade geradora de ar comprimido com pressão regulável em 20, 40, 60 e 80 mmHg e controle de pressão independente. Caso a pressão aplicada seja a mesma em todos os compartimentos, de acordo com a lei de Laplace ($P = T/R$) e considerando-se os membros como cones, quanto menor o raio, maior a pressão aplicada. Portanto, a maior pressão corresponderá às regiões distais aos segmentos dos membros (tornozelo e punho), o que corresponde à direção fisiológica da circulação linfática e venosa.

A CPI pode ser utilizada para controle de linfedemas de diversas etiologias, como adjuvante à terapia compressiva, substituindo a MDL,[145] com base em anamnese prévia, tomando-se todas as precauções para uma correta aplicação do recurso, além da utilização da pressão adequada. São consideradas condições em que o uso de equipamentos de CPI deve ser evitado, principalmente a estimulação de membros simultaneamente, edemas de origem sistêmica que incluem insuficiência cardíaca congestiva descompensada, doença vascular isquêmica avançada, neuropatia periférica grave, celulite, embolia pulmonar e suspeita ou confirmação de trombose venosa profunda aguda.[146]

AGENTES ELETROFÍSICOS EM ONCOLOGIA

Modalidades eletrofísicas podem ser usadas normalmente como adjuvantes ao tratamento para efeitos colaterais comuns relacionados ao câncer.

A dor relacionada ao câncer é multidimensional e, portanto, complexa, sendo que o manejo envolve estratégias biopsicossociais, farmacológicas e não farmacológicas, como a estimulação elétrica, ainda controversa.[147-149]

A dor oncológica experimentada aumenta conforme a progressão da doença, pouco incidente no estágio inicial. É mais incidente em fases avançadas, relacionada frequentemente às metástases, que podem apresentar um componente nociceptivo e/ou neuropático. O alívio da dor, e consequente do sofrimento desses pacientes, além de uma possibilidade, é um compromisso do profissional de saúde.

Opioides são os fármacos frequentemente eleitos para o alívio da dor em pacientes oncológicos, e a morfina é o principal representante. Quando administrada sistemicamente, ativa os receptores opioides μ (mu ou mi), e quando utilizada por períodos prolongados, resulta em tolerância analgésica. A estimulação elétrica transcutânea (TENS) de frequência baixa e alta ativa os receptores opioides μ e δ (delta), respectivamente (Capítulo 6), e, portanto, possivelmente é menos efetiva em indivíduos tolerantes à droga. Como o efeito analgésico inerente à frequência baixa é mediado por liberação de opiáceos, é provável que pacientes tolerantes à morfina possam responder melhor à TENS de alta frequência do que à TENS de baixa frequência.[150]

O controle do volume de edemas decorrentes do tratamento oncológico pode ser efetuado por diversas modalidades de estimulação elétrica, sendo a estimulação elétrica de alta voltagem utilizada com sucesso no linfedema decorrente do tratamento de câncer de mama[151,152] (Figura 23). Além da redução do volume, a intervenção pode promover analgesia e melhora da sensibilidade tátil, por vezes alterada pela lesão do nervo intercostobraquial.

Os resultados positivos com a estimulação elétrica de alta voltagem em edemas empregam estimulação catódica e limiar motor com frequência alta ou baixa, dependendo da condição do paciente devidamente avaliada, bem como o uso de medicação analgésica, conforme discutido anteriormente. Efeitos adicionais poderiam ser conseguidos com a associação da compressão durante a estimulação, bem como a elevação do membro durante o procedimento terapêutico.

A fotobiomodulação com laser de baixa intensidade (LBI) é uma outra opção indicada para controle do linfedema relacionado ao tratamento do câncer de mama (LRCM), bem como para analgesia. Estudos de revisão sobre o assunto apontam a utilização do recurso como interessante no controle da disfunção, entretanto, indicam a necessidade de mais estudos de qualidade para indicar a real eficácia do procedimento, bem como estabelecer os parâmetros ideais para aplicação clínica. A heterogeneidade de parâmetros e métodos utilizados em estudos incluídos em revisões sobre o tema dificulta conclusões sobre a eficácia do procedimento.[153,154]

São atribuídos como efeitos inerentes à aplicação de LBI em LRCM a regeneração de vasos linfáticos, o incremento da motilidade linfática, bem como a prevenção da fibrose tecidual envolvida na cronificação de edemas, além de analgesia e controle do volume do tecido envolvido.[155,156]

O comprimento de onda mais comumente empregado e com resultados satisfatórios no tratamento do LRCM com LBI é de 808-905 nm com densidade de energia de 1,5 J/cm^2 a 2,4 J/cm,^{2} por um período mínimo de aproximadamente 4 semanas. Revisão recente[157] sobre o assunto observou que a qualidade da evidência para a maioria dos desfechos empregados foi considerada de baixa a muito baixa. Embora benefícios adicionais à terapia convencionais sejam apontados, o emprego do recurso ainda não está devidamente fundamentado, evidenciando a necessidade de ensaios clínicos randomizados e controlados de alta qualidade metodológica e amostras adequadas para estabelecer diretrizes clínicas assertivas.

A fotobiomodulação também é utilizada com sucesso na prevenção e no tratamento de mucosite (Figura 24), uma complicação oral decorrente do tratamento do câncer (quimioterapia/radiotrapia), caracterizada por um quadro de irritação e eritema. Quando severa, ocorrem lesões ulcerativas acompanhadas de dor moderada a intensa, e pode ainda haver infecção. Interfere em funções orais básicas como alimentação, deglutição e fonação. Pode

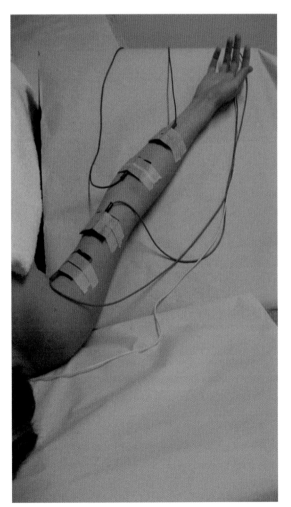

FIGURA 23 Posicionamento de eletrodos para intervenção com estimulação elétrica de alta voltagem, com eletrodo dispersivo posicionado sobre o músculo trapézio homolateral. Fonte: acervo pessoal.

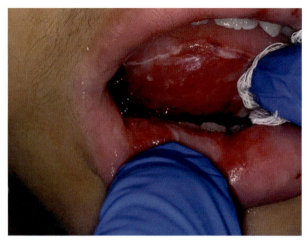

FIGURA 24 Mucosite oral em paciente oncológico. Fonte: imagem gentilmente cedida pelo Prof. Dr. Leandro Dorigan de Macedo.

ser classificada de acordo com aspectos clínicos e funções orais, conforme proposto inicialmente pela Organização Mundial da Saúde (OMS), Tabela 7.

TABELA 7 Escala de mensuração da mucosite oral proposta pela OMS

Grau de mucosite oral	Comorbidade para a mucosa oral
Grau 0	Sem alterações
Grau 1	Eritema, irritação, dor
Grau 2	Eritema, úlceras (dieta sólida)
Grau 3	Úlceras (dieta líquida)
Grau 4	Impossibilidade de alimentação

O LBI promove efeito profilático e auxílio na resolução das lesões decorrentes da mucosite, promovendo conforto para o paciente oncológico com diferentes protocolos, com moderada evidência. Entretanto, os melhores parâmetros físicos da intervenção ainda não foram estabelecidos.[158,159]

O ultrassom terapêutico e micro-ondas também são modalidades citadas no tratamento de linfedema decorrente de tratamento oncológico,[160,161] porém o número de artigos sobre o assunto é ínfimo e são antigos, e o aumento da maleabilidade tecidual é o principal efeito indicado. Porém, é importante destacar que, como para os outros recursos abordados, estudos de qualidade são necessários para estabelecer critérios adequados de aplicação. O uso deve ser reservado a pequenas áreas mais afetadas, além de associado a outros recursos como a compressão.

Ondas de choque (TOC) são outro recurso terapêutico apontado como adjuvante ao tratamento de linfedema, e embora com desfecho positivo indicado, há necessidade de estudos para avaliar reais efeitos e riscos relacionados.[162,163]

EXERCÍCIOS TERAPÊUTICOS

A redução do risco de vários tipos de câncer e a sobrevida de qualidade estão relacionadas a vários níveis de atividade física. Entretanto, a associação com cânceres menos comuns, subgrupos populacionais, além da determinação de relações dose-resposta entre atividade física e risco de desenvolvimento da doença, bem como prognóstico, devem ser estabelecidas por estudos de qualidade.[164,165]

O mecanismo pelo qual a atividade física pode diminuir o risco de câncer é através de sua influência na metilação de genes associados ao câncer, fato observado em genes associados ao câncer de mama.[166]

A atividade física no paciente oncológico, além de afetar o sistema musculoesquelético, promove analgesia, melhora o equilíbrio, afeta positivamente o sistema imunológico e desencadeia bem-estar físico e psicológico, beneficiando transtornos psiquiátricos como a depressão e distúrbios do sono, além da síndrome da fadiga.[167,168]

Embora a aplicação de exercícios terapêuticos no paciente oncológico seja fortemente indicada, recomenda-se avaliação detalhada municiada por exames, com intuito de identificar possíveis acometimentos ósseos e sanguíneos desencadeados pela doença e/ou tratamentos, visando uma terapia segura e viável, seguindo recomendações de restrições de exercícios, bem como da carga imposta.[169]

Plaquetopenia ou trombocitopenia são uma complicação decorrente do tratamento do câncer em que ocorre um nível excepcionalmente baixo de plaquetas no sangue, responsáveis pela coagulação do sangue, bem como pela reparação de vasos sanguíneos, e por isso o paciente apresenta risco de hemorragia, sendo observada a presença de equimoses diante de pequenos traumas. Anticoagulantes e anticorpos monoclonais antiangiogênicos, como bevacizumabe e ramucirumab, embora não induzam trombocitopenia, também aumentam o risco de sangramento e trombose por meio de inibição da sinalização de VEGF, levando à ruptura da vasculatura tumoral. Já o acometimento ósseo por metástases aumenta o risco de fratura.[170,171]

Pacientes oncológicos podem apresentar neutropenia, que representa redução do número absoluto de neutrófilos, o que significa risco aumentado de desenvolver infecções graves. A condição também pode desencadear a denominada neutropenia febril, caracterizada por contagem absoluta de neutrófilos < 1.500 células/μL, associada a febre (temperatura ≥ 38°C sustentada por uma hora), que constitui uma emergência, portanto, a temperatura deve ser monitorada nesses pacientes, bem como sintomas associados como arrepios (cútis anserina), transpiração, amigdalite/faringite, tosse, lesões orais, dor abdominal, diarreia e disúria, entre outros.[172]

Diante de algumas limitações impostas pelo tratamento oncológico para exercícios terapêuticos, deve-se considerar a utilização da estimulação elétrica neuromuscular (EENM) para incremento e manutenção da força muscular destes pacientes.[173]

Mudanças no estilo de vida para reduzir o risco de câncer, bem como melhorar o prognóstico de sobreviventes da doença, estão diretamente relacionadas à prática de atividade física, que promove efeitos positivos na composição corporal, funcionalidade e qualidade de vida. Diretrizes recomendam cerca de 150 minutos de atividade física por semana, sendo observada a redução da mortalidade por diversas causas, sendo que mais de 360 minutos por semana podem fornecer proteção adicional em termos de morte específica por câncer.[174-177]

Exercícios terapêuticos pós-tratamento do câncer de mama

Existe controvérsia quanto à aplicação de exercícios no pós-operatório imediato, visando à prevenção do linfedema relacionado ao tratamento do câncer de mama (LRCM). A divergência ocorre pelo fato da contração muscular eliciada por movimentos ativos poder desencadear aumento de seroma (coleção de fluido nos espaços deslocados cirurgicamente), comprometendo a cicatriz operatória (deiscência) e o membro homolateral à cirurgia.[178,179]

Importante salientar que é equivocado apontar o edema relacionado à intervenção cirúrgica, mesmo que para tratar o câncer de mama, como linfedema. É preciso entender que o edema é uma reação normal relacionada ao processo inflamatório desencadeado pela lesão tecidual. Já o linfedema decorre de vários fatores, inclusive a predisposição individual, como abordado anteriormente. Entretanto, existe a necessidade de movimentação do membro, visando prevenir o congelamento da articulação do ombro, que pode ser efetuada com exercícios pendulares ou de Codman, que envolvem a movimentação articular, sem a contração muscular, preservando assim a articulação. Não existe evidência que o incremento circulatório sanguíneo e linfático precoce por meio de exercícios ou mesmo a massagem de drenagem linfática possam promover prevenção ou mesmo melhorar o prognóstico do LRCM.

A redução da amplitude de movimento do ombro envolvido na cirurgia para tratamento do câncer de mama[180] dificulta a aplicação de procedimentos adjuvantes como a radioterapia. Exercícios de facilitação muscular proprioceptiva (FNP) (Figura 25) podem ser empregados no membro envolvido,[181] visando incremento rápido da amplitude articular necessário para permitir o posicionamento adequado para o tratamento de radioterapia adjuvante, que envolve rotação lateral (ou externa) com abdução (Figura 26).

A aplicação de FNP em mulheres submetidas ao tratamento do câncer de mama deve ser cuidadosa, de acordo com os limites e a condição clínica de cada paciente, sob risco de lesões/fraturas (Figura 27). Antes da aplicação da técnica, a região cervical, bem como a cintura escapular, devem ser liberadas por técnicas manuais, evitando-se assim que ocorra "movimento em bloco" durante a intervenção com FNP. A voz de comando também é necessária para resultados mais promissores. A técnica pode incrementar a mobilidade ativa, promovendo o fortalecimento e alongamento muscular, sendo uma excelente opção para reabilitação do complexo do ombro e membro superior envolvido no tratamento do câncer de mama.

Protocolos de exercícios com acessórios como bastão visando incremento da amplitude de movimento articular podem ser utilizados (Figura 28), desde que ocorra orientação adequada para execução correta dos movimentos.

Morbidades funcionais decorrentes da cirurgia para tratamento do câncer de mama são comuns principalmente nos membros superiores, desencadeando mudanças significativas na função do membro envolvido e, consequentemente, dificuldades para realizar atividades de vida diária.

É comum observar redução da movimentação do membro superior envolvido no tratamento cirúrgico do câncer de mama, fato que pode desencadear redução da força muscular, com implicações funcionais e circulatórias. Além de exercícios normalmente recomendados, o emprego da FNP também é interessante para ganho de força da musculatura envolvida nessas pacientes.[182]

A força da musculatura do membro superior pode ser avaliada por meio da preensão mensurada por meio de dinamômetro (mecânico ou digital), que fornece uma rápida e direta leitura da força isométrica em KgF. O exame deve ser efetuado na posição sentada, com o braço aduzido paralelo ao tronco, cotovelo fletido a 90°, antebraço e punho em posição neutra. A contração isométrica máxima deve ser solicitada e mantida por seis segundos durante a expiração. A manobra de Valsalva deve ser evitada durante o teste, e a voz de comando é fundamental para realização dele, que deve ser repetido três vezes (cada membro), com intervalo de um minuto entre os testes, intercalando os membros (Figura 29).

A investigação da força de preensão manual isolada pode ser utilizada como um preditor da força muscular do membro avaliado, bem como preditor da força de outros grupos musculares e indicadora da capacidade funcional.[183,184] A avaliação é interessante, uma vez que tratamentos adjuvantes do câncer podem comprometer a força muscular global.

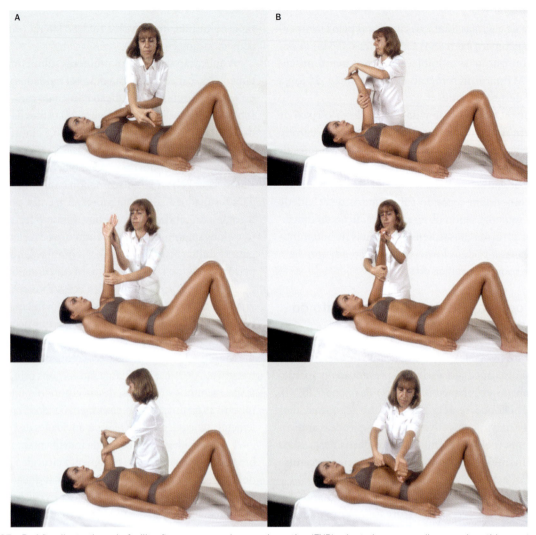

FIGURA 25 Padrões ilustrativos de facilitação neuromuscular proprioceptiva (FNP) adaptados para mulheres submetidas ao tratamento do câncer de mama. (A) Flexão-abdução-rotação externa e B) extensão-adução-rotação interna.

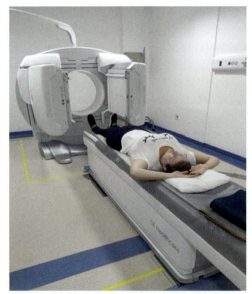

FIGURA 26 Posicionamento necessário para radioterapia adjuvante. Fonte: imagens gentilmente cedidas pela Profa. Dra. Daniela Santana Polati da Silveira.

A funcionalidade do membro superior pode ser avaliada por meio do instrumento *Disabilities of the Arm, Shoulder, and Hand Questionnaire* (DASH), traduzido e validado para a população brasileira (ICC = 0,90).[185] É constituído de 30 questões com a finalidade de avaliar a função e sintomas físicos, incluindo dois itens relacionados à função física, seis itens relacionados aos sintomas e três itens que avaliam funções sociais, sob a perspectiva da paciente. A pontuação é calculada com escore total entre 0 e 100 pontos, de forma que quanto maior for o resultado da soma dos itens, menor é a funcionalidade do membro avaliado. A avaliação padrão específica envolvendo diversos aspectos de mulheres submetidas ao câncer de mama deve ser considerada, com o intuito de nortear as intervenções terapêuticas.

CONTEÚDO COMPLEMENTAR

Utilize o QR code ao lado para acessar o instrumento Avaliação de mulheres submetidas ao tratamento do câncer de mama (voucher: **dermatofuncional**).

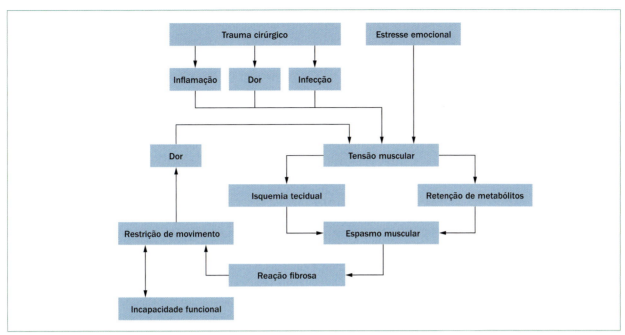

FIGURA 27 Representação esquemática das respostas desencadeadas pelo trauma cirúrgico e estresse emocional.

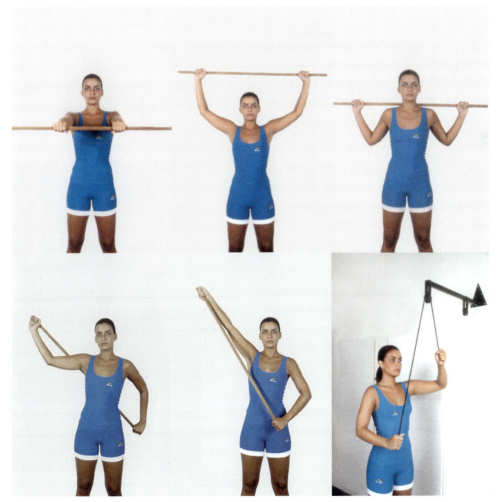

FIGURA 28 Exercícios com bastão e polia com intuito de incremento da amplitude de movimento do membro superior após intervenção cirúrgica para tratamento do câncer de mama.

A linfadenectomia axilar é um fator de risco para o desenvolvimento da escápula alada, disfunção decorrente do movimento anormal da escápula na parede torácica (Figura 30), que consiste na rotação do ângulo inferior na linha medial e na proeminência da borda superior, medial ou inferior da escápula. A prevalência da disfunção após tratamento cirúrgico do câncer de mama é de 0,6 e 74%, frequentemente subdiagnosticada pela ausência do emprego de testes específicos.[186,187]

CONTEÚDO COMPLEMENTAR

VÍDEOS 1 E 2 Utilize o QR code ao lado para acessar os vídeos com imagens dinâmicas de abdução (vídeo 1) e flexão (vídeo 2) de ombro de paciente submetida a tratamento de câncer de mama (voucher: **dermatofuncional**). Vídeos gentilmente cedidos pela Profa. Dra. Laís Mara Siqueira das Neves.

Alterações decorrentes da intervenção cirúrgica para o tratamento do câncer de mama podem produzir discinesia escapulotorácica, caracterizada pela perda de coordenação entre os movimentos do membro superior e da escápula (ritmo escapuloumeral), em consequência da falta de harmonia entre os músculos estabilizadores da escápula, principalmente o serrátil anterior e o trapézio, desencadeando algias na região do ombro.[188]

Os movimentos da escápula e possíveis irregularidades nesses movimentos podem ser avaliados clinicamente por meio de dispositivos, avaliação manual e observacional como a escala de Kibler, que embora simples e de fácil execução, é limitada pelo aspecto qualitativo, que impossibilita a classificação da escápula nos três planos de movimento de forma estritamente visual. A avaliação envolve a observação da escápula em repouso e durante a abdução do ombro no plano da mesma, possibilitando a detecção de anormalidades como rotação, alamento e/ou elevação das escápulas em relação ao gradil costal, assim como assimetrias e ritmo durante o movimento de elevação e depressão do ombro. A classificação é feita em quatro padrões:[189-192]

- Tipo I: proeminência do ângulo escapular medial inferior, representando perda de controle escapular em torno de um eixo horizontal, paralelo à espinha escapular.
- Tipo II: proeminência de toda a fronteira escapular medial, o que representa perda de controle escapular em torno de um eixo vertical paralelo à coluna vertebral.
- Tipo III: destaque da fronteira escapular superior, representando movimento ascendente excessivo da escápula e perda de controle em torno de um eixo sagital através da escápula.
- Tipo IV: movimento simétrico escapuloumeral, sem destaque ou excessivo movimento em relação ao ombro não envolvido.

O tipo I da escala de Kliber geralmente está relacionado com a disfunção de trapézio inferior, por lesão do nervo acessório espinhal, com limitação no movimento de abdução do ombro a 90°, associado ou não a dor. Já o tipo II está relacionado ao comprometimento do músculo serrátil anterior, importante na fixação da escápula na caixa torácica, desencadeado normalmente por lesão do nervo torácico longo (lesões parciais – neuropraxia ou lesões totais – neurotmese), com limitação do movimento de flexão entre 80° e 120°.

O domínio da biomecânica do complexo do ombro é fundamental para avaliação e intervenção adequadas, uma vez que a complexidade dos movimentos do ombro pode estar relacionada a variações anatômicas e fisiológicas individuais, dificultando as interpretações e anormalidades dos achados. Achados anormais podem ser obtidos de

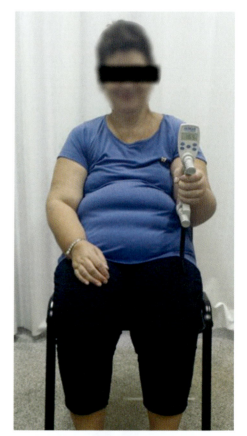

FIGURA 29 Posicionamento adequado para avaliação da força de preensão palmar com dinamômetro. Fonte: acervo pessoal.

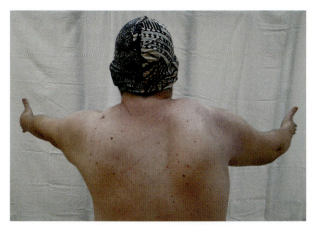

FIGURA 30 Comprometimento do movimento da cintura escapular após mastectomia com linfadenectomia axilar para tratamento do câncer de mama. Fonte: imagem gentilmente cedida pela Profa. Dra. Flávia Belavenuto Rangon.

outras maneiras, como por resposta compensatória na inibição muscular ao estímulo doloroso. Portanto, o diagnóstico visual da alteração não está tão evidente quanto o esperado, sendo interessante utilizar testes e exames complementares para diagnóstico acurado, uma vez que outras disfunções podem desencadear sintomas semelhantes.

Teste complementar para verificação de comprometimento escapular pode ser efetuado em ortostatismo em frente a uma parede, com as mãos apoiadas nela, flexão do ombro e cotovelo a 90° com rotação interna do ombro. Em seguida, solicita-se extensão do cotovelo pressionando as mãos contra a parede, sendo considerado positivo quando a borda medial da escápula ficar proeminente. Também é possível fazer outro teste que consiste em estabilizar a escápula manualmente, exercendo uma compressão contra a parede do tórax durante a elevação do membro superior envolvido. Será considerado positivo quando ocorrer sensação de alívio na região do ombro envolvido, além da capacidade de elevar o ombro acima de 150°.

A amplitude de movimento de membros superiores também deve ser verificada por meio de goniometria, com utilização de goniômetro para obtenção da medida em graus dos movimentos de flexão, extensão, adução, abdução, rotação interna e rotação externa de ombro.

A presença de dor pode ser avaliada por meio de escala numérica visual, que varia de 0 a 10, onde zero é ausência de dor e dez é dor insuportável.

Programas de treinamento resistido para sobreviventes de câncer de mama

O preconceito quanto ao treinamento resistido aplicado em mulheres submetidas ao tratamento do câncer de mama não é fundamentado, uma vez que a crença da probabilidade maior de desenvolvimento do linfedema no membro envolvido na intervenção cirúrgica para o tratamento da doença não corresponde à realidade. Ensaios clínicos sobre o tema relataram melhora significativa na força muscular, fadiga, dor, qualidade de vida, alterações na capacidade aeróbica, além de melhor prognóstico do linfedema.[193-197]

Exercícios de resistência de diversos tipos (Figura 31) são frequentemente inseridos em programas de treinamento para sobreviventes de câncer de mama atualmente, entretanto não há consenso sobre a frequência, intensidade, tipo ou momento de sua prescrição e carga imposta.[198,199]

A movimentação do membro afetado por linfedema é fundamental, e o emprego de exercícios resistidos contribui com o controle, bem como o prognóstico da disfunção, uma vez que melhora a circulação sanguínea e linfática do membro envolvido. Efeito adicional pode ser conseguido com associação de estimulação elétrica neuromuscular com correntes excitomotoras (Capítulo 6).

Para a mensuração da força muscular poderão ser realizadas as provas de função muscular para os grupos de flexão, extensão, abdução e adução do braço, flexão e extensão do antebraço e flexão e extensão da mão. A eletromiografia associada à célula de carga também é uma opção para avaliação da força muscular.

A terapia assistida por robô, ou *Robot-Assisted Therapy* (Figura 32), consiste em abordagem inovadora para a reabilitação inclusive de sobreviventes do câncer de mama, e envolve aprendizagem motora por meio de prática ativa/passiva intensiva, repetitiva, interativa e individualizada, interessante especialmente na reabilitação de indivíduos com limitação de movimentos, podendo ser utilizada inclusive nas fases iniciais da recuperação após intervenção cirúrgica. Entretanto, a maioria dos equipamentos possui alto custo e eles estão alocados em grandes centros de reabilitação, tendo portanto acesso limitado.

A postura apresenta característica dinâmica, visto que as partes do corpo se adaptam constantemente em resposta a diferentes estímulos que podem refletir no equilíbrio, fatores como tipo de cirurgia (mastectomia unilateral), assimetria desencadeada pela presença de linfedema unilateral, bem como efeitos do tratamento adjuvante. A intensidade das alterações biomecânicas normalmente está relacionada à gravidade dos fatores envolvidos (tamanho da mama amputada, classificação do linfedema, dose/tempo/tipo de interação medicamentosa).

A remoção cirúrgica unilateral de mama média e grande desencadeia assimetrias posturais estáticas e dinâmicas, com menor influência provável no caso de mamas pequenas.

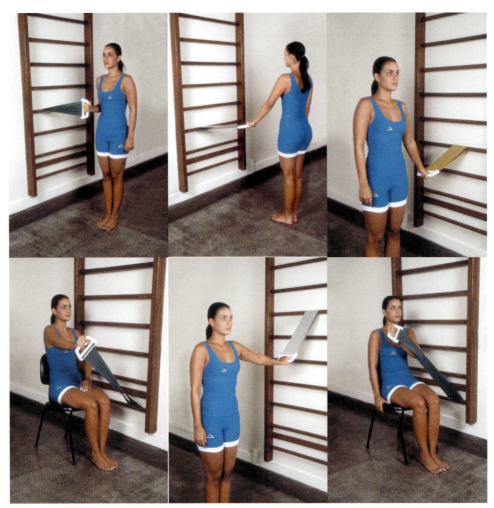

FIGURA 31   Exemplo de exercícios com objetivo de fortalecimento dos músculos do membro superior.

A alteração do controle postural de mulheres submetidas ao tratamento do câncer de mama pode ocorrer em decorrência da mudança do centro de gravidade, sendo assim, em mulheres não submetidas à cirurgia reconstrutiva, a aplicação de próteses externas com peso semelhante ao da mama removida é de grande importância para o controle postural e consequentemente controle da dor relacionada.

Dentre diversas estratégias de intervenção visando incrementar o controle postural de paciente oncológicos, a utilização do denominado "sistema âncora", constituído de ferramenta não rígida de fácil confecção e baixo custo, viabiliza percepção háptica sobre a posição do corpo em relação à base de suporte. O instrumento envolve cabo flexível fixado em carga leve na extremidade de 125 g (Figura 33), permitindo que as extremidades realizem contato com as mãos do usuário e o solo. A execução de atividades com demanda de estabilidade postural traciona a âncora e preserva a carga no solo. A redução da oscilação corporal foi observada e, consequentemente, manutenção da postura ortostática devido à integração de *inputs* cutâneos, cinestésicos e força inercial e gravitacional.[200-202]

A classificação do tamanho das mamas complementar à avaliação clínica pode ser efetuada pelo índice de Sacchini,[203] que considera a média entre duas medidas da mama (Figura 34). A classificação determina como mamas de tamanhos médio valores entre 9 cm e 11 cm, mamas grandes (hipertróficas) com medidas acima de 11 cm, e mamas pequenas (hipomastia) medidas abaixo de 9 cm.

Alterações no equilíbrio de mulheres submetidas ao tratamento do câncer de mama podem ser avaliadas objetivamente por meio de plataforma de força, de pressão, bem como pela aplicação de instrumentos como o *Balance Evaluation Systems Test* (*BESTest*) e o *Mini Balance Evaluation Systems Test* (*Mini-BESTest*), dentre outros.

O *BESTest* é um instrumento versátil e apropriado para indivíduos de diferentes idades, gravidade e acometidos por diversas doenças/disfunções, inclusive sobreviventes do câncer de mama.[204] Pode direcionar a inter-

CAPÍTULO 18 ONCOLOGIA 477

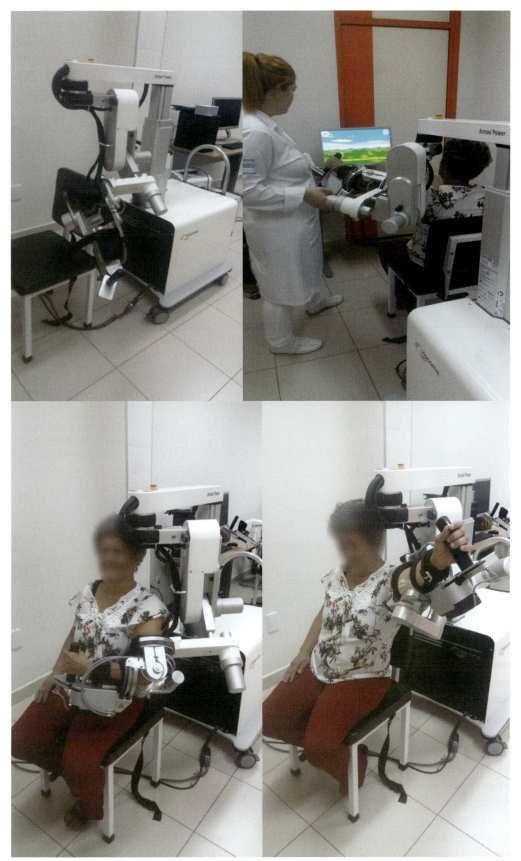

FIGURA 32 Equipamento e aplicação de terapia assistida por robô (Armeo®) na reabilitação de membros superiores de mulheres submetidas ao tratamento do câncer de mama. Imagens gentilmente cedidas pela Profa. Dra. Daniela Santana Polati da Silveira.

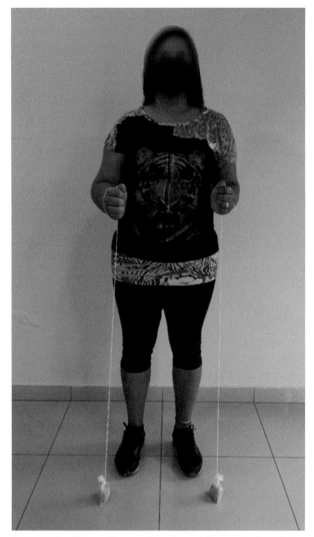

FIGURA 33 Sistema âncora utilizado em intervenção terapêutica visando incremento do equilíbrio de mulher submetida ao tratamento do câncer de mama. Fonte: imagem gentilmente cedida pela Profa. Dra. Flávia Belavenuto Rangon.

venção terapêutica, uma vez que pode identificar comprometimento de subsistemas do controle postural, prováveis responsáveis pela alteração do equilíbrio funcional. Entretanto, é considerado longo, pois consiste em 36 tarefas organizadas em 27 itens, agrupados em seis seções que envolvem restrições biomecânicas, limites de estabilidade/verticalidade, ajustes posturais antecipatórios, respostas posturais reativas, orientação sensorial e estabilidade na marcha com e sem uma tarefa cognitiva. Cada item é pontuado em uma escala ordinal de quatro pontos, considerando-se zero o pior desempenho e três o melhor desempenho. O *Mini-BESTest* é a versão reduzida do *BESTest*, desenvolvida com o intuito de facilitar a utilização do instrumento na prática clínica, uma vez que requer menor tempo de aplicação.[205,206]

A mobilidade funcional será avaliada pelo teste *Timed up and go* (TUG), considerado de fácil aplicação, barato e eficiente para a avaliação da mobilidade e do equilíbrio funcionais, além de apresentar correlação significativa com o risco de quedas, medo de cair e o desempenho funcional.[207-211]

Além do equilíbrio de mulheres submetidas ao tratamento do câncer de mama, a marcha também deve ser investigada. Alterações na cinemática do ombro e da cintura escapular foram observadas nesta população.[212]

A oscilação dos membros superiores desempenha um papel estabilizador durante a marcha. O padrão de marcha é influenciado pela mudança no balanço dos membros superiores, sendo que a oscilação reduzida promove diminuição da velocidade da marcha e comprometimento da frequência de passada. A redução da velocidade da marcha não reflete somente uma redução da atividade motora, mas também é um indicador de estimativas de sobrevivência, diante da menor capacidade de reação em caso de necessidade.[213-217]

CONTEÚDO COMPLEMENTAR

VÍDEO 3 Utilize o QR code ao lado para acessar o vídeo com imagem dinâmica da marcha de uma mulher mastectomizada cuja instrução fornecida foi caminhar em linha reta em direção a um alvo. É possível visualizar redução do balanço do membro homolateral ao procedimento cirúrgico, bem como desvio do trajeto solicitado (voucher: dermatofuncional). Vídeo gentilmente cedido pela Profa. Dra. Carla Silva Perez.

Sobreviventes do câncer de mama apresentam menor desempenho funcional que indivíduos sem a doença da mesma idade, além de menor velocidade da marcha, menor força de membros inferiores, menor equilíbrio, e consequentemente maior risco de queda. Também é possível observar menor oscilação dos membros superiores, provavelmente relacionada à "reação de proteção" do membro afetado pelo tratamento da doença, fato que pode influenciar na velocidade e frequência da marcha.

A influência do tratamento cirúrgico do câncer de mama no controle postural estático e dinâmico é subutilizada no processo de reabilitação de mulheres sobreviventes. A mensuração da mobilidade física é componente essencial na avaliação clínica dessas pacientes. Dentre os testes de mobilidade física, a velocidade usual da marcha (VM) é interessante, uma vez que apresenta boa confiabilidade, apesar de ser medida simples (não necessita de instrumentos sofisticados), rápida, facilmente obtida tanto em ambiente clínico quanto domiciliar. O teste envolve a caminhada

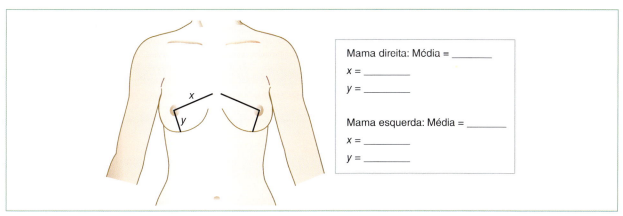

FIGURA 34 Imagem ilustrativa da avaliação do tamanho das mamas (índice de Sacchini), sendo que a letra X corresponde à distância do mamilo até a margem esternal lateral, e Y é a distância do mamilo ao sulco inframamário.

(velocidade usual) cronometrada, em superfície plana por uma distância predeterminada (6 m a 15 m).[218-220] A avaliação deve ser considerada, uma vez que alterações da cinética e cinemática da marcha são aspectos potencialmente modificáveis em programas de reabilitação física. Dentre outros aspectos, possibilita observar visualmente possíveis alterações na mobilidade dos membros, visto que medidas objetivas requerem instrumentos de alto custo.

Foi observado que parâmetros espaço-temporais da marcha são afetados positivamente com o uso da prótese mamária externa em mulheres mastectomizadas,[221] fato que reforça ainda mais a orientação para uso adequado por mulheres com mastectomia unilateral não submetidas à cirurgia de reconstrução.

CUIDADOS PALIATIVOS

Define-se como paliativo o que tem a qualidade de acalmar ou abrandar temporariamente um mal. Envolve abordagem multidisciplinar de cuidados que visam melhorar a qualidade de vida de um indivíduo doente e seus familiares, aliviando e prevenindo o sofrimento diante de uma doença potencialmente fatal. Diferencia-se fundamentalmente da medicina curativa por focar no cuidado integral, com ações de prevenção e controle de sintomas, envolvendo os familiares e a equipe de saúde em seu entorno.[222,223]

A Fisioterapia também ocupa de destaque na equipe multidisciplinar na intervenção em pacientes em cuidados paliativos, na medida em que pode amenizar os sintomas decorrentes da doença e/ou de seu tratamento, e para tanto utiliza recursos terapêuticos para promover analgesia, exercícios terapêuticos visando benefícios osteomioarticulares, bem como psicológicos, controle de edemas, além de atuação nas disfunções respiratórias inerentes à doença. Importante salientar a necessidade de capacitação adequada para o atendimento desses pacientes.[224,225]

REFERÊNCIAS BIBLIOGRÁFICAS

1. Bray F, et al. Global cancer statistics 2018: GLOBOCAN estimates of incidence and mortality worldwide for 36 cancers in 185 countries. CA: a Cancer Journal for Clinicians. 2018;68(6):394-424.
2. Global Burden of Disease Cancer Collaboration. Global, regional, and national cancer incidence, mortality, years of life lost, years lived with disability, and disability-adjusted life-years for 29 cancer groups, 1990 to 2017: A systematic analysis for the Global Burden of Disease Study. JAMA Oncol. 2019;5(12):1749-68.
3. Kyrgiou M, Kalliala I, Markozannes G, et al. Adiposity and cancer at major anatomical sites: umbrella review of the literature. BMJ. 2017;356:j477.
4. Raglan O, Kalliala I, Markozannes G, et al. Risk factors for endometrial cancer: An umbrella review of the literature. Int J Cancer. 2019 Oct 1;145(7):1719-30.
5. Chan DSM, Abar L, Cariolou M, Nanu N, et al. World Cancer Research Fund International: continuous update project-systematic literature review and meta-analysis of observational cohort studies on physical activity, sedentary behavior, adiposity, and weight change and breast cancer risk. Cancer Causes Control. 2019;30(11):1183-200.
6. Mili N, Paschou SA, Goulis DG, Dimopoulos MA, Lambrinoudaki I, Psaltopoulou T. Obesity, metabolic syndrome, and cancer: pathophysiological and therapeutic associations. Endocrine. 2021;74(3):478-97.
7. Sobin LH. TNM: principles, history, and relation to other prognostic factors. Cancer. 2001;91(8 Suppl):1589-92.
8. Sobin LH. TNM: evolution and relation to other prognostic factors. Semin Surg Oncol. 2003;21(1):3-7.
9. Gospodarowicz MK, Miller D, Groome PA, Greene FL, Logan PA, Sobin LH. The process for continuous improvement of the TNM classification. Cancer. 2004;100(1):1-5.
10. Boeker M, França F, Bronsert P, Schulz S. TNM-O: ontology support for staging of malignant tumours. J Biomed Semantics. 2016;7(1):64.
11. Webber C, Gospodarowicz M, Sobin LH, et al. Improving the TNM classification: findings from a 10-year continuous literature review. Int J Cancer. 2014 Jul 15;135(2):371-8.
12. Senkus E, Kyriakides S, Penault-Llorca F, et al. Group on behalf of the EGW: Primary breast cancer: ESMO Clinical Practice Guidelines for diagnosis, treatment and follow-up. Ann Oncol. 2013;24(suppl 6):vi-7-vi23.
13. Apalla Z, Nashan D, Weller RB, Castellsagué X. Skin cancer: epidemiology, disease burden, pathophysiology, diagnosis, and therapeutic approaches. Dermatol Ther (Heidelb). 2017;7(Suppl 1):5-19.

14. Brasil. Ministério da Saúde. SIM: Sistema de informações sobre mortalidade. Brasília, DF: Ministério da Saúde; 2008. Disponível em: http://www.datasus.gov.br.
15. Zbytek B, Carlson JA, Granese J, Ross J, Mihm MC Jr, Slominski A. Current concepts of metastasis in melanoma. Expert Rev Dermatol. 2008;3(5):569-85.
16. Damsky W, Theodosakis N, Bosenberg M. Melanoma metastasis: new concepts and evolving paradigms. Oncogene. 2014;33:2413-22.
17. Harrington E, Clyne B, Wesseling N, et al. Diagnosing malignant melanoma in ambulatory care: a systematic review of clinical prediction rules. BMJ Open. 2017;7(3):e014096.
18. Campos-do-Carmo G, Nobre AB, et al. Melanocytic lesions ≤ 6mm: Prospective series of 481 melanocytic trunk and limb lesions in Brazil. PLoS One. 2021;16(6):e0252162.
19. Döbrossy L. Epidemiology of head and neck cancer: magnitude of the problem. Cancer Metastasis Rev. 2005;24(1):9-17.
20. Marur S, Forastiere AA. Head and neck cancer: changing epidemiology, diagnosis, and treatment. Mayo Clin Proc. 2008;83(4):489-501.
21. Jemal A, Siegel R, Ward E, Hao Y, Xu J, Thun MJ. Cancer statistics. 2009. CA Cancer J Clin. 2009;59(4):225-49.
22. Galbiatti ALS, Padovani-Junior JA, Maníglia JV, et al. Head and neck cancer: causes, prevention and treatment. Braz J Otorhinolaryngol. 2013;79(2):239-47.
23. Johnson DE, Burtness B, Leemans CR, et al. Head and neck squamous cell carcinoma. Nat Rev Dis Primers. 2020;6:92.
24. Tachezy R, Klozar J, Rubenstein L, Smith E, Saláková M, Smahelová J, et al. Demographic and risk factors in patients with head and neck tumors. J Med Virol. 2009;81(5):878-87.
25. Chuang SC, Jenab M, Heck JE, Bosetti C, Talamini R, Matsuo K, et al. Diet and the risk of head and neck cancer: a pooled analysis in the INHANCE consortium. Cancer Causes Control. 2012;23(1):69-88.
26. Liang C, Marsit CJ, Houseman EA, Butler R, et al. Gene-environment interactions of novel variants associated with head and neck cancer. Head Neck. 2012;34(8):1111-8.
27. Forastiere AA, Goepfert H, Maor M, Pajak TF, Weber R, Morrison W, et al. Concurrent chemotherapy and radiotherapy for organ preservation in advanced laryngeal cancer. N Eng J Med. 2003;349(22):2091-8.
28. Kerawala CJ, Heliotos M. Prevention of complications in neck dissection. Head Neck Oncol. 2009;1:35.
29. Jeans C, Brown B, Ward EC, et al. Comparing the prevalence, location, and severity of head and neck lymphedema after postoperative radiotherapy for oral cavity cancers and definitive chemoradiotherapy for oropharyngeal, laryngeal, and hypopharyngeal cancers. Head Neck. 2020;42(11):3364-74.
30. Jeans C, Ward EC, Brown B, et al. Association between external and internal lymphedema and chronic dysphagia following head and neck cancer treatment. Head Neck. 2021;43(1):255-67.
31. Olsen KD. Reexamining the treatment of advanced laryngeal cancer. Head Neck. 2010;32(1):1-7.
32. Short SO, Kaplan JN, Laramore GE, Cummings CW: Shoulder pain and function after neck dissection with or without preservation of the spinal accessory nerve. Am J Surg. 1984;148:478-82.
33. Smith BG, Lewin JS. Lymphedema management in head and neck cancer. Curr Opin Otolaryngol Head Neck Surg. 2010;18(3):153-8.
34. Tao Z, Shi A, Lu C, Song T, Zhang Z, Zhao J. Breast cancer: epidemiology and etiology. Cell Biochem Biophys. 2015;72(2):333-8.
35. Momenimovahed Z, Salehiniya H. Epidemiological characteristics of and risk factors for breast cancer in the world. Breast Cancer (Dove Med Press). 2019;11:151-64.
36. Encinas G, Sabelnykova VY, de Lyra EC, et al. Somatic mutations in early onset luminal breast cancer. Oncotarget. 2018;9(32):22460-79.
37. Baxter N; Canadian Task Force on Preventive Health Care. Preventive health care, 2001 update: should women be routinely taught breast self-examination to screen for breast cancer? CMAJ. 2001;164(13):1837-46.
38. Hackshaw AK, Paul EA. Breast self-examination and death from breast cancer: a meta-analysis. Br J Cancer. 2003;88(7):1047-53.
39. Cohen M. Breast cancer early detection, health beliefs, and cancer worries in randomly selected women with and without a family history of breast cancer. Psychooncology. 2006;15(10):873-83.
40. Kalache A. Risk factors for breast cancer. Clin Oncol. 1982;1:661.
41. Kruk J, Aboul-Enein HY. Environmental exposure, and other behavioral risk factors in breast cancer. Curr Cancer Ther Rev. 2006;2:3-21.
42. Gray J, Evans N, Taylor B, Rizzo J, Walker M. State of the evidence: The connection between breast cancer and the environment. Int J Occup Environ Health. 2009;15:43-78.
43. Colditz GA, Bohlke K. Priorities for the primary prevention of breast cancer. CA Cancer J Clin. 2014;64:186-94.
44. Gray JM, Rasanayagam S, Engel C, Rizzo J. State of the evidence 2017: an update on the connection between breast cancer and the environment. Environ Health. 2017;16(1):94.
45. Ntirenganya F, Twagirumukiza JD, Bucyibaruta G, Rugwizangoga B, Rulisa S. Premenopausal breast cancer risk factors and associations with molecular subtypes: a case-control study. Int J Breast Cancer. 2021;2021:5560559.
46. Halsted WS. The results of operations for the cure of cancer of the breast performed at the Johns Hopkins Hospital from June 1889 to January 1894. Ann Surg. 1894;20:496-506.
47. Patey DH, Dyson WH. The prognosis of carcinoma of the breast in relation to the type of operation performed. Br J Cancer. 1948;2:7-13.
48. Madden JL. Modified radical mastectomy. Surg Gynecol Obstet. 1965;121:1221-30.
49. Ely PB, Ferreira LM. Transverse rectus abdominis musculocutaneous flap (TRAM flap) – experimental model in rats. Acta Cir Bras. 2003;18:46-53.
50. Lee G, Pourmoussa AJ, Perrault D, Wong AK. Supercharged free transverse rectus abdominis myocutaneous flap: an autologous reconstructive option for the thin breast reconstruction patient. Cureus. 2020;12(6):e8776.
51. Hartrampf CR, Scheflan M, Black PW. Breast reconstruction with a transverse abdominal island flap. Plast Reconstr Surg. 1982;69(2):216-24.
52. Gould DJ, Hunt K, Liu J, Kuerer HM, et al. An impact of surgical techniques, biomaterials, and patient variables on rate of nipple necrosis after nipplesparing mastectomy. Plast Reconst Surg. 2013;132(3):330-8.
53. Chirappapha P, Somintara O, Lertsithichai P, et al. Complications and oncologic outcomes of pedicled transverse rectus abdominis myocutaneous flap in breast cancer patients. Gland Surg. 2016;5(4):405-15.
54. Veiga DF, Sabino Neto M, Garcia EB, et al. Evaluations of the aesthetic results and patient satisfaction with the late pedicled TRAM flap breast reconstruction. Ann Plast Surg. 2002;48(5):515-20.
55. Garcia EB, Ferreira LM, Sabino Neto M, Sallum N. Experimental model of cranially pedicled TRAM flap in rats. Acta Cir Bras. 2004;19:59-64.
56. Kerrigan CL. Skin flap failure: pathophysiology. Plast Reconstr Surg. 1983;72(6):766-77.
57. Hammond DC. Latissimus dorsi flap breast reconstruction. Clin Plast Surg. 2007;34(1):75-82.
58. Hammond DC, Simon AM, Khuthaila DK, Hoberman L, Sohn S. Latissimus dorsi flap salvage of the partially failed TRAM flap breast reconstruction. Plast Reconstr Surg. 2007;120(2):382-9.
59. Kokosis G, Khavanin N, Nahabedian MY. Latissimus dorsi musculocutaneous flap for complex breast reconstruction: indications, outcomes and a proposed algorithm. Plast Reconstr Surg Glob Open. 2019;7(8):e2382.
60. Armer J, Fu MR, Wainstock JM, Zagar E, Jacobs LK. Lymphedema following breast cancer treatment, including sentinel lymph node biopsy. Lymphology. 2004;37(2):73-91.
61. Sakorafas GH, Peros G, Cataliotti L, Vlastos G. Lymphedema following axillary lymph node dissection for breast cancer. Surg Oncol. 2006;15(3):153-65.

62. McDuff SGR, Mina AI, Brunelle CL, et al. Timing of lymphedema after treatment for breast cancer: when are patients most at risk? Int J Radiat Oncol Biol Phys. 2019;103(1):62-70.
63. Pain SJ, Vowler S, Purushotham AD. Axillary vein abnormalities contribute to development of lymphoedema after surgery for breast cancer. Br J Surg. 2005;92(3):311-5.
64. Helyer LK, Varnic M, Le LW, Leong W, McCready D. Obesity is a risk factor for developing postoperative lymphedema in breast cancer patients. Breast J. 2010;16(1):48-54.
65. Rezende LF, Pedras FV, Ramos CD, Gurgel MS. Preoperative upper limb lymphatic function in breast cancer surgery. Rev Assoc Med Bras. 2011;57(5):540-4.
66. Nascimben Matheus C, Caldeira de Oliveira Guirro E. Change in blood flow velocity demonstrated by Doppler ultrasound in upper limb after axillary dissection surgery for the treatment of breast cancer. Breast Cancer Res Treat. 2011;127(3):697-704.
67. Valinote SP, de Freitas-Junior R, Martins KA, et al. Venous and lymphatic alterations in women with lymphedema after axillary lymphadenectomy in breast cancer treatment. Rev Bras Ginecol Obstet. 2013;35(4):171-7.
68. Fu MR. Breast cancer-related lymphedema: Symptoms, diagnosis, risk reduction, and management. World J Clin Oncol. 2014;5(3):241-7.
69. Iyigun ZE, Duymaz T, Ilgun AS, et al. Preoperative lymphedema-related risk factors in early-stage breast cancer. Lymphat Res Biol. 2018;16:28-35.
70. Gross JP, Sachdev S, Helenowski IB, et al. Radiation therapy field design and lymphedema risk after regional nodal irradiation for breast cancer. Int J Radiat Oncol Biol Phys. 2018;102(1):71-8.
71. McDuff SGR, Mina AI, Brunelle CL, Salama L, et al. Timing of lymphedema after treatment for breast cancer: When are patients most at risk? Int J Radiat Oncol Biol Phys. 2019;103:62-70.
72. Jammallo LS, Miller CL, Singer M, et al. Impact of body mass index and eight fluctuation on lymphedema risk in patients treated for breast cancer. Breast Cancer Res Treat. 2013;142(1):59-67.
73. Asdourian MS, Skolny MN, Brunelle C, et al. Precautions for breast cancer-related lymphoedema: risk from air travel, ipsilateral arm blood pressure measurements, skin puncture, extreme temperatures, and cellulitis. Lancet Oncol. 2016;17:392-405.
74. Cariati M, Bains SK, Grootendorst MR, Suyoi A, et al. Adjuvant taxanes and the development of breast cancer-related arm lymphoedema. Br J Surg. 2015;102:1071-8.
75. Kim M, Shin KH, Jung SY, et al. Identification of prognostic risk factors for trasient and persistent lymphedema aftermultimodal treatment for breast cancer. Cancer Res Treat. 2016;48(4):1330-7.
76. Newman B, Lose F, Kedda MA, et al. Possible genetic predisposition to lymphedema after breast cancer. Lymphat Res Biol. 2012;10:2-13.
77. Visser J, van Geel M, Cornelissen AJM, van der Hulst RRWJ, Qiu SS. Breast cancer-related lymphedema and genetic predisposition: A systematic review of the literature. Lymphat Res Biol. 2019;17:288-93.
78. Vaz MMOLL, Guirro RRJ, Montezuma T, Perez CS, Guirro ECO. Alteration of blood circulation in the upper limb before and after surgery for breast cancer associated with axillary lymph node dissection or sentinel lymph node biopsy. Lymphatic Research and Biology. 2017;343-8.
79. Engel J, Kerr J, Schlesinger-Raab A, Sauer H, Holzel D. Axilla surgery severely affects quality of life: Results of a 5-year prospective study in breast cancer patients. Breast Cancer Res Treat. 2003;79:47-57.
80. Paskett ED, Naughton MJ, McCoy TP, Case LD, Abbott JM. The epidemiology of arm and hand swelling in premenopausal breast cancer survivors. Cancer Epidemiol Biomarkers Prev. 2007;16:775-82.
81. Geller BM, Vacek PM, O'Brien P, Secker-Walker RH. Factors associated with arm swelling after breast cancer surgery. J Womens Health (Larchmt). 2003;12:921-93.
82. Armer J, Fu MR. Age differences in post-breast cancer lymphedema signs and symptoms. Cancer Nurs. 2005;28:200-7.
83. Miller CL, Colwell AS, Horick N, et al. Immediate implant reconstruction is associated with a reduced risk of lymphedema compared to mastectomy alone: a prospective cohort study. Ann Surg. 2016;263(2):399-405.
84. Menezes MM, Bello MA, Millen E. Breast reconstruction and risk of lymphedema after mastectomy: a prospective cohort study with 10 years of follow-up. J Plast Reconstr Aesthet Surg. 2016;69(9):1218-26.
85. Ferguson CM, Swaroop MN, Horick N, et al. Impact of ipsilateral blood draws, injections, blood pressure measurements, and air travel on the risk of lymphedema for patients treated for breast cancer. Journal of Clinical Oncology. 2016;34(7):691-8.
86. He L, Qu H, Wu Q, Song Y. Lymphedema in survivors of breast cancer (Review). Onco Lett. 2020;19(3):2085-96.
87. McLaughlin SA, Wright MJ, Morris KT, et al. Prevalence of lymphedema in women with breast cancer 5 years after sentinel lymph node biopsy or axillary dissection: objective measurements. J Clin Oncol. 2008;26(32):5213-9.
88. Lawenda BD, Mondry TE, Johnstone PA. Lymphedema: a primer on the identification and management of a chronic condition in oncologic treatment. CA Cancer J Clin. 2009;59(1):8-24.
89. Suami H, Pan WR, Taylor GI. Changes in the lymph structure of the upper limb after axillary dissection: radiographic and anatomical study in a human cadaver. Plast Reconstr Surg. 2007;120(4):982-91.
90. Szuba A, Rockson SG. Lymphedema: anatomy, physiology and pathogenesis. Vasc Med. 1997;2:321-6.
91. Rockson SG. Lymphedema after breast cancer treatment. N Eng J Med. 2018;379:1937-44.
92. Masià J, Pons G, Rodríguez-Bauzà E. Barcelona Lymphedema Algorithm for Surgical Treatment in Breast Cancer-Related Lymphedema. J Reconstr Microsurg. 2016;32(5):329-35.
93. Bevilacqua JL, Kattan MW, Changhong Y, et al. Nomograms for predicting the risk of arm lymphedema after axillary dissection in breast cancer. Ann Surg Oncol. 2012 Aug;19(8):2580-9.
94. Soran A, Menekse E, Girgis M, DeGore L, Johnson R. Breast cancer-related lymphedema after axillary lymph node dissection: does early postoperative prediction model work? Support Care Cancer. 2016 Mar;24(3):1413-9.
95. Li F, Lu Q, Jin S, et al. A scoring system for predicting the risk of breast cancer-related lymphedema. Int J Nurs Sci. 2019;7(1):21-8.
96. Kwan JYY, Famiyeh P, Su J, Xu W, et al. Development and validation of a risk model for breast cancer-related lymphedema. JAMA Netw Open. 2020 Nov 2;3(11):e2024373.
97. Lacomba MT, et al. Effectiveness of early physiotherapy to prevent lymphoedema after surgery for breast cancer: Randomised, single blinded, clinical trial. BMJ. 2010;340:b5396.
98. Stout NL, Pfalzer LA, Springer B, Levy E, McGarvey CL, Danoff JV, et al. Breast cancer-related lymphedema: Comparing direct costs of a prospective surveil- lance model and a traditional model of care. Phys Ther. 2012;92:152-63.
99. Deltombe T, Jamart J, Recloux S, et al. Reliability and limits of agreement of circumferential, water displacement, and optoelectronic volumetry in the measurement of upper limb lymphedema. Lymphology. 2007 Mar;40(1):26-34.
100. Mori T, Lustman A, Katz-Leurer M. Self-measurement of upper extremity volume in women post-breast cancer: reliability and validity study. Physiother Theory Pract. 2015;31:283-7.
101. Sander AP, Hajer NM, Hemenway K, Miller AC. Upper-extremity volume measurements in women with lymphedema: a comparison of measurements obtained via water displacement with geometrically determined volume. Phys Ther. 2002;82(12):1201-12.
102. Taylor R, Jayasinghe UW, Koelmeyer L, Ung O, Boyages J. Reliability and validity of arm volume measurements for assessment of lymphedema. Phys Ther. 2006;86(2):205-14.
103. Cornish BH, Chapman M, Thomas BJ, et al. Early diagnosis of lymphedema in postsurgery breast cancer patients. Ann N Y Acad Sci. 2000;571-5.
104. Soran A, Ozmen T, McGuire KP, et al. The importance of detection of subclinical lymphedema for the prevention of breast cancer-rela-

ted clinical lymphedema after axillary lymph node dissection; A prospective observational study. Lymphat Res Biol. 2014;12:289-94.
105. O'Donnell Jr TF, Rasmussen JC, Sevick-Muraca EM. New diagnostic modalities in the evaluation of lymphedema. J Vasc Surg Venous Lymphat Disord. 2017;5(2):261-73.
106. Mazzei MA, Gentili F, Mazzei FG, Gennaro P, Guerrieri D, Nigri A, et al. High-resolution MR lymphangiography for planning lymphaticovenous anastomosis treatment: a single centre experience. Radiol Med. 2017;122(12):918-27.
107. Ferro AP, Ferreira VTK, Rezende MS, et al. Intra- and inter-rater reliability of bioimpedance in the evaluation of lymphedema secondary to treatment of breast cancer. lymphat Res Biol. 2018;16(3):282-6.
108. Qin ES, Bowen MJ, Chen WF. Diagnostic accuracy of bioimpedance spectroscopy in patients with lymphedema: A retrospective cohort analysis. J Plast Reconstr Aesthet Surg. 2018;71:1041-50.
109. Cellina M, Oliva G, Menozzi A, Soresina M, Martinenghi AC, Gibelli D. Non-contrast magnetic resonance lymphangiography: an emerging techinique for the study of lymphedema. Clin Imaging. 2019;53:126-33.
110. Dębiec-Bąk A, Skrzek A, Woźniewski M, Malicka I. Using thermography in the diagnostics of lymphedema: pilot study. Lymphat Res Biol. 2020;18(3):247-53.
111. Oldfield RC. The assessment and analysis of handedness: the Edinburgh inventory. Neuropsychologia. 1971;9(1):97-113.
112. Espírito-Santo H, Pires CF, Garcia IQ, Daniel F, Silva AG, Fazio RL. Preliminary validation of the portuguese Edinburgh Handedness Inventory in an adult sample. Appl Neuropsychol Adult. 2017;24(3):275-87.
113. Büsch D, Hagemann N, Bender N. The dimensionality of the Edinburgh Handedness Inventory: an analysis with models of the item response theory. Laterality. 2010;15(6):610-28.
114. Veale JF. Edinburgh Handedness Inventory – short form: a revised version based on confirmatory factor analysis. Laterality. 2014;19(2):164-77.
115. Specht MC, Miller CL, Russell TA, et al. Defining a threshold for intervention in breast cancer-related lymphedema: what level of arm volume increase predicts progression? Breast Cancer Res Treat. 2013;140:485-594.
116. Kim M, Shin KH, Jung SY, et al. Identification of prognostic risk factors for trasient and persistent lymphedema aftermultimodal treatment for breast cancer. Cancer Res Treat. 2016;48:1330-7.
117. Szuba A, Cooke JP, Yousuf S, Rockson SG. Decongestive lymphatic therapy for patients with cancer-related or primary lymphedema. Am J Med. 2000;109(4):296-300.
118. Mondry TE, Riffenburgh RH, Johnstone PA. Prospective trial of complete decongestive therapy for upper extremity lymphedema after breast cancer therapy. Cancer J. 2004;10(1):42-8.
119. Lasinski BB, McKillip Thrift K, Squire D, et al. A systematic review of the evidence for complete decongestive therapy in the treatment of lymphedema from 2004 to 2011. PMR. 2012;4(8):580-601.
120. Tambour M, Tange B, Christensen R, Gram B. Effect of physical therapy on breast câncer related lymphedema: protocol for a multicenter, randomized, single-blind, and equivalence trial. BMC Cancer. 2014;34(14):239-43.
121. Rangon FB, da Silva J, Dibai-Filho AV, Guirro RRJ, Guirro ECO. Effects of complex physical therapy and multimodal approaches on lymphedema secondary to breast cancer: A systematic review and meta-analysis of randomized controlled trials. Arch Phys Med Rehabil. 2022;103(2):353-63.
122. Huang TW, Tseng SH, Lin CC, Bai CH, Chen CS, Hung CS, et al. Effects of manual lymphatic drainage on breast cancer-related lymphedema: a systematic review and meta-analysis of randomized controlled trials. World J Surg Oncol. 2013;11:15.
123. Ezzo J, Manheimer E, McNeely ML, Howell DM, Weiss R, Johansson KI, et al. Manual lymphatic drainage for lymphedema following breast cancer treatment. Cochrane Database Syst Rev. 2015;(5):CD003475.
124. Rogan S, Taeymans J, Luginbuehl H, Aebi M, Mahnig S, Gebruers N. Therapy modalities to reduce lymphoedema in female breast cancer patients: a systematic review and meta-analysis. Breast Cancer Res Treat. 2016;159(1):1-14.
125. Tambour M, Holt M, Speyer A, Christensen R, Gram B. Manual lymphatic drainage adds no further volume reduction to complete decongestive therapy on breast cancer-related lymphoedema: a multi-centre, randomised, single-blind trial. Br J Cancer. 2018;119(10):1215-22.
126. Guerero RM, das Neves LMS, Guirro RRJ, Guirro ECO. Manual lymphatic drainage in blood circulation of upper limb with lymphedema after breast cancer surgery. J Manipulative Physiol Ther. 2017 May;40(4):246-9.
127. Amano M, Shimizu T. Mondor's disease: A review of the literature. Intern Med. 2018;57(18):2607-12.
128. Salmon RJ, Berry M, Hamelin JP. A novel treatment for postoperative Mondor's disease: manual axial distraction. Breast J. 2009;15(4):381-4.
129. Koehler LA, Haddad TC, Hunter DW, Tuttle TM. Axillary web syndrome following breast cancer surgery: symptoms, complications, and management strategies. Breast Cancer (Dove Med Press). 2018;11:13-9.
130. Rezende MS, Marsengo AL, de Jesus Guirro RR, de Oliveira Guirro EC. Blood flow velocity in brachial and subclavian vessels immediately after compressive procedures for treatment of postcancer therapy lymphedema in breast cancer: A randomized blind clinical trial. Lymphat Res Biol. 2017;15(1):23-31.
131. Johansson K, Tibe K, Weibull A, Newton RC. Low intensity resistance exercise for breast cancer patients with arm lymphedema with or without compression sleeve. Lymphology. 2005;38(4):167-80.
132. Moseley AL, Carati CJ, Piller NB. A systematic review of common conservative therapies for arm lymphoedema secondary to breast cancer treatment. Ann Oncol. 2007;18(4):639-46.
133. Ezzo J, Manheimer E, McNeely ML, Howell DM, Weiss R, Johansson KI, et al. Manual lymphatic drainage for lymphedema following breast cancer treatment. Cochrane Database Syst Rev. 2015;(5):CD003475.
134. Vignes S. Lymphedema: From diagnosis to treatment. Rev Med Interne. 2017;38(2):97-105.
135. Jebsen R, Taylor N, Trieschmann R, Trotter M, Howard L. An objective and standardized test of hand function. Arch Phys Med Rehabil. 1969;50:311-9.
136. Artilheiro MC, Fávero FM, Caromano FA, et al. Reliability, validity and description of timed performance of the Jebsen-Taylor Test in patients with muscular dystrophies. Braz J Phys Ther. 2018;22(3):190-7.
137. Martins J, Napoles BV, Hoffman CB, Oliveira AS. The Brazilian version of Shoulder Pain and Disability Index: translation, cultural adaptation and reliability. Rev Bras Fisioter. 2010;14(6):527-36.
138. Damstra RJ, Partsch H. Compression therapy in breast cancer-related lymphedema: A randomized, controlled comparative study of relation between volume and interface pressure changes. J Vasc Surg. 2009;49(5):1256-63.
139. Oh SH, Ryu SH, Jeong HJ, Lee JH, Sim YJ. Effects of different bandaging methods for treating patients with breast cancer-related lymphedema. Ann Rehabil Med. 2019;43(6):677-85.
140. Szolnoky G, Lakatos B, Keskeny T, et al. Intermittent pneumatic compression acts synergistically with manual lymphatic drainage in complex decongestive physiotherapy for breast cancer treatment-related lymphedema. Lymphology. 2009;42(4):188-94.
141. Tran K, Argáez C. Intermittent pneumatic compression devices for the management of lymphedema: A review of clinical effectiveness and guidelines [Internet]. Ottawa (ON): Canadian Agency for Drugs and Technologies in Health; 2017 May 12.
142. Tastaban E, Soyder A, Aydin E, et al. Role of intermittent pneumatic compression in the treatment of breast cancer-related lymphoedema: a randomized controlled trial. Clin Rehabil. 2020;34(2):220-8.
143. Pappas CJ, O'Donnel TF. Long-term results of compression treatment for lymphedema. Vasc Surg. 1992;16:555-64.

144. Gurdal SO, Kostanoglu A, Cavdar I, et al. Comparison of intermittent pneumatic compression with manual lymphatic drainage for treatment of breast cancer-related lymphedema. Lymphat Res Biol. 2012;10(3):129-35.
145. Sanal-Toprak C, Ozsoy-Unubol T, Bahar-Ozdemir Y, Akyuz G. The efficacy of intermittent pneumatic compression as a substitute for manual lymphatic drainage in complete decongestive therapy in the treatment of breast cancer related lymphedema. Lymphology. 2019;52(2):82-91.
146. Zheng JY, Mixon AC, McLarney MD. Safety, precautions, and modalities in cancer rehabilitation: an updated review. Curr Phys Med Rehabil Rep. 2021;19:1-12.
147. Robb K, Oxberry SG, Bennett MI, Johnson MI, Simpson KH, Searle RD. A Cochrane Systematic Review of transcutaneous electrical nerve stimulation for cancer pain. J Pain Symptom Manage. 2009;37(4):746-53.
148. Gibson W, Wand BM, Meads C, Catley MJ, O'Connell NE. Transcutaneous electrical nerve stimulation (TENS) for chronic pain – an overview of Cochrane Reviews. Cochrane Database Syst Rev. 2019;4(4):CD011890.
149. Paley CA, Wittkopf PG, Jones G, Johnson MI. Does TENS reduce the intensity of acute and chronic pain? A comprehensive appraisal of the characteristics and outcomes of 169 reviews and 49 meta-analyses. Medicina (Kaunas). 2021;57(10):1060.
150. Sluka KA, Judge MA, McColley MM, Reveiz PM, Taylor BM. Low frequency TENS is less effective than high frequency TENS at reducing inflammation-induced hyperalgesia in morphine-tolerant rats. Eur J Pain. 2000;4(2):185-93.
151. Davini R, Nunes CV, Guirro ECO, Guirro RRJ. Estimulação elétrica de alta voltagem: uma opção de tratamento. Braz J Phys Ther. 2005;9(4):357-64.
152. Garcia LB, Guirro ECO. Efeitos da estimulação de alta voltagem no linfedema pós-mastectomia/High voltage stimulation in lymphedema. Braz J Phys Ther. 2005;9(2):243-8.
153. Omar MT, Shaheen AA, Zafar H. A systematic review of the effect of low-level laser therapy in the management of breast cancer-related lymphedema. Support Care Cancer. 2012;20(11):2977-84.
154. Smoot B, Chiavola-Larson L, Lee J, Manibusan H, Allen DD. Effect of low-level laser therapy on pain and swelling in women with breast cancer-related lymphedema: a systematic review and meta-analysis. J Cancer Surviv. 2015;9(2):287-304.
155. Assis L, Moretti AI, Abrahao TB, de Souza HP, Hamblin MR, Parizotto NA. Low-level laser therapy (808 nm) contributes to muscle regeneration and prevents fibrosis in rat tibialis anterior muscle after cryolesion. Lasers Med Sci. 2013;28(3):947-55.
156. Baxter GD, Liu L, Petrich S, Gisselman AS, Chapple C, Anders JJ, Tumilty S. Low level laser therapy (Photobiomodulation therapy) for breast cancer-related lymphedema: a systematic review. BMC Cancer. 2017;17(1):833.
157. Wang Y, Ge Y, Xing W, Liu J, Wu J, Lin H, et al. The effectiveness and safety of low-level laser therapy on breast cancer-related lymphedema: An overview and update of systematic reviews. Lasers Med Sci. 2021 Nov 15. Epub ahead of print.
158. Anschau F, Webster J, Capra MEZ, de Azeredo da Silva ALF, Stein AT. Efficacy of low-level laser for treatment of cancer oral mucositis: a systematic review and meta-analysis. Lasers Med Sci. 2019;34(6):1053-62.
159. Peralta-Mamani M, da Silva BM, da Silva Pinto AC, et al. Low-level laser therapy dosimetry most used for oral mucositis due to radiotherapy for head and neck cancer: a systematic review and meta-analysis. Crit Rev Oncol Hematol. 2019;138:14-23.
160. Balzarini A, Pirovano C, Diazzi C, et al. Ultrasound therapy of chronic arm lyniphedeina after surgical treatment of breast cancer. Lymphology. 1993;26:128-34.
161. Gan J, Li S, Cai R, Chang T. Microwave heating in the management of post mastectomy upper limb lymphedema. Ann Plast Surg. 1996;36:576-80.
162. Bae H, Kim HJ. Clinical outcomes of extracorporeal shock wave therapy in patients with secondary lymphedema: a pilot study. Ann Rehabil Med. 2013;37(2):229-34.
163. Imboden S, Herzig D, Rabaglio M, Hohermuth R, et al. Abstract P1-01-14: Extracorporeal shock wave therapy for lymphedema after axillary lymphadenectomy. Cancer Res. 2013;73(24 Suppl):P1-01-14.
164. Gillman AS, Helmuth T, Koljack CE, et al. The effects of exercise duration and intensity on breast cancer-related DNA methylation: A randomized controlled trial. Cancers (Basel). 2021;13(16):4128.
165. Zyzniewska-Banaszak E, Kucharska-Mazur J, Mazur A. Physiotherapy and physical activity as factors improving the psychological state of patients with cancer. Front Psychiatry. 2021;12:772694.
166. Gillman AS, Helmuth T, Koljack CE, et al. The effects of exercise duration and intensity on breast cancer-related DNA methylation: A randomized controlled trial. Cancers (Basel). 2021;13(16):4128.
167. Friedenreich CM, Orenstein MR. Physical activity and cancer prevention: etiologic evidence and biological mechanisms. J Nutr. 2002;132(11 Suppl):3456S-3464S.
168. McTiernan A, Friedenreich CM, Katzmarzyk PT, et al. Physical activity in cancer prevention and survival: A systematic review. Med Sci Sports Exerc. 2019;51(6):1252-61.
169. Zheng JY, Mixon AC, McLarney MD. Safety, precautions, and modalities in cancer rehabilitation: an updated review. Curr Phys Med Rehabil Rep. 2021;9(3):1-12.
170. Xiao B, Wang W, Zhang D. Risk of bleeding associated with antiangiogenic monoclonal antibodies bevacizumab and ramucirumab: a meta-analysis of 85 randomized controlled trials. Onco Targets Ther. 2018;11:5059.
171. Fu J, Tennison J, Rutzen-Lopez I, Silver J, Morishita S, Dibaj S, et al. Bleeding frequency and characteristics among hematologic malignancy inpatient rehabilitation patients with severe thrombocytopenia. Support Care Cancer. 2018;26:3135-41.
172. Kuderer NM, Dale DC, Crawford J, Cosler LE, Lyman GH. Mortality, morbidity, and cost associated with febrile neutropenia in adult cancer patients. Cancer. 2006;106:2258-66.
173. Crevenna R, Kainberger F, Wiltschke C, et al. Cancer rehabilitation: current trends and practices within an Austrian University Hospital Center. Disabil Rehabil. 2020;42:2-7.
174. Demark-Wahnefried W, Rock CL, Patrick K, Byers T. Lifestyle interventions to reduce cancer risk and improve outcomes. Am Fam Physician. 2008;77(11):1573-8, 1579-80.
175. Fong DY, Ho JW, Hui BP, et al. Physical activity for cancer survivors: meta-analysis of randomised controlled trials. BMJ. 2012;344:e70.
176. Gunnell AS, Joyce S, Tomlin S, et al. Physical activity and survival among long-term cancer survivor and non-cancer cohorts. Frontiers in Public Health. 2017;5:19.
177. Rock CL, Thomson C, Gansler T, et al. American Cancer Society Guideline for diet and physical activity for cancer prevention. CA Cancer J Clin. 2020;70(4):245-71.
178. Shamley DR, Barker K, Simonite V, Beardshaw A. Delayed versus immediate exercises following surgery for breast cancer: a systematic review. Breast Cancer Res Treat. 2005;90(3):263-71.
179. Petito EL, Esteves MT, Elias S, Facina G, Nazário AC, Gutiérrez MG. The influence of the initiation of an exercise programme on seroma formation and dehiscence following breast cancer surgery. J Clin Nurs. 2014;23(21-22):3087-94.
180. Flores AM, Dwyer K. Shoulder impairment before breast cancer surgery. J Womens Health Phys Therap. 2014;38(3):118-24.
181. Silveira DSP, Santos MJ, Silva ET, et al. Proprioceptive neuromuscular facilitation in the functionality and lymphatic circulation of the upper limb of women undergoing breast cancer treatment. Clinical Biomechanics. 2020;80:105158.
182. Guirro ECO, Silveira DSP, Perez CS, Montezuma T, Rezende MS, et al. Proprioceptive Neuromuscular Facilitation in shoulder rehabilitation of women submitted to surgical treatment for breast cancer. Int J Phys Ther Rehab. 2019;5:155.

183. Mroszczyk-MCdonald A, Savage P, Ades P. Handgrip strength in cardiac rehabilitation. J Cardiopulm Rehabil Prev. 2007;27:298-302.
184. Chung CJ, Wu C, Jones M, et al. Reduced handgrip strength as a marker of frailty predicts clinical outcomes in patients with heart failure undergoing ventricular assist device placement. J Card Fail. 2014;20(5):310-5.
185. Orfalle AG, Araújo PMP, Ferraz MB, Natour J. Translation into brazilian portuguese, cultural adaptation and evaluation of the reliability of the disabilities of the arm, shoulder and hand questionnaire. Braz J Med Biol Res. 2005;(38):293-302.
186. Nevola Teixeira LF, Lohsiriwat V, Schorr MC, et al. Incidence, predictive factors, and prognosis for winged scapula in breast cancer patients after axillary dissection. Support Care Cancer. 2014;22(6):1611-7.
187. Lee S, Savin DD, Shah NR, et al. Scapular winging: evaluation and treatment. J Bone Jt Surg Am. 2015;97:1708-16.
188. Ortí-Asencio M, Salinas-Huertas S, Luzardo-González A, et al. Scapular winging in surgical treatment of breast cancer, prospective study to optimize the follow-up protocol. Clinical and Translational Oncology. 2021;23:2090-8.
189. Kibler WB, McMullen J. Scapular dyskinesis and its relation to shoulder pain. J Am Acad Orthop Surg. 2003;11(2):142-51.
190. Uhl TL, Kibler WB, Gecewich B, Tripp BL. Evaluation of clinical assessment methods for scapular dyskinesis. Arthroscopy. 2009;25(11):1240-8.
191. Kibler WB, Sciascia A, Wilkes T. Scapular dyskinesis and its relation to shoulder injury. J Am Acad Orthop Surg. 2012;20(6):364-72.
192. Kibler WB, Ludewig PM, McClure PW, Michener LA, Bak K, Sciascia AD. Clinical implications of scapular dyskinesis in shoulder injury: the 2013 consensus statement from the 'Scapular Summit'. Br J Sports Med. 2013;47(14):877-85.
193. Ahmed RL, Thomas W, Yee D, Schmitz KH. Randomized controlled trial of weight training and lymphedema in breast cancer survivors. J Clin Oncol. 2006;24:2765-72.
194. Cheema B, Gaul CA, Lane K, Fiatarone Singh MA. Progressive resistance training in breast cancer: A systematic review of clinical trials. Breast Cancer Res Treat. 2008;109:9-26.
195. Cheema BS, Kilbreath SL, Fahey PP, Delaney GP, Atlantis E. Safety and efficacy of progressive resistance training in breast cancer: A systematic review and meta-analysis. Breast Cancer Res Treat. 2014;148:249-68.
196. Paramanandam VS, Roberts D. Weight training is not harmful for women with breast cancer–related lymphoedema: A systematic review. J Physiother. 2014;60:136-43.
197. Keilani M, Hasenoehrl T, Neubauer M, Crevenna R. Resistance exercise and secondary lymphedema in breast cancer survivors – a systematic review. Supportive Care Cancer. 2016;24:1907-16.
198. Montaño-Rojas LS, Romero-Pérez EM, Medina-Pérez C, Reguera-García MM, de Paz JA. Resistance training in breast cancer survivors: a systematic review of exercise programs. Int J Environ Res Public Health. 2020;17(18):6511.
199. Lopez P, Galvão DA, Taaffe DR, et al. Resistance training in breast cancer patients undergoing primary treatment: a systematic review and meta-regression of exercise dosage. Breast Cancer. 2021;28(1):16-24.
200. Mauerberg-deCastro E, Moraes R, Paioli C, Figueiredo GA, Pacheco SCM, Costa TDA. Haptic anchoring and human postural control. Psychol Neurosci. 2014;7(3):301-18.
201. Moraes R, Bedo BLS, Santos LO, Batistele RA, et al. Additional hapitic information provided by anchors reduces postural sway in young adults less than does light touch. Front Neurosci. 2018;12:346.
202. Coelho AR, Fontes RC, Moraes R, Barros CGC. Effects of the use of anchor systems in the rehabilitation of dynamic balance and gait in individuals with chronic dizziness of peripheral vestibular origin: a single-blinded, randomized, controlled clinical trial. Arch Phys Med Rehabil. 2020;101(2):249-57.
203. Sacchini V, Luini A, Tana S, Lozza L, Galimberti V, Merson M, et al. Quantitative and qualitative cosmetic evaluation after conservative treatment for breast cancer. Eur J Cancer. 1991;27(11):1395-400.
204. Huang MH, Miller K, Smith K, Fredrickson K, Shilling T. Reliability, validity, and minimal detectable change of balance evaluation systems test and its short versions in older cancer survivors: A pilot study. J Geriatr Phys Ther. 2016;39(2):58-63.
205. Horak FB, Wrisley DM, Frank J. The Balance Evaluation Systems Test (BESTest) to differentiate balance deficits. Phys Ther. 2009;89:484-98.
206. Franchignoni F, Horak F, Godi M, Nardone A, Giordano A. Using psychometric techniques to improve the Balance Evaluation Systems Test: the mini-BESTest. J Rehabil Med. 2010;42:323-31.
207. Shumway-Cook A, Brauer S, Woollacott M. Predicting the probability for falls in community-dwelling older adults using the Timed Up & Go Test. Phys Ther. 2000;80(9):896-903.
208. Bohannon RW. Reference values for the timed up and go test: a descriptive meta-analysis. J Geriatr Phys Ther. 2006;29(2):64-8.
209. Thrane G, Joakimsen RM, Thornquist E. The association between timed up and go test and history of falls: The Tromsø study. BMC Geriatr. 2007;7(1):1-7.
210. Alexandre TS, Meira DM, Rico NC, Mizuta SK. Accuracy of Timed Up and Go Test for screening risk of falls among community-dwelling elderly. Rev Bras Fisioter. 2012;16(5):381-8.
211. Asai T, Oshima K, Fukumoto Y, Yonezawa Y, Matsuo A, Misu S. Association of fall history with the Timed Up and Go test score and the dual task cost: A cross-sectional study among independent community-dwelling older adults. Geriatr Gerontol Int. 2018;18(8):1189-93.
212. Crosbie J, Kilbreath SL, Dylke E, Refshauge KM, Nilcholson L, Beith JM, et al. Effects of mastectomy on shoulder and spinal kinematics during bilateral upper-limb movement. Phys Ther. 2010;90:679-92.
213. Eke-Okoro ST, Gregoric M, Larsson LE. Alterations in gait resulting from deliberate changes of arm-swing amplitude and phase. Clin Biomech. 1997;12:516-21.
214. Ortega JD, Fehlman LA, Farley CT. Effects of aging and arm swing on the metabolic cost of stability in human walking. J Biomech. 2008;41(16):3303-8.
215. Park J. Synthesis of natural arm swing motion in human bipedal walking. J Biomech. 2008;41(7):1417-26.
216. Umberger BR. Effects of suppressing arm swing on kinematics, kinetics, and energetics of human walking. J Biomech. 2008;41(11):2575-8.
217. Studenski S, Perera S, Patel K, et al. Gait speed and survival in older adults. JAMA. 2011;305(1):50-8.
218. Watson MJ. Refining the ten-metre walking test for use with neurologically impaired people. Physiotherapy. 2002;88(7):386-97.
219. Hardy SE, Perera S, Roumani YF, Chandler JM, Studenski SA. Improvement in usual gait speed predicts better survival in older adults. J Am Geriatr Soc. 2007;55(11):1727-34.
220. Verghese J, Holtzer R, Lipton RB, Wang C. Quantitative gait markers and incident fall risk in older adults. J Gerontol A Biol Sci Med Sci. 2009;64A(8):896-901.
221. Hojan K, Manikowska F, Molinska-Glura M, Chen PJB, Jozwiak M. The impact of an external breast prosthesis on the gait parameters of women after mastectomy. Cancer Nursing. 2014;37(2):E30-E36.
222. Marcant D, Rapin CH. Role of the physiotherapist in palliative care. J Pain Symptom Manage. 1993;8(2):68-71.
223. World Health Organization. Strengthening of palliative care as a component of comprehensive care throughout the life course. Disponível em: http://apps.who.int/gb/ebwha/pdf_files/WHA67/A67_R19-en.pdf.
224. Olsson Möller U, Stigmar K, Beck I, Malmström M, Rasmussen BH. Bridging gaps in everyday life – a free-listing approach to explore the variety of activities performed by physiotherapists in specialized palliative care. BMC Palliat Care. 2018 Jan 29;17(1):20.
225. Marcucci FCI. O papel da fisioterapia nos cuidados paliativos a pacientes com câncer. Rev Bras Cancerol. 2005;51(1):67-77.

CAPÍTULO 19

Queimaduras

> **Pontos-chave**
> - Diferentes aspectos do manejo podem interferir nas respostas aos cuidados de queimaduras.
> - Lesões profundas produzidas por queimaduras negligenciadas desencadeiam déficit funcional importante.
> - A reabilitação de pacientes queimados envolve metas específicas de prevenção e recuperação de movimentos.

O conceito de queimadura é bastante amplo. Basicamente, a queimadura é uma lesão dos tecidos orgânicos em decorrência de um trauma de origem térmica, resultante da exposição ou do contato com chamas, líquidos quentes ou superfícies quentes, eletricidade, frio, substâncias químicas, radiação, atrito ou fricção, desencadeando respostas que variam desde uma pequena bolha ou flictena, até formas mais graves capazes de desencadear um grande número de respostas locais e sistêmicas. Constitui problema de saúde pública mundial, uma vez os acidentes envolvendo queimaduras promovem sequelas estéticas e funcionais que comprometem a qualidade de vida do indivíduo afetado.[1,2]

As intercorrências produzidas pelas queimaduras mostram a grande importância da pele, que pode ser classificada como órgão vital, e consequentemente de suas funções protetoras do organismo contra agentes externos (Capítulo 1). O gerenciamento de lesões decorrentes de queimadura é diferente de outras lesões traumáticas, pois existem especificidades que devem ser conhecidas para o manejo especializado adequado.[3]

CLASSIFICAÇÃO DE QUEIMADURAS QUANTO AO AGENTE ETIOLÓGICO

- Queimaduras térmicas: decorrentes de exposição a temperaturas extremas, por meio de líquidos e sólidos ferventes, chama direta, vapor, objetos aquecidos, ou excessivamente frios;
- Queimaduras químicas: exposição direta a produtos corrosivos que podem ser bases fortes ou de origem ácida (álcool, gasolina, bases e ácidos, entre outros);
- Queimaduras elétricas: raio, corrente elétrica, entre outros;
- Queimaduras ionizantes ou por radiação: decorrentes da exposição a raios solares, raios-X, nucleares, entre outros;
- Queimaduras biológicas: são as queimaduras promovidas por animais (água-viva, lagarta-de-fogo, medusa, entre outros), ou vegetais (urtiga, látex, entre outros). Há controvérsias sobre essa classificação, visto que esse tipo de lesão pode ser considerado como envenenamento da pele provocado por toxinas;
- Queimaduras por atrito ou fricção: decorrente do atrito da pele contra uma superfície causando abrasão (bolhas decorrentes de calçados inadequados, acidentes de moto com deslizamento da pele contra o asfalto).

A avaliação da área de superfície queimada é parte essencial do processo de diagnóstico e tratamento. A classificação da gravidade das queimaduras é determinada de acordo com diversos fatores, como a idade do paciente, profundidade da lesão, tipos de lesões, regiões afetadas, agente causador, porcentagem de superfície cutânea lesada, traumas associados, bem como a avaliação da extensão da área queimada.

A existência da relação entre o tamanho da área afetada por queimadura e a mortalidade foi aventada no século XIX, além da vinculação entre tamanho da área afetada e prognóstico, e a associação da gravidade da queimadura determinada por tamanho e profundidade.[4,5]

O primeiro método para medir a área de superfície queimada envolveu o uso de papel milimetrado.[6] Pela dificuldade do método, foram propostos cálculos decorrentes da relação constante da área de superfície de regiões corporais bem definidas e a área de superfície total, indicando de forma mais precisa a extensão da queimadura.[7]

A área de superfície de várias partes do corpo em relação à superfície corporal total incorpora o uso de cálculos da área de superfície corporal em função da altura e peso.[8]

Existem vários métodos para avaliação da extensão da área queimada, fundamental para definição da intervenção terapêutica adequada. Os principais métodos utilizados são: regra dos nove, tabela de Lund e Browder, e regra da palma da mão, dentre outros, como sistemas 2D e 3D.

A determinação da área queimada pela "regra dos nove" (Figura 2), detalhada por Wallace em 1951,[9] método também creditado a Pulaski e Tennison,[10] que apresentaram ideia semelhante, divide a superfície corporal em segmentos que equivalem aproximadamente a 9% do total. Embora seja uma forma rápida e prática de avaliar a superfície de área queimada, dada a urgência relacionada às lesões, apresenta alguns problemas, pois considera porcentagens semelhantes em extensões de áreas diferentes no adulto e na criança. Assim, são encontradas na literatura propostas modificadas. Cada segmento corresponde a um percentual, ou seja, o corpo é dividido em múltiplos de nove:

No adulto:
- Cabeça e pescoço – 9%;
- Tronco anterior – 18%;
- Tronco posterior – 18%;
- Membros superiores – 18% (9% cada);
- Membros inferiores – 36% (18% cada);
- Períneo – 1%.

Na criança:
- Cabeça – 21%;
- Tronco anterior –18%;
- Tronco posterior – 18%;
- Membros superiores – 18% (9% cada);
- Membros inferiores – 24% (12% cada);
- Períneo – 1%.

A segunda opção, proposta por Lund e Browder (Figura 3), é mais popular e interessante por ser mais precisa e específica, pois considera a proporção da gravidade relacionada a diversas extensões de pele, por exemplo, a gravidade diferente em adultos e crianças, com versão atualizada.[11]

A área da superfície palmar do paciente (incluindo dedos) (Figura 4) corresponde a aproximadamente 1% da área total da superfície corporal. Entretanto, o uso da regra resulta em uma superestimação para adultos (particularmente mulheres) e uma subestimação para crianças, além de ser influenciada por variáveis como sexo e IMC, o que resulta em variação do resultado da medida. A heterogeneidade dos estudos incluídos e a falta de dados para crianças são as principais limitações da técnica, entretanto, pode ser utilizada para avaliação rápida de pequenas queimaduras. O método pode ser mais fidedigno pelo cálculo simples do comprimento multiplicado pela largura da mão, que aproximará a área determinada pela planimetria. Esse método permite uma determinação mais precisa da área da superfície palmar do que a estimativa de 1%.

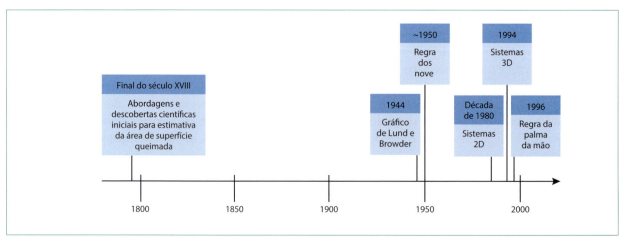

FIGURA 1 Linha do tempo dos métodos para avaliação da extensão da área corporal queimada.

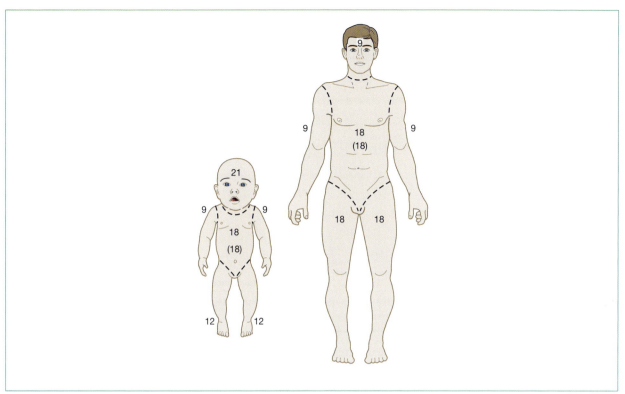

FIGURA 2 Determinação da área queimada pela "regra dos nove" na criança e no adulto.

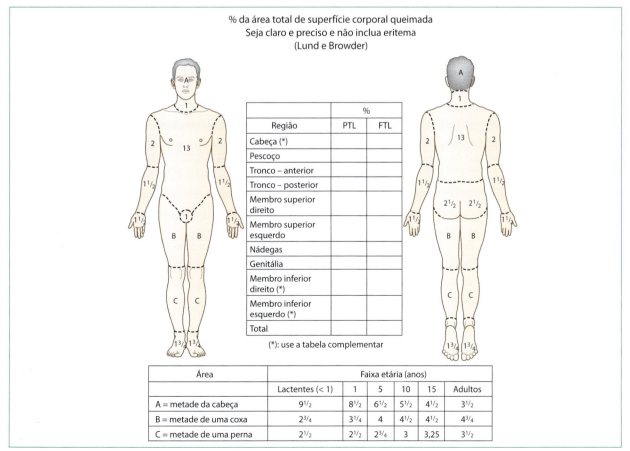

FIGURA 3 Gráfico de Lund e Browder.

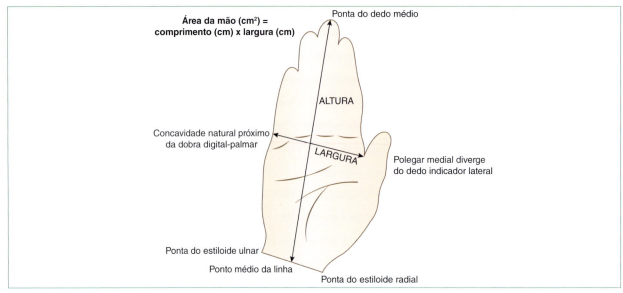

FIGURA 4 Medida de comprimento multiplicado pela largura da mão utilizada para calcular a superfície de área queimada pela "regra da palma da mão". Fonte: modificada de Amirsheybani HR et al., 2001.[12]

O aplicativo para *smartphone Mersey Burns* é um exemplo de sistema 2D para avaliação da superfície de área queimada que usa como base para os cálculos eletrônicos o gráfico de Lund e Browder bidimensional. Entretanto, o erro de estimativa do instrumento não foi avaliado.[13,14] Outro exemplo de tecnologia semelhante é o *Surface Area Graphic Evaluation II* (SAGE II), que utiliza planimetria adaptada de Lund e Browder, por meio de gráficos 2D que podem ser adaptados para idade, peso e altura.[15] Está disponível *online* para avaliações individuais gratuitas ou como uma versão licenciada para múltiplas observações, entretanto, infelizmente o aplicativo da internet não está mais sendo executado em navegadores modernos.

Os sistemas de avaliação da área de superfície queimada 3D foram desenvolvidos na década de 1990, com algumas vantagens em relação aos sistemas 2D, como a presença das áreas laterais, bem como a possibilidade de adaptação às características do paciente e de melhor representação do paciente real, quanto ao sexo, peso, altura e formato do corpo. Apresentam validade alta em adultos com IMC abaixo de 30, mas existem limitações em pacientes queimados muito obesos e com proporções corporais incomuns.[16-18]

Também pode ser útil acessar uma calculadora de área de superfície total de um corpo humano com base em fórmulas populares publicadas, visto que a medição direta é difícil (https://www.calculator.net/body-surface-area-calculator.html).

DIAGNÓSTICO QUANTO À PROFUNDIDADE DE QUEIMADURAS

A classificação quanto à profundidade da queimadura é comumente dada em graus (primeiro, segundo e terceiro graus). Determinar o grau de uma queimadura significa determinar a profundidade do trauma térmico na pele (Figura 5).

- Primeiro grau – superficial, as lesões restringem-se à epiderme (Figura 6A). O quadro clínico apresenta hiperemia local, ausência de bolhas ou flictenas e um quadro doloroso pronunciado. São geralmente lesões não significativas, sem alterações hemodinâmicas ou alterações clínicas importantes. São exemplos desse tipo de queimadura os eritemas causados pelo sol ou contato com água aquecida (sem a presença de bolhas ou flictenas).
- Segundo grau – intermediário, as lesões atingem a epiderme e espessuras variáveis da derme, poupando parte desta (Figura 6B). A principal característica clínica desse tipo de lesão é a formação de bolhas ou flictenas. O contato com líquidos superaquecidos pode ser citado como exemplo desse tipo de queimadura.
- Terceiro grau – grave, atinge toda a epiderme e derme (Figura 6C), e em muitos casos outros tecidos (tela subcutânea, tecido muscular e ósseo). A cicatrização é difícil e demorada, deixando muitas sequelas, sendo necessárias intervenções mais drásticas como as enxertias de pele. Incêndios graves, queimaduras elétricas ou mesmo térmicas são responsáveis por esse tipo de lesão.

A profundidade da queimadura varia de acordo com o grau de destruição celular e internacionalmente é classificada em espessura parcial superficial (correspondente ao primeiro grau e/ou segundo grau superficial), quando atinge apenas a epiderme e a camada papilar da derme; parcial profunda, que alcança a camada reticular (correspondente ao segundo grau profundo); e de espessura to-

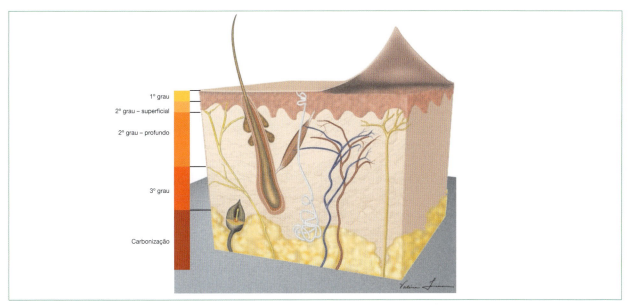

FIGURA 5 Representação dos graus de queimadura e sua relação com a profundidade.

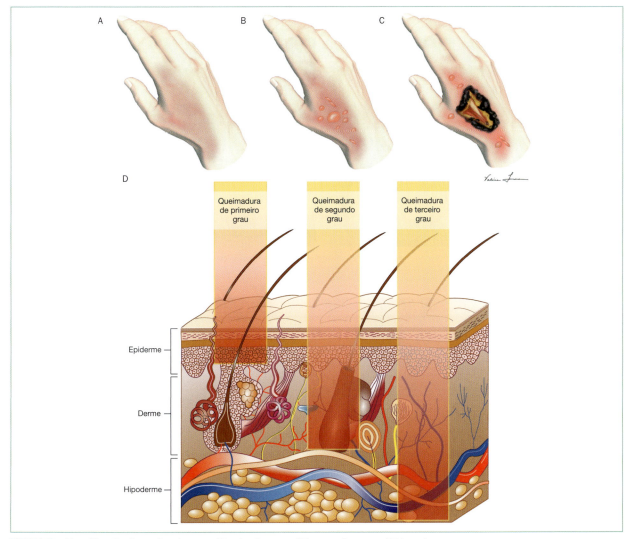

FIGURA 6 Classificação da queimadura em (A) primeiro grau, (B) segundo grau e (C) terceiro grau.

tal (correspondente ao terceiro grau), caracterizada por lesão profunda, que atinge a camada subcutânea (Figura 7). Essa classificação é dinâmica, pois pode ser alterada em decorrência de comprometimentos adicionais, como no caso da ocorrência de infecção associada.

Queimaduras elétricas, categorizadas em queimaduras tipo *flash*, em arco ou elétricas diretas (verdadeiras), são consideradas potencialmente graves e apresentam especificidades como a tendência de acometer uma superfície corporal relativamente pequena, entretanto, promovem invariavelmente lesões em estruturas profundas no percurso entre os pontos de entrada e saída, nem sempre possíveis de identificar. O ponto de entrada mais frequente é a mão, seguida pela cabeça; e no caso de comprometimento da viabilidade tecidual, a necessidade de amputação é frequente (Figura 8).

Os critérios clínicos para avaliação da extensão vertical da destruição são a sensibilidade e a umidade cutânea, além da cor, presença de bolhas e tempo de enchimento capilar. As queimaduras superficiais ou de espessura parcial superficial são caracteristicamente eritematosas e dolorosas, ficam esbranquiçadas ao toque e podem apresentar bolhas, enquanto as queimaduras de espessura parcial profunda têm aspecto mais pálido e amolecido, não ficam esbranquiçadas ao toque, mas preservam a sensibilidade. As lesões de espessura total mostram uma superfície menos dolorosa, sem umidade, com coloração negra, branca ou marmórea.

Na prática, as queimaduras podem ser divididas em dois grupos: aquelas que reepitelizam-se em até duas semanas espontaneamente com tratamento conservador e possuem baixo risco de sequelas estético-funcionais; e as que necessitam de tratamento cirúrgico, que envolvem lesões que perduram por mais de três semanas, sem regeneração dermoepidérmica, com grande probabilidade de desenvolver sequelas. Essa classificação simplista não envolve todos os casos, visto que nem sempre é possível classificar os casos na divisão proposta. Nessas ocasiões, a profundidade da queimadura é mais bem definida pelo tempo necessário à reepitelização. O grande problema é que o tempo está intimamente ligado ao desenvolvimento de sequelas.

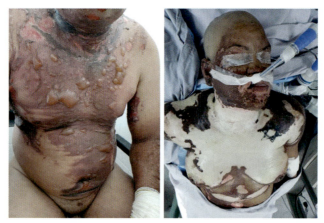

FIGURA 7 Queimaduras de segundo e terceiro graus. Fonte: imagens gentilmente cedidas pela MSc. Roberta Moretti Marçal.

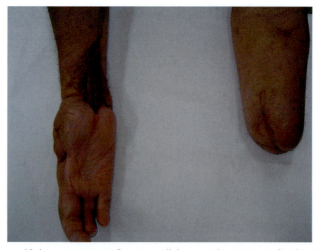

FIGURA 8 Queimadura por choque elétrico com amputação transradial esquerda e amputação de polegar e indicador na mão direita. Fonte: imagens gentilmente cedidas pela Profa. Dra. Marisa de Cássia Registro Fonseca.

TABELA 1	Classificação das queimaduras de acordo com a profundidade	
Grau	Profundidade	Sinais
Primeiro	Lesões apenas da epiderme	Eritema
Segundo	Lesões da epiderme e parte da derme	Eritema + bolha
Terceiro	Lesões da epiderme e da derme	Branca nacarada

A classificação quanto à profundidade da queimadura pode incluir ainda a de quarto grau (não utilizada no Brasil), que envolve a destruição completa de todos os tecidos. O prognóstico é incerto, sendo necessária uma extensa excisão cirúrgica ou possivelmente amputação.

A determinação correta do grau de queimadura não é tão simples, já que uma definição total vai depender da própria evolução da lesão, sendo o estudo histológico e uma reavaliação das lesões após 48 e 72 horas importantes para a caracterização correta do quadro. A gravidade do prognóstico depende dos diversos fatores já discutidos, sendo considerado um pior prognóstico para crianças menores de dois anos e meio e adultos com idade superior a 65 anos.

CLASSIFICAÇÃO QUANTO À COMPLEXIDADE DE QUEIMADURAS

Pequeno queimado – pequena gravidade

As características do paciente queimado considerado de pequena gravidade são:
- Queimaduras de primeiro grau em qualquer extensão, em qualquer idade e/ou;
- Queimaduras de segundo grau com área corporal atingida até 5% em crianças menores de 12 anos ou;
- Queimaduras de segundo grau com área corporal atingida até 10% em maiores de 12 anos.

Médio queimado – média gravidade

Consideram-se características do paciente queimado de média gravidade:
- Queimaduras de segundo grau com área corporal atingida entre 5% e 15% em menores de 12 anos;
- Queimaduras de segundo grau com área corporal atingida entre 10% e 20% em maiores de 12 anos;
- Qualquer queimadura de segundo grau envolvendo mão, pé, face, pescoço, axila ou grande articulação (axila, cotovelo, punho, coxofemoral, joelho ou tornozelo), em qualquer idade;
- Queimaduras que não envolvam face, mão, períneo ou pé, de terceiro grau com até 5% da área corporal atingida em crianças de até 12 anos;
- Queimaduras que não envolvam face, mão, períneo, pé, de terceiro grau com até 10% da área corporal atingida em maiores de 12 anos.

Grande queimado – grande gravidade

Consideram-se características do paciente queimado de grande gravidade:
- Queimaduras de segundo grau com área corporal atingida maior que 15% em menores de 12 anos;
- Queimaduras de segundo grau com área corporal atingida maior que 20% em maiores de 12 anos;
- Queimaduras de terceiro grau com área corporal atingida maior que 5% em menores de 12 anos;
- Queimaduras de terceiro grau com área corporal atingida maior que 10% em maiores de 12 anos;
- Queimaduras de segundo ou terceiro grau atingindo o períneo, em qualquer idade;
- Queimaduras de terceiro grau atingindo mão, pé, face, pescoço ou axila, em qualquer idade;
- Queimaduras por corrente elétrica.

Importante salientar que será considerado também grande queimado o paciente vítima de queimaduras de qualquer extensão associadas a:
- Lesão inalatória;
- Politrauma;
- Fratura óssea em qualquer localização;
- Trauma craniano (diagnosticado por exames radiológicos ou por quadro clínico);
- Choque de qualquer origem;
- Insuficiência renal, cardíaca ou hepática;
- Diabetes;
- Distúrbios da coagulação e hemostasia;
- Embolia pulmonar;
- Infarto agudo do miocárdio;
- Quadros infecciosos graves decorrentes ou não da queimadura (necessidade de antibioticoterapia venosa);
- Síndrome compartimental ou do túnel do carpo, associada ou não à queimadura;
- Doenças consumptivas ou qualquer outra afecção que possa ser fator de complicação à lesão ou ao quadro clínico da queimadura.

TRIAGEM DE PACIENTES QUEIMADOS

São consideradas as seguintes condições para encaminhamento para centro especializado no atendimento de queimaduras:
- Queimaduras de segundo grau (espessura parcial) com área corporal atingida superior a 10% da superfície corporal, em qualquer idade;

- Queimaduras de terceiro grau, em qualquer idade;
- Queimaduras causadas por eletricidade, inclusive aquelas causadas por raio, em qualquer idade;
- Queimaduras que envolvam face, mão, pé, genitália, períneo, pescoço ou grande articulação, em qualquer idade;
- Queimaduras químicas, em qualquer idade;
- Lesão por inalação, em qualquer idade;
- Queimaduras em pacientes, em qualquer idade, com doenças que podem complicar os cuidados, prolongar a recuperação ou influenciar a mortalidade;
- Qualquer paciente com queimaduras e trauma concomitante (p. ex., fraturas) no qual a queimadura apresenta maior risco de morbidade ou mortalidade;
- Crianças queimadas tratadas em hospital que não apresenta as condições necessárias para atendimento adequado.

CRITÉRIOS DE INTERNAÇÃO HOSPITALAR

São consideradas as seguintes condições de internação de pacientes queimados:
- Lesão de terceiro grau atingindo mais de 2% de superfície corporal em menores de 12 anos, e mais de 5% de superfície corporal em maiores de 12 anos;
- Lesão de segundo grau atingindo área superior a 10% em menores de 12 anos, e superior a 15% em maiores de 12 anos;
- Queimaduras de face, pé, mão ou pescoço;
- Queimaduras de região perineal ou genitália;
- Queimadura circunferencial de extremidade ou do tórax;
- Queimaduras por descarga elétrica;
- Inalação de fumaça ou lesões das vias aéreas;
- Queimaduras menores concomitantes a outros importantes traumas ou a doenças preexistentes que possam vir a agravar o quadro.

ETIOLOGIA

As queimaduras podem ocorrer por diversos estímulos (térmicos, químicos ou elétricos), sendo as lesões térmicas, decorrentes do fogo, as mais frequentes.

Agentes causadores de queimaduras simples ou térmicas:
- Líquidos e vapores aquecidos;
- Líquidos densos e sólidos aquecidos;
- Substâncias inflamáveis;
- Contato direto com a chama;
- Radiações não ionizantes;
- Frio.

Agentes causadores de queimaduras complexas:
- Fricção mecânica;
- Eletricidade;
- Radiações ionizantes (raios x, alfa, beta, gama);
- Produtos químicos.

INCIDÊNCIA DE QUEIMADURAS

As taxas de queimaduras intencionais estão distribuídas de forma desigual em todo o mundo e embora a taxa de mortalidade tenha reduzido, o número de sequelas é importante, sendo considerado um problema de saúde pública.[1,2]

As queimaduras são acidentes frequentes em nosso meio, sendo predominantes no sexo masculino, podendo ocorrer em qualquer faixa etária, ocupação e situação econômica do indivíduo, bem como não depende do desenvolvimento socioeconômico do país de residência.[19-21]

Crianças com até seis anos são vítimas frequentes de escaldamentos, abrangendo 60% dos acidentes ocorridos na cozinha. São a principal fonte de queimaduras domésticas não fatais. Os principais agentes causadores desse tipo de lesão são os líquidos aquecidos, como água, chá, café, leite e sopa, dentre outros.

Os acidentes no banho ocasionados por imersão em água superaquecida também são considerados escaldamentos. Esse tipo de acidente também é comum com pacientes idosos, devido à menor capacidade de reação, limitações físicas ou lesões preexistentes, que diminuem a sensibilidade a alterações de temperatura.

Queimaduras de crianças por combustão também são frequentes e acontecem pela manipulação inadequada de fontes de ignição, como isqueiros, fósforos etc. Acidentes com forno de micro-ondas são frequentemente relatados, principalmente envolvendo alimentos infantis superaquecidos ou explosão de vasilhames.

Os tipos predominantes de lesões por queimaduras em paciente internado nos centros especializados são por contato com chamas em acidentes domiciliares. As mulheres constituem 91% dos casos de tentativas de autoextermínio (suicídio) com utilização do fogo.

As queimaduras químicas podem ser produzidas por milhares de substâncias utilizadas no domicílio, na indústria e nas diversas áreas da ciência, capazes de causar dano cutâneo ou do trato respiratório, seja pelo contato direto ou pela inalação. Esses pacientes compõem uma pequena porcentagem dos atendimentos em centros de queimados e requerem um atendimento inicial rápido e eficiente.

Queimaduras elétricas, embora de incidência pequena (5 a 10% dos pacientes hospitalizados), correspondem a um dos tipos mais agressivos de lesão térmica. A faixa etária mais atingida está entre 20 e 30 anos, geralmente vítimas de acidente de trabalho. As lesões são predominantemente de terceiro grau, de coloração variando entre amarelo-esbranquiçado ao cinza ou preto, com áreas dominadas por necrose.[22]

ALTERAÇÕES FISIOPATOLÓGICAS LOCAIS

As queimaduras fazem com que o indivíduo perca sua primeira linha de defesa, a pele íntegra. Dessa forma, o equilíbrio da microbiota é alterado, permitindo o crescimento de bactérias patogênicas. O tecido queimado representa então um excelente meio de cultura para bactérias e fungos. Outro fator agravante é a supressão da função imune proporcional à extensão da queimadura.

A proliferação de bactérias em ambiente favorável poderá culminar com um quadro de sepse responsável por 75% dos óbitos em grandes queimados. Em resposta à lesão térmica são liberados agentes vasoativos (histamina, serotonina, bradicinina, prostaglandinas, leucotrienes e fatores ativadores de plaquetas) e há aumento imediato da osmolaridade intersticial.

As lesões teciduais e alterações do queimado são sequências de alterações vasculares que ocorrem no local da lesão, assim como o edema local e a trombose podem converter a profundidade. Outra alteração séria é a perda da capacidade de controlar a temperatura corporal.

ALTERAÇÕES FISIOLÓGICAS SISTÊMICAS

As respostas sistêmicas às queimaduras extensas trazem repercussão a todos os sistemas orgânicos, sendo os achados patológicos frequentes em todos os órgãos.

O aumento da permeabilidade capilar promove uma inundação dos tecidos queimados provocada pela fuga maciça de um filtrado plasmático. De maneira direta há uma diminuição do volume circulante e, consequentemente, elevação do hematócrito a valores entre 45 e 55% na fase inicial, além do aumento da viscosidade sanguínea, da resistência vascular periférica e da adesividade das plaquetas. O sistema cardiovascular apresentará um choque hipovolêmico, seguido de uma atividade hiperdinâmica. No sistema pulmonar observam-se hiperventilação e aumento do consumo de oxigênio, podendo surgir complicações como edema pulmonar, pneumonia ou embolia.

A função renal pode estar prejudicada por vários fatores, como choque, diminuição da taxa de filtração glomerular (devido à hemólise) e toxicidade antibiótica, entre outros.

Há também aumento do metabolismo, que é maior após uma queimadura do que em qualquer outra lesão, e não diminui até que a lesão seja reparada.

REPARAÇÃO CUTÂNEA

A lesão provocada por um trauma térmico promove alterações em diversos órgãos, sendo a pele sempre acometida em diversos graus, considerada como órgão vital, tamanha sua importância. O processo de reparo cutâneo dependerá de vários fatores, como a profundidade e localização da lesão.

A reparação de uma lesão térmica se processa em quatro fases principais:

- Eliminação dos tecidos desvitalizados;
- Regeneração do tecido vascular e conjuntivo;
- Epitelização;
- Retração.

A eliminação dos tecidos desvitalizados apresenta maior importância nas lesões térmicas profundas. Definida a profundidade da lesão, inicia-se a formação de um plano de clivagem entre os tecidos viáveis e não viáveis. Há acúmulo local de substâncias enzimáticas oriundas dos glóbulos brancos que, aos poucos, vão promovendo a lise das fibras colágenas.

Para o local da lesão há migração de grande quantidade de leucócitos, fibroblastos e macrófagos, acompanhados de brotos vasculares neoformados a partir da rede vascular íntegra. À medida que os processos enzimáticos se intensificam, os processos de regeneração vascular e conjuntivo se ativam, formando um tecido rico em elementos vasculares e celulares (tecido de granulação) que aos poucos vão se alastrando, enchendo o vazio resultante dos tecidos eliminados.

À medida que se formam novas camadas de tecido de granulação, as mais antigas, profundamente situadas, vão perdendo sua riqueza em vasos, e os fibroblastos e feixes de colágeno passam a predominar.

Nas queimaduras dérmicas profundas, a presença de restos de folículos pilosos, de glândulas sebáceas e sudoríparas remanescentes à atuação do calor, contendo células semelhantes àquelas da camada germinativa da epiderme, constituem outros núcleos de crescimento epiteliais. Quanto mais abundantes os restos de anexos de pele, mais confluentes serão as ilhotas germinativas do epitélio, e mais rápida a cobertura da área lesada. A reconstituição integral da epiderme só é possível em pequena extensão (aproximadamente 10 mm), a partir dos núcleos germinativos.

Existe grande interação entre a cobertura epitelial e o crescimento do tecido conjuntivo. A cobertura epitelial faz cessar a regeneração do tecido mesenquimal. Por outro lado, o epitélio não pode emigrar se não houver tecido mesenquimal para recebê-lo.

Quando a epitelização for demorada, devido à extensão das lesões ou pela presença de infecção, o tecido de granulação vai sofrendo um processo de maturação, o qual produz retração e aproximação das bordas da lesão.

Ao fim da cobertura epitelial, o organismo promove a absorção do excesso de colágeno mais antigo, substituindo-o por outro mais recente e menos retrátil. Esse processo denominado remodelação garante alguma flexibilidade à cicatriz.

INTERVENÇÃO CIRÚRGICA

Lesões extensas provocadas por queimaduras profundas produzem redução na capacidade de regeneração da pele, necessitando de um restabelecimento rápido das funções perdidas, e a melhor forma é a intervenção cirúrgica de enxertia ou transplante de pele.

A enxertia de pele é definida como a transferência ou translocação autóloga de tecido cutâneo retirado de um leito doador transplantado para um leito receptor. O local de onde o tecido foi retirado é denominado sítio doador ou área doadora. O procedimento é adotado como método clínico de fechamento da ferida desde 1800[23,24] e avançou consideravelmente com o desenvolvimento de instrumentos cirúrgicos específicos.[25] Entretanto, além dos benefícios, pode produzir morbidades significativas, incluindo deformidades nas áreas doadoras e resultados estéticos abaixo do ideal.

Os enxertos de pele são considerados o melhor tratamento para queimaduras profundas e são classificados como de espessura total (epiderme e derme total incluindo anexos) ou parcial (epiderme e uma porção da derme) (Figura 9); ou enxertos compostos, que consistem em cartilagem e pele. Podem ser agrupados de acordo com a sua fonte em autoenxerto, homoenxerto e xenotransplante, e também classificados em relação à espessura.

Enxerto autógeno (autoenxerto) é caracterizado pela retirada de uma área de pele não queimada do próprio paciente, envolve epiderme e derme e quantidades variadas de anexos cutâneos, e apresenta um índice de rejeição bastante baixo. É considerado o padrão-ouro para cobertura de feridas decorrentes de queimaduras.[26]

O denominado aloenxerto ou homoenxerto tem como origem a pele retirada de cadáver, utilizado quando não há possibilidade de autoenxerto, e usualmente pode ser armazenado em bancos de pele por tempo prolongado. Já o xenoenxerto ou heteroenxerto tem como origem a pele de outra espécie animal, geralmente pele de porco e tilápia. A pele de tilápia do Nilo (*Oreochromis niloticus*) é usada como um material regenerativo potencial no tratamento de queimaduras e feridas devido à sua comparabilidade colágena, histológica e mecânica compatível com a pele humana.[27-32] Existe ainda o enxerto temporário – a pele artificial é utilizada quando existem extensas áreas queimadas, e sua indicação visa a sobrevivência.

Os principais problemas apresentados pelos enxertos são relacionados à dificuldade de integração, que pode se manifestar por meio de coloração alterada (amarelada ou marrom-escuro), perda do enxerto por trauma, edema (impedem o contato direto com o leito receptor) e infecções (deslocamento do enxerto e destruição enzimática).

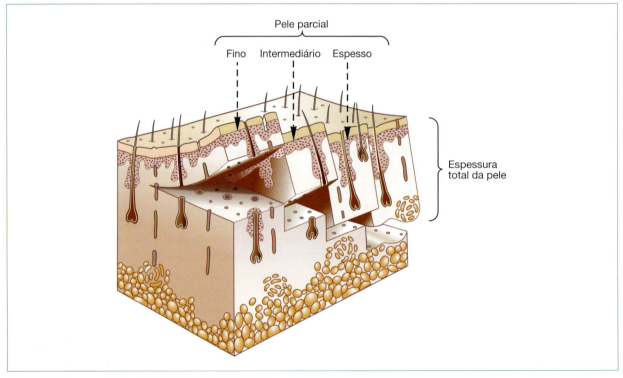

FIGURA 9 Espessura dos vários tipos de enxerto de pele.

Os enxertos de pele apresentam sinais de vascularização em torno do quarto dia pós-operatório, e a previsão de que o enxerto "integrou" ocorre em cerca de duas semanas, quando estiver intimamente aderido ao leito. A região apresenta alterações de coloração e sensibilidade se comparada à pele adjacente, e pode apresentar ainda a denominada contração primária (imediatamente após sua retirada) ou secundária (ocorre em torno do décimo dia de cirurgia, podendo se estender por até seis meses). Indicações, área doadora, complicações pós-operatórias e resultados são diferentes em cada tipo de enxerto. Ao comparar os resultados funcionais e estéticos de enxertos de pele de espessura total e de espessura parcial em termos de morbidade, elasticidade da pele, sensibilidade da pele e recorrência da cicatriz, o enxerto de espessura total parece ser a técnica mais adequada.

Os enxertos de pele em lâmina (Figura 10) muitas vezes são perfurados com objetivo de ampliação, denominados enxertos expandidos ou em malha (Figura 11). Esses enxertos, assim como a utilização da mesma área doadora, podem acarretar piores resultados estéticos. Entretanto, há evidências que o enxerto em malha é superior ao enxerto em lâmina no que diz respeito à perda de enxerto, por permitir que o exsudato escape, otimizando a integração, sendo considerado um tratamento que salva vidas. A retração é normal após a cirurgia de enxertia de pele, principalmente em regiões articulares, resultando em contraturas.[33-36]

Queimaduras circunferenciais produzem cicatrizes potencialmente constritivas, que limitam a expansão do tecido em resposta ao edema; a pressão tecidual aumenta desencadeando complicações graves, especialmente no pescoço (obstrução de vias aéreas), no tórax (restrição à ventilação pulmonar) e extremidades (obstrução à circulação).

A escarotomia descompressiva (Figura 12) consiste em incisões de relaxamento de uma crosta constritiva circular que esteja comprometendo alguma função essencial, por exemplo, quando impede a expansibilidade torácica, prejudicando a ventilação; em geral, ocorre na fase de maior edema.

ABORDAGENS TERAPÊUTICAS

A vítima de queimaduras pode evoluir com inúmeras sequelas, como aderências, contraturas, cicatrizes hipertróficas e queloideanas, entre outras, que desencadeiam limi-

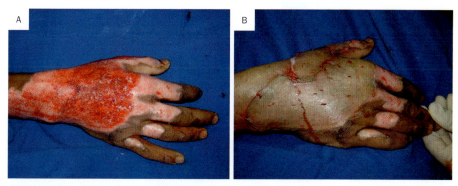

FIGURA 10 Área de queimadura de terceiro grau pré (A) e após enxerto de pele de espessura parcial, em lâmina (B). Fonte: imagens gentilmente cedidas pela Profa. Dra. Adriana da Costa Gonçalves.

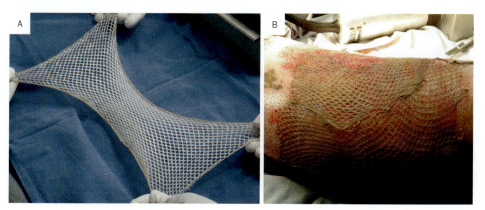

FIGURA 11 Enxerto de pele parcial expandido ou em malha (A); e enxerto em malha posicionada no leito receptor (B). Fonte: imagens gentilmente cedidas pela Profa. Dra. Adriana da Costa Gonçalves.

tações da amplitude de movimento e comprometimento da qualidade de vida dos indivíduos afetados. O processo de cicatrização pós-queimadura pode ocasionar redução da flexibilidade tecidual, mesmo em áreas enxertadas, sendo as retrações sequelas comuns, particularmente em regiões articulares, resultando em contraturas (Figura 13).[37,38]

A reabilitação de pacientes queimados envolve metas específicas de prevenção e recuperação de movimentos, e utilização de inúmeros recursos terapêuticos, como hidratação, compressão, terapia manual, cinesioterapia, órteses e eletroterapia, entre outros, sendo o aumento da maleabilidade tecidual um dos objetivos prioritários para minimização de sequelas funcionais.

A queimadura promove alterações locais e sistêmicas, com grandes variações na evolução do processo de reparação, as quais dependem da precocidade da intervenção terapêutica. Diante desse quadro, a abordagem fisioterapêutica envolve terapias locais e sistêmicas com objetivo de auxiliar no tratamento ou prevenir e/ou tratar as sequelas locais, quer com a cinesioterapia ou recursos eletrofototérmicos.

O tratamento do paciente queimado envolve uma equipe multiprofissional, sendo que a intervenção fisioterapêutica atua também de forma complementar às cirurgias, principalmente as enxertias. As ações do fisioterapeuta são amplas, apresentando condutas importantes em todas as fases, da internação ao acompanhamento ambulatorial.

A conduta inicial a qualquer intervenção deve ser a realização de uma anamnese efetiva, cuja finalidade é direcionar as condutas a serem realizadas, visando resultados eficientes.

O fisioterapeuta e os outros membros da equipe devem trabalhar devidamente paramentados, tanto na avaliação quanto no tratamento do paciente queimado, com o intuito de evitar infecções nesses pacientes altamente suscetíveis.

ANAMNESE E INTERVENÇÃO AGUDA

Antes de qualquer intervenção terapêutica em indivíduos queimados é necessário conhecer profundamen-

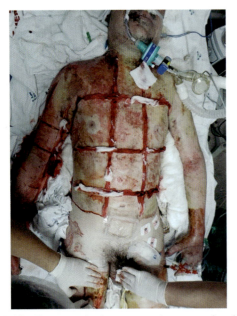

FIGURA 12 Escarotomia descompressiva em queimadura de terceiro grau circular. Fonte: imagem gentilmente cedida pela MSc. Roberta Moretti Marçal.

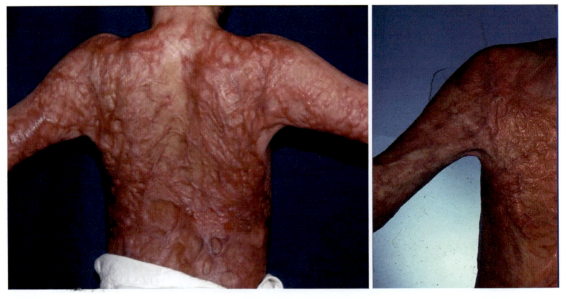

FIGURA 13 Limitação articular decorrente de sequela de queimadura. Fonte: imagens gentilmente cedidas pela MSc. Roberta Moretti Marçal.

te o paciente a ser tratado, inclusive seu estado psicológico ou ter conhecimento da existência de algum grau de prejuízo intelectual, pois a intervenção terapêutica envolve procedimentos que muitas vezes requerem sua colaboração e, consequentemente, a compreensão do que está sendo solicitado.

A avaliação deve constar de quesitos indispensáveis para a efetivação de um protocolo de atendimento eficiente:

- Cabeçalho com os dados de identificação – nome, idade, sexo, estado civil, endereço, ocupação;
- Identificação de doenças associadas e pregressas;
- Identificação do tipo de acidente, agente causador, data e horário do acidente, traumas associados, inalação de fumaça/gases etc.;
- Data da internação e número do prontuário (para pacientes que foram hospitalizados);
- Identificação da localização e profundidade da queimadura;
- Identificação do percentual de superfície corporal atingida e profundidade predominante;
- Avaliação respiratória – ausculta, padrão respiratório, secreção e mobilidade torácica;
- Avaliação articular e funcional dos segmentos envolvidos;
- Avaliação postural, quando possível e necessária para complementar a avaliação funcional;
- Avaliação do estado emocional – humor, sensibilidade, agressividade, reação à lesão (esses dados podem ser anotados mediante avaliação psicológica prévia ou simples observação das respostas apresentadas quando da solicitação dos itens anteriores).

Após a avaliação adequada deve-se analisar os dados coletados, formular um plano de tratamento e estabelecer metas a curto, médio e longo prazos. Diante dos sinais e sintomas clínicos da primeira fase pós-lesão por queimadura, deve-se definir as metas e os recursos para a intervenção no processo de reparação, lembrando que quanto mais precoce for a atuação da equipe que assiste o paciente, melhores serão as respostas teciduais, possibilitando menores riscos de complicações e, consequentemente, melhor qualidade de vida.

O risco de deformidades decorrentes de queimaduras é alto em virtude das contraturas de tecidos moles e/ou articulares. Há ainda uma tendência a posturas confortáveis, viciosas, geralmente em flexão e adução, devendo-se então acentuar a abdução e extensão. A adoção da posição prona combinada com outras terapias adjuvantes parece proporcionar melhora da oxigenação, importante para pacientes com síndrome do desconforto respiratório agudo.[39-41]

O posicionamento adequado do indivíduo queimado (Figuras 14 e 15) é imprescindível nos primeiros cuidados, adaptado às necessidades específicas, com intuito de preservar a amplitude de movimento (ADM) e a função, controlar o edema, além de facilitar condutas na fase mais crônica da lesão, cujos objetivos são maxi-

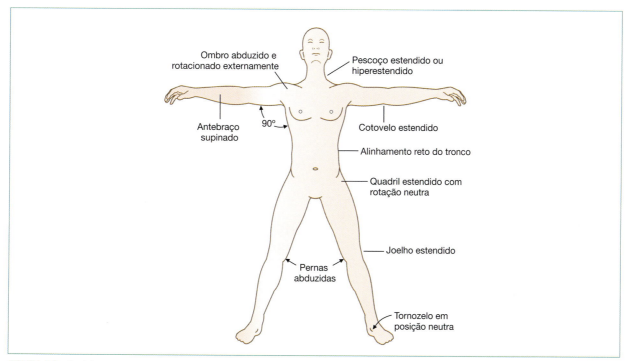

FIGURA 14 Posicionamento adequado para prevenção de deformidades decorrentes de queimaduras cutâneas.

mizar a independência nas atividades da vida diária (AVD) e o treinamento funcional individualizado diante das limitações apresentadas.

Os procedimentos fisioterapêuticos apresentam grande importância para o sucesso de intervenções cirúrgicas, visto que problemas como edemas podem retardar o processo de reparação, e a dor causa desconforto adicional. Os membros queimados devem ser elevados com a finalidade de melhorar o retorno venoso e linfático, com auxílio de acessórios como travesseiros e cunhas, prevenindo a formação de edemas. Apesar da importância da intervenção precoce, o fisioterapeuta deve atuar com cautela no pós-operatório. Dentre os cuidados, destacam-se:

- Evitar movimentação inadequada que possa interferir, por exemplo, na integração de enxertos, assim como a manipulação no local da cirurgia ou próximo ao mesmo;
- Projetar órteses e planejar o posicionamento dos segmentos acometidos visando a prevenção de contraturas secundárias;
- Proporcionar um programa de exercícios para prevenir complicações como flebite, pneumonia e contraturas, sendo importante avaliar o risco de tromboembolismo venoso;
- Orientar o paciente sobre a aparência dos enxertos e a importância da manutenção dos cuidados para não comprometer a cirurgia;
- Orientar restrição de exposição à radiação ultravioleta, pelo perigo de hiperpigmentação.

Toda vez que um paciente é acometido por uma afecção aguda e grave, que inviabiliza a movimentação espontânea no leito, há o risco de desenvolvimento de lesões por pressão, portanto deverão ser tomadas medidas para evitar a morbidade (Capítulo 20). O paciente não deve permanecer por longos períodos na mesma posição, havendo necessidade de alternâncias de posição e atenção a pontos de pressão exagerada como proeminências ósseas, mais suscetíveis a lesões.

Normalmente os esquemas de mudanças nos diferentes decúbitos consistem em duas horas em decúbito dorsal, duas horas em decúbito lateral e duas horas em decúbito lateral oposto.

Existem vários materiais utilizados na confecção de órteses, sendo comum o uso de polímeros termomoldáveis de fácil manuseio. As articulações afetadas devem ser imobilizadas na posição neutra ou com leve alongamento. O uso deve ser criterioso, assegurando a inexistência de pontos de pressão que possam causar ferimentos ou interferir negativamente na circulação sanguínea.

As órteses são prescritas para aplicações estáticas e têm como objetivo prevenir as contraturas, manter os ganhos obtidos pela cinesioterapia, além de conservar o segmento em repouso após enxertia (Figuras 16 e 17).

O uso de malhas ou curativos para pressão constante exerce uma importante função na prevenção e no tratamento de contraturas cicatriciais. Para obtenção de resultados satisfatórios a pressão exercida deve ultrapassar 25 mmHg, o que ocasionará uma diminuição da vascularização, da pressão parcial do oxigênio tissular, da quantidade de mucopolissacarídeos, da resposta celular, bem como a deposição de colágeno. A resposta à pressão externa dependerá da precocidade com que é implantada (geralmente antes dos seis meses), o que possibilitará uma cicatriz plana com ausência de contraturas.

COMPROMETIMENTO RESPIRATÓRIO APÓS QUEIMADURAS

Lesões decorrentes de queimaduras nas vias respiratórias comprometem normalmente áreas nasais e região da faringe (árvore traqueobrônquica). Há incidência de complicações pulmonares, traqueobronquite, edema pulmonar químico, síndrome do desconforto respiratório do

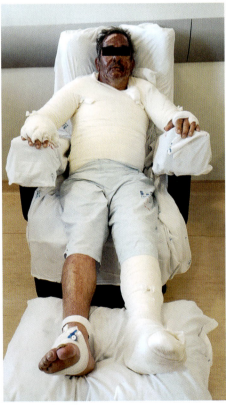

FIGURA 15 Posicionamento individualizado visando conforto e prevenção de contraturas. Fonte: imagem gentilmente cedida pela Profa. Dra. Adriana da Costa Gonçalves.

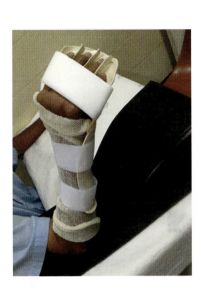

FIGURA 16 Órtese em termoplástico de baixa temperatura moldada sob medida. Função: posicionamento e prevenção de deformidades. Fonte: imagem gentilmente cedida pela Profa. Dra. Marisa de Cássia Registro Fonseca.

adulto (SDRA), congestão pulmonar, atelectasia e êmbolos pulmonares.

Comprometimentos respiratórios apresentam incidência variável em acidentes com queimaduras, e a morte devida apenas à pneumonia pode responder por mais de um terço das mortes das vítimas de queimaduras. Normalmente resulta de lesão direta, bem como de complicações secundárias à lesão.

Antes da execução do tratamento preventivo ou curativo do sistema respiratório em pacientes queimados, deve-se efetuar uma avaliação morfodinâmica, verificando-se a presença de ruídos patológicos pela ausculta pulmonar, bem como a observação da expansão da caixa torácica.

A remoção das secreções acumuladas pela imobilização e o uso adequado do aparelho respiratório são importantes preocupações do fisioterapeuta na área de queimados. Quando há envolvimento do sistema respiratório em grandes queimados, decorrente de aquecimento ou inalação de fumaça, devem ser aplicadas técnicas específicas que visem a higiene brônquica, possibilitando assim a melhora da ventilação pulmonar. Atenção especial deve ser dada às lesões agudas que comprometem a homeostasia dos sistemas, não esquecendo do aspecto funcional, que pode minimizar as sequelas que estão por instalar-se.

A drenagem postural é uma técnica desobstrutiva mediante posição anatômica da árvore brônquica. Nem sempre é possível de ser realizada, dependendo da extensão, localização da queimadura e equipamentos ligados ao paciente. Já a desobstrução brônquica envolve nebulização prévia com soro fisiológico ou água bidestilada por meio de equipamento ultrassônico, e estímulo da tosse como auxílio na limpeza mucociliar.

Técnicas de reexpansão pulmonar são aplicadas por meio de propriocepção e estimulação diafragmática, respiração com pressão positiva intermitente ou respiração localizada. A reeducação da função muscular respiratória visa normalização da função dos músculos respiratórios.

COMPROMETIMENTO DA MECÂNICA RESPIRATÓRIA EM QUEIMADURAS DE TRONCO

A probabilidade de ocorrer complicação pulmonar após queimaduras que envolvem de forma significativa o sistema respiratório é alta, sendo que o movimento torácico é reduzido com a respiração, desencadeando redução dos volumes e capacidades pulmonares. Ainda pode ocorrer queda do débito cardíaco concomitantemente em desequilíbrio de ventilação-perfusão, alterações

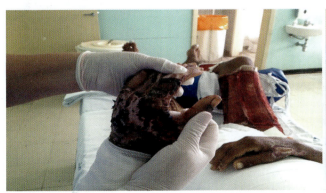
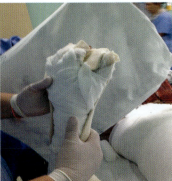

FIGURA 17 Órtese em posição funcional para prevenção de contraturas. Fonte: imagem gentilmente cedida pela Profa. Dra. Marisa de Cássia Registro Fonseca.

do volume corrente, volume minuto, capacidade vital, além de aumento de frequência respiratória, desencadeado pela restrição do curativo oclusivo ao movimento do tórax. As cicatrizes de tronco na fase crônica podem afetar a função pulmonar, pela dor, extensão, bem como pela maleabilidade comprometida.

A avaliação da mecânica respiratória e mobilidade toracoabdominal pode ser investigada de maneira simples por meio da expansão torácica e avaliada pela técnica de cirtometria ou perimetria. A técnica consiste em um conjunto de medidas das circunferências do tórax e abdome durante os movimentos respiratórios na postura ortostática, coletadas por meio de trena antropométrica no tórax reepitelizado sem o curativo, bem como os membros superiores ao longo do corpo, e envolve as circunferências em três pontos anatômicos: prega axilar, processo xifoide e linha umbilical; em dois diferentes momentos: inspiração máxima e expiração máxima (Figura 18). A diferença entre as medidas resultantes na inspiração e expiração máxima em cada nível anatômico é considerada a mobilidade de cada região aferida.[42-44]

A pressão inspiratória máxima (PImáx) e pressão expiratória máxima (PEmáx) podem ser avaliadas por meio de teste simples, rápido, não invasivo, voluntário e esforço-dependente com manovacuômetro clássico e confiável. São testes de grande importância no atendimento do paciente queimado, uma vez que visam identificar alterações clínicas importantes e doenças, embasando a prescrição de programas de treinamento muscular respiratório. Apontam índices de força dos músculos inspiratórios e expiratórios, respectivamente, cujos valores representam a força gerada pelo conjunto dos músculos inspiratórios e expiratórios, obtidos pela boca.

Os testes de função pulmonar podem identificar alterações associadas às doenças do sistema respiratório, bem como acompanhar a evolução da doença em resposta ao tratamento, orientando a intervenção terapêutica mais adequada.

A avaliação da capacidade vital (CV), que representa o maior volume de ar mobilizado entre uma inspiração plena e uma expiração completa,[4] é um importante teste da função respiratória, sendo considerada anormalidade presente em pessoas com fraqueza muscular respiratória e/ou alterações na função respiratória, como em distúrbios ventilatórios restritivos ou obstrutivos.[5] O teste pode ser efetuado por meio de espirômetro ou ventilômetro (Figura 19).

O espirômetro é um exame mais elaborado que fornece dados de volume e fluxo, enquanto o ventilômetro mede o volume e, portanto, é mais prático para ser utilizado em pacientes hospitalizados. As medidas de maior valor devem ser utilizadas preferencialmente às médias de valores.

CINESIOTERAPIA EM PACIENTES QUEIMADOS

A mobilização passiva e/ou ativa, além do alívio da dor, faz parte dos procedimentos do atendimento do paciente queimado, e para tanto, é importante investigar a possibilidade de tromboembolismo venoso, importante fator de morbidade e mortalidade nesses pacientes.

O local de origem mais comum de êmbolos para a circulação pulmonar é o sistema venoso profundo dos membros. É possível identificar a trombose venosa profunda (TVP) pelo sinal de Homan's, caracterizado por dor ou desconforto na panturrilha após dorsiflexão passiva do pé, bem como o sinal de bandeira, que envolve a mo-

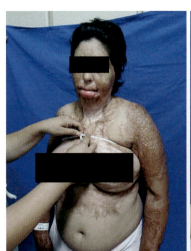 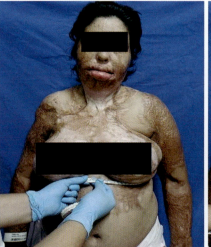 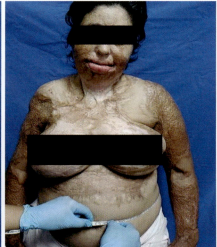

FIGURA 18 Avaliação da expansão torácica por meio de cirtometria na prega axilar, processo xifoide e linha umbilical. Fonte: imagens gentilmente cedidas pela MSc. Roberta Moretti Marçal.

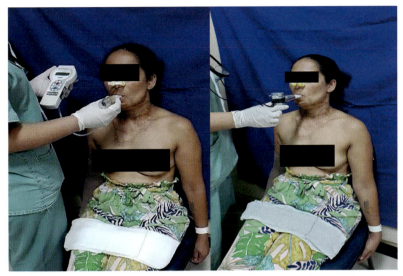

FIGURA 19 Avaliação da mecânica respiratória por meio de manovacuômetro digital e ventilômetro. Fonte: imagens gentilmente cedidas pela MSc. Roberta Moretti Marçal.

vimentação da panturrilha para os lados (alusão aos movimentos de uma bandeira), indicando comprometimento diante da menor mobilidade da panturrilha quando comparada com o outro membro. O sinal de Bancroft também pode ser avaliado, sendo caracterizado por dor à palpação da panturrilha contra estrutura óssea.

A cicatrização decorrente de queimadura ou do tratamento promove limitações funcionais devido à formação de aderências que limitam a amplitude do movimento articular, sendo necessária a avaliação adequada por meio de goniômetro ou flexímetro.

A capacidade funcional é afetada pela gravidade da lesão e pode ser avaliada por teste incremental de caminhada ou *shuttle walk test*,[45] que relaciona a dificuldade de movimentação.

A medida de independência funcional (MIF), validada para a língua portuguesa e com boa confiabilidade, relaciona o nível de independência em diversos domínios na execução de atividades motoras e aspectos cognitivos, e também pode ser utilizada para traçar prognóstico do paciente queimado, bem como auxiliar no planejamento terapêutico. Consta de 18 categorias, pontuadas de 1 a 7, sendo que quanto menor a pontuação, maior é o grau de dependência, classificando o nível de dependência do indivíduo para cada tarefa. As categorias são subdivididas em: autocuidado (alimentação, higiene pessoal, banho, vestir parte superior, vestir parte inferior, utilização do vaso sanitário), controle de esfíncteres (controle da urina e controle das fezes), transferências (leito, cadeira, cadeira de rodas, vaso sanitário, banheiro, chuveiro), locomoção (marcha, cadeira de rodas, escadas), comunicação (compreensão, expressão) e cognição social (interação social, resolução de problemas, memória), totalizando um escore mínimo de 18 e máximo de 126 pontos, o que caracteriza os níveis de dependência.[4] A pontuação de cada categoria varia de 1 a 7, de acordo com o grau de dependência:

1. Ajuda total;
2. Ajuda máxima (indivíduo realiza ≥ 25% da tarefa);
3. Ajuda moderada (indivíduo realiza ≥ 50% da tarefa);
4. Ajuda mínima (indivíduo realiza ≥ 75% da tarefa);
5. Supervisão;
6. Independência modificada;
7. Independência completa.[46,47]

As deformidades cicatriciais da queimadura acometem preferencialmente a musculatura flexora, normalmente mais forte, ocasionando deformidades e limitações funcionais graves. Afeta comumente importantes articulações, comprometendo o arco de movimento adequado do ombro, cotovelo, punho, mãos, joelhos e pés.[48,49]

A reabilitação de grandes queimados envolve avaliação adequada de contraturas que limitam a funcionalidade. Nesse sentido, as articulações são o principal alvo. A prevalência e os fatores de risco de contraturas nessa população remetem à utilização de escalas de classificação com base na amplitude de movimento articular.[50]

A integração ajustada entre o posicionamento e a movimentação do paciente queimado é desejável, visto que o controle criterioso pode promover a aceleração da recuperação e redução de sequelas.

O programa de exercícios e posicionamento deve ser individualizado, incluindo as medidas necessárias para combater os efeitos decorrentes da cicatrização das lesões, levando-se em conta doenças de base associadas, como diabetes e hipertensão, além de comportamentos como o etilismo e o tabagismo.

Embora a atividade física possa ser dolorosa para o queimado, o início dos exercícios deve ser precoce, pois além de sua importância na manutenção da amplitude articular, auxilia na autoestima.

A deambulação deve ser iniciada assim que possível, mesmo que o paciente esteja com cateter urinário ou sonda nasogástrica. Dependendo da localização da lesão, por exemplo, na face ou membros inferiores, exercícios de propriocepção devem ser incluídos no tratamento.

A avaliação criteriosa do quadro apontará os limites funcionais do paciente, os quais deverão ser respeitados. Exercícios mal planejados podem promover fissuras ou bolhas na pele, que possibilitam o desenvolvimento de infecções. O emprego de substâncias lubrificantes (parafina ou glicerina) que promovam um aumento da mobilidade tecidual pode facilitar a execução dos exercícios, que inicialmente são passivos, passando a ativo-assistidos e finalmente com resistência progressiva.

A correção postural também pode ser prescrita independente dos métodos (RPG, cadeias musculares, iso--stretching, schroth), já que o alongamento tem papel importante na reabilitação do paciente queimado, diminuindo as contraturas, aumentando a mobilidade dos tecidos moles e consequentemente diminuindo o desconforto (Capítulo 10). Técnicas de facilitação neuromuscular proprioceptiva, que envolvem contração-relaxamento-alongamento, proporcionam resultados animadores nesses casos. A mecanoterapia também deve ser prescrita por auxiliar a execução de exercícios que vão desde os passivos até os resistidos.

O exercício é essencial durante a cicatrização de lesões decorrentes de queimaduras cutâneas, pelo fato de estimular a circulação, bem como pela interferência na reestruturação de fibras colágenas. Apesar dos benefícios, deve ser controlado, visto que o excesso pode ser prejudicial à cicatrização. A tensão excessiva no tecido recém-formado pode estimular a proliferação em excesso. Existe uma tênue divisão entre a quantidade de exercício que maximiza e aquela que minimiza o reparo tecidual.

Programas de exercícios que possam contribuir positivamente para a reabilitação em longo prazo de pacientes queimados devem ser incluídos nos programas de reabilitação ambulatorial, sendo fundamental a identificação dos parâmetros de resistência cardiopulmonar e progressiva com intuito de estabelecer e monitorar o treinamento físico.

AVALIAÇÃO E TRATAMENTO DE LESÕES DE PELE DECORRENTES DE QUEIMADURA

A profundidade de uma lesão por queimadura, bem como seu potencial de cicatrização, são os determinantes mais importantes no planejamento da intervenção terapêutica, bem como das morbidades associadas, e está diretamente relacionada com o envolvimento das diferentes camadas da pele. Vários instrumentos são utilizados para avaliação da pele queimada, como a termografia, o ultrassom, exames de imagem, entre outros.

As queimaduras superficiais que afetam a epiderme e a derme papilar apresentam tendência à recuperação com sequelas mínimas, enquanto as lesões de derme reticular apresentam recuperação mais demorada, com potencial desenvolvimento de cicatrizes hipertróficas e/ou queloideanas e requerem intervenção cirúrgica.

A profundidade indeterminada no tratamento de queimaduras é um dos desafios comuns no atendimento do paciente queimado. Embora existam várias tecnologias para ajudar na determinação, a avaliação clínica continua sendo a técnica mais frequente para verificar a profundidade de uma ferida por queimadura, embora a precisão tenha sido de apenas 60-75%, mesmo quando realizada por um profissional experiente.[51,52]

A profundidade da queimadura também está relacionada ao fluxo microvascular, e dessa forma, pode ser avaliada por diferentes técnicas como o índice de perfusão periférica, gradiente de temperatura, fluxometria por *laser* Doppler, avaliação de oxigênio tecidual (PO_2), espectroscopia no infravermelho próximo (*near-infrared spectroscopy* – NIRS). A avaliação da microcirculação pode ser realizada em diferentes tecidos de acordo com a técnica e o equipamento utilizado.[53,54]

A avaliação da imagem infravermelha (termografia) de áreas queimadas é aventada com procedimento indicativo de profundidade da lesão por meio da correlação inversa entre temperatura e profundidade. Embora o procedimento seja interessante, a precisão da avaliação deve seguir critérios estabelecidos (citação) como controle da temperatura ambiente, uso de vestimenta adequada e climatização prévia.[55]

A profundidade da lesão por queimadura também pode ser avaliada de forma complementar à avaliação clínica com ultrassom, normalmente efetuada de forma bidimensional (modo B), que possibilita o cálculo da espessura de cada camada de pele, e boa correção com características histológicas.[56-60]

O uso de malhas compressivas é fundamental para o controle dos fatores relacionados à cicatrização anormal.

AVALIAÇÃO DAS PROPRIEDADES BIOMECÂNICAS DA PELE

A função da pele é diretamente relacionada às propriedades mecânicas, representadas por características como força, distensibilidade (habilidade para distender) e elasticidade.

Propriedades biomecânicas da pele humana, principalmente elasticidade e viscoelasticidade, são críticas para sua função protetora. Podem variar em diferentes áreas da pele e parecem ser dependentes de diversos fatores, como idade, sexo e raça, além de susceptíveis a diferentes influências, como aplicação de produtos tópicos, estado ou doenças que afetam a pele. A elasticidade, em termos genéricos, pode ser definida como a propriedade que permite mudança no comprimento, volume ou forma, em resposta a uma força, seguida de recuperação da forma original quando esta é removida. A viscoelasticidade incorpora o conteúdo de água da pele e remete ao princípio da viscosidade, caracterizado pela resistência interna ao fluxo quando uma força de cisalhamento ou estresse é aplicada.[61-64]

Avaliações objetivas da pele afetada por cicatrizes são importantes para analisar diferentes acometimentos, bem como os efeitos de diferentes recursos terapêuticos. Existem equipamentos que examinam diferentes aspectos da pele de forma objetiva, com boa reprodutibilidade e menor variação, podendo a elasticidade da pele ou da cicatriz ser avaliada com diferentes instrumentos, como o aderômetro, o durômetro e o cutômetro (Capítulo 15), entre outros. As avaliações devem ser efetuadas em ambiente controlado, no período matutino, com o intuito de se evitar interferência cronobiológica nas características da pele, além de repetição de três vezes, normalmente com intervalo de 10 segundos entre elas.[65-67]

A avaliação de cicatrizes também pode ser efetuada pela utilização de escalas subjetivas como a escala de Vancouver (*Vancouver Scar Scale* – VSS), a escala de cicatriz de Manchester (*Manchester Scar Scale* – MSS), a escala de avaliação cicatricial de Stony Brook (*Stony Brook Scar Evaluation Scale* – SBSES), a escala análoga visual (*Visual Analogic Scale* – VAS), a escala com propósito de atribuir um peso à opinião do paciente como avaliador, a escala de avaliação cicatricial do paciente e observador (*Pacient and Oberver Scar Assesment Scale* – POSAS) (Capítulo 15), entre outras que compreendem variáveis como vascularização, pigmentação, elasticidade e altura, além de características como contorno, textura, prurido, dor etc.[68-74]

A utilização de escalas para avaliação de cicatrizes é considerada apropriada com objetivo de comparação de resultados clínicos, e para tanto, deve ser considerada confiável, viável, consistente e válida. Nem todas as escalas são traduzidas para o português, e outras foram modificadas, como a POSAS, que inclui duas escalas (paciente e observador), ambas com seis itens pontuados numericamente de 1 a 10, sendo que o valor dez indica a pior cicatriz ou sensação imaginável. A pontuação total de ambas as escalas consiste no somatório da pontuação de cada 1 dos 6 itens (variação de 6 a 60). A pontuação mais baixa (6) reflete a pele sem alterações, enquanto a pontuação mais alta (60) reflete um nível extremo de alteração tecidual.

O grau de desfiguração decorrente de uma cicatriz cutânea não é o único determinante do bem-estar do

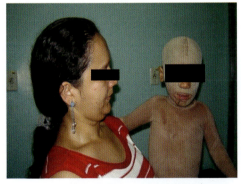

FIGURA 20 Paciente com malha compressiva. Fonte: imagem gentilmente cedida pela Profa. Dra. Adriana da Costa Gonçalves.

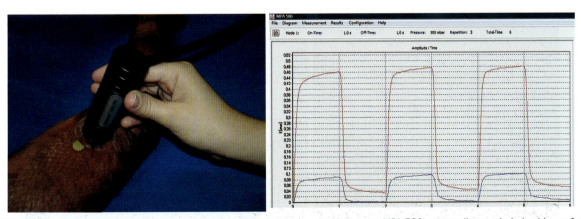

FIGURA 21 Avaliação da cicatriz decorrente de queimadura com cutômetro (*Cutometer* MPA 580) que avalia propriedades biomecânicas da pele por meio de curvas. Fonte: imagens gentilmente cedidas pela Profa. Dra. Adriana da Costa Gonçalves.

paciente, outros fatores podem ser críticos, pois além de características mensuráveis, como pigmentação, espessura, comprimento etc., existem também desconfortos como restrição de movimentos, prurido e dor. Assim, mais estudos qualitativos são necessários para a análise da relação do paciente com as cicatrizes, além da necessidade de serem rigorosamente testadas quanto à validade e capacidade de resposta, facilitando interpretações cientificamente e clinicamente adequadas.[75]

A área de lesões/alterações pode ser analisada por meio do *software* gratuito Image J® (*National Institutes of Health* – NIH, Washington, EUA, https://imagej.nih.gov/ij/download.html) (Figura 22).

RECURSOS TERAPÊUTICOS APLICADOS NA PELE QUEIMADA

Os recursos terapêuticos usados durante a fase de reabilitação de um indivíduo vítima de queimaduras incluem diversas modalidades, como termoterapia, ultrassom, fotobiomodulação, estimulação elétrica transcutânea, cinesioterapia, entre outras. Os principais objetivos da intervenção terapêutica no paciente vítima de queimaduras é induzir a cicatrização, promover analgesia, manter e ganhar amplitude de movimento e consequentemente a função, além de aumentar a maleabilidade de cicatrizes.

Atenção especial para lesões que se apresentam como ferimentos que não cicatrizam no local de lesões decorrentes de queimaduras, e que apesar de terem cicatrizado com dificuldade, estavam teoricamente cicatrizadas. Morfologicamente são caracterizadas como ulcerativas, infiltrativas. São características clássicas da denominada úlcera de Marjolin, termo comumente referente à degeneração maligna de feridas crônicas não cicatrizadas ou cicatrizadas por segunda intenção. Portanto, diante de lesões com as características apontadas, orientar solicitação de biópsia, que deve ser realizada em todos os casos em que haja suspeita, além de exame cuidadoso de linfonodos na região envolvida.[76-80]

O tratamento da úlcera de Marjolin é efetuado por meio de intervenção cirúrgica com ressecção ampla, com ou sem linfadenectomia (de acordo com o comprometimento de linfonodos). A radioterapia também está indicada no caso de metástases.

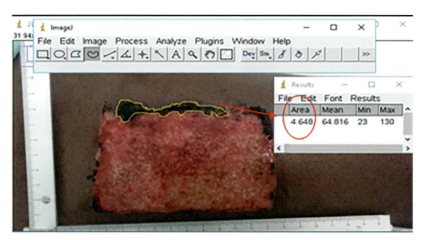

FIGURA 22 Esquema ilustrativo da demarcação da área de crosta em área doadora pelo *software* Image J® . Fonte: acervo pessoal.

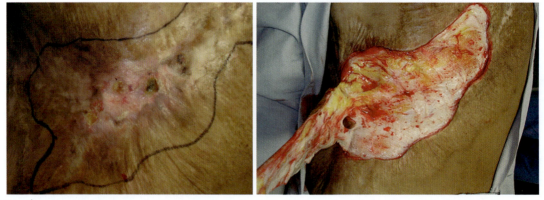

FIGURA 23 Úlcera de Marjolin em lesão decorrente de queimadura e intervenção cirúrgica com ressecção de margem ampla. Fonte: imagens gentilmente cedidas pela Prof. Dra. Adriana da Costa Gonçalves.

RECURSOS TERAPÊUTICOS MANUAIS E ASSISTIDOS

A massagem terapêutica é uma prática recomendada no tratamento de cicatrizes (Capítulo 15) muitas vezes interpretada como recurso terapêutico inócuo, que pode desencadear efeitos indesejáveis. Quando utilizada em cicatriz de queimaduras, se mal empregada, pode interferir negativamente no processo de cicatrização ou até mesmo ampliar o grau de queimadura, como na aplicação de deslizamento profundo em área recentemente epitelizada, podendo produzir até formação de flictenas.

O objetivo da massagem terapêutica aplicada à cicatriz hipertrófica por queimaduras é melhorar as propriedades biomecânicas da pele afetada, reduzir dor e prurido, bem como a ansiedade. O intuito da intervenção terapêutica é minorar os efeitos físicos e psicológicos causados pelas cicatrizes de queimaduras.[81-89]

Estudos de revisão[90,91] que relacionam massagem e cicatriz apontam falta de qualidade de estudos e ferramentas adequadas para avaliação, bem como a necessidade de ensaios clínicos controlados para desenvolver diretrizes que apontem o momento ideal de aplicação, detalhamento que permita reprodutibilidade da técnica empregada e frequência de aplicação para intervenções adequadas.

A utilização de curativos de silicone gel pode complementar os efeitos produzidos pela massagem, produzindo melhora no aspecto das cicatrizes hipertróficas e queloideanas. O mecanismo de ação desse tipo de curativo compressivo ainda não está totalmente elucidado, porém os efeitos observados são alterações benéficas no tamanho, cor e espessura das cicatrizes.

MOBILIZAÇÃO ASSISTIDA DA PELE

O emprego de mobilização mecânica da pele geralmente é feito com pressão negativa aplicada por meio de acessórios, promovida por equipamentos específicos para o incremento da maleabilidade cutânea do tecido cicatricial, que apresenta as propriedades biomecânicas alteradas em relação à pele normal. Este é o parâmetro norteador na reabilitação da pele queimada, visando maior funcionalidade do segmento comprometido.[92,93]

A técnica de mobilização tecidual pode ser utilizada isolada ou associada a outras técnicas, por exemplo como recurso complementar à parafina ou ultrassom terapêuticos, bem como uso de órteses como forma de manutenção dos resultados obtidos. A aplicação de pressão positiva, associada por meio de acessórios que promovem rolamento da pele (*palper-rouler*), denominadas depressomassagem ou endermologia, também pode auxiliar no aumento da maleabilidade cutânea, entretanto, a técnica é difícil de aplicar em cicatrizes crônicas de queimaduras, pela dificuldade de aderência do acessório ao tecido.[94,95] É interessante iniciar a intervenção com a pressão negativa isolada a princípio, até que se consiga a maleabilidade necessária para empregar o dispositivo para rolamento da pele.

Como acontece com outras técnicas, a evidência científica de sua eficiência é prejudicada pelo número de estudos publicados com o tema, que apresentam muitas variações metodológicas quanto à duração, amplitude e frequência do tratamento.

Importante destacar que o estresse mecânico aplicado à pele é capaz de induzir estimulação de vários tipos de células, fundamentais na remodelação do tecido. Portanto, a avaliação do momento adequado para aplicação da intervenção terapêutica, bem como da pressão empregada, é fundamental para evitar efeitos adversos.

Como a resistência da pele queimada é grande, é interessante empregar a vacuoterapia/depressoterapia por meio de sucção controlada após o uso de ultrassom terapêutico ou parafina, com intuito de facilitar o emprego das técnicas, bem como produzir estiramento adicional da pele aliada ao aquecimento.

ELETROTERAPIA

O emprego da estimulação elétrica como recurso auxiliar no atendimento a indivíduos que sofreram queimaduras é de grande valia, pois envolve cicatrização cutânea, aumento da viabilidade de enxertos, epitelização e analgesia.

Como abordado anteriormente, o principal tratamento para queimaduras de segundo grau profundo e terceiro grau é a enxertia cutânea autógena proveniente de áreas doadoras, sendo as áreas mais comumente usadas em enxertias cutâneas a coxa e o couro cabeludo (Figura 24). O emprego do couro cabeludo é mais vantajoso, uma vez que o tempo de cicatrização é menor (sete dias em média), possibilitando assim nova retirada, além de menor risco de complicações e bom resultado estético, uma vez que a cicatriz resultante da epitelização pode ser disfarçada pelos cabelos. Por outro lado, a coxa é de fácil acesso, e apresenta uma maior superfície. Entretanto, resulta em maior probabilidade de cicatrização hipertrófica, possibilidade de nova retirada restrita, sendo a dor e a restrição da mobilidade queixas frequentes no pós-operatório.[96-101]

Imagens infravermelhas podem ser utilizadas para avaliação do comprometimento circulatório da área doadora (Figura 25).

A estimulação elétrica apresenta resultados promissores na cicatrização de feridas, bem como na dor. As respostas terapêuticas estão associadas a parâmetros físicos relacionados. Correntes polarizadas como a corrente de alta voltagem ou tensão envolvem respostas celulares eliciadas eletricamente como a galvanotaxia ou eletrotaxia, que é a movimentação por atração a diferentes polos.[102-105]

A estimulação elétrica de alta voltagem (EAV) é polarizada com resultados promissores na ciacatrização de feridas, controle da dor e do edema e apresenta excelentes resultados em áreas doadoras (Figura 26), e também na integração de enxertos de pele em ratos tratados submetidos à ação da nicotina.[106,107] A estimulação catódica parece ser mais interessante, pelo incremento circulatório associado.

Já a estimulação elétrica nervosa transcutânea (TENS) ou correntes interferenciais (Capítulo 6) destacam-se pelo efeito analgésico, e certamente pela duração do efeito a frequência mais baixa seria mais interessante, porém antes de determinar os parâmetros físicos a serem estipulados, é necessário avaliar se o paciente está fazendo uso de opiáceos, e se a resposta for afirmativa, optar pela frequência alta, uma vez que os receptores de opiáceos estarão saturados e, portanto, não responderão à intervenção com baixa frequência. Também pode ser utilizada para incrementar a cicatrização de feridas. A cicatrização rápida e adequada em pacientes queimados é fundamental para reduzir custos ao serviço de atendimento.

A aplicação da TENS (Capítulos 6 e 17) auxilia o controle da dor, desde que o estímulo seja adequado, condição importante para que a aplicação se torne efetiva. A aplicação deve ser precedida por uma avaliação, já que diferentes indivíduos apresentam níveis variáveis de dor e sensibilidade. A localização dos pontos de dor aponta para colocação correta dos eletrodos, evitando-se a aplicação sobre soluções de continuidade. Deve-se levar em consideração que períodos inadequados de estimulação levam a fracassos quanto aos resultados e que diante dos mecanismos de produção de dor, a aplicação por período prolongado apresenta maior efetividade.

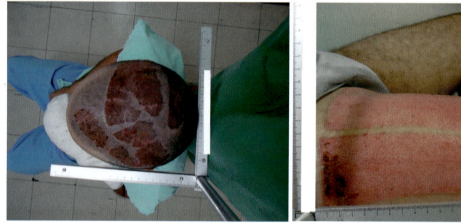
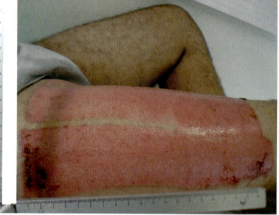

FIGURA 24 Área doadora de cabeça e coxa e retirada de ambas em um mesmo paciente. Fonte: imagens gentilmente cedidas pela Msc. Camila Silva de Carvalho.

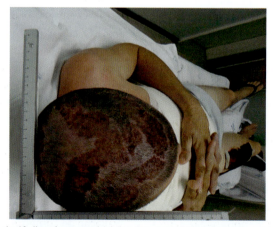

FIGURA 25 Imagens infravermelhas do 1° dia pós-operatório das áreas doadoras do couro cabeludo e da coxa. Fonte: imagem gentilmente cedida pela MSc. Camila Silva de Carvalho.

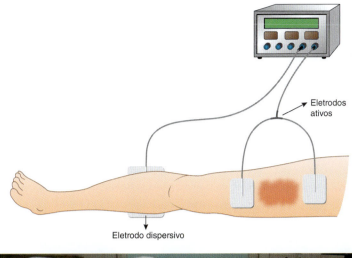
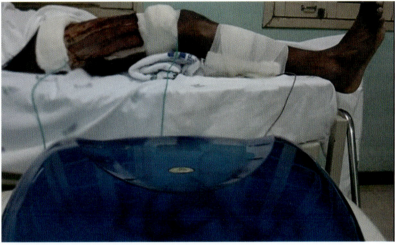

FIGURA 26 Disposição de eletrodos ativos e dispersivos de estimulação elétrica de alta voltagem em área doadora de coxa de paciente queimado. Fonte: foto gentilmente cedida pela MSc. Camila Silva de Carvalho.

A colocação dos eletrodos, bem como os parâmetros físicos da corrente, devem ser cuidadosamente selecionados.

O tratamento das áreas doadoras de enxertos cutâneos em pacientes queimados é de grande importância no processo de reabilitação desses indivíduos. A estimulação elétrica é uma promissora intervenção terapêutica principalmente nas áreas doadoras de coxas, que são extremamente doloridas, uma vez que possibilita a redução do consumo da medicação analgésica complementar,[108,109] proporciona conforto e incentiva a deambulação. As correntes em áreas doadoras devem ser aplicadas ao redor da lesão, uma vez que normalmente é aplicado curativo primário Rayon® posicionado sobre as lesões, sendo o tempo de desprendimento utilizado para avaliar o tempo de epitelização (Figura 27).

As áreas doadoras podem, como em qualquer lesão cutânea, desencadear complicações no processo de epitelização com produção de exsudato, edema e crostas, que podem atrasar o seu reparo. A aplicação de estimulação elétrica pode evitar a formação de crostas (Figura 28). A fisiopatologia das crostas parece estar relacionada à produção de exsudato que é produzido principalmente nas primeiras 48 a 72 horas e que se entrelaça com os pelos, formando uma massa espessa (crosta seca) que impede seu crescimento. A aplicação de estimulação elétrica polarizada ou não interfere na produção de exsudato e crostas, promovendo mudança em sua composição.[110-112] Outra complicação frequente nas áreas doadoras a curto prazo é a discromia.

É possível considerar a estimulação elétrica como alternativa de intervenção terapêutica para áreas doadoras de enxertos cutâneos muitas vezes negligenciadas e que causam desconforto adicional para o paciente queimado.

ULTRASSOM

A mobilização do indivíduo queimado é de extrema importância no processo de reabilitação. Entretanto, se

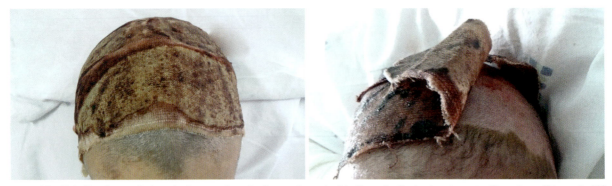

FIGURA 27 Epitelização mediada pelo desprendimento do curativo primário Rayon®. Fonte: imagens gentilmente cedidas pela MSc. Camila Silva de Carvalho.

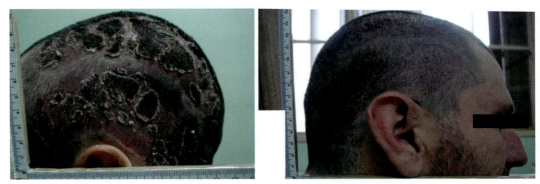

FIGURA 28 Paciente com crostas desenvolvidas na área doadora e paciente tratado com estimulação elétrica de alta voltagem. Fonte: imagens gentilmente cedidas pela Prof. Dra. Adriana da Costa Gonçalves.

efetuada de forma inadequada, pode produzir lesões nas áreas afetadas pela queimadura, naturalmente rígidas, aumentando ainda mais o período de recuperação. Esse fato fundamenta a importância de se conhecer os efeitos dos recursos terapêuticos na maleabilidade tecidual, bem como sua duração, também denominados efeito residual ou "janela terapêutica", pouco estudados e controversos.

A reabilitação de pacientes queimados envolve metas específicas de prevenção e recuperação de movimentos, pela utilização de inúmeros recursos terapêuticos, como hidratação, massagem cicatricial, cinesioterapia, órteses e eletroterapia, entre outros; sendo o aumento da maleabilidade tecidual um dos objetivos prioritários para minimização de sequelas funcionais.

Cicatrizes hipertróficas são frequentemente relatadas como um problema após queimaduras, e são decorrentes de deposição excessiva de colágeno. Dentre vários efeitos produzidos pelo ultrassom terapêutico (UST) – Capítulo 7, sabe-se que pode influenciar nas características biomecânicas da pele, e o efeito térmico é responsável pelo aumento da extensibilidade do colágeno, alterando a maleabilidade da pele, tendo um papel importante no processo de reabilitação do indivíduo vítima de queimaduras, facilitando o incremento da amplitude de movimento.[113,114]

O tecido colagenoso quando estirado é bastante rígido, e quando aquecido torna seu alongamento mais fácil. Tecidos que apresentam maior quantidade de fibras colágenas absorvem maior quantidade de ondas ultrassônicas (como o tecido cicatricial apresenta elevada concentração de tecido colágeno, a utilização do ultrassom facilita a extensibilidade do tecido). A combinação do aquecimento com estiramento produz alongamento residual do tecido conjuntivo, incrementado de acordo com a força aplicada.[115]

A terapia por UST (Figura 29) frequentemente antecede outras modalidades terapêuticas como a cinesioterapia e mobilização tecidual manual ou mecânica, facilitando a redução de aderências e possível ganho de amplitude de movimento, sendo os efeitos atribuídos ao recurso eficazes no aumento da extensibilidade do colágeno, auxiliando na mobilização articular e alongamento tecidual.[38,116] Tanto o ultrassom com regime de pulso contínuo como o pulsado são comumente utilizados para obtenção de efeitos térmicos e não térmicos.[117]

O UST é utilizado comumente nas frequências de 1 e 3 MHz, sendo que quanto maior a frequência, maior a atenuação de energia do ultrassom na superfície; e com frequência mais baixa, há menor atenuação de energia em

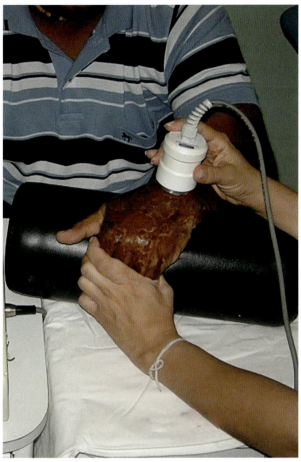

FIGURA 29 Aplicação de ultrassom terapêutico em pele queimada com acoplamento adequado. Fonte: imagem gentilmente cedida pela Prof. Dra. Adriana da Costa Gonçalves.

tecidos de superfície, permitindo mais energia para estar disponível para absorção nos tecidos mais profundos. Na frequência de 1 MHz é absorvido primariamente por tecidos na profundidade de 3-5 cm, sendo recomendado para disfunções mais profundas e em indivíduos com maior espessura de tecido adiposo; sendo que uma frequência de 3 MHz é recomendada para lesões mais superficiais com profundidade de 1-2 cm.[118]

Os efeitos inerentes ao UST decorrem de uma variedade de parâmetros físicos como a intensidade e a frequência, além da movimentação ou não do transdutor, havendo controvérsias referentes aos parâmetros mais eficazes de tratamento com esse recurso.

O mecanismo de cura das lesões térmicas inicia-se na fase inflamatória com a eliminação dos tecidos desvitalizados, devido à lise enzimática e à fagocitose desse tecido. À medida que o processo inflamatório se intensifica, aumentando a clivagem entre os tecidos vivos e necróticos, o processo de regeneração vascular e conjuntivo se inicia, dando formação ao tecido de granulação, que preenche o vazio resultante do tecido eliminado.

Quanto mais abundantes os anexos remanescentes na pele à atuação do calor, contendo células semelhantes àquelas da camada germinativa da epiderme, maiores serão os núcleos de crescimento epitelial e mais rápida a regeneração epitelial da área lesada. Desse modo, justifica-se a utilização do ultrassom em queimaduras, fazendo com que elas se regenerem mais rapidamente, pois a fase inflamatória torna-se muito mais intensa, favorecendo a formação de tecido de granulação. Além disso, os anexos de pele, como os folículos pilosos, apresentam o epitélio em regeneração, constituindo-se em ilhotas germinativas para o epitélio de cobertura da lesão.

Sabe-se que o tecido queimado é frequentemente acometido por infecções e que cepas virulentas de *Staphylococcus aureus* e de *Pseudomonas aeruginosa* antibiótico-resistentes são responsáveis por infecções epidêmicas em centros de queimados. Os efeitos do ultrassom terapêutico sobre os microrganismos ainda não estão totalmente esclarecidos, entretanto, muitos estudos condenam sua utilização na presença de processos infecciosos.

Estudo[119] avaliou a ação do UST contínuo em culturas de *Staphylococcus aureus* e *Escherichia coli in vitro* em diferentes intensidades (0,5 e 0,8 Wcm^{-2}), nas frequências de 1 e 3 MHz, nos tempos 5 e 15 minutos, associados ou não a antibióticos a que as bactérias estudadas eram resistentes. Respostas diferentes foram encontradas para as duas bactérias, fato este relacionado a diferentes estruturas de paredes, *S. aureus* (Gram-positiva) e *E. coli* (Gram-negativa). Os resultados demonstraram que os parâmetros físicos utilizados interferiram diretamente na resposta apresentada, inibição ou multiplicação de linhagens, e ainda houve um aumento da sensibilidade às drogas que a princípio eram resistentes. A conclusão do estudo é que a utilização dessa modalidade de energia em processos infecciosos ainda é um risco, havendo a necessidade de estudos mais acurados para aplicação com segurança desse recurso em lesões contaminadas.

PARAFINA TERAPÊUTICA E RADIAÇÃO INFRAVERMELHA

O uso da parafina terapêutica (Capítulo 5) no paciente queimado, embora controverso, é um recurso muito interessante antes da cinesioterapia, uma vez que a rigidez tecidual inerente ao tecido cicatricial pode sofrer fissura com a movimentação, atrasando ainda mais o processo de reabilitação do paciente.

A associação de parafina terapêutica e mobilização tecidual, por meio de cinesioterapia, manobras de massagem manual ou assistida (vacuoterapia, endermologia), é relatada como eficaz para o incremento da amplitude de movimento, sendo este promovido provavelmente pelo efeito inerente ao aquecimento, aliado à hidratação tecidual.[120]

Para evitar lesões adicionais à pele queimada, além de maior controle da temperatura, a parafina terapêutica deve ser aplicada não por imersão, mas em camadas (6 a 10) na pele cicatrizada, com pincel esterilizado, e coberta em seguida para manter o local aquecido, por aproximadamente 15 a 20 minutos. Diferentes métodos de aplicação da parafina terapêutica podem ter influência na profundidade de aquecimento.[121]

A hidratação produzida pelo produto promove incremento da maleabilidade, possibilitando a execução da cinesioterapia sem risco de lesão da pele, sendo indicada principalmente em articulações comprometidas.

Importante observar que a cinesioterapia deve ser efetuada imediatamente após a retirada da parafina, aproveitando a duração do efeito de incremento de maleabilidade, a denominada "janela terapêutica". O uso de órteses, bem como as orientações são importantes medidas para manutenção dos ganhos de amplitude obtidos.

Tanto o aquecimento superficial decorrente da parafina terapêutica, quanto um aquecimento mais profundo ocasionado pelo UST, apresentam resultados positivos no aumento da maleabilidade tecidual da pele afetada por queimadura, sendo que a parafina pode ser utilizada em áreas maiores do que o UST.

Muitos fatores devem ser considerados em relação à temperatura da parafina na aplicação em cicatriz decorrente de queimadura, pois a fragilidade do novo tecido e a hipersensibilidade podem contraindicar a aplicação do produto, sendo necessário o controle da temperatura; é interessante em média 38,5°C, mantida por 20 minutos. O aumento da elasticidade é apontado com uso da parafina associada a alongamento, podendo ter duração de 4 horas.

O colágeno e a elastina da cicatriz são relativamente maleáveis durante a sua deposição inicial; alongamentos passivos, delicados e persistentes tendem a incrementar a maleabilidade do tecido cicatricial, aumentando a amplitude de movimento,[122] efeito desejável na reabilitação de indivíduos queimados. A aplicação de 7 a 10 camadas de parafina terapêutica parece ser ideal para incremento da maleabilidade da cicatriz, sendo interessante manter a região aquecida por um período de aproximadamente 15 minutos, sendo importante descartar o material adequadamente após uso.

A radiação infravermelha foi empregada há muito tempo como termoterapia no tratamento de queimaduras com intuito de promover analgesia, indução da cicatrização, bem como incremento da mobilidade articular. Entretanto, sua utilização atualmente não é popular, tendo em vista que os efeitos inerentes ao procedimento podem ser alcançados com benefícios adicionais por outros instrumentos terapêuticos.

CRIOTERAPIA

O frio quando aplicado imediatamente após a lesão diminui sua severidade, bem como o tempo de cura. As queimaduras mais superficiais respondem melhor à aplicação do gelo, diminuindo a dor, a extensão da hiperemia e das bolhas. Deve ser aplicado o mais rápido possível, pois o atraso em dois dias é o suficiente para aumentar a severidade e o tempo de cura da lesão.

Poucas horas após a queimadura ocorre uma vasodilatação e consequente aumento da permeabilidade capilar, permitindo uma maior liberação de plasma para o local da lesão. Devido a esse escape, plaquetas e leucócitos se aderem às paredes vasculares, causando trombose e isquemia. O resfriamento local parece ser benéfico, visto que a crioterapia induz a vasoconstrição, limitando o escape de plasma, e a prevenção da hipóxia secundária é possível devido à diminuição do metabolismo celular.

Como apontado para outros recursos terapêuticos, há necessidade de estudos de qualidade para fundamentar cientificamente o uso da crioterapia em queimaduras. O uso do recurso em lesões ocasionadas por águas-vivas é citado.

O aspecto da lesão desencadeado por cnidários, filo correspondente às medusas e às alforrecas (águas-vivas), caravelas, anêmonas-do-mar, corais-moles, bem como às hidras de água-doce, é característico de lesão por queimadura (Figura 30), entretanto, como apontado anteriormente, é considerado envenenamento.

Compressas frias ou aplicação direta de gelo promovem eficiente analgesia em lesões de cnidários e são recomen-

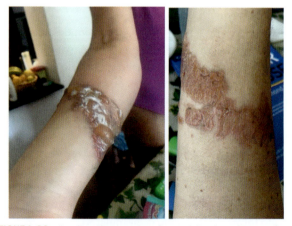

FIGURA 30 Lesões decorrentes de contato da pele com água viva. Fonte: acervo pessoal.

dadas como tratamento de primeiros socorros para ferimento por água-viva com dor local na pele.[123-125]

Envenenamentos de cnidários produzem lesões importantes em todo o mundo, podendo levar até a óbito e o adequado atendimento de primeiros socorros é imprescindível. Venenos e toxinas de cnidários são termolábeis em temperaturas seguras para aplicação em humanos, fato que apoia também o uso de imersão em água quente da área envolvida, no entanto, a aplicação de bolsas de gelo é frequentemente recomendada.[126]

FOTOBIOMODULAÇÃO

Os efeitos da fotobiomodulação por meio de *laser* de baixa intensidade ou LED no reparo tecidual apontam para a importância dessa forma de energia no tratamento clínico de lesões cutâneas, inclusive as queimaduras, obviamente sustentadas por pesquisas padronizadas com parâmetros confiáveis e observáveis.

A cicatrização acelerada de feridas por queimadura com terapia de fotobiomodulação envolve a ativação de TGF-beta-1 latente endógeno. A cicatrização de feridas é um mecanismo que envolve uma sequência de eventos moleculares com a finalidade de reparo tecidual. A aplicação de LED vermelho, azul e verde no processo de reparo de queimadura de pele tem resultado satisfatório principalmente em relação à produção de colágeno, angiogênese, redução da inflamação, redução do tamanho da lesão e estimulação de fibroblastos.[127-133]

Para maiores informações sobre essa modalidade de energia, tipo de equipamentos utilizados em lesões decorrentes de queimaduras e formas de aplicação, consulte o Capítulo 8.

 REFERÊNCIAS BIBLIOGRÁFICAS

1. Peck MD. Epidemiology of burns throughout the world. Part I: distribution and risk factors. Burns. 2011;37(7):1087-100.
2. Peck MD. Epidemiology of burns throughout the world. Part II: intentional burns in adults. Burns. 2012;38(5):630-7.
3. Tiwari VK. Burn wound: How it differs from other wounds? Indian J Plast Surg. 2012;45 (2):364-73.
4. Smart C. On burns by gunpowder and scalds by steam. Lancet. 1876;2:421-2.
5. Schjerning. About the death as a result of burning and scalding from the court physician standpoint. 1884;41:24- 66, 273-300.
6. Meeh K. Surface measurements of the human body. Z Biol. 1879;15:425-58.
7. Weidenfeld S, Zumbusch LV. More contributions to pathology and therapy of severe burns. Arch Dermatol Syph. 1905:163-87.
8. Du Bois D, Du Bois EF. A formula to estimate the approximate surface area if height and weight be known. Nutrition. 1989;5:303-11.
9. Wallace AB. The exposure treatment of burns. Lancet. 1951:501-504.
10. Polaski GR, Tennison AC. Estimation of the amount of burned surface area. JAMA. 1948;103:34.
11. Lund CC, Browder NC. The estimation of areas of burns. Surg Gynecol Obstet. 1944;79:352-8.
12. Amirsheybani HR, Crecelius GM, Timothy NH, Pfeiffer M, Saggers GC, Manders EK. The natural history of the growth of the hand: I. Hand area as a percentage of body surface area. Plast Reconstr Surg. 2001;107:726-33.
13. Barnes J, Duffy A, Hamnett N, McPhail J, Seaton C, Shokrollahi K, et al. The Mersey Burns App: evolving a model of validation. Emerg Med J. 2015;32: 637-41.
14. Morris R, Javed M, Bodger O, Gorse SH, Williams D. A comparison of two smartphone applications and the validation of smartphone applications as tools for fluid calculation for burns resuscitation. Burns. 2014;40:826-34.
15. Neuwalder JM, Sampson C, Breuing KH, Orgill DP. A review of computer-aided body surface area determination: SAGE II and EPRI's 3D Burn Vision. J Burn Care Rehabil. 2002;23:55-9.
16. Lee RC, Kieska G, Mankani MH. A three-dimensional computerized burn chart: stage I: development of three-dimensional renderings. J Burn Care Rehabil. 1994;15:80-3.
17. Mankani MH, Kicska G, Lee RC. A three-dimensional computerized burn chart: stage II: assessment of accuracy. J Burn Care Rehabil. 1994;15:191-2.
18. Parvizi D, Giretzlehner M, Wurzer P, Klein LD, Shoham Y, Bohanon FJ, et al. Burn case 3D software validation study: burn size measurement accuracy and inter-rater reliability. Burns. 2016;42:329-35.
19. McHoughlin E, Crawford JD. Burns. Ped Clin North Am. 1985;32:61-74.
20. Lindbland BE, Terkelsen CJ. Domestic burns among children. Burns. 1990;16:254-6.
21. Smolle C, Cambiaso-Daniel J, Forbes AA, Wurzer P, Hundeshagen G, Branski LK, et al. Recent trends in burn epidemiology worldwide: a systematic review. Burns. 2017;43(2):249-57.
22. Shih JG, Shahrokhi S, Jeschke MG. Review of adult electrical burn injury outcomes worldwide: an analysis of low-voltage vs high-voltage electrical Injury. J Burn Care Res. 2017;38(1):e293-e298.
23. Vindenes H. Hudtransplantasjon [Skin transplantation]. Tidsskr Nor Laegeforen. 1999;119(27):4050-3.
24. Müller W. Split skin and full-thickness skin grafts. Mund Kiefer Gesichtschir. 2000;4Suppl:S314-21.
25. Ozhathil DK, Tay MW, Wolf SE, Branski LK. A Narrative review of the history of skin grafting in burn care. Medicina (Kaunas). 2021;57(4):380.
26. Kohlhauser M, Luze H, Nischwitz SP, Kamolz LP. Historical evolution of skin grafting – A journey through time. Medicina (Kaunas). 2021;57(4):348.
27. Chiu T, Burd A. "Xenograft" dressing in the treatment of burns. Clin Dermatol. 2005;23:419-23.
28. Pati F, Datta P, Adhikari B, Dhara S, Ghosh K, Mohapatra PKD. Collagen scaffolds derived from fresh water fish origin and their biocompatibility. J Biomed Mater Res Part A. 2012;100A:1068-79.
29. Yamada S, Yamamoto K, Ikeda T, Yanagiguchi K, Hayashi Y. Potency of fish collagen as a scaffold for regenerative medicine. Biomed Res Int. 2014;2014:302932.
30. Tang J, Saito T. Biocompatibility of novel type I collagen purified from Tilapia Fish scale: an in vitro comparative study. Biomed Res Int. 2015;2015:139476.
31. Song WK, Liu D, Sun LL, Li BA, Hou H. Physicochemical and biocompatibility properties of type I collagen from the skin of Nile Tilapia (Oreochromis niloticus) for biomedical applications. Mar Drugs. 2019;17:137.
32. Costa BA, Lima Júnior EM, de Moraes Filho MO, Fechine FV, de Moraes MEA, Silva Júnior FR, et al. Use of Tilapia skin as a xenograft for pediatric burn treatment: a case report. J Burn Care Res. 2019;40:714-7.

33. Vehmeyer-Heeman M, Lommers B, Van den Kerckhove E, Boeckx W. Axillary burns: extended grafting and early splinting prevents contractures. J Burn Care Rehabil. 2005;26(6):539-42.
34. Henderson J, Arya R, Gillepie P. Skin graft meshing, over-meshing and cross-meshing. Int J Surg. 2012;10(9):547-50.
35. Nikkhah D, Booth S, Tay S, Gilbert P, Dheansa B. Comparing outcomes of sheet grafting with 1: 1 mesh grafting in patients with thermal burns: a randomized trial. Burns. 2014;28.
36. Sharma K, Bullock A, Ralston D, MacNeil S. Development of a one--step approach for the reconstruction of full thickness skin defects using minced split thickness skin grafts and biodegradable synthetic scaffolds as a dermal substitute. Burns. 2014;40:957-65.
37. Brown BC, McKenna SP, Siddhi K, McGrouther DA, Bayat A. The hidden cost of skin scars: quality of life after skin scarring. J Plast Reconstr Aesthet Surg. 2008;61:1049-458.
38. Sar Z, Polat MG, Özgül B, Aydoğdu O, Camcıoğlu B, Acar AH, et al. A comparison of three different physiotherapy modalities used in the physiotherapy of burns. J Burn Care Res. 2013;34(5):290-6.
39. Hale DF, Cannon JW, Batchinsky AI, Leopoldo C, Cancio LC, et al. Prone positioning improves oxygenation in adult burn patients with severe acute respiratory distress syndrome. J Trauma Acute Care Surg. 2012;72(6):1634-9.
40. Kallet RH. A comprehensive review of prone position in ARDS. Respir Care. 2015;60(11):1660-87.
41. Koulouras V, Papathanakos G, Papathanasiou A, Nakos G. Efficacy of prone position in acute respiratory distress syndrome patients: A pathophysiology-based review. World J Crit Care Med. 2016;5(2):121-36.
42. Caldeira VS, Starling CCD, Britto RR, Martins JA, Sampaio RF, Parreira VF. Precisão e acurácia da cirtometria em adultos saudáveis. J Bras Pneumol. 2007;33(5):519-26.
43. Pedrini A, Gonçalvez MA, Leal BE, Yamaguti WPS, Paulin E. Comparação entre as medidas toracoabdominal realizadas em decúbito dorsal e em ortostatismo. 2013:373-8.
44. Angrigiani C, Artero G, Castro G, Khouri Jr B. Reconstruction of thoracic burn sequelae by scar release and flap resurfacing. Burns. 2015;41(8):1877-82.
45. Ozkal O, Saadet Ufuk Yurdalan SU, Seyyah M, Acar HA. The effect of burn severity on functional capacity in patients with burn injury. J Back Musculoskelet Rehabil. 2019;32(2):215-21.
46. Riberto M, Miyazaki MH, Jucá, Sueli SH, Sakamoto M, Potiguara P, Pinto N, et al. Validation of the brazilian version of functional independence measure. Acta Fisiátrica. 2004;11(2):72-6.
47. Kohler F, Connolly C, Sakaria A, Stendara K, Buhagiar M, Mojaddidi M. Can the ICF be used as a rehabilitation outcome measure? A study looking at the inter- and intra-rater reliability of ICF categories derived from an ADL assessment tool. J Rehabil Med. 2013;45(9):881-7.
48. Schneider JC, Holavanahalli R, Helm P, Goldstein R, Kowalske K. Contractures in burn injury: defining the problem. J Burn Care Res. 2006;27(4):508-14.
49. Grishkevich VM, Vishnevsky AV. Postburn knee flexions contractures: anatomy and methods of their treatment. Trop Med Surg. 2013;1:147.
50. Oosterwijk AM, Nieuwenhuis MK, Schouten HJ, Van der Schans CP, Mouton LJ. Rating scales for shoulder and elbow range of motion impairment: Call for a functional approach. PLoS One. 2018;13(8):e0200710.
51. Monstrey S, Hoeksema H, Verbelen J, Pirayesh A, Blondeel P. Assessment of burn depth and burn wound healing potential. Burns. 2008;34(6):761-9.
52. Karim AS, Shaum K, Gibson ALF. Indeterminate-depth burn injury--exploring the uncertainty. J Surg Res. 2020;245:183-97.
53. De Backer D, Ospina-Tascon G, Salgado D, Favory R, Creteur J, Vincent JL. Monitoring the microcirculation in the critically ill patient: current methods and future approaches. Intensive Care Med. 2010;36(11):1813-25.
54. Aykut G, Veenstra G, Scorcella C, Ince C, Boerma C. Cytocam-IDF (incident dark field illumination) imaging for bedside monitoring of the microcirculation. Intensive Care Med Exp. 2015;3(1):40.
55. Carrière ME, de Haas LEM, Pijpe A, Vries AM, Gardien KLM, van Zuijlen PPM, et al. Validity of thermography for measuring burn wound healing potential. Wound Repair Regen. 2020;28(3):347-54.
56. Goans RE, Cantrell JH, Meyers FB. Ultrasonic pulse-echo determination of thermal injury in deep dermal burns. Medical Physics. 1977;259-63.
57. Kalus A, Aindow J, Caulfeld M. Application of ultrasound in assessing burn depth. Lancet. 1979;313:188-9.
58. Brink JA, Sheets PW, Dines KA, Etchison MR, Hanke CW, Sadove AM. Quantitative assessment of burn injury in porcine skin with high-frequency ultrasonic imaging. Invest Radiol. 1986;21(8):645-51.
59. Wachtel TL, Leopold GR, Frank HA, Frank DH. B-mode ultrasonic echo determination of depth of thermal injury. Burns Incl Therm Inj. 1986;12(6):432-7.
60. Ganapathy P, Tamminedi T, Qin Y, Nanney L, Cardwell N, Pollins A, et al. Dual-imaging system for burn depth diagnosis. Burns. 2014;40(1):67-81.
61. Alexander H, Cook TH. Accounting for natural tension in the mechanical testing of human skin. J Invest Dermatol. 1977;69(3):310-4.
62. Girard P, Beraud A, Sirvent A. Study of three complementary techniques for measuring cutaneous hydration in vivo in human subjects: NMR spectroscopy, transient thermal transfer and corneometry – application to xerotic skin and cosmetics. Skin Research and Technology. 2000;6:205-13.
63. Silver FH, Freeman JW, DeVore D. Viscoelastic properties of human skin and processed dermis. Skin Res Technol. 2001;7(1):18-23.
64. Clancy NT, Nilsson GE, Anderson CD, Leahy MJ. A new device for assessing changes in skin viscoelasticity using indentation and optical measurement. Skin Research and Technology. 2010;16:210-28.
65. Tsukahara K, Takema Y, Moriwaki S, Fujimura T, Imokawa G. Dermal fluid translocation is an important determinant of the diurnal variation in human skin thickness. British J Dermatol. 2001;145(4):590-6.
66. Verhaegen PDHM, Res EM, Engelen AV, Middelkoop E, van Zuijlen PPM. A reliable, non-invasive measurement tool for anisotropy in normal skin and scar tissue. Skin Res Technol. 2010;16:325-31.
67. Brusselaers N, Pirirayesh A, Hoeksema H, Verbelen J, Blot S, Monstrey S. Burn scar assessment: a systematic review of different scar scales. J Surg Res. 2010;164(1):115-23.
68. van Zuijlen PP, Angeles AP, Kreis RW, Bos KE, Middelkoop E. Scar assessment tools: implications for current research. Plast Reconstr Surg. 2002;109(3):1108-22.
69. Draaijers LJ, Tempelman FR, Botman YA, Tuinebreijer WE, Middelkoop E, Kreis RW, et al. The patient and observer scar assessment scale: a reliable and feasible tool for scar evaluation. Plast Reconstr Surg. 2004;113(7):1960-5.
70. Durani P, McGrouther DA, Ferguson MW. Current scales for assessing human scarring: a review. J Plast Reconstr Aesthet Surg. 2009;62(6):713-20.
71. Fearmonti R, Bond J, Erdmann D, Levinson H. A review of scar scales and scar measuring devices. Eplasty. 2010;10:e43.
72. Linhares CB, Viaro MSS, Collares MVM. Portuguese translation of patient and observer scar assessment scale (POSAS). Rev Bras Cir Plast. 2016;31(1):95-100.
73. van de Kar AL, Corion LU, Smeulders MJ, Draaijers LJ, van der Horst CM, van Zuijlen PP. Reliable and feasible evaluation of linear scars by the patient and observer scar assessment scale. Plast Reconstr Surg. 2005;116(2):514-22.
74. Fearmonti RM, Bond JE, Erdmann D, Levin LS, Pizzo SV, Levinson H. The modified patient and observer scar assessment scale: a novel approach to defining pathologic and nonpathologic scarring. Plast Reconstr Surg. 2011;127(1):242-7.
75. Choo AMH, Ong YS, Issa F. Scar assessment tools: how do they compare? Front Surg. 2021;8:643098.

76. Ozek C, Cankayali R, Bilkay U, Guner U, Gundogan H, Songur E, et al. Marjolin's ulcers arising in burn scars. J Burn Care Rehabil. 2001;22(6):384-9.
77. Copcu E. Marjolin's ulcer: a preventable complication of burns? Plast Reconstr Surg. 2009;124(1):156e-64e.
78. Tiftikcioglu YO, Ozek C, Bilkay U, Uckan A, Akin Y. Marjolin ulcers arising on extremities. Ann Plast Surg. 2010;64(3):318-20.
79. Johnston EA, Namm JP, Reeves ME. Major extremity amputation for nodal metastasis from squamous cell carcinoma. J Surg Oncol. 2006;93(1):76-8.
80. Guenther N, Menenakos C, Braumann C, Buettemeyer R. Squamous cell carcinoma arising on a skin graft 64 years after primary injury. Dermatol Online J. 2007;13(2):27.
81. Blakeney P, Marvin J. Itch man scale. Copyrighted by Shriners Hospitals for Children 2000. Melzack R. The short-form McGill Pain Questionnaire. Pain. 1987;30:191-7.
82. Silverberg R, Johnson J, Moffat M. The effects of soft tissue mobilization on the immature burn scar: results of a pilot study. J Burn Care Rehabil. 1996;17(3):252-9.
83. Patiño O, Novick C, Merlo A, Benaim F. Massage in hypertrophic scars. J Burn Care Rehabil. 1999;19:268-71.
84. Field T, Peck M, Hernandez-Reif M, Krugman S, Burman I, Ozment-Schenck L. Postburn itching, pain and psychological symptoms are reduced with massage therapy. J Burn Care Rehabil. 2000;21:189-93.
85. Melzack R. The McGill pain questionnaire: from description to measurement. Anesthesiology. 2005;103(1):199-202.
86. Roh YS, Cho H, Oh JO, Yoon CJ. Effects of skin rehabilitation massage therapy on pruritis: skin status, and depression in burn survivors. J Korean Acad Nurs. 2007;27(2):221-6.
87. Morien A, Garrison D, Smith NK. Range of motion improves after massage in children with burns: a pilot study. J Bodywork Mov Ther. 2008;12:67-71.
88. Ko WJ, Na YC, Suh BS, Kim HA, Heo WH, Choi GH, et al. The effects of topical agent (Kelo-Cote or Contractubex) massage on the thickness of post-burn scar tissue formed in rats. Arch Plast Surg. 2013;40:697-704.
89. Cho YS, Jeon JH, Hong A, Yang HT, Yim H, Chos YS, et al. The effect of burn rehabilitation massage therapy on hypertrophic scar after burn: a randomized controlled trial. Burns. 2014;40:1513-20.
90. Anthonissen M, Daly D, Janssens T, Van den Kerckhove E. The effects of conservative treatments on burn scars: a systematic review. Burns. 2016;42(3):508-18.
91. Ault P, Plaza A, Paratz J. Scar massage for hypertrophic burns scarring – A systematic review. Burns. 2018;44(1):24-38.
92. Meirte J, Moortgat P, Anthonissen M, Maertens K, Lafaire C, De Cuyper L, et al. Short-term effects of vacuum massage on epidermal and dermal thickness and density in burn scars: na experimental study. Burns Trauma. 2016;4(1):27.
93. Moortgat P, Anthonissen M, Meirte J, van Daele U, Maertens K. The physical and physiological effects of vacuum massage on the different skin layers: a current status of the literature. Burn Trauma. 2016;4:34.
94. Adcock D, Paulsen S, Davis S, Nanney L, Shack RB, Adcock, et al. Analysis of the cutaneous and systemic effects of Endermologie in the porcine model. Aesthet Surg J. 1998;18:414-20.
95. Adcock D, Paulsen S, Jabour K, Davis S, Nanney LB, Shack RB. Analysis of the effects of deep mechanical massage in the porcine model. Plast Reconstr Surg. 2001;108:233-40.
96. Atiyeh BS. Nonsurgical management of hypertrophic scars: evidence-based therapies, standard practices, and emerging methods. Aesthetic Plast Surg. 2007;31:468-92.
97. Weyandt GH, Bauer B, Berens N, Hamm H, Broecker EB. Split-skin grafting from the scalp: the hidden advantage. Dermatol Surg. 2009;35(12):1873-9.
98. Farina-Júnior JA, Freitas FAS, Ungarelli LF, Rodrigues JM, Rossi LA. Absence of pathological scarring in the donor site of the scalp in burns: an analysis of 295 cases. Burns. 2010;36(6):883-900.
99. Tam J, Wang Y, Farinelli WA, Jiménez-Lozano J, Franco W, Sakamoto FH, et al. Fractional skin harvesting: autologous skin grafting without donor-site morbidity. Plast Reconstr Surg Glob Open. 2013;1(6):e47.
100. Roodbergen DT, Vloemans AF, Rashaan ZM, Broertjes JC, Breederveld RS. The scalp as a donor site for skin grafting in burns: retrospective study on complications. Burns Trauma. 2016;4:20.
101. Oh SJ. A systematic review of the scalp donor site for split-thickness skin grafting. Arch Plast Surg. 2020;47(6):528-34.
102. Kloth LC, Feedar JA. Acceleration wound healing with high voltage, monophasic, pulsed current. Physical Therapy. 1988;68(4):503-8.
103. Kincaid C, Lavoie K. Inhibition of bacterial growth in vitro following stimulation with high voltage, monophasic pulsed current. Phys Ther. 1989;69(8):651-5.
104. Kloth LC. Electrical stimulation for wound healing: a review of evidence from in vitro studies, animal experiments, and clinical trials. Int J Chagas Baixo Extrem. 2005;4(1):23-44.
105. Kloth LC. Electrical stimulation technologies for wound healing. Adv Wound Care. 2014;3(2):81-90.
106. Souza AK, Souza TR, Siqueira das Neves LM, Leite GPMF, Garcia SB, Guirro RRJ, et al. Effect of high voltage pulsed current on the integration of total skin grafts in rats submitted to nicotine action. J Tissue Viability. 2019;28(3):161-6.
107. Rajendran SB, Challen K, Wright KL, Hardy JG. Electrical stimulation to enhance wound healing. J Funct Biomater. 2021;12(2):40.
108. Bjordal JM, Johnson MI, Ljunggreen AE. Transcutaneous electrical nerve stimulation (TENS) can reduce postoperative analgesic consumption. A meta-analysis with assessment of optimal treatment parameters for postoperative pain. Eur J Pain. 2003;7(2):181-8.
109. Unterrainer AF, Friedrich C, Krenn MH, Piotrowski WP, Golaszewski SM, Hitzl W. Postoperative and preincisional electrical nerve stimulation TENS reduce postoperative opioid requirement after major spinal surgery. J Neurosurg Anesthesiol. 2010;22(1):1-5.
110. Eberhardt A, Szczypiorski P, Korytowski G. Effect of transcutaneous electrostimulation on the cell composition of skin exudate. Acta Physiol Pol. 1986;37(1):41-6.
111. Herberger K, Debus E, Larena-Avellaneda A, Blome C, Augustin M. Effectiveness, tolerability, and safety of electrical stimulation of wounds with an electrical stimulation device: results of a retrospective register study. Wounds. 2012;24(4):76-84.
112. Gomes RC, Guirro ECO, Gonçalves AC, Farina Junior JA, Murta Junior LO, Guirro RRJ, et al. High-voltage electric stimulation of the donor site of skin grafts accelerates the healing process. A randomized blinded clinical trial. Burns. 2018;44(3):636-45.
113. Draper DO, Mahaffey C, Kaiser D, Eggett D, Jarmin J. Termal ultrasound decreases tissue stiffness of trigger points in upper trapezius muscles. Physiother Theory Pract. 2010;26(30):167-72.
114. Catapani LB, da Costa AG, Candeloro NM, Rossi LA, Guirro ECO. Influence of therapeutic ultrasound on the biomechanical characteristics of the skin. J Ther Ultrasound. 2016;4:21.
115. Draper DO. Facts and misfits in ultrasound therapy: steps to improve your treatment outcomes. Eur J Phys Rehabil Med. 2014;50:209-16.
116. Wessling KC, Devane DA, Hylton CR. Effects of static stretch versus static stretch and ultrasound combined on triceps surae muscle extensibility in healthy women. PhysTher. 1995;67:674-9.
117. Shaik SS, MacDermid JC, Birmingham T, Grewal R, Farooq B. Short-term sensory and cutaneous vascular responses to therapeutic ultrasound in the forearms of healthy volunteers. J Ther Ultrasound. 2014;2:1-15.
118. Demmink JH, Helders PJM, Hobaek H, Enwemeka C. The variation of heating depth with therapeutic ultrasound frequency in physiotherapy. Ultrasound Med Biol. 2003;29(1):113-8.
119. Guirro ECO, Angelis DF, Sousa NTA, Guirro RRJ. Combination of therapeutic ultrasound with antibiotics interfere with the growth of bacterial culture that colonizes skin ulcers: an in-vitro study. Ultrason Sonochem. 2016;32:284-9.

120. Richard R, Barysa MJ, Carr JA, Dewey WS, Dougherty ME, Forbes-Duchart L, et al. Burn rehabilitation and research: proceedings of a consensus summit. J Burn Care Res. 2009;30(4):543-73.
121. Ayling J, Marks R. Efficacy of paraffin wax baths for rheumatoid arthritic hands. Physiotherapy. 2000;86(4):190-201.
122. Goel A, Shrivastava P. Post-burn scars and scar contractures. Indian J Plast Surg. 2010;43(Suppl):S63-71.
123. Exton DR, Fenner PJ, Williamson JA. Cold packs: effective topical analgesia in the treatment of painful stings by Physalia and other jellyfish. Med J Aust. 1989;151(11-12):625.
124. Li L, McGee RG, Isbister G, Webster AC. Interventions for the symptoms and signs resulting from jellyfish stings. Cochrane Database Syst Rev. 2013;(12):CD009688.
125. Ostermayer DG, Koyfman A. What is the most effective treatment for relieving the pain of a jellyfish sting? Ann Emerg Med. 2015;65(4):432-3.
126. Wilcox CL, Yanagihara AA. Heated debates: hot-water immersion or ice packs as first aid for cnidarian envenomations? Toxins (Basel). 2016;8(4):97.
127. Fiório BF, Silveira Junior L, Munin E, Lima CJ, Fernandes KPS, Mesquita-Ferrari RA, et al. Effect of incoherent LED radiation on third-degree burning wounds in rats. J Cosmet Laser Ther. 2011;13(6):315-22.
128. Brassolatti P, Bossini PS, Oliveira MC, Kido HW, Tim CR, Almeida-Lopes L, et al. Comparative effects of two different doses of low-level laser therapy on wound healing third-degree burns in rats. Microsc Res Tech. 2016;79(4):313-20.
129. de Oliveira RA, Boson LLB, Portela SM, Maia Filho MLM, Santiago DO. Low-intensity LED therapy (658 nm) on burn healing: a series of cases. Lasers Med Sci. 2017;33(4):729-35.
130. Fekrazad R, Nikkerdar A, Khojasteh J, Kalhori AM, Abbas FM, Vahid FS. Evaluation of therapeutic laser influences on the healing of third-degree burns in rats according to different wavelengths. J Cosmet Laser Ther. 2017;19(4):232-6.
131. Fernandes Neto J, Nonaka CFW, Catão MHCV. Effect of blue LED on the healing process of third-degree skin burns: clinical and histological evaluation. Lasers Med Sci. 2018;34(4):721-8.
132. Khan I, Rahman SU, Tang E, Engel K, Hall B, Kulkarni AB, et al. Author correction: accelerated burn wound healing with photobiomodulation therapy involves activation of endogenous latent TGF-β1. Sci Rep. 2021;11(1):17706.
133. Souza AON, Catão MHCV. Photobiomodulatory effect of red, blue and green lights on collagen during the healing process of skin burns: an integrative review. Res Soc Dev. 2021;10(3):e3010312855.

CAPÍTULO 20
Disfunções vasculares periféricas e lesões cutâneas

> **Pontos-chave**
>
> ▶ Doenças vasculares periféricas promovem comprometimento arterial, venoso ou linfático, de forma isolada ou associada, afetando principalmente os membros.
> ▶ A compressão é o componente mais importante no tratamento conservador de úlceras venosas de perna e linfedema.
> ▶ Recursos terapêuticos podem acelerar o tempo de cicatrização de lesões cutâneas, reduzir a dor e aumentar a funcionalidade de membros acometidos.
> ▶ O sucesso no tratamento de lesões cutâneas com recursos terapêuticos envolve o uso de parâmetros físicos adequados.

As lesões cutâneas de diferentes etiologias, muito comuns na espécie humana, são consequência de uma agressão por um agente ao tecido vivo, com tendência a desencadear processos crônicos, afetando sobremaneira a vida do indivíduo acometido. Podem ser cirúrgicas ou iatrogênicas (causadas de forma não intencional por determinado tratamento médico), traumáticas por agentes mecânicos (contusas, lacerantes, perfurantes), lesões por agentes químicos (diferentes substâncias), lesões por agentes físicos (eletricidade, radioatividade, entre outros), lesões por temperatura (alta ou baixa) e lesões ulcerativas, que são feridas causadas por doenças vasculares periféricas, de origem venosa, arterial ou linfática.

A pele humana é uma interface entre o corpo humano interno e o meio ambiente, de modo que a perda de sua integridade pode levar a um aumento da perda de fluido, infecção, comprometimento do sistema imunológico, invasões por células carcinogênicas e hipotermia. Além disso, resulta em cicatriz, podendo ocorrer aumento ou diminuição da sensibilidade, mudança na imagem corporal, além de comprometimento funcional.

ÚLCERAS

As doenças vasculares periféricas (DVP) constituem as principais causas de formação de úlcera cutânea, que afetam predominantemente membros, são consideradas problema de saúde pública e envolvem um grupo distinto de doenças e síndromes com diferentes comprometimentos circulatórios (venoso, arterial ou linfático), isolados ou associados.

Úlcera, palavra proveniente do latim, significa solução de continuidade, aguda ou crônica, de uma superfície dérmica ou mucosa. As feridas constituem no Brasil e no mundo um sério problema de saúde pública, devido ao grande número de indivíduos afetados por rupturas da integridade da pele, o que contribui para onerar o gasto público, pois atingem muitos indivíduos em idade produtiva, além de interferir na qualidade de vida da população. São considerados fatores de risco modificáveis para doença vascular periférica o controle do tabagismo, hiperlipidemia, hipertensão, diabetes e obesidade.

Dentre os diversos tipos de lesões cutâneas, as mais frequentemente encontradas nos serviços da rede básica de saúde são as úlceras venosas, as arteriais, as hipertensivas, por pressão, bem como as neurotróficas, geralmente de longa evolução e de resposta terapêutica variável. A doença arterial e venosa mista também apresenta alta prevalência em indivíduos afetados por lesões de membros inferiores. A identificação da origem da lesão é fundamental para determinação do tratamento e prognóstico (Tabela 1).

TABELA 1 Características de lesões vasculares de origem venosa e arterial

	Origem venosa	Origem arterial
Localização	Terço inferior da perna/maléolo medial	Dedos, pé, calcâneo/lateral da perna
Evolução	Lenta	Rápida
Profundidade, leito e margens	Superficial, leito vermelho vivo, margens irregulares	Profundo, pálido, margens definidas
Tamanho	Grande	Pequena
Exsudato	Moderado, excessivo	Mínimo
Edema	Presente	Ausente ou presente devido à estase
Dor	Pouca ou moderada	Extrema
Pulsos	Presentes	Diminuídos ou ausentes

Úlceras venosas

Define-se úlcera venosa como manifestação clínica grave da doença venosa crônica (DVC). De grande prevalência, é considerada lesão de cicatrização lenta e alta recorrência. Afeta cerca de 70% das úlceras crônicas dos membros inferiores da população global, com impacto socioeconômico significativo e na qualidade de vida.[1-3]

A DVC é considerada condição multifatorial que produz uma diversidade de sinais clínicos, como insuficiência venosa crônica (IVC), que podem apresentar manifestações de insuficiência leves, como telangiectasias ou veias reticulares, varizes (manifestações mais comuns), até manifestações de maior gravidade como ulcerações. A etiologia envolve questões genéticas (anomalias relacionadas herdadas), bem como diversos fatores ambientais e de comportamento, como a profissão, que desempenham papel fundamental no desenvolvimento e na progressão da doença. A exposição a esses fatores leva à alteração da hemodinâmica do sistema venoso, descrita como hipertensão venosa ambulatorial, promovendo alterações microcirculatórias, respostas inflamatórias, hipóxia, remodelamento da parede venosa e variações epigenéticas, mesmo com importantes implicações sistêmicas.[4]

São apontados como fatores de risco para IVC o sexo (influência de hormônios sexuais no sistema venoso, no feminino também relacionado ao número de gestações), idade, raça, índice de massa corpórea (IMC), histórico de trombose venosa profunda (TVP), doenças vasculares associadas e traumas. Também são relacionados fatores ainda não completamente fundamentados como a incompetência valvular, por provável dano decorrente de distensão e hipertensão venosa, TVP ou agenesia valvular, além da incompetência da musculatura da panturrilha, principal bomba circulatória de membro inferior.[5]

A denominada bomba impulso-aspirativa tendinosa poplítea (Figura 1), ou simplesmente BIA poplítea, sofre influência articular e está relacionada a transtornos relacionados a IVC.[6,7]

O sangue venoso nos membros inferiores no homem (bípede) flui contra a ação da gravidade. Neste sentido, necessita de subsídios para vencer um possível refluxo sanguíneo, por meio da ação da musculatura da panturrilha; a estrutura da parede das veias superficiais nos membros inferiores, cuja espessura é normalmente resistente à dilatação, bem como a presença de válvulas com a função de direcionar o fluxo de baixo ascendente. A úlcera venosa é conhecida por "úlcera de estase" ou "úlcera flebostática".

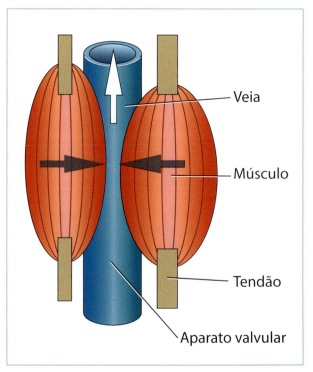

FIGURA 1 Representação esquemática de aparato hemocinético de uma bomba impulso-aspirativa.

A padronização internacional de termos foi desenvolvida para facilitar a comunicação entre profissionais da saúde, sendo denominada classificação CEAP – *Clinical (C), Etiological (E), Anatomical (A), Pathophysiological (P)*, que inclui descrição da classe clínica (C) baseada em sinais objetivos, etiologia (E), distribuição anatômica (A) do refluxo e obstrução nas veias superficiais, profundas e perfurantes, bem como a fisiopatologia subjacente (P), seja devido ao refluxo ou à obstrução (Tabela 2). A proposta atual é que esse sistema de classificação não seja estático e, portanto, seja sujeito a mudanças visando refinamento de definições.[8,9]

TABELA 2 Classificação CEAP, que envolve classe clínica (C) – sinais objetivos, etiologia (E), distribuição anatômica (A) e fisiopatologia subjacente (P)

Classificação CEAP	Descrição
C0	Sem sinais de doença venosa crônica
C1	Telangiectasias ou veias reticulares
C2	Veias varicosas
C3	Edema
C4	Alterações de pele
C5	Úlcera venosa cicatrizada
C6	Úlcera venosa ativa

Muitos fatores são relacionados ao risco de ulceração venosa, normalmente de alta recorrência e ocorrência predominante na região maleolar, com bordas irregulares e dor associada, que piora no final do dia (Tabela 3). O leito da ferida é frequentemente recoberto por uma camada fibrinosa misturada com tecido de granulação, circundada por uma borda irregular. Também é observada presença de edema, além de extravasamento de eritrócitos para a pele, resultando na deposição de hemossiderina dentro dos macrófagos, que estimula a produção de melanina, pigmentando a pele de marrom.

TABELA 3 Fatores de risco diretos e indiretos de úlceras venosas

Fatores de risco diretos
- Veias varicosas
- Trombose venosa profunda
- Insuficiência venosa crônica
- Má função do músculo da panturrilha
- Fístula arteriovenosa
- Obesidade
- História de fratura na perna

Fatores de risco indiretos
- Todos os fatores de risco que levam à trombose venosa profunda, inclusive deficiência de proteína-C, proteína-S e antitrombina III
- História familiar de veias varicosas
- História de trauma menor anterior ao desenvolvimento de ulceração também pode ser identificada

A IVC é também caracterizada por um conjunto de sintomas e sinais como dor (frequente e de intensidade variável), câimbra, prurido, dilatação ou proeminência venular superficial, telangectasias, veias reticulares ou varicosas, sensação de cansaço ou queimação e eczema. Pode ocorrer também lipodermatoesclerose, que afeta uma ou ambas as pernas, geralmente precede a úlcera venosa, e é caracterizada por graus variáveis de endurecimento, fibrose e hiperpigmentação, que ao envolver o terço distal do membro inferior, resulta na aparência característica de "garrafa de champanhe invertida" (Figura 2). Diante de agudização do quadro ocorrem sinais flogísticos, inclusive com dor importante, podendo ser erroneamente diagnosticado como celulite, erisipela, morfeia inflamatória ou eritema nodoso.

Úlceras arteriais

A doença arterial oclusiva periférica (DAOP) afeta milhares de pessoas em todo o mundo. Existe íntima relação com o *diabetes mellitus* (DM), uma das principais

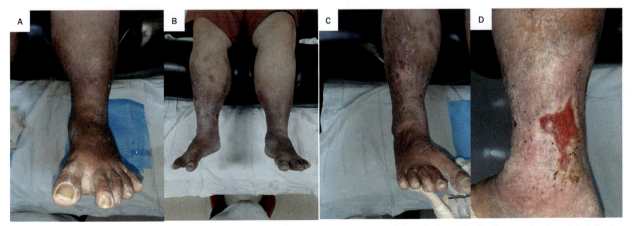

FIGURA 2 Lipodermatoesclerose afetando ambos os membros e aspecto característico de "garrafa de champanhe invertida." Fonte: acervo pessoal.

doenças crônicas no mundo devido à alta prevalência, sendo que está frequentemente associada a morbidade e mortalidade significativas. É considerada uma epidemia mundial e representa sério problema de saúde pública, visto que a maioria das complicações inerentes à doença é altamente incapacitante para a realização das atividades diárias e produtivas, e o tratamento delas é extremamente oneroso para o Sistema de Saúde.[11,12]

O DM é uma condição sistêmica com graves implicações no aparelho locomotor, provocando repercussões funcionais em estruturas articulares, nos músculos, na integridade periférica de nervos e, assim, afetando o controle postural e o equilíbrio.

O número de pessoas com DM no mundo quadruplicou nas últimas três décadas, sendo considerada a nona maior causa de morte. Cerca de 1 em cada 11 adultos em todo o mundo agora tem DM, 90% dos quais têm DM tipo 2 (DM2). O DM tipo 1 é principalmente consequência de destruição autoimune das células beta, já o DM2 é caracterizado por hiperglicemia, resistência à insulina e deficiência relativa dessa substância, e resulta da interação entre fatores de risco genéticos, ambientais e comportamentais.[13-15]

Dentre as complicações crônicas do DM estão insuficiência vascular periférica, neuropatia periférica, neuropatia autonômica, e associadas às infecções são os precursores dos eventos ulcerativos, de gangrena e amputações nos membros inferiores. A doença acomete indivíduos de todas as idades e níveis socioeconômicos, sendo que o número de diabéticos não diagnosticados e mal controlados é expressivamente elevado. O controle inadequado da doença representa ameaça ao longo da vida do paciente, pois favorece a precocidade e o risco aumentado de desenvolvimento de doenças coronarianas, acidentes vasculares cerebrais, cegueira, insuficiência renal, amputações nos membros inferiores e morte prematura, entre outras.

A ulceração decorrente de disfunção arterial geralmente afeta os dedos dos pés, calcanhares e proeminências ósseas do pé. Apresenta bordas bem demarcadas e base pálida, não granular, muitas vezes necrótica (Figura 3). A pele circundante pode apresentar eritema escuro e com temperatura reduzida ao toque, sem pelos, fina e frágil, com textura brilhante, propensa a infecções que podem desencadear gangrena e consequente amputação.

A neuropatia diabética (ND) é uma das principais complicações do DM, sendo a polineuropatia distal diabética (PNDD) a forma mais prevalente de apresentação. É caracterizada pela distribuição simétrica dos sintomas, de caráter sensitivo e autonômico predominante, associada a uma axonopatia distal progressiva. Os pacientes experimentam dor de exacerbação noturna, além de alterações tróficas nos pés e distúrbios autonômicos. Pode ocorrer também redução das sensibilidades tátil, térmica, dolorosa, vibratória, bem como abolição de reflexos profundos. Afeta inicialmente segmentos distais, envolvendo dor aguda ou em queimação, além de hiperestesia cutânea e parestesias. Afeta inicialmente pododáctilos ou pernas, e há comprometimento das mãos em casos mais graves e de longa evolução.[16]

O estudo de condução nervosa é considerado padrão-ouro para diagnóstico de PNDD, entretanto, envolve equipamentos caros e capacitação técnica, fatores limitantes em ambientes clínicos.[17]

A detecção da PNDD na prática clínica pode ser efetuada por diferentes instrumentos, como o *Neuropathy Symptom Score* (NSS), ou Escore de Sintomas

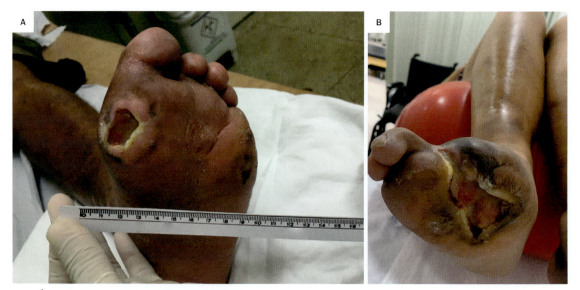

FIGURA 3 Úlcera plantar em paciente diabético (pé diabético) e amputação de dedos em paciente com a mesma doença. Fonte: acervo pessoal.

Neuropáticos (ESN) (Figura 4), que avalia o número de sintomas neurológicos experimentados pelo paciente por meio de 17 itens que envolvem sintomas autonômicos, de fraqueza muscular, distúrbios sensitivos e sintomas autonômicos, sendo amplamente utilizado na pesquisa clínica. O *Neuropathy Disability Score* (NDS), ou Escore de Comprometimento Neuropático (ECN), (Figura 5), é outro instrumento que avalia sinais neurológicos de forma sistematizada, envolvendo avaliação de força muscular, sensibilidade e reflexos tendinosos.[18,19] Este último é derivado do exame do reflexo aquileu e da sensibilidade vibratória, dolorosa e térmica do hálux bilateralmente.

Ambos os instrumentos apontados são sensíveis à detecção de PNDD, sendo publicada versão simplificada posteriormente.[20] Ambas as escalas foram traduzidas e validadas para o português, e a confiabilidade foi testada, sendo que ambas se mostraram adequadas para o diagnóstico da PNDD na população avaliada.[21]

A presença de úlceras nos pés é a principal causa de internação de pacientes diabéticos no mundo. Também foi identificada recentemente a incidência aumentada da

---

Escore de Sintomas Neuropáticos (ESN)

1. O(A) senhor(a) tem experimentado dor ou desconforto nas pernas?
   ( ) Se não, interromper a avaliação
   ( ) Se sim, continuar a avaliação
2. Que tipo de sensação mais te incomoda? [Descrever os sintomas se o(a) paciente não citar nenhuma destas]
   ( ) Queimação, dormência ou formigamento: 2 pontos
   ( ) Fadiga, câimbras ou prurido: 1 ponto
3. Qual a localização mais frequente desse sintoma descrito?
   ( ) Pés: 2 pontos
   ( ) Panturrilha: 1 ponto
   ( ) Outra localização: 0 pontos
4. Existe alguma hora do dia em que esse sintoma aumenta de intensidade?
   ( ) Durante a noite: 2 pontos
   ( ) Durante o dia e a noite: 1 ponto
   ( ) Apenas durante o dia: 0 pontos
5. Esse sintoma já o(a) acordou durante a noite?
   ( ) Sim: 1 ponto
   ( ) Não: 0 pontos
6. Alguma manobra que o(a) senhor(a) realiza é capaz de diminuir esse sintoma? [Descrever as manobras para o(a) paciente se ele(a) não citar nenhuma delas]
   ( ) Andar: 2 pontos
   ( ) Ficar de pé: 1 ponto
   ( ) Sentar ou deitar: 0 pontos

Escore total: _____
Classificação: leve/moderado/grave
Um escore de 3-4 implica em sintomas leves, 5-6, sintomas moderados, e 7-9, sintomas graves.

FIGURA 4 Escore de sintomas neuropáticos para avaliação da polineuropatia distal diabética (PNDD).

Escore de Comprometimento Neuropático (ECN)

		Direito	Esquerdo
Reflexo aquileu			
Sensação	Vibratória		
	Dolorosa		
	Térmica		

As modalidades sensitivas devem ser pontuadas como (0) se presentes, (1) se reduzidas/ausentes, e os reflexos como (0) se normais, (1) se presentes com reforço ou (2) se ausentes, para cada lado.

Escore total: _____
Classificação: leve/moderada/grave
Pontuações: de 3 a 5 é considerado com evidência de sinais neuropáticos leves; 6 a 8, como moderado, e um escore de 9 a 10, como sinais neuropáticos graves.
Critérios diagnósticos
Neuropatia periférica: ( ) Sim ( ) Não
Os critérios mínimos aceitáveis para o diagnóstico de neuropatia periférica são: sinais moderados com ou sem sintomas ou sinais leves com sintomas moderados. Sinais leves sozinhos ou com sintomas leves não são considerados adequados para se fazer o diagnóstico de neuropatia periférica.

FIGURA 5 Escore de comprometimento neuropático para detecção da polineuropatia distal diabética (PNDD).

doença em pacientes que tiveram COVID-19, bem como incremento no uso de anti-hiperglicêmicos.[22]

A ulceração arterial ocorre devido à redução do suprimento sanguíneo arterial para o membro inferior que resulta em hipóxia tecidual e dano tecidual. Várias causas estão relacionadas ao desenvolvimento da lesão, sendo a mais comum a doença aterosclerótica das artérias de médio e grande calibre. Também são considerados como fatores predisponentes o DM, tromboangeíte, vasculite, pioderma gangrenoso, talassemia e anemia falciforme, alguns dos quais podem predispor à formação de ateroma. Danos adicionais ao sistema arterial ocorrem com hipertensão concomitante por meio de danos na camada íntima da artéria. Episódios trombóticos e ateroembólicos podem contribuir para dano tecidual e formação de úlcera.

Úlceras neurotróficas

Úlceras denominadas neurotróficas são comuns em algumas doenças que acometem o sistema nervoso periférico, como o *diabetes mellitus*, a hanseníase, o alcoolismo e doenças endêmicas no Brasil, uma vez que essas doenças podem afetar os nervos periféricos, causando danos às fibras autônomas, sensitivas e motoras.

A perda da sensibilidade protetora (térmica, dolorosa e tátil) ou anestesia nas mãos e pés influenciam o surgimento de lesões cutâneas. Esse comprometimento leva ao aumento do risco de queimaduras e aparecimento de bolhas e calosidades, provenientes de pressão contínua em pontos de apoio, necessitando do uso de palmilhas e calçados adequados. Outros fatores que influenciam no surgimento dessas úlceras são as alterações das fibras motoras, devido à fraqueza e paralisia dos músculos. Esse desequilíbrio leva a deformidades, comprometendo a função e aumentando o risco de desencadear essas úlceras. Nos serviços de saúde da rede básica do país, tem-se observado maior incidência de úlceras plantares causadas por neuropatias periféricas. A causa básica da úlcera neurotrófica é a perda de sensibilidade protetora ou anestesia na região plantar, por lesão do nervo tibial posterior. Entretanto, existem outros fatores que influenciam o surgimento de uma úlcera, como a paralisia dos músculos intrínsecos do pé, a perda do coxim normal sob a cabeça dos metatarsianos e a pele ressecada (anidrótica). A anidrose decorrente da disfunção das glândulas sudoríparas e sebáceas torna a pele seca e a camada córnea dura e espessa, fatores que aumentam a possibilidade de ruptura da integridade cutânea, que frequentemente estão associados a processos infecciosos.

O exame do sistema arterial pode mostrar uma diminuição ou pulso ausente nas artérias dorsal do pé e tibial posterior. Podem haver alterações nas artérias proximais da perna, indicando a presença de aterosclerose (Figura 6). A contagem do pulso deve ser efetuada por cerca de um minuto. Nem sempre o número de pulsações periféricas corresponde aos batimentos cardíacos. A frequência pode estar aumentada em respostas fisiológicas normais, como na atividade física, emoção, gravidez, ou em situações como estados febris, hipertireoidismo e hipovolemia, dentre outros.

A palpação de pulsos deve ser efetuada evitando-se o uso do polegar, com intuito de evitar confusão do pulso do examinador com o do paciente devido à superficialidade da artéria neste dedo.

A investigação semiológica circulatória arterial deve envolver aspectos de inspeção e palpação. A inspeção envolve análise da temperatura e umidade das extremidades. Os pulsos estarão diminuídos ou ausentes em pacientes com insuficiência arterial periférica, sendo que em casos mais graves pode ocorrer a denominada claudicação intermitente (dor em queimação ao andar que melhora com repouso).

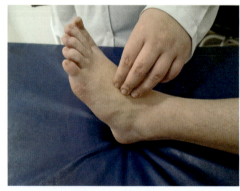
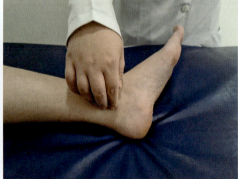

FIGURA 6 Palpação do pulso pedioso, localizado no dorso do pé, entre músculo extensor longo do hálux e extensor longo dos dedos, e do tibial posterior, atrás do maléolo medial. Fonte: acervo pessoal.

Na palpação dos pulsos arteriais devem ser observados frequência, ritmo, amplitude, regularidade e tensão. A amplitude do pulso arterial é avaliada em escala de valores compreendidos entre 0 e 4+: 0/4+ – ausente (pulso não palpável); 1/4+ – diminuída (pulso pouco palpável); 2/4+ – normal; 3/4+ – aumentada; 4/4+ – muito aumentada. Avaliar a presença de alterações na parede do vaso facilmente depressível normalmente. Na presença de aterosclerose, a deposição de sais de cálcio na parede dos vasos promove aumento de resistência na palpação, sendo possível observar também irregularidades (tortuosos).

O ritmo de pulsações refere-se à sequência delas, sendo considerado regular na presença de intervalos semelhantes, e irregular, diante de variabilidade. Entretanto, regularidade e ritmo são grandezas distintas, uma vez que a regularidade diz respeito à presença de estabilidade ou não da amplitude do pulso, enquanto o ritmo refere-se à uniformidade ou não do intervalo de tempo entre os pulsos. Já a amplitude do pulso é avaliada pela sensação captada a cada pulsação, e está diretamente relacionada com o grau de enchimento da artéria na sístole e esvaziamento na diástole.

A tensão ou dureza é avaliada pela compressão progressiva da artéria (resistência) e corresponde à pressão necessária para interromper as pulsações, sendo mandatório realizar sempre o exame de pulso da artéria contralateral, pois a desigualdade dos pulsos pode identificar a presença de lesões anatômicas oclusivas.

Pacientes com úlceras arteriais têm um tempo de enchimento capilar reduzido. O enchimento capilar normal ocorre entre dois e três segundos após a compressão de 15 segundos. Atraso de 10 a 15 segundos no retorno de cor depois de elevar o membro afetado a 45° por um minuto (teste de Buerger) também indica comprometimento vascular, visto que em um membro com circulação dentro do padrão de normalidade, a coloração dos pés permanece rosada mesmo quando o membro está elevado a 90°. A presença de isquemia pode ser verificada por meio de elevação de 15° ou 30° por aproximadamente 30 s a 60 s que pode causar palidez. Considera-se isquemia grave quando a palidez aparece com elevação do membro afetado a menos de 20°.[23]

O índice tornozelo-braquial (ITB) é um método diagnóstico semiológico relativamente simples, e embora rápido e de fácil execução, fornece informações sobre comprometimento na doença arterial obstrutiva (DAOP) periférica, além de índice predispositor para risco cardiovascular, mas é subutilizado. Pode ser efetuado com esfigmomanômetro e sonda Doppler, ou por meio de esfigmomanômetro oscilométrico digital, e corresponde à razão entre a maior pressão sistólica entre os membros inferiores e a maior entre os membros superiores[24] (Figura 7).

É possível obter facilmente o valor correspondente ao ITB na tabela da Figura 8. Encontre o valor referente à pressão braquial determinada aproximadamente, localizada à esquerda da tabela, seguindo transversalmente até a intersecção com a pressão aproximada obtida do tornozelo, localizada na parte superior da tabela. O valor encontrado na intersecção corresponde ao índice tornozelo-braquial (ITB).

A avaliação do ITB é interessante inclusive em indivíduos acima dos 55 anos assintomáticos, visto que a doença arterial periférica continua sendo subdiagnosticada e subtratada, sendo considerados como fatores de risco desencadeantes em ambos os sexos a hipertensão arterial, o sedentarismo e a dislipidemia.[25]

A perfusão arterial também pode ser avaliada por meio do denominado *Pole Test*, que envolve avaliação com ultrassom Doppler à medida que o membro é elevado.[26,27]

LESÃO POR PRESSÃO

A terminologia "úlcera por pressão" foi substituída em 2016 pelo órgão americano *National Pressure Ulcer Advisory Panel* (NPUAP) por lesão por pressão (LPP), com recomendação para uso por profissionais da saúde, sob alegação de que o termo apontado descreve de maneira mais precisa as lesões em peles intactas e ulceradas, e serve como uma referência para profissionais da saúde, governo, o público e agências de cuidados de saúde. É, portanto, uma entidade reconhecida internacionalmente. Além disso, o termo "escara", utilizado anteriormente como sinônimo de LPP, não é adequado, e deve ser utilizado somente para designar a região necrótica ou crosta relacionada à lesão.

O sistema de classificação atualizado pelo NPUAP define LPP como dano localizado na pele e/ou tecidos moles subjacentes, que afeta comumente a proeminência óssea ou relacionada ao uso de dispositivo médico ou outro artefato (Figura 9). Pode ser dolorosa, ocorrer em pele íntegra ou como úlcera aberta. Decorre de pressão intensa e/ou prolongada em combinação com o cisalhamento. A tolerância do tecido mole à pressão e ao cisalhamento pode também ser afetada pelo microclima, nutrição, perfusão, comorbidades e pela sua condição.[28]

O cisalhamento é considerado como resultado da interação entre gravidade e fricção, que por meio de forças paralelas resulta no cisalhamento de vasos e tecidos que recobrem proeminências ósseas (Figura 10).

A Figura 11 demonstra LPP na região coccígea decorrente de posicionamento prolongado e cisalhamento da região. Manobras de massagem visando incremento circulatório da área antes eram consideradas conduta tera-

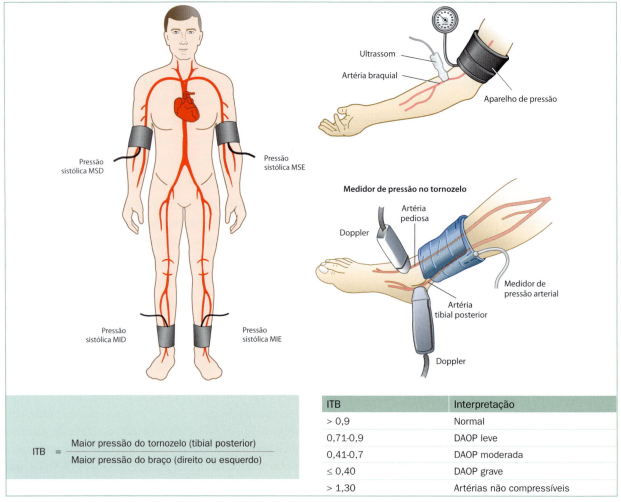

FIGURA 7 Avaliação e interpretação do índice tornozelo-braquial (ITB) para doença arterial obstrutiva (DAOP).

pêutica interessante. Atualmente sabe-se que o procedimento, além de não auxiliar no processo de cicatrização, pode agravar a lesão, uma vez que mimetiza o cisalhamento postural.

Estágios da lesão por pressão (LPP)

Lesão por pressão estágio 1

A LPP estágio 1 é caracterizada por pele íntegra com área localizada de eritema, que não clareia (não branqueável) e pode parecer diferente em pele de cor escura. Presença de eritema que pode clarear ou alterações na sensibilidade, temperatura ou consistência (endurecimento) podem preceder as mudanças visuais. Mudanças na cor não incluem descoloração púrpura ou castanha; essas podem indicar dano tissular profundo.

Lesão por pressão estágio 2

É considerada LPP estágio 2 quando existe perda da pele em sua espessura parcial com exposição da derme. O leito da ferida é viável, úmido, de coloração rosa ou vermelha. Pode ocorrer flictena (preenchida com exsudato seroso) intacta ou rompida. O tecido adiposo e tecidos mais profundos não são visíveis. Não é observada presença de tecido de granulação, esfacelo ou escara. Essas lesões geralmente resultam de microclima inadequado e cisalhamento da pele na região da pelve e no calcâneo. Esse estágio não deve ser usado para descrever as lesões de pele associadas à umidade, incluindo a dermatite associada à incontinência, dermatite intertriginosa, lesão de pele associada a adesivos médicos, ou mesmo lesões traumáticas (fricção, queimaduras, abrasões).

Lesão por pressão estágio 3

O estágio 3 da LPP é caracterizado pela perda da espessura total da pele, na qual o tecido adiposo é visível e, frequentemente, tecido de granulação e epíbole (lesão com bordas enroladas) estão presentes. Podem ser detectados visualmente também o esfacelo e/ou a escara. A profundidade do dano tissular varia conforme a localização ana-

CAPÍTULO 20 DISFUNÇÕES VASCULARES PERIFÉRICAS E LESÕES CUTÂNEAS 523

FIGURA 8 Tabela de valores para determinação do índice tornozelo-braquial (ITB).

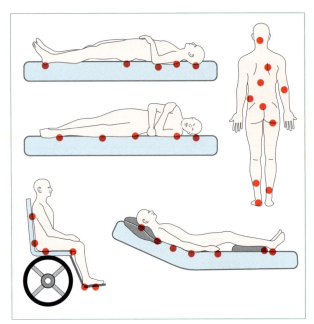

FIGURA 9 Localizações mais frequente de lesões por pressão (LPP).

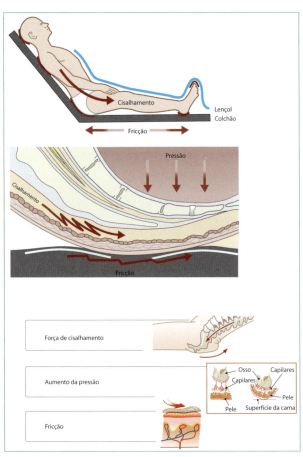

FIGURA 10 Ação de forças de fricção e cisalhamento relacionadas ao desenvolvimento de lesão por pressão (LPP).

tômica; áreas com adiposidade significativa podem desenvolver lesões profundas, e podem ocorrer descolamento do leito da lesão e o desenvolvimento de túneis. Não há exposição de fáscia, músculo, tendão, ligamento, cartilagem e/ou osso. Entretanto, quando o esfacelo ou escara prejudica a identificação da extensão da perda tissular, deve-se classificá-la como LPP não estadiável.

Lesão por pressão estágio 4

No estágio 4 da LPP observa-se perda total da espessura da pele, além de perda tissular com exposição ou palpação direta da fáscia, músculo, tendão, ligamento, cartilagem ou osso. Esfacelo e/ou escara podem estar visíveis, bem como epíbole (lesão com bordas enroladas), descolamento e/ou túneis ocorrem frequentemente. A profundidade varia conforme a localização anatômica. Quando o esfacelo ou escara prejudica a identificação da extensão da perda tissular, deve-se classificá-la como LPP não estadiável.

Lesão por pressão não estadiável

A lesão por pressão não estadiável corresponde à perda da pele em sua espessura total e perda tissular na qual a extensão do dano não pode ser confirmada, uma vez que está encoberta por esfacelo ou escara. Caso o esfacelo ou a escara sejam removidos, a LPP pode ser classificada como estágio 3 ou estágio 4.

Considera-se escara estável (seca, aderente, sem eritema ou flutuação) em membro isquêmico ou no calcâneo, sendo não indicada a remoção.

Lesão por pressão tissular profunda

A LPP tissular profunda possui como características a pele intacta ou não, com área localizada e persistente de descoloração vermelha escura, marrom ou púrpura, que não embranquece, com separação epidérmica revelando leito escurecido ou bolha com exsudato sanguinolento. Apresenta dor, sendo que a alteração na temperatura frequentemente precede as alterações de coloração da pele. A descoloração pode ser diferente em pessoas com pele de tonalidade mais escura. Essa lesão resulta de pressão intensa e/ou prolongada e de cisalhamento na interface osso-músculo. A ferida pode evoluir rapidamente e revelar a extensão atual da lesão tissular ou resolver sem perda tissular. Quando o tecido necrótico, subcutâneo, de granulação, fáscia, músculo ou outras estruturas subjacentes estão visíveis, indica LPP com perda total de tecido (LPP não estadiável ou estágios 3 ou 4). Não se deve utilizar a categoria LPP tissular profunda para descrever condições vasculares, traumáticas, neuropáticas ou dermatológicas.

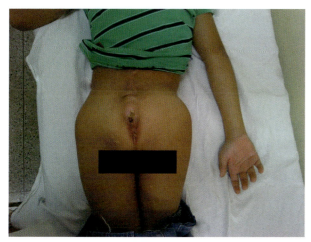

FIGURA 11   Lesão por pressão na região coccígea. Fonte: imagem gentilmente cedida pela Profa. Dra. Adriana Clemente Mendonça.

Lesão por pressão relacionada a dispositivo médico

A terminologia "LPP relacionada a dispositivo médico" é considerada uma definição adicional, e descreve a etiologia da lesão. A referida lesão resulta do uso de dispositivos criados e aplicados para fins diagnósticos e terapêuticos, e apresenta padrão ou forma do dispositivo, sendo que deve ser categorizada usando o sistema de estadiamento de LPP.

Lesão por pressão em membranas mucosas

A LPP que acomete membranas mucosas é encontrada quando há histórico de uso de dispositivos médicos no local do dano. Devido à anatomia do tecido, essas lesões não podem ser categorizadas.

A incidência de LPP está aumentando devido ao envelhecimento da população, e envolve importantes repercussões relacionadas à morbidade, mortalidade e gastos em sistemas de saúde mundiais. Está associada a um prolongamento da duração do internamento hospitalar de até cinco vezes. Também aumenta o risco de morte em 4,5 vezes, comparando com pacientes com o mesmo risco prévio de mortalidade, que não desenvolvem LPP.

A etiopatogenia da LPP está relacionada à suscetibilidade individual para o desenvolvimento da lesão e é dependente da atuação de fatores extrínsecos (forças relacionadas ao posicionamento como pressão, tração, fricção, cisalhamento), que se conjugam com as alterações da perfusão tecidual resultantes de fatores intrínsecos (comprometimento da mobilidade, alterações sensitivas, incontinência urinária/fecal, comprometimento da perfusão/oxigenação, estado nutricional). Ainda são considerados fatores associados ao risco de desenvolvimento de LPP a hipertensão arterial sistêmica, diabetes, anemias, índice de massa corporal muito alto ou muito baixo, doenças circulatórias, doença arterial periférica, imunodeficiência ou uso de corticosteroide, e tabagismo.[29,30]

A estratificação do risco tem o objetivo de identificar o paciente em risco de desenvolver LPP e adotar medidas preventivas. A avaliação geral do risco deve, portanto, incluir a avaliação dos fatores apontados.

A inspeção periódica da pele em áreas de risco para LPP ou de lesões prévias deverá ser efetuada nas primeiras horas após a admissão com reavaliação indicada após 48 horas, e diante da observação de lesão, inspeção diária das características objetivas da lesão deve ser efetuada (dimensão, presença de exsudato, necrose, tecido de granulação, dentre outros).

A gravidade das lesões cutâneas depende do grau em que as camadas constituintes da pele estejam envolvidas. Assim, traumas superficiais, mais afeitos à epiderme, normalmente evoluem com perfeita reepitelização dentro de alguns dias, não exigindo maiores cuidados clínicos. Nesses casos, o envolvimento de tecido conjuntivo cicatricial é bastante discreto. Já as lesões que comprometem as camadas mais profundas e o tecido conjuntivo que as suportam, incluindo os vasos sanguíneos e nervos, são mais graves, principalmente se localizadas abaixo do carpo ou tarso, requerendo uma avaliação clínica e terapêutica cuidadosa[31] (Figura 12). Nessas circunstâncias, uma lesão, mesmo em tratamento, pode perdurar por vários meses.

Métodos para avaliação de risco para lesão por pressão

Foram desenvolvidas diversas escalas de risco com a finalidade de pontuar o risco de desenvolvimento de lesões por pressão (LPP), e constituem importante estratégia preventiva, de eficácia muitas vezes comprovada.

O objetivo da utilização de escalas na prática assistencial é uniformizar a avaliação de lesões que acometem pacientes em países diferentes. Muitas são devidamente traduzidas, avaliadas e revisadas na língua em que se deseja utilizar. Portanto, para tornar uma escala estrangeira válida e passível de aplicação no contexto brasileiro é preciso seguir algumas etapas, como a tradução para o idioma local, a adaptação transcultural, a aplicação à população alvo e a validação do instrumento.

Escala de Norton

A escala de Norton (Tabela 4) é considerada a primeira escala desenvolvida com a finalidade de se avaliar o risco de desenvolvimento de LLP na década de 60, e relaciona com escores lineares o desenvolvimento da lesão em indivíduos idosos. A acurácia diagnóstica da escala foi investigada em estudos.[32-34]

Na escala de Norton são considerados cinco fatores de risco: condição física, estado mental, atividade, mobilidade e incontinência. Entretanto, a escala não contempla fatores importantes como a idade do paciente, condições da pele (textura e umidade), fricção e cisalhamento.

TABELA 4 Escala de Norton para previsão do risco de lesão por pressão	
Critério	
Condição física	4 = boa 3 = razoável 2 = ruim 1 = muito ruim
Condição mental	4 = alerta 3 = apático 2 = confuso 1 = estupor
Atividade	4 = ambulante 3 = anda com ajuda 2 = utiliza cadeira 1 = acamado
Mobilidade	4 = total 3 = ligeiramente prejudicada 2 = muito limitada 1 = imóvel
Incontinente	4 = não 3 = ocasionalmente 2 = geralmente/urina 1 = duplamente

* Pontuação: abaixo de 9 significa risco muito alto, 10 a 13 significa alto risco, 14 a 17 risco médio, e acima de 18 significa baixo risco.[35]

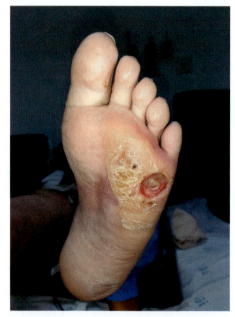

FIGURA 12 Lesão por pressão (LPP) em paciente paraplégico, decorrente de posicionamento dos pés na cadeira de rodas durante muito tempo sem alteração. Fonte: acervo pessoal.

Escala de Gosnell

A escala de Gosnell (Tabela 5) foi desenvolvida na década de 70, sendo considerada adaptação da escala de Norton e, portanto, também composta por cinco fatores de risco: estado mental, continência, mobilidade, atividade e nutrição. Este último é de grande importância no desenvolvimento de LPP, sendo que existem três ou mais termos descritivos para cada fator de risco.[36]

O ponto negativo da escala de Gosnell está no fato de ter sido retirado um fator de risco de extrema importância, que é "condição física", visto que fatores externos isoladamente não são suficientes para o desenvolvimento imediato de LPP. Na escala, a faixa de pontuação possível varia de 5 (boa) a 20 (ruim).[37]

Escala de Braden

A determinação do risco de LPP pela denominada escala de Braden foi validada em diversas populações, inclusive traduzida para a língua portuguesa.[38] É composta de seis subclasses que refletem o grau de percepção sensorial, umidade, atividade física, nutrição, mobilidade, fricção e cisalhamento, graduadas de 1 a 4, exceto fricção e cisalhamento, cuja variação é de 1 a 3. O grau de risco varia de 6 a 23, sendo que pacientes adultos hospitalizados com escores de 16 ou abaixo são considerados de risco para o desenvolvimento da LPP. Em idosos, escores entre 17 e 18 são considerados críticos.

A pontuação total obtida na escala irá predizer o risco do paciente para a úlcera e nortear a seleção das medidas preventivas necessárias. São considerados pacientes de risco adultos com pontuação igual ou menor que 16 ou idosos com pontuação igual ou menor que 17, portanto uma baixa pontuação indica um risco maior para o desenvolvimento de LPP (Tabela 6).

Estudo recente[39] apontou que a Escala de Braden apresentou validade preditiva moderada, além de apresentar maior adequação na avaliação de indivíduos < 60 anos, pacientes hospitalizados e população caucasiana, e o valor de corte de 18 pode ser usado para avaliação de risco de lesão por pressão na prática clínica.

Escala de Waterlow

A escala de Waterlow também tem como base a escala de Norton, porém com itens adicionais. Devido às limitações apresentadas em relação à validade e confiabilidade da escala, sendo que se sugere que a referida escala deva ser usada em conjunto com a avaliação clínica para fornecer resultados ideais.[40,41] A adaptação da escala para a língua portuguesa foi considerada instrumento preciso e eficaz para predizer o desenvolvimento de LPP.[42]

Os fatores de risco adicionados à escala de Waterlow consideram a má nutrição dos tecidos, débito neurológico, cirurgia de grande porte/trauma e medicação às escalas de Norton e Gosnell, sendo considerados pela pontuação A "risco", "alto risco" e "risco muito alto" de desenvolvimento de LPP (Tabela 7). É a única que considera alterações da pele como fator de risco.

Pressure Ulcer Scale for Healing (PUSH)

A *Pressure Ulcer Scale for Healing* (PUSH) consiste na avaliação objetiva do processo cicatricial de lesões referentes às distintas afecções de saúde.[43] A escala engloba três parâmetros da restauração tecidual, sendo: nível de extensão, quantidade de exsudato e aspecto de epitelização (Tabela 8). A pontuação é efetuada por meio de subescores inerentes ao parâmetro clínico, sendo que a soma dos subescores dos parâmetros oferece o escore total da avaliação clínica. A comparação do escore total ao longo do tratamento pode indicar melhora ou agravo da cicatrização tecidual.

A adaptação transcultural da PUSH[44] e observações relativas à classificação das úlceras em estágios e escore total da escala atestaram as propriedades de medida relacionadas.

ANEMIA FALCIFORME

A anemia falciforme (AF) é uma hemoglobinopatia de grande importância no mundo em termos de frequência e impacto social e é parte de um grupo de doenças hereditárias desencadeadas por mutações no HBB, que codifica a subunidade β da hemoglobina. É considerada doença hereditária autossômica recessiva. É caracterizada pela produção de uma hemoglobina anormal, a hemoglobina S (HbS), responsável por alterar a conformação do eritrócito, aumentando a aderência da hemácia ao endotélio vascular, fenômeno que desencadeia hemólise crônica e pode desencadear oclusão do vaso e, consequentemente, isquemia tecidual, resultando nas crises dolorosas severas e nas complicações em vários órgãos que caracterizam o quadro clínico da doença.[45,46]

Úlceras de perna são complicações da AF, sendo que são indolentes, dolorosas e muitas vezes incapacitantes (Figura 13).[47,48]

HANSENÍASE

A denominada doença de Hansen, ou hanseníase, é considerada doença infecciosa causada pela bactéria *Mycobacterium leprae* ou bacilo de Hansen, cuja designação decorre de homenagem ao médico norueguês Gerhard Hansen, que descreveu a doença em 1873. É transmitida por meio do contato próximo e frequente com indivíduos infectados não tratados, entre indivíduos suscetíveis e geneticamente predispostos à doença. Pode afetar diversos órgãos e estruturas do corpo, sendo que atinge predominantemente a pele e os nervos periféricos. O bacilo se reproduz muito lentamente, sendo o período médio de incubação e aparecimento dos sinais e sintomas da doença de aproximadamente cinco anos, entretanto, pode ocorrer aproximadamente nove meses após a contaminação em alguns casos, e em outros, pode aparecer em 20 anos.[49,50]

A hanseníase afeta predominantemente a pele e os nervos periféricos. Os sinais iniciais da doença na pele são o desenvolvimento de manchas esbranquiçadas ou avermelhadas, nódulos e perda de sensibilidade na área afetada. Também são considerados sintomas relacionados à doença a fraqueza muscular, bem como sensação de formigamento nas mãos e nos pés. Quando não tratada no início dos sinais e sintomas, a doença pode causar sequelas consideradas progressivas e permanentes, incluindo deformidades e mutilações (Figura 14), além de redução da mobilidade dos membros e cegueira.[51]

TABELA 5	Escala de Gosnell de avaliação de risco de lesão por pressão (LPP)				
Estado mental	Continência	Mobilidade	Atividade	Nutrição	Total de pontos
Alerta 1	Completamente controlada 1	Completa 1	Deambulante 1	Boa 1	
Apático 2	Usualmente controlada 2	Ligeiramente limitada 2	Caminha com assistência 2	Regular 2	
Confuso 3	Minimamente controlada 3	Muito limitada 3	Limitado a cadeira 3	Pobre 3	
Torporoso 4	Ausência de controle 4	Imóvel 4	Acamado 4		
Inconsciente 5					

TABELA 6 Escala de Braden para classificação de lesão por pressão (LPP)

PERCEPÇÃO SENSORIAL Capacidade de reagir significativamente à pressão relacionada ao desconforto.	1. Totalmente limitado: Não reage (não geme, não se segura a nada, não se esquiva) a estímulo doloroso, devido ao nível de consciência diminuído ou devido à sedação ou capacidade limitada de sentir dor na maior parte do corpo.	2. Muito limitado: Somente reage a estímulo doloroso. Não é capaz de comunicar desconforto exceto através de gemido ou agitação. Ou possui alguma deficiência sensorial que limita a capacidade de sentir dor ou desconforto em mais de metade do corpo.	3. Levemente limitado: Responde a comando verbal, mas nem sempre é capaz de comunicar o desconforto ou expressar necessidade de ser mudado de posição ou tem um certo grau de deficiência sensorial que limita a capacidade de sentir dor ou desconforto em 1 ou 2 extremidades.	4. Nenhuma limitação: Responde a comandos verbais. Não tem déficit sensorial que limitaria a capacidade de sentir ou verbalizar dor ou desconforto.
UMIDADE Nível ao qual a pele é exposta a umidade.	1. Completamente molhada: A pele é mantida molhada quase constantemente por transpiração, urina etc. Umidade é detectada às movimentações do paciente.	2. Muito molhada: A pele está frequentemente, mas nem sempre molhada. A roupa de cama deve ser trocada pelo menos uma vez por turno.	3. Ocasionalmente molhada: A pele fica ocasionalmente molhada, requerendo uma troca extra de roupa de cama por dia.	4. Raramente molhada: A pele geralmente está seca, a troca de roupa de cama é necessária somente nos intervalos de rotina.
ATIVIDADE Grau de atividade física.	1. Acamado: Confinado à cama.	2. Confinado à cadeira: A capacidade de andar está severamente limitada ou nula. Não é capaz de sustentar o próprio peso e/ou precisa ser ajudado a se sentar.	3. Anda ocasionalmente: Anda ocasionalmente durante o dia, embora distâncias muito curtas, com ou sem ajuda. Passa a maior parte de cada turno na cama ou cadeira.	4. Anda frequentemente: Anda fora do quarto pelo menos 2 vezes por dia e dentro do quarto pelo menos uma vez a cada 2 horas durante as horas em que está acordado.
MOBILIDADE Capacidade de mudar e controlar a posição do corpo.	1. Totalmente imóvel: Não faz nem mesmo pequenas mudanças na posição do corpo ou extremidades sem ajuda.	2. Bastante limitado: Faz pequenas mudanças ocasionais na posição do corpo ou extremidades, mas é incapaz de fazer mudanças frequentes ou significantes sozinho.	3. Levemente limitado: Faz frequentes, embora pequenas, mudanças na posição do corpo ou extremidades sem ajuda.	4. Não apresenta limitações: Faz importantes e frequentes mudanças sem auxílio.
NUTRIÇÃO Padrão usual de consumo alimentar.	1. Muito pobre: Nunca come uma refeição completa. Raramente come mais de 1/3 do alimento oferecido. Come 2 porções ou menos de proteína (carnes ou laticínios) por dia. Ingere pouco líquido. Não aceita suplemento alimentar líquido. Ou é mantido em jejum e/ou mantido com dieta líquida ou IVs por mais de cinco dias.	2. Provavelmente inadequado: Raramente come uma refeição completa. Geralmente come cerca de metade do alimento oferecido. Ingestão de proteína inclui somente 3 porções de carne ou laticínios por dia. Ocasionalmente aceitará um suplemento alimentar ou recebe abaixo da quantidade satisfatória de dieta líquida ou alimentação por sonda.	3. Adequado: Come mais da metade da maioria das refeições. Come um total de 4 porções de alimento rico em proteína (carne e laticínios) todo dia. Ocasionalmente recusará uma refeição, mas geralmente aceitará um complemento oferecido. Ou é alimentado por sonda ou regime de nutrição parenteral total, o qual provavelmente satisfaz a maior parte das necessidades nutricionais.	4. Excelente: Come a maior parte de cada refeição. Nunca recusa uma refeição. Geralmente ingere um total de 4 ou mais porções de carne e laticínios. Ocasionalmente come entre as refeições. Não requer suplemento alimentar.
FRICÇÃO E CISALHAMENTO	1. Problema: Requer assistência moderada a máxima para se mover. É impossível levantá-lo ou erguê-lo completamente sem que haja atrito da pele com o lençol. Frequentemente escorrega na cama ou cadeira, necessitando frequentes ajustes de posição com o máximo de assistência. Espasticidade, contratura ou agitação levam a quase constante fricção.	2. Problema em potencial: Move-se, mas sem vigor ou requer mínima assistência. Durante o movimento provavelmente ocorre um certo atrito da pele com o lençol, cadeira ou outros. Na maior parte do tempo mantém posição relativamente boa na cama ou na cadeira, mas ocasionalmente escorrega.	3. Nenhum problema: Move-se sozinho na cama ou cadeira e tem suficiente força muscular para erguer-se completamente durante o movimento. Sempre mantém boa posição na cama ou cadeira.	

CAPÍTULO 20 DISFUNÇÕES VASCULARES PERIFÉRICAS E LESÕES CUTÂNEAS

TABELA 7 — Escala de Waterlow para classificação de risco para lesão por pressão (LPP)

Constituição peso/altura	Sexo	Apetite	Tipo de pele	Mobilidade	Débito neurológico	Continência	Riscos especiais Má nutrição tecidual	Cirurgia de grande porte ou trauma	Medicação
Normal 0	Masc.: 1 Fem.: 2	Normal 0	Saudável 0	Total 0	MS. paraplegia 4-6	Normal 0	Caquexia terminal 8	Ortopédica abaixo da cintura, espinha dorsal 5	Esteroides 4
Acima da média 1	Idade	Diminuído 1	Fina – folha de papel 1	Nervoso 1		Incontinência ocasional 1	Insuficiência cardíaca 5	Na mesa de operação: > 2 horas 5	Citotóxicos 4
Obeso 2	14-49 1	Sonda NG líquidos 2	Seca 1	Apático 2		Cateter Incontinência 2	Doença vascular periférica 5		Anti-inflamatório 4
Abaixo da média 3	50-64 2	NBM anoréxico 3	Edematosa 1	Restrita 3		Incontinência dupla 3	Anemia 2		
	65-74 3		Viscosa 1	Inerte/tração 4			Fumo 1		
	75-80 4		Descorada 2	Preso à cadeira de rodas 5					
	> 85 5		Quebradiça 3						
Pontuação	Médio risco > 10 pontos			Alto risco > 15 pontos					

TABELA 8 — Versão na língua portuguesa da escala *Pressure Ulcer Scale for Healing* (PUSH)

Data												
Lesão	1	2	3	4	1	2	3	4	1	2	3	4
Altura x largura												
Quantidade de exsudato												
Tecido de epitelização												
Escore final												

A característica da hanseníase é o comprometimento dos nervos periféricos, constituindo grande potencial para promover incapacidades físicas que podem evoluir para deformidades. As possíveis incapacidades e deformidades podem acarretar problemas como a redução da capacidade de trabalho, limitação da vida social, além de problemas psicológicos (Figura 15).

Indivíduos afetados pela doença são frequentemente discriminados e estigmatizados, o que causa impacto negativo na qualidade de vida. Avanços na compreensão dos mecanismos de resposta imune do hospedeiro contra o bacilo de Hansen, dependentes da suscetibilidade genética, bem como o sequenciamento do genoma, têm contribuído para o entendimento da patogênese, variações nas características clínicas e progressão da doença.

Infelizmente, o Brasil possui a maior carga de hanseníase das Américas e a segunda maior no mundo, abaixo apenas da Índia, sendo que muitos indivíduos afetados possuem grave incapacidade física, constituindo, portanto, um grave problema de saúde pública. Atualmente o Sistema Único de Saúde (SUS) conta com novos tipos de testagem para detecção da doença por meio de biologia molecular (GenoType LepraeDR e NAT Hansbiolo).[52]

Estudo[53] aponta que a centralização da atenção à saúde, a baixa frequência de visitas domiciliares dos agentes comunitários de saúde da região Norte do Brasil, aliada à dificuldade no diagnóstico da hanseníase em crianças são fatores que contribuem para o início tardio do tratamento e aumento do risco de danos nos nervos periféricos. Além disso, múltiplas lesões de pele e lesões ao longo do

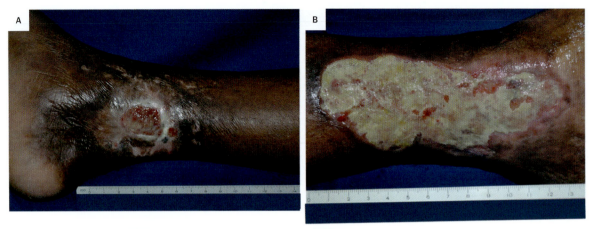

FIGURA 13 Lesões decorrentes de anemia falciforme. Fonte: acervo pessoal.

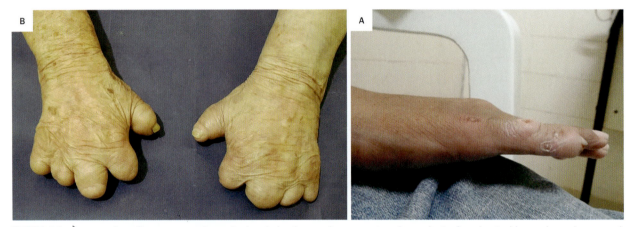

FIGURA 14 À esquerda, mãos com encurtamento dos dedos (sucessivas e progressivas adaptações dos tecidos moles sobre comprimento ósseo diminuído), resultante de neurites graves. À direita, reabsorção óssea do quinto dedo direito (encurtamento do dedo com manutenção de resto ungueal), resultante de perda da sensibilidade protetora do quinto dedo. Fonte: imagens gentilmente cedidas pela MSc Sabrina Sampaio Bandeira.

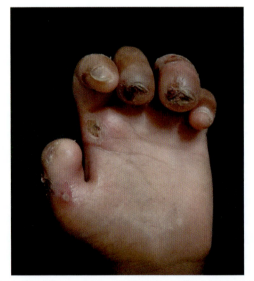

FIGURA 15 Mão simiesca, com garra mediano-ulnar, além de ferimentos e reabsorções devido à alteração importante de sensibilidade e ausência de autocuidado. Fonte: imagem gentilmente cedida pela MSc Sabrina Sampaio Bandeira.

trajeto dos troncos nervosos requerem monitoramento rigoroso (Figura 16).[54,55]

O Ministério da Saúde (MS) do Brasil lançou uma coleção sobre hanseníase desenvolvida pela Biblioteca Virtual em Saúde (BVS) que visa ser uma fonte de informação sobre a doença. O material busca reunir toda a publicação técnica sobre o assunto em um único local a fim de facilitar o acesso e a disseminação da informação validada e qualificada sobre a doença aos profissionais da saúde por meio do site https://hansen.bvs.br/colecao-ministerio-da-saude/.

As principais características de indivíduos acometidos por hanseníase que requer quimioterapia é a presença de lesão(ões) de pele com alteração de sensibilidade, acometimento de nervo(s) com espessamento neural e baciloscopia positiva.

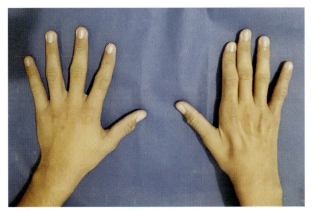

FIGURA 16 Atrofia do primeiro espaço interósseo da mão direita, resultante de neurite grave do nervo ulnar direito. Fonte: imagem gentilmente cedida pela MSc Sabrina Sampaio Bandeira.

Avaliação neurológica simplificada em hanseníase

As lesões relacionadas à hanseníase são decorrentes de processos inflamatórios de nervos periféricos (Figura 17) ou neurites, que podem ser causados pela ação do bacilo nos nervos ou até mesmo por reação do organismo ao bacilo, ou por ambas. Os sintomas relacionados em um processo agudo são dor intensa, edema e espessamento dos nervos periféricos, perda de sensibilidade nas áreas inervadas por esses nervos, principalmente nos olhos, mãos e pés, perda de força nos músculos inervados por esses nervos, afetando especialmente pálpebras e membros superiores e inferiores.

O comprometimento funcional do nervo na hanseníase não é muito evidente no início, entretanto, diante da frequente cronificação, é possível observar perda da capacidade de suar (ressecamento na pele), perda de sensibilidade, dormência e perda da força muscular, ocasionando inclusive paralisia nas áreas inervadas pelos nervos comprometidos. Quando o acometimento neural não é devidamente tratado, pode promover incapacidades relacionadas.

É possível observar na hanseníase espessamento do nervo, sem alterações cutâneas associadas. Os nervos mais acometidos (geralmente decorrentes de reação tipo I) são os nervos ulnar e mediano (mão em garra), fibular (pé caído), radial (mão caída), tibial posterior (artelhos em garra e insensibilidade plantar) e auricular, sendo o nervo ulnar bem mais acometido que os demais (Figura 18).

O exame físico envolve investigações com o intuito de identificar sinais clínicos da doença para determinar o diagnóstico clínico. A anamnese envolve informações sobre a história clínica por meio da detecção de sinais e sintomas dermatológicos e neurológicos característicos da doença, bem como a história epidemiológica (fonte de infecção). A avaliação dermatológica visa identificar lesões de pele com alteração de sensibilidade; a avaliação neurológica envolve identificação de neurites, incapacidades e deformidades. Importante ainda diagnosticar estados reacionais, diagnóstico diferencial e classificação do grau de incapacidade física.

Em relação aos membros superiores e inferiores, verificar presença de dor, sensação de choque, dormência, bem como redução da força muscular (Figura 19). Também é importante realizar inspeção acurada com o intuito de verificar condições da pele, ressecamento, fissuras, úlceras, presença de garras, amiotrofias, além das atividades.

A anamnese do indivíduo acometido por hanseníase envolve também queixas relacionadas aos olhos (ardor, coceira, hiperemia) e redução da acuidade visual. A inspeção dos olhos tem como objetivo verificar os sinais e sintomas decorrentes da presença do bacilo e do comprometimento dos nervos que inervam os olhos (Figura 20). Consiste em perguntar ao indivíduo se sente ardor, coceira, visão turva, ressecamento dos olhos, pálpebras pesadas e lacrimejamento, entre outros sintomas. Deve ser verificado se existem nódulos, infiltrações, secreção, hiperemia, madarose (ausência de sobrancelhas), cílios invertidos (triquíase), eversão (ectrópio) e desabamento da pálpebra inferior (lagoftalmo), ou opacidade da córnea. Ainda deve ser verificada possível alteração de contorno, tamanho e reação das pupilas, e se as mesmas se apresentam escuras ou esbranquiçadas.

LINFEDEMA DE MEMBROS INFERIORES

Edema crônico de membros inferiores é queixa comum, que pode ser manifestação inicial de várias doenças subjacentes, entre as quais linfedema ou linfopatia, termos consagrados pelo envolvimento do sistema linfático, além do sanguíneo. A definição de linfedema apresentada no Capítulo 18 (Oncologia) envolve conotação secundária, ou seja, decorrente de intervenções terapêuticas oncológicas. No presente capítulo a disfunção será apresentada com ênfase em membros inferiores em associação a disfunções vasculares periféricas.

A disfunção acomete extremidades unilateralmente de forma mais frequente, mas também pode ocorrer bilateralmente. O linfedema de membros inferiores possui evolução crônica, caracterizada por edema importante, frequentemente em resposta a infecções recorrentes, como em consequência de surtos recidivantes de erisipela, com graves repercussões funcionais, estéticas e psicossociais, caracterizado pelo edema, sendo que lesões cutâneas associadas podem agravar ainda mais o quadro (Figura 21).

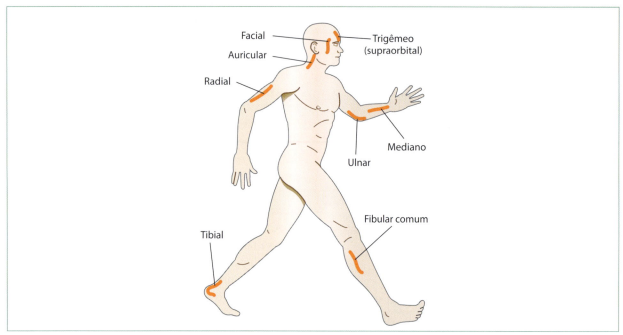

FIGURA 17 Localização dos principais nervos acometidos por hanseníase e que devem ser investigados.

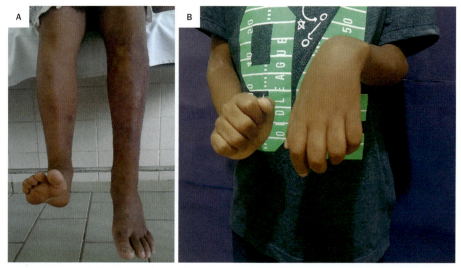

FIGURA 18 Placas eritematosas e infiltradas e pé caído à esquerda, resultante de neurite grave de fibular. A imagem da direita aponta sequela correspondente à mão caída (esquerda), com incapacidade de realizar a extensão ativa livre dos dedos e punho, resultante de neurite grave de nervo radial esquerdo. Fonte: imagens gentilmente cedidas pela MSc Sabrina Sampaio Bandeira.

O diagnóstico clínico do linfedema é comumente efetuado por meio de perimetria e volumetria, bem como tomografia, linfocintilografia e ultrassonografia, dentre outros, como discutido anteriormente. A avaliação adequada e controlada melhora o prognóstico, bem como possibilita o controle de alterações, muitas vezes irreversíveis, com fibrose acentuada no tecido subcutâneo e aspecto elefantiásico do membro.

O interesse no estudo dos edemas crônicos de membros inferiores é cada vez maior, devido ao número crescente de indivíduos acometidos por disfunções vasculares periféricas. Atualmente existem tratamentos cirúrgicos para insuficiência crônica das veias profundas, além do desenvolvimento de cirurgias microvasculares, possibilitando anastomoses linfovenosas e transplantes de vasos linfáticos. Entretanto, a reabilitação tem papel fundamental e complementar ao tratamento cirúrgico.

LIPEDEMA

O linfedema pode ser confundido com outra disfunção denominada lipedema, que por sua vez também é frequentemente confundida com obesidade.

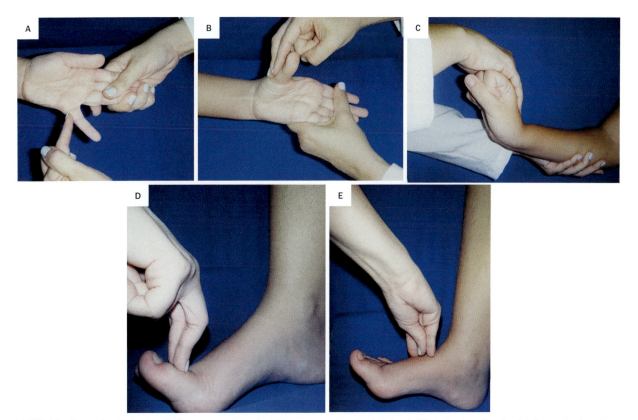

FIGURA 19 Exemplos de testes de força muscular voluntária para o músculo abdutor do 5º dedo, do músculo abdutor curto do polegar, de músculos extensores do carpo, do músculo extensor longo do hálux e do músculo tibial anterior. Fonte: imagens gentilmente cedidas pela MSc Sabrina Sampaio Bandeira.

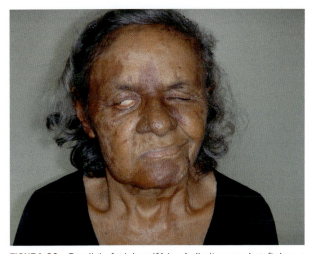

FIGURA 20 Paralisia facial periférica à direita, com lagoftalmo e ectrópio no olho direito. Fonte: imagens gentilmente cedidas pela MSc Sabrina Sampaio Bandeira.

insuficiência linfática concomitante. As principais diferenças entre linfedema e lipedema podem ser observadas na Tabela 9.

TABELA 9 Diagnóstico diferencial entre lipedema e linfedema

Lipedema	Linfedema
Há simetria (glúteos, inclusive)	Não é simétrico
Pés não estão envolvidos	Pés estão envolvidos
Sem sinal de Godet	Com sinal de Godet
Sinal de Stemmer negativo	Sinal de Stemmer positivo
Tecidos são elásticos	Tecidos são firmes
Dor ao toque	Geralmente sem dor ao toque
Contusões/equimoses de aparecimento fácil (aumento de fragilidade vascular)	Geralmente sem contusões
Distúrbios hormonais frequentes	Sem distúrbios hormonais

O lipedema é clinicamente definido pela desproporção simétrica de acúmulo de gordura nas extremidades, e quando afeta membros inferiores (maior incidência), normalmente é acompanhado por queixas de edema ortostático e dor associada. Caracteristicamente os pés não estão envolvidos, exceto em estágios avançados, e diante da ocorrência de edema, pode estar relacionada a

O lipedema afeta predominantemente mulheres, especialmente após os 30 anos, e envolve depósito exagerado progressivo, simétrico e bilateral de gordura, hipotermia da pele e edema elástico (não depressível). O sinal de Stemmer é negativo no caso de lipedema isolado (puro), visto que não afeta os pés,[56] como ocorre no linfedema (Figura 22), entretanto, com a progressão da doença, pode

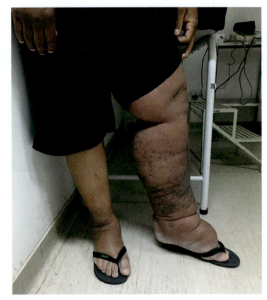

FIGURA 21 Linfedema de membros inferiores decorrente de erisipelas recorrentes. Fonte: acervo pessoal.

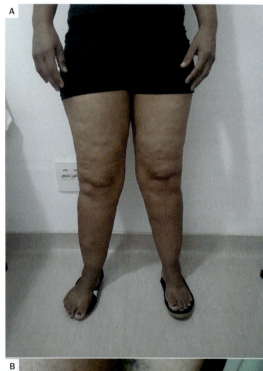

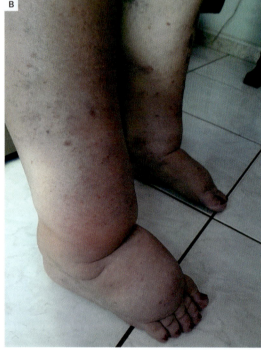

FIGURA 22 (A) Membros inferiores acometidos por lipedema. (B) Paciente com linfedema com envolvimento dos pés. Fonte: acervo pessoal.

ocorrer Stemmer positivo diante da combinação da disfunção com linfedema.

A avaliação do sinal de Stemmer é efetuada pela preensão da pele da base do segundo artelho (Figura 23) e, diante da dificuldade do movimento, considera-se "positivo", sendo o espessamento cutâneo de ocorrência no linfedema. A avaliação é particularmente importante na detecção da disfunção incipiente, bem como no diagnóstico diferencial de edema crônico de outras origens.

Sinal de Godet ou cacifo é um sinal clínico avaliado por meio da pressão digital sobre a pele, por pelo menos cinco segundos, sendo considerado positivo s4.

A pele afetada por lipedema é macia, com coloração e textura normais, pouco depressível (sinal de Godet negativo).[57] Apresenta quatro estágios de progressão lenta (Figura 25). A progressão ocorre se não controlada por tratamento adequado.

A hipótese etiológica do lipedema é que se trata de doença genética regulada por estrogênio, que se manifesta paralelamente às alterações hormonais femininas (puberdade, gravidez ou menopausa) e leva a vasculopatia e linfangiopatia. Também é atribuída ao estrogênio a neuropatia envolvida, desencadeada por provável inflamação de nervos periféricos e anormalidades da inervação simpática do tecido adiposo subcutâneo. Já a hiperproliferação de adipócitos é provavelmente um fenômeno secundário que mantém um círculo vicioso.[59,60]

Embora a maioria dos pacientes com lipedema esteja acima do peso ideal, fato que dificulta o diagnóstico, mesmo quando considerado adequado, possuem membros inferiores desproporcionalmente aumentados.

A desproporção da distribuição da gordura típica do lipedema pode ser facilmente confundida com a obesidade ginoide, também chamada de obesidade baixa, periférica ou glúteo-femoral (pera). Diferentemente da obesidade comum, a gordura do lipedema é refratária a dietas e exercícios físicos.

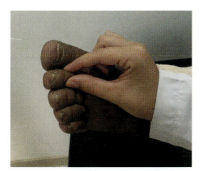

FIGURA 23   Avaliação do sinal de Stemmer. Fonte: acervo pessoal.

São descritos cinco diferentes tipos de lipedema, que afetam diferentes áreas (Figura 26).

AVALIAÇÃO DE LESÕES CUTÂNEAS

A avaliação de indivíduos portadores de morbidades cutâneas deve envolver diversos aspectos com o intuito de determinar o prognóstico (Figura 27).

A avaliação da dimensão de lesões tegumentares pode ser efetuada por meio de medidas tridimensionais ou bidimensionais. Constitui medida tridimensional a avaliação da lesão ferida em diferentes dimensões, ou seja, profundidade, comprimento e largura.

A profundidade da lesão pode ser mensurada pela introdução no ponto mais profundo da ferida de uma espátula estéril, ou até mesmo por meio de uma seringa de insulina sem agulha. Após a marcação do ponto correspondente à altura no instrumento, efetua-se a medida correspondente. Também é possível avaliar a magnitude de lesões profundas pelo preenchimento delas com soro fisiológico, e quantificar o volume gasto na operação.

A mensuração bidimensional das lesões é a mais simples e mais usada na prática clínica. Envolve traçados (comprimento e largura) e imagens das mesmas. Fornece características do processo de cicatrização, entretanto, como o perímetro das lesões geralmente é irregular, a medida não é fidedigna. Neste sentido, anteriormente utilizava-se um traçado das lesões efetuado pelo contorno do perímetro externo da lesão desenhado em papel ou acetato transparente estéril, sendo a possível alteração das dimensões efetuada pela sobreposição das imagens em papel quadriculado, considerada melhora ou piora do quadro. Dentre as limitações do método, a localização anatômica de algumas lesões pode dificultar a realização do traçado.

O registro fotográfico pode fornecer informações como tamanho relativo da lesão, coloração do tecido, bem como a condição da pele circunvizinha. Também permite, com auxílio de associação com instrumento de medida (régua, fita métrica ou trena), avaliar a área da lesão por meio de diferentes softwares (Figura 28), e elimina a manipulação excessiva na realização dos cálculos planimétricos. O emprego de critérios predefinidos associado à medida da superfície integral da lesão minimiza a interferência do examinador e instrumento. Na planimetria digital, o software ImageJ® (National Institutes of Health, Bethesda, MD) é muito interessante, pois além de gratuito (https://imagej.nih.gov/ij/download.html), apresenta confiabilidade aceitável em lesões crônicas.[61]

O uso da planimetria por meio da fotografia envolve menor risco para o paciente, por requerer menos manipulação da lesão.

O aspecto do exsudato da lesão também pode ser avaliado, e corresponde às fases de inflamação e proliferação da cicatrização tecidual (Tabela 10). O ambiente úmido é fundamental à restauração da integridade tegumentar, entretanto, o incremento de permeabilidade vascular induz à captação de líquido pelo interstício celular.

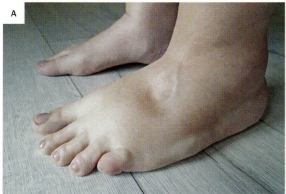
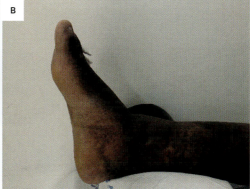

FIGURA 24   Sinal de Godet com fóvea persistente após retirada da compressão da pele afetada por edema. Fonte: acervo pessoal.

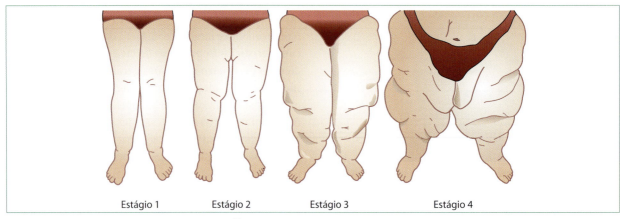

FIGURA 25 Estágios de progressão do lipedema.[58] Estágio 1: pele normal com aumento da hipoderme. Estágio 2: desnivelamento da textura da pele com pregas de gordura e grandes montes de tecido crescendo como massas não encapsuladas. Estágio 3: endurecimento e espessamento do subcutâneo com os nódulos grandes e protrusão de coxins/acúmulos de gordura, especialmente nas coxas e em volta dos joelhos. Estágio 4: lipedema com linfedema.

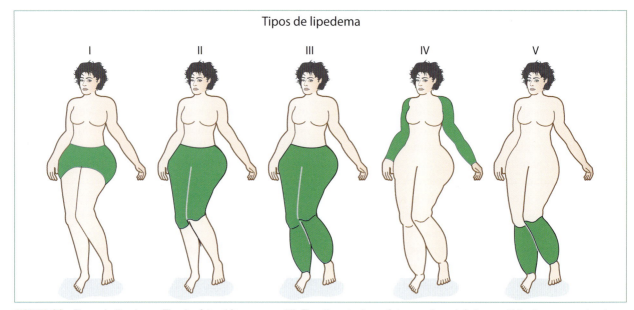

FIGURA 26 Tipos de lipedema. Tipo I: afeta glúteos e quadril. Tipo II: a gordura afeta membros inferiores até joelhos, acumulando na parte interna. Tipo III: a gordura afeta membros inferiores até tornozelo. Tipo IV: a gordura acomete membros superiores. Tipo V: a gordura se acumula nas pernas, predominantemente na região da panturrilha.

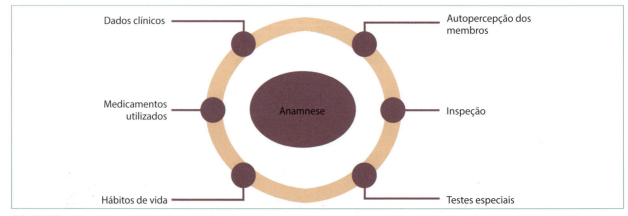

FIGURA 27 Fatores que podem influenciar no prognóstico de indivíduos portadores de morbidades cutâneas afetando membros.

TABELA 10	Classificação do exsudato de feridas agudas e crônicas
Classificação	Descrição
Claro ou âmbar	Fluido translúcido com odor ausente relativo às fases de inflamação da cicatrização.
Rosado ou vermelho	Fluido sanguíneo com odor fraco relativo à presença de glóbulos vermelhos na fase de inflamação e proliferação da cicatrização.
Leitoso ou branco	Fluido espesso com odor fraco relativo à presença de glóbulos brancos na fase de proliferação da cicatrização.
Amarelo ou verde	Fluido purulento com odor moderado relativo à atividade fagocitária de infecção.
Bege ou marrom	Fluido opaco com odor fétido relativo à presença de tecido inviável.

A termografia infravermelha é utilizada para avaliar a predisposição para ulceração plantar em neuropatia periférica diabética, e como marcador de doença vascular periférica isquêmica, sendo possível também verificar o prognóstico. Também é possível caracterizar lesões cutâneas de diferentes etiologias, permitindo inclusive a identificação de locais com maior sobrecarga pela diferença de temperatura (Figura 29).[62-64]

AVALIAÇÃO DE EDEMAS DE MEMBROS

O cálculo de edema envolvendo membros pode ser efetuado por meio de perimetria (Figura 30), entretanto, o padrão-ouro para edemas irregulares é a medida de volume, como apontado no Capítulo 18.

A medida de volume efetuada por meio de cálculo indireto a partir de medidas obtidas por perimetria (cone truncado)[65] é mais interessante do que a pletismografia por deslocamento de água, pois pode detectar áreas mais afetadas pela disfunção. A confiabilidade de medidas de circunferência é de ICC .91- .99.[66]

É imprescindível padronizar a avaliação das medidas de membros, devendo ser coletadas preferencialmente pelo mesmo avaliador a partir de pontos predeterminados, e com o mesmo instrumento durante todo o acompanhamento de pacientes. Consideram-se linfedema diferenças ≥ 2 cm ou ≥ 200 mL (abaixo desses valores, a diferença pode estar relacionada à dominância do membro). Também é importante sempre avaliar o membro contralateral, uma vez que a diferença de medidas pode ser influenciada por flutuações de peso.

ABORDAGENS TERAPÊUTICAS DE LESÕES CUTÂNEAS

As abordagens terapêuticas disponíveis para o tratamento de lesões envolvem comumente o uso de antibiótico local

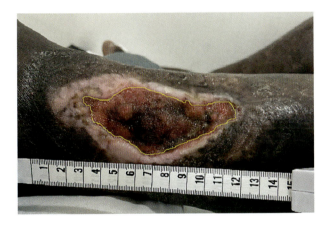

FIGURA 28 Exemplo de uso de Image J para avaliação da área de ferida. Fonte: imagem gentilmente cedida pela Dra. Ana Paula Ferro.

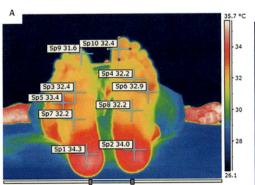
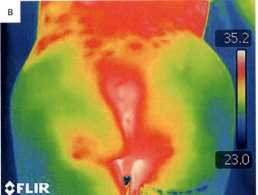

FIGURA 29 Imagens infravermelhas identificando diferentes temperaturas na região plantar e lesão por pressão (LPP) na região coccígea. Fonte: acervo pessoal.

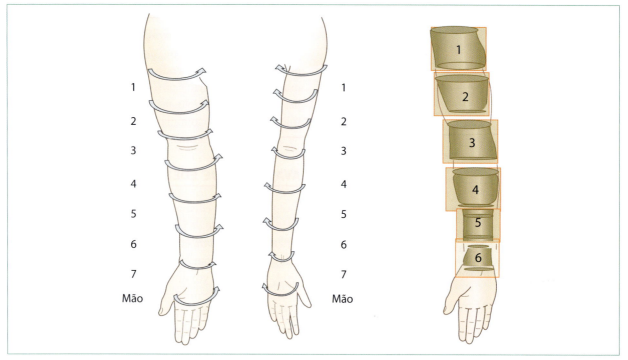

FIGURA 30 Medidas de membros superiores utilizadas para cálculo do volume indireto (cone truncado).

ou parenteral, uso tópico de cremes/pomadas com atividade anti-inflamatória, cicatrizantes, antimicrobianos e até associadas a repelente de insetos com intuito de prevenção contra miíases (infestação de larvas de moscas na pele).

As várias causas da ulceração crônica de perna têm sido um problema de saúde desde os primórdios da História, sendo a abordagem cirúrgica aventada, apesar do reconhecimento de que o pilar terapêutico da insuficiência venosa crônica (IVC) é o tratamento clínico, baseado em medidas gerais, farmacológicas e fisioterapêuticas, sendo o atendimento completo de caráter multidisciplinar.

O debridamento ou limpeza da lesão pode ser necessário com o objetivo de deixá-la em condições adequadas para procedimentos terapêuticos, uma vez que a remoção de tecidos desvitalizados é extremamente necessária, pois eles dificultam a cicatrização, aumentando a probabilidade de infecção. O procedimento pode ser químico (ação enzimática), mecânico ou cirúrgico. Entretanto, deve-se ter atenção quanto ao tempo de uso de produtos para debridamento químico, uma vez que pode promover maceração de tecidos viáveis também.

Vários curativos comerciais são utilizados como tratamentos alternativos de úlceras crônicas, como o hidrocoloide, alginato de cálcio e sódio, que possui capacidade de absorção e, portanto, é indicado para lesões muito secretivas ou infectadas e, diante da observação da formação de tecido de granulação, deve ser substituído por curativo hidrocoloide. Já curativos de carvão, constituídos de tecido impregnado de carvão ativo, são eficazes na absorção de elementos químicos indicados para lesões com mau odor, ocasionado por infecção e/ou necrose. Curativos impregnados com polivinilpirrolidona-iodo apresentam amplo espectro bacteriano e ação prolongada e são indicados para feridas pouco infectadas e pouco exsudativas. Enfim, existem várias opções de curativo, mas a melhor escolha depende de avaliação prévia, considerando-se ainda o custo e o benefício.

Curativos associados ou não a componentes ativos auxiliam no processo de cicatrização da lesão, aumentando a hidratação do local afetado. Também podem promover o desbridamento autolítico, regulam o exsudato, controlam a infecção, muitas vezes aplicado sob o material compressivo, com o objetivo de evitar a aderência da ferida no material, evitando lesão adicional na retirada, retardando assim o processo de reparação da lesão (classe III, nível de evidência A). Os denominados curativos a vácuo são interessantes, entretanto, têm custo elevado.

O posicionamento adequado com objetivo de prevenir recidivas de ulcerações envolve orientações que visam reduzir a pressão em locais que apresentam maior predisposição, além do uso de dispositivos como colchões espiculados, também denominados "caixa de ovo", denominação em alusão ao formato de caixas utilizadas para comercializar ovos. Entretanto, a densidade deve ser observada, uma vez que deve ser compatível com o peso do paciente para que seja efetivo, promovendo distribuição homogênea da pressão na pele. Também são indicados colchões pneumáticos ou de água com objetivos semelhantes.

Orientações para mudança de posição a cada duas horas, bem como uso de calçados adaptados (Figura 31), também são medidas que contribuem com o fechamento da lesão, além da prevenção de recidivas.

Terapia compressiva

A terapia compressiva é utilizada no mundo desde a antiguidade, sendo especialmente indicada nas disfunções venosas e linfáticas. Entretanto, pode ser empregada no tratamento de lesões mistas. No caso de úlcera venosa associada à doença arterial leve a moderada, pode-se considerar o uso de compressão com prudência, e o uso não é indicado no caso de disfunção arterial grave.

A intervenção terapêutica compressiva, que emprega uma pressão externa ao membro afetado, visando incremento hemodinâmico e linfático, pode ser categorizada em bandagens, meias (Figura 32), mangas, além de vestes que envolvem face e tronco, e podem ser elásticas e inelásticas, de camada única ou multicamadas.

A pressão indicada por material comercial oscila em torno de 35 mmHg a 40 mmHg para maiores benefícios hemodinâmicos e consequente auxílio na cicatrização de lesões, entretanto, o desconforto pode ser limitante, e sendo assim, o uso de pressões menores pode ser melhor do que pressões mais altas, devido à maior aderência de uso pelo paciente e por um tempo maior. Portanto, é melhor alguma compressão para o tratamento de úlcera venosa do que nenhuma.[67]

Os sistemas de bandagem multicomponente e elástica são considerados mais eficazes do que os sistemas de bandagem de componente único e inelástico, respectivamente. Quanto ao número de camadas, considera-se que tanto bandagens com quatro camadas como de duas camadas são igualmente eficazes no tratamento de úlceras venosas; no entanto, esta última é mais vantajosa em termos econômicos e de tempo.[68,69] Já o emprego de bandagens de compressão com quatro camadas aliadas à alta pressão de compressão (40 mmHg) apresenta nível de evidência melhor (classe I, nível de evidência B).[70]

Embora o emprego de bandagens funcionais seja aplicador-dependente, são consideradas tão eficazes quanto o uso de meias na cicatrização de úlceras venosas. No entanto, a meia de compressão parece estar relacionada a um menor risco de recorrência da úlcera (classe I, nível de evidência B).[71-73]

É provável que tanto o uso de bandagens quanto de meias de compressão reduza a dor, além de melhorar a qualidade de vida de indivíduos afetados por doença vascular periférica, especialmente venosa. Há incerteza sobre os efeitos adversos e a relação custo-benefício dos recursos terapêuticos.

O sistema de compressão pneumática intermitente pode ser usado para alívio dos sintomas quando outras opções de compressão não estão disponíveis ou não podem ser usadas ou falharam (classe I, nível de evidência A).[74,75]

Outra forma de compressão utilizada para disfunções venosas é a bota de Unna, que envolve enfaixamento da perna e pé impregnado de diferentes substâncias como óxido de zinco, goma acácia, glicerol, óleo de rícino e água deionizada, que promove compressão de aproximadamente 18-24 mmHg, sendo que quando empregada é utilizada como terapêutica isolada, impedindo a aplicação de procedimentos fisioterapêuticos, uma vez que a troca varia de 3 a 7 dias, dependendo da quantidade de exsudato e edema. A eficácia da terapia depende da aplicação corre-

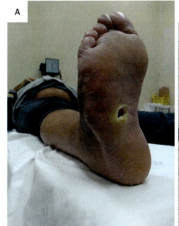
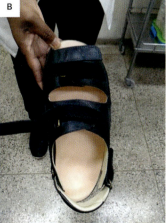

FIGURA 31 Palmilha em calçado adaptado com intuito de redistribuição de pressão e redução de sobrecarga, contribuindo com o tratamento e a prevenção de recidivas da lesão quando cicatrizada. Fonte: imagens gentilmente cedidas pela MSc Heliana Aparecida da Silva Pandochi.

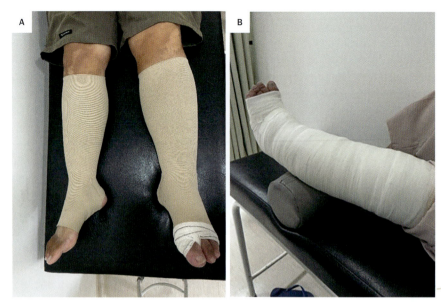

FIGURA 32 Exemplos de meia compressiva e enfaixamento multicamadas em paciente com disfunção vascular periférica. Fonte: acervo pessoal.

ta, caso contrário promove complicações adicionais. É interessante especialmente para pacientes com alteração cognitiva e consequente dificuldade de compreensão do uso adequado de terapia compressiva convencional, bem como para pacientes pouco aderentes a tratamentos.[76]

A expectativa de melhora da cicatrização de lesões e controle de edema por meio de bota de Unna é de aproximadamente de três meses a um ano. Dentre os benefícios da terapia estão a proteção contra trauma (mínima interferência nas atividades diárias). É contraindicada para acamados, cadeirantes, em caso de úlceras mistas, edema exacerbado, eritema e processo inflamatório na lesão. O uso de compressão com meias é indicado após a retirada do recurso, a fim de evitar a recidiva.[77,78]

Cinesioterapia

A cinesioterapia deve ser indicada sempre como recurso complementar à intervenção terapêutica de disfunções vasculares periféricas, melhorando a articulação tibiotársica e a função da bomba muscular, diminuindo a anquilose e as atrofias musculares surgidas com o agravamento da insuficiência venosa crônica.

Foi observado que indivíduos afetados por úlceras venosas são menos ativos que indivíduos não afetados, fato que pode interferir diretamente no prognóstico da doença, evoluindo com limitações funcionais persistentes. Sendo assim, a atividade física em combinação com a terapia compressiva é recomendada para reverter os fenômenos envolvidos na doença. Parece que a inatividade física está relacionada com diversos fatores como dor, edema, exsudato excessivo, curativo e/ou compressão limitantes, calçados inadequados, proteção do membro (medo de sobrecarga induzindo piora da condição).[79-82]

Estudo[83] observou que, na insuficiência venosa crônica leve, o treinamento físico é eficaz na melhora do refluxo venoso, da força muscular, da amplitude de movimento do tornozelo, bem como da qualidade de vida. Já na insuficiência venosa crônica avançada, o treinamento físico pode incrementar a fração de ejeção, reduzir a fração de volume residual, além de melhorar a força muscular e a amplitude de movimento do tornozelo, sem alterações nos índices de refluxo venoso e na qualidade de vida. A musculatura da panturrilha exerce função importante na circulação do membro inferior, e a melhora da função desta auxilia na recuperação de disfunções circulatórias periféricas.

O exercício, de maneira geral, acelera o processo de cicatrização em até 12 semanas. Exercícios de resistência progressiva associados à atividade física possuem forte associação com a cicatrização.[84] Exercícios envolvendo a articulação tíbiotársica podem auxiliar na prevenção da anquilose.[85]

Cinesioterapia em indivíduos afetados por IVC pode ser executada ativamente com ou sem o auxílio de equipamentos (Figura 33).

Indivíduos diabéticos que apresentam neuropatia possuem mobilidade articular limitada, pressões plantares anormais, relacionadas ao aumento do risco de ulcerações.[86,87]

A limitação da mobilidade articular em diabéticos pode evoluir para a denominada síndrome de mobilidade articular limitada, cuja patogênese decorre de deposição anormal de colágeno no tecido conjuntivo periarticular. O incremento da mobilidade articular do tornozelo afeta

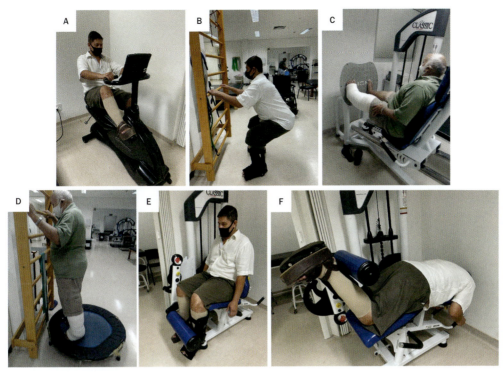

FIGURA 33 Exercícios em paciente portador de insuficiência venosa crônica com auxílio de diferentes equipamentos. Fonte: acervo pessoal.

positivamente o desempenho muscular e a marcha, além de prevenir disfunções associadas.[88,89]

A terapia manual é frequentemente utilizada com a finalidade de restaurar a amplitude de movimento e aliviar a dor, bem como para a função. Diferentes técnicas são utilizadas visando ao incremento da amplitude de movimento (ADM) da articulação do tornozelo, com emprego de técnicas de mobilização, manipulação de pequena amplitude com impulso de alta velocidade (HVLA) da articulação talocrural e uma mobilização em dorsiflexão do tornozelo com descarga de peso associada.[90-93]

O uso da terapia manual por técnica manipulativa de alta velocidade e pequena amplitude pode incrementar a amplitude de movimento articular tíbiotársica de indivíduos diabéticos. Existe uma correlação entre a amplitude de movimento da articulação tibiotársica e a circulação sanguínea de diabéticos, sendo que a terapia manual pode aumentar a amplitude articular do tornozelo e melhorar o equilíbrio estático desses indivíduos.[94-95]

Estimulação elétrica

A estimulação elétrica vem sendo muito utilizada na prática clínica, com diversas finalidades, como fortalecimento muscular, analgesia, incremento da circulação, controle de edema e cicatrização de feridas (Capítulo 6). Entretanto, os parâmetros físicos adequados devem ser observados para garantir a otimização da prática clínica.

As diferentes modalidades descritas incluem corrente contínua, corrente alternada, corrente pulsada de alta tensão e corrente contínua de baixa intensidade.[96]

A aplicação da estimulação elétrica em lesões cutâneas ainda não é utilizada de forma extensiva no cuidado de disfunções vasculares periféricas, porém merece atenção especial, visto que os efeitos circulatórios de diversas correntes já estão estabelecidos. O incremento na velocidade da cicatrização de feridas cutâneas pode ter grande impacto socioeconômico.

O processo de cicatrização de feridas envolve uma série altamente orquestrada de mecanismos que abrangem diferentes tipos de células e cascatas biológicas. A aplicação de estimulação elétrica em feridas cutâneas é considerada opção de tratamento promissora. A rápida tradução clínica da compreensão em evolução dos mecanismos biomoleculares subjacentes aos efeitos da intervenção terapêutica na cicatrização de feridas promove um impacto positivo na melhoria da qualidade de vida de pacientes.[97]

Estudo de revisão recente[98] aborda como a estimulação elétrica afeta os mecanismos celulares de cicatrização de feridas agudas e crônicas. Os mecanismos gerais de cicatrização demonstraram como efeitos aumento da epitelização, migração de fibroblastos e vascularização ao redor das lesões cutâneas, e também foi observado efeito bactericida após exposição à corrente alternada e pulsada. Os ensaios clínicos randomizados (RCTs) revisados demonstraram redução da área da ferida e aumento da taxa de cicatrização quando comparado aos grupos controle.

Concluem que a intervenção terapêutica pode contribuir para melhorar a cicatrização de feridas e potencialmente reduzir o ônus financeiro associado ao tratamento delas. Entretanto, devido à grande diversidade nas características das lesões estudadas, bem como às peculiaridades dos pacientes e diferentes parâmetros físicos utilizados, sugerem a necessidade de novas revisões sistemáticas.

Fotobiomodulação

A fotobiomodulação (FBM) com laser ou LED é amplamente aplicada com intuito de incrementar a cicatrização de feridas dérmicas ou mucosas.[99] Apresenta vantagens e desvantagens relacionadas e é utilizada de forma isolada ou associada a outros procedimentos terapêuticos (arginina, células mesenquimais derivadas de adipócitos, entre outros).[100,101] No entanto, os processos celulares e moleculares subjacentes que contribuem diretamente para seus efeitos permanecem pouco compreendidos.

Recentemente considera-se que os pericitos, células relevantes envolvidas no microambiente de feridas, possam ser um dos principais alvos da FBM devido à sua plasticidade e localização perivascular. É um tipo de célula à qual atribuía-se anteriormente quase que exclusivamente o papel de gerar estabilidade vascular, entretanto, recentemente foi demostrado que pode funcionar como células-tronco, formando vários tecidos. Sendo assim, o reparo tecidual também está associado a efeitos vasculares, possivelmente com recrutamento direto de pericitos para o local da lesão.[102] Em condições fisiológicas, células endoteliais são o principal regulador da homeostase do tônus arterial e do crescimento vascular, detectando e transduzindo sinais entre o tecido e o sangue. Fatores de risco de doenças podem produzir disfunção endotelial, e a FBM visível e invisível pode interagir com células e modular seu metabolismo por meio da interação com os citocromos das mitocôndrias, o que leva ao aumento do consumo de oxigênio, produção de ATP e ROS, além de regular a liberação de NO e a concentração intracelular de Ca^{2+}.[103]

A recomendação de protocolo clínico mais eficiente relacionado à FBM no tratamento de lesões tegumentares ainda não está totalmente fundamentada, uma vez que existe ampla gama de parâmetros físicos que podem ser aplicados (comprimento de onda, energia, fluência, potência, irradiância, modo de pulso, duração do tratamento e repetição), sendo que a falta de padronização impede a comparação direta e determina muitas vezes resultados contraditórios. Embora em estudos de revisão os resultados apontem alto grau de variabilidade, células/tecidos com números elevados de mitocôndrias tendem a responder a menores doses do que aqueles com menor número de mitocôndrias.[104-106]

Existem diversas doenças que podem manifestar lesões cutâneas, não temos intenção nesta obra de esgotar o assunto, uma vez que seria impossível. Neste sentido, abordamos as doenças e disfunções mais incidentes, e eventualmente citaremos acometimentos menos frequentes.

O efeito benéfico da FMB em úlceras cutâneas relacionadas à esclerose sistêmica também é observado. As lesões representam uma das manifestações mais frequentes da doença, e são dolorosas, recorrentes, difíceis de curar e promovem risco aumentado de infecção, sendo frequentemente responsáveis por dor e incapacidade.[107]

A FBM no tratamento de lesões cutâneas (Figura 34) é considerada ferramenta promissora, segura, eficaz e não invasiva para o tratamento, entretanto, certamente a eficiência da terapia depende do objetivo baseado em uma anamnese adequada, bem como em plano de tratamento fundamentado, além de conhecimento técnico envolvido. Os fatores envolvidos na intervenção terapêutica com FBM são discutidos no Capítulo 8.

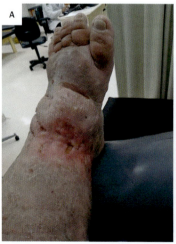
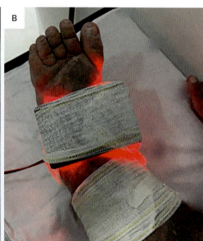
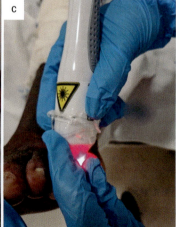

FIGURA 34 Aplicação de fotobiomodulação em lesões cutâneas. Fonte: acervo pessoal.

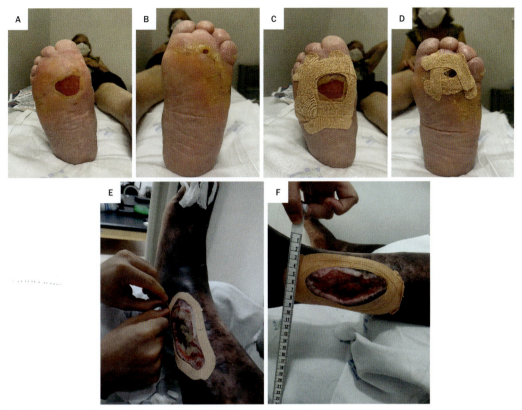

FIGURA 35 Aplicação de *taping* em úlceras cutâneas. Fonte: acervo pessoal.

Taping

A utilização de *taping* como recurso auxiliar no tratamento de lesões cutâneas (Figura 35) considera as condições mecanofisiológicas da pele lesada que influenciam na qualidade da cicatrização sob a perspectiva de mecanotransdução.[108-113] Contudo, estudos de qualidade controlados são necessários para fundamentar a aplicação clínica.

 REFERÊNCIAS BIBLIOGRÁFICAS

1. Santler B, Goerge T. Chronic venous insufficiency – a review of pathophysiology, diagnosis, and treatment. J Dtsch Dermatol Ges. 2017;15(5):538-56.
2. Berenguer Pérez M, López-Casanova P, Sarabia Lavín R, et al. Epidemiology of venous leg ulcers in primary health care: Incidence and prevalence in a health centre – A time series study (2010-2014). Int Wound J. 2019;16(1):256-65.
3. Probst S, Weller CD, Bobbink P, et al. Prevalence and incidence of venous leg ulcers – a protocol for a systematic review. Systematic Reviews. 2021;10:148.
4. Ortega MA, Fraile-Martínez O, García-Montero C, et al. Understanding chronic venous disease: A critical overview of its pathophysiology and medical management. J Clin Med. 2021;10(15):3239.
5. Nicolaides AN, et al. Investigation of chronic venous insufficiency: a consensus statement. Circulation. 2000;102(20):e126-e163.
6. Back TL, Padberg FT, Clifford T. Araki CT, et al. Limited range of motion is a significant factor in venous ulceration. Journal of Vascular Surgery. 1995;22(5):519-23.
7. Orshal JM, Khalil RA. Gender, sex hormones, and vascular tone. Am J Physiol Regul Integr Comp Physiol. 2004;286:R233-R249.
8. Beebe HG, Bergan JJ, Bergqvist D, Eklöf, B, Eriksson, I, Goldman MP, et al. Classification and grading of chronic venous disease in the lower limbs: a consensus statement. Vasc Surg. 1996;30:5-11.
9. Eklöf B, Rutherford RB, Bergan JJ, et al. Revision of the CEAP Classification. Revision of the CEAP classification for chronic venous disorders: consensus statement. J Vasc Surg. 2004;40(6):1248-52.
10. Grey JE, Harding KG, Enoch S. Venous and arterial leg ulcers. BMJ. 2006;332(7537):347-50.
11. Ahmed AM. History of diabetes mellitus. Saudi Med J. 2002 Apr;23(4):373-8.
12. Whiting DR, Guariguata L, Weil C, Shaw J. IDF diabetes atlas: global estimates of the prevalence of diabetes for 2011 and 2030. Diabetes Res Clin Pract. 2011;94(3):311-21.
13. Chen L, Magliano DJ, Zimmet PZ. The worldwide epidemiology of type 2 diabetes mellitus – present and future perspectives. Nat Rev Endocrinol. 2011;8(4):228-36.
14. Olokoba AB, Obateru OA, Olokoba LB. Type 2 diabetes mellitus: a review of current trends. Oman Med J. 2012;27(4):269-73.
15. Zheng Y, Ley SH, Hu FB. Global aetiology and epidemiology of type 2 diabetes mellitus and its complications. Nat Rev Endocrinol. 2018;14(2):88-98.
16. Said G. Diabetic neuropathy – a review. Nat Clin Pract Neurol. 2007;3(6):331-40.
17. Kamiya H, Shibata Y, Himeno T, Tani H, et al. Point-of-care nerve conduction device predicts the severity of diabetic polyneuropathy: A quantitative, but easy-to-use, prediction model. J Diabetes Investig. 2021;12(4):583-91.
18. Dyck PJ, Karnes JL, Daube J, O'Brien P, Service FJ. Clinical and neuropathological criteria for the diagnosis and staging of diabetic polyneuropathy. Brain. 1985;108(Pt 4):861-80.
19. Dyck PJ, Kratz KM, Lehman KA, et al. The Rochester Diabetic Neuropathy Study: design, criteria for types of neuropathy, selection bias, and reproducibility of neuropathic tests. Neurology. 1991;41(6):799-807.

20. Young MJ, Boulton AJ, MacLeod AF, Williams DR, Sonksen PH. A multicentre study of the prevalence of diabetic peripheral neuropathy in the United Kingdom hospital clinic population. Diabetologia. 1993;36(2):150-4.
21. Moreira RO, Castro AP, Papelbaum M, et al. Tradução para o português e avaliação da confiabilidade de uma Escala para Diagnóstico da Polineuropatia Distal Diabética. Arq Bras Endocrinol Metab. 2005;49(6):944-50.
22. Xie Y, Al-Aly Z. Risks and burdens of incident diabetes in long COVID: a cohort study [published online ahead of print, 2022 Mar 21]. Lancet Diabetes Endocrinol. 2022;S2213-8587(22)00044-4.
23. Insall RL, Davies RJ, Prout WG. Significance of Buerger's test in the assessment of lower limb ischaemia. J R Soc Med. 1989; 82(12):729-31.
24. Khan TH, Farooqui FA, Niazi K. Critical review of the ankle brachial index. Curr Cardiol Rev. 2008;4(2):101-6.
25. Torres AGMJ, Machado EC, Lopes TS, et al. Prevalência de alterações do Índice Tornozelo-Braço em indivíduos portadores assintomáticos de doença arterial obstrutiva periférica. Rev Bras Cardiol. 2012;25(2):87-93.
26. Smith FC, Shearman CP, Simms MH, Gwynn BR. Falsely elevated ankle pressures in severe leg ischaemia: the pole test – an alternative approach. Eur J Vasc Surg. 1994;8(4):408-12.
27. Pahlsson HI, Wahlberg E, Olofsson P, et al. The toe pole test for elevation of arterial insufficiency in diabetic patients. Eur J Vasc Endovasc Surg. 1999;18:133-7.
28. National Pressure Ulcer Advisory Panel. Pressure ulcer stages revised. Washington; 2016. Disponível em: http://www.npuap.org/about-us/.
29. Reddy M, Gill SS, Rochon PA. Preventing pressure ulcers: a systematic review. JAMA. 2006; 296(8):974-84.
30. Holte HH, Underland V, Hafstad E. Systematic reviews on preventing pressure ulcers: A systematic review [Internet]. Oslo, Norway: Knowledge Centre for the Health Services at The Norwegian Institute of Public Health (NIPH); 2016 Dec 15. Report from the Norwegian Institute of Public Health No. 2016-11. PMID: 29553646.
31. Brem H, Nierman DM, Nelson JE. Pressure ulcers in the chronically critically ill patient. Crit Care Clin. 2002;18(3):683-94.
32. Defloor T, Grypdonck MFH. Pressure ulcers: validation of two risk assessment scales. J Clin Nurs. 2005;14(3):373-82.
33. Jalali R, Rezaie M. Predicting pressure ulcer risk: comparing the predictive validity of 4 scales. Adv Skin Wound Care. 2005;18(2):92-7.
34. Kwong E, Pang S, Wong T, et al. Predicting pressure ulcer risk with the modified Braden, Braden, and Norton scales in acute care hospitals in Mainland China. Appl Nurs Res. 2005;18(2):122-8.
35. Norton D. Calculating the risk: Reflections on the Norton scale. Decubitus. 1989;2(3):24-31.
36. Gosnell DJ. Pressure sore risk assessment: a critique. Part I. The Gosnell scale. Decubitus. 1989;2(3):32-8.
37. Gosnell DJ. Pressure sore risk assessment. Part II. Analysis of risk factors. Decubitus. 1989;2(3):40-3.
38. Maia ACAR, Pellegrino DMS, Blanes L, et al. Tradução para a língua portuguesa e validação da escala de Braden Q para avaliar o risco de úlcera por pressão em crianças. Rev Paul Pediatr. 2011;29(3):406-14.
39. Huang C, Ma Y, Wang C, Jiang M, Yuet Foon L, Lv L, Han L. Predictive validity of the Braden scale for pressure injury risk assessment in adults: A systematic review and meta-analysis. Nurs Open. 2021;8(5):2194-207.
40. Waterlow J. Pressure sores: a risk assessment card. Nurs Times. 1985;81(48):49-55.
41. Charalambous C, Koulori A, Vasilopoulos A, Roupa Z. Evaluation of the validity and reliability of the Waterlow pressure ulcer risk assessment scale. Med Arch. 2018;72(2):141-4.
42. Rocha ABL, Barros SMO. Avaliação de risco de úlcera por pressão: propriedades de medida da versão em português da escala de Waterlow. Acta Paul Enferm. 2007;20(2):143-50.
43. Push Tool reality check: audience response. Adv Wound Care. 1997;10(5):102-6.
44. Santos VLCDG, Azevedo MAJ, Silva TSD, et al. Adaptação transcultural do pressure ulcer scale for healing (PUSH) para a língua portuguesa. Rev Lat Am Enfermagem. 2005;13(3):305-13.
45. Kato G, Piel F, Reid C, et al. Sickle cell disease. Nat Rev Dis Primers. 2018;4:18010.
46. Pinto VM, Balocco M, Quintino S, Forni GL. Sickle cell disease: a review for the internist. Intern Emerg Med. 2019;14(7):1051-64.
47. Minniti CP, Eckman J, Sebastiani P, Steinberg MH, Ballas SK. Leg ulcers in sickle cell disease. Am J Hematol. 2010;85(10):831-3.
48. Morgante A, Li Destri A. Skin ulcers complicating sickle cell disease: an interlinked reparative model. G Chir. 2019;40(5):441-4.
49. Eidt LM. Breve história da hanseníase: sua expansão do mundo para as Américas, o Brasil e o Rio Grande do Sul sua trajetória na saúde pública brasileira. Saúde e Sociedade. 2004;13(2):76-88.
50. Alemu Belachew W, Naafs B. Position statement: Leprosy: Diagnosis, treatment and follow-up. J Eur Acad Dermatol Venereol. 2019;33(7):1205-13.
51. Makhakhe L. Leprosy review. S Afr Fam Pract. 2021;63(1):e1-e6.
52. Cambau E, Chauffour-Nevejans A, Tejmar-Kolar L, et al. Detection of antibiotic resistance in leprosy using GenoType LepraeDR, a novel ready-to-use molecular test. PLoS Negl Trop Dis. 2012;6(7):e1739.
53. Bandeira SS, Pires CA, Quaresma JAS. Nerve damage in young patients with leprosy diagnosed in an endemic area of the Brazilian Amazon: A cross-sectional study. J Pediatr. 2017;185:143-8.
54. Pires CAA, Bandeira SS, Rocha GF, et al. Neurological assessment and degree of disability of leprosy patients: observation at diagnosis and at discharge. Int Arch Med. 2018;11(32):1-7.
55. Bandeira SS, Pires CA, Quaresma JAS. Leprosy reactions in childhood: a prospective cohort study in the Brazilian Amazon. Infect Drug Resist. 2019;12:3249-57.
56. Okhovat JP, Alavi A. Lipedema: a review of the literature. Int J Low Extrem Wounds. 2015;14(3):262-7.
57. Warren AG, Janz BA, Borud LJ, et al. Evaluation and management of the fat leg syndrome. Plast Reconstr Surg. 2007;119(1):9e-15e.
58. Meier-Vollrath I, Schmeller W. Lipoedema – current status, new perspectives. J Dtsch Dermatol Ges. 2004;2:181-6.
59. Szél E, Kemény L, Groma G, et al. Pathophysiological dilemmas of lipedema. Med Hypotheses. 2014;83(5):599-606.
60. Katzer K, Hill JL, McIver KB, Foster MT. Lipedema and the potential role of estrogen in excessive adipose tissue accumulation. Int J Mol Sci. 2021;22(21):11720.
61. Aragón-Sánchez J, Quintana-Marrero Y, Aragón-Hernández C, Hernández-Herero MJ. Image J: a free, easy, and reliable method to measure leg ulcers using digital pictures. Int J Low Extrem Wounds. 2017;16(4):269-73.
62. Roback K. An overview of temperature monitoring devices for early detection of diabetic foot disorders. Expert Rev Med Devices. 2010;7(5):711-8.
63. Mendonça AC, Júnior JAF, Frade MAC, et al. Thermographic characterization of cutaneous ulcers of different etiologies. J Med Syst. 2020;44(9):160.
64. Monshipouri M, Aliahmad B, Ogrin R, et al. Thermal imaging potential and limitations to predict healing of venous leg ulcers. Sci Rep. 2021;11(1):13239.
65. Sander AP, Hajer NM, Hemenway K, Miller AC. Upper-extremity volume measurements in women with lymphedema: a comparison of measurements obtained via water displacement with geometrically determined volume. Phys Ther. 2002;82(12):1201-12.
66. Taylor R, Jayasinghe UW, Koelmeyer L, et al. Reliability and validity of arm volume measurements for assessment of lymphedema. Physical Therapy. 2006;86(2):205-14.
67. Ratliff CR, Yates S, McNichol L, Gray M. Compression for primary prevention, treatment, and prevention of recurrence of venous leg ulcers: an evidence and consensus-based algorithm for care across the continuum. J Wound Ostomy Continence Nurs. 2016;43(4):347-64.
68. Palfreyman S, Nelson EA, Michaels JÁ. Dressings for venous leg ulcers: systematic review and meta-analysis. BMJ. 2007;335(7613):244.
69. O'Meara S, Cullum N, Nelson EA, Dumville JC. Compression for venous leg ulcers. Cochrane Database. 2012;Syst Rev 11:CD000265.
70. Szewczyk MT, Jawień A, Cierzniakowska K, et al. Comparison of the effectiveness of compression stockings and layer compression systems in venous ulceration treatment. Arch Med Sci. 2010;6(5):793-9.
71. Ashby RL, Gabe R, Ali S, Saramago P, Chuang LH, Adderley U, et al. VenUS IV (Venous Leg Ulcer Study IV) – compression hosiery compared with compression bandaging in the treatment of venous leg ulcers: a randomised controlled trial, mixed-treatment comparison

71. and decision-analytic model. Health Technol Assess. 2014;18(57):1-293, vvi.
72. Finlayson KJ, Courtney MD, Gibb MA, O'Brien JA, Parker CN, Edwards HE. The effectiveness of a four-layer compression bandage system in comparison with Class 3 compression hosiery on healing and quality of life in patients with venous leg ulcers: a randomised controlled trial. Int Wound. 2014;J 11(1):21-7.
73. Shi C, Dumville JC, Cullum N, et al. Compression bandages or stockings versus no compression for treating venous leg ulcers. Cochrane Database Syst Rev. 2021 Jul 26;7(7):CD013397.
74. Vanscheidt W, Ukat A, Partsch H. Dose-response of compression therapy for chronic venous edema – higher pressures are associated with greater volume reduction: two randomized clinical studies. J Vasc Surg. 2009;49(2):395-402.
75. Wittens CD, Davies AH, Bækgaard N, Broholm R, Cavezzi A, Chastanet S, et al. Editor's choice – management of chronic venous disease: clinical practice guidelines of the European Society for Vascular Surgery (ESVS). Eur J Vasc Endovasc Surg. 2015;49(6):678-737.
76. Gao AL, Cole JG, Stoecker WV. Unna boot central gauze technique for chronic venous leg ulcers. Dermatol Online J. 2017;23(1):13030/qt3hq040t9.
77. de Abreu AM, de Oliveira BG. A study of the Unna Boot compared with the elastic bandage in venous ulcers: a randomized clinical trial. Rev Lat Am Enfermagem. 2015;23(4):571-7.
78. Abbade LPF, Frade MAC, Pegas JRP, Dadalti-Granja P, Garcia LC, Bueno Filho R, et al. Consensus on the diagnosis and management of chronic leg ulcers – Brazilian Society of Dermatology. An Bras Dermatol. 2020 Nov-Dec;95 Suppl 1(Suppl).
79. Araki CT, Back TL, Padberg FT, et al. The significance of calf muscle pump function in venous ulceration. J Vasc Surg. 1994;20:872-9.
80. Yang D, Vandongen YK, Stacey MC. Effect of exercise on calf muscle pump function in patients with chronic venous disease. Br J Surg. 1999;86:338-41.
81. Kan YM, Delis KT. Hemodynamic effects of supervised calf muscle exercise in patients with venous leg ulceration: a prospective controlled study. Arch Surg. 2001;136:1364-9.
82. Roaldsen KS, Elfving B, Stanghelle JK, Talme T, Mattsson E. Fear-avoidance beliefs and pain as predictors for low physical activity in patients with leg ulcer. Physiother Res Int. 2009;14:167-80.
83. Persoon A, Heinen MM, van der Vleuten CJ, de Rooij MJ, van de Kerkhof PC, van Achterberg T. Leg ulcers: a review of their impact on daily life. J Clin Nurs. 2004;13:341-54.
84. Jull A, Slark J, Parsons J. Prescribed exercise with compression vs compression alone in treating patients with venous leg ulcers: a systematic review and meta-analysis. JAMA Dermatol. 2018;154(11):1304-11.
85. Silva KLS, Figueiredo EAB, Lopes CP. The impact of exercise training on calf pump function, muscle strength, ankle range of motion, and health-related quality of life in patients with chronic venous insufficiency at different stages of severity: a systematic review. J Vasc Bras. 2021;20:e20200125.
86. Zimny S, Schatz H, Pfohl M. Determinants and estimation of healing times in diabetic foot ulcer. J Diabetes Complications. 2002;16:327-32.
87. Fernando M, Crowther R, Lazzarini P, et al. Biomechanical characteristics of peripheral diabetic neuropathy: A systematic review and meta-analysis of findings from the gait cycle, muscle activity and dynamic barefoot plantar pressure. Clin Biomech (Bristol, Avon). 2013;28(8):831-45.
88. Lopez-Martína I, Ortiza IB, Rodríguez-Borladob B, et al. Association between limited joint mobility syndrome and risk of accidental falls in diabetic patients. Semergen. 2015;41(2):70-5.
89. Francia P, Anichini R, De Bellis A, et al. Diabetic foot prevention: the role of exercise therapy in the treatment of limited joint mobility, muscle weakness and reduced gait speed. Ital J Anat Embryol. 2015;120(1):21-32.
90. Green T, Refshauge K, Crosbie J, Adams R. A randomized controlled trial of a passive accessory joint mobilization on acute ankle inversion sprains. Phys Ther. 2001;81(4):984-94.
91. De Souza M, Ventunni C, Teixeira L, Chagas M, de Resende M. Force-displacement relationship during anteroposterior mobilization of the ankle joint. J Manipulative Physiol Ther. 2008;31:285-92.
92. Nield S, Davis K, Latimer J, Maher C, Adams R. The effect of manipulation on range of movement at the ankle joint. Scand J Rehabil Med. 1993;25:161-6.
93. Marrón-Gómez D, Rodríguez-Fernández AL, Martín-Urrialde JÁ. The effect of two mobilization techniques on dorsiflexion in people with chronic ankle instability. Phys Ther Sport. 2015;16:10-5.
94. Zordão CC, Mendonça Junior ES, Valério PM, et al. Immediate effect of manual therapy on tibiotarsal joint mobility and static balance in individuals with diabetes. J Chir Med. 2022;20:128-37.
95. Zordao CC, Gobbi A, Guirro RRJ, Guirro ECO. Correlation between the range of motion of the tibiotarsal joint and blood circulation in the lower limbs in diabetic individuals. Rev Assoc Méd Bras. 2022;68:356-61.
96. Ud-Din S, Bayat A. Electrical stimulation and cutaneous wound healing: A review of clinical evidence. Healthcare (Basel). 2014;2(4):445-67.
97. Hunckler J, de Mel A. A current affair: electrotherapy in wound healing. J Multidiscip Healthc. 2017;10:179-94.
98. Rajendran SB, Challen K, Wright KL, Hardy JG. Electrical stimulation to enhance wound healing. J Funct Biomater. 2021;12(2):40.
99. Heiskanen V, Hamblin MR. Photobiomodulation: lasers vs. light emitting diodes? Photochem Photobiol Sci. 2018;17(8):1003-17. Erratum in: Photochem Photobiol Sci. 2018;18(1):259.
100. Moradi M, Zare F, Mostafavinia A, Safaju S, et al. Photobiomodulation plus adipose-derived stem cells improve healing of ischemic infected wounds in type 2 diabetic rats. Sci Rep. 2020;10(1):1206.
101. Mostafavinia A, Amini A, Ahmadi H, et al. Combined treatment of photobiomodulation and arginine on chronic wound healing in an animal model. J Lasers Med Sci. 2021;12:e40.
102. do Valle IB, Prazeres PHDM, Mesquita RA, et al. Photobiomodulation drives pericyte mobilization towards skin regeneration. Sci Rep. 2020;10(1):19257.
103. Colombo E, Signore A, Aicardi S, et al. Experimental and clinical applications of red and near-infrared photobiomodulation on endothelial dysfunction: A review. Biomedicines. 2021 Mar 9;9(3):274.
104. Zein R, Selting W, Hamblin MR. Review of light parameters and photobiomodulation efficacy: dive into complexity. J Biomed Opt. 2018;23(12):1-17.
105. Dos Santos Mendes-Costa L, de Lima VG, Barbosa MPR, et al. Photobiomodulation: systematic review and meta-analysis of the most used parameters in the resolution diabetic foot ulcers. Lasers Med Sci. 2021;36(6):1129-38.
106. Deana ND, Alves N, Zaror C, et al. Photobiomodulation therapy in burn wound healing: systematic review and meta-analysis of preclinical studies. Photobiomod Photomed Laser Surg. 2021;39(7):439-52.
107. Spinella A, de Pinto M, Galluzzo C, et al. Photobiomodulation therapy: a new light in the treatment of systemic sclerosis skin ulcers. Rheumatol Ther. 2022;9(3):891-905.
108. Agha R, Ogawa R, Pietramaggiori G, Orgill DP. A review of the role of mechanical forces in cutaneous wound healing. J Surg Res. 2011;171:700-8.
109. Verhaegen PD, Schouten HJ, Tigchelaar-Gutter W, et al. Adaptation of the dermal collagen structure of human skin and scar tissue in response to stretch: an experimental study. Wound Repair Regen. 2012;20:658-66.
110. Kubow KE, Vukmirovic R, Zhe L, et al. Mechanical forces regulate the interactions of fibronectin and collagen I in extracellular matrix. Nat Commun. 2015;14:802-6.
111. Kafa N, Citaker S, Omeroglu S, Peker T, et al. Effects of kinesiologic taping on epidermal-dermal distance, pain, edema and inflammation after experimentally induced soft tissue trauma. Physiother Theory Pract. 2015;31:556-61.
112. Wunderlich ALM, Delanora LA, Guidi AC, Leite-Mello EVS. Kinesio Taping decreases healing area and modulates the tissue architecture on the cutaneous wound. Research, Society and Development. 2021;10(1):e41110111888.
113. He F, Wang X, Yu M, et al. Effects of Kinesio taping on skin deformation during knee flexion and extension: a preliminary study. BMC Musculoskelet Disord. 2022;23(1):187.

CAPÍTULO 21
Termografia infravermelha

 Pontos-chave

- A termografia infravermelha pode auxiliar no diagnóstico ou monitoramento de intervenções terapêuticas.
- É um exame complementar de imagem com objetivo de diagnóstico, monitorização e prognóstico na área da saúde.
- O exame permite tanto mensurar quanto mapear o grau e a distribuição de mudanças de temperatura na pele.
- Fatores ambientais, individuais e técnicos podem interferir na avaliação com termografia infravermelha.

DEFINIÇÃO E APLICAÇÕES

A técnica de registro que permite avaliação por detecção de alterações de temperatura por meio do espectro infravermelho é denominada termografia infravermelha. É utilizada em diversas áreas, com função preventiva e preditiva em diferentes segmentos da engenharia. Aplicada como forma não destrutiva de detecção de anomalias estruturais em edificações, bem como na detecção de problemas de circuitos em geral, quadros de energias de média e baixa tensão, linhas de alta tensão, subestações, cabines de entradas de energia, instalações elétricas e *nobreaks*, entre outros. Na área da saúde, permite análise não invasiva e não radioativa de funções fisiológicas relacionadas com o controle da temperatura da pele.

Termometria cutânea é um método diagnóstico que avalia a microcirculação da pele e, indiretamente, também avalia o sistema nervoso autônomo simpático. É empregado na área da saúde na detecção de desordens oncológicas, neurológicas, reumatológicas, musculares, vasculares, urológicas, ginecológicas, ortopédicas, com especial interesse na área desportiva e, atualmente, também na Fisioterapia Dermatofuncional.

A termografia infravermelha é considerada útil como triagem primária em ambientes clínicos e durante epidemias de doenças infecciosas como a COVID-19, uma vez que pode estimar a temperatura corporal e detectar com precisão (moderada a ótima) a febre, que é um sintoma relacionado, sendo utilizada como medida de controle em fronteiras internacionais com intuito de mitigar a propagação de doenças.[1-3]

A associação entre alterações de temperatura e doença é apontada há muito tempo na história da humanidade.[4] A base fisiológica e fisiopatológica está na dissipação do calor ou energia térmica corporal por radiação infravermelha, que envolve vários fatores como o fluxo e volume sanguíneo circulatório cutâneo, relacionado à atividade metabólica de diversos sistemas como musculoesquelético, circulatório e até mesmo visceral.[5,6]

Doenças com base inflamatória neurogênica, infecciosas ou não, afetam terminações nervosas do tipo C e liberação de substância P (SP), denominação decorrente da forma de extração da substância (pó). Consiste em peptídeo de 11 aminoácidos, potente vasodilatador, principal membro da família das taquicininas e mais importante na pele, encontrada nas fibras da derme e epiderme, glândulas sudoríparas, em corpúsculos de Meissner, células de Merkel e nervos perivasculares. Pode ainda ser sintetizada em células do sistema imune, como monócitos, mastócitos e eosinófilos. A presença de SP de origem neural na pele parece fortemente controlada pela disponibilidade do fator de crescimento neural (*nerve growth fator* – NGF) sintetizado pelas células da pele, especialmente por queratinócitos. Sendo assim, neuropeptídeos e receptores de neuropeptídeos participam de uma rede complexa e interdependente de mediadores que modulam o sistema imunológico da pele, a inflamação da pele e a cicatrização de feridas. Muitas doenças de pele, assim como a psoríase e a dermatite atópica, têm um componente neurogênico.[7-14]

A SP foi por muito tempo relacionada à liberação de histamina, mediador importante da nocicepção. Atualmente o conceito é discutível, sendo atribuídas ações predominantes sobre a vasculatura e resposta imune. Libera óxido nítrico de células endoteliais, exerce vasodilatação e extravasamento de plasma, especificamente via ativação de receptores NK-1, fatores capazes de interferir na emissividade infravermelha (aumento da temperatura). Nas reações inflamatórias decorrentes de diversos fatores como traumas, infecções e doenças inflamatórias, a liberação de substâncias vasodilatadoras promove alterações de temperatura, sendo que mesmo sutis, são passíveis de detecção por equipamentos atuais. O óxido nítrico também pode ser responsável pela vasodilatação presente na angiogênese fisiológica ou patológica, como no caso de tumores.[15-17]

Existem basicamente duas formas de termometria cutânea, de contato e teletermografia. A termografia de contato é a que utiliza membranas flexíveis emolduradas, preenchidas por cristais de colesterol líquido, que alteram a coloração quando em contato com a pele a ser examinada. Na área de Fisioterapia Dermatofuncional foi inicialmente utilizada na avaliação e no acompanhamento de intervenções terapêuticas predominantemente no fibroedema geloide (Capítulo 13), uma vez que tecidos mais afetados podem apresentar comprometimento microcirculatório. Entretanto, a confiabilidade do exame não foi estabelecida, uma vez que a temperatura cutânea pode ser afetada por diversos fatores ambientais e comportamentais, além da dificuldade de padronização do posicionamento e da pressão empregada pelo examinador.

A teletermografia envolve diversos equipamentos ou câmeras termográficas, com diferentes recursos e sensibilidades, capazes de discriminar diferenças de temperatura muito pequenas como 0,12°C, sendo possível avaliar a temperatura absoluta de pontos específicos ou ainda calcular a temperatura média de uma região específica do corpo por meio de softwares específicos. A avaliação visual da área a ser investigada é efetuada por meio de imagens infravermelhas (termogramas) aliadas à paleta de cores associada à temperatura.

A sensibilidade de uma avaliação termográfica pode ser observada por um teste simples; ao se colocar as mãos espalmadas em uma parede, é possível verificar a imagem das mãos por meio de termografia, mesmo após a retirada delas (Figura 1). Câmeras termográficas conseguem captar a emissão da radiação infravermelha em uma faixa de frequência além da capacidade humana de visão; por esse motivo, não observamos a imagem das mãos após a retirada.

O controle da temperatura do organismo humano envolve diversos fatores relacionados ao ambiente, bem como fatores relacionados ao indivíduo (Figura 2). Assim, o reflexo termorregulatório ajusta o fluxo sanguíneo da pele diante da exposição ao calor, frio e/ou atividade física.

Também podem influenciar na temperatura cutânea o uso de medicações anti-inflamatórias, descongestionantes, estimulantes, consumo de bebidas alcoólicas, com cafeína, atividade física, fumo, tipo e quantidade de refeições, uso tópico de cremes, loções, álcool, além de sudorese, condições de estresse e tempo acordado, dentre outros.[19-23]

O ritmo circadiano é outra variável amplamente pesquisada por sua influência na temperatura corporal, inclusive a utilidade potencial da imagem térmica na investigação de diferentes ritmos fisiológicos. Após a descoberta dos genes do relógio que geram o ritmo circadiano e a

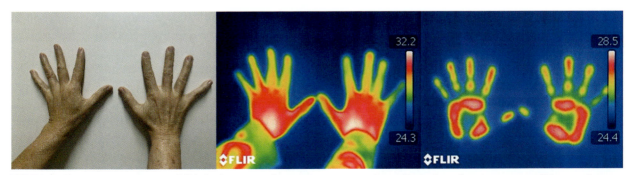

FIGURA 1 Teste que aponta a sensibilidade da termografia, em que mesmo após a retirada das mãos de uma superfície, o equipamento consegue detectar o calor remanescente. Fonte: acervo pessoal.

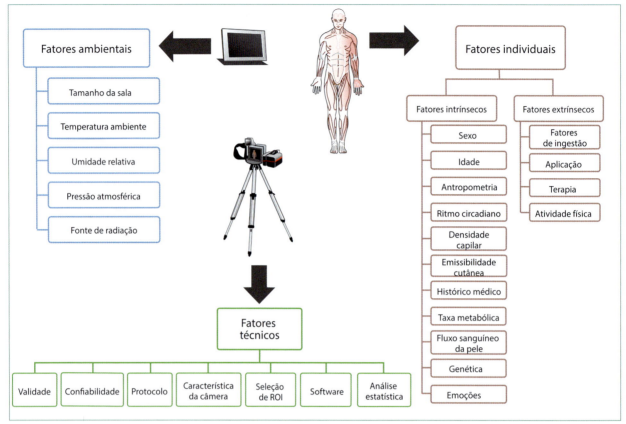

FIGURA 2 Influência de fatores ambientais, individuais e técnicos relacionados à avaliação com termografia infravermelha. Adaptada de Fernández-Cuevas.[18]

estrutura do controle no cérebro e os recentes avanços na imagem de temperatura infravermelha, há uma maior oportunidade para investigar o mecanismo subjacente à regulação da temperatura corporal, que atualmente ainda permanece incerto.

A temperatura da pele varia devido ao ritmo circadiano de forma diferente entre homens e mulheres, sendo fundamental controlar as fases do ciclo menstrual em estudos, visto que podem influenciar na temperatura da pele. Diante da complexidade das respostas termorreguladoras frente a outros fatores relacionados à questão hormonal na mulher, é fundamental identificar em que fase do ciclo reprodutivo e faixa etária a mulher a ser avaliada com termografia infravermelha se encontra.[24]

FUNDAMENTAÇÃO DA TÉCNICA DE TERMOGRAFIA INFRAVERMELHA

A radiação infravermelha é definida como radiação não ionizante compreendida na porção invisível do espectro eletromagnético (frequência menor que a da luz vermelha), ou seja, envolve comprimento de onda maior que o visível pelo olho humano e menor que as micro-ondas, compreende faixa do espectro eletromagnético com comprimento de onda entre 0,75 e 1.000 µm (Figura 3).

A pele humana emite radiação infravermelha entre 2 e 20 µm, com um pico médio entre 9 e 10 µm, e quanto maior a temperatura, mais radiação infravermelha emite.

Teoricamente, diante da normalidade existe uma simetria nos padrões térmicos do corpo e o controle central da temperatura cutânea que afeta ambos os lados do corpo uniformemente e simultaneamente na distribuição da temperatura cutânea, resultando em simetria direita/esquerda na distribuição da emissão da radiação infravermelha diante de normalidade. Entretanto, consideram-se assimetria ou anormalidade diferenças de temperatura a partir de 0,3°C, não detectáveis pela visão humana ou mesmo ao tato, que é sensível a variações a partir de 2°C. A sensibilidade diagnóstica por termografia infravermelha pode ser dividida em três níveis de anormalidade de acordo com a diferença de temperatura, sugestivo, fortemente sugestivo ou anormalidade significativa, considerando-se cuidados e fatores que possam interferir no exame (Tabela 1).

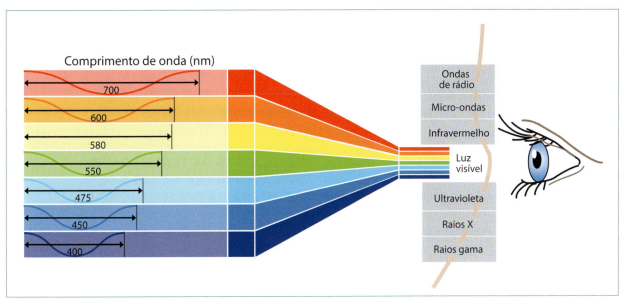

FIGURA 3 Localização da radiação infravermelha e relação entre comprimentos de onda no espectro eletromagnético.

TABELA 1 Relação entre diferença de temperatura e anormalidade térmica

0,24°C	Normal
0,3°C	Sugestivo de anormalidade
0,6°C	Fortemente sugestivo
1°C	Anormalidade significativa

Para analisar um termograma é necessária a seleção de uma determinada região de interesse normalmente identificada pela sigla ROI (*region of interest*). As áreas de ROI podem ser determinadas por diferentes figuras geométricas de acordo com as possibilidades do software de análise que estiver sendo utilizado, e normalmente permitem a mensuração da temperatura média, máxima e mínima, além do desvio padrão.

Estudos[25,26] determinaram a quantificação de assimetria térmica em indivíduos de ambos os sexos saudáveis e apresentaram protocolo de exame com base na divisão do corpo humano em segmentos simétricos, ideia compartilhada por softwares de análise gratuita, como o Termotracker® (Figura 4).

O uso da termografia na avaliação de disfunções baseia-se na presença de assimetrias de temperatura entre a área de inervação envolvida e a área correspondente no lado oposto do corpo, no entanto, a interpretação da imagem termográfica tem sido prejudicada pela subjetividade, sendo que a avaliação por meio de detecção de assimetria térmica entre os lados do corpo, apesar de apresentar diferenças pequenas, pode ser usada como indicador quantificável de disfunção.

A termografia infravermelha é reconhecida por diversas associações internacionais, como as americanas Associação Médica Americana (*American Medical Association*) e Academia Americana de Termologia (*American Academy of Thermology*), a Associação Europeia de Termologia (*European Thermology Association*), a Associação de Termografia do Reino Unido (*Thermography Association of the United Kingdom*), Centro Norte Norueguês de Termografia Médica (*North Norwegian Center for Medical Thermography*), a Sociedade Romena de Termologia (*Romanian Society of Thermology*), a Sociedade Alemã de Termografia e Medicina de Regulação (*German Society for Thermography and Regulatory Medicine*) e a Academia Japonesa de Termologia (*Japanese Academy of Thermology*). A associação nacional é denominada Associação Brasileira de Termologia (ABRATERM), cujo intuito é padronizar e desenvolver protocolos efetivos para aplicações clínicas. Também existem consensos e *guidelines* relacionados à termografia.

As imagens captadas por câmera infravermelha são armazenadas no formato JPG radiométrico e podem ser analisadas e exportadas utilizando softwares pagos como o ThermaCAM™ Researcher 2.9 Pro, *QuickReport*, versão 1,2 para diferentes formatos (*MatLab* (.MAT), *Microsoft Windows Device Independent Bitmap* (.BMP), *Comma Separated Value* – .CSV), ou gratuitos como:

- FLIR-Tools Thermal Analysis and Reporting Software: https://www.altoo.dk/FLIR-Tools+Thermal+Analysis+and+Reporting+Software.htm
- Thermotrack PC Software: https://www.plugandtrack.com/en/sensors-dataloggers/thermotrack-pc/
- ThermoHuman: https://thermohuman.com/software/

A diferença térmica determinada pela ROI pode ser determinada por meio de Δt (delta t), que corresponde à média de temperatura, e assim os valores correspondentes podem identificar possíveis disfunções. Importante salientar que a termografia infravermelha deve ser considerada como exame complementar, uma vez que existe a necessidade de correlacionar o padrão de distribuição térmica com a avaliação clínica do paciente, bem como, se diante de lesões estruturais, o diagnóstico deve ser complementado por diferentes exames de imagem.

Ao lado direito do termograma aparece uma escala de cores padronizada (*rainbow* – branco, vermelho, laranja, amarelo, verde, azul celeste, azul royal, violeta e *grey* – escala de cinza), denominada paleta, sendo a sequência do mais hiper-radiante (quente) para o mais hiporradiante (frio). A aclimatação da área a ser avaliada é fundamental, ou seja, deve ficar pelo menos 15 min sem contato com nenhum objeto ou partes do corpo, pois interfere diretamente na temperatura captada (Figura 5). A escala de temperatura das análises deve ser padronizada, sendo que as imagens apontam regiões com diferentes temperaturas, que devem ser avaliadas de acordo com a temperatura indicada na ROI.

A termografia em aplicações na área de saúde possui muitas vantagens por ser procedimento rápido e sem contato, portanto, não causa dor e nem trauma tecidual, além de não oferecer risco de contaminação.

APLICAÇÕES DA TERMOGRAFIA INFRAVERMELHA NA ÁREA DE FISIOTERAPIA DERMATOFUNCIONAL

A confiabilidade das análises efetuadas por teletermografia foi investigada para diferentes objetivos com resultados animadores. O espectro de atuação na Fisioterapia Dermatofuncional envolve diagnóstico complementar e acompanhamento de evolução clínica no pós-operatório de cirurgias plásticas, queimaduras, doenças de pele, úlceras de diferentes etiologias e morbidades decorrentes de tratamentos oncológicos, dentre outros.

O registro térmico das úlceras cutâneas permite a identificação dessas disfunções e pode orientar ações com caráter de prevenção de incapacidades e outros agravos. É possível caracterizar as úlceras cutâneas de diferentes etiologias[27] por meio da termografia infravermelha, que pode auxiliar tanto no diagnóstico relacionado ao acometimento circulatório quanto no diagnóstico precoce, além de ser importan-

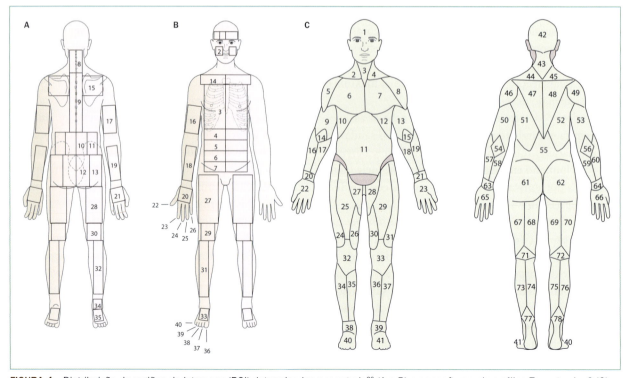

FIGURA 4 Distribuição de regiões de interesse (ROI) determinadas por estudo[26] (A e B) e por software de análise Termotracker® (C).

te ferramenta no acompanhamento da evolução do tratamento. Caracterizar o comportamento térmico de úlceras de diferentes etiologias é de vital importância para se compreender o comportamento dessas lesões, bem como avaliar os efeitos das intervenções terapêuticas.[28-30] A termografia infravermelha pode servir objetivamente como indicador para avaliar a evolução de lesão por pressão[31,32] (Figura 6).

A avaliação termográfica foi utilizada para identificar a possibilidade de desencadeamento de multiplicação anormal de células após tratamento de úlcera decorrente de anemia falciforme com aplicação de células mesenquimais derivadas do tecido adiposo. O tratamento não demonstrou alterações significativas de temperatura compatíveis com aumento da atividade celular ou processo inflamatório.[33] Também foi utilizada para monitoramento de respostas cutâneas no tratamento da hanseníase.[34]

A classificação precisa da profundidade de lesões cutâneas por queimaduras, bem como o potencial de cicatrização associado é vital para determinar a necessidade de intervenções cirúrgicas. A termografia infravermelha é considerada uma técnica promissora na triagem de pacientes queimados em hospitais e um valioso complemento para avaliação clínica em centros especializados. Também pode ser utilizada na avaliação da cicatrização de áreas doadoras para enxertias cutâneas (Figura 7).

O principal uso da termografia infravermelha durante a fase intraoperatória é em cirurgia de retalho perfurante, com intuito de monitorar o resultado do procedimento microcirúrgico, onde o suprimento sanguíneo do retalho é restabelecido após sua transferência à parede torácica. Portanto, o procedimento de avaliação envolve o planejamento pré-operatório de cirurgia de retalho, uma vez que o sangue transportado por perfuradores pode ser captado por imagem infravermelha pelo aumento de temperatura na pele. O benefício do uso do procedimento de avaliação em cirurgia plástica reconstrutiva também é observado por ser um procedimento desafiante, uma vez que após trauma há extenso dano tecidual ao redor da lesão, que pode incluir danos a vasos sanguíneos, detectáveis necessariamente no período intraoperatório.[35-37] Também é utilizado para diagnóstico de diversas complicações em cirurgia plástica, como lipoabdominoplastia.

A termografia infravermelha é um complemento cada vez mais utilizado para investigações em grande variedade de campos cirúrgicos além da cirurgia plástica. A combinação de avaliação funcional, características da circulação envolvida, além da localização anatômica tem levado a aplicações crescentes dessa tecnologia.[38]

Há uma lacuna significativa no conhecimento sobre como prevenir complicações em lesões cutâneas decorrentes de procedimentos de cesariana, sendo que a associação conhecida entre a temperatura da pele e o fluxo sanguíneo indica a promissora avaliação termográfica da região da lesão, bem como dos territórios adjacentes, e tem potencial de permitir a avaliação de risco envolvido com tecido em sofrimento por complicações infecciosas e não infecciosas da ferida, mesmo em mulheres obesas.[39,40]

O diagnóstico de lesões nervosas secundárias à cirurgia ortognática também pode ser efetuado por termografia infravermelha, considerada como método complementar[41] (Figura 8).

A delimitação da área que se quer avaliar por meio de imagem infravermelha pode ser efetuada por meio de material como o isopor, facilmente identificável por meio da diferença de temperatura (Figura 9).

TERMOGRAFIA EM ONCOLOGIA

O uso da termografia infravermelha em Oncologia está relacionado à denominada angiogênese patológica, considerada marca registrada do câncer, bem como de várias doenças isquêmicas e inflamatórias. A progressão maligna de tumores benignos é tipicamente associada a uma mudança angiogênica. Desencadeia alterações sutis de temperatura na região envolvida, detectáveis por instrumentos com alta sensibilidade para alterações de temperatura na superfície corpórea. A técnica é empregada em procedimentos de rastreamento de diferentes tipos de tumores malignos que afetam pele, pulmões, mamas, bem como no monitoramento de possíveis efeitos relacionados ao tratamento do câncer.

Os tumores exibem uma variação considerável no padrão e nas propriedades dos vasos sanguíneos angiogênicos, bem como as respostas à terapia específica. O processo de angiogênese tumoral pode ser con-

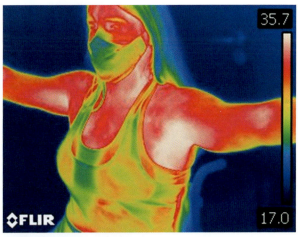

FIGURA 5 Termograma que aponta região axilar com temperatura elevada devido a contato recente com o corpo e aclimatação inadequada na posição de exame. Fonte: acervo pessoal.

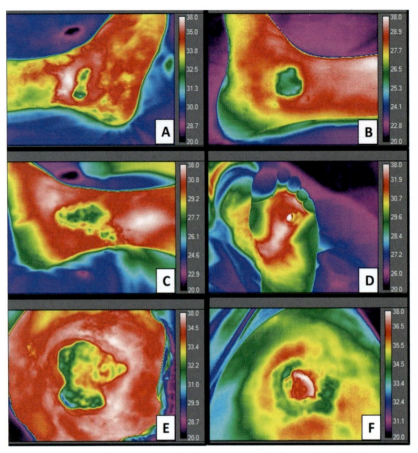

FIGURA 6 Termograma representativo de úlcera arterial (A), úlcera venosa (B), úlcera mista (C), úlcera neuropática (D) e lesão por pressão (E e F). Fonte: acervo pessoal.

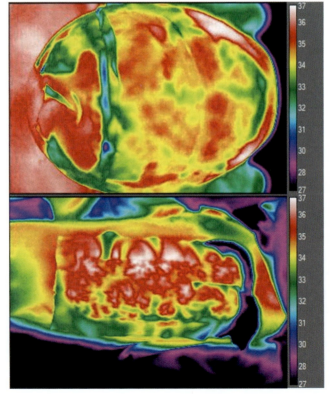

FIGURA 7 Imagens infravermelhas de áreas doadoras do couro cabeludo e da coxa de pacientes queimados. Fonte: acervo pessoal.

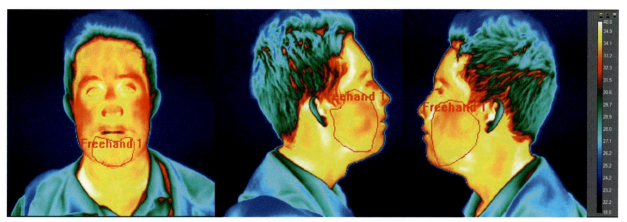

FIGURA 8 Imagens infravermelhas do mento, face lateral direita e esquerda de indivíduo submetido a cirurgia ortognática. Fonte: imagens gentilmente cedidas pela Profa. Dra. Thais Montezuma.

siderado como multidimensional, uma vez que é regulado pelas células cancerosas associadas a uma variedade de células estromais do tumor e envolvem citocinas e fatores de crescimento, matriz extracelular e microvesículas secretadas. Portanto, o crescimento do tumor é dependente da angiogênese, e a intensidade desta pode predizer a probabilidade de metástase, hipótese apontada inicialmente para o melanoma cutâneo, quando observado que o aumento da neovascularização se correlaciona com o aumento da taxa de metástase.[42-44] A expansão da população de células tumorais requer a indução de novos vasos capilares, fato que aumenta a oportunidade de as células tumorais entrarem na circulação.[45-48]

A termografia infravermelha possibilita monitorar a resposta precoce ao tratamento por quimioterapia neoadjuvante em pacientes com câncer de mama localmente avançado (Figura 10).

A recomendação da utilização do rastreamento para identificação de uma determinada doença não deve ser realizada indiscriminadamente. A Organização Mundial da Saúde (OMS) estabelece alguns critérios a serem observados para que uma enfermidade seja foco de rastreamento em massa: 1) a doença deve representar um sério problema de saúde pública, tanto pela sua frequência como pela mortalidade; 2) deve haver tratamentos disponíveis aos pacientes nos quais a doença foi detectada; 3) os exames utilizados devem ser aceitos pela população; 4) deve estar estabelecida a eficácia da detecção na morbidade e na mortalidade. O câncer de mama atende tais condições, sendo assim, tem sido recomendado que seu rastreamento se apoie em um tripé constituído pelo autoexame mamário, exame clínico das mamas e pela mamografia. Entretanto, a termografia mamária pode um excelente método para a detecção precoce de cânceres mamários, na medida em que é indolor, prática e pode ser repetida em curto intervalo de tempo.

A termografia infravermelha detecta anormalidades fisiológicas e a mamografia anatômicas, sendo que a combinação de exames aumenta a sensibilidade dos achados. O uso da termografia infravermelha para avaliação da mama, embora controverso, atualmente com a evolução tecnológica dos equipamentos, bem como com o maior conhecimento de fatores que podem influenciar no exame, pode ser inserido em programas de rastreamento para detecção precoce do carcinoma de mama.[49-58]

Estudo observou excelente confiabilidade na análise das imagens infravermelhas e acurácia baixa-moderada em termos de diagnóstico. As mamas acometidas por câncer apresentam maior temperatura da pele em relação às contralaterais e controle. Considerando os resultados, a termografia infravermelha pode ser aplicada como instrumento complementar na avaliação de pacientes com câncer de mama, mas não para fins diagnósticos isoladamente.[59] A termografia isoladamente apresenta um desempenho razoável para a predição do diagnóstico de nódulos sólidos das mamas, entretanto, a associação de critérios para otimizar o desempenho da termografia além da associação com outros procedimentos diagnósticos é recomendada.

A relevância clínica da termografia infravermelha em Oncologia é grande, uma vez que o suprimento sanguíneo tumoral promove elevação da temperatura da pele em tumores malignos de partes moles e pode auxiliar na diferenciação entre tumores benignos e malignos.

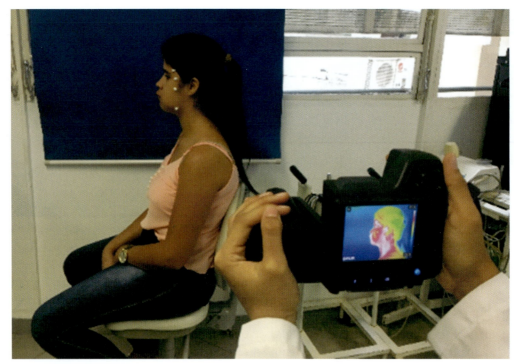

FIGURA 9 Uso de bolinhas de isopor para delimitar a área a ser avaliada por meio de termografia infravermelha. Fonte: imagem gentilmente cedida pela Profa. Dra. Thais Montezuma.

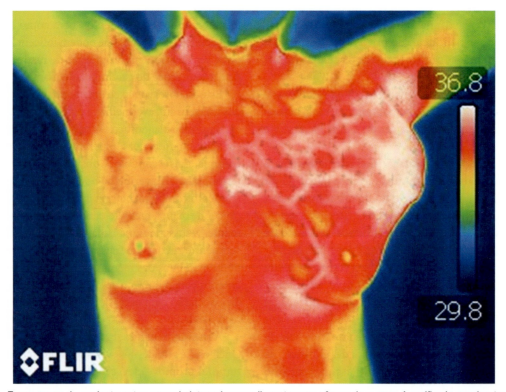

FIGURA 10 Termograma de paciente antes em quimioterapia neoadjuvante para câncer de mama. A região do quadrante superior esquerdo + axila está visivelmente alterado, e a temperatura, aumentada. Fonte: imagem gentilmente cedida pela Dra. Catarina Clápis Zordão.

REFERÊNCIAS BIBLIOGRÁFICAS

1. Zhou Y, Ghassemi P, Chen M, McBride D, et al. Clinical evaluation of fever-screening thermography: impact of consensus guidelines and facial measurement location. J Biomed Opt. 2020;25(9):097002.
2. Wang Q, Zhou Y, Ghassemi P, et al. Infrared thermography for measuring elevated body temperature: clinical accuracy, calibration, and evaluation. sensors (Basel). 2021;22(1):215.
3. Khaksari K, Nguyen T, Hill B, et al. Review of the efficacy of infrared thermography for screening infectious diseases with applications to COVID-19. J Med Imaging (Bellingham). 2021;8(Suppl 1):010901.
4. Ring EFJ. Infrared imaging, the history of thermal imaging. Thermologie Osterreich Heft. 1994;4:159-60.
5. Romanovsky AA. Thermoregulation: some concepts have changed. Functional architecture of the thermoregulatory system. Am J Physiol Regul Integr Comp Physiol. 2007;292(1):R37-46.
6. Donnerer J, Schuligoi R, Stein C. Increased content and transport of substance P and calcitonin gene-related peptide in sensory nerves innervating inflamed tissue – evidence for a regulatory function of nerve growth factor in vivo. Neuroscience. 1992;49:693-8.
7. Lotti T, Hautmann G, Panconesi. Neuropeptides in skin. J Am Acad Dermatol. 1995;33:482-96.
8. Amann R, Sirinathsinghji DSJ, Donnerer J, Liebmann I, Schuligoi R. Stimulation by nerve growth factor of neuropeptide synthesis in the adult rat in vivo: bilateral response to unilateral intraplantar injections. Neurosci Lett. 1996;203:171-4.
9. Donnerer J, Amann R, Schuligoi R, Skofitsch G. Complete recovery by nerve growth factor of neuropeptide content and function in capsaicin-impaired sensory neurons. Brain Res. 1996;741:103-8.
10. Scholzen T, Armstrong CA, Bunnett NW, Luger TA, Olerud JE, Ansel JC. Neuropeptides in the skin: interactions between the neuroendocrine and the skin immune systems. Exp Dermatol. 1998;7(2-3):81-96.
11. Johansson O, Fantini F, Hu H. Neuronal structural proteins, transmitters, transmitter enzymes and neuropeptides in human Meissner corpuscles: a reappraisal using immunohistochemistry. Arch Dermatol Res. 1999;291:419-24.
12. Zancanaro C, Merigo F, Crescimano C, Orlandini S, Osculati A. Immunohistochemical evidence suggests intrinsic regulatory activity of human eccrine sweat glands. J Anat. 1999;194:433-44.
13. Kenny GP, Journeay WS. Human thermoregulation: separating thermal and nonthermal effects on heat loss. Front Biosci. 2010;15:259-90.
14. Mehta D, Granstein RD. Immunoregulatory effects of neuropeptides on endothelial cells: relevance to dermatological disorders. Dermatology. 2019;235(3):175-86.
15. Piotrowski W, Foreman JC. On the actions of substance P, somatostatin and vasoactive intestinal polypeptide on rat peritoneal mast cells and in human skin. Naunin Schmiedebergs Arch Pharmacol. 1985;331:364-8.
16. Hsieh ST, Lin WM. Modulation of keratinocyte proliferation by skin innervation. J Invest Dermatol. 1999;113:579-86.
17. Weidner C, Klede M, Rukwied R, Lischetzki G, Neisius U, Skov PS, et al. Acute effects of substance P and calcitonin gene-related peptide in human skin – a microdialysis study. J Invest Dermatol. 2000;115:1015-20.
18. Fernández-Cuevas I, Marins JCB, Lastrasa JÁ, et al. Classification of factors influencing the use of infrared thermography in humans: A review. Infrared Physics & Technology. 2015;28-55.
19. Vitaterna MH, Takahashi JS, Turek FW. Overview of circadian rhythms. Alcohol Res Health. 2001;25(2):85-93.
20. Wright Jr KP, Hull JT, Czeisler CA, Relationship between alertness, performance, and body temperature in humans. Am J Physiol Regul Integr Comp Physiol. 2002;283(6):1370-7.
21. Vainer BG. FPA-based infrared thermography as applied to the study of cutaneous perspiration and stimulated vascular response in humans. Phys Med Biol. 2005;50(23):63-94.
22. Weinert D, Waterhouse J. The circadian rhythm of core temperature: effects of physical activity and aging. Physiol Behav. 2007;90:246-56.
23. Waterhouse J, Fukuda Y, Morita T. Daily rhythms of the sleep-wake cycle. J Physiol Anthropol. 2012;31:5.
24. Costa CMA, Moreira DG, Sillero-Quintana M, et al. Daily rhythm of skin temperature of women evaluated by infrared thermal imaging. J Therm Biol. 2018;72:1-9.
25. Uematsu S. Thermographic imaging of cutaneous sensory segment in patients with peripheral nerve injury. Skin-temperature stability between sides of the body. J Neurosurg. 1985 May;62(5):716-20.
26. Uematsu S, Edwin DH, Jankel WR, et al. Quantification of thermal asymmetry. Part 1: Normal values and reproducibility. J Neurosurg. 1988;69(4):552-5.
27. Mendonça AC, Júnior JAF, Frade MAC, Barbosa RI, das Neves LMS, de Jesus Guirro RR, et al. Thermographic characterization of cutaneous ulcers of different etiologies. J Med Syst. 2020;44(9):160.
28. Goto T, Naito A, Tamai N, Nakagami G, Mo M, Sanada H. Objective evaluation for venous leg ulcer-related nociceptive pain using thermography. Chronic Wound Care Management and Research. 2014;1:23-30.
29. Staffa E, Bernard V, Kubíček L, et al. Using noncontact infrared thermography for long-term monitoring of foot temperatures in a patient with diabetes mellitus. Ostomy Wound Manage. 2016;62(4):54-61.
30. Silva NCM, Castro HA, Carvalho LC, et al. Reliability of infrared thermography images in the analysis of the plantar surface temperature in diabetes mellitus. J Chiropr Med. 2018;17(1):30-5.
31. Nakagami G, Sanada H, Iizaka S, et al. Predicting delayed pressure ulcer healing using thermography: a prospective cohort study. J Wound Care. 2010 Nov;19(11):465-6, 468, 470 passim.
32. Lin YH, Chen YC, Cheng KS, Yu PJ, Wang JL, Ko NY. Higher peri-wound temperature associated with wound healing of pressure ulcers detected by infrared thermography. J Clin Med. 2021;10(13):2883.
33. Farina Junior JA, De Santis GC, Orellana MD, et al. Autologous adipose-derived stem cell for painful leg ulcers in patients with sickle cell disease. A preliminary study. Br J Haematol. 2019 Aug;186(3):e-47-e50.
34. Vargas JVC, Brioschi ML, Dias FG, et al. Normalized methodology for medical infrared imaging. Infrared Phys Technol. 2009;52(1):42-7.
35. Salmi A, Tukianen E, Asko-Seljavaara S. Thermographic mapping of perforators and skin blood flow in the free transverse rectus abdominis musculocuatenous flap. Annals of Plastic Surgery. 1995;35:159-64.
36. Tenorio X, Mahajan AL, Wettstein R, et al. Early detection of flap failure using a new thermographic device. Journal of Surgical Research. 2009;151:15-21.
37. Whitaker IS, Lie KH, Rozen WM, et al. Dynamic infrared thermography for the preoperative planning of microsurgical breast reconstruction: A comparison with CTA. Journal of Plastic Reconstructive and Aesthetic Surgery. 2012;65:130-2.
38. John HE, Niumsawatt V, Rozen WM, Whitaker IS. Clinical applications of dynamic infrared thermography in plastic surgery: a systematic review. Gland Surg. 2016;5(2):122-32.
39. Childs C, Wright N, Willmott J, et al. The surgical wound in infrared: thermographic profiles and early stage test-accuracy to predict surgical site infection in obese women during the first 30 days after caesarean section. Antimicrob Resist Infect Control. 2019 Jan 7;8:7.
40. Childs C, Soltani H. Abdominal cutaneous thermography and perfusion mapping after caesarean section: A scoping review. Int J Environ Res Public Health. 2020 Nov 23;17(22):8693.
41. Gratt BM, Sickles EA, Shetty V. Thermography for the clinical assessment of inferior alveolar nerve deficit: a pilot study. J Orofac Pain. 1994 Fall;8(4):369-74.
42. Weidner N, Semple JP, Welch WR, Folkman J. Tumor angiogenesis and metastasis. Correlation in invasive breast carcinoma. N Engl J Med. 1991;324:1-8.
43. Carmeliet P, Jain R. Angiogenesis in cancer and other diseases. Nature. 2000;407:249-57.

44. De Palma M, Biziato D, Petrova T. Microenvironmental regulation of tumour angiogenesis. Nat Rev Cancer. 2017;17:457-74.
45. Srivastava A, Laidler P, Hughes LE, Woodcock J, Shedden EJ. Neovascularization in human cutaneous melanoma: a quantitative morphological and Doppler ultrasound study. Eur J Cancer Clin Oncol. 1986;22(10):1205-59.
46. Srivastava A, Hughes LE, Woodcock JP, Laidler P. Vascularity in cutaneous melanoma detected by Doppler sonography and histology: correlation with tumour behaviour. Br J Cancer. 1989;59(1):89-91.
47. Ribatti D, Annese T, Longo V. Angiogenesis and melanoma. Cancers (Basel). 2010;2(1):114-32.
48. Huang R, Andersen LMK, Rofstad EK. Metastatic pathway and the microvascular and physicochemical microenvironments of human melanoma xenografts. J Transl Med. 2017;15(1):203.
49. Wu Q, Li J, Sun S, Yao X, et al. Thermal tomography for monitoring tumorresponse to neoadjuvant chemotherapy in womem with locally advanced breast câncer. Oncotarget. 2017;8(40):68974-83.
50. Hoffer AO, Ben-David MA, Katz E, et al. Thermal imaging as a tool for evaluating tumor treatment efficacy. J Biomed Optics. 2018;23(5):1-6.
51. Shanmugam S, Govindasamy G, Susikar S, Palaniyandi M. Thermo mammogram as a tool to assess response to neoadjuvant chemotherapy in breast carcinoma. Indian J Med Paediatr Oncol. 2019;40(1):25-32.
52. Williams KL, Phillips BH, Jones PA, Beaman SA, Fleming PJ. Thermography in screening for breast cancer. J Epidemiol Community Health. 1990;44(2):112-3.
53. Keyserlingk JR, Ahlgren PD, Yu E, Belliveau N. Infrared imaging of the breast: initial reappraisal using high-resolution digital technology in 100 successive cases of stage I and II breast cancer. Breast J. 1998;4(4):245-51.
54. Ng EY, Sudharsan NM. Computer simulation in conjunction with medical thermography as an adjunct tool for early detection of breast cancer. BMC Cancer. 2004;4:17.
55. Fitzgerald A, Berentson-Shaw J. Thermography as a screening and diagnostic tool: a systematic review. N Z Med J. 2012;125(1351):80-91.
56. Kolarić D, Herceg Z, Nola IA, Ramljak V, Kulis T, Holjevac JK, et al. Thermography – a feasible method for screening breast cancer? Coll Antropol. 2013;37(2):583-8.
57. Alikhassi A, Hamidpour SF, Firouzmand M, Navid M, Eghbal M. Prospective comparative study assessing role of ultrasound versus thermography in breast cancer detection. Breast Dis. 2018;37(4):191-6.
58. Shimatani A, Hoshi M, Oebisu N, Takada N, Ban Y, Nakamura H. An analysis of tumor-related skin temperature differences in malignant soft-tissue tumors. Int J Clin Oncol. 2022;27(1):234-43.
59. de Jesus Guirro RR, Oliveira Lima Leite Vaz MM, das Neves LMS, et al. Accuracy and reliability of infrared thermography in assessment of the breasts of women affected by cancer. J Med Syst. 2017;41(5):87.

Índice remissivo

A

Abdominoplastia 418
Ácido glicólico 403
Ácido retinoico 401
Actinoterapia 257
Adeno-hipófise 38
Aderômetro 386, 390
Adipócitos 51
Agentes eletrofísicos 468
Água viva 510
Alergia cutânea 116
Alongamento muscular 277, 348
Alterações adaptativas do exercício 276
Amassamento 67
Analgesia 437
Anamnese 410
Anemia falciforme 527
Anexos da pele 18
Área de radiação efetiva 190
Assimetrias mamárias 415
Atividade física 271
ATP 57
Avaliação de edemas de membros 537
Avaliação fisioterapêutica 422

B

Balança de pressão de radiação 194

C

Cafeína 347
Calor superficial 93
Camada basal 13
Câmera de bronzeamento 265
Campo elétrico 100
Câncer 448
Câncer de cabeça e pescoço 453
Câncer de mama 454
Câncer de pele 451
Capilares linfáticos 21
Carboidratos 49
Carboxiterapia 353, 372
Cavitação 186
Célula adiposa 10
Célula mesenquimatosa indiferenciada 10
Células de Langerhans 18
Células reprogramadoras (RMA) 436
Celulite 333
Centella asiática 347
Cerâmica piezoelétrica 182
Cicatriz 16
Cicatriz fibroproliferativa 384
Cicatriz hipertrófica 379
Ciclo de Krebs 56
Ciclo menstrual 38
Cinesioterapia 302, 348, 424, 426, 500, 540
Circulação linfática 25

Círculos fixos 71
Cirurgia de reconstrução mamária 456
Cirurgia de subcisão 346
Cirurgia ortognática 422
Cirurgia plástica 410
Cirurgias da face 411
Citologia 2
Classificação das rugas faciais 292
Classificação de Baker de contração capsular 441
Classificação de Fitzpatrick de rugas faciais 291
Classificação de Hamilton das mudanças no contorno da pele do rosto 290
Classificação do nível de atividade física 278
Colágeno 6, 404
Coletor linfático 23
Compressão 393, 433
Compressão isquêmica 68
Compressão pneumática intermitente 468
Contração muscular 272
Corrente aussie 149
Corrente de curtos períodos (CP) 130
Corrente de longos períodos (LP) 130
Corrente de ritmo sincopado (RS) 130
Corrente difásica fixa (DF) 130
Corrente elétrica 100
Corrente farádica 143
Corrente galvânica 115, 366
Corrente interferencial 168
Corrente interferencial pré-modulada 149
Corrente monofásica fixa (MF) 129
Corrente russa 149
Correntes analgésicas 158
Correntes diadinâmicas 129
Correntes excitomotoras 139, 349
Correntes polarizadas 115
Corrosão eletrolítica 119
Cosmetologia 400
COVID-19 271
Criolipólise 92
Crioterapia 87, 392, 432, 510
Cuidados paliativos 479
Cutômetro 386
Cyriax 80

D

Densidade energética 251
Dermátomos 74
Derme 15
Dermotonia 355
Deslizamento profundo 67
Deslizamento superficial 67
Diodo emissor de laser 237
Disfunções vasculares periféricas 515
Doença arterial obstrutiva 522
Doenças causadas pela exposição solar 263
Doenças vasculares periféricas 515
Dose eritematosa mínima (DEM) 266
Drenagem dos linfonodos 72
Drenagem linfática 26, 69, 430, 464
Duração da fase do pulso 101
Durômetro 386

E

Ecografia bidimensional 342
Edema 28, 424, 454, 537
Eixo hipotálamo-hipófise-adrenal 34
Elasticidade da pele 16
Elastina 7, 404
Eletrocautério 301
Eletrodos 110
Eletrólise depilatória 119
Eletromigração 124
Eletroporação 126
Eletroterapia 98, 298, 348, 437, 505
Endermologia 355
Energia celular 55
Enfaixamento 468
Envelhecimento 284
Envelhecimento cutâneo 288
Enxerto de pele 495
Enzimas de difusão 347
Epiderme 13
Epilação 248
Epitélios 2
Epitelização 508
Escala de House-Brackmann 438

Escala POSAS 387
Escalpelamento 421
Escarificação 372
Escarotomia descompressiva 496
Escore de Caprini 412
Escore de Sintomas Neuropáticos (ESN) 519
Espectro acústico 181
Espectro eletromagnético 93
Estadiamento de tumores malignos 450
Estadiamento TNM 449
Estimulação elétrica 541
Estimulação elétrica de alta voltagem 132
Estimulação elétrica de músculos desnervados 157
Estimulação elétrica nervosa transcutânea 162, 437
Estimulação mioelétrica 298
Estimulação sensorial 65
Estrato córneo 14
Estrato espinhoso 14
Estrato germinativo 13
Estrato granuloso 14
Estrato lúcido 14
Estresse 286
Estria atrófica 16
Estrias atróficas cutâneas 360
Estrógeno 38
Etiquetas de advertência da radiação laser 239
Exercício localizado 275
Exercício resistido 273
Exercícios para os músculos da face 304
Exsudato 537

F

Febre 86
Fibras colágenas 5, 367
Fibras elásticas 7
Fibras nervosas periféricas 103
Fibras reticulares 8
Fibroblastos 7, 8
Fibroedema geloide 333
Filtros solares 260
Folículos pilosos 18
Fonoforese 212

Fontes aeróbias 57
Fontes anaeróbias 56
Fontes de energia 49
Fortalecimento muscular 348
Fotobiomodulação 235, 294, 373, 396, 441, 511, 542
Fotoenvelhecimento 402
Fotoquimioterapia 266
Fototerapia 266
Fototipos de pele 262
FPS 261
Frequência da corrente 107
Fricção 67

G

Galvanismo intraoral 118
Galvanização 115
Galvanopuntura 300
Glândulas sebáceas 18
Glândulas sudoríparas 18
Glândulas suprarrenais 33
Glicogênio 50
Glicosaminoglicanos 4
Gorduras 50
Gradientes de pressão dos capilares sanguíneos 26
Gráfico de Lund e Browder 487

H

Hanseníase 527
HIIT 276
Hipertrigliceridemia 51
Hipertrofia muscular 274
Hipoderme 19
Hipotireoidismo 52
Histologia 2
Hormônio folículo-estimulante 38
Hormônio luteinizante 38
Hormônios adrenocorticais 33
Hormônios gonadotróficos 38
Hormônios ovarianos 38
Hormônios tireoidianos 35

I

Impedância elétrica 104
Implantes mamários 415
Índice tornozelo-braquial (ITB) 521
Inflamação aguda 44
Inflamação crônica 44
Inflamação e reparo 41
Inspeção 76
Intravenous laser irradiation of blood (ILIB) 295
Iontoforese 120

L

Laser 237
LEDs 235
Lesão por pressão 521
Lesão senil papilar 16
Lesão senil reticular 16
Lesões cutâneas 515
Lesões dérmicas 16
Leucócitos 10
Lifting facial 430
Linfa 26
Linfedema 460
Linfedema cervicofacial 454
Linfedema de membros inferiores 531
Linfonodos 24
Linhas de fenda da pele 17
Lipedema 532
Lipoaspiração 418
Lipodermatoesclerose 517
Lipoenxertia 420
Low Level Laser Therapy (LLLT) 235
Luz intensa pulsada 245, 294, 296

M

Macrófagos 10
Malhas compressivas 437
Mamoplastia 414
Manipulação osteopática 63
Manobra de captação – "reabsorção" 72
Manobra de evacuação – "chamada" 72
Manobra de Wetterwald 78
Massagem abdominal reflexa – técnica de Grossi 80
Massagem chinesa 78
Massagem clássica 65
Massagem de drenagem linfática 69
Massagem do tecido conjuntivo 73
Massagem terapêutica 64
Massagem transversa profunda – técnica de Cyriax 80
Mastócitos 10
Matriz extracelular 4
Mecanorreceptores da pele 19
Medicina Tradicional Chinesa 80
Medidas de membros superiores 538
Menopausa 40
Mesoterapia 345
Metabolismo energético 55
Metais dessemelhantes 119
Método Leduc 72
Método Vodder 71
Microagulhamento 298, 371
Microcorrente 127
Microdermoabrasão 371
Microfluxo acústico 204
Micronutrientes 406
Miofibroblasto 9
Mobilização assistida da pele 505
Mobilização de tecidos moles assistida por instrumento 81
Mobilização tecidual 62, 301, 394
Mobilização tecidual assistida 429
Modelo de predição de Wells 63
Modulações 108
Movimento do "doador" 71
Movimento giratório ou de rotação 72
Movimentos de bombeamento 71
Mucosite oral 470
Multiplicação celular 286
Músculos da expressão facial 305

N

Nervos periféricos 74

Neuropatia diabética 518

O

Obesidade 52
Oncologia 448, 551
Onda eletromagnética 242
Ondas ultrassônicas 181
Óxido nítrico 207

P

Palpação 76
Parafina terapêutica 93, 509
Paralisia facial periférica 533
Peelings 294
Pele 11
Pelos 18
Percussão 68
Permeabilidade cutânea 401
Pigmentação da pele 262
Plasmócitos 10
Polineuropatia distal diabética 519
Pontos-gatilho 68
Pontos motores 158
PostureScreen Mobile® 426
Produtos naturais 407
Progesterona 39
Proteínas 53
Proteoglicanos 4
Próteses mamárias 416
Puberdade 40
Pulso pedioso 520
Pulso quadrático bifásico 144

Q

Queimaduras 371, 485
 classificação 489
 comprometimento respiratório 498
 profundidade 488
Queloide 379
Questionário Baecke 280
Questionário de McGill 423

R

Radiação infravermelha 93, 509, 549
Radiação ultravioleta 257
Radicais livres 287
Radiofrequência 294, 296, 354, 373
Radioterapia 392
Reações cruzadas de macromoléculas 286
Reatância capacitiva 105
Reatância indutiva 105
Receptores sensoriais da pele 65
Reflexologia plantar e auricular 79
Regra ABCDE para identificação de tumores de pele 452
Regra da palma da mão 488
Regra dos nove 487
Relógio biológico 286
Reparação cutânea 493
Reparo tecidual 42
Ritmo circadiano 32
Rugas 289

S

Shiatsu 79
Silicone 393
Sinal de Godet 535
Sinal de Stemmer 535
Síndrome de Cushing 35, 364
Síndrome de *web* 466
Síndrome dolorosa miofascial 68
Sistema de controle do portão 162
Sistema endócrino 32
Sistema imune 207
Sistema límbico 34
Sistema linfático 20
Sistema osteoligamentar 209
Sistema tegumentar 11
Subcisão 372
Substância fundamental amorfa 4

T

Taping 428, 432, 543

Tecido conjuntivo 3
Tecido epitelial 2
Tecido muscular 211
Tecido ósseo 207
Técnica de Glaeser e Dalicho 77
Técnica de Kolrausch 77
Técnica de Teirich-Leube 77
Técnica de Vogler 77
Técnica de Wetterwald 77, 395
Tegumento 11
Tela subcutânea 19
TENS 162, 437
Tensão elétrica 101
Teoria das comportas 162
Teoria do desgaste 288
Teoria imunológica 288
Terapia compressiva 539
Terapia manual 63, 355, 429
Terapia por ondas de choque 354
Terapia por ondas de choque extracorpórea 220
Terapia sonodinâmica 220
Termografia 341
Termografia infravermelha 546
Termorregulação 86
Termoterapia 86
Teste muscular de Freys 438
Toxina botulínica 303
Transdutores de ondas de choque 223
Transferência de energia 54
Treinamento intervalado de alta intensidade 276
Tretinoína 402
Trombose venosa profunda 412

U

Úlcera de Marjolin 504
Úlcera de pressão 137
Úlcera plantar 518

Úlceras 515
Úlceras arteriais 517
Úlceras neurotróficas 520
Úlceras venosas 516
Ultrassom 352, 396, 440, 507
Ultrassom microfocado 218, 297, 373
Ultrassom pulsado de baixa intensidade – LIPUS 216
Ultrassom terapêutico 180
  aferição 192
  agentes de acoplamento 195
  atenuação 182
  contraindicações 215
  efeitos terapêuticos 206
  frequência 185
  intensidade 183
  mecanismos de interação 199
  processo inflamatório 204
  regime de pulso 187
  técnicas de aplicação 197
  tempo de aplicação 190

V

Vasos e nervos 18
Vibração 68
Vitamina A 405
Vitamina C 406
Vitamina D 52
Vitamina E 405

X

Xerografia 342

Z

Zonas reflexas conjuntivas 76